"十二五"国家重点图书出版规划项目

EVIDENCE-BASED
COLORECTAL & ANAL CANCER

循证结直肠肛管
肿瘤学

主　编　蔡三军

副主编　章　真　杜　祥

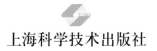

上海科学技术出版社

内 容 提 要

本书全面、系统地介绍结直肠肛管肿瘤的病因、发病、预防、诊断、治疗、随访和社会心理关爱等六个方面，重点阐述结直肠肿瘤领域的新术式、新方法、新技术、新概念、新认识和新模式，强调结直肠肿瘤的预防，以降低结直肠肿瘤的发病率和死亡率。

本书从循证医学的角度，通过文献证据的归纳总结，探讨结直肠肿瘤诊治的诸多方面，力争在一些重要的临床问题上，提出诊治的建议。这些建议均是建立在文献证据的支持之下，有别于经验医学和个人观点。本书有助于规范结直肠肿瘤的诊治，引领肿瘤的循证医学思考，提高结直肠肿瘤的诊治水平。

图书在版编目(CIP)数据

循证结直肠肛管肿瘤学 / 蔡三军主编. —上海：上海科学技术出版社，2016.1
ISBN 978 - 7 - 5478 - 2851 - 9

Ⅰ.①循… Ⅱ.①蔡… Ⅲ.①结肠疾病-肠肿瘤-诊疗②直肠肿瘤-诊疗③肛门疾病-肿瘤-诊疗 Ⅳ.①R735.3

中国版本图书馆 CIP 数据核字(2015)第 251189 号

循证结直肠肛管肿瘤学

主编 蔡三军

上海世纪出版股份有限公司
上海 科 学 技 术 出 版 社 出版
(上海钦州南路 71 号 邮政编码 200235)
上海世纪出版股份有限公司发行中心发行
200001 上海福建中路 193 号 www.ewen.co
上海中华商务联合印刷有限公司印刷
开本 889×1194 1/16 印张 41.5 插页 4
字数 1100 千字
2016 年 1 月第 1 版 2016 年 1 月第 1 次印刷
ISBN 978 - 7 - 5478 - 2851 - 9/R • 1015
定价：298.00 元

主 编 简 介

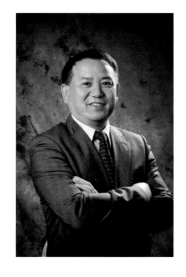

　　蔡三军　复旦大学附属肿瘤医院大肠外科主任，教授，博士研究生导师。复旦大学附属肿瘤医院大肠癌多学科协作组首席专家，复旦大学大肠癌诊治中心主任，中国抗癌协会及上海市抗癌协会大肠癌专业委员会主任委员，中国临床肿瘤协作中心（CSCO）常委，中国 CSCO 肿瘤营养专业委员会主任委员，中国疾病控制中心中国胃肠肿瘤管理项目组副组长，中国医师协会外科分会结直肠外科医师委员会常委，上海市抗癌协会大肠癌专业委员会主任委员，美国临床肿瘤指南（NCCN）中国版专家委员会委员，NCCN大肠癌临床实践指南（中国版）外科执笔人，国家卫生和计划生育委员会大肠癌诊治规范专家组外科组组长。主要从事结直肠癌的基础实验研究和临床治疗研究，致力于推广结直肠肿瘤治疗的规范化和微创化。主编《结直肠肛门肿瘤》（北京大学出版社，2005），参编结直肠癌专著 10 部，近 5 年发表医学论文 60 余篇，其中 SCI 收录 40 余篇。2012 年以第一完成人获得上海市科技进步二等奖和教育部二等奖。先后参与承担国家自然科学基金、国家 863 项目基金、复旦 211 工程大肠癌项目等十余项国家级及省级科研课题，累计获得国家及上海市科研经费近 2 000 余万元。自 1983 年起参加肿瘤手术超过 12 000 例，其中主刀大肠癌手术 9 000 例。近 3 年来，每年主刀大肠癌手术 650～700 例。对大肠癌的各种手术方式、综合治疗、个体化治疗有较深的理解，建立了国内最好的大肠癌 MDT 队伍，积极推动国内大肠癌规范性、多学科综合治疗的发展。

编 写 人 员

主　　编　蔡三军

副 主 编　章　真　杜　祥

编　　委（按章节顺序）

蔡三军　复旦大学附属肿瘤医院大肠外科主任、教授、博士生导师
郑　莹　上海市疾病预防控制中心慢病科主任
廉　朋　复旦大学附属肿瘤医院大肠外科副主任医师、博士
周晓燕　复旦大学附属肿瘤医院病理科教授、博士生导师
盛伟琪　复旦大学附属肿瘤医院病理科教授、博士生导师
黄　丹　复旦大学附属肿瘤医院病理科博士
杜　祥　复旦大学附属肿瘤医院病理科教授、博士生导师
王铭河　复旦大学附属肿瘤医院大肠外科副主任医师、博士
张文明　复旦大学附属肿瘤医院内窥镜室副教授
贺益萍　复旦大学附属肿瘤医院内窥镜室博士
童　彤　复旦大学附属肿瘤医院放射诊断科副教授
许玲辉　复旦大学附属肿瘤医院放射诊断科副教授
章英剑　复旦大学附属肿瘤医院核医学科主任、博士生导师
程竞仪　复旦大学附属肿瘤医院核医学科硕士
徐俊彦　复旦大学附属肿瘤医院核医学科硕士
李艺伟　复旦大学附属肿瘤医院大肠外科博士
管祖庆　复旦大学附属肿瘤医院大肠外科副主任医师
蔡国响　复旦大学附属肿瘤医院大肠外科副教授、硕士生导师
刘方奇　复旦大学附属肿瘤医院大肠外科博士
徐　烨　复旦大学附属肿瘤医院大肠外科副主任、硕士生导师
李心翔　复旦大学附属肿瘤医院大肠外科主任医师、硕士生导师

施德兵　复旦大学附属肿瘤医院大肠外科博士
顾卫列　复旦大学附属肿瘤医院大肠外科副主任医师
李大卫　复旦大学附属肿瘤医院大肠外科博士
张　文　复旦大学附属肿瘤医院肿瘤内科副教授
陈治宇　复旦大学附属肿瘤医院肿瘤内科副主任医师、博士
李文桦　复旦大学附属肿瘤医院肿瘤内科硕士
章　真　复旦大学附属肿瘤医院放疗科主任教授、博士生导师
朱　骥　复旦大学附属肿瘤医院放疗科副主任医师、博士
孙文洁　复旦大学附属肿瘤医院放疗科博士
郭伟剑　复旦大学附属肿瘤医院肿瘤内科主任医生、博士生导师
孟志强　复旦大学附属肿瘤医院中西医结合科主任医师
林钧华　复旦大学附属肿瘤医院中西医结合科副主任医师
吴洪斌　复旦大学附属肿瘤医院药剂科副主任医师
彭俊杰　复旦大学附属肿瘤医院大肠外科副主任医师、博士
郑洪途　复旦大学附属肿瘤医院大肠外科硕士
王　鲁　复旦大学附属肿瘤医院肝脏外科主任医师、博士生导师
梁　磊　复旦大学附属肿瘤医院大肠外科博士
王益林　复旦大学附属肿瘤医院肝脏外科博士
黄利勇　复旦大学附属肿瘤医院大肠外科博士
何新红　复旦大学附属肿瘤医院介入科副主任医师
李文涛　复旦大学附属肿瘤医院介入科主任医师
卓长华　福建省肿瘤医院胃肠肿瘤外科副主任医师
杨　莉　复旦大学附属肿瘤医院大肠外科硕士
蔡　昕　上海市质子重离子医院有限公司放疗科博士

学术助理　彭俊杰　蔡国响　朱骥　陈治宇　黄丹　何新红

学术秘书　高　瑾

前　言

随着我国经济的迅速发展和社会的稳定,健康的基本面也发生了变化。主要表现在人群期望寿命明显延长;人们的生活方式也迅速变化,特别是饮食结构改变明显;同时医疗服务、医疗设施和医疗水平明显改善,以上三方面的变化改变了疾病谱、肿瘤谱和肿瘤类型谱。

结直肠肛管癌是最常见的恶性肿瘤之一,在全球范围内结直肠肛管癌是第三位的恶性肿瘤,在我国位居第四。近20年来,结直肠肛管癌发病率上升明显,是增长速度最快的恶性肿瘤之一,在我国的东部发达地区,结直肠肛管癌的发病率增长更快。2012年,Globocan报道我国结直肠肛管癌标化发病率为14.2/10万,在184个有统计资料的国家中位列第75位;结直肠肛管癌的标化死亡率为7.4/10万,位列第78位。鉴于我国庞大的人口基数,结直肠肛管癌的发病数为25.3万,占全球总发病数的18.6%,排位第一;结直肠肛管癌死亡人数为13.9万,占全球总死亡人数的20.1%,排位第一。除了结直肠肛管癌发病率和死亡率的高企,我国结直肠肛管癌的5年生存率明显低于欧美发达国家,如美国结直肠癌的5年年龄标化净生存率分别为64.7%和64.0%,我国分别为54.6%和53.2%。面对我国结直肠肛管癌的发病率迅速升高、死亡率高位和生存率差距明显的现状,需要我们做出更大的努力,改变现状。

结直肠肛管癌的发生发展是一个多阶段漫长的过程,从黏膜检出到增生、腺瘤、癌变、转移,大多需要5~10年的时间,这就给我们留下了宝贵的机会,可以减少结直肠肛管癌的发病和早期诊治结直肠肛管癌。美国结直肠肛管癌一级、二级预防的结果很大地改变了结直肠肛管癌的现状,20年来结直肠肛管癌的发病率从66/10万下降至45/10万;死亡率从28/10万降至17.4/10万,这为我们树立了一个极好的榜样。可喜的是,我国已经在部分城市开展了结直肠肛管癌的筛查普查工作,并取得了较好的成绩。作者认为临床工作者除了做好临床诊治外,也要积极参与结直肠肛管癌的预防工作。

直到 20 世纪 80 年代末,结直肠肛管癌的治疗仍然主要是外科治疗,但自 1990 年以来,各种内镜检查和影像学检查改善了结直肠肛管癌的诊断,化学药物治疗、放射治疗、生物治疗逐渐证明了它们的价值。新手术方式、新技术、新方法、新概念、新认识和新模式不断改进着诊断和治疗的效果,结直肠肛管癌的临床诊治进入了个体化的规范性、多学科治疗时代。充分发挥多学科的优势,规范性地诊治可以明显改善结直肠肛管癌的生存率成为共识。

作者于 2005 年曾出版过一本结直肠肛管癌的专著,但近 10 年来,结直肠癌诊治领域发展迅速,在精确诊断、外科治疗、化学药物治疗、放射治疗和生物治疗各个方面都有了巨大的进步,特别是循证医学指导下的规范性、个体化、多学科治疗的发展,使结直肠肛管癌的治疗进入了新的时代。笔者从事结直肠肛管肿瘤临床工作 30 余年,深感有责任为结直肠肛管癌的诊治做一些工作。同时,我院(复旦大学附属肿瘤医院)结直肠癌多学科协作组成立 10 年来,一批年轻的学者脱颖而出,主编特邀他们共同编写了本书,以反映近 10 年来结直肠癌领域的进步,同时也检阅我们的成绩。

全书的编写强调循证医学的概念,充分运用数据说话,充分引用多数研究,使读者知道来龙去脉,希望此书能够给从事结直肠肿瘤工作的医生和科研工作者有益的帮助。由于我们的学识水平有限,一定会有一些错误和不足,诚请谅解,敬请学术界同仁不吝赐教。

主编　蔡三军
中国抗癌协会大肠癌专业委员会主任委员
中国医师学会多学科专业委员会副主任委员
中华医学会肿瘤分会大肠癌学组副组长
上海市抗癌协会大肠癌专业委员会主任
上海市疾病预防控制中心大肠癌专业委员会主任
复旦大学附属肿瘤医院大肠癌协作组首席专家

目　　录

第一章

概　　论

第一节　结直肠肛管癌的流行病学

结直肠肛管肿瘤自古以来就有记载,古代中医文献即多有描述。医家虽然未能提出结直肠癌之病名,但有关肠蕈、肠溜、肠中积聚、伏梁、锁肛痔等的描述与结直肠癌有着相似的地方。《灵枢·水胀篇》记载:"肠蕈何如? 岐伯曰:寒气客于肠外,与卫气相搏,气不得荣,因有所系,癖而内着,恶气乃起,息肉乃生。"

随着全球经济的发展和生活方式的改变,结直肠肛管肿瘤的发病日渐增多。在多数发展中国家,随着经济的发展,生活方式、饮食结构的迅速改变和期望寿命的提高,结直肠癌发病率快速攀升。以上海为例,近20年来,结直肠癌发病率以每年4.2%的速度上升。而在原来的高发地区,结直肠癌的发病率则呈现逐步下降趋势[1]。如美国、欧洲等发达国家经过了前期的上升阶段后,结直肠癌发病率已经趋于稳定甚至出现负增长。以美国为例,从1975～2006年,结直肠癌发病率以3%的速率连续下降[2,3]。

20世纪80年代初,我国学者总结了我国结直肠癌的流行病学特点,包括以下几个方面。① 发病年龄偏低:欧美发达国家的中位发病年龄为65～69岁,我国的中位发病年龄大约是45岁,其中30岁以下的患者占10%～15%。② 低位直肠癌多见:约70%的结直肠癌为直肠癌,而70%直肠癌位于距肛门8 cm以下。③ 合并血吸虫病常见。

近年来,在结直肠癌发病率上升的同时,我国结直肠癌的流行病学特点发生了明显的变化,主要体现在以下几个方面。① 结直肠癌的发病年龄明显升高,以城市更明显。如上海市结直肠癌的中位发病年龄已经达到71岁,30岁以下人群的结直肠癌发病率低于1%。② 肿瘤部位的变化:结肠癌的发病率明显上升,所占比重越来越大,逐渐超过了直肠癌的发病率。上海市肿瘤流行病学报告显示:自1991年起,结肠癌的发病率超过直肠癌,并且差距正在逐渐扩大,2011年结肠癌发病已占结直肠癌的59.6%(据上海市疾病预防控制中心发布的2013上海市恶性肿瘤报告)。③ 随着血吸虫的控制,合并血吸虫病的结直肠癌逐渐减少,但近年血吸虫病又有增加,值得引起重视。④ 合并肝转移的结直肠癌常见,虽然没有流行病学研究,但临床上结直肠癌合并肝转移明显增加。蔡三军一组报道初治结直肠癌同时合并肝转移达10.2%,较20世纪80年代明显增加。

第二节　结直肠肛管癌的预防

结直肠癌是一种"现代病",与现代生活方式和　　饮食类型有关。大量研究提示:结直肠癌的发病与能量摄入过多、肥胖、摄入过多饱和脂肪酸、体力活动减少,以及膳食纤维和微营养素(维生素 A、E 和 C,微量元素硒和钙)摄入不足有关[1,5-7]。同时结直肠癌又是一种老年性疾病,我国人群期望寿命的提高也是结直肠癌发病率升高的重要因素。

结直肠癌是结直肠黏膜逐渐增生形成腺瘤癌变,最后发展成为进展期癌,危及生命。结直肠癌的发展变化过程较长,一般需要 5～10 年或更长的时间(图 1-1)。依据 WHO 的三级预防原则,可以并且有机会防止或减少结直肠癌的发生和发展。

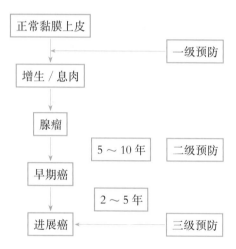

图 1-1 结直肠癌的发生途径

2014 年美国报道的结直肠癌一、二、三级预防与结直肠癌发病率、死亡率和 5 年生存率的研究显示:从 1975～2006 年,结直肠癌发病率连续 20 年,以每年 3% 的速度下降;结直肠癌死亡率前 10 年以 2% 的速度下降,后 10 年以 3% 的速度下降;结直肠癌 5 年生存率从 50% 提高到 66%[8]。综合原因分析显示:一级预防即生活方式的改变占 35%;二级预防即结直肠癌早诊筛查普查占 53%;

三级预防即更好的治疗占 12%。此研究给了我们非常重要的提示:积极规范地诊治结直肠癌患者固然非常重要,但从战略高度看,积极地开展一级预防和二级预防更重要,能够起到事半功倍的效果,无论怎样强调也不过分。

根据我国国情,一级预防的干预措施可以从积极改变生活方式入手。① 饮食中减少高蛋白、高脂肪、精细饮食;② 减少腌炸、烟熏食品;③ 增加蔬菜、水果、粗粮摄入;④ 减少吸烟及过量饮酒;⑤ 加强运动,减少肥胖;⑥ 适当应用结直肠癌的预防剂,如钙、硒、阿司匹林等[1,5,7,9]。

二级预防的干预措施包括:① 积极宣传结直肠癌临床表现,让患者及时发现异常,及时就诊;② 积极开展筛查普查;③ 积极治疗癌前病变,减少结直肠癌的发生;④ 积极规范治疗结直肠癌[10,11]。其中,筛查普查是最重要的一环。美国的研究显示,在降低结直肠癌发病率和死亡率的原因中,筛查普查起到了 53% 的作用。在这一时期结直肠癌的筛查普查率从 5% 提高到 60% 左右,是最主要的原因。同时也告诉我们还有更多的提高机会,就是怎样让剩余的 40% 人群参加筛查普查。筛查普查是要根据结直肠癌发病率、检查方法和技术、检查费用进行评估,卫生经济学价值评估非常重要[12]。

二级预防的方法主要包括:调查病史及家族史、大便隐血、肛指检查、乙状结肠镜和纤维结肠镜,近来 CT 模拟肠镜和大便基因检查也有了应用,但尚未被广泛接受。表 1-1 是欧美的结直肠癌筛查方案,主要原则是根据不同的危险度,使用不同的筛查起始年龄、筛查间隔和筛查复发,以避免检查过度或检查不足。

表 1-1 欧美结直肠癌筛查方案[13]

风 险 度		欧盟指南(2010)	美国指南(2011)
	一般危险度	年龄:50～74 岁 项目:每两年 FOBT	年龄:50 岁 项目:每年 FOBT;每 5 年 CT 虚拟肠镜、乙状结肠镜或钡剂灌肠;每 10 年肠镜
相对高危	低危(1～2 个腺瘤,<10 mm)	息肉摘除后 FOBT 常规筛查	息肉摘除后每 5～10 年肠镜
	中危(3～4 个腺瘤或者 1 枚≥10 mm)	息肉摘除后 3 年肠镜;1 年(-)>5 年(-)>常规	息肉摘除后每 3 年肠镜
	高危(5 个以上腺瘤或 1 枚≥20 mm)	息肉摘除后 1 年肠镜,后每 3 年复查	息肉摘除后 3 年查肠镜

	风 险 度	欧盟指南(2010)	美国指南(2011)
相对高危	肠癌史(已切除)	高危患者随访方案	术后1年复查肠镜
	家族史(1级亲属)	40岁开始筛查方案	40岁开始每5年复查肠镜
	炎症性肠病	肠镜筛查间隔缩短	出现不典型增生后每1~2年复查肠镜

随着我国经济的发展,结直肠癌的发病率也逐年升高,如上海的结直肠癌发病率已高达56/10万。结直肠癌的筛查普查已经在部分城市开展,如大连、天津和上海等,上海的初步结果是鼓舞人心的[14]。

上海的目标筛查对象是全上海50~74岁的人群。筛查方案是:大便隐血和(或)调查表预检,如阳性则建议到推荐定点医院做肠镜检查。从2013年1月至2014年12月底共初筛178万例,初筛发现高危人群34万例,初筛阳性率18.4%。其中9.3万人接受纤维肠镜检查,检出结直肠癌2 103例,检出率189/10万,一期结直肠癌占48%;发现结直肠息肉1.8万例,检出率2 003/10万。初步的结果显示结直肠癌和结直肠息肉的检出率较高,检出的结直肠癌早期率较高,治疗效果较好,同时治疗费用较低;检出的结直肠息肉经过积极处理将在未来明显减少结直肠癌的发病。当然,该筛查的依从性仍待提高,如果更多的人参加,同时阳性人群能完成肠镜检查,将查出更多的结直肠癌和息肉患者,价值将会更大。

美国的研究告诉我们结直肠癌是可防可治的,同时在所有肿瘤中是最明确地被证明可以通过三级预防大大降低发病率、死亡率,同时改善生存率。这样明确的路径值得我们花大力气去做,这一点比尚不知结果、无法预估花费和所需时间的精准治疗具有更大的实用价值。

结直肠癌的三级预防是我们的临床诊治重点,将在下一节讲述。

第三节 结直肠肛管癌的诊断

结直肠肛管癌治疗的基本前提就是有一个全面的、正确的肿瘤诊断。肿瘤的诊断是在综合病史、体检、相关器械及实验室检查基础上得出的结论,临床上要求术前诊断主要包括肿瘤情况和全身其他情况。

肿瘤诊断需要达到以下要求。① 定位诊断:确定肿瘤的解剖部位、肿瘤相邻关系和远处转移情况。② 定性诊断:即确定是否是肿瘤,是否是恶性肿瘤,是恶性肿瘤的哪种类型。③ 定量诊断:即确定肿瘤的大小。④ 定期诊断:即确定肿瘤的治疗前分期。完成检查后要能给出cTxNxMx,方能开始设计治疗计划。

结直肠癌的诊断中值得强调的有:直肠癌的术前分期和结直肠癌的病理诊断[15]。

(一)直肠癌的术前分期

对于距肛<12 cm的直肠癌常规术前分期是治疗设计的最重要条件,同时它的准确性将明确影响治疗,极易造成治疗过度和治疗不足,因此临床上提出了更高的要求。研究显示:经肛B超和直肠MRI检查对直肠癌术前分期是较好的分期方法,该方法T和N的分期准确性为70%~80%;超声内镜在早期结肠癌确定T分期方面较佳,而MRI在确定直肠癌的T、N分期方面和了解环切缘方面更好。直肠癌的MRI分期需要特殊的技术和专业的医生方能提供较好的诊断结果,MRI除了能告诉我们TxNx以外,还可以告诉我们肿瘤环切缘(MRF)和肌层外脉管侵犯(EMVI),这些与设计治疗计划均相关。目前在国内CT作为直肠癌术前分期仍较普遍,国内外的研究均显示其准确性和特异性均低于前两者,不能作为直肠癌的分期手段[16,17]。

（二）结直肠癌的病理检查

详细的术前和术后病理报告是指导治疗计划设计和判断预后的最重要依据。需要强调的是：病理诊断是恶性肿瘤时，除了少数误诊外（极少数），恶性是肯定的；但是如果病理报告是良性肿瘤，则不能排除恶性肿瘤，因为组织活检可能未取到恶性肿瘤病灶处，或活检组织块较小而无法确定。

在结直肠癌的临床处理上，对术前病理有以下几点要求：① 对结肠癌和肯定可以保留肛门的直肠癌，术前的病理可以是不确定的，但是一定要有明确的病灶且达到一定的大小。② 对于不能确定保肛的直肠癌需明确肿瘤的性质，必要时一定要反复检查。③ 对于较小的肿瘤可以切除活检，千万不能随意放弃检查，耽误了疾病的诊治。虽然患者及其家属多不理解，但只要讲明道理，多数人是可以理解并配合的。

对于较早期的结直肠癌是否可以采用局部切除的治疗方法是一个严峻的临床问题。特别是近年来内镜技术的发展和 ESD 切除的应用，是否需要补充根治性手术非常难以处理，极易造成治疗不足或过度治疗。主要的处理依据是病理结果，需要整个肿瘤的切除标本进行诊断。在病理报告中强调了解：① 肿瘤类型、肿瘤分化、治疗大小、切缘情况；② 脉管神经侵犯、切缘情况；③ 脉管神经侵犯和肿瘤的黏膜下浸润（sm1、sm2、sm3）情况。上述每一点均有临床判断价值[18-21]。

对于术后的病理报告要求除了肿瘤类型、肿瘤分化、治疗大小、上下切缘情况、肿瘤侵犯深度、脉管神经侵犯、切缘情况、淋巴结转移情况（要求＞12个淋巴结）外，近年对环切缘、神经侵犯和放化疗治疗后反应（TRG）均要报告，对临床处理有指导意义。

第四节　结直肠癌的治疗计划设计

在获得全面的诊断结果后，一般要求在开始进行结直肠癌的治疗前，进行多学科评估，制订治疗方案。治疗方案是最重要的，无论怎样强调都不过分。治疗方案应根据患者的具体情况设计，强调个体化、规范化、综合治疗，治疗方案的正确与否决定了治疗效果。

治疗方案的正确制订是首要的、决定性的，正确治疗计划设计的依据是治疗指南，国际上比较著名的有美国国家癌症综合网络（National Comprehensive Cancer Network，NCCN）的《NCCN 指南》和欧洲肿瘤学会（European Society for Medical Oncology）的《ESMO 临床实践指南》。NCCN 由 27 个世界领先的癌症中心组成，它的宗旨是为癌症患者提供高质、高效的癌症治疗和护理，最终让癌症患者获益。《NCCN 肿瘤学临床实践指南》是基于循证医学理念和专家经验的结晶；同时指南随着学科的发展和循证医学证据的发展而发展，每年都会对指南进行 1～4 次的修订，使指南随着研究的进步而进步，是国际上应用较为广泛的肿瘤治疗指南。我国卫生和计划生育委员会也于 2008 年分别制订了《结直肠癌治疗指南》和《结直肠癌肝转移治疗指南》，是我国结直肠癌诊治的依据，最近分别进行了修改，第二版均将出版。按照治疗指南进行诊治是最简单有效且可达到较好治疗效果的方法，只要我们能够按照指南进行诊治，将可较快地提高我国的诊治水平，缩短我国与发达国家的差距。

诊治计划设计的组织形式是多学科协作组（MDT）。由多学科专家组成的协作组，充分发挥不同学科专家的知识和经验，保证了治疗计划的正确性或者说最小错误概率。诊治计划的设计除了需要不同学科的医生，同时也需要这些医生具有全面的知识和丰富的经验。虽然遵照指南可以获得较好的效果，但是临床患者的表现是千差万别的，部分情况有可能未包括在指南中，还有少数在现有指南中也是不确定的,这都需要多学科的、具有丰富经验的医生去处理,以减少失误给患者造成的伤害。

治疗方案确定以后,还要在诊治过程中依实际情况适时调整。有时一个患者的实际治疗方案需要多次 MDT 讨论,以保证治疗的顺利进行。

第五节 结直肠癌的治疗现状

结直肠癌是一种治疗效果比较好的恶性肿瘤。2006 年,美国报道的结直肠癌治疗后 5 年生存率为 66%[2,8,11]。AICC 不同分期的结直肠癌治疗结果见表 1-2。

表 1-2 AICC 不同分期的结直肠癌治疗结果

分期	TNM 分期	Dukes 分期	5 年生存率(%)
I	T_1,N_0,M_0 T_2,N_0,M_0	A B1	85～95
II	T_3,N_0,M_0 T_4,N_0,M_0	B2	60～80
III	任何 $T,N_1～N_3,M_0$	C	30～60
IV	任何 T,任何 N,M_1	D	<5

世界上不同地区和国家的结直肠癌 5 年生存率差别巨大。2005 年 WHO 报道:最低的结直肠癌 5 年生存率为东欧的 30%;最高的结直肠癌 5 年生存率为北美的 61%。这巨大的生存率差距主要与肿瘤诊断时的病期早晚、规范化治疗水平、医疗保险的支付、相关医疗设备和药物的支持等因素相关。

WHO 报道的我国结直肠癌 5 年生存率为 32%,远低于发达国家[11]。但近 10 年来,由于我国经济的迅速发展,同时带动了医学教育、医学服务和医疗水平的迅速提高,与国际的广泛交流使以循证医学为基础的规范诊治得到广泛认可,并得到了各专业学会的广泛推广,同时早诊、早治、筛查普查逐渐在部分地区开展,结直肠癌的 5 年生存率迅速提高,与发达国家的差距明显缩小(表 1-3)。

表 1-3 全球结直肠癌 5 年标化净生存率*(2005～2009)[22]

国 家	结肠癌(%)	直肠癌(%)
美 国	64.7	64.0
中 国	54.6	53.2
日 本	64.4	60.3
奥地利	63.0	62.1
德 国	64.6	62.1

* 净生存率:以肿瘤死亡为死亡,将非肿瘤死亡做失访处理的校正的观察生存率。

第六节 结直肠肛管癌的治疗

一、外科治疗独领风骚

18 世纪早期,意大利著名的外科医生 Morgagni 就提出直肠癌手术治疗的方案。第一例直肠切除手术是 1739 年由法国医生 Jean Faget 完成的[23],手术是将严重感染的会阴切除,但并未成功地切除肿瘤,结果导致了无法控制的骶瘘,患者死亡。第一例结肠造瘘术是 1776 年由法国医生 Henry Pillore 为一位梗阻性直肠癌患者实施的,由于医疗条件有限,患者死亡,手术失败。

1826 年 2 月 15 日,在无麻醉、无抗生素及无输血的条件下,法国的 Jacques Lisfranc 医生为一位 45 岁的低位直肠肿瘤患者实施了经肛门直肠肿瘤切除手术,手术记录这样记载:"他在牵开肛门后,将涂抹了润滑油的亚麻纱布垫塞进直肠,然后向外拉出纱布,希望把直肠从肛门外翻出来,但没有成功。于是他用左手示指伸进肛门,拨出部分直肠,用剪刀直接将肿瘤远端的直肠剪开,这样他可以更好地抓住肿瘤并将直肠外翻出肛门,直视下切除了肿瘤及周围大约 5 cm 的直肠黏膜"。术中出血较多,他使用纱布压迫直肠创面,患者到午夜才得以止血。

初始的结直肠外科是粗糙的,切除是姑息的,由于无麻醉、无抗生素、无输血、无规范、无经验,结果是:疗效极差、风险极大、并发症发生率极高、死亡率极高。结直肠癌治疗经过 100 多年的发展,无论从肿瘤的手术率、手术切除率、治愈性切除规范、根治性切除率、肿瘤扩大切除的标准、手术并发症率、手术死亡率都有了很大的发展,至 20 世纪 40 年代结直肠癌的主要术式均已发展成熟(表 1-4)。

表 1-4 结直肠癌外科治疗发展史

手术操作者	年份	手术术式
Littre	1710	第一次肠造瘘术
Lisfranc	1826	第一次成功切除直肠
Reydard	1833	第一次执行乙状结肠切除
Amussat	1839	常规进行结肠造瘘术
Czerny	1884	经腹会阴直肠肿瘤切除
Miles	1908	规范经腹会阴切除
Hartmann	1923	Hartmann 术
Babcock	1932	直肠经腹肛管拖出术
Dixon	1939	直肠前切除

20 世纪 80 年代结直肠外科的治疗达到了较高水平,结直肠癌的切除手术逐渐规范,包括肠管切除长度、淋巴结清扫范围、无瘤操作要点均有了一定的操作规范,可切除的结直肠癌总体 5 年生存率达到 50% 左右。我国的多个医疗中心,如复旦大学附属肿瘤医院、上海交通大学医学院附属瑞金医院、杭州市肿瘤医院,与美国纽约纪念肿瘤中心、澳大利亚 Monash 医学院、英国 St. Marks 医院等世界著名肿瘤中心的结直肠癌治疗水平比较,总体接近或达到当时的国际水平(表 1-5,表 1-6)。

表 1-5 国内外结肠癌的 5 年生存率比较

项目	Monash 医学院	MSKCC 医学院	杭州市肿瘤医院	上海交通大学医学院附属瑞金医院	复旦大学附属肿瘤医院
例数(年份)	615 (1980)	703 (1980)	123 (1982)	302 (1983)	261 (1985)
Dukes'A	88	69.25	62.09	100	93.25
Dukes'B	78	69.25	62.09	74.74	82.70
Dukes'C	60	52.19	38.92	C1: 45.18 C2: 28.44	73.62
5 年生存率(%)	76	75.9	61.82	72.79	83.84

表 1-6 国内外直肠癌的 5 年生存率比较

项目	St. Mark 医院	MSKCC 医学院	Monash 医学院	上海交通大学医学院附属瑞金医院	复旦大学附属肿瘤医院
例数(年份)	1 370 (1984)	495 (1980)	1 061 (1980)	619 (1983)	859 (1985)
Dukes'A	85.6	77	88	98.05	93.99
Dukes'B	67.5	77	76	68.43	70.61
Dukes'C	41.3	41	41	C1: 39.66 C2: 10.21	43.38
5 年生存率(%)		63	69	66.91	66.6

20 世纪 90 年代以前,结直肠癌治疗是外科治疗的时代,可以说是独领风骚,虽有化疗和放射治疗的研究,但一直未有证实具有明确临床价值的报道。

二、外科治疗的演进

20 世纪 90 年代以前结直肠癌的各种术式和各种标准都已基本确定,结直肠癌外科治疗获得令人满意的结果,取得了近 50% 的 5 年生存率。自 20 世纪 90 年代以来,由于医疗实践的发展、医疗器械的进步、医学研究的开展,结直肠癌的外科治疗又取得了许多进步,主要表现在新术式、新技术、新方法、新概念、新认识、新模式 6 个方面。

(一)新术式

1. 肠癌传统切除方式　由自外而内游离结肠,而后处理血管淋巴管改变。具体操作为:① 先处理血管、淋巴管,再自外向内游离肠管的根治术式。②再将先处理完血管、淋巴管后自外向内的游离肠管改为自内向外、自远向近游离肠管的改良根治术式。这两次改进主要避免了接触挤压治疗和减少血管、淋巴管的播散，更符合肿瘤治疗原则。

2. 直肠癌手术 其发展主要包括两个方面。①低位保肛术式的发展：低位和超低位前切除和切除部分内括约肌以及切除内外括约肌的保肛术式。②直肠癌根治术的发展：柱状切除、Appear术式以及TME概念的引入。

3. 局部切除 其发展主要表现在：从传统的经肛和经骶直肠癌局部切除，到器械改善后的经内镜切除技术，包括ESD和TEM。前者是黏膜层切除，后者肌层外切除；前者适合黏膜内癌，后者适合完整切除黏膜下的早期癌，如黏膜下侵犯sm1和部分sm2的患者。

（二）新概念

1. 直肠癌的TME概念 是直肠癌手术概念上的最重要进步，对直肠癌手术的切除范围和方法做出了明确的表述，减少了局部复发，改善了生存率。全系膜切除的完整性成为手术规范判断和预后的重要标准。

2. 结肠癌的CME概念 它对结肠癌根治术的层面认识、淋巴结清扫范围做了明确的规范，研究显示其明显降低了局部复发率、改善了5年生存率。

3. 环切缘概念 是指切除肠管时，环肠管肿瘤距切缘的最近距离。初始主要指直肠癌，实际在结肠癌同样存在价值。过去我们主要重视上下切缘，实践告诉我们：环切缘是最主要的，当下切缘以厘米计的时候，环切缘以毫米计。研究显示环切缘的大小与局部复发率明显相关。

（三）新技术

1. 电刀技术 目前电刀已广泛应用于外科临床，可极大地减少手术出血，同时减少了手术层面的破坏，提高了手术精准度，减少了并发症。

2. 超声刀 是另一种减少出血的器械，对周围组织损伤小，止血能力更强，但费用增加明显。

3. Ligasure 是更好的止血器械，减少了结扎，但费用效力比较差。

4. 吻合器 吻合器是胃肠外科的重要进步，使得胃肠吻合的规范度更高，在困难吻合部位的吻合可靠性更高，同时简化了操作，可以使手术更加快捷。

（四）新方法

1. 腹腔镜手术 该手术已经在临床上开展10余年，在结肠癌手术的价值已经得到确认。直肠癌的手术价值虽然有了应用，但未得到广泛的认可，仍需研究证实。腹腔镜方法有多孔、减孔、双孔、单孔和手助多种形式，可根据医生掌握的能力应用。腹腔镜的手术减小了切口创伤，改善了术后恢复和安全性，同时肿瘤学指标不低于开腹手术，是以后发展的方向之一。

2. 内镜切除治疗 主要包括APC烧灼、肿瘤圈套切割、EMR和ESD方法。APC和肿瘤圈套切除适合较小的良性肿瘤治疗；EMR适合较大的良性肿瘤分片切除；ESD适合良性腺瘤和局限黏膜内癌的切除。正确选用内镜治疗方法非常重要，特别强调的是对结直肠早期癌的处理，一定要根据病理情况认真选用，需要补充根治术者要及时处理。

3. 经肛内镜切除系统（TEM） 是一种经肛门的切除方法，其特点是可以切除肠壁肌层和切除后缝合，对于较大、较高的良性直肠肿瘤以及部分侵犯黏膜下的早期癌有较好的治疗价值。

4. 达·芬奇机器人手术 近年已开始应用于结直肠癌手术，但是由于昂贵的设备、复杂的操作、花费加大、未见手术实质的改进和肿瘤学效果无改善价值，多数专家认为目前应用价值不大。

5. 双镜联合应用 随着肿瘤早期诊断的增加，腹腔镜内镜切除器械的改善以及应用技术和经验的增多，双镜切除被应用于较小肿瘤的内镜下定位腹腔镜切除、内镜切除同时内镜腹腔镜修补以及内镜切除后的并发症处理等方面。双镜联合应用可进一步拓展手术范围，弥补单镜的不足。

（五）新认识

1. 直肠癌手术下切缘 20世纪80年代，直肠癌切除下切缘是金标准。随着研究的发展，研究人员逐渐认识到肿瘤向下侵犯很少超过 2 cm。90 年代末中国抗癌协会结直肠癌专业委员会建议下切缘为 3 cm,日本结直肠癌专委会建议下切缘为 2 cm。近年多数专家认为 2 cm 下切缘是合适的,对多数患者而言,1 cm 以上是足够的,如果下切缘为 1 cm 左右需要术中冰冻病理以帮助判断是否满意。这样改变下切缘极大地增加了保肛的概率,改善了患者的生活质量。

2. 肝转移外科治疗 20 世纪 80 年代前结直肠癌肝转移被认为是晚期肿瘤,治疗价值不大。随着研究的不断进展,逐渐证实了外科切除肝转移可以获得 20%～30% 的 5 年生存率,从而开始了结直肠癌肝转移治疗的新篇章。积极地切除肝转移结合化疗可以达 40%～50% 的 5 年生存率;不能切除的肝转移提高转化性化疗和靶向治疗使一部分原本不能切除的肝转移变为可切除,效果极佳,5 年生存率与初始可切除的肝转移结果近似;同时发现对肝转移切除后复发的肝转移,再切除可以获得近似的疗效。结直肠癌肝转移治疗的进步是近 10 年来结直肠癌治疗领域的最大进步。

3. 肺转移的外科治疗 肝转移治疗的效果极大鼓舞了肺转移的治疗,积极的肺转移切除同样获得了极佳的疗效,成为目前结直肠癌肺转移治疗的金标准。

4. 无瘤操作的价值 无瘤操作是肿瘤手术的最重要技术之一,近年来无瘤操作的理念、技术、方法基本成熟,极大地减少了治疗中的医源性播散,改善治疗效果。

(六)新模式

新模式是指外科可结合其他学科的治疗构成新的模式。

1. 可以切除结直肠癌和肝转移的新辅助治疗和新辅助放化疗 主要价值是缩小肿瘤、减少术中播散、帮助确定化疗的敏感性和提高生存率。

2. 结直肠癌切除后的辅助治疗 临床上应用于Ⅱ期、Ⅲ期结肠癌的辅助化疗,分别改善了 5% 和 15% 左右的 5 年生存率;直肠癌术后的辅助放化疗和辅助化疗,降低局部复发率和部分改善生存率;肝转移的辅助化疗改善了治疗效果。

3. 转化性化疗 主要是对潜在可切除的肠癌和肝转移病灶,部分患者可提高转化性化疗,使得不可切除的肿瘤变为可切除。特别是对潜在可切除的肝转移价值巨大,使近 30% 的患者获得切除机会,也就意味着这些患者获得近 40% 的 5 年生存机会,这也是近年来结直肠癌治疗中最主要的进展。

以上是结直肠外科治疗自 20 世纪 90 年代后的最主要进步,这些进步可分为两类:一类是改善生存率的;另一类是减少创伤、提高安全性、改善生活质量的。这些改善中直肠癌 TME 切除、结肠癌 CME 切除、肝肺转移的切除是改善生存率的进步,其他的主要是后一类,生存率改善不大。国内外的研究均显示:外科治疗结直肠癌已经达到较高的水平,虽然外科治疗的技术和规范是结直肠癌治疗的基础,外科技术仍在发展,但进一步依靠外科改善生存率范围较小。其他学科的进步使我们看到了希望,进一步改善生存率要靠多学科综合治疗。

三、其他学科的发展

20 世纪 90 年代后除了结直肠外科的进步,更重要的是结直肠其他相关学科的进步,它们的出现使得结直肠癌的治疗出现了崭新的局面。其他学科的进步主要表现在以下几个方面。

1. 辅助化疗的发展 1990 年历史上第一次证明了 5－FU 在结直肠癌辅助治疗中的价值,奠定了化疗在结直肠癌治疗中的基础。随后的研究逐渐确定了 5－FU、卡培他滨、Folfox 和 Xelox 方案在Ⅱ期、Ⅲ期结直肠癌中辅助化疗的作用。Sargent 的研究显示:5－FU 单药在Ⅱ期结肠癌辅助化疗后改善 5.4% 的 5 年生存率,Ⅲ期结肠癌中改善 10.3% 的 5 年生存率,同时都达到了统计学意义的差别[24]。

2. 直肠癌辅助放化疗和新辅助放化疗的发展 直肠癌的辅助放化疗在 20 世纪 90 年代就被[25]证明可以改善 T3－4N＋的直肠癌的局部复发率,成为当时的治疗标准。21 世纪初德国的研究显示:T3－4N＋的直肠癌的新辅助放化疗较辅助放化疗更好地改善了局部复发率,减少了放化疗毒副作用,增加了保肛机会,成为 T3－4N＋的直肠癌化疗的金标准[26-28]。

3. 肛管鳞癌的放化疗的发展 肛管鳞癌在20世纪80年代的治疗方式主要是外科切除,以肛门改道的 APR 手术为主,局部复发率和治疗效果较差[29-34]。自 20 世纪 80 年代后期,放疗结合 MMC 或 DDP 的治疗,极大地改善了肛管鳞癌的治疗效果,既保留了肛门,又改善了 5 年生存率,使外科手术成为放化疗后的补充治疗或挽救性治疗。

4. 结直肠癌肝转移的治疗发展 结直肠癌同时肝转移和异时肝转移占结直肠癌患者的 45%～50%,是造成患者死亡的最主要原因。自 20 世纪 80 年代以来许多研究逐渐证明了结直肠癌肝转移的切除可以获得 30%～60% 的 5 年生存率;潜在可切除的肝转移提高转化性化疗,可使近 30% 的患者获得切除的机会,疗效接近前者[30-34];肝转移术后复发的肝转移积极切除后,仍能获得与初次切除相当的生存率(详见相关章节)。

5. 结直肠癌肺转移治疗的发展 结直肠癌的肺转移仅次于肝转移,是结直肠癌第二规范的转移部位。结直肠癌可切除的肺转移积极切除,可以获得和肝转移切除同样的效果(详见相关章节)。

6. 晚期结直肠癌姑息治疗的发展 晚期结直肠癌的最佳支持治疗可以获得 6 个月的生存时间。近 30 年的研究显示:积极的姑息化疗可以延长患者的生存时间,5 - FU 和卡培他滨单药治疗的中位生存时间为 12 个月;Folfox 或 Folfiri 联合化疗的中位生存时间为 18 个月左右。最新的研究显示:联合化疗＋靶向治疗的期望生存时间可达 24～30 个月,同时生活质量也有所改善。

以上这些治疗的进步,涉及放疗科、化疗科和肝肺外科等相关科室,也客观地改善了治疗效果,成为结直肠癌治疗的新进步。同时也提出了一个新课题,怎样将上述进步与结直肠癌临床治疗的实践有机地结合?多学科治疗应运而生,成为结直肠癌进一步改善治疗效果的新途径。

四、个体化规范性多学科治疗

肿瘤的治疗在 20 世纪 90 年代末进入了一个新的时代,结直肠癌也不例外,规范化治疗、多学科综合治疗、个体化治疗和精准治疗逐渐成为临床诊治中的新名词,从不同侧面强化诊治的不同之处,促进了结直肠癌学科的发展。

(一) 规范化诊疗

规范化诊疗结直肠癌是狭义的概念。广义的概念包括:规范性预防、规范性诊断、规范性治疗计划设计、规范性治疗、规范性随访和规范性社会心理关爱 6 个方面。

1. 规范性预防 是强调临床医生除了做好临床诊治,还要在预防方面做一定的工作。在一级预防方面可以积极宣传新的生活方式、改变饮食结构、增加运动以减少肥胖、适当地应用预防剂;在二级预防方面可以积极宣传和参加筛查普查、积极治疗癌前病变、对遗传性结直肠癌患者家属进行筛检咨询。

2. 规范性诊断 强调治疗前全面的肿瘤相关检查和全面的重点器官功能检查,从而能够做出合理的治疗计划。重点强调的是直肠癌的术前分期和病理的定性检查。

3. 规范化的治疗方案设计 是治疗效果的最关键一步,规范化设计的依据是结直肠癌治疗指南,规范化诊治计划设计的组织形式是多学科协作组。治疗计划设计之后就需要认真按治疗计划执行。

4. 规范化治疗 强调无论是外科治疗还是其他治疗方式必须规范化。规范化治疗包括以下几个方面:① 操作程序的规范化,是指在肿瘤治疗的操作中其程序是规范的。如手术操作的程序、根治性清扫的范围、化疗药物应用顺序、放射治疗的程序均需要是规范的。② 治疗的剂量和剂量强度是规范的,是指在化疗或放疗的治疗剂量和剂量强度是规范的。规范化治疗的目标是避免随意性,提高治疗的一致性。

5. 规范化随访 是结直肠癌诊治全过程中重要的一步,规范的随访是治疗的继续,例如辅助治疗是在手术后进行的;肿瘤治疗后的复发和转移可以在规范的随访中及时发现,以便及时处理;治疗后康复治疗需要在随访中指导;新治疗可能在随访中发现;规范的随访可以给予完整的临床资料支持研究。因此规范性随访非常重要。

6. 规范化社会心理关爱 是肿瘤患者治疗后的重要部分,以往关注不多。治疗后的患者会有饮食、锻炼和保养方面的问题需要我们帮助;也会有生理、心理上和重回社会的问题需要我们去关爱。健康沙龙和患者俱乐部帮助患者重回健康生活、重回社会非常有意义。

(二) 多学科综合治疗

综合治疗是根据患者的身心状态、肿瘤的具体部位、病理类型、侵犯范围(病期)和发展趋势,结合细胞、分子生物学改变,有计划地、合理地应用现有的多学科治疗手段,以最适当的经济费用取得最好的治疗效果,同时最大限度地改善患者的生活质量和生存时间。这里强调了治疗计划的前瞻性、规范化和个体化的概念。

1. 结直肠癌多学科的组成 结直肠癌多学科一般由结直肠外科、肿瘤内科、放疗科、病理科、内镜科、影像科、肝外科、肺外科、介入科、造口护士和心理专家组组成。不同的医院组成略有差异,前7个科室属基本需求科室,后几个科室可以根据实际情况选择。

2. 结直肠癌多学科的内容 结直肠癌多学科关心从结直肠癌发生、发展到社会心理关爱的全过程。包括探索并实施预防方法、决定诊断技术和方法、决定治疗计划、标准化执行治疗计划、决定随访计划、给予社会心理关怀等。

3. 结直肠癌多学科的运作制度 多学科的运作需要一定的制度来保证,包括:疑难病例讨论制度(一般每周一次)、学术讲座制度、结直肠癌研究工作会议、多学科讨论网络系统、制定和修订本单位的结直肠癌多学科诊治指南等。

4. 结直肠癌多学科的运作条件 多学科的运作需要一些条件来支持,包括:固定的地点、固定的时间、投影仪、观片箱、电脑、打印机和网络支持,以便于顺利进行工作。

5. 结直肠癌多学科的建立条件和意义 多学科建立的必要条件是:行政领导的强力支持和首席科学家的管理能力、技术优势、奉献精神。多学

科组的意义是:最佳组合保障最佳治疗方案设计、一致的思考保障执行力、MDT 保证最佳的治疗效果。同时 MDT 成为培养年轻医生和培养团队精神的最佳摇篮。

(三) 个体化治疗

个体化治疗是根据患者个人的上述各方面情况而设计的治疗方案,具有量体裁衣的优点,最大化地适应该患者的情况,是肿瘤治疗的发展方向。图 1-2 是个体化治疗的效果因素。

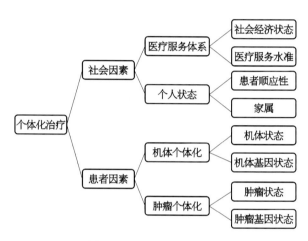

图 1-2 个体化治疗相关因素

目前的临床治疗仍在分层治疗和多层次分层治疗阶段。个体化体现在诊治的外科、内科、放疗科的各个方面。个体化治疗需要更多的相关因素甄别、需要更复杂的统计分析、需要更多的临床研究证实。个体化治疗在目前仍然是一个梦想,还需要很长的路要走。

(四) 精准治疗

最近提出的新口号,是指以个人基因组信息为基础,结合蛋白质组学、代谢组学等相关内环境信息,为患者量身设计出最佳治疗方案,以期达到治疗效果最大化和副作用最小化的一门定制医疗模式。作者认为精准治疗只是个体化治疗概念范畴中的个人基因组信息相关的部分的扩展和细化,精准治疗离临床应用还有很长的路。

(蔡三军)

◇参◇考◇文◇献◇

［1］ Aleksandrova K，Pischon T，Buijsse B，et al. Adult weight change and risk of colorectal cancer in the European Prospective Investigation into Cancer and Nutrition［J］. Eur J Cancer，2013，49：3526 - 3536.

［2］ Surveillance，Epidemiology，and End Results（SEER）Program. SEER * Stat Data-base：Incidence-SEER 18 Regs Public Use，Nov. 2012 Sub（2000 - 2010）-Linked to County Attributes-Total US，1969 - 2011 Counties. Bethesda，MD：National Cancer Institute，Division of Cancer Control and Population Sciences，Surveillance Research Program，Cancer Statistics Branch；2013.

［3］ Garborg K，Holme O，Loberg M，et al. Current status of screening for colorectal cancer［J］. Ann Oncol，2013，24：1963 - 1972.

［4］ World Health Organization International Agency for Research on Cancer：GLOBOCAN 2012：Estimated cancer incidence，mortality and prevalence worldwide in 2012（Colorectal Cancer）. 2012.

［5］ Giovannucci E，Egan KM，Hunter DJ，et al. Aspirin and the risk of colorectal cancer in women［J］. The New England journal of medicine，1995，333：609 - 614.

［6］ Juni P，Nartey L，Reichenbach S，et al. Risk of cardiovascular events and rofecoxib：cumulative meta-analysis［J］. Lancet，2004，364：2021 - 2029.

［7］ Leufkens AM，Van Duijnhoven FJ，Siersema PD，et al. Cigarette smoking and colorectal cancer risk in the European Prospective Investigation into Cancer and Nutrition study［J］. Clin Gastroenterol Hepatol，2011，9：137 - 144.

［8］ Surveillance，Epidemiology，and End Results（SEER）Program. SEER * Stat Data-base：Incidence-SEER 9 Regs Public Use，Nov. 2011 Sub（1973 - 2010）-Linked to County Attributes-Total US，1969 - 2011 Counties. Bethesda，MD：National Cancer Institute，Division of Cancer Control and Population Sciences，Surveillance Research Program，Cancer Statistics Branch；2013.

［9］ Ladenheim J，Garcia G，Titzer D，et al. Effect of sulindac on sporadic colonic polyps［J］. Gastroenterology，1995，108：1083 - 1087.

［10］ Lieberman DA，Weiss DG，Bond JH，et al. Use of colonoscopy to screen asymptomatic adults for colorectal cancer［J］. The New England Journal of Medicine，2000，343：162 - 168.

［11］ Siegel R，Desantis C，Jemal A. Colorectal cancer statistics，2014［J］. CA Cancer J Clin，2014，64：104 - 117.

［12］ Schoen RE，Pinsky PF，Weissfeld JL，et al. Colorectal-cancer incidence and mortality with screening flexible sigmoidoscopy［J］. The New England Journal of Medicine，2012，366：2345 - 2357.

［13］ Pawa，N. et al. Nat. Rev. Gastroenterol. Hepatol. 8，711 - 722（2011）

［14］ Shanghai municipal center for disease control and prevention：Shanghai Cancer Report 2007.

［15］ NIH consensus conference. Adjuvant therapy for patients with colon and rectal cancer［J］. JAMA，1990，264：1444 - 1450.

［16］ Akasu T，Iinuma G，Takawa M，er al. Accuracy of high-resolution magnetic resonance imaging in preoperative staging of rectal cancer［J］. Ann Surg Oncol，2009，16：2787 - 2794.

［17］ Al-Sukhni E，Milot L，Fruitman M，et al. Diagnostic accuracy of MRI for assessment of T category，lymph node metastases，and circumferential resection margin involvement in patients with rectal cancer：a systematic review and meta-analysis［J］. Ann Surg Oncol，2012，19：2212 - 2223.

［18］ Angelopoulos S，Kanellos I，Sapidis N，et al. Survival after curative resection for rectal cancer by the end of the 20th century［J］. Tech Coloproctol，2004，8（Suppl 1）：s167 - s169.

［19］ Anwar RM，Britton A，Stevens W，et al. Curative resection for rectal carcinoma：definition influences outcome in terms of local recurrence［J］. Colorectal Dis，2001，3：312 - 317.

［20］ Bentrem D，Okabe S，Wong W，et al. T1 adenocarcinoma of the rectum：transanal excision or radical surgery？［J］. Ann Surg，2005，242：472 - 477.

［21］ Bretagnol F，Merrie A，George B，et al. Local excision of rectal tumours by transanal endoscopic microsurgery［J］. Br J Surg，2007，94：627 - 633.

［22］ Allemani C，Weir HK，Carreira H，et al. Global surveillance of cancer survival 1995 ～ 2009：analysis of individual data for 25676887 patients from 279 population-based registries in 67 countries（CONCORD - 2）［J］. Lancet，2015，385（9972）：977 - 1010.

［23］ Corman ML. Contributions of eighteenth and nineteenth century French medicine to colon and rectal surgery［J］. Dis Colon Rectum，2000，43：S1 - S29.

［24］ Cassidy J，Clarke S，Diaz-Rubio E，et al. Randomized phase Ⅲ study of capecitabine plus oxaliplatin compared with fluorouracil/folinic acid plus oxaliplatin as first-line therapy for metastatic colorectal cancer［J］. J Clin Oncol，2008，26：2006 - 2012.

［25］ Brierley JD，D'Souza N，Cummings BJ，et al. Outcome and toxicity of postoperative short course adjuvant radiation and chemotherapy following resection of adenocarcinoma of the rectum［J］. Acta Oncol，2004，43：567 - 570.

［26］ Abraham NS，Gossey JT，Davila JA，et al. Receipt of recommended therapy by patients with advanced colorectal cancer［J］. Am J Gastroenterol，2006，101：1320 - 1328.

［27］ Allen SD，Padhani AR，Dzik-Jurasz AS，et al. Rectal carcinoma：MRI with histologic correlation before and after chemoradiation therapy［J］. AJR Am J Roentgenol，2007，188：442 - 451.

［28］ Box B，Lindsey I，Wheeler JM，et al. Neoadjuvant therapy for rectal cancer：improved tumor response，local recurrence，and overall survival in nonanemic patients［J］. Dis Colon Rectum，2005，48：1153 - 1160.

［29］ Briccoli A，Farinetti A，Ricchi E，et al. Cancer of the anus. Analysis of our surgical experience［J］. Minerva Chir，1999，54：289 - 293.

［30］ Colucci G，Gebbia V，Paoletti G，et al. Phase Ⅲ randomized trial of FOLFIRI versus FOLFOX4 in the treatment of advanced colorectal cancer：a multicenter study of the Gruppo Oncologico Dell'Italia Meridionale［J］. J Clin Oncol，2005，23：4866 - 4875.

[31] de Haas RJ，Wicherts DA，Flores E，et al. R1 resection by necessity for colorectal liver metastases：is it still a contraindication to surgery？[J]. Ann Surg，2008，248：626-637.

[32] Doci R，Gennari L，Bignami P，et al. Morbidity and mortality after hepatic resection of metastases from colorectal cancer[J]. Br J Surg，1995，82：377-381.

[33] Douillard JY，Cunningham D，Roth AD，et al. Irinotecan combined with fluorouracil compared with fluorouracil alone as first-line treatment for metastatic colorectal cancer：a multicentre randomised trial[J]. Lancet，2000，355：1041-1047.

[34] Elias D，Liberale G，Vernerey D，et al. Hepatic and extrahepatic colorectal metastases：when resectable, their localization does not matter, but their total number has a prognostic effect[J]. Ann Surg Oncol，2005，12：900-909.

第二章
结直肠癌流行病学

第一节　恶性肿瘤的发病数据

根据 2012 年 WHO 更新的数据，2012 年全球总计 1 400 万新发癌症病例，820 万人死于癌症，在75 岁之前患癌机会达到18.5%，死于癌症的概率达到10.5%[1]。在过去的 20 年间，癌症新发病例数增加了 70%。在男性中，最常见的前五位癌症分别是肺癌、前列腺癌、结直肠癌、胃癌和肝癌；在女性中为乳腺癌、结直肠癌、肺癌、宫颈癌和胃癌（表 2‑1、图 2‑1）。60%的新发病例集中在非洲、亚洲和中南美洲等发展中国家，该地区在癌症死亡病例中占据 70%。而且预计在未来的 20 年内，癌症年新发病例数将会增长到 2 200 万。

表 2‑1　2012 年世界肿瘤发病和死亡数据[1]

世　界	男　性	女　性	合　计
人口数	3 557 717	3 496 728	7 054 446
新发病例数（万）	741.04	665.75	1 406.79
年龄调整发病率（万）	204.9	165.2	182.0
75 岁前癌症患病风险（%）	21.0	16.4	18.5
死亡病例（万）	465.34	354.82	820.16
年龄调整死亡率（万）	126.3	82.9	102.4
75 岁前死于癌症风险（%）	12.7	8.4	10.5
常见肿瘤排序	肺癌	乳腺癌	肺癌
	前列腺癌	结直肠癌	乳腺癌
	结直肠癌	肺癌	结直肠癌

续　表

世　界	男　性	女　性	合　计
	胃癌	宫颈癌	前列腺癌
	肝癌	胃癌	胃癌

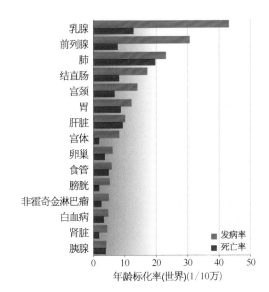

图 2‑1　2012 年常见肿瘤的发病和死亡病例数

美国 SEER 也公布了 2014 年肿瘤发病数据[2]。表 2‑2 显示 2014 年美国预计的恶性肿瘤发病情况：总计 1 665 540 例新发恶性肿瘤，平均每天 4 500 例被确诊。图 2‑2 所示常见恶性肿瘤排序：男性前列腺癌、肺癌、结直肠癌最为常见，占总病例数的 50%左右；女性为乳腺癌、肺癌和结直肠癌，也占总病例数的 50%左右。

表 2-2　美国 2014 年肿瘤发病率（部位分布）

部 位 分 布	预计新发病例			预计死亡病例		
	两性	男性	女性	两性	男性	女性
总计	1 665 540	855 220	810 320	585 720	310 010	275 710
口咽	42 440	30 220	12 220	8 390	5 730	2 660
舌	13 590	9 720	3 870	2 150	1 450	700
口唇	11 920	7 150	4 770	2 070	1 130	940
咽	14 410	11 550	2 860	2 540	1 900	640
其他	2 520	1 800	720	1 630	1 250	380
消化系统	289 610	162 730	126 880	147 260	84 970	62 290
食管	18 170	14 660	3 510	15 450	12 450	3 000
胃	22 220	13 730	8 490	10 990	6 720	4 270
小肠	9 160	4 880	4 280	1 210	640	570
结肠	96 830	48 450	48 380	50 310	26 270	24 040
直肠	40 000	23 380	16 620			
肛门，肛管，肛管直肠交界	7 210	2 660	4 550	950	370	580
肝和肝内胆管	33 190	24 600	8 590	23 000	15 870	7 130
胆囊和其他胆道	10 650	4 960	5 690	3 630	1 610	2 020
胰腺	46 420	23 530	22 890	39 590	20 170	19 420
其他消化系统	5 760	1 880	3 880	2 130	870	1 260
呼吸系统	242 550	130 000	112 550	163 660	90 280	73 380
喉	12 630	10 000	2 630	3 610	2 870	740
肺和支气管	224 210	116 000	108 210	159 260	86 930	72 330
其他呼吸系统	5 710	4 000	1 710	790	480	310
骨和关节	3 020	1 680	1 340	1 460	830	630
软组织（包括心脏）	12 020	6 550	5 470	4 740	2 550	2 190
皮肤（除外基底细胞癌和鳞癌）	81 220	46 630	34 590	12 980	8 840	4 140
皮肤黑色素瘤	76 100	43 890	32 210	9 710	6 470	3 240
其他非上皮肿瘤	5 120	2 740	2 380	3 270	2 370	900
乳腺	235 030	2 360	232 670	40 430	430	40 000
生殖系统	338 450	243 460	94 990	58 970	30 180	28 790
宫颈	12 360		12 360	4 020		4 020
宫体	52 630		52 630	8 590		8 590
卵巢	21 980		21 980	14 270		14 270
外阴	4 850		4 850	1 030		1 030
阴道及其他（女）	3 170		3 170	880		880
前列腺	233 000	233 000		29 480	29 480	
睾丸	8 820	8 820		380	380	
阴茎及其他（男）	1 640	1 640		320	320	
泌尿系统	141 610	97 420	44 190	30 350	20 610	9 740
膀胱	74 690	56 390	18 300	15 580	11 170	4 410
肾和肾盂	63 920	39 140	24 780	13 860	8 900	4 960
输尿管及其他	3 000	1 890	1 110	910	540	370
眼和眼眶	2 730	1 440	1 290	310	130	180
脑和其他神经系统	23 380	12 820	10 560	14 320	8 090	6 230

续 表

部 位 分 布	预计新发病例			预计死亡病例		
	两性	男性	女性	两性	男性	女性
内分泌系统	**65 630**	**16 600**	**49 030**	**2 820**	**1 300**	**1 520**
甲状腺	62 980	15 190	47 790	1 890	830	1 060
其他	2 650	1 410	1 240	930	470	460
淋巴瘤	**79 990**	**43 340**	**36 650**	**20 170**	**11 140**	**9 030**
霍奇金淋巴瘤	9 190	5 070	4 120	1 180	670	510
非霍奇金淋巴瘤	70 800	38 270	32 530	18 990	10 470	8 520
骨髓瘤	**24 050**	**13 500**	**10 550**	**11 090**	**6 110**	**4 980**
白血病	**52 380**	**30 100**	**22 280**	**24 090**	**14 040**	**10 050**
急性淋巴细胞白血病	6 020	3 140	2 880	1 440	810	630
慢性淋巴细胞白血病	15 720	9 100	6 620	4 600	2 800	1 800
急性髓性白血病	18 860	11 530	7 330	10 460	6 010	4 450
慢性髓性白血病	5 980	3 130	2 850	810	550	260
其他	5 800	3 200	2 600	6 780	3 870	2 910
其他或不明原发灶肿瘤	**31 430**	**16 370**	**15 060**	**44 680**	**24 780**	**19 900**

预计新发病例

男性			女性		
前列腺	233 000	27%	乳腺	232 670	29%
肺和支气管	116 000	14%	肺和支气管	108 210	13%
结直肠	71 830	8%	结直肠	65 000	8%
膀胱	56 390	7%	宫体	52 630	6%
皮肤黑色素瘤	43 890	5%	甲状腺	47 790	6%
肾和肾盂	39 140	5%	非霍奇金淋巴瘤	32 530	4%
非霍奇金淋巴瘤	38 270	4%	皮肤恶性黑色素瘤	32 210	4%
口、咽	30 220	4%	肾和肾盂	24 780	3%
白血病	30 100	4%	胰腺	22 890	3%
肝和肝内胆管	24 600	3%	白血病	22 280	3%
总计	855 220	100%	总计	810 320	100%

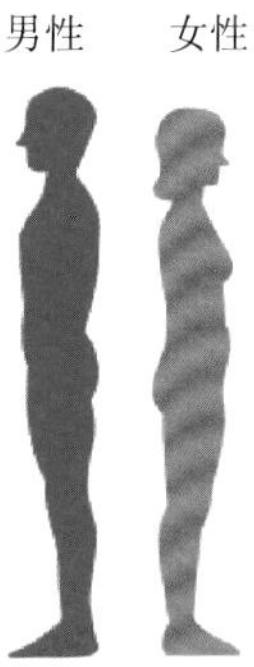

预计死亡病例

男性			女性		
肺和支气管	86 930	28%	肺和支气管	72 330	26%
前列腺	29 480	10%	乳腺	40 000	15%
结直肠	26 270	8%	结直肠	24 040	9%
胰腺	20 170	7%	胰腺	19 420	7%
肝和肝内胆管	15 870	5%	卵巢	14 270	5%
白血病	14 040	5%	白血病	10 050	4%
食管	12 450	4%	宫体	8 590	3%
膀胱	11 170	4%	非霍奇金淋巴瘤	8 520	3%
非霍奇金淋巴瘤	10 470	3%	肝和肝内胆管	7 130	3%
肾和肾盂	8 900	3%	脑和其他神经系统	6 230	2%
总计	310 010	100%	总计	275 710	100%

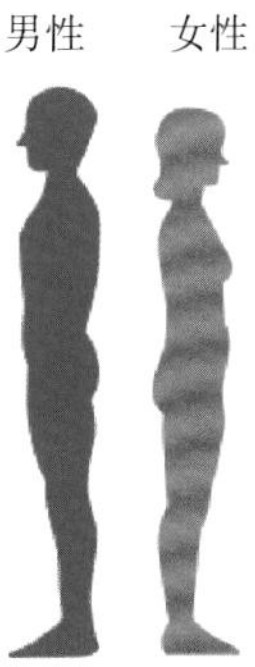

图 2-2 美国 2014 年肿瘤发病和死亡数据(部位和性别分类)

中国的流行病学调查显示：2010 年入选的登记处共覆盖人群 158 400 000 余人,其中城市人口占 58.35%,农村人口占 41.45%。2010 年,全国估计新发恶性肿瘤病例约 309 万,死亡病例 196 万[3]。全国恶性肿瘤发病率为 235.23/10 万(男性 268.65/10 万,女性 200.21/10 万),中国人口标化率(中标率)184.58/10 万。城市中标发病率 187.53/10 万;农村地区中标发病率 181.10/10 万。全国恶性肿瘤死亡率为 148.81/10 万（男性 186.37/10 万，女性 109.42/10 万），中标率 113.92/10 万。城市中标死亡率 109.21/10 万；农村中标死亡率

119.00/10 万。肺癌、女性乳腺癌、胃癌、肝癌、食管癌、结直肠癌、宫颈癌是我国常见的恶性肿瘤（图 2-2～图 2-6）。

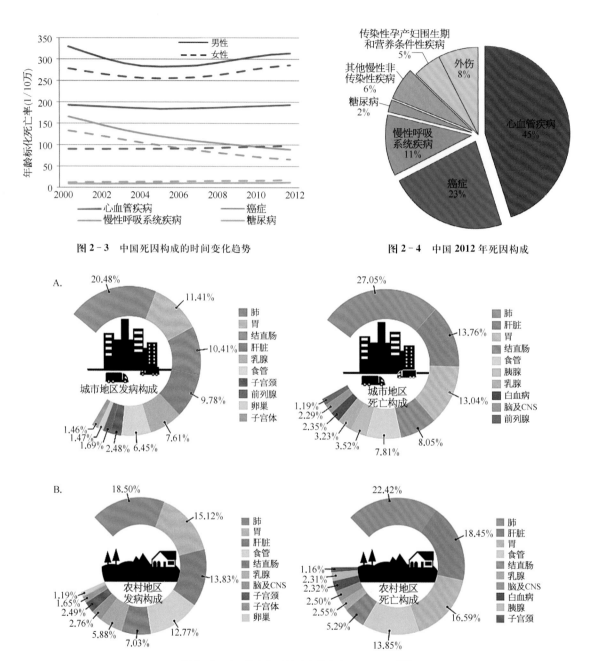

图 2-3　中国死因构成的时间变化趋势

图 2-4　中国 2012 年死因构成

图 2-5　我国前十位恶性肿瘤的发病和死亡构成[3]

A. 城市地区；B. 农村地区

上海作为沿海经济发达地区的代表，同时具有良好的肿瘤登记传统，因此在流行病学指标方面一直作为全国的一个重要标尺。根据 2012 年上海市恶性肿瘤报告[4]，2010 年全市共诊断新发恶性肿瘤病例 56 445 例，比 2009 年增加 1913

例；全市恶性肿瘤发病率为 399.71/10 万，比 2009 年上升了 2.23%；标化发病率为 193.18/10 万，比 2009 年上升了 0.28%；全市 75 岁以下累积率为 21.59%，高于世界平均水平。其中最常见的恶性肿瘤，男性分别为肺癌、结直肠癌、胃癌、

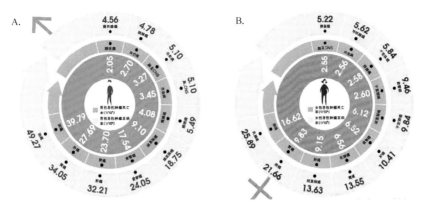

图 2-6　我国排名前 10 位的恶性肿瘤发病率（外圈）及死亡率（内圈）

A. 男性；B. 女性

肝癌和前列腺癌；女性为乳腺癌、结直肠癌、肺癌、甲状腺癌和胃癌。恶性肿瘤死亡前 5 位的肿瘤，男性为肺癌、胃癌、肝癌、结直肠癌和胰腺癌；女性为肺癌、结直肠癌、胃癌、乳腺癌和肝癌。全市现患恶性肿瘤患者 270 085 例，现患率 1.90%。其中乳腺癌占 16.13%，其次为结直肠癌（15.46%）、胃癌（9.50%）、肺癌（7.19%）和甲状腺癌（7.03%）。

第二节　结直肠癌流行病学

一、世　界

2012 年，全球结直肠癌新发病例 136 万例，其中男性 74.6 万例，占全部恶性肿瘤的 10%；女性 61.4 万例，占 9.2%，是第三位常见恶性肿瘤。

在地区分布上，55% 的结直肠癌发生在发达国家；但是发展中国家的增长速度值得关注（图 2-7）。

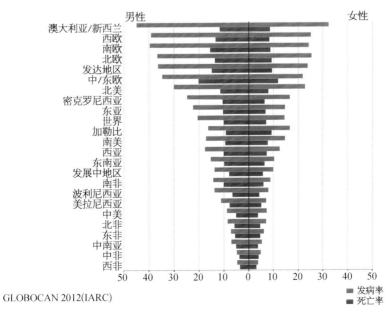

GLOBOCAN 2012(IARC)

图 2-7　不同地区结直肠癌发病率变化（1/10 万）

在死亡率方面,69.4 万例结直肠癌死亡病例,占全部恶性肿瘤死亡的 8.5%。近 52% 的死亡病例发生在欠发达国家和地区。

二、美 国

2014 年预计结直肠癌新发病例 136 830 例,其中男性 71 830 例,女性 65 000 例。死亡 50 310 例,其中男性 26 270 例,女性 24 040 例。长期来看,结直肠癌的发病率在男性和女性中还是较为稳定的。如图 2 - 8 所示,在 1975~1985 年具有一个明显的

上升趋势,然后在 1985~1995 年出现了显著的下降,其后 1995~1998 年轻度上升,1998~2006 年又出现了显著的下降,除了美洲印第安人和阿拉斯加原住民。在 65 岁以上人群中下降速度最为明显,但是在 50 岁以下人群中出现了短期的上升[5]。

死亡率方面,自 1984 年开始出现下降,而且男性在 2002 年后、女性在 2001 年后下降趋势更为明显(图 2 - 9)。

结直肠癌发病率和死亡率的下降原因主要归因于危险因素的减少、肿瘤的筛查以及治疗效果的改善[6-13](图 2 - 10~图 2 - 12)。

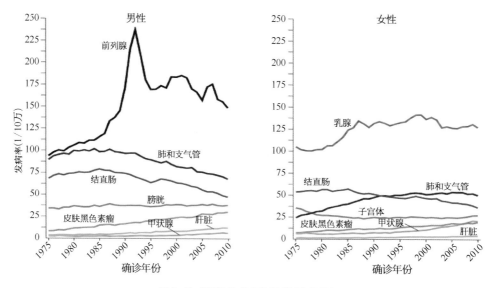

图 2 - 8 SEER 发病率数据(性别、部位)

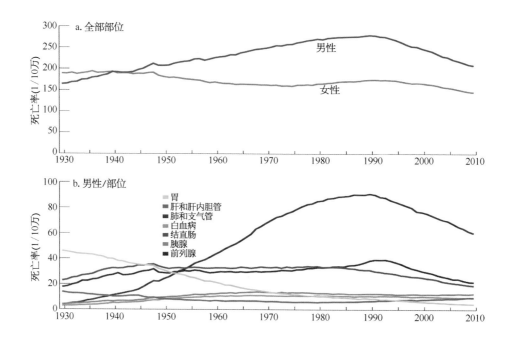

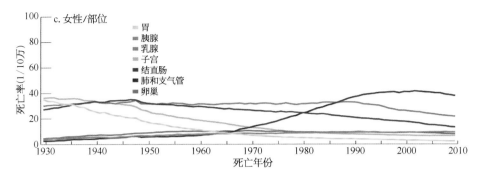

图 2 - 9　SEER 死亡率数据（性别、部位）

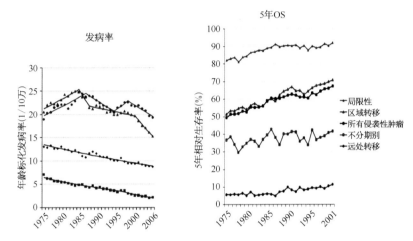

图 2 - 10　不同分期结直肠癌发病率和 5 年 OS 的时间变化趋势

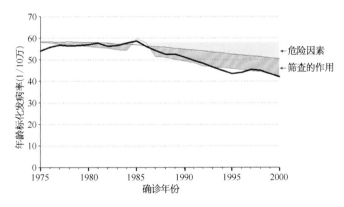

图 2 - 11　结直肠癌发病率时间变化趋势

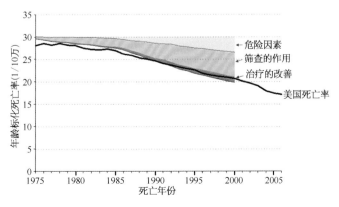

图 2 - 12　结直肠癌死亡率时间变化趋势

三、中 国

在亚洲国家,结直肠癌的发病率升高明确,呈现出和西方国家类似的发展曲线[6,7]。其中以日本、中国、韩国等经济发展快速、生活方式西化明显的国家和地区最为显著(图2-13、图2-14)。

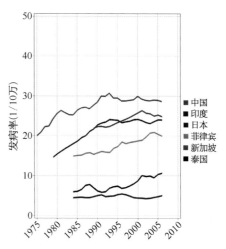

图2-14 亚洲主要国家结直肠癌发病率变化趋势(女性)

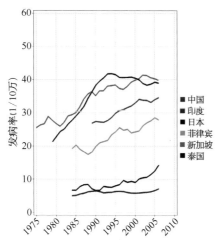

图2-13 亚洲主要国家的结肠癌发病率变化趋势(男性)

在我国,癌症自2000年以来,一直仅次于心血管疾病成为第二位死亡原因,占全部死亡病例的23%左右,甚至在部分县市成为第一位死因(表2-3)。而且近年来上升趋势明显,其中尤以结直肠癌最具代表性。国家卫生和计划生育委员会2008年报道,2006年结直肠癌新发病例220万,死亡160万;并预计2020年新发病例550万,死亡400万(图2-15、图2-16)。

表2-3 部分县市死因分析

顺 位	市			县		
	死亡原因(ICD-10)	死亡专率(1/10万)	构成(%)	死亡原因(ICD-10)	死亡专率(1/10万)	构成(%)
1	恶性肿瘤	144.6	27.3	恶性肿瘤	130.2	25.1
2	脑血管病	93.7	17.7	脑血管病	105.5	20.4
3	心脏病	90.7	17.1	呼吸系统疾病	84.9	16.4
4	呼吸系统疾病	69.3	13.1	心脏病	71.8	13.9
5	损伤及中毒	32.4	6.1	损伤及中毒	46.1	8.9
6	内分泌营养和代谢疾病	17.6	3.3	消化系统疾病	17	3.3
7	消化系统疾病	15.6	2.9	内分泌营养和代谢疾病	8.2	1.6
8	泌尿生殖系统疾病	7.3	1.4	泌尿生殖系统疾病	6.7	1.3
9	神经系统疾病	5	0.9	神经系统疾病	4.2	0.8
10	精神障碍	3.4	0.7	精神障碍	3.8	0.7
	10种死因合计		90.4	10种死因合计		92.3

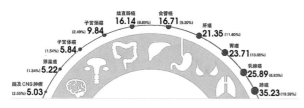

图2-15 全国恶性肿瘤发病率(1/10万)及构成

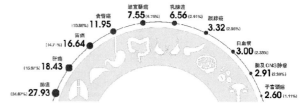

图2-16 全国恶性肿瘤死亡率(1/10万)及构成

四、上　海

(一)上海市恶性肿瘤报告系统简介

根据原上海市卫生和计划生育委员会颁布的《上海市恶性肿瘤报告办法》,全市具有肿瘤诊断能力的180家医院参与恶性肿瘤的报告工作,报告范围是具有上海市户籍的恶性肿瘤(包括中枢神经系统良性肿瘤)病例。采用统一的恶性肿瘤报告卡。市和县疾病预防控制中心的肿瘤登记员收到各报告单位上报的恶性肿瘤报告卡后,剔除非恶性肿瘤和非本市户籍的病例,检查卡面填写情况,发现漏报、项目不完整或者内容可疑者,退回报告单位重新填写。

为减少漏报,通过有上海市疾病预防控制中心的上海市全死因登记报告系统所获得的恶性肿瘤病例死亡个案资料,对恶性肿瘤发病资料进行逐一核对。发现有遗漏报告的恶性肿瘤死亡病例通过社区卫生服务网络进行核实,并调查诊断时间等信息,填写恶性肿瘤死亡病例补充发病报告卡。

死亡资料来自上海市疾病预防控制中心的上海全死因登记报告系统、医院恶性肿瘤死亡病例报告和全市的恶性肿瘤现患病例随访系统。所有信息经核实后,补充录入到对应的发病资料中。如果上述三种资料来源对于同一病例的信息存在矛盾,则按照全死因登记报告系统为准。

上海市社区卫生服务系统向所有存活的癌症患者提供规范化的社区随访服务,是社区基本卫生服务的内容之一,包括生活起居指导、定期医学监护提醒和生存质量评估等。同时收集生存情况,以及患者进一步诊断、治疗、转移、复发等信息。

上海市人口资料来自上海市公安局定期发布的年终人口数和人口构成,各区县人口和构成来自各区县公安局。

上海市恶性肿瘤登记技术规范和标准严格采用国际规范,包括国际癌症研究中心(International Agency for Research on Cancer,IARC)定期发布的有关技术标准和指南[8,9],并结合全国肿瘤防治研究办公室编发的相关技术要求[10]。

2002年以前肿瘤部位分类按照国际疾病分类 ICD－9 编码;2002年以后按照国际疾病分类 ICD－10进行编码,病理组织学类型按照 ICD－O－2进行编码;2008年以后病理组织学类型按照 ICD－O－3进行编码。恶性肿瘤的发病、死亡、观察生存率、中位生存期和相对生存率按照性别、年龄和恶性肿瘤部位统计,计算其粗率和世界人口年龄标化率。

上海市恶性肿瘤报告登记工作开始于1963年,连续的数据从1972年开始。发病数据一直被世界卫生组织国际癌症研究中心收录在"五大洲癌症发病资料(C15)"中。每年的恶性肿瘤登记资料在《上海卫生年鉴》和《肿瘤》杂志上公开发表。

(二)上海市结直肠癌流行病学基本资料

1. 横断面资料　2010年上海市共诊断新发恶性肿瘤病例56 445例,标化发病率为193.18/10万;75岁以下累积率为21.59%,高于世界平均水平。其中最常见的恶性肿瘤,男性分别为肺癌、结直肠癌、胃癌、肝癌和前列腺癌;女性为乳腺癌、结直肠癌、肺癌、甲状腺癌和胃癌。恶性肿瘤死亡前五位的肿瘤男性为肺癌、胃癌、肝癌、结直肠癌和胰腺癌;女性为肺癌、结直肠癌、胃癌、乳腺癌和肝癌。全市现患恶性肿瘤患者270 085例,现患率1.90%。乳腺癌占 16.13%,其次为结直肠癌(15.46%)、胃癌(9.50%)、肺癌(7.19%)和甲状腺癌(7.03%)。

2. 发病率变化　上海市癌症发病率呈现明显上升趋势,如表2-4、图2-17和图2-18列举了1973年和2005年上海市区癌症新发病例数和发病率的数据。

表2-4　上海市区癌症发病数和发病率对比(1973 *vs.* 2005)

年　份	新发病例数	发病率(/10万)
1973	6 404	225.14
2005	11 621	373.42

结直肠癌发病率上升明显,1973～2005年,男性标化发病率上升3.38%,女性上升3.37%。2003年上海市区结直肠癌发病率首次超过了胃癌,成为仅次于肺癌的第二位常见恶性肿瘤。此

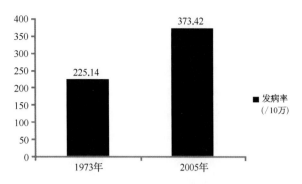

图 2-17　上海市区癌症发病率对比（1973 vs. 2005）

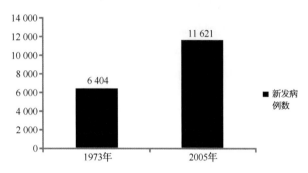

图 2-18　上海市区癌症新发病例数对比（1973 vs. 2005）

后，随着老龄化的进展，结直肠癌发病率保持在高增长的通道中。

上海市结直肠癌发病情况在流行病学变化中，有如下特点。

（1）肿瘤部位的变化：结直肠癌比例的增加，表现在结肠癌和直肠癌发病率均升高，其中结肠癌发病率升高更为明显，导致比例的变化。例如1970 年结肠癌占 30%～40%，直肠癌占 60%～70%；而根据 2010 年统计数据，结肠癌 4 392 例（59.4%），直肠癌 3 006 例（40.6%）。

（2）年龄构成的变化：高龄或者超高龄（>80岁）患者比例增加，年轻患者比例降低。

如图 2-19 和图 2-20 所示。1990 年上海市结直肠癌 4 435 例，30 岁以下者 527 例，达到11.9%；至 2002 年，总病例数 5 087 例，30 岁以下 22 人（0.43%）；2010 年总病例数 7 398 例，30 岁以下者 63 例（0.85%）。75～80 岁患者则由 20 世纪90 年代 160 例左右猛增加到 312 例（图 2-19），80岁以上患者比例也由 20 世纪 90 年代的 6.9%增加到 2006 年的 18.5%（图 2-20），至 2010 年达到560 例。

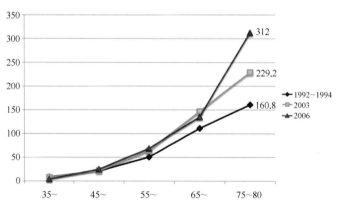

图 2-19　结直肠癌发病年龄的变化

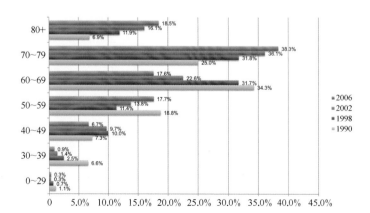

图 2-20　结直肠癌发病年龄构成

（3）随着早期诊断技术和筛查手段的进步以及综合治疗水平的提高，结直肠癌的生存也获得了明显的改善。但是在早期疾病诊断率、多学科综合治疗普及率以及生存率方面，与国际先进水平相比，还有需要提高的空间。

如表 2-5 所示，2008 年上海市早期结直肠癌诊断率为 11.8%，但是同期欧美国家达到了 24%。因此，社区居民结直肠癌筛查已经被列为上海市"十二五"计划，作为重大公共卫生服务项目。预计同期根据 SEER 数据美国的结直肠癌 5 年总生存率为 60%～70%。

表 2-5　不同时间早期结直肠癌诊断率

肿瘤部位	20 世纪 80 年代	20 世纪 90 年代	2003 年	2008 年
结肠	5.70%	5.40%	8.89%	11.80%
直肠	5.60%	9.60%	8.99%	

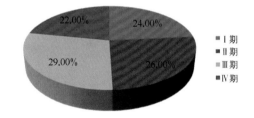

图 2-21　2003 年欧美国家结直肠癌诊断病期（$n=300\,000$）

图 2-22 显示了结直肠癌综合治疗后的生存情况，表 2-6 是复旦大学附属肿瘤医院结直肠癌回顾性分析提供的患者生存数据。

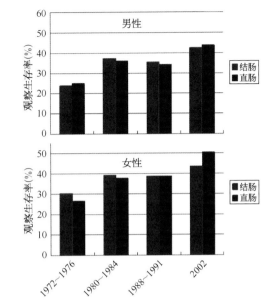

图 2-22　上海市结直肠癌 5 年生存率

表 2-6　复旦大学附属肿瘤医院生存数据

分　期	1985～2005 直肠癌（AR）（844 例）	1956～1985 直肠癌（AR＋APR）（859 例）
Ⅰ 期	94.25	93.99（＋0.26）
Ⅱ 期	84.46	70.61（＋13.83）
Ⅲ 期	62.90	43.38（＋19.52）
5 年生存 局部复发率	75.6% 7.9%	66.60（＋9.00）

主要差别：手术质量＋5-Fu 化疗＋辅助放化疗

第三节　结直肠癌预防和筛查

参见本书结直肠癌预防相关章节。

（郑莹　廉朋　蔡三军）

◇ 参 ◇ 考 ◇ 文 ◇ 献 ◇

［1］ World Cancer Report 2014.
［2］ Siegel R, Ma J, Zou Z, et al. Cancer statistics, 2014［J］. CA Cancer J Clin, 2014, 64(1): 9-29.
［3］ 陈万青,张思维,曾红梅,等.中国 2010 年恶性肿瘤发病与死亡［J］.中国肿瘤,2014,23(1): 1-10.
［4］ 上海市疾病预防控制中心.2012 上海市恶性肿瘤报告.
［5］ Edwards BK, Ward E, Kohler BA, et al. Annual report to the nation on the status of cancer, 1975～2006, featuring colorectal cancer trends and impact of interventions (risk factors, screening, and treatment) to reduce future rates

[J]. Cancer, 2010, 116(3): 544 - 573.

[6] Meissner HI, Breen N, Klabunde CN, et al. Patterns of colorectal cancer screening uptake among men and women in the United States[J]. Cancer Epidemiol Biomarkers Prev, 2006, 15(2): 389 - 394.

[7] Shapiro JA, Seeff LC, Thompson TD, et al. Colorectal cancer test use from the 2005 National Health Interview Survey[J]. Cancer Epidemiol Biomarkers Prev, 2008, 17(7): 1623 - 1630.

[8] Brown ML, Potosky AL. The presidential effect: the public health response to media coverage about Ronald Reagan's colon cancer episode[J]. Public Opin Q, 1990, 54(3): 317 - 329.

[9] Mandel JS, Bond JH, Church TR, et al. Reducing mortality from colorectal cancer by screening for fecal occult blood. Minnesota Colon Cancer Control Study[J]. N Engl J Med, 1993, 328(19): 1365 - 1371.

[10] Mandel JS, Church TR, Bond JH, et al. The effect of fecal occult-blood screening on the incidence of colorectal cancer[J]. N Engl J Med, 2000, 343(22): 1603 - 1607.

[11] Levin B, Lieberman DA, McFarland B, et al. Screening and surveillance for the early detection of colorectal cancer and adenomatous polyps, 2008: a joint guideline from the American Cancer Society, the US Multi-Society Task Force on Colorectal Cancer, and the American College of Radiology[J]. Gastroenterology, 2008, 134(5): 1570 - 1595.

[12] Winawer SJ, Zauber AG, Fletcher RH, et al. Guidelines for colonoscopy surveillance after polypectomy: a consensus update by the US Multi-Society Task Force on Colorectal Cancer and the American Cancer Society[J]. Gastroenterology, 2006, 130(6): 1872 - 1885.

[13] Force USPST. Screening for colorectal cancer: U. S. Preventive Services Task Force recommendation statement. [J]. Annals of Internal Medicine, 2008, 149 (9): 627 - 637.

[14] Sung JJ, Lau JY, Young GP, et al. Asia Pacific Working Group on Colorectal Cancer: Asia Pacific consensus recommendations for colorectal cancer screening[J]. Gut 2008, 57(8): 1166 - 1176.

[15] Byeon JS, Yang SK, Kim TI, et al. Asia Pacific Working Group for Colorectal Cancer: Colorectal neoplasm in asymptomatic Asians: a prospective multinational multicenter colonoscopy survey[J]. Gastrointest Endosc, 2007, 65(7): 1015 - 1022.

[16] Bhurgri Y, Bhurgri A, Hasan S H. Comparability and quality control in cancer registration: karachi (data monitoring 1995 - 2001)[J]. Journal of the Pakistan Medical Association, 2002, 52: 301 - 307.

[17] Boyle P, Parkin DM. Cancer registration: principles and methods. Statistical methods for registries [J]. IARC Scientific Publications, 1991, (95): 126 - 158.

[18] 全国肿瘤防治研究办公室. 中国肿瘤登记工作指导手册 [M]. 北京: 中国协和医科大学出版社, 2004.

[19] 吴春晓, 鲍萍萍, 黄哲宙, 等. 上海市消化系统常见恶性肿瘤发病现况和时间趋势分析[J]. 胃肠病学, 2012, 17: 513 - 520.

第三章
结直肠肛管癌的病因学

结直肠癌是一种常见的恶性肿瘤,在世界范围内其发病率居恶性肿瘤谱的第四位,占所有肿瘤的9%左右[1]。结直肠癌发病情况有显著的地区性差异,以北美、大洋洲最高,欧洲居中,亚非地区较低。与世界发达国家相比,我国的结直肠癌发病率和死亡率处于较低水平。我国结直肠癌的高发年龄普遍在50～60岁,而西方国家则为60～70岁,我国发病年龄平均年轻了10岁。结直肠癌发病是一个多因素、多步骤的过程,这个过程是一个机体内因与环境、饮食、生活习惯等外部因素交互作用的过程,相应形成不同病理阶段的表型。遗传因素是遗传物质的不稳定性,也包括代谢酶的多态性,在结直肠癌的发生与发展中亦起着重要作用。结直肠癌的病因还包括多种因素(生物、物理、化学等),并且各种因素间存在着相互作用。

多年来,国内外学者对结直肠癌的危险因素进行了广泛探索,20世纪70年代,人们发现结直肠癌发病率与饮食习惯有关,并逐渐认识到环境因素与结直肠癌的发生发展有密切关系。至80年代,通过遗传易感性及环境因素相互作用的研究,对结直肠癌的危险因素有了进一步的认识。90年代后,随着遗传学、分子生物学理论与技术的不断发展与完善,结直肠癌流行病学研究进入了分子水平。虽然对结直肠癌的危险因素进行了广泛而深入的研究,但与其他肿瘤一样,结直肠癌的病因尚未完全明确。

第一节　遗传易感性高危因素

一、遗传性结直肠癌

遗传因素至少在结直肠癌中起重要作用。在结直肠癌患者家族成员中,结直肠癌发病率比一般人群高3～4倍,结直肠癌家族史是结直肠癌的高危因素[2]。近亲中有人患结直肠癌者,其本身患此癌的危险度约为2倍,更多亲属有此癌则危险度更大[3]。约有1/3的结直肠癌与遗传相关,其中家族性腺瘤性息肉病(FAP)和遗传性非息肉病性结直肠癌(hereditary nonpolyposis colorectal cancer,HNPCC)是最常见的遗传性结直肠癌,黑斑息肉综合征(Peutz-Jeghers syndrome)、幼年性息肉综合征、Turcot综合征、Gardner综合征、遗传相关的慢性溃疡性结肠炎等则较为少见。由于存在特定的基因表型,它们构成了各自独立的易感人群。

二、代谢酶基因多态性

环境因素在结直肠癌的发生中起重要作用,但并非所有暴露于高危因素的人均发生结直肠癌,结直肠癌发生发展是机体的内因与外因交互作用的结果。致癌物经体内有关代谢酶的活化或转化,才能使之转变为终致癌物或毒性降低而排出体外。大部分代谢酶基因均有遗传多态性,影响酶的活性[4]。各种酶系等位基因的不同组合构成了具有不同遗传易感性的个体[5,6]。目前研究较多的参与结直肠癌演变过程的代谢酶系主要包括谷胱甘肽转移酶(glutathione-s-transferases,GSTs)、N-乙酰基转移酶(N-acetyl transferases,NATs)、细胞色素P450(cytochrome P450,CYP)和亚甲基四氢叶酸还原酶(methylenetetrahydrofolate,MTHFR)。代谢酶基因多态性与结直肠癌的发病风险分析见表3-1。

表3-1 结直肠癌与代谢酶多态性的Meta分析[6]

文献数目	累积病例	累积对照	异质性检验		方 法	OR	95% CI	P
			Q	P				
18	5 455	6 853	31.1	<0.05	D-L	1.08	0.96~1.20	>0.20
11	1 348	1 792	28.79	<0.001	D-L	1.42	1.21~1.66	<0.001
4	612	755	4.06	0.2	M-H	1.09	0.87~1.37	>0.30
3	520	433	5.43	0.10~0.20	M-H	1.25	0.96~1.63	>0.10
18	6 741	8 015	22.86	0.20~0.30	M-H	1.07	1.00~1.16	<0.05
8	2 182	2 861	14.24	0.10~0.20	M-H	1.15	1.02~1.31	<0.05
10	4 559	5 154	7.71	>0.50	M-H	1.05	0.94~1.14	>0.20
2	235	280	1.77	>0.30	M-H	1.26	0.77~2.08	0.05~0.1
2	234	250	8.36	<0.20	D-L	1.3	0.82~2.06	>0.30
4	1 949	3 099	3.11	0.30~0.50	M-H	0.83	0.68~1.01	>0.10
3	613	1 189	0	0.9	M-H	0.6	0.28~1.29	0.10~0.20

1. *GSTs* *GSTs*为Ⅱ相解毒酶家系,参与多环芳烃、杂环胺等致癌物的解毒过程。在人类,*GSTs*包括5个家系(α、μ、π、σ和θ),共13种酶,其中被认为与肿瘤易感性有关是GST-μ和GST-θ,分别为GSTM1和GSTT1所编码,其同工酶能调节致癌化合物与亲水性代谢物结合,以利于毒物的排出。陈坤等[7]研究发现GSTM1和GSTT1缺陷型基因型有可能增加结直肠癌的危险性,其危险性主要表现在两者的联合作用上,而付全航等[8]*GSTM1*、*GSTT1*和*GSTP1*基因多态性与结直肠癌易感性分析结果表明,*GSTM1*、*GSTT1*和*GSTP1*这3种基因型在病例组和对照组分布无显著性差异,*GSTM1*、*GSTT1*基因缺失型和*GSTP1* G/G基因型与结直肠癌的易感性无显著性相关。可见,谷胱甘肽转移酶的多态性与结直肠癌发病的关系还有待于进一步的研究。

2. *NATs* *NATs*是人群中最先发现呈多态性分布的代谢酶,是外源性化学物质体内代谢过程中重要的转移酶,其表型决定着人体对环境与食物中的致癌物,如香烟和煎炸食物中的芳基胺和杂环胺等,及其代谢物的敏感性。根据NAT催化能力,将其分为快速酶和慢速酶,致癌物在快速酶的作用下能引起肠内隐窝畸变[9]。

*NAT2*等位基因的分布具有种族和地域的差异,现已发现26种等位基因[10]。WT为未突变者,突变等位基因常见的有4种:*M1*、*M2*、*M3*、*M4*。第481位点突变,Kpn Ⅰ酶的识别位点消失产生M1;第590位点突变,Taq Ⅰ酶识别位点消失产生M2;第857位点突变,BamH Ⅰ酶识别位点消失产生M3;第191位点突变,Msp Ⅰ酶识别位点消失产生M4。突变可能导致*NAT2*酶表达降低、稳定性下降及催化活性减低[11]。目前国内外对*NAT2*基因多态性和结直肠癌遗传易感性的关系尚不清楚。通常认为*NAT2*的快速乙酰化表型是结直肠

癌的高危因素[12]。郑树[13]认为基因型 WT/WT 是结直肠癌的保护因素。Juergen 认为 NAT2 基因型和结直肠癌无关[14]。

3. CYP CYP 酶系统为机体中重要的 Ⅱ 相解毒酶家系,食源性致癌物杂环胺要先经肝脏细胞色素 P450 催化发生 N-氧化,形成 N-羟基杂环胺,再经过 NAT 进一步活化成 N-乙酰氧基杂环胺,后者与 DNA 结合形成致癌物——DNA 加合物。目前研究较多的 CYP450 亚型有:CYP1A2、CYP2D6 和 CYP2E1 等。龚建平等[15]的研究发现,CYP2E1 Rsa I 基因多态性和饮酒习惯影响结直肠癌的易感性,两者在结直肠癌发生中有显著的协同作用。Christoph Sachse 等[16]的研究发现,CYP1A2 的多态性是不稳定的,需要对 -164A→C 和 -2464T→delT 的 CYP1A2 基因型进行常规分析,而 CYP1A2 的激活在结直肠癌患者中要比对照组低,并且 CYP1A2 的基因型不影响其表型。但这些都还有待于进一步的研究。

4. MTHFR 该基因定位于 1 号染色体短臂上(1p36.3),是调节叶酸和甲硫氨酸代谢的限速酶。叶酸和甲硫氨酸为影响 DNA 甲基化与合成的重要因子,而 MTHFR 则与两者的代谢有关,由于基因组 DNA 中的某些基因的甲基化,特别是癌基因或抑癌基因的甲基化可直接影响癌的发生,所以 MTHFR 基因的多态性有可能通过影响 DNA 的甲基化水平或影响 DNA 合成,改变不同基因型个体的癌症易感性。大部分的研究结果表明,MTHFR 的多态性是结直肠癌的一个遗传保护因素。Tetsuya Otani 等[17]的研究,MTHFR677TT、1298CC 和 MTRR 66GG 和结直肠癌易感性无明显的相关性,并且摄入维生素 B_2、维生素 B_6、维生素 B_{12} 后也与结直肠癌无关联。

代谢酶不是作为一个独立的单元存在于结直肠癌从正常黏膜到腺癌的演变过程中,而是和饮食因素交互渗透,一起参与发挥作用的。研究与检测代谢酶基因多态性与结直肠癌危险性有助于高危人群的筛检,这不仅有利于应用饮食因素和化学药物预防结直肠癌,而且在癌变早期、癌症病变状态进行干预,也能为结直肠癌开发基因筛选的有效标志物和基因治疗的生物药物。

第二节 结直肠癌可能的病因因素

一些结直肠癌流行病学研究表明,社会发展状况、生活方式及膳食结构与结直肠癌密切相关,并有现象提示影响不同部位、不同年龄组结直肠癌发病的环境、遗传因素可能存在差异。

一、饮 食 因 素

有 70%～90% 的肿瘤发病与环境因素和生活方式有关,而其中 40%～60% 的环境因素在一定程度上与饮食、营养相关联,故在结直肠癌发病中饮食因素被看作是极为重要的因素(表 3-2)。

1. 高脂、高蛋白、低纤维素 我国上海市结直肠癌发病率时间趋势与膳食结构的相关分析表明,结直肠癌发病率变化与膳食结构的改变密切相关。上海市居民 20 世纪 80 年代一些主要食品人均消耗量比 20 世纪 50 年代明显增加,其中猪肉增加了 3 倍,禽蛋 2.2 倍,新鲜蔬菜 1.6 倍[18]。美国动物性食品的构成比较我国高 2～5 倍,两组间绝对摄入量的差异则更大[19]。该饮食结构的不同可能部分解释不同地区间结直肠癌的发病率差异[20]。

Potter 通过对 2002 年 13 组病例分析,显示肉食的摄入增加 100 g/d,可使结直肠癌的发病概率增加 12%～17%[21];Sandhu 等报道增加 25 g/d 肉食,发病概率增加 49%[22];Tiemersma 等对 102 例结直肠癌患者随访了 8 年,通过对他们的饮食分析发现大量瘦肉的摄入增加了男性患者结直肠癌的发病概率[23];Hill 等指出自 1965 年英国人均瘦肉食用量从 60 kg 下降到 40 kg,相应的结直肠癌的

表 3-2　饮食因素与结直肠癌的 Meta 分析结果[72]

因　素	篇数	异 质 性			Meta 分析结果		
		χ^2值	P	I^2值	合并 OR 值	95% CI	P
油炸食品	6	8.37	0.14	40	1.19	1.09~1.30	<0.01
腌制食品	13	77.31	<0.01	84	1.28	1.10~1.48	<0.01
烟熏食品	8	11.81	0.11	41	1.22	1.14~1.31	<0.01
烤制食品	3	1.42	0.49	0	2.55	2.45~2.66	<0.01
鱼类水产品	8	50.56	<0.01	86	0.88	0.66~1.18	0.41
奶及其制品	8	55.06	<0.01	87	0.61	0.43~0.86	0.01
豆及其制品	5	8.06	0.07	53	0.83	0.69~1.00	0.05
蛋类及制品	8	25.89	<0.01	73	1.06	0.88~1.29	0.54
红肉	11	160.64	<0.01	94	1.62	1.27~2.07	<0.01
禽肉	6	95.31	<0.01	95	1.06	0.41~2.74	0.9
花生类坚果	3	10.58	0.01	81	0.79	0.44~1.42	0.43
葱蒜类食物	5	3.16	0.53	0	0.58	0.53~0.63	<0.01
植物油	3	31.56	<0.01	94	0.7	0.42~1.15	0.16
动物油	10	70.02	<0.01	87	1.42	1.23~1.64	<0.01
肥肉	3	0.28	0.87	0	1.94	1.44~2.63	<0.01
粗粮	4	4.65	0.2	36	0.44	0.35~0.56	<0.01
蔬菜	13	82.42	<0.01	85	0.71	0.60~0.85	<0.01
水果	12	80.86	<0.01	86	0.75	0.65~0.87	<0.01
饮食油腻	3	12.64	<0.01	84	2.05	1.15~3.67	0.02
饮食偏咸	3	3.18	0.2	37	1.61	1.29~2.01	<0.01

发病率下降了 50%[24]。关于肉类摄入与结直肠癌相关的可能机制假设为：① 烹调瘦肉过程中产生杂环氨基酸；② 大肠肠腔中内生的亚硝酸盐产物；③ 铁剂在氧化作用中所起的作用。

高脂肪饮食特别是动物脂肪，与结直肠癌发生危险度相关[25]，而饲喂富含不饱和脂肪酸（omega-3 和 mega-6）食物的动物，其结直肠肿瘤的发生显著减少。Greenweld 指出高热量低脂肪饮食比高脂肪低热量饮食具有更强的致癌作用[26]，推测其机制可能与高脂肪饮食增加了具有细胞毒的游离脂肪酸和肠腔内次级胆酸的水平有关。Bernstein 等进一步研究证实，脂肪可能通过生成的氧化物和脂肪酸而产生致癌作用[27]。

食物纤维（dietary fiber）是指植物性食物中不能被人的消化酶所水解的植物多糖类和木质素。研究表明，增加麦麸纤维的摄入，可以促进粪便致突变物的排出或抑制其产生，并降低次级胆酸的浓度[28]。饮食纤维抑癌的重要环节是影响肠道酸碱度，通常结直肠癌低发地区粪便的 pH 要比高发地区高[29]。纤维素还具有改变肠道菌群、影响肠黏膜结构和功能的作用，并影响黏膜上皮细胞的生长速率[30]，调解肠道酸碱度，以及通过粘蛋白加强黏膜屏障作用，减少肠内有毒物质对肠上皮的侵害。

纤维食品可以减少结肠癌发生概率的机制的研究报道较多，Kim 认为纤维有增加排便量、稀释致癌物质和降低粪便运转时间、黏附肠腔内潜在的致癌物质、黏附二级胆酸、降低粪便 pH、改善结肠菌群的作用，进一步研究显示纤维食物发酵、结肠内细菌利用淀粉产生的短链脂肪酸（醋酸盐、丁酸盐、丙酸盐）有抗癌作用[31]。Bingham 等对 10 个欧洲国家年龄在 20~70 岁的 519 978 例患者的调查显示，食物中纤维素的含量与结直肠癌的发生呈负相关，相对危险度 0.75（95%CI 0.59~0.95），纤维饮食对大肠黏膜的保护性效应主要是减少结肠癌发生而对减少直肠癌发生的作用较小,其相对危险度分别为结肠癌 0.72(95% CI 0.54~0.97),直肠癌 0.80(95%CI 0.53~1.22)[32]。

2. 维生素 杨工等(1993)的一项病例对照研究表明,胡萝卜素、维生素 B_2、维生素 C、维生素 E(及 βE、γE 和 δE)均与降低结直肠癌发病相对危险度有关,统计学检验均达到显著性水平,并呈剂量反应关系[33,34]。维生素 D 和钙具有保护作用[35]。

3. 油煎炸食品 食物烤(炸)焦的部分(尤其是肉类食品)中可能含有能作用于结肠的致癌剂。杨工(1994)的病例对照研究结果提示每周摄取 3 次以上油炸食品者发生结肠癌的超额危险是不足 1 次者的 2.3 倍($P<0.01$),直肠癌为 2.6 倍($P<0.01$),左半结肠癌为 2.6 倍,右半结肠癌为 1.9 倍。焦登鳌、陈坤等报道红烧鱼亦为结直肠癌的高危因素[6]。

4. 葱蒜类 葱蒜类食品对肿瘤的保护作用已受到广泛的重视,并在实验中多次证实了该类食物对肿瘤生长的抑制作用。Wargouich(1987)报道大蒜油能明显减少二甲基胆蒽引起的大肠黏膜细胞损伤,并能使小鼠结直肠癌诱发率降低 75%[36]。

5. 食盐和腌制食品 杨工(1993)的病例对照研究结果提示:每周摄取 3 次以上腌制食品者发生结肠癌的超额危险是不足 1 次者的 2.2 倍($P<0.01$),直肠癌为 2.3 倍($P<0.01$),左半结肠癌为 2.1 倍,右半结肠癌为 1.8 倍[37]。该危险因素的解释可能与食品腌制过程中所产生的致癌物有关,而高盐摄入可能是一种伴随状态。

6. 微量元素和矿物质

(1)硒:Rayman 报道自 20 世纪 70 年代始,流行病学研究已证实硒的摄入与结肠癌的死亡率呈负相关[38];Reddy 发现在结肠癌变的动物模型中,硒复合物可以抑制腺瘤的发展[39];Seo 等指出硒甲硫氨酸可以通过氧化还原作用激活 p53 肿瘤抑制蛋白,进而激活 p53 通路的 DNA 修复支路,硒的浓度决定了 p53 的活性,有了充足供给可以增强 p53 依赖 DNA 的修复[40]。

(2)钙:高钙摄入同样亦可降低结直肠癌的发生风险[41,42]。其作用机制可能是:钙离子可与脂质结合形成不溶性钙皂,抑制脂肪酸和胆酸,从而对肠道上皮起保护作用[43]。2003 年 Lamprecht 等指出,细胞外钙可以通过钙敏感受体的活化,导致细胞内存钙离子浓度瞬时增高,诱导化学防护效应,抑制结肠细胞生长,促进结肠细胞分化[44]。

7. 叶酸 一系列的研究表明,长期食用富含叶酸的食物可以降低结肠癌发生的危险度。Duthie 提出 2 种假说[45]:第一种认为叶酸缺乏引起 DNA 甲基化作用过少,导致与癌变相关的原癌基因激活失调,第二个假说认为,叶酸缺乏可改变核苷酸前体池,包括 DNA 合成过程中错误连接,进一步引起 DNA 链损伤和染色体破坏,成为促使结直肠癌发生的原因之一。

8. 职业因素与体力活动 Weiss 等研究发现,长时间接触石棉会大大增加患结直肠癌的概率[46]。我国上海市职业与肿瘤发病率关系研究表明(高玉堂,1990)[47],各类专业技术人员结肠癌标化发病率比(SIR)显著增高。

在职业体力活动的分析中发现,长期或经常处于坐位的职业类别患结肠癌的危险性是一些体力活动较大的职业的 1.4 倍,并与盲肠癌的联系较为密切[48]。体力活动可以刺激前列腺素的产生与分泌[49],因此,缺少体力活动可以增加患结肠癌的危险性[50]。Whittemore(1990)的病例对照研究结果也支持体力活动在防止结直肠癌(尤其是结肠癌)发生中的保护性作用[20]。

二、遗 传 因 素

据估计 20%~30%的结直肠癌患者中,遗传因素可能起着重要的作用[51]。结直肠癌患者的家族成员发生结直肠癌的危险性也较大(RR=3.5~4.0)[52,53](参见"遗传性结直肠癌"章节)。

1. 家族性腺瘤性息肉病 家族性腺瘤性息肉病(familial adenomatous polyposis,FAP)是少见的消化道常染色体显性遗传病之一。欧盟的一项流行病学资料显示,FAP 在儿童出生时其发病率约为 1/8 300,男女间无显著性差异[54]。有资料提示,FAP 患者 25 岁时腺瘤的恶变率为 9.4%,30 岁时为 50%,而 60 岁时几乎达到 100%。目前普遍研究认为,FAP 的发生与 *APC* 基因突变有直接关系。*APC* 基因属抑癌基因,其与结直肠癌发病关系的研究多集中在 *APC* 基因蛋白表达及基因蛋白的检测。国外多家机构联合进行了一个统计分析,发现 *APC* 基因的突变位于其第 15 外显子突变密集区的 1 309 区密码子[55]。

2. 遗传性非息肉病性结直肠癌　遗传性非息肉病性结直肠癌(hereditary nonpolyposis colorectal cancer, HNPCC)是一种常染色体显性遗传性疾病。现代分子遗传性研究表明,HNPCC 的发生起因于 *MMR* 基因的缺陷,如 hMSH2、hMLH1、hMSH6、hPSM1 和 hMI H3 等的杂合性缺失。其中 hMSH2 和 hMLH1 突变占检出突变基因的 90% 以上。95% 以上的 HNPCC 表现为高频微卫星不稳定性[56]。

三、疾 病 因 素

肠息肉、慢性便秘或腹泻史、黏液血便、慢性结直肠炎与结直肠癌具有关联性。可能的原因是肠道疾病对肠壁有着长期不良的影响,如肠息肉是结直肠癌的癌前病变、慢性腹泻增加了对肠道的刺激、慢性便秘增加肠道内致癌物对肠上皮的作用时间、黏液血便的出现说明肠道病变受损严重等。研究结果提示,与其他危险因素相比,肠道疾病患者患结直肠癌的风险最大(表 3-3)。

表 3-3　肠道疾病史和家族史与结直肠癌的 Meta 分析[72]

因　素	篇数	异 质 性			Meta 分析结果		
		χ^2 值	*P*	I^2 值	合并 OR 值	95% CI	*P*
痔疮史	3	4.09	0.13	51	1.99	1.17~3.37	<0.01
阑尾炎史	7	7.51	0.28	20	2.21	1.92~2.54	<0.01
肠息肉	5	3.77	0.44	0	8.73	5.91~12.89	<0.01
黏液血便	2	0.55	0.46	0	5.33	4.54~6.25	<0.01
慢性便秘或腹泻史	4	2.2	0.53	0	6.44	4.54~9.31	<0.01
血吸虫病	3	0.88	0.65	0	1.25	0.99~1.58	0.06
胃、十二指肠溃疡史	4	2.03	0.57	0	2.51	1.65~8.95	<0.01
慢性结直肠炎	3	2.18	0.34	8	2.76	1.83~4.15	<0.01
胆囊疾病史	3	4.79	0.09	58	1.79	1.12~2.86	<0.01
肿瘤家族史	18	47.89	<0.01	64	1.97	1.80~2.16	<0.01
直系亲属肿瘤史	4	9.07	0.03	67	2.45	1.53~3.94	<0.01
旁系亲属肿瘤史	3	1.09	0.39	0	2.91	1.81~4.67	<0.01

1. 慢性结直肠炎　目前认为溃疡性结肠炎(ulcerative colitis, UC)相关性结直肠癌主要与 UC 病程长短和病变范围有关。UC 病程 10 年以上者患结直肠癌的危险性为 0~3%,20 年以上者为 12%~15%,而病程超过 30 年者结直肠癌的发生风险可增至 50%[57]。一般认为,UC 相关性结直肠癌的发生机制可能是在一定的遗传因素作用下,肠道环境发生改变,炎症组织发生异性增生并逐渐发生癌变。UC 相关性结直肠癌的发生过程中伴随着一系列基因改变,如 P53、k-ras 和 APC 等基因的突变。

2. 血吸虫病　20 世纪 70 年代我国恶性肿瘤死亡回顾调查发现,结直肠癌高发区与血吸虫病流行区基本吻合,提示血吸虫病是结直肠癌高危因素之一。血吸虫虫卵肉芽肿的形成是一个慢性炎症反应过程,而慢性炎症反应过程中炎症灶处的巨噬细胞可释放活性氧、活性氮,破坏 DNA、蛋白质、细胞膜,改变酶的活性及基因的表达[58],因此认为慢性血吸虫病可促进肿瘤的发生。Leoncio 等收集了 1 277 例肠癌病例,男女比例约为 1:1,其中大部分处于 50~70 岁年龄组,平均年龄为 55.3 岁,

40 岁以下年龄患者占 17%。结果发现与老年人相比，40 岁以下年龄组的患者常伴有炎性疾病，并且血吸虫病常与直肠癌伴发[59]。

四、其他因素

1. 胆囊切除术　Schernhammer 等[60]的前瞻性队列研究和徐艺可等[61]的荟萃分析均显示，胆囊切除术者结直肠癌发生风险增高。究其原因，可能与胆囊切除后胆流动力学及胆汁的成分改变导致机体出现一系列病理生理改变有关。

2. 生活方式和精神心理因素　生活方式相关疾病有肥胖、糖尿病、高脂血症及高血压病，这些疾病都与饮食、吸烟和酗酒等生活方式密切相关，这些疾病与结直肠癌发生的关系近来越来越受到人们的重视[62-67]。研究显示，肥胖症、高胰岛素血症及胰岛素抵抗与结直肠癌及其癌前病变有关[68,69]。近年有关精神心理因素与结直肠癌的关系逐渐成为癌症研究的热点之一。有研究发现情绪自我调节能力差、精神创伤史合并结直肠癌的风险增加。这可能与不良情绪对机体免疫功能有抑制作用，从而减弱免疫系统识别和消灭癌细胞的免疫监视作用有关。吸烟与被动吸烟均为结直肠癌的危险因素[70,71]。此外，还发现饮茶、轻体力活动是结直肠癌的保护因素，这可能与茶叶中富含茶多酚、茶色素、L-茶氨酸等有益成分（表 3-4）。

表 3-4　生活方式和精神心理因素与结直肠癌的 Meta 分析[72]

因　素	篇数	异　质　性		Meta 分析结果			
		χ^2值	P	I²值	合并 OR 值	95% CI	P
轻体力活动	4	18.18	<0.01	84	0.83	0.73~0.95	0.01
体育锻炼	9	48.62	<0.01	84	0.78	0.52~1.16	0.22
吸烟	13	45.91	<0.01	74	1.3	1.07~1.59	0.01
被动吸烟	5	19.75	<0.01	80	1.39	1.03~1.88	0.03
饮酒	15	64.3	<0.01	78	1.17	0.98~1.40	0.09
饮茶	7	21.28	<0.01	72	0.64	0.48~0.84	<0.01
情绪自我调控能力差	4	13.43	<0.01	78	1.72	1.17~2.52	0.01
精神创伤史	4	9.02	0.03	67	2.61	1.72~3.94	<0.01

（周晓燕　盛伟琪　黄丹）

◇参◇考◇文◇献◇

[1] Parkin DM，Bray F，Ferlay J，et al. Global cancer statistics，2002[J]. CA Cancer J Clin，2005，55(2)：74-108.

[2] 杨工，郑树，余海，等. 结直肠癌发病的环境因素与遗传因素[J]. 中华流行病学杂志，1992，13：30-33.

[3] 陈达民. 结直肠癌的流行病学及危险因素[J]. 国外医学：消化系统疾病分册，1997，17(4)：208-211.

[4] Kiss I，Sandor J，Pajkos G，et al. Colorectal cancer risk in relation to genetic polymorphism of cytochrome P450 1A1，2E1，and glutathione-S-transferase M1 enzymes[J]. Anticancer Res，2000，20(1B)：519-522.

[5] Kiyohara C. Genetic polymorphism of enzymes involved in xenobiotic metabolism and the risk of colorectal cancer[J]. J Epidemiol，2000，10(5)：349-360.

[6] 蒋沁婷，陈坤. 大肠癌代谢酶基因多态性的 Meta 分析[J]. 浙江预防医学，2003，15(1)：1-4.

[7] 陈坤，蒋沁婷，马新源，等. 谷胱甘肽转移酶 T1 和 M1 基因多态性及吸烟与结直肠癌关系的对照研究[J]. 中华肿瘤杂志，2004，26(11)：645-648.

[8] 付全航，高长明，吴建中，等. 谷胱苷肽 S 转硫酶 T1、M1 和 P1 基因多态性与结直肠癌易感性的关系[J]. 实用癌症杂志，2006，21(3)：247-250.

[9] Feng Y，Fretland AJ，Rustan TD，et al. Higher frequency of aberrant crypt foci in rapid than slow acetylator inbred rats administered the colon carcinogen 3，2'-dimethyl-4-aminobiphenyl[J]. Toxicol Appl Phamacol，1997，147(1)：56-62.

[10] Hein DW，Doll MA，Fretland AJ，et al. Molecular genetics and epidemiology of the NAT1 and NAT2 acetylation polymorphisms[J]. Cancer Epidemiol Biomarkers Prey，2000，9(1)：29-42.

[11] Furet Y，Bechtel Y，Le Guellec C，et al. Clinical

relevance of N-acetyltransferase type 2（NAT2）genetic polymorphisms[J]. Therapie, 2002, 57(5): 427-431.

[12] Gago-Dominguez M, Bell DA, Watson MA, et al. Permanent hair dyes and bladder cancer: risk modification by cytochrome P4501A2 and N-acetyltransferases 1 and 2 [J]. Carcinogenesis, 2003, 24(3): 483-489.

[13] 郑树,刘希永,曹江,等.代谢酶 NAT2 多态性与大肠息肉及腺瘤的复发[J].中华医学杂志,2001,81(15): 907-909.

[14] Borlak J, Reamon-Buettner SM. N-acetyltransferase 2 (NAT2) gene polymorphisms in colon and lung cancer patients[J]. BMC Med Genet, 2006, 7(1): 58.

[15] 龚建平,高长明,Takezaki Toshiro,等.细胞色素 P450 2E1 基因多态性、烟酒习惯与直肠癌易感性的关系[J].南京医科大学学报(自然科学版),2006,26(12): 1163-1167.

[16] Sachse C, Bhambra U, Smith G, et al. Colorectal Cancer Study Group. Polymorphisms in the cytochrome P450 CYP1A2 gene (CYP1A2) in colorectal cancer patients and controls: allele frequencies, linkage disequilibrium and influence on caffeine metabolism[J]. Br J Clin Pharmacol, 2003, 55(1): 68-76.

[17] Otani T, Iwasaki M, Hanaoka T, et al. Folate, vitamin B6, vitamin B12, and vitamin B2 intake, genetic polymorphisms of related enzymes, and risk of colorectal cancer in a hospital-based case-control study in Japan[J]. Nutr Cancer, 2005, 53(1): 42-50.

[18] 陆瑞芳,徐达道.上海市 30 年来食物摄入量与肿瘤疾病的关系[J].肿瘤,1987,7: 68.

[19] 杨工,季步天,高玉堂,等.直肠癌营养流行病学病例对照研究[J].营养学报,1993,15(3): 309.

[20] Whittemore A S, Wu-williams AH, Lee M, et al. Diet, Physical Activity, and Colorectal Cancer among Chinese in North America and China[J]. JNCI, 1990, 82(11): 915-926.

[21] Potter JD. Colorectal cancer: molecules and populations [J]. J Natl Cancer Inst, 1999, 91(11): 916-932.

[22] Sandhu MS, White IR, McPherson K. Systematic review of the prospective cohort studies on meat consumption and colorectal cancer risk: a meta-analytical approach [J]. Cancer Epidemiol Biomarkers Prev. 2001, 10(5): 439-446.

[23] Tiemersma EW, Kampman E, Bueno de Mesquita HB, et al. Meat consumption, cigarette smoking, and genetic susceptibility in the etiology of colorectal cancer: results from a Dutch prospective study [J]. Cancer Causes Control, 2002, 13(4): 383-393.

[24] Hill MJ. Cereals, cereal fibre and colorectal cancer risk: a review of the epidemiological literature[J]. Eur J Cancer Prev, 1997, 6(3): 219-225.

[25] Potter JD. Nutrition and colorectal cancer [J]. Cancer Causes Control, 1996, 7(1): 127-146.

[26] Greenwald P. Colon cancer overview[J]. Cancer, 1992, 70(53): 1206-1215.

[27] Bernstein C, Bernstein H, Garewal H, et al. A bile acid-induced apoptosis assay for colon cancer risk and associated quality control studies[J]. Cancer Res, 1999, 59(10): 2353-2357.

[28] Reddy BS, Sharma C, Simi B, et al. Metabolic epidemiology of colon cancer: effect of dietary fiber on fecal mutagens and bile acids in healthy subjects [J]. Cancer Res, 1987, 47(2): 644-648.

[29] Stephen AM, Cummings JH. The effect of wheat fiber on facal pH in man[J]. Gastroenterology, 1981, 80(5): 1294.

[30] Greenwald P. Colon cancer overview[J]. Cancer, 1992, 70(S3): 1206-1215.

[31] Kim YI. AGA technical review: impact of dietary fiber on colon cancer occurrence [J]. Gastroenterology, 2000, 118(6): 1235-1257.

[32] Bingham SA, Day NE, Luben R, et al. Dietary fibre in food and protection against colorectal cancer in the European Prospective Investigation into Cancer and Nutrition (EPIC): an observational study[J]. Lancet, 2003, 361(9368): 1496-1501.

[33] 杨工,季步天,高玉堂,等.十种无机元素与结、直肠癌的关系[J].中华预防医学杂志,1993; 27(5): 282-285.

[34] 杨工,高玉堂,季步天,等.不同来源膳食纤维、钙与结直肠癌关系的研究[J].中华预防医学杂志,1994, 28(4): 195-198.

[35] Garland C, Shekelle RB, Barrett-Connor E, et al. Dietary vitamin D and calcium and risk of colorectal cancer: a 19-years prospective study in man[J]. Lancet, 1985, 325 (8424): 307-309.

[36] Wargouich MJ. Diallyl sulfide, a flavor component of garlic (alliom stativnm) inhibits dimethylhydrazine induced colon cancer[J]. Carcinogenesis, 1987, 8: 487.

[37] 杨工,高玉堂,季步天,等.结直肠癌比较营养流行病理学研究[J].中国癌症研究进展,1994,235.

[38] Rayman MP. The importance of selenium to human health [J]. Lancet, 2000, 356(9225): 233-241.

[39] Reddy BS. The Fourth DeWitt S. Goodman lecture. Novel approaches to the prevention of colon cancer by nutritional manipulation and chemoprevention[J]. Cancer Epidemiol Biomarkers Prev, 2000, 9: 239-247.

[40] Seo YR, Kelley MR, Smith ML. Selenomethionine regulation of p53 by a ref1-dependent redox mechanism [J]. Proc Natl Acad Sci, 2002, 99(22): 14548-14553.

[41] Baron JA, Beach M, Mandel JS, et al. Calcium supplements for the prevention of colorectal adenomas. Calcium Polyp Prevention Study Group[J]. N Engl J Med, 1999, 340(2): 101-107.

[42] Wu K, Willett WC, Fuchs CS, et al. Calcium intake and risk of colon cancer in women and men[J]. J Natl Cancer Inst, 2002, 94(6): 437-446.

[43] White E, Shannon JS, Patterson RE. Relationship between vitamin and calcium supplement use and colon cancer[J]. Cancer Epidemiol Biomarkers Prev, 1997, 6(10): 769-774.

[44] Lamprecht SA, Lipkin M. Chemoprevention of colon cancer by calcium, vitamin D and folate: molecular mechanisms[J]. Nat Rev Cancer, 2003, 3: 601-614.

[45] Duthie SJ. Folic acid deficiency and cancer: mechanisms of DNA instability[J]. Br Med Bull, 1999, 55(3): 578-592.

[46] Weiss W. Asbestos and colorectal cancer [J]. Gastroenterology, 1990, 99(3): 876-884.

[47] 高玉堂,J.K.McLaughlin,高汝聂,等.上海市区不同行业职业人群恶性肿瘤发病率的调查研究: I.背景材料和研究方法[J].肿瘤,1990,10: 49-53.

[48] Brownson RC, Zahm SH, Chang JC, et al. Occupational risk of colon cancer. An analysis by anatomic subsite[J]. Am J Epidemiol, 1989, 130(4): 675-687.

[49] Gerhardsson M, Floderus B, Norell SE. Physical activity and colon cancer risk[J]. Int J Epidemiol, 1988, 17(4): 743-746.

[50] Lee MM, Wu-Williams A, Whittemore AS, et al. Comparison of dietary habits, physical activity and body size among Chinese in North America and China[J]. Int J Epidemiol, 1994, 23(5): 984-990.

［51］ Eddy DM，Nugent FW，Eddy JF，et al. Screening for colon cancer in a high risk population［J］. Gastroenterology，1987，92(3)：682-692.

［52］ Bodmer WF，Bailey CJ，Bodmer J，et al. Localization of the gene for familial adenomatous polyposis on chromosome 5［J］. Nature，1987，328：617.

［53］ Burt RW，Bishop DT，Cannon LA，et al. Dominant inheritance of adenomatous colonic polyps and colorectal cancer［J］. N Engl J Med，1985，312(24)：1540-1544.

［54］ Half E，Bercovich D，Rozen P. Familial adenomatous polyposis［J］. Orphanet J Rare Dis，2009，4(1)：22.

［55］ Wachsmannova-Matelova L，Stevurkova V，Adamcikova Z，et al. Different phenotype manifestation of familial adenomatous polyposis in families with APC mutation at codon 1309［J］. Neoplasma，2009，56(6)：486-489.

［56］ Poynter JN，Siegmund KD，Weisenberger DJ，et al. Molecular characterization of MSI-H colorectal cancer by MLHI promoter methylation，immunohistochemistry，and mismatch repair germline mutation screening［J］. Cancer Epidemiol Biomarkers Prev，2008，17(11)：3208-3215.

［57］ Eaden JA，Abrams KR，Mayberry JF. The risk of colorectal cancer in ulcerative colitis：a meta-analysis［J］. Gut，2001，48(4)：526-536.

［58］ Wahib AA，Masoud AA，Halem AA，et al. Cell mediated immune response in chronic liver diseases：schistosomal，viral and neoplastic［J］. J Egypt Soc Parasitol，1998，28(3)：929-939.

［59］ Kaw LL Jr，Punzalan CK，Crisostomo AC，et al. Surgical pathology of colorectal cancer in filipinos：implications for clinical practice［J］. J Am Coll Surg，2002，195(2)：188-195.

［60］ Schernhammer ES，Leitzmann MF，Michaud DS，et al. Cholecystectomy and the risk for developing colorectal cancer and distal colorectal adenomas［J］. Br J Cancer，2003，88(1)：79-83.

［61］ 徐艺可，张风兰，冯涛，等. 中国人群胆囊疾患和结直肠癌关系的 Meta 分析［J］. 癌症，2009，28(7)：749-755.

［62］ Takahashi H，Inamori M. Life style-related disease and colorectal cancer［J］. Intern Med，2009，48(3)：121.

［63］ Akhter M，Kuriyama S，Nakaya N，et al. Alcohol consumption is associated with an increased risk of distal colon and rectal cancer in Japanese men：the Miyagi Cohort Study［J］. Eur J Cancer，2007，43(2)：383-390.

［64］ Moskal A，Norat T，Ferrari P，Riboli E. Alcohol intake and colorectal cancer risk：a dose-response meta-analysis of published cohort studies［J］. Int J Cancer，2007，120(3)：664-671.

［65］ Samowitz WS，Albertson H，Sweeney C，et al. Association of smoking，CpG island methylator phenotype，and V600E BRAF mutations in colon cancer［J］. J Natl Cancer Inst，2006，98(23)：1731-1738.

［66］ Slattery ML，Curtin K，Anderson K，et al. Associations between cigarette smoking，lifestyle factors，and microsatellite instability in colon tumors［J］. J Natl Cancer Inst，2000，92(22)：1831-1836.

［67］ Gunter MJ，Leitzmann MF. Obesity and colorectal cancer：epidemiology，mechanisms and candidate genes［J］. J Nutr Biochem，2006，17(3)：145-156.

［68］ Limburg PJ，Anderson KE，Johnson TW，et al. Diabetes mellitus and subsite-specific colorectal cancer risks in the Iowa Women's Health Study［J］. Cancer Epidemiol Biomarkers Prev，2005，14：133-137.

［69］ Takahashi H，Yoneda K，Tomimoto A，et al. Life style-related diseases of the digestive system：colorectal cancer as a life style-related disease：from carcinogenesis to medical treatment［J］. J Pharmacol Sci，2007，105(2)：129-132.

［70］ Tsoi KK，Pau CY，Wu WK，et al. Cigarette smoking and the risk of colorectal cancer：a meta-analysis of prospective cohort studies［J］. Clin Gastroenterol Hepatol，2009，7(6)：682-688.

［71］ Verla-Tebit E，Lilla C，Hoffmeister M，et al. Exposure to environmental tobacco smoke and the risk of colorectal cancer in a case-control study from Germany［J］. Eur J Cancer Prev，2009，18(1)：9-12.

［72］ 邵红梅，冯瑞，朱红，等. 中国人群结直肠癌危险因素的 Meta 分析［J］. 中国慢性病预防与控制，2014，22(2)：174-177.

第四章
结直肠肛管癌基因变化和发病机制

第一节　结直肠癌的基因变化和发病机制

结直肠癌是最常见的消化系统恶性肿瘤之一,其发生是由遗传和环境等诸多因素相互作用所致。随着现代分子生物学技术的迅速发展和研究工作的不断深入,目前认为结直肠癌的发生是一个涉及多阶段、多步骤、多基因改变的复杂过程。根据结直肠癌在第一级或第二级亲属中的发病情况,估计有 15%～30% 的结直肠癌可归咎于遗传易感性,属于遗传性结直肠癌[1]。这类结直肠癌大多与遗传综合征相关,包括家族性腺瘤性息肉病(familial adenomatous polyposis,FAP)和遗传性非息肉病性结直肠癌(hereditary nonpolyposis colorectal cancer,HNPCC)[2](详见第十五章)。而绝大部分结直肠癌(70%～85%)为散发性,与遗传性结直肠癌相比,散发性结直肠癌的病因和发病机制更为复杂。

根据文献报道[3],绝大多数散发性结直肠癌来自腺瘤癌变。1974 年,Morson 等[4]首次提出了结直肠腺瘤癌变的序贯学说(the adenoma-carcinoma sequence)。1990 年,Fearon 等[5]总结了结直肠癌发病机制相关研究成果,并在此基础上提出了结直肠癌从正常黏膜上皮-腺瘤-腺癌的组织发生过程。经过几十年的努力,分子遗传学研究已经证实从正常黏膜上皮转化为腺癌(散发性结直肠癌)的过程中至少包括以下几条主要途径:① 染色体不稳定(chromosome instability,CIN)途径;② 微卫星不稳定(microsatellite instability,MSI)途径;③ CpG 岛甲基化表型(CpG island methylator phenotype,CIMP)途径;④ 锯齿状腺瘤途径[2,6-8](图 4-1)。上述各条途径中均存在一些特异性基因和表观遗传学改变,其中 APC、KRAS、BRAF、SMAD4、DCC、TP53 和 DNA 错配修复基因的突变或甲基化是最常见也是最具特征性的分子事件[9];部分结直肠癌的发生发展可涉及上述两条或两条以上途径。

一、染色体不稳定 (CIN) 途径

CIN 是散发性结直肠癌腺瘤-癌变模型中最常见的基因异常表现形式,发生率为 80%～85%[10]。通常表现为染色体数目改变(以非整倍体出现常见)和结构改变。染色体数目改变是由染色体缺失或获得所致,以非整倍体性改变常见,染色体缺失常见于 18q、5q、17p、8p,染色体获得常见于 20q、13q、8q。涉及的基因改变主要包括原癌基因(KRAS、c-Src、c-Myc 等)的激活与抑癌基因的失活,主要包括腺瘤性结直肠息肉病(adenomatous polyposis coli,APC)基因、RAS 基因和 TP53 基因突变以及 18 号染色体长臂(18q LOH)杂合性缺失[6,11]。

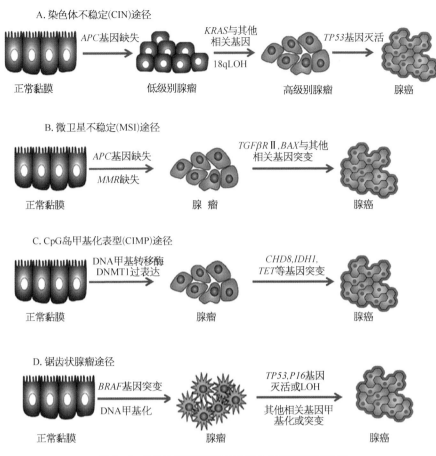

图4-1　散发性结直肠癌发病过程中主要基因改变途径

散发性结直肠癌发病机制主要涉及4条基因改变途径：A. 染色体不稳定(CIN)途径；B. 微卫星不稳定(MSI)途径；C. CpG岛甲基化表型(CIMP)途径；D. 锯齿状腺瘤途径。上述各条途径中均涉及一些特异性基因和表观遗传学改变[6,8]

（一）腺瘤性结直肠息肉病（APC）基因

APC 基因位于染色体 5q21-22，系一种抑癌基因，其突变通常发生在正常黏膜上皮向腺瘤转变的早期阶段（图4-1A），可引起家族性腺瘤性息肉病和结直肠癌变，约有 80% 的结直肠腺瘤和腺癌中存在 APC 基因失活突变[12]。在家族性腺瘤性息肉病中，APC 基因发生胚系突变（germline mutation），散发性结直肠癌中 APC 基因发生体细胞突变（somatic mutation），突变类型主要包括点突变和框架移码突变，前者包括无义突变、错位突变和拼接错误，后者包括缺失和插入；60% 以上突变位于第 15 号外显子的 5′端，其中密码子第 1286～1513 号集中了约 65% 的突变，被称为突变密集区（MCR）[13]。结直肠癌中 APC 基因突变率的相关研究报道见表4-1[14-20]。

APC 基因启动子甲基化促使其发生突变或失活，进而导致 Wnt/β-连环蛋白(β-catenin)信号通路活化，这一过程被认为是腺瘤起始反应中的关键步骤[21,22]。研究显示，APC 基因突变增强了β-catenin 蛋白的稳定性，引起β-catenin 蛋白在胞质中积聚，进而转入细胞核，与 TCF/LEF 家族的转录因子结合，从而开启了下游靶基因的转录，激活原癌基因 c-Myc，促进细胞增殖与生长[23,24]。尽管 APC/β-catenin/Wnt 信号通路在结直肠癌发生发展过程中具有非常重要且广泛的作用，但目前为止，临床上并没有通过检测 APC 或β-catenin 基因突变来指导治疗、预测预后或对结直肠癌的早期筛查等。已有众多研究正在开发这条通路的小分子抑制剂，但目前仍限于临床前期研究[25]。如果未来这种小分子抑制剂用于临床的话，那么检测 APC 及β-catenin 等相关基因改变以筛选适合该药物治疗的患者具有重要意义。

表 4 - 1　结直肠癌中 APC 基因突变率的相关研究报道

相关文献	年份	国家	肿瘤类型	检测方法	突变率
Kerr 等[14]	2013	美国	结直肠癌	DNA 直接测序或 CSGE 或 PTT	431/1591(27.1%)
Malhotra 等[15]	2013	印度	结直肠癌	DNA 直接测序	14/30 (46.7%)
Chen 等[16]	2013	中国台湾	结直肠癌	DNA 直接测序	66/195(33.8%)
Xu 等[17]	2012	中国	结直肠癌	DNA 直接测序	20/52(38.5%)
Russo 等[18]	2014	意大利	FAP	DNA 直接测序	5/5(100.0%)
De Queiroz Rossanese 等[19]	2013	巴西	FAP	DNA 直接测序	16/20(80.0%)
Sheng 等[20]	2010	中国	FAP	DNA 直接测序	11/14(78.6%)

注：CSGE：构象敏感凝胶电泳(conformation sensitive gel electrophoresis)；PTT：蛋白质截断测试(protein truncation testing)；FAP：家族性腺瘤性息肉病(familial adenomatous polyposis)。

(二) RAS 基因

KRAS 系一种原癌基因,是 CIN 途径中发生遗传改变的另一重要基因。在结直肠腺瘤演变为腺癌的过程中,KRAS 基因突变发生在 APC 基因突变之后,但仍处于结直肠癌变的早期阶段[26](图 4 - 2)。KRAS 为原癌基因 RAS 家族成员之一,是人结直肠癌中发生突变频率最高的基因,也是目前临床上对人结直肠癌治疗及预后最重要的基因。RAS 蛋白是 EGFR 信号传导通路中一个关键的下游调节因子,通过激活 RAF-MEK-ERK 信号通路或 PI3K - AKT 信号通路,从而在细胞生长与增殖中发挥重要作用。KRAS 基因一旦发生突变,将导致上述通路持续激活,而不依赖上游表皮生长因子受体(EGFR)与其配体结合的作用,促进结直肠癌细胞的生长与增殖。因此,KRAS 基因突变的结直肠癌患者对 EGFR 抑制剂的治疗效果欠佳,甚至无效[27-29](图 4 - 2)。KRAS 基因突变最常发生于第 2 外显子的 12、13 密码子,中国结直肠癌患者中 KRAS 基因第 2 外显子的突变率为 30%～40%[30]。来自复旦大学附属肿瘤医院 2014 年度的最新数据显示,在 KRAS 基因第 2 外显子野生型结直肠癌中增加检测 KRAS 基因第 3、4 外显子及 NRAS 基因第 2、第 3、第 4 外显子,发现 10%～20% 的病例中存在 RAS 基因突变,从而使总 RAS 基因在中国结直肠癌患者中的突变率增加了 5%～10%,这一数据与国外多个研究中心报道的数据相似[31,32](表 4 - 2、表 4 - 3)。NRAS 基因突变热点与 KRAS 基因相似,均位于第 2 外显子的 12、13 密码子,第 3 外显子的第 61 密码子,第 4 外显子的 117、146 密码子[31,32]。近来越来越多的研究资料显示,RAS 基因不同种类的突变类型具有不同的预测价值,其治疗方案及预后也存在一定差异。例如,KRAS 基因伴有 G13D 突变的结直肠癌患者一线治疗预后差,对帕尼单抗无反应[33-35]。NRAS 基因伴有 Q61K 突变的结直肠癌患者接受贝伐单抗和组蛋白去乙酰化抑制剂效果好,可作为贝伐单抗治疗效果预测的指标[36]。此外,目前还有研究将 KRAS 基因作为靶点,用反义寡核苷酸阻碍

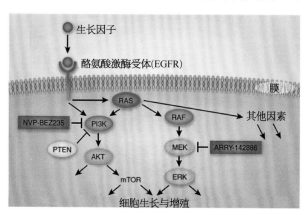

图 4 - 2　RAS 信号传导通路

生长因子与酪氨酸激酶受体,如表皮生长因子受体(EGFR),结合后激活 RAS 基因,继而刺激下游 RAF - MEK - ERK 及 PI3K - AKT 等信号通路,从而促进结直肠癌细胞生长与增殖。其中蓝色背景中的基因(如 RAS)突变或黄色背景中的基因(如 MEK)缺失均可以激活这个信号通路网络。ARRY - 142886 与 NVP - BEZ235 分别是 RAF - MEK - ERK 及 PI3K - AKT 信号通路的特异抑制剂[27]

KRAS 蛋白表达,以脂肪酸转移酵素抑制剂阻碍 *KRAS* 基因转录后修饰或将突变的 *KRAS* 基因作

为抗原引起细胞毒性 T 淋巴细胞免疫应答等。针对 *KRAS* 基因的靶向药物也在研发中。

表 4-2 结直肠癌中 *KRAS* 基因第 2 外显子突变率的相关研究报道

相关文献	年份	国家	检测方法	突变例数/总数	突变率(%)
Winder 等[37]	2009	奥地利	DNA 直接测序	96/342	28.07
Ogino 等[38]	2009	美国	DNA 直接测序	409/649	63.02
El-Serafi 等[39]	2010	美国	PCR-RFLP 与测序	37/90	41.11
Zlobec 等[40]	2010	瑞士	DNA 直接测序	118/392	30.10
Lee 等[41]	2011	韩国	PCR-SSCP 与测序	29/82	35.37
Shen 等[42]	2011	中国	DNA 直接测序	41/118	34.75
复旦大学附属肿瘤医院	2014	中国	DNA 直接测序	144/419	34.37

注:RFLP:限制性片段长度多态性;SSCP:单链构象多态性分析。

表 4-3 在 *KRAS* 基因第 2 外显子野生型结直肠癌中新增 *RAS* 基因突变率的研究报道[32]

研究名称	新增总RAS突变率	KRAS第3外显子	KRAS第4外显子	NRAS第2外显子	NRAS第3外显子	NRAS第4外显子
OPUS	26.3%	5.9%	9.3%	6.8%	5.1%	0.8%
PICCOLO	9.8%	NR	3.7%	6.3%	NR	NE
20020408	17.6%	4.8%	5.0%	4.2%	3.0%	1.1%
20050181	20.5%	4.6%	7.9%	2.3%	5.8%	0
PRIME	17.4%	3.7%	5.6%	3.4%	4.1%	0
FIRE-3	16.0%	4.3%	4.9%	3.8%	2.0%	0
PEAK	20.1%	4.1%	7.7%	5.4%	5.9%	0
COIN	8.4%	2.1%	NE	0.9%	3.0%	NE
CRYSTAL	14.7%	3.3%	6.7%	3.5%	2.8%	0.9%
复旦大学附属肿瘤医院	11.3%	4.4%	2.9%	1.5%	2.5%	0

注:NR:有评价但未见报道;NE:未评价。

(三) 18 号染色体长臂缺失(18qLOH)与转化生长因子(TGF-β)通路

TGF-β 信号通路参与结直肠癌细胞的增殖、分化、迁移及凋亡,其功能紊乱在中期结直肠腺瘤转变为晚期腺瘤过程中起了重要的作用[43,44]。TGF-β 信号通路下游基因 *SMAD4* 位于染色体 18q21.1,也就是在结直肠腺瘤-癌变过程中容易缺失的区域,支持 *SMAD4* 是一种肿瘤抑制基因[45]。而且大于 50% 的结直肠癌中存在 *SMAD4* 基因缺失或其所在染色体 18q 片段缺失,另有 35% 的结直肠癌中存在 *SMAD4* 基因突变。*SMAD4* 基因缺

失或突变可以导致细胞过度增殖,促进结直肠腺瘤-癌变,并与结直肠癌淋巴结转移相关[43,46]。

18qLOH 是结直肠癌患者中最常见的细胞遗传学改变,大约 70% 的结直肠癌患者中存在 18qLOH,它可能通过调节 TGF-β 信号通路在结直肠癌发生过程中发挥作用,在此过程中可能主要涉及两个基因,即 *SMAD4* 和结直肠癌缺失基因(deleted in colorectal carcinoma, *DCC*)[26,47]。目前研究认为,*DCC* 为抑癌基因,在结直肠癌中表达较低。体内外实验证实,增加 *DCC* 基因表达可以抑制肿瘤生长,其机制可能是 *DCC* 基因编码的蛋白在序列上与神经细胞黏附分子相似,因而在结

直肠腺瘤-癌变过程中失活,可能引起细胞对外来信号分子的识别发生变化,从而获得某些恶性表型,但尚存在争议[48]。此外,TGF-β信号通路的调节因子 SMAD2 和 SMAD7 也位于 18qLOH 区域,更加提示 18qLOH 在促进结直肠癌变过程中至少部分是通过调节 TGF-β信号通路的。研究还显示 18qLOH 的结直肠癌患者预后较差[47,49],不过这一研究结论尚未达成共识,仍有待进一步确定。

(四) TP53 基因

TP53 基因位于 17 号染色体短臂(17p13.1)上,是目前研究最多的抑癌基因之一。大约 70%的结直肠癌患者发生 17 号染色体短臂缺失(17pLOH)或 TP53 基因突变,其中约 85%的 TP53 基因突变属于错义突变,最常见的突变位点位于密码子 175、245、248、273 和 282[50-52],少数为无义突变或移码突变。表 4-4 示 P53 基因突变在结直肠癌中的相关研究报道[15,17,53-55]。然而,大多数结直肠腺瘤患者中缺少 17pLOH 或 TP53 基因突变[52]。因此,TP53 基因缺失或突变与结直肠腺瘤-癌变进展密切相关,属于结直肠癌进展后期的分子标志物[56](图 4-1A)。与 APC 基因相似,TP53 基因虽是在结直肠癌中被广泛研究的关键抑癌基因,但目前为止并未发现对结直肠癌的预后预测有太大价值,因此并未广泛应用于临床[57]。

表 4-4 结直肠癌中 P53 基因突变率的相关研究报道

相 关 文 献	年 份	国 家	肿瘤类型	检 测 方 法	突 变 率
Malhotra 等[15]	2013	印度	结直肠癌	DNA 直接测序	6/30(20.0%)
Xu 等[17]	2012	中国	结直肠癌	DNA 直接测序	22/52(42.3%)
López 等[53]	2012	乌拉圭	结直肠癌	DNA 直接测序	55/101(54.5%)
Park 等[54]	2010	英国	结直肠癌	DNA 直接测序	62/185(33.5%)
Tominaga 等[55]	2010	日本	结直肠癌	DNA 直接测序	41/106(38.7%)

二、微卫星不稳定 (MSI) 途径

MSI 是指微卫星序列中重复单位的增加或减少,是发生在核苷酸水平的不稳定现象,最早在结直肠癌中被发现[58]。目前研究认为,微卫星不稳定性是遗传性非息肉病性结直肠癌(hereditary nonpolyposis colorectal cancer,HNPCC)及部分(10%~15%)散发性结直肠癌发生的重要原因[59]。MSI 途径引起的结直肠癌发生机制通常与错配修复(mismatch repair,MMR)系统有关,MMR 系统相关基因主要有 hMLH1、hMSH2、hPMS1 和 hPMS2 四类,通常以二聚体形式识别和修复 DNA 复制发生的错配。MMR 基因突变后机体不能及时修复 DNA 的复制错误,导致细胞恶化[57,60]。在散发性 MSI 结直肠癌中,还可出现 MMR 基因启动子过度甲基化(即 CpG 岛甲基化亚型,CIMP)导致 MMR 基因沉默[60,61]。错配修复基因突变可导致转化生长因子β受体Ⅱ(TGF-β-Ⅱ)和胰岛素样生长因子Ⅱ受体(IGF-Ⅱ-R)基因突变或失活。TGF-β-Ⅱ介导转化生长因子(TGF)抑制结直肠癌细胞生长和增殖;而 IGF-Ⅱ-R 介导的 IGF 作用,可调节细胞增殖与分化,促进细胞凋亡,IGF-Ⅱ-R 基因突变则引起结直肠细胞过度生长恶变。其他研究还显示微卫星不稳定性还与 BAX 基因、次黄嘌呤-鸟嘌呤磷酸核糖转移酶(HPRT)、E2F-4 基因等的重复序列变化和突变有关[62,63](图 4-1B)。

目前,临床上微卫星不稳定的检测主要是基于多种单核苷酸和双核苷酸重复序列改变的大小,包括一组 5 个微卫星标记位点(2 个单核苷酸标记位点 BAT25 与 BAT26,和 3 个二核苷酸标记位点 D2S2123、D5S346 与 D17S250,即 Bethesda 标准微卫星位点),或一组 5 个单核苷酸微卫星标记位点,即 BAT-26、BAT-25、NR-21、NR-24、NR22 或 NR27,可将结直肠癌分为 3 大类,即高频微卫星不稳定(MSI-H)、低频微卫星不稳定(MSI-L)

和微卫星稳定(MSS)[64-66]。MSI－H 是指上述 5 个微卫星标记位点中 2 个或者 2 个以上发生微卫星不稳定现象;仅 1 个位点发生微卫星不稳定,称为 MSI－L;而 5 个位点中均未发生微卫星不稳定的则称为 MSS。MSS 及 MSI－L 结直肠癌属于 CIN 途径(图 4－1A),与它们不同,MSI－H 结直肠癌属于传统的 MSI 途径结直肠癌(图 4－1B),与 MMR 基因突变或失活密切相关,具有独特的临床病理学特征,即常位于右半结肠,黏液性或髓样,有

类似于 Crohn 病的癌周及癌灶内淋巴细胞浸润,没有污浊的坏死结构,为相对低级别的可膨胀性生长的肿瘤,预后相对较好[67]。结直肠癌中 MSI－H 发生率的相关研究报道见表 4－5[68-74]。此外,MSI－H 结直肠癌可能对特定的化疗方案反应较差,如 5－氟尿嘧啶(5－FU),但对伊立替康反应较好[58]。尽管有研究证实 MSI－L 也具有自己独特的临床病理学特征,但是否可以作为结直肠癌的一个独立亚型尚存在争议[57,75]。

表 4－5 散发性结直肠癌中 MSI－H 发生率的相关研究报道

相 关 文 献	年 份	国 家	肿瘤类型	检测方法	突 变 率
Kang 等[68]	2015	韩国	结直肠癌	a	10/133(7.5%)
Kanth 等[69]	2014	印度	结直肠癌	a	12/91(13.2%)
Effendi 等[70]	2013	印度尼西亚	结直肠癌	a	29/77(37.7%)
Lochhead 等[71]	2013	美国	结直肠癌	a	193/1253(15.4%)
Peng 等[72]	2010	中国	结直肠癌	a	20/150(13.3%)
Søreide 等[73]	2011	挪威	结直肠癌	b	33/121(27.3%)
Deschoolmeester 等[74]	2008	波兰	结直肠癌	b	30/177(16.9%)
复旦大学附属肿瘤医院	2013 2014	中国	结直肠癌	a	68/296(23.0%)

注:a:Bethesda 标准微卫星位点;b:单核苷酸微卫星位点。

此外,目前有研究显示 MSI－H 散发性结直肠癌与锯齿状病变途径相关,而且经常伴有 BRAF V600E 基因突变;而 MMR 基因突变所致的 MSI－H 结直肠癌(如 Lynch 综合征)却没有 BRAF 基因突变[76,77]。非常有趣的是,伴有 MLH1 失活的结直肠癌或结直肠腺瘤中均不发生 BRAF 基因突变,但其机制仍不清楚。

三、CpG 岛甲基化表型 (CIMP) 途径

表观遗传学不稳定性在结直肠癌中主要表现为整个基因组的低甲基化与一些抑癌基因如 DNA 修饰基因启动子区的高甲基化。DNA 甲基化在结直肠癌的发生发展过程中扮演着重要角色,几乎所有结直肠癌中都存在 DNA 异常甲基化,但仅有 10%～20%的结直肠癌中具有相当高比例的异常甲基化 CpG 岛,这部分结直肠癌属于 CpG 岛甲基

化表型(CIMP)途径,首次由 Toyota 等[78]描述。

通过 CIMP 途径引起结直肠癌的机制目前仍不甚明了。所以,CIMP 结直肠癌能否作为一个独立的分子亚型仍未达成共识。近来多项研究揭示了该途径中可能包括的潜在机制:① DNA 甲基转移酶 DNMT3B 或 DNMT1 的过表达与 CIMP 途径相关[75]。② 与阻止正常未甲基化的 CpG 岛甲基化的一组基因失活相关[79]。③ 染色体重塑相关基因,如 CHD8,可能参与 CIMP 途径[80]。④ 还可能与 IDH1 或 TET 基因突变相关,IDH1 及 TET 基因突变分别与神经胶质瘤及白血病中异常甲基化相关,但在结直肠癌中 IDH1 及 TET 基因突变少见[81,82]。值得注意的是,体外研究实验证实 BRAF 基因突变与 CIMP 途径并没有直接关系[83]。

大多数学者认为的确存在 CIMP 结直肠癌这一分子亚型,而且似乎具有其特定的临床病理学特征,但其评判标准尚未统一。目前大多采用 Laird

等研究小组提出的一组包括 5 个 CIMP 位点,其中至少 3 个位点发生甲基化时被认为是 CIMP 相关结直肠癌[84]。一些学者在此基础上又将 CIMP 结直肠癌细分为 CIMP - L(≤2/5 个位点)和 CIMP - H(≥3/5 个位点)或根据一组甲基化标记分析分为 CIMP - 1 和 CIMP2[85,86]。近来研究显示存在一类来源于传统锯齿状腺瘤样息肉(TSA)的 CIMP 结直肠癌,往往表现为 CIMP - L、MSS 以及 KRAS 基因突变,而来源于无蒂锯齿状腺瘤样息肉(SSA)的 CIMP 结直肠癌多表现为 MSI - H 并伴有 BRAF 基因突变[87]。回顾性研究分析发现 CIMP 还可能作为结直肠癌预后预测标记,但应用于临床前仍有待进一步研究和探索[88,89]。

四、锯齿状腺瘤途径

锯齿状腺瘤途径是另一条结直肠癌形成途径,该途径的命名主要是根据其癌前病变的组织形态学特征——锯齿状而来。结直肠息肉主要分为腺瘤样息肉、传统锯齿状腺瘤样息肉(TSA)、无蒂锯齿状腺瘤样息肉(SSA)以及增生性息肉。图 4 - 1

所示的 CIN 途径和 MSI 途径所致的结直肠癌多来自普通腺瘤样息肉且常伴有经典的 APC 突变,而锯齿状途径结直肠癌则起自 TSA 或 SSA,且与 BRAF 基因突变密切相关[7,90]。

BRAF 基因作为 RAF 激酶家族成员之一,在 RAS/RAF/MAPK (mitogen-activated protein kinases,促分裂素原活化蛋白激酶)信号通路中发挥重要调节作用,从而影响细胞分化、生长与增殖[27](图 4 - 2)。与 RAS 基因突变相似,BRAF 基因突变同样可以使上述信号通路处于持续激活状态。BRAF 基因突变在散发性结直肠癌中的发生率为 5%～15%,在 KRAS 基因野生型结直肠癌中的突变发生率可大于 20%[91-96](表 4 - 6)。多项研究显示,90% 的锯齿状腺瘤样息肉中存在 BRAF 或 KRAS 基因突变。约 80%TSA 发生 KRAS 基因突变,63%～88% 的 SSA 发生 BRAF 基因突变。大部分锯齿状腺癌源于 TSA,多表现为 MSI - L 或 MSS;少部分(15%～20%)锯齿状腺癌源于 SSA,多表现为 MSI - H。临床上,BRAF 基因突变通常发生于右半结肠肿瘤,而左半结肠肿瘤多为 KRAS 基因突变[97-99]。

表 4 - 6　结直肠癌中 BRAF 基因突变相关研究报道

相关文献	年　份	国　家	检测方法	KRAS 野生型结直肠癌中 BRAF 基因突变率	结直肠癌中 BRAF 基因绝对突变率
Soeda 等[91]	2013	日本	DNA 直接测序	2/31(6.5%)	2/43(4.7%)
Ulivi 等[92]	2012	意大利	DNA 直接测序	12/53(22.6%)	12/67(17.9%)
Modest 等[93]	2011	德国	DNA 直接测序	17/96(17.7%)	17/146(11.6%)
Gao 等[94]	2011	中国	DNA 直接测序	14/168(8.3%)	14/273(5.1%)
Park 等[95]	2011	韩国	DNA 直接测序	5/56(9.0%)	5/75(6.7%)
Molinari 等[96]	2011	瑞士	DNA 直接测序	9/68(13.2%)	9/111(8.1%)
复旦大学附属肿瘤医院	2014 2015	中国	DNA 直接测序	17/194(8.8%)	17/306(5.6%)

源自锯齿状腺瘤途径的结直肠癌除了与 BRAF 基因突变密切相关外,还与一些参与细胞分化、DNA 修复和细胞周期控制的基因沉默或失活相关,其中主要包括 TP53 及 P16 等基因[100,101]。P16 基因又称为周期蛋白依赖激酶抑制因子 - 2A 或多种肿瘤抑制因子 - 1(MTS),是一种重要的肿

瘤抑制基因。P16 蛋白通过抑制周期蛋白依赖激酶 - 4(CDK4)的活性阻止细胞进入 S 期,一旦 P16 基因突变或缺失则导致其功能缺失,则不能抑制 CDK4,最终导致细胞进入恶性增殖,加速肿瘤发生。锯齿状腺瘤途径结直肠癌部分也是由 P16 基因突变或缺失所致。此外,锯齿状腺瘤样息肉的形

成还与环境因素密切相关,如吸烟、肥胖、高脂膳食、叶酸摄入、家族史等均可能促进锯齿状腺瘤癌变的进程。

综上所述,结直肠癌是一种多因素引起的消化道恶性肿瘤,其病因和发病机制极为复杂,主要通过上述几种途径,即染色体不稳定途径、微卫星不稳定途径、CpG岛甲基化表型途径、锯齿状腺瘤途径,从正常黏膜上皮逐渐转化而来。该过程中涉及了许多基因及分子标记的改变,近来已有学者对这些基因及分子标记的改变进行总结,大致将其归为诊断相关标记、预后相关标记和预测相关标记等,它们分别在结直肠癌早期发现和危险分级、预后或药物疗效预测等方面具有重要价值[8,102](表4-7、表4-8)。

表4-7　Lynch综合征(HNPCC)诊断相关分子标记物

分子标记物	发　生　频　率	
	散发性结直肠癌	Lynch综合征
微卫星不稳定（MSI）	15%	＞95%
BRAF_V600E点突变	35%（微卫星不稳定） 5%（微卫星稳定） 10%（所有散发性结直肠癌）	＜1%
错配修复基因缺失	10%～15%,几乎均为MLH1缺失	约90%
MLH1启动子高度甲基化	约99%（微卫星不稳定） ＜1%（微卫星稳定） 15%（所有散发性结直肠癌）	＜1%

注:HNPCC:遗传性非息肉病性结直肠癌。

表4-8　结直肠癌发生发展过程中相关基因变化及潜在价值

生物标志物	分子改变类型	发生率	治疗预测	预后预测	诊　断
KRAS	密码子12/13激活突变;密码子61,117,146突变少见	40%	是（预测抗EGFR治疗耐药）	可能（无利）	—
BRAF	V600E突变	10%	可能（预测抗EGFR治疗耐药）	是（无利）	Lynch综合征
PIK3CA	螺旋形和激酶域突变	20%	可能（预测抗EGFR治疗耐药;阿司匹林治疗有效）	可能（无利）	—
PTEN	蛋白缺失	30%	可能（预测抗EGFR治疗耐药）	无	Cowden综合征（胚系突变,非体细胞突变）
MSI	≥2/5个位点发生改变	15%	可能（预测5-FU和伊立替康的疗效）	是（有利）	Lynch综合征
CIN	非整倍体	70%	可能	可能（无利）	—
18qLOH	18号染色体长臂缺失	50%	可能（预测5-FU治疗耐药）	可能（无利）	—
CIMP	选定的一组标记中＞20%有甲基化	15%	可能	±	
Vimentin	甲基化	75%	无	无	早期检测
TGFBR2	失活性突变	30%	无	无	
TP53突变	失活性突变	50%	可能	无	
APC突变	失活性突变	70%	无	无	FAP（胚系突变,非体细胞突变）
CTNNB1	激活性突变	2%	无	无	—
Mismatch repair gene	蛋白表达缺失;甲基化;失活性突变	1%～15%	可能	可能	Lynch综合征

注:MSI:microsatellite instability,微卫星不稳;CIN:chromosome instability,染色体改变;CIMP:CpG island methylator phenotype,CpG岛甲基化表型;FAP:家族性腺瘤性息肉病。

虽然目前的研究取得了很大进步,但仍存在许多不足,如不少基因与结直肠癌的关系众说纷纭,而且某些信号通路的作用机制尚不完全清楚,仍有待进一步研究与探讨。因此,明确结直肠癌的病因和分子机制对于识别肿瘤组织来源、预测肿瘤进展、复发转移风险以及治疗敏感性等均具有重要的意义,也是实现结直肠癌个体化诊治的必然要求。相信随着现代分子生物学技术的进步与发展,结直肠癌发病分子机制的研究将为结直肠癌的早期诊断和分子靶向治疗提供新方向,造福于更多的结直肠癌患者。

第二节 肛管癌的基因变化和发病机制

肛管癌是一类相对少见的消化道恶性肿瘤,发病率仅占整个肛管直肠肿瘤的 1%～4%。其中 75%～85% 为肛管鳞状细胞癌,其他一些少见类型主要包括移行细胞癌、基底细胞癌、大细胞癌、黏液表皮样癌及未分化癌等[103,104]。与结直肠癌相比,肛管癌极为少见,导致其发病的因素及相应机制至今尚不清楚,但有研究表明它是多因素作用下多基因失控所致。其中人乳头状瘤病毒(HPV)的感染是肛管癌最重要的发病因素[105-107];此外,P53 过表达,AKT 基因活化,以及 DNA 异常甲基化等在肛管癌的发生发展过程中均发挥一定作用[108,109]。

一、人乳头状瘤病毒 (HPV)

目前,肛管癌公认的最重要的致病因素就是人乳头状瘤病毒(HPV),尤其是 HPV－16 和 HPV－18 亚型[106,107,110]。超过 50% 肛管癌患者中检测到 HPV DNA 感染[107,109]。人感染 HPV 后可以整合至宿主基因组中,破坏 HPV E2 基因,使病毒性致癌基因 E6 和 E7 表达升高[111],继而促进宿主细胞内肿瘤抑制蛋白 P53 和视网膜母细胞瘤蛋白(RB1)降解或失活,最终导致基因组的不稳定性,G1/S 检查点失灵和抗细胞凋亡等[112,113]。此外,整合 HPV 序列并表达 E6/E7 的宿主细胞具有选择性的促进细胞生长作用[114]。另外,HPV 亚型序列突变等似乎在肛管癌的发生过程中也具有一定作用[115]。

二、TP53 基因

P53 基因是一种重要的抑癌基因,其缺失、突变或失活在恶性肿瘤的发生发展过程中均具有重要作用。在上述介绍的 HPV 感染引起的肛管癌过程中,其中高险型 HPV E6 基因转化作用的机制被认为与 P53 基因降解或失活相关[112]。E6 蛋白与野生型 P53 蛋白结合通过泛素化介导加速 P53 基因降解。因此,有学者认为 HPV 阳性肿瘤中 P53 基因常无突变[116]。但也有研究发现 P53 表达与否和 HPV 感染并无直接联系[117]。在肛管鳞状细胞癌中,检测 TP53 基因突变的病例较少,且其突变率极低(约 5%),但 TP53 蛋白高表达却非常常见(37%～91%),提示在 TP53 蛋白高表达的肛管癌中大多为野生型[109,118-120]。野生型 P53 高表达在肛管癌发生发展过程中的作用机制尚不清楚,可能与 AKT 磷酸化和 MDM2 蛋白积聚相关[109]。此外,有研究发现,抑癌基因 P33ING1 蛋白低表达可使野生型 P53 抑制肿瘤细胞增殖及促进凋亡的作用不能发挥,从而加快了肛管癌的发生、发展[121]。

除了上述公认的 HPV 感染及 TP53 过表达在肛管癌中具有重要价值外,目前关于肛管癌发病机制的研究还比较有限。有研究显示 DNA 异常甲基化在肛管鳞状细胞癌及高级别上皮内瘤变中比较常见,其中 IGSF4 和 DAPK1 甲基化在肛管高级别上皮内瘤变及鳞状细胞癌中具有较高特异性,可能作为它们的分子标记物[108]。另有研究发现一组分子标记物,包括细胞增殖指数(Ki67)、核转录因子(NF－κB)、sonic hedgehog(SHH)及神经胶质瘤相关基因同源蛋白－1(GLI－1)等,与肛管癌化放疗后无病生存时间(DFS)密切相关,但仍需更多病例进一步研究证实[105]。此外,还有研究发现表皮生长因子受体(EGFR)在肛管癌中有较高表达,而且 EGFR 抑制剂联合放化疗可以显著提高肛管癌患者生存时间[122,123],但目前研究病例比较有限,也有待进一步证实。

综上所述,肛管癌是多因素作用下多基因改变所致,但由于相对少见,目前真正的病因及发病机制尚未明了。近几十年来,肛管癌,尤其是肛管鳞状细胞癌的治疗模式已经发生了重大变化,放疗或放化疗联合治疗已经取代传统手术疗法,作为首选治疗方案,随着分子生物学的不断进步,相信分子靶向治疗在肛管癌的治疗过程中可能发挥越来越重要的作用。

（周晓燕　柏乾明）

◇参◇考◇文◇献◇

[1] Taylor D P, Burt R W, Williams M S, et al. Population-based family history-specific risks for colorectal cancer: a constellation approach[J]. Gastroenterology, 2010, 138 (3): 877-885.

[2] Fearon ER. Molecular genetics of colorectal cancer[J]. Annual Review of Pathology: Mechanisms of Disease, 2011, 6: 479-507.

[3] Compton CC. Colorectal carcinoma: diagnostic, prognostic, and molecular features[J]. Modern Pathology, 2003, 16(4): 376-388.

[4] Morson BC. Evolution of cancer of the colon and rectum [J]. Cancer, 1974, 34(S3): 845-849.

[5] Fearon ER, Vogelstein B. A genetic model for colorectal tumorigenesis[J]. Cell, 1990, 61(5): 759-767.

[6] Mundade R, Imperiale TF, Prabhu L, et al. Genetic pathways, prevention, and treatment of sporadic colorectal cancer[J]. Oncoscience, 2014, 1(6): 400-406.

[7] Harrison S, Benziger H. The molecular biology of colorectal carcinoma and its implications: a review[J]. The Surgeon, 2011, 9(4): 200-210.

[8] Grady WM, Pritchard CC. Molecular alterations and biomarkers in colorectal cancer[J]. Toxicologic Pathology, 2013, 42(1): 124-139.

[9] Arends MJ. Pathways of colorectal carcinogenesis[J]. Applied Immunohistochemistry & Molecular Morphology, 2013, 21(2): 97-102.

[10] Pino MS, Chung DC. The chromosomal instability pathway in colon cancer[J]. Gastroenterology, 2010, 138(6): 2059-2072.

[11] Laurent-Puig P, Agostini J, Maley K. Colorectal oncogenesis[J]. Bull Cancer, 97, (11): 1311-1321.

[12] Lüchtenborg M, Weijenberg MP, Roemen GM, et al. APC mutations in sporadic colorectal carcinomas from The Netherlands Cohort Study[J]. Carcinogenesis, 2004, 25 (7): 1219-1226.

[13] Nakamura Y. The role of the adenomatous polyposis coli (APC) gene in human cancers[J]. Advances in Cancer Research, 1993, 62: 65-88.

[14] Kerr SE, Thomas CB, Thibodeau SN, et al. APC germline mutations in individuals being evaluated for familial adenomatous polyposis: a review of the Mayo Clinic experience with 1591 consecutive tests[J]. The Journal of Molecular Diagnostics, 2013, 15(1): 31-43.

[15] Malhotra P, Anwar M, Nanda N, et al. Alterations in K-ras, APC and p53-multiple genetic pathway in colorectal cancer among Indians[J]. Tumor Biology, 2013, 34(3): 1901-1911.

[16] Chen TH, Chang SW, Huang CC, et al. The prognostic significance of APC gene mutation and miR-21 expression in advanced-stage colorectal cancer[J]. Colorectal Disease, 2013, 15(11): 1367-1374.

[17] Xu XM, Qian JC, Cai Z, et al. DNA alterations of microsatellite DNA, p53, APC and K-ras in Chinese colorectal cancer patients[J]. European Journal of Clinical Investigation, 2012, 42(7): 751-759.

[18] Russo A, Catania VE, Cavallaro A, et al. Molecular analysis of the APC gene in Sicilian patients with familial adenomatous polyposis (FAP)[J]. International Journal of Surgery, 2014, 12: S125-S129.

[19] Rossanese DQ, Marson DL, Ribeiro JD, et al. APC germline mutations in families with familial adenomatous polyposis[J]. Oncology Reports, 2013, 30(5): 2081-2088.

[20] Sheng JQ, Cui WJ, Fu L, et al. APC gene mutations in Chinese familial adenomatous polyposis patients[J]. World Journal of Gastroenterology: WJG, 2010, 16(12): 1522.

[21] Powell SM, Zilz N, Beazer-Barclay Y, et al. APC mutations occur early during colorectal tumorigenesis[J]. Nature, 1992, 359(6392): 235-237.

[22] Esteller M, Sparks A, Toyota M, et al. Analysis of adenomatous polyposis coli promoter hypermethylation in human cancer[J]. Cancer Research, 2000, 60(16): 4366-4371.

[23] Mann B, Gelos M, Siedow A, et al. Target genes of β-catenin-T cell-factor/lymphoid-enhancer-factor signaling in human colorectal carcinomas[J]. Proceedings of the National Academy of Sciences, 1999, 96(4): 1603-1608.

[24] Fodde R. The APC gene in colorectal cancer[J]. European journal of cancer, 2002, 38(7): 867-871.

[25] Anastas JN, Moon RT. WNT signalling pathways as therapeutic targets in cancer[J]. Nature Reviews Cancer, 2013, 13(1): 11-26.

[26] Vogelstein B, Fearon ER, Hamilton SR, et al. Genetic alterations during colorectal-tumor development[J]. New England Journal of Medicine, 1988, 319(9): 525-532.

[27] Downward J. Targeting RAS and PI3K in lung cancer[J]. Nature Medicine, 2008, 14(12): 1315-1316.

[28] Lièvre A, Bachet JB, Boige V, et al. KRAS mutations as an independent prognostic factor in patients with advanced colorectal cancer treated with cetuximab[J]. Journal of Clinical Oncology, 2008, 26(3): 374-379.

[29] Heinemann V, Stintzing S, Kirchner T, et al. Clinical relevance of EGFR-and KRAS-status in colorectal cancer patients treated with monoclonal antibodies directed against the EGFR[J]. Cancer Treatment Reviews, 2009, 35(3): 262-271.

［30］ Tan C，Du X. KRAS mutation testing in metastatic colorectal cancer［J］. World Journal of Gastroenterology：WJG，2012，18(37)：5171－5180.

［31］ Douillard JY，Oliner KS，Siena S，et al. Panitumumab-FOLFOX4 treatment and RAS mutations in colorectal cancer［J］. New England Journal of Medicine，2013，369(11)：1023－1034.

［32］ Sorich MJ，Wiese MD，Rowland A，et al. Extended RAS mutations and anti-EGFR monoclonal antibody survival benefit in metastatic colorectal cancer：a meta-analysis of randomized，controlled trials［J］. Annals of Oncology，2015，26(1)：13－21.

［33］ Peeters M，Douillard JY，Van Cutsem E，et al. Mutant KRAS codon 12 and 13 alleles in patients with metastatic colorectal cancer：assessment as prognostic and predictive biomarkers of response to panitumumab［J］. Journal of Clinical Oncology，2013，31(6)：759－765.

［34］ Tejpar S，Celik I，Schlichting M，et al. Association of KRAS G13D tumor mutations with outcome in patients with metastatic colorectal cancer treated with first-line chemotherapy with or without cetuximab［J］. Journal of Clinical Oncology，2012，30(29)：3570－3577.

［35］ De Roock W，Jonker DJ，Di Nicolantonio F，et al. Association of KRAS p. G13D mutation with outcome in patients with chemotherapy-refractory metastatic colorectal cancer treated with cetuximab［J］. Jama，2010，304(16)：1812－1820.

［36］ Janku F，Wheler JJ，Hong DS，et al. Bevacizumab-based treatment in colorectal cancer with a NRAS Q61K mutation［J］. Targeted Oncology，2013，8(3)：183－188.

［37］ Winder T，Mündlein A，Rhomberg S，et al. Different types of K-ras mutations are conversely associated with overall survival in patients with colorectal cancer［J］. Oncology Reports，2009，21(5)：1283－1287.

［38］ Ogino S，Nosho K，Kirkner G J，et al. CpG island methylator phenotype，microsatellite instability，BRAF mutation and clinical outcome in colon cancer［J］. Gut，2009，58(1)：90－96.

［39］ El-Serafi MM，Bahnassy AA，Ali NM，et al. The prognostic value of c-Kit，K-ras codon 12，and p53 codon 72 mutations in Egyptian patients with stage Ⅱ colorectal cancer［J］. Cancer，2010，116(21)：4954－4964.

［40］ Zlobec I，Kovac M，Erzberger P，et al. Combined analysis of specific KRAS mutation，BRAF and microsatellite instability identifies prognostic subgroups of sporadic and hereditary colorectal cancer［J］. International Journal of Cancer，2010，127(11)：2569－2575.

［41］ Lee WS，Baek JH，Lee JN，et al. Mutations in K-ras and epidermal growth factor receptor expression in Korean patients with stages Ⅲ and Ⅳ colorectal cancer［J］. International Journal of Surgical Pathology，2011，19(2)：145－151.

［42］ Shen H，Yuan Y，Hu HG，et al. Clinical significance of K-ras and BRAF mutations in Chinese colorectal cancer patients［J］. World Journal of Gastroenterology：WJG，2011，17(6)：809－816.

［43］ Bellam N，Pasche B. TGF－β signaling alterations and colon cancer［M］//Cancer Genetics. Springer US，2010，155：85－103.

［44］ Chittenden TW，Howe EA，Culhane AC，et al. Functional classification analysis of somatically mutated genes in human breast and colorectal cancers［J］. Genomics，2008，91(6)：508－511.

［45］ Takaku K，Oshima M，Miyoshi H，et al. Intestinal tumorigenesis in compound mutant mice of both Dpc4 (Smad4) and APC genes［J］. Cell，1998，92(5)：645－656.

［46］ Tanaka T，Watanabe T，Kazama Y，et al. Loss of Smad4 protein expression and 18qLOH as molecular markers indicating lymph node metastasis in colorectal cancer — a study matched for tumor depth and pathology［J］. Journal of Surgical Oncology，2008，97(1)：69－73.

［47］ Popat S，Houlston RS. A systematic review and meta-analysis of the relationship between chromosome 18q genotype，DCC status and colorectal cancer prognosis［J］. European Journal of Cancer，2005，41(14)：2060－2070.

［48］ Mehlen P，Fearon ER. Role of the dependence receptor DCC in colorectal cancer pathogenesis［J］. Journal of Clinical Oncology，2004，22(16)：3420－3428.

［49］ Ogino S，Kawasaki T，Kirkner GJ，et al. 18q loss of heterozygosity in microsatellite stable colorectal cancer is correlated with CpG island methylator phenotype-negative (CIMP－0) and inversely with CIMP－low and CIMP－high［J］. BMC Cancer，2007，7(1)：72.

［50］ Wood LD，Parsons DW，Jones S，et al. The genomic landscapes of human breast and colorectal cancers［J］. Science，2007，318(5853)：1108－1113.

［51］ Tang R，Wang PF，Wang HC，et al. Mutations of p53 gene in human colorectal cancer：distinct frameshifts among populations［J］. International Journal of Cancer，2001，91(6)：863－868.

［52］ Baker SJ，Preisinger AC，Jessup JM，et al. p53 gene mutations occur in combination with 17p allelic deletions as late events in colorectal tumorigenesis［J］. Cancer Research，1990，50(23)：7717－7722.

［53］ López I，Oliveira LP，Tucci P，et al. Different mutation profiles associated to P53 accumulation in colorectal cancer［J］. Gene，2012，499(1)：81－87.

［54］ Park JY，Mitrou PN，Keen J，et al. Lifestyle factors and p53 mutation patterns in colorectal cancer patients in the EPIC-Norfolk study［J］. Mutagenesis，2010，25(4)：351－358.

［55］ Tominaga T，Iwahashi M，Takifuji K，et al. Combination of p53 codon 72 polymorphism and inactive p53 mutation predicts chemosensitivity to 5－fluorouracil in colorectal cancer［J］. International Journal of Cancer，2010，126(7)：1691－1701.

［56］ Iacopetta B. TP53 mutation in colorectal cancer［J］. Human mutation，2003，21(3)：271－276.

［57］ Walther A，Johnstone E，Swanton C，et al. Genetic prognostic and predictive markers in colorectal cancer［J］. Nature Reviews Cancer，2009，9(7)：489－499.

［58］ Boland CR，Goel A. Microsatellite instability in colorectal cancer［J］. Gastroenterology，2010，138(6)：2073－2087.

［59］ Geiersbach KB，Samowitz WS. Microsatellite instability and colorectal cancer［J］. Archives of Pathology & Laboratory Medicine，2011，135(10)：1269－1277.

［60］ Grady WM. Genomic instability and colon cancer［J］. Cancer and Metastasis Reviews，2004，23(1－2)：11－27.

［61］ Kane MF，Loda M，Gaida GM，et al. Methylation of the hMLH1 promoter correlates with lack of expression of hMLH1 in sporadic colon tumors and mismatch repair-defective human tumor cell lines［J］. Cancer Research，1997，57(5)：808－811.

［62］ Yashiro M，Hirakawa K，Boland CR. Mutations in TGF beta-RII and BAX mediate tumor progression in the later stages of colorectal cancer with microsatellite instability [J]. BMC Cancer，2010，10(1)：303.

［63］ Iacopetta B，Grieu F，Amanuel B. Microsatellite instability in colorectal cancer[J]. Asia-Pacific Journal of Clinical Oncology，2010，6(4)：260－269.

［64］ Murphy KM，Zhang S，Geiger T，et al. Comparison of the microsatellite instability analysis system and the Bethesda panel for the determination of microsatellite instability in colorectal cancers ［J］. The Journal of Molecular Diagnostics，2006，8(3)：305－311.

［65］ Dietmaier W，Wallinger S，Bocker T，et al. Diagnostic microsatellite instability：definition and correlation with mismatch repair protein expression[J]. Cancer Research，1997，57(21)：4749－4756.

［66］ Nardon E，Glavac D，Benhattar J，et al. A multicenter study to validate the reproducibility of MSI testing with a panel of 5 quasimonomorphic mononucleotide repeats[J]. Diagnostic Molecular Pathology，2010，19(4)：236－242.

［67］ Benatti P，Gafà R，Barana D，et al. Microsatellite instability and colorectal cancer prognosis ［J］. Clinical Cancer Research，2005，11(23)：8332－8340.

［68］ Kang J，Lee HW，Kim I，et al. Clinical implications of microsatellite instability in T1 colorectal cancer[J]. Yonsei Medical Journal，2015，56(1)：175－181.

［69］ Kanth VV，Bhalsing S，Sasikala M，et al. Microsatellite instability and promoter hypermethylation in colorectal cancer in India[J]. Tumor Biology，2014，35(5)：4347－4355.

［70］ Effendi-Y SR，Zain LH，Siregar GA，et al. Adenomatous Polyposis Coli，mismatch repair，and microsatellite instability in colorectal cancer based on different locations ［J］. Acta Medica Indonesiana，2013，45(4)：275－283.

［71］ Lochhead P，Kuchiba A，Imamura Y，et al. Microsatellite instability and BRAF mutation testing in colorectal cancer prognostication ［ J ］. Journal of the National Cancer Institute，2013，105 (15)：1151－1156.

［72］ Jin P，Meng X，Sheng J，et al. Clinicopathological features of non-familial colorectal cancer with high-frequency microsatellite instability ［ J ］. Chinese Medical Sciences Journal，2010，25(4)：228－232.

［73］ Soreide K. High-fidelity of five quasimonomorphic mononucleotide repeats to high-frequency microsatellite instability distribution in early-stage adenocarcinoma of the colon[J]. Anticancer Research，2011，31(3)：967－971.

［74］ Deschoolmeester V，Baay M，Wuyts W，et al. Detection of microsatellite instability in colorectal cancer using an alternative multiplex assay of quasi-monomorphic mononucleotide markers ［J］. The Journal of Molecular Diagnostics，2008，10(2)：154－159.

［75］ Grady WM，Carethers JM. Genomic and epigenetic instability in colorectal cancer pathogenesis ［ J ］. Gastroenterology，2008，135(4)：1079－1099.

［76］ Domingo E，Laiho P，Ollikainen M，et al. BRAF screening as a low-cost effective strategy for simplifying HNPCC genetic testing[J]. Journal of Medical Genetics，2004，41(9)：664－668.

［77］ Wang L，Cunningham JM，Winters JL，et al. BRAF mutations in colon cancer are not likely attributable to defective DNA mismatch repair ［J］. Cancer Research，2003，63(17)：5209－5212.

［78］ Toyota M，Ahuja N，Ohe-Toyota M，et al. CpG island methylator phenotype in colorectal cancer[J]. Proceedings of the National Academy of Sciences，1999，96(15)：8681－8686.

［79］ Issa JP，Shen L，Toyota M. CIMP，at last ［J］. Gastroenterology，2005，129(3)：1121－1124.

［80］ Tahara T，Yamamoto E，Madireddi P，et al. Colorectal carcinomas with CpG island methylator phenotype 1 frequently contain mutations in chromatin regulators[J]. Gastroenterology，2014，146(2)：530－538.

［81］ McLendon R，Friedman A，Bigner D，et al. Comprehensive genomic characterization defines human glioblastoma genes and core pathways[J]. Nature，2008，455(7216)：1061－1068.

［82］ Bredel M，Scholtens DM，Harsh GR，et al. A network model of a cooperative genetic landscape in brain tumors ［J］. Jama，2009，302(3)：261－275.

［83］ Hinoue T，Weisenberger DJ，Pan F，et al. Analysis of the association between CIMP and BRAF V600E in colorectal cancer by DNA methylation profiling[J]. Plos One，2009，4(12)：e8357.

［84］ Weisenberger DJ，Siegmund KD，Campan M，et al. CpG island methylator phenotype underlies sporadic microsatellite instability and is tightly associated with BRAF mutation in colorectal cancer[J]. Nature Genetics，2006，38(7)：787－793.

［85］ Barault L，Charon-Barra C，Jooste V，et al. Hypermethylator phenotype in sporadic colon cancer：study on a population-based series of 582 cases[J]. Cancer Research，2008，68(20)：8541－8546.

［86］ Shen L，Toyota M，Kondo Y，et al. Integrated genetic and epigenetic analysis identifies three different subclasses of colon cancer[J]. Proceedings of the National Academy of Sciences，2007，104(47)：18654－18659.

［87］ Bettington M，Walker N，Clouston A，et al. The serrated pathway to colorectal carcinoma：current concepts and challenges[J]. Histopathology，2013，62(3)：367－386.

［88］ Shiovitz S，Bertagnolli MM，Renfro LA，et al. CpG island methylator phenotype is associated with response to adjuvant irinotecan-based therapy for stage Ⅲ colon cancer ［J］. Gastroenterology，2014，147(3)：637－645.

［89］ Iacopetta B，Kawakami K，Watanabe T. Predicting clinical outcome of 5－fluorouracil-based chemotherapy for colon cancer patients：is the CpG island methylator phenotype the 5－fluorouracil-responsive subgroup？［J］. International Journal of Clinical Oncology，2008，13(6)：498－503.

［90］ Leggett B，Whitehall V. Role of the serrated pathway in colorectal cancer pathogenesis ［ J ］. Gastroenterology，2010，138(6)：2088－2100.

［91］ Soeda H，Shimodaira H，Watanabe M，et al. Clinical usefulness of KRAS，BRAF and PIK3CA mutations as predictive markers of cetuximab efficacy in irinotecan-and oxaliplatin-refractory Japanese patients with metastatic colorectal cancer ［J］. International Journal of Clinical Oncology，2013，18(4)：670－677.

［92］ Ulivi P，Capelli L，Valgiusti M，et al. Predictive role of multiple gene alterations in response to cetuximab in metastatic colorectal cancer：a single center study［J］. Journal of Translational Medicine，2012，10(1)：87.

［93］ Modest DP，Jung A，Moosmann N，et al. The influence of KRAS and BRAF mutations on the efficacy of cetuximab-based first-line therapy of metastatic colorectal cancer：an analysis of the AIO KRK－0104－trial[J]. International Journal of Cancer，2012，131(4)：980－986.

［94］ Gao J，Wang T，Yu J，et al. Wild-type KRAS and BRAF

could predict response to cetuximab in Chinese colorectal cancer patients[J]. Chinese Journal of Cancer Research, 2011, 23(4): 271 – 275.

[95] Park JH, Han SW, Oh DY, et al. Analysis of KRAS, BRAF, PTEN, IGF1R, EGFR intron 1 CA status in both primary tumors and paired metastases in determining benefit from cetuximab therapy in colon cancer[J]. Cancer Chemotherapy and Pharmacology, 2011, 68(4): 1045 – 1055.

[96] Molinari F, Felicioni L, Buscarino M, et al. Increased detection sensitivity for KRAS mutations enhances the prediction of anti-EGFR monoclonal antibody resistance in metastatic colorectal cancer[J]. Clinical Cancer Research, 2011, 17(14): 4901 – 4914.

[97] Lee S, Cho NY, Choi M, et al. Clinicopathological features of CpG island methylator phenotype - positive colorectal cancer and its adverse prognosis in relation to KRAS/BRAF mutation [J]. Pathology International, 2008, 58(2): 104 – 113.

[98] Sandmeier D, Seelentag W, Bouzourene H. Serrated polyps of the colorectum: is sessile serrated adenoma distinguishable from hyperplastic polyp in a daily practice? [J]. Virchows Archiv, 2007, 450(6): 613 – 618.

[99] Sandmeier D, Benhattar J, Martin P, et al. Serrated polyps of the large intestine: a molecular study comparing sessile serrated adenomas and hyperplastic polyps [J]. Histopathology, 2009, 55(2): 206 – 213.

[100] O'Brien MJ, Yang S, Mack C, et al. Comparison of microsatellite instability, CpG island methylation phenotype, BRAF and KRAS status in serrated polyps and traditional adenomas indicates separate pathways to distinct colorectal carcinoma end points [J]. The American Journal of Surgical Pathology, 2006, 30(12): 1491 – 1501.

[101] Kim KM, Lee EJ, Ha S, et al. Molecular features of colorectal hyperplastic polyps and sessile serrated adenoma/polyps from Korea[J]. The American Journal of Surgical Pathology, 2011, 35(9): 1274 – 1286.

[102] Pritchard CC, Grady WM. Colorectal cancer molecular biology moves into clinical practice[J]. Gut, 2010, 2009, 60(1): 116 – 129.

[103] Johnson LG, Madeleine MM, Newcomer LM, et al. Anal cancer incidence and survival: the surveillance, epidemiology, and end results experience, 1973 – 2000 [J]. Cancer, 2004, 101(2): 281 – 288.

[104] Jemal A, Siegel R, Ward E, et al. Cancer statistics, 2009 [J]. CA, 2009, 59(4): 225 – 249.

[105] Ajani JA, Wang X, Izzo JG, et al. Molecular biomarkers correlate with disease-free survival in patients with anal canal carcinoma treated with chemoradiation[J]. Digestive diseases and sciences, 2010, 55(4): 1098 – 1105.

[106] Bruland O, Fluge O, Immervoll H, et al. Gene expression reveals two distinct groups of anal carcinomas with clinical implications[J]. British Journal of Cancer, 2008, 98(7): 1264 – 1273.

[107] Indinnimeo M, Cicchini C, French D, et al. Correlation between human papillomavirus infection and clinicopathological parameters in anal canal carcinoma [J]. Oncology Reports, 1997, 4(2): 307 – 310.

[108] Zhang J, Martins CR, Fansler ZB, et al. DNA methylation in anal intraepithelial lesions and anal squamous cell carcinoma [J]. Clinical Cancer Research, 2005, 11(18): 6544 – 6549.

[109] Patel H, Polanco-Echeverry G, Segditsas S, et al. Activation of AKT and nuclear accumulation of wild type TP53 and MDM2 in anal squamous cell carcinoma[J]. International Journal of Cancer, 2007, 121(12): 2668 – 2673.

[110] Daling JR, Madeleine MM, Johnson LG, et al. Human papillomavirus, smoking, and sexual practices in the etiology of anal cancer[J]. Cancer, 2004, 101(2): 270 – 280.

[111] Zur Hausen H. Papillomaviruses causing cancer: evasion from host-cell control in early events in carcinogenesis[J]. Journal of the National Cancer Institute, 2000, 92(9): 690 – 698.

[112] Werness BA, Levine AJ, Howley PM. Association of human papillomavirus types 16 and 18 E6 proteins with p53[J]. Science, 1990, 248(4951): 76 – 79.

[113] Dyson N, Howley PM, Munger K, et al. The human papilloma virus - 16 E7 oncoprotein is able to bind to the retinoblastoma gene product [J]. Science, 1989, 243 (4893): 934 – 937.

[114] Jeon S, Allen-Hoffmann BL, Lambert PF. Integration of human papillomavirus type 16 into the human genome correlates with a selective growth advantage of cells[J]. Journal of Virology, 1995, 69(5): 2989 – 2997.

[115] Fujinaga Y, Okazawa K, Nishikawa A, et al. Sequence variation of human papillomavirus type 16 E7 in preinvasive and invasive cervical neoplasia [J]. Virus Genes, 1994, 9(1): 85 – 92.

[116] Kessis TD, Slebos RJ, Han SM, et al. p53 gene mutations and MDM2 amplification are uncommon in primary carcinomas of the uterine cervix [J]. The American Journal of Pathology, 1993, 143(5): 1398 – 1405.

[117] Lane S, Wells M. Human papillomaviruses, p53, and cervical neoplasia[J]. The Journal of Pathology, 1994, 172(4): 299 – 300.

[118] Crook T, Wrede D, Tidy J, et al. Status of c-myc, p53 and retinoblastoma genes in human papillomavirus positive and negative squamous cell carcinomas of the anus[J]. Oncogene, 1991, 6(7): 1251 – 1257.

[119] Behrendt G, Hansmann M. Carcinomas of the anal canal and anal margin differ in their expression of cadherin, cytokeratins and p53 [J]. Virchows Archiv, 2001, 439(6): 782 – 786.

[120] Allal AS, Waelchli L, Bründler MA. Prognostic value of apoptosis-regulating protein expression in anal squamous cell carcinoma [J]. Clinical Cancer Research, 2003, 9 (17): 6489 – 6496.

[121] Garkavtsev I, Grigorian IA, Ossovskaya VS, et al. The candidate tumour suppressor p33ING1cooperates with p53 in cell growth control[J]. Nature, 1998, 391(6664): 295 – 298.

[122] Saif MW, Kontny E, Syrigos KN, et al. The role of EGFR inhibitors in the treatment of metastatic anal canal carcinoma: a case series[J]. Journal of Oncology, 2011, 2011, 125467.

[123] Lê LH, Chetty R, Moore MJ. Epidermal growth factor receptor expression in anal canal carcinoma[J]. American Journal of Clinical Pathology, 2005, 124(1): 20 – 23.

第五章
结直肠肛管癌的癌前病变

第一节　上皮内瘤变

　　癌前病变是恶性肿瘤发生前的一个特殊阶段。在消化系统中,正常上皮在致癌因素刺激下,通过一系列形态和分子上的异常变化,包括增生(proliferation)、非典型增生(atypical proliferation, atypia)/异型增生(dysplasia)、原位癌(carcinoma in situ),最终发展为浸润性癌(invasive carcinoma)。2000年第3版消化系统肿瘤WHO分类[1]试图解决围绕非典型增生、异型增生和原位癌这些术语上的混淆,分类工作小组采用了"上皮内瘤变"(intraepithelial neoplasia, IN)这一术语来表示上皮的浸润前肿瘤的改变,将上皮内瘤变定义为:"一种以包括改变了的结构和在细胞学和分化上异常的形态学变化为特征的病变,它是基因克隆性改变的结果,具有进展为浸润和转移的倾向。"

　　因为结直肠黏膜内罕有淋巴管,因此组织学具有腺癌特征的病变如限于黏膜层,即使存在黏膜内浸润,如完全切除后可没有转移的危险。因此,为避免根治性手术所造成的过度治疗,依据WHO定义[1,2],肿瘤细胞只有通过黏膜肌层侵犯到黏膜下层才诊断为结直肠癌;而具有腺癌形态特征的病变,如限于上皮或仅侵犯固有膜而没有通过黏膜肌层侵犯黏膜下层,使用"高级别异型增生"或"高级别上皮内瘤变"。

　　2000年,一组胃肠病理学家在奥地利维也纳召开会议,提出一个新的异型增生分类系统,其目的是缩小病理学家之间对癌前病变认识上的不一致性,以达到命名上的共识。维也纳分类推荐用"上皮内瘤变"代替"异型增生"。由于癌前病变是一个连续发展的过程,增生细胞和肿瘤细胞的形态特点互相重叠,且不同解剖部位和器官癌前病变具有特殊的细胞学和结构异常。因此,世界各国病理学家,尤其是欧美与日本学者之间对癌前病变认识上存在很大差异。欧美病理学家继续使用"异型增生",而日本和我国病理学家则使用"上皮内瘤变"。有鉴于此,2010年第4版消化系统肿瘤WHO分类中[2]的结直肠癌前病变、上皮内瘤变和异型增生可以互换使用。

　　上皮内瘤变分为低级别(low-grade)和高级别(high-grade)两级,高级别上皮内瘤变(HGIN)的黏膜改变具有恶性肿瘤的细胞学和结构特点而无间质浸润证据,该术语包括了重度异型增生和原位癌。上皮内瘤变与异型增生的含义非常近似,前者涵盖的范围比异型增生广泛,还包括原位癌。此外,上皮内瘤变更强调肿瘤形成的过程,而异型增生则更强调形态学的改变。

　　肠道腺瘤和慢性炎症相关肠病(如溃疡性结肠炎和Crohn病)中,黏膜上皮和腺体均可发生上皮内瘤变/异型增生,常可同时或异时存在腺癌。在结直肠,腺瘤>2 cm,多发性腺瘤>5个,以绒毛状结构为主的腺瘤和男性患者更易同时或异时发生腺癌;有异型增生的溃疡性结肠炎或 Crohn 病患者也常同时存在腺癌。因此,活检时病理报告存在上皮内瘤变/异型增生,尤其高级别病变时,临床医师不能因为未报告癌而不加处理,应仔细通过指检、内镜、影像学和腔内超声等检查明确病变性质和范围,制订有效的治疗方案。

第二节　结直肠腺瘤及息肉

一、异常隐窝灶

异常隐窝灶(ACF)是亚甲蓝对切除标本进行染色,或在高分辨率内镜、染色内镜下发现的异常隐窝。ACF 在组织学上存在两种类型:① 增生性息肉;② 微腺瘤[3]。ACF 数目增加与肿瘤发生相关,但其临床意义尚不清楚[4,5]。

二、腺　瘤

WHO 分类中将腺瘤(adenoma)定义为"一种显示上皮内瘤变,由管状和(或)绒毛状结构组成的境界清楚的良性病变"。组织学特点为细胞核大深染、不同程度的核梭形、复层并缺乏极向。依据腺体结构的复杂程度、细胞核分层程度及核异型程度,可将上皮内瘤变/异型增生分为低级别与高级别。低级别一般表现为低级别核、核规则、核排列有极性(其长轴垂直于基底膜)。典型的腺瘤表现为拉长的"铅笔样"核,整个核呈一致的深染。相反,表层黏膜的核不深染。散发性腺瘤中常有明显的凋亡小体。腺瘤可以有局灶的透明细胞变[6],可见类似于子宫内膜中见到的鳞状上皮样桑葚体[7]和潘氏细胞分化,但上述改变在腺瘤中均不特异,可能在浸润性癌时提示癌的类型[6]。高级别中可有局灶黏膜固有层或黏膜肌层浸润,应诊断为高级别异型增生/高级别上皮内瘤变。

结直肠腺瘤大体上多为息肉状凸向肠腔,有蒂或无蒂,广基状。少部分平坦或凹陷[8,9],可依靠黏膜颜色变红、黏膜纹理的细微改变或特殊的内镜技术而识别。

腺瘤的起始生长点靠近黏膜表面处,这样微小腺瘤只累及黏膜的上半部分,并呈"自上而下"的生长方式[10]。遗传学上发生改变的细胞在黏膜浅部横向蔓延,向下延伸形成新的隐窝,首先与原有的正常隐窝相连接,并最终取代正常隐窝。肿瘤性腺体可以突入黏膜下层。与此类似,带状黏膜肌层也可延伸到固有层而类似于黏膜下层。肿瘤性腺体突入黏膜下层,偶尔可以类似于浸润性癌的形态,尤其是如果腺体阻塞,凝固的黏液切入周围的结缔组织,称为"假浸润"[11],在诊断时需要特别与浸润性癌相鉴别。

2006 年腺瘤活检诊断后的临床处理指南特别声明:"有 3 个或更多的腺瘤、高级别异型增生、绒毛状特征,或腺瘤≥1 cm,属于高危人群"。建议这些病例行 3 年一次的结肠镜检查随访。有一个或两个小的(<1 cm)管状腺瘤且无高级别异型增生者属低危人群,可以 5~10 年进行一次随访评估。而增生性息肉(HPs)的病例和普通风险的人群一样只需 10 年进行一次随访检查[12]。一般认为结直肠腺瘤的高级别异型增生的诊断需要有筛状结构和(或)核极性消失,而不是仅仅有细胞学异型性或细胞核至表面的复层化。结肠腺瘤发生癌变时,一般认为固有层浸润,其生物学行为上与高级别异型增生相同[13,14]。

管状绒毛状腺瘤定义为管状与绒毛状结构混合,不同研究采纳的比例不同,一般绒毛状结构为 25%~75%。伴"绒毛状特征"的腺瘤应该比无该特征的腺瘤需要更为密切的监测,但并没有真正意义上针对腺瘤伴"绒毛状特征"的诊断标准。

三、锯齿状病变

锯齿状病变为一组异质性病变,特征为上皮成分显示锯齿状结构,包括:① 增生性息肉(hyperplastic polyps,HPs);② 无蒂锯齿状腺瘤(sessile serrated adenoma,SSA,也称为无蒂锯齿状息肉);③ 传统型锯齿状腺瘤(traditional serrated adenomas,TSAs)。锯齿状病变之间及其与腺瘤诊断及鉴别见表5-1。

表5-1 结肠息肉的形态学、免疫组化和分子特征

锯齿状息肉类型	形态学和分布特征	免疫组化特征	分 子 特 征
增生性息肉 HPs	锯齿状结构,基底隐窝细长,锯齿状结构在表浅部分,见许多内分泌细胞;通常位于左半结肠,体积小,可能有厚的胶原带,可有微泡,富于杯状细胞或胞质黏液很少	弥散表达 CDX-2,没有 β-catenin 的异常核表达,Ki-67 表达指数增高,分布对称且规则	BRAF 基因突变通常发生于微泡型 KRAS 基因突变通常发生于杯状细胞型
无蒂锯齿状腺瘤 SSAs	主要在右半结肠,可见延伸到息肉基底的锯齿状结构,增殖指数升高,缺乏内分泌细胞;通常位于右半结肠,体积更大,胶原带薄,内镜检查容易漏诊	与 HPs 相比 CDX-2 表达减低,主要表达于隐窝底部 高达 67%的病例有 β-catenin 异常核表达,Ki67 表达不对称、不规律且变化很大	BRAF 基因突变 MMR 蛋白缺陷 DNA 甲基化
无蒂锯齿状腺瘤伴异型增生	有 SSA 区域,但有局灶腺瘤改变,即表面核深染,并以铅笔样方式对齐	100%的病例有 β-catenin 异常核表达	BRAF 基因突变 MMR 蛋白表达缺陷 DNA 甲基化
传统腺瘤 TAs /VAs	管状或管状绒毛状结构,伴上皮细胞异型增生,可见铅笔样核和由上至下的肿瘤性生长模式,可见于结肠任何部位	Ki-67 表达不规律,可能升高或减低	APC 基因突变 KRAS 基因突变

(一)增生性息肉

典型的 HPs 占所有锯齿状息肉的75%。它们常在进行常规结肠镜筛查时偶然发现。可以单发或多发,常发生于直肠、乙状结肠,通常小于5 mm。可分为三种类型,即微泡型、富于杯状细胞型及黏液减少型。这些亚型没有临床意义,因此在常规诊断中不要求细分。典型的 HPs 有局限于上部隐窝腺体的锯齿状结构,锯齿状结构向底部渐渐减少,并且有明显的神经内分泌细胞。有些病例出现厚的(但为规则的)胶原带。此外,另一些典型的增生性息肉可以包含不典型细胞和大细胞,这些改变为意外发现且无特殊意义[15]。微泡状型的 HPs 常有 BRAF 基因突变,而 KRAS 突变更常见于富于杯状细胞型[16]。

(二)无蒂锯齿状息肉/腺瘤

SSA 约占结肠息肉的9%[16],占锯齿状息肉的15%～25%。SSAs 更常见于右半结肠,呈宽基,大小可达数厘米。内镜下颜色类似于周围黏膜,给人以黏膜皱襞增厚的印象。组织学上,这些息肉特征

性的锯齿状隐窝结构延伸到隐窝深部,乳头状内陷、隐窝底部扩张并和黏膜肌层平行。偶尔 SSAs 可见特殊的嗜酸性改变。黏液可能增多或减少,某些区域可出现类似于胃小凹上皮样的黏液分泌。和 HPs 相反,神经内分泌细胞很少,彼此相隔甚远,胶原带通常很薄。部分息肉可能发展成普通的低级别异型增生(以前称为 MHAPs),以免疫组化染色缺乏 MMR 蛋白(MLH1、PMS2)表达为特征。如前述,SSAs 常有 BRAF 基因突变的激活,影响细胞凋亡,因此上皮细胞于基底膜处累积,形成息肉特征性的锯齿状区域。这些改变是下列两种病变的前驱病变:① 伴 MSI 的结直肠癌;② MSS 结直肠癌,伴 CpG 岛甲基化。有人认为这些病例相当于 HNPCC 的散发病例。MLH1 的表达缺失(通过启动子甲基化而不是 MMR 基因胚系突变)见于有细胞学异型增生的区域[17],而无异型性的 SSA/息肉则未见上述改变,因此散发性和综合征性病例其分子学改变不如传统的腺瘤和 FAP 一致。锯齿状息肉的 Wnt 通路的分子生物学研究发现,大部分的 SSAs 与 HPs 相比较显示 β-连环蛋白(β-catenin)的异常核表达和 CDX-2 表达的减

少[18,19]。异常核 β-catenin 标记总是见于有 *BRAF* 激活突变的病变,且与肿瘤的进展有关,可见于 100%伴异型增生的 SSAs 中[19]。综合以上发现,Yachida 等[19]推测 Wnt 途径的激活是 SSAs 伴肿瘤性进展(异型增生)的一个特征。

(三)经典型锯齿状腺瘤

TSAs(文献中也称为锯齿状腺瘤)主要发生于远端结肠。其特征是复杂的绒毛状结构,隐窝失去与黏膜肌层的极向,称之为"异位隐窝形成(ECF)",这是 TSAs 定义中的特征,这一特征有助于鉴别 SSA、HP 和 TSA[20]。除了异位的隐窝,TSAs 还有特征性的上皮细胞,即胞质丰富致密、嗜酸性、细胞核呈雪茄形、缺乏管状腺瘤中核异型性、缺乏核大、核仁明显和凋亡这些改变。通常认为 TSA 也是结直肠癌的一种癌前病变。*KRAS* 突变和 CpG 岛甲基化[21]也是 TSA 的特征。不同于 SSAs,TSA 缺乏 MSI。

(四)处理原则

如何处理不同类型的锯齿状息肉,主要的临床问题是如何处理没有完全切除的息肉,经直肠镜或乙状结肠镜检发现病变后,是否需要行结直肠息肉切除术,是否需要长期内镜检查随访,目前已经有了腺瘤的治疗指南,但是尚缺乏针对锯齿状息肉家族的治疗指南。Batts 等人建议如下处理:① 小的(<1 cm)、普通外观的 HPs:按通常原则处理。② 大的(≥1 cm)、形态类似 HPs 的外观普通的锯齿状息肉:最佳方式是内镜下息肉完全切除,但是如果息肉不能经内镜完全切除,封闭式内镜随访比开放式切除术更可取,只有病变很大或内镜下很令人担忧才行切除术。和腺瘤相似,需要长期监测的情况还不太清楚,目前一般认为,在没有更好的监测标准适用之前,不定期的随访具有合理性。③ 小的(<1 cm)SSAs:建议完整的内镜下息肉切除。如果乙状结肠镜或直肠镜下看见病变,鉴于 SSAs 多发倾向且常与右半结肠癌相关,建议进一步的结肠镜检查。考虑到这类病变可能占锯齿状息肉高达 25%及形态重复性较差,长期随访是否必要或值得提倡尚不能确定。④ 大的(≥1 cm)SSAs 或伴异型增生的

SSAs:需要内镜下完整切除息肉,但因为这些息肉无蒂,病变的边界不清,组织学也不肯定,所以常不能确定内镜下切除是否充分。如果切除不完全,需要内镜随访减瘤,也可考虑部分肠段切除。对于内镜下令人担忧的病变,某些病例需要部分肠切除。⑤ TSAs:分子水平上与传统的腺瘤相同,TSAs 中异型的上皮提示应按传统腺瘤的指南处理。

四、其 他

(一)恶性息肉

"恶性息肉"是指含有浸润性癌的腺瘤,无论浸润性癌的数量多少。浸润性癌则定义为突破黏膜肌层进入黏膜下层的肿瘤。根据定义,恶性息肉不包括有上皮内癌和黏膜内癌的腺瘤,因为这些息肉生物学上不具有发生转移的潜能。包含侵袭性癌成分的息肉占所有腺瘤的 5%左右。腺瘤包含浸润性癌的发生率随息肉的大小而递增,大于 2 cm 的息肉 35%～53%发生浸润性癌。因此,任何直径>2 cm 的息肉都应怀疑其可能包含浸润性癌的成分。如果技术上可行,这类息肉建议完整切除而不要碎片状切除。切缘的检查对于明确肿瘤切除是否充分及离肿瘤最近切缘的情况非常必要,肿瘤最近切缘的评估也是预测肿瘤复发的最好参数。恶性息肉常含有仅仅通过内镜息肉切除就可治愈的早期癌(病理分期为 pT1)[22],但根据文献报道,仅进行内镜下息肉切除术治疗的恶性息肉预后不良(如淋巴结转移或残存癌的局部复发)者占 0～20%。病理学评估对确定息肉的癌残留或复发的高风险性至关重要,某种程度上后续的临床处理基于上述结果。已知的与肿瘤进展高危因素相关的组织病理学参数如下。

(1)肿瘤分级为高级别,包括低分化腺癌、印戒细胞癌、小细胞癌或未分化癌[23,24]。

(2)肿瘤距边缘≤1 mm(部分作者建议≤2 mm)(注:灼烧的组织收缩牵拉正常组织可以导致切缘呈假阳性印象)。

(3)肿瘤累及小(薄壁)脉管,可疑为淋巴管

受侵。

如果出现一项或更多项上述特征，内镜息肉切除术后出现不良后果的风险估计为 10%～25%。因此，如果在病理检查中发现这些高风险因子的一项或多项，可能提示需进一步治疗。最佳治疗方案的制订要根据个体的差异，受累肠段的切除、局部切除（如低位直肠病变经肛门切除），或放疗均可以考虑。在缺乏高危特征的情况下，很少有预后不良，单纯内镜息肉切除术即可治愈。

（二）反应性病变/炎性息肉/假性息肉

炎性息肉由反应性上皮、炎性肉芽组织及纤维组织以不同比例构成，形态常与幼年性息肉相似。炎性息肉见于多种慢性炎性病变，包括慢性炎性肠病（溃疡性结肠炎、Crohn 病）、憩室炎、血吸虫病[25,26]。黏膜脱垂性改变/孤立性直肠溃疡综合征/深在性囊性结肠炎，可形成息肉、肿块、糜烂、溃疡等，组织学特征为拉长的扭曲退变腺体，周围平滑肌纤维包绕，同时可伴有炎性肉芽组织与间质纤维化和埋陷的黏膜腺体。病变也可发生于其他脱垂部位，如结肠造口术的吻合口。一方面，其组织学特征（假浸润）可与浸润性腺癌混淆，是误诊的重要因素[27-30]。另一方面，黏膜脱垂变化也可在肿瘤性病变的表面黏膜发生。

第三节　炎症性肠病相关的癌前病变

慢性肠炎相关性结直肠癌的自然病程及形态学与普通腺瘤不同。溃疡性结肠炎、Crohn 病发病 8～10 年后患病风险增加，在疾病开始就广泛累及结直肠，尤其是全结肠炎者最高。

一、溃疡性结肠炎

溃疡性结肠炎患者发生结直肠癌的风险为一般人群的 20 倍[31]，发生结直肠癌的年龄也比一般人群提前约 20 年，其结直肠癌的平均发病年龄为 40～45 岁。溃疡性结肠炎发生结直肠癌的危险因素主要是发病年龄、病程和病变范围。病程越长，结直肠癌的发病率越高。Deveroede 等报道了 396 例溃疡性结肠炎患者，10 年、20 年和 40 年内发生结直肠癌的比例分别为 3%、20% 和 43%。溃疡性结肠炎的发病年龄越早，结直肠癌的发病率越高，可能与其病程较长有关。溃疡性结肠炎病变范围越广，发生结直肠癌的机会也越大。

UC 相关性结直肠癌常为多发、平坦、浸润性，类型为黏液型或印戒细胞癌。UC 或 Crohn 病继发性癌几乎都是低级别管状腺癌，腺体高分化使诊断较困难[32,33]。癌由低级别-高级别异型增生发展而来，大体表现不尽相同，与炎症导致的上皮反应性改变很难区分。平坦性病变用染色内镜可以识别，但一般内镜非常困难[34]。异型增生相关性病变或肿物（dysplasia association lesion or mass，DALM）表现为息肉、斑块或在炎症中呈细天鹅绒样，因此需广泛活检取样。DALM 与癌相关性很强，是进行结肠切除的指标[35]。息肉切除足以治疗散发性腺瘤，但肠炎相关性异型增生与散发性腺瘤鉴别有时很困难[36,37]。

二、Crohn 病

Crohn 病患者发生结直肠癌的机会也高于一般人群，为后者的 4～20 倍。有报道显示 Crohn 病患者 22 年后癌变率为 9%。Crohn 病患者发生结直肠癌的年龄为 45～55 岁，较溃疡性结肠炎晚，但仍比一般人群提前 10～15 年。由于溃疡性结肠炎和 Crohn 病病变广泛，故发生结直肠癌时多发者较为常见，可高达 10%～30%，高于一般的结直肠癌。与 UC 一样，长期患病与发病年龄低是危险因子。Crohn 病与 UC 继发性癌的特点相似[38]，肛旁瘘管内腺癌以及肛门黏膜的鳞状细胞癌发病率增高[39]。

三、炎性疾病中异型增生

炎性疾病中异型增生的分级标准自1983年建立以来[40]沿用至今(表5-2)[41]。目前,在溃疡性结肠炎中,异型增生分为低级别和高级别,难以明确的病例诊断为"分级不明确的异型增生"。从本质上来说,除了部分病例有显著的活动性炎症以外,这些改变与发生于其他部位的病变表现相似,因此,对低级别异型增生做出明确的诊断常有困难。诊断低级别异型增生要求有延伸到黏膜表面的核的改变,但核没有失去极性;相反,高级别异型增生的黏膜表面核的极性消失。有作者已经报道了关于利用辅助检查尝试进行诊断[42,43],由于HE染色片依然是评价异型增生的主要方法,这些辅助检查在日常工作实践中的用途有限。

表 5-2 溃疡性结肠炎分级标准的共识

特征/诊断	无异型增生	异型增生不确定	低级别异型增生	高级别异型增生	癌
表面成熟	+	不完全	—	—	—
结构	完整	完整或轻度改变	完整到轻度改变	完整到显著改变	任何结构伴促结缔组织生成
细胞学	正常或反应性或修复性	轻度或局灶明显的非典型性伴炎症或溃疡;明显的非典型性局限于隐窝内,但黏膜表面成熟;轻度非典型性而大多数分化成熟	灶性到弥漫性的轻、中度非典型性,但核的极性保持	灶性到弥漫性的明显非典型性,大多数失去核的极性	轻度或明显的异型性
其他	—	缺乏表面上皮,影响表面成熟的判定	细胞核可能占据上皮细胞全层,但仍属于低级别	细胞核不一定延伸到上皮细胞全层的一半以上	

一些文献支持对有任何程度的异型增生的病例行结肠切除术。其他学者则建议平坦黏膜中有高级别异型增生时行切除术。后者的理论依据源于一些研究表明低级别异型增生的病例发生进展的风险较低[44]。美国胃肠病理协会(AGA)推荐按照个体化原则来处理平坦型低级别异型增生的病例,需经过患者、胃肠病医生及结直肠外科医生之间的详细讨论。该协会还建议由GI病理方面有相当经验的医生复核每例诊断为异型增生的病例[45]。

炎症性肠病中的息肉状、隆起性病变给病理医生提出了诊断性问题,常见的问题是:该息肉是炎症性肠病合并散发性腺瘤?或者是异型增生相关的病变或肿块(DALM)?这个答案需要根据息肉的大体和镜下特点及其周围平坦黏膜的形态来回答。发生在肠道未受炎症影响(无炎症的)部位的腺瘤可以诊断为散发性腺瘤。发生在炎症区域的病变可能是散发性腺瘤或是DALM。简言之,如果息肉是孤立的、边界清楚、或带蒂的(腺瘤样),内镜下可以完整切除,应当行单纯息肉切除术并持续监测,只要息肉周围的平坦黏膜没有异型增生即可[46]。如果内镜下病变呈非腺瘤样:边界不清、不规则的片状黏膜增厚区、无明显的蒂或简单来说,不易完整内镜切除,那么应该考虑结肠切除术,因为这种病变的恶变率较高[47]。

四、血吸虫病和结直肠癌的关系

过去研究认为两者关系密切。支持的证据包括:① 血吸虫病流行地区的结直肠癌的发病率高于非流行地区:20世纪70年代在中国血吸虫病流行地区浙江省嘉善县进行的25岁以上的人群普查研究显示,结直肠癌的患病率为44.19/10万,而同期在非血吸虫病流行地区吉林省进行的普查,结直肠癌的患病率仅2.67/10万;② 合并血吸虫病的结直肠癌患者发病年龄低于未合并血吸虫病者;③ 血吸虫病合并结直肠癌时,癌多见于血吸虫息肉的底部和侧面;④ 血吸虫病合并结直肠癌时,癌组织周围可见多发的陈旧性、钙化的血吸虫虫卵。但也有不支持的证据:如上述浙江嘉善地区近20

年来已基本消灭了血吸虫病的严重流行现象,但该地区的结直肠癌的发病率未见明显降低。迄今为止未能从血吸虫卵中分离出任何致癌物质。一般认为慢性血吸虫病由于虫卵对结肠黏膜的长期刺激可能参与诱发癌的发生,但可能只是一个协同促进因素,单纯的血吸虫感染并不能诱发结直肠癌。

第四节　其他相关病变的癌前病变

一、Lynch 综合征

Lynch 综合征(遗传性非息肉病性结直肠癌,HNPCC)是由 DNA 错配修复基因(*MMR*)缺陷造成的常染色体显性遗传病。其特点是病变是结直肠癌、子宫内膜癌以及其他部位的癌。DNA *MMR* 基因突变携带者一生都具有发展成癌的风险,包括结直肠癌(10%~53%)、子宫内膜癌(15%~44%)及其他癌(<15%)。罹患癌的风险取决于性别、基因型与环境因素。结直肠癌发病较早,平均年龄45~50岁,约2/3患者位于近端结肠。18%的患者同时或异时发生结直肠癌[48]。Lynch 综合征患者发生腺瘤的年龄较小,绒毛状成分比例及异型增生程度较一般人群高[49,50]。Lynch 综合征发病率、诊断标准和临床病理特点参见"遗传性结直肠癌"章节。

二、家族性腺瘤性息肉病

家族性腺瘤性息肉病(familial adenomatous polyposis,FAP):为常染色体显性遗传性疾病,特点是结直肠内存在成百上千的腺瘤性息肉,如不及时治疗,35 岁以前约3/4 癌变,至 50 岁以后几乎全部发展为癌[51,52]。胃底腺息肉与十二指肠及小肠腺瘤也常出现。FAP 由 *APC* 基因发生胚系突变引起,此基因位于 5 号染色体长臂(5q21-22)[53]。

FAP 发病率、诊断标准和临床病理特点参见"遗传性结直肠癌"章节。FAP 腺瘤和癌在组织学上与散发性病例相同,恶变率取决于大小及其比例。小肠息肉发病较结直肠息肉晚 10 年。随着时间推移,腺瘤的大小和数量增多,患十二指肠癌或壶腹旁癌的风险为 4%~10%[54]。对于已经行预防性结直肠切除术的患者来说,壶腹部癌和壶腹旁区腺癌是主要致死原因之一[55]。空回肠极少发生腺瘤,进行预防性结直肠切除术后,回肠腺瘤的发生率超过 50%[56]。

三、Garden 综合征

Gardner 综合征为 Gardner 和 Richard 1953 年首先报道,也是一种遗传性疾病。它的临床特征是除结直肠息肉病外,还可并发以下各种情况:① 腺瘤:除大肠有多发腺瘤外,胃及小肠也可见到,腺瘤发生可较迟,甚至 30~40 岁才出现。② 骨瘤病:良性骨瘤或外生性骨疣,多见于颅面骨骼,尤以上、下颌骨多见。③ 皮肤软组织肿瘤:常为多发性,位于皮肤或皮下,如表皮样囊肿、纤维瘤、神经纤维瘤,尤以位于腹部手术瘢痕处多见,此外腹部手术时尚可见到肠系膜纤维瘤。

四、MUTYH 相关息肉病

MUTYH 相关息肉病(MAP)属于常染色体隐性遗传,以发生多量组织学类型不同的结直肠息肉为特征,具有恶变潜能。2002 年首次被报道[57],目前完整的 MUTHY 相关表型谱及与 *MUTHY* 基因突变相关的风险估计尚在不断研究中,许多问题还存在争议。

五、幼年性息肉及幼年性息肉病

幼年性息肉又名先天性息肉、潴留性息肉或幼年性腺瘤,常见于幼儿,但成人亦可见,大多在 10 岁以下,70% 以上为单个,但亦可为多个(一般为 3~4 个),60% 发生于距肛门直肠 10 cm 以内。息肉外观多呈圆形球状,有蒂,表面光滑,粉红色,表面可见糜烂,有污秽渗出物被覆,切面可见大小不等潴留性囊腔,充以黏液,镜下表现为腺管排列分散,有腺管高度扩大成囊,内衬扁平上皮,内有脱落上皮及炎症细胞等,间质丰富,有大量炎症充血。

自 1975 年以来幼年性息肉病被大家认识[58],其诊断标准包括:① 结直肠超过 5 个的幼年性息肉;② 幼年性息肉遍布整个胃肠道;或③ 有幼年性息肉病家族史的有任何数量的幼年性息肉。西方国家幼年性息肉病的发病率为 0.5/10 万~1/10 万。可发生于胃肠道各段,可达 25~40 个或更多。表现为不易辨认的小息肉或有长蒂的大息肉,患结直肠癌、胃癌、十二指肠癌、胰胆管癌的风险增高。此外,幼年性亚型的息肉是几种遗传综合征[59-61]的组成部分。这些综合征包括经典的幼年性息肉病、Cowden 综合征和 Bannayan-Riley-Ruvalcaba 综合征。综合征中活检的幼年性息肉,较小者与典型的散发性息肉相同。然而,较大者上皮的数量与基质相比相对增加,呈多分叶状结构,叶片圆形或指状突起,并且更可能表现为真正的异型增生。综合征性幼年性息肉病比散发者更容易见到异型增生。在早期的研究中,12% 的幼年性息肉病伴异型增生/肿瘤形成,5% 的患者进行了癌切除。在约翰霍普金斯大学过去 10 年的资料中,约 100 例幼年性息肉病有 25% 的病例息肉伴有异型增生,约 6% 的病例有相关性癌[62]。

六、 Cronkhit Canada 综合征

Cronkhite-Canada 综合征的特征是弥漫的息肉病伴少见的外胚层异常,包括脱发、指甲营养不良及皮肤过度色素沉着。多见于欧洲人和亚洲人,平均发病年龄为 59 岁。全世界的 Cronkhite-Canada 综合征已有几百例报道,其中 75% 发生于日本。男女发病比例为 3:2。常有潜在的致命性并发症,如营养不良、胃肠道出血和感染,报道的病死率已高达

60%。已知本病为非家族性、非遗传缺陷性病变。

最常见的症状包括腹泻、体重减轻、恶心、呕吐、味觉减退和厌食,感觉异常、惊厥和手足抽搐(似与电解质异常有关)也有报道。指甲营养不良——变薄、断裂和从指甲床剥离——为典型的指甲特征。可有头皮和体部毛发脱落。皮肤弥漫性色素沉着,表现为由浅棕色到深棕色的斑块,最常见于四肢、面部、手掌、脚掌和颈部。皮肤活检显微镜下可见异常增多的黑色素沉积,伴或不伴有黑色素细胞的增生。

Cronkhite-Canada 综合征以遍布整个胃肠道的弥漫性息肉为其鉴别特征,且食管息肉稀少也为其特点。Cronkhite-Canada 综合征的息肉是否具有恶性潜能仍存在争议。

Cronkhite-Canada 综合征可伴发多种并发症,从而导致预后不良。这些并发症包括潜在的致命性胃肠道出血、肠套叠和脱垂。电解质异常、脱水、蛋白质丢失性肠病,及其他由于吸收不良导致的营养缺乏可以使疾病过程变得更为复杂。Cronkhite-Canada 综合征易发生反复感染,但是否与营养不良有关或者是原发的免疫缺陷尚不清楚。

Cronkhite-Canada 息肉的特点是无蒂的广基,固有层扩张、水肿,以及腺体囊性扩张[63]。已发现幼年性息肉病也有相似的特征。据报道,唯一鉴别 Cronkhite-Canada 息肉和结肠幼年性息肉病的特征是后者有蒂生长,而其发生于胃则没有这一特点。因此,Cronkhite-Canada 息肉的诊断,尤其是胃的息肉,需要结合综合征的特征性的外胚层表现。此外,如果内镜活检取了息肉间的平坦黏膜,幼年性息肉病的平坦黏膜正常,而 Cronkhite-Canada 综合征的平坦黏膜则有异常。发现异型增生性改变支持幼年性息肉病,因为基本上未见过 Cronkhite-Canada 息肉有异型增生的病例。

七、 Peutz-Jeghers 息肉

Peutz-Jeghers 息肉为错构瘤性质,可发生于胃肠道任何部位。虽认为系非新生物性,但仍可癌变。Peutz-Jeghers 综合征是一种少见的家族性疾病[64],又称黑斑息肉病。其临床特点为口腔黏膜、

口唇、口周、肛周及双手指、掌、足底有斑点色素沉着并伴胃肠道多发息肉,为一常染色体显性遗传病,30%～35%的患者有家族史,息肉分布的部位可从胃到直肠的任何部位,以空肠及回肠最多见,约1/3病例累及结直肠,1/4累及胃。

临床表现:特有的色素斑为本病的重要特征,患者常有肠梗阻表现,如不明原因的腹痛、脐周阵发性腹痛、可自行消失的慢性腹痛等。腹泻和便血亦为常见症状。

治疗与预后:以往认为错构瘤很少癌变,故提出具有以下适应证时才行手术切除:① 肠套叠伴肠梗阻;② 反复大量胃肠道出血;③ 伴发作性腹绞痛。手术的目的主要为解除临床症状,但近年来癌变病例的报道日益增多,癌变率为2%～13%。病变以部位特异的(结肠)黏膜和分支状的平滑肌束为特征。因为结肠黏膜脱垂很常见,仅仅根据结肠息肉即诊断 Peutz-Jeghers 综合征有困难,有时结肠病例仅在有临床病史时才可能诊断。总体上 Peutz-Jeghers 息肉不同于脱垂性息肉的特征是平滑肌束分割黏膜带呈杂乱分布,而脱垂性息肉则以纤细的平滑肌束取代固有层、单个隐窝内陷为特征。小的表浅组织不可能明确区分这两类息肉。极少数病例有异型增生。有资料表明,即使是单个的"散发性" Peutz-Jeghers 息肉也可能有 Peutz-Jeghers 综合征相关的恶变危险,这种孤立的病例是一种例外[65]。该综合征有患乳腺癌和胰腺癌的风险,以及女性(宫颈恶性腺瘤和卵巢环状小管性索肿瘤)和男性生殖道肿瘤(睾丸支持细胞肿瘤)的风险。该综合征有80%～94%的病例与受累基因 LKB/STK11 的突变/缺失有关。根据 John Hopkins 医院约翰霍普金斯的材料,黑斑息肉病发展为癌的风险为一般人群的18倍。由于可能癌变,故主张终身监测,并摘除可触及的息肉[62]。

八、Cowden 息肉

Cowden 综合征中遇到的息肉与典型的幼年性息肉病的特异性相比其特征不明显。如前面所述,Cowden 综合征是一种最常见的 PTEN(phosphate and tensin homolog gene on chromosome 10,第10号染色体缺失的磷酸酶及张力蛋白同源的基因)突变相关的错构瘤综合征。典型者出现皮肤外毛根鞘瘤和角化病。患者患甲状腺癌、乳腺癌和子宫内膜癌的风险增加。消化道息肉病常见,可见大量息肉(>50个)。当胃肠道有非特异性炎性息肉而之前无黏膜损伤时,病理医生应考虑本病的可能性。梅奥诊所的一项临床研究包括13例行结肠镜检查的 Cowden 综合征病例,这些病例患有错构瘤性息肉、炎性/幼年性息肉、节细胞神经瘤及腺瘤,其中2例有腺癌[66]。这些病例中大多数有3种类型或更多类型的息肉。

九、增生性息肉病/锯齿状息肉病

"锯齿状息肉病"这一名词比"增生性息肉病"更好,因为在此情况下 SSA 更常见。WHO 对诊断锯齿状息肉病综合征的定义如下[2]:有20个或更多的锯齿状息肉(任何大小)遍布结肠,或至少有5个锯齿状息肉位于乙状结肠近端,其中2个或更多息肉>10 mm,或一级亲属患有锯齿状息肉病的患者出现任何大小的锯齿状息肉。

已发现两种临床类型:Ⅰ型出现多发性 SSA/P 可能性更大一些,更靠近结肠近端[67];Ⅱ型表现为大量体积小(常为5 mm 或更小)的典型的增生性息肉遍布结肠。Ⅰ型确有癌变风险。

第五节　肛管癌的癌前病变

绝大部分肛门鳞状上皮内瘤变(anal squamous intraepithelial neoplasia)与宫颈的上皮内瘤变相似,与通过性传播的多种 HPV 亚型感染有关,现已假定肛门鳞状上皮内肿瘤为浸润性鳞状细胞癌的癌前病变,见表 5-3。

表 5-3　肛门区活检中的鳞状上皮前驱病变

病变类型	临 床 表 现	HPV 类型	组 织 学 表 现	生 物 学 行 为
尖锐湿疣	外生性"生殖器疣",菜花状病变	6、11	外生性病变伴显著的表面病毒感染细胞学改变	向恶性转化,几乎不能消退
肛门上皮内肿瘤	一般不明显或与肛门移行区一样呈斑块样(齿状线区),与 HIV 感染人群相似	16、18 及其他类型	不同程度的核极性及复层化消失;核多形性及深染,上皮内核分裂数增多。目前使用两级分类系统(高级别和低级别)	进展为癌的风险低,但是不确定;HIV 感染的患者,约有 20% 2 年内从 LSIL 进展为 HSIL
Bowen 病	肛周皮肤红棕色斑块,常累及肛门管	16、18 及其他类型	全层异型增生伴核杂乱分布、成熟度不一、全层可见核分裂象、角化不良、有时累及皮肤附件	报道有 2%～6% 的患者进展为癌

注:HPV:人乳头状瘤病毒;HIV:人类免疫缺陷病毒;LSIL:低级别鳞状上皮内病变;HSIL:高级别鳞状上皮内病变。

肛门鳞状上皮内病变的组织学改变与宫颈的鳞状上皮内病变非常相似,HPV 亚型也与宫颈病变相同。肛门的上皮内肿瘤分为 AIN(肛门上皮内肿瘤)Ⅰ、AINⅡ、AINⅢ,目前来讲,和宫颈一样,大部分观察者将其分为低级别病变和高级别病变,将 AINⅡ归为高级别病变。最为常见的是,HPV16 和 HPV6 分别与高级别及低级别病变相关[68]。AIN 有时与修复性病变难以鉴别,此时,p16 标记有时有助于诊断。p16 是一种细胞周期依赖性激酶抑制剂,p16 的过表达与 HPV 感染有关。Lu 等的研究显示 29 例肛门直肠区的鳞状细胞癌均表达 p16(100%),瘤细胞表现为强而弥漫的核着色(伴有部分细胞质阳性)。所有的病例都能检测到 HPV DNA,其中 25 例(86%)为 HPV16。这一结果及其他研究者[69]的结果均表明 p16 的过表达一般与高危型 HPV 有关,p16 可作为鉴别携带 HPV DNA 的鳞状细胞癌的有用标记

物。弥漫强 p16 阳性时支持异型增生,但敏感性和特异性欠佳,同时做 ki-67 有助于诊断。目前治疗 AIN 的方法包括电凝术、红外线凝结法、5% 的咪喹莫特乳膏免疫疗法及外科手术切除。

Bowen 病是以人名命名的用于肛缘(是指临床医生可以看见的外侧部分,不同于移行区、肛管内及齿状线的部位)鳞状细胞原位癌的名词,病变大体上表现为褐色的斑块。也就是说,Bowen 病本质上是发生于肛周皮肤的原位癌。Bowen 病的组织学表现为全层的异型增生,伴有核的排列紊乱,无成熟规律、全层可见核分裂象、角化不全,有时延伸至皮肤附属器(毛囊皮脂腺单位)。和 AIN 相同,Bowen 病与 HPV 感染密切相关,该病比 AIN 更有可能进展为浸润性癌。

(杜祥　黄丹)

◇ 参 ◇ 考 ◇ 文 ◇ 献 ◇

[1] Hamilton S, Aaltonen L. World health organization classification of tumors. Pathology and genetics of tumors of the digestive system[M]. Lyon:IARC Press,2000.

[2] Bosman FT, Carneiro F, Hruban RH, et al. WHO classification of tumors of the digestive system[J]. World Health Organization,2010.

[3] Cho NL, Redston M, Zauber AG, et al. Aberrant crypt foci in the adenoma prevention with celecoxib trial[J]. Cancer Prevention Research,2008,1(1):21-31.

[4] Gupta AK, Schoen RE. Aberrant crypt foci:are they intermediate endpoints of colon carcinogenesis in humans?[J]. Current Opinion in Gastroenterology,2009,25(1):59-65.

[5] Lance P, Hamilton SR. Sporadic aberrant crypt foci are not a surrogate endpoint for colorectal adenoma prevention[J]. Cancer Prevention Research,2008,1(1):4-8.

[6] Shi C, Scudiere JR, Cornish TC, et al. Clear cell change in colonic tubular adenoma and corresponding colonic clear cell adenocarcinoma is associated with an altered mucin core protein profile[J]. Am J Surg Pathol,2010,34(9):

1344 - 1350.

[7] Sarlin JG，Mori K. Morules in epithelial tumors of the colon and rectum[J]. Am J Surg Pathol，1984，8(4)：281 - 285.

[8] Lambert R，Kudo SE，Vieth M，et al. Pragmatic classification of superficial neoplastic colorectal lesions[J]. Gastrointest Endosc，2009，70(6)：1182 - 1199.

[9] Park DH，Kim HS，Kim WH，et al. Clinicopathologic characteristics and malignant potential of colorectal flat neoplasia compared with that of polypoid neoplasia[J]. Dis Colon Rectum，2008，51(1)：43 - 49；discussion 49.

[10] Shih IM，Wang TL，Traverso G，et al. Top-down morphogenesis of colorectal tumors[J]. Proc Natl Acad Sci U S A，2001，98(5)：2640 - 2645.

[11] Pascal RR，Hertzler G，Hunter S，Goldschmid S. Pseudoinvasion with high-grade dysplasia in a colonic adenoma. Distinction from adenocarcinoma[J]. Am J Surg Pathol，1990，14(7)：694 - 697.

[12] Winawer SJ，Zauber AG，Fletcher RH，et al. Guidelines for colonoscopy surveillance after polypectomy：a consensus update by the US Multi-Society Task Force on Colorectal Cancer and the American Cancer Society[J]. Gastroenterology，2006，130(6)：1872 - 1885.

[13] Sobin L，Gospodarowicz M，Wittekind C. International Union Against Cancer TNM Classification of Malignant Tumors[M]. 7th ed. Lyon：Wiley-Blackwell，2009.

[14] S Edge，D Byrd，C Compton，A Fritz. AJCC Cancer Staging Manual[M]. 7th ed. New York：Springer，2010.

[15] Kambham N，Troxell M，Longacre TA. Multinucleated epithelial giant cells in colorectal polyps：a potential mimic of viropathic and/or dysplastic changes[J]. Am J Surg Pathol，2005，29(7)：912 - 919.

[16] Spring KJ，Zhao ZZ，Karamatic R，et al. High prevalence of sessile serrated adenomas with BRAF mutations：a prospective study of patients undergoing colonoscopy[J]. Gastroenterology，2006，131(5)：1400 - 1407.

[17] Sheridan TB，Fenton H，Lewin MR，et al. Sessile serrated adenomas with low- and high-grade dysplasia and early carcinomas：an immunohistochemical study of serrated lesions "caught in the act"[J]. Am J Clin Pathol，2006，126(4)：564 - 571.

[18] Wu JM，Montgomery EA，Iacobuzio-Donahue CA. Frequent beta-catenin nuclear labeling in sessile serrated polyps of the colorectum with neoplastic potential[J]. Am J Clin Pathol，2008，129(3)：416 - 423.

[19] Yachida S，Mudali S，Martin SA，et al. Beta-catenin nuclear labeling is a common feature of sessile serrated adenomas and correlates with early neoplastic progression after BRAF activation[J]. Am J Surg Pathol，2009，33(12)：1823 - 1832.

[20] Torlakovic EE，Gomez JD，Driman DK，et al. Sessile serrated adenoma (SSA) vs. traditional serrated adenoma (TSA)[J]. Am J Surg Pathol，2008，32(1)：21 - 29.

[21] O'Brien MJ，Yang S，Mack C，et al. Comparison of microsatellite instability，CpG island methylation phenotype，BRAF and KRAS status in serrated polyps and traditional adenomas indicates separate pathways to distinct colorectal carcinoma end points[J]. Am J Surg Pathol，2006，30(12)：1491 - 1501.

[22] Cooper HS. Pathologic issues in the treatment of endoscopically removed malignant colorectal polyps[J]. J Natl Compr Canc Netw，2007，5(9)：991 - 996.

[23] Lewin MR，Fenton H，Burkart AL，et al. Poorly differentiated colorectal carcinoma with invasion restricted to lamina propria (intramucosal carcinoma)：a follow-up study of 15 cases[J]. Am J Surg Pathol，2007，31(12)：1882 - 1886.

[24] Shia J，Klimstra DS. Intramucosal poorly differentiated colorectal carcinoma：can it be managed conservatively? [J]. Am J Surg Pathol，2008，32(10)：1586 - 1588；author reply 1588 - 1589.

[25] Yada S，Matsumoto T，Kudo T，et al. Colonic obstruction due to giant inflammatory polyposis in a patient with ulcerative colitis[J]. J Gastroenterol，2005，40(5)：536 - 539.

[26] Yosry A. Schistosomiasis and neoplasia [J]. Contrib Microbiol，2006，13(81 - 100).

[27] Tanizawa T，Seki T，Nakano M，Kamiyama R. Pseudoinvasion of the colorectal polypoid tumors：serial section study of problematic cases[J]. Pathol Int，2003，53(9)：584 - 590.

[28] Singh B，Mortensen NJ，Warren BF. Histopathological mimicry in mucosal prolapse[J]. Histopathology，2007，50(1)：97 - 102.

[29] Ortega AE，Klipfel N，Kelso R，et al. Changing concepts in the pathogenesis，evaluation，and management of solitary rectal ulcer syndrome[J]. Am Surg，2008，74(10)：967 - 972.

[30] Edden Y，Shih SS，Wexner SD. Solitary rectal ulcer syndrome and stercoral ulcers[J]. Gastroenterol Clin North Am，2009，38(3)：541 - 545.

[31] Gyde SN，Prior P，Allan RN，et al. Colorectal cancer in ulcerative colitis：a cohort study of primary referrals from three centres[J]. Gut，1988，29(2)：206 - 217.

[32] Levi GS，Harpaz N. Intestinal low-grade tubuloglandular adenocarcinoma in inflammatory bowel disease[J]. Am J Surg Pathol，2006，30(8)：1022 - 1029.

[33] Ullman T，Odze R，Farraye FA. Diagnosis and management of dysplasia in patients with ulcerative colitis and Crohn's disease of the colon[J]. Inflamm Bowel Dis，2009，15(4)：630 - 638.

[34] Chambers WM，Warren BF，Jewell DP，Mortensen NJ. Cancer surveillance in ulcerative colitis[J]. Br J Surg，2005，92(8)：928 - 936.

[35] Loddenkemper C. Diagnostic standards in the pathology of inflammatory bowel disease[J]. Dig Dis，2009，27(4)：576 - 583.

[36] Loffeld RJ. Colorectal adenomas in patients presenting with inflammatory bowel disease[J]. Neth J Med，2009，67(1)：21 - 24.

[37] van Schaik FD，Offerhaus GJ，Schipper ME，et al. Endoscopic and pathological aspects of colitis-associated dysplasia[J]. Nat Rev Gastroenterol Hepatol，2009，6(11)：671 - 678.

[38] Sigel JE，Petras RE，Lashner BA，et al. Intestinal adenocarcinoma in Crohn's disease：a report of 30 cases with a focus on coexisting dysplasia[J]. Am J Surg Pathol，1999，23(6)：651 - 655.

[39] Ky A，Sohn N，Weinstein MA，Korelitz BI. Carcinoma arising in anorectal fistulas of Crohn's disease [J]. Dis Colon Rectum，1998，41(8)：992 - 996.

[40] Riddell RH，Goldman H，Ransohoff DF，et al. Dysplasia in inflammatory bowel disease：standardized classification with provisional clinical applications [J]. Hum Pathol，1983，14(11)：931 - 968.

[41] Ordas I，Rimola J，Garcia-Bosch O，et al. Diagnostic

accuracy of magnetic resonance colonography for the evaluation of disease activity and severity in ulcerative colitis: a prospective study[J]. Gut, 2013, 62(11): 1566 – 1572.

[42] Stenling R, Lindberg J, Rutegard J, Palmqvist R. Altered expression of CK7 and CK20 in preneoplastic and neoplastic lesions in ulcerative colitis[J]. APMIS, 2007, 115(11): 1219 – 1226.

[43] Dorer R, Odze RD. AMACR immunostaining is useful in detecting dysplastic epithelium in Barrett's esophagus, ulcerative colitis, and Crohn's disease[J]. Am J Surg Pathol, 2006, 30(7): 871 – 877.

[44] Befrits R, Ljung T, Jaramillo E, Rubio C. Low-grade dysplasia in extensive, long-standing inflammatory bowel disease: a follow-up study[J]. Dis Colon Rectum, 2002, 45(5): 615 – 620.

[45] Farraye FA, Odze RD, Eaden J, et al. AGA medical position statement on the diagnosis and management of colorectal neoplasia in inflammatory bowel disease[J]. Gastroenterology, 2010, 138(2): 738 – 745.

[46] Odze RD, Farraye FA, Hecht JL, Hornick JL. Long-term follow-up after polypectomy treatment for adenoma-like dysplastic lesions in ulcerative colitis[J]. Clin Gastroenterol Hepatol, 2004, 2(7): 534 – 541.

[47] Friedman S, Odze RD, Farraye FA. Management of neoplastic polyps in inflammatory bowel disease[J]. Inflamm Bowel Dis, 2003, 9(4): 260 – 266.

[48] Vasen HF. Clinical description of the Lynch syndrome [hereditary nonpolyposis colorectal cancer (HNPCC)][J]. Fam Cancer, 2005, 4(3): 219 – 225.

[49] Rijcken FE, Hollema H, Kleibeuker JH. Proximal adenomas in hereditary non-polyposis colorectal cancer are prone to rapid malignant transformation[J]. Gut, 2002, 50(3): 382 – 386.

[50] De Jong AE, Morreau H, Van Puijenbroek M, et al. The role of mismatch repair gene defects in the development of adenomas in patients with HNPCC[J]. Gastroenterology, 2004, 126(1): 42 – 48.

[51] Galiatsatos P, Foulkes WD. Familial adenomatous polyposis [J]. Am J Gastroenterol, 2006, 101(2): 385 – 398.

[52] Vasen HF, Moslein G, Alonso A, et al. Guidelines for the clinical management of familial adenomatous polyposis (FAP)[J]. Gut, 2008, 57(5): 704 – 713.

[53] Burt R, Neklason DW. Genetic testing for inherited colon cancer[J]. Gastroenterology, 2005, 128(6): 1696 – 1716.

[54] Lepisto A, Kiviluoto T, Halttunen J, Jarvinen HJ. Surveillance and treatment of duodenal adenomatosis in familial adenomatous polyposis[J]. Endoscopy, 2009, 41(6): 504 – 509.

[55] Spigelman AD, Williams CB, Talbot IC, et al. Upper gastrointestinal cancer in patients with familial adenomatous polyposis[J]. Lancet, 1989, 2(8666): 783 – 785.

[56] Beveridge IG, Swain DJ, Groves CJ, et al. Large villous adenomas arising in ileal pouches in familial adenomatous polyposis: report of two cases[J]. Dis Colon Rectum, 2004, 47(1): 123 – 126.

[57] Al-Tassan N, Chmiel NH, Maynard J, et al. Inherited variants of MYH associated with somatic G: C → T: A mutations in colorectal tumors[J]. Nat Genet, 2002, 30(2): 227 – 232.

[58] Stemper TJ, Kent TH, Summers RW. Juvenile polyposis and gastrointestinal carcinoma. A study of a kindred[J]. Ann Intern Med, 1975, 83(5): 639 – 646.

[59] Subramony C, Scott-Conner CE, Skelton D, Hall TJ. Familial juvenile polyposis. Study of a kindred: evolution of polyps and relationship to gastrointestinal carcinoma[J]. Am J Clin Pathol, 1994, 102(1): 91 – 97.

[60] Howe JR, Roth S, Ringold JC, et al. Mutations in the SMAD4/DPC4 gene in juvenile polyposis[J]. Science, 1998, 280(5366): 1086 – 1088.

[61] Aaltonen LA, Roth S. Direct Sequencing for Juvenile Polyposis Gene SMAD4/DPC4 Mutations[J]. Methods Mol Med, 2001, 50: 167 – 174.

[62] Montgomery EA, Voltaggio L. Biopsy interpretation of the gastrointestinal tract mucosa [B]. Wolters Kluwer, 2012.

[63] Burke AP, Sobin LH. The pathology of Cronkhite-Canada polyps. A comparison to juvenile polyposis[J]. Am J Surg Pathol, 1989, 13(11): 940 – 946.

[64] Westerman AM, Entius MM, de Baar E, et al. Peutz-Jeghers syndrome: 78 – year follow-up of the original family[J]. Lancet, 1999, 353(9160): 1211 – 1215.

[65] Burkart AL, Sheridan T, Lewin M, et al. Do sporadic Peutz-Jeghers polyps exist? Experience of a large teaching hospital[J]. Am J Surg Pathol, 2007, 31(8): 1209 – 1214.

[66] Stanich PP, Owens VL, Sweetser S, et al. Colonic polyposis and neoplasia in Cowden syndrome[J]. Mayo Clin Proc, 2011, 86(6): 489 – 492.

[67] Jass JR. Gastrointestinal polyposes: clinical, pathological and molecular features[J]. Gastroenterol Clin North Am, 2007, 36(4): 927 – 946, viii.

[68] Lobert PF, Appelman HD. Inflammatory cloacogenic polyp. A unique inflammatory lesion of the anal transitional zone[J]. Am J Surg Pathol, 1981, 5(8): 761 – 766.

[69] Kelly JK. Polypoid prolapsing mucosal folds in diverticular disease[J]. Am J Surg Pathol, 1991, 15(9): 871 – 878.

第六章
结直肠癌的预防

早在几千年前,《黄帝内经》中就提出"上医治未病,中医治欲病,下医治已病"的理论,重点强调了预防的重要性。

结直肠癌是欧美发达国家最常见的恶性肿瘤之一,发病率达到5%～6%[1-3]。在我国,结直肠癌发病率也呈现快速上升趋势,2010年在全国恶性肿瘤发病率中已经上升至第六位[4]。而在经济发达的城市和沿海地区,结直肠癌发病率上升更为显著,以上海为例,2010年结直肠癌发病率在男性仅次于肺癌排名第二位,达到56.35/10万;女性仅次于乳腺癌排名第二位,达到48.46/10万。截至2011年12月31日,上海市全市存活的恶性肿瘤患者270 085例,其中乳腺癌16.13%,结直肠癌以15.46%排名第二位[5]。这些数据,更加凸显出结直肠癌预防的重要意义。

美国的流行病学资料显示,结直肠癌的发病率和死亡率出现了平稳的下降趋势,研究提示可以将其主要归因于筛查普查等医疗行为的成果,加之致癌因素减少的部分贡献[6]。结直肠癌的预防因为其具有腺瘤-腺癌的发展特点,由早期腺瘤演变成临床确诊的结直肠癌预计需要大约10年的时间,而早期切除结直肠腺瘤也被证实能够明确地预防癌症的发生,因此结直肠癌的筛查才能具有如此显著的获益[7-10]。

同时,及时确认家族遗传性结直肠癌综合征和炎性肠病患者能够在另一层面帮助定义结直肠癌高危人群,也具有重要的预防价值[11,12]。

根据癌变过程的多阶段理论。结直肠癌的发生也经过启动(initiation)、促癌(promotion)和进展(progression)三个阶段。在形态上则表现为正常黏膜→增生→腺瘤形成→腺瘤癌变→浸润转移。如以家族性腺瘤性息肉病的癌变为模型,结直肠癌的自然史可长达10～35年。这就为结直肠癌的预防提供了极有利的机会。根据结直肠癌自然史的各个不同阶段采取不同的干预措施,见图6-1。

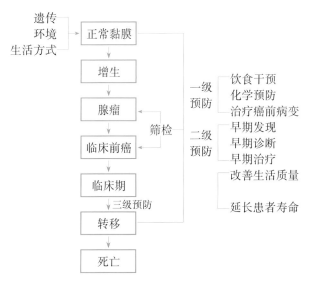

图6-1　结直肠癌的自然史及其预防策略

20世纪70年代美国国家健康研究院提出了恶性肿瘤的三个1/3目标,即1/3的恶性肿瘤可以预防,1/3的恶性肿瘤可以早期发现、早期治疗,1/3的中晚期肿瘤可以治愈。可是到目前为止多数肿瘤都没有按照此思路认真开展工作,而是把主要的精力全放在临床诊治上面。结直肠癌的发生发展过程给了我们一个非常好的模型,在三级预防的每一个方面我们都可以做一些工作,而且美国的研究已经证明了它的价值,特别是一、二级预防的价值,值得我们重视。

第一节 一 级 预 防

一级预防是病因预防,它包括了体育锻炼、肥胖、吸烟、饮食结构、营养补充和化学预防,如果能够从病因上预防当属最上之策。一些流行病学研究也客观显示了它的价值。

可以降低24%的结直肠癌发生率。可能的机制包括:降低胰岛素抵抗和提高胰岛素血液浓度、抵抗炎症反应、挑战免疫反应、减少肠道运输时间以及提高维生素D水平等[16](图6-2、图6-3)。

一、体 育 锻 炼

缺乏适度的体育锻炼是结直肠癌的一个明确的危险因素[13,14]。KY Wolin等将体育锻炼和结直肠癌的预防进行了最新的荟萃分析[15]显示:体育锻炼

二、肥 胖

超重和肥胖会增加结肠腺瘤的发生率,能够提高一倍以上,同时也和结直肠癌密切相关[17]。荟萃分析提示BMI指数每增加1个单位,结直肠癌

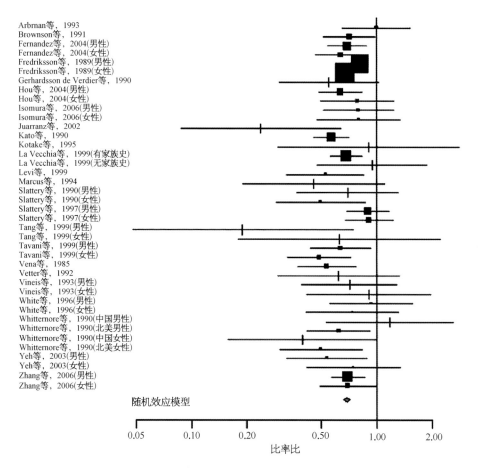

图6-2 病例对照研究

(KY Wolin. British Journal of Cancer. 2009,100,611-616.)

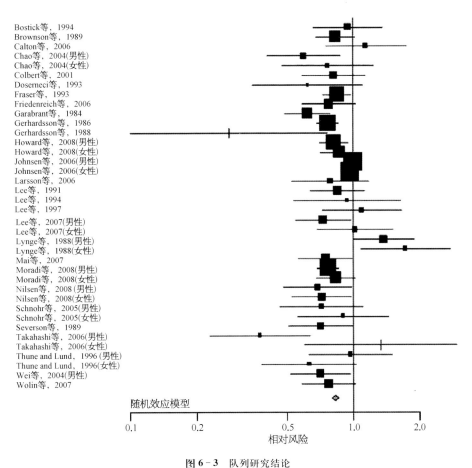

图 6-3　队列研究结论

（KY Wolin. British Journal of Cancer. 2009，100，611-616.）

发生风险就会上升 3% 左右，而且腹部肥胖较躯干肥胖和 BMI 相关性更强[18,19]。因此，合理控制体重，也是肠癌预防的一个重要步骤。

三、吸　烟

吸烟是结直肠癌一个重要的预测因素[20,21]。研究表明吸烟史超过 20 年，则结直肠腺瘤和癌症的危险增加[22,23]。而且结直肠癌死因中吸烟占据 12% 左右[24,25]。

四、饮食结构

结直肠癌是一个典型的生活方式相关肿瘤，与饮食习惯也密切相关。

（一）肉类

红肉主要包括猪肉、牛肉和羊肉，研究证实大量消耗红肉与结直肠癌高发病率关系紧密[26]。世界癌症研究基金（WCRF）提示食物所含的动物脂肪和结直肠癌发生危险增加存在一定的正关联[27]。

同时也有研究表明 n-3 长链不饱和脂肪酸的摄入能够降低结直肠癌发生概率，提示鱼肉等白肉成分的摄入对于结直肠癌具有保护作用[28,29]。

（二）膳食纤维

主要包括纤维素、木质素和果胶，也是一种碳水化合物，普遍存在于水果蔬菜中，不易被小肠消化吸收，也不在结直肠被细菌发酵[30,31]。许多研究表明膳食纤维具有良好的抗癌效果，特别是针对结直肠癌[32-34]。美国食品药品监督管理局（Food and Drug Administration，FDA）也通过了关于膳食纤维抗癌效果的健康宣言[35]。

五、营养补充品

营养补充品因为成分的广泛性，其抗癌效果还较难评价，需要更多的临床干预实验、更多的人群样本验证以及更长的时间观察来获得更加准确的结论。叶酸曾经是一个理论上的选择[36]，但是近来的荟萃分析和各项研究均没能获得明确的正向结论[37,38]。Huncharek M 等汇总了 60 个关于结直肠癌的流行病学研究，提示牛奶或奶制品的消耗，或者高钙的补充可以降低结直肠癌发病危险。其中两个随机对照研究显示钙的补充能够中度降低结直肠腺瘤发生率[39]。关于维生素 D 和钙剂对于结直肠腺瘤（或癌）的预防作用，还存在较大争议，不同的研究甚至出现相反的结论[40-46]。The Polyp Prevention Study 应用抗氧化剂（β-胡萝卜素、维生素 C 和维生素 E）进行干预，结果和安慰剂组相比在降低腺瘤复发方面没有取得获益[47]。Bjelakovic G 等荟萃分析了 8 个相关临床实验，相较于安慰剂和抗氧化剂（β-胡萝卜素、维生素 C、维生素 E、硒）也没有获得预防性收益，而且还提示维生素 E 会增加结直肠腺瘤风险[48]。此外，Simon 等报道鞘脂类能够通过调节 β-连环蛋白和连接蛋白-43 来实现肠癌预防的效果[49]。Kumar N 等报道绿茶多酚具有预防结肠癌的作用[50]。Chadha 等的动物实验表明外源性锌的摄入可能降低化学诱发的结直肠癌形成，提示锌可以作为结直肠癌预防的微量元素选择[51]。此外，果汁例如苹果[52]、石榴和柑橘汁[53]在初步的研究中也提示具有预防结直肠肿瘤的作用，但是蓝莓汁取得的是阴性结果[54]。这些初步研究还有待进一步临床实验的支持。

第二节 化 学 预 防

化学预防类药物目前主要有以下五类：非甾体类抗炎药、氨基水杨酸、熊去氧胆酸、他汀类药物和激素替代疗法。每类都有一定的流行病学证据和研究结果，但均未得到充分的证明，部分已经开展三期临床研究。

一、非甾体类抗炎药（NSAIDS）

非甾体类抗炎药主要针对环氧化酶发挥作用，目前应用于临床的主要有非针对性环氧化酶抑制剂，例如阿司匹林、苏磷酸等，也有近年上市的环氧化酶-2 抑制剂，例如考来昔布（celecoxib）等。

环氧化酶-2 在结直肠癌组织中表达上调以及控制其下调，能够对结直肠癌具有化学预防作用，已经被很多研究证实[55]。而 NSAIDS 正是通过抑制环氧化酶-2 的活性，从而减少前列环素的生成，进而发挥抗炎和抗肿瘤活性的[56]。NSAIDS 的应用能够显著降低家族性或者散发性结直肠腺瘤的形成[57,58]。环氧化酶抑制剂在随机对照研究中也被证实能够导致家族性腺瘤病（FAP）患者体内腺瘤息肉的退变[59,60]。在目前的临床实践中，NSAIDS 被推荐作为 FAP 患者接受次全结直肠切除＋回肠直肠吻合术后的辅助治疗选择，目的是减少术后的息肉负荷[61]。

有 3 个随机对照临床实验证实阿司匹林在抑制腺瘤生成方面的作用[62-64]。苏磷酸的化学预防作用目前的研究还没有获得肯定的结果，Mladenova D 的研究提示苏磷酸在小鼠的远端结肠能够发挥预防作用，但是在近端结肠却存在致癌作用[65]。两个关于考来昔布的临床实验因为增加严重的心血管事件而被早期终止，其中一个实验提示考来昔布具有明确的预防作用。系统回顾分析提示环氧化酶-2 抑制剂具有增加心血管事件的风险，而且该风险在已经存在心血管危险因素的患者中尤为明显，其他两个环氧化酶-2 抑制剂罗非考昔（rofecoxib）和伐地考昔（valdecoxib）也因此而退市[66]。因此在应用非甾体类抗炎药特别是选择性环氧化酶-2 抑制剂时需要密切观察患者心血管事件的风险。

二、氨基水杨酸

氨基水杨酸在观察性研究中被证实能够显著降低结直肠腺瘤的复发率,同时可降低结直肠癌的发病率和死亡率[67,68]。荟萃分析证据支持 5-氨基水杨酸在溃疡性结肠炎患者中,对于结直肠癌和异型增生具有保护性作用[69-71]。

三、熊去氧胆酸（UDCA）

一项随机对照研究结果提示在结直肠腺瘤患者中,UDCA 可以显著降低男性结直肠腺瘤患者疾病进展的概率,但是在女性患者中没有获得相同结果[72]。而且 UDCA 也能够降低硬化性胆管炎

和溃疡性结肠炎患者中结直肠异型增生和癌症的发生机会[73,74]。

四、他汀类药物

在一项基于人群的病例对照研究中发现,服用他汀类药物超过 5 年的患者结直肠癌发病率降低 30% 左右[75],但是至今还没有获得随机对照研究的证实。

五、激素替代疗法（HRT）

两项荟萃分析总结了相关队列对照研究结果,并报道曾经接受激素替代疗法的女性中,结直肠癌的发病率降低 20%～30%[76,77]。但是来自 Women's Health 主导的研究结果提示,尽管激素替代疗法降低了结直肠癌发病的风险,但是该组中发生结直肠癌的患者在确诊时较安慰剂组病期偏晚[78]。

第三节　高危人群的预防和筛查

一、高危人群的预防

（一）家族史

在结直肠癌的形成中遗传易感性具有重要的作用,因此仔细详尽的家族史收集具有明确的临床意义。美国胃肠病学会(The American College of Gastroenterology,ACG)推荐满足下列条件的人群在 50 岁开始每隔 10 年接受一次结肠镜检查:具有一个一级亲属患有结直肠癌或者高危险腺瘤(腺瘤直径≥1 cm,有高级别异型增生或者具有绒毛成分),并且诊断时不小于 60 岁(Grade 2 B)。如果满足如下条件,建议 40 岁开始或者较家族中最年轻患者提早 10 年接受每 5 年一次的结肠镜检查:一个一级亲属在 60 岁以前诊断为结直肠癌或者高危腺瘤;或者两个一级亲属患有结直肠癌或者

高危腺瘤(Grade 2 B)[79]。

如果在表现型或者遗传方式上符合明确的遗传性结直肠癌综合征,那么遗传学咨询、临床前期的结肠镜检查,甚至如果可能分子遗传学检测也应该被积极推荐。如果遗传学检测阳性或者该家族成员未能成功接受相关遗传学检测,ACG 推荐在 20～25 岁开始每隔 1～2 年进行结肠镜检查(Grade 2 B)[79]。

英国维持胃肠病协会推荐在符合 FAP 表型的人群中推荐 *APC* 基因突变检测,如果结果为阴性,推荐继续接受 *MUTYH* 基因突变检测。FAP 患者或者高度怀疑的 FAP 患者推荐每年一次的纤维乙状结肠镜或者结肠镜检查,直到接受预防性手术为止[80]。ACG 则推荐接受次全结直肠切除或者全结直肠切除的患者应该每 6～12 个月接受一次内镜随访(Grade 2 B)[79]。尽管表现型并不能总是获得遗传学基因检测的证实,在该家系中内镜检查

估计可以预防 15%～20%的结直肠癌发病[81]。

(二)炎性肠病(IBD)

长期的溃疡性结肠炎(ulcerative colitis，UC)相关结直肠癌具有多原发、广泛浸润、退行性变和均匀分布的特点[84]。10 年溃疡性结肠炎病史的患者，每增加一岁，癌变机会增加 0.5%～1%[85]。因此对于病史超过 8～10 年的溃疡性结肠炎患者，推荐规律的结肠镜随访，必要时多点病理活检。如前所述，5-氨基水杨酸和熊去氧胆酸对于溃疡性结肠炎癌变具有保护性作用[69-74]。

(三)高发区的高龄人群

结直肠癌是随着年龄升高发病率升高的恶性肿瘤。一般从 50 岁开始，年龄每增加 10 岁，结直肠癌发病率增加 50%左右，年龄非常大地影响结直肠癌发病率，是一个非常重要的高危因素。

二、肿 瘤 筛 查

(一)消化内镜检查

根据欧美国家指南推荐消化内镜检查可以通过纤维乙状结肠镜或者电子结肠镜来完成，在中危人群中两种方法均可以推荐采用。纤维乙状结肠镜具有容易操作、用时少和并发症少的特点[86]。病例对照研究显示乙状结肠镜检查能够降低结直肠癌发病率和死亡率，分别为 80%[87]和 60%[88]。Lieberman DA 等报道纤维乙状结肠镜可以检出 60%～70%的电子结肠镜所能检出的显著病变[89]。Telemark Polyp Study 是一个在挪威开展的 RCT 研究，提示纤维乙状结肠镜检查可以显著降低结直肠癌的发病率[90]。关于电子结肠镜检查在结直肠癌筛查中还缺乏 RCT 研究的证据，但是队列研究显示接受电子结肠镜以及息肉切除的人群中，结直肠癌的发生率降低了 76%～90%[91]。病例对照研究也提示，电子结肠镜能够减低 80%左右的结直肠癌发生率，以及 50%左右的死亡率[92,93]。电子结肠镜检查的优势有：允许全结肠

检查、一次完成诊断和治疗；缺点主要是需要肠道准备，以及可能增加的穿孔风险[94,95]。

CT 仿真结肠镜是抵触电子结肠镜检查患者的一个可行的选择。对于≥1 cm 的息肉其敏感性达到 90%[96]。但是目前仿真结肠镜还没有能够完全替代电子结肠镜，主要的原因为：① 对于直径<5 mm 的息肉检出率很低，而这一部分息肉占据近 80%的结直肠肿瘤性疾病；② 无法获得病理性诊断依据；③ 缺乏大样本的循证医学证据支持[97]。

(二)粪便隐血检查(FOBT)

Mandel 报道 gFOBT 检查可以减低 15%～33%结直肠癌的死亡率[98]。而免疫组织化学方法(iFOBT)虽然价格更加昂贵，但是结果更加可靠[99,100]。

ACG 推荐在没有结直肠肿瘤家族史的健康人群中，50 岁开始每隔 10 年接受一次电子结肠镜检查(Grade 1B)和每年一次的 iFOBT 检测(Grade 1B)。针对拒绝或者因为经济原因不能接受电子结肠镜检查的人群，推荐每 5～10 年一次的纤维乙状结肠镜或者每 5 年一次的 CT 仿真结肠镜检查，同时接受 iFIOBT 检查[79]。

根据 Brenda 的流行病学资料，筛查可以影响到 50%的结直肠癌发病率，1975～2000 年结直肠癌发病率的显著下降主要归因于筛查工作的贡献[6]。

(三)肛门指诊

肛门指诊，可查达距肛门 8 cm 内的直肠，国人结直肠癌有 30%～40%在此范围内，但欧美结直肠癌中仅 10%可为肛门指诊诊断，该方法简单易行，花费极低，是经济不发达地区和临床上对有症状者做全身体检必不可少的一部分。

三、结直肠肿瘤的筛查方案

(一)国际结直肠肿瘤筛查方案

1980 年美国癌症协会(ACS)首先提出结直肠

癌筛检指南,后虽经多次修改,但基本要点并无改变,即根据发病的危险度决定筛查方法和间隔。随后欧美各国均根据它们的结直肠肿瘤的发病情况设计了结直肠肿瘤筛查指南。许多研究显示筛查降低结直肠癌的发病率和死亡率。

(二)我国的结直肠肿瘤筛查方案

鉴于我国结直肠癌发病率相对低,发病年龄提前,卫生资源有限,ACS 的方案难以在中国推行。在以往工作基础上郑树根据中国人群的发病率、经济状态等提出中国结直肠癌的序贯法人群筛检模式[102]:40~74 岁个体,以下 4 项任一项阳性者为高危人群,需进行结肠镜检查:① FOBT 免疫法检查阳性。② 一级亲属有结直肠癌病史。③ 本人有癌症或肠息肉史。④ 具有以下两项及两项以上者:a. 慢性便秘;b. 黏液血便;c. 慢性腹泻;d. 慢性阑尾炎;e. 精神刺激史;f. 慢性胆道疾病。其中,慢性腹泻指近 2 年来腹泻累计持续超过 3 个月,每次发作持续时间在 1 周以上。慢性便秘指近 2 年来便秘每年在 2 个月以上。不良生活事件史须发生在近 20 年内,并在事件发生后对调查对象造成较大精神创伤或痛苦。

四、筛检的费用效益评价

对于结直肠癌筛检能否作为一项公共卫生政策加以推行,需要解决两个问题:① 筛检是否有效? 即能否降低人群的死亡率? 对此已有不少随机对照的前瞻性研究正在进行之中,相信不久即可得到明确答案;② 筛检是否符合成本效果(cost/effectiveness)或成本效益(cost/benefit)? 即经济上是否合算,对此需作卫生经济学分析。研究显示:对于经济发达的结直肠癌高发区进行高危人群的筛查是合理并有效的。

五、结直肠腺瘤的处理

结直肠癌的发生发展是一个多阶段的漫长过程,近 90% 的结直肠癌是经历了正常黏膜→增生→腺瘤形成→腺瘤癌变的过程,一般需要 5~10 年的过程,如果能够在腺瘤阶段就切除,就可能防止结直肠癌的发生。Gilbertsen 从 20 世纪 50 年代开始对 45 岁以上无症状人群每年一次作乙状结肠镜(硬镜)检查,发现息肉则予摘除,25 年间共有 18 158 人受检,在受检人群中仅发生 13 例低位结直肠癌,且均为早期,比预期应发生的 75~80 例减少 85%[103]。

第四节 结直肠癌的三级预防

结直肠癌的三级预防是临床期结直肠癌的诊治,如果我们能够规范的诊断、治疗,一定能够取得良好的效果。三级预防是本书的重点,详见各章节。

小 结

结直肠癌的三级预防的价值已经得到了充分的认识和证实,是国际公认的可以通过筛查减少结直肠癌的发病率和降低结直肠癌死亡率的。Edwards 于 2010 年报道:1975~2006 年美国结直肠癌的死亡率从 28.4/10 万下降至 17.1/10 万,分析显示 35% 归因于一级预防;53% 归因于筛查;12% 归因于治疗的改善。因此强化结直肠癌的一级、二级预防刻不容缓,意义重大[101]。

作为临床医生除了做好结直肠癌的三级预防工作外,在一级预防方面做一些工作,如积极宣传健康生活方式：包括减少高蛋白、高脂肪摄入；精细饮食；减少腌炸、烟熏食物；增加蔬菜、水果、粗粮；减少吸烟、过量饮酒；加强运动、减少肥胖；适当应用钙、硒、阿司匹林；积极处理癌前病变。在二级预防方面，我们可以积极宣传结直肠癌临床表现，使患者及时就诊；积极鼓励

高危人群参加筛查普查，使之能得到早期发现、早期治疗。如果我们认真做了，也一定会像美国那样，减低结直肠癌的发病率，降低死亡率，改善生存率。

（蔡三军　廉朋）

◇ 参 ◇ 考 ◇ 文 ◇ 献 ◇

[1] Siegel R，Ma J，Zou Z，et al. Cancer statistics，2014[J]. CA Cancer J Clin，2014，64(1)：9 - 29.

[2] GLOBOCAN 2012.

[3] Jermal A，Siegel R，Ward E，et al. Cancer statistics，2008 [J]. CA Cancer J Clin，2008，58：71 - 96.

[4] 陈万青，张思维，曾红梅，等. 中国 2010 年恶性肿瘤发病与死亡[J]. 中国肿瘤，2014，23(1)：1 - 10.

[5] 2012 上海市恶性肿瘤报告. 上海市疾病预防控制中心 2012.

[6] Edwards BK，Ward E，Kohler BA，et al. Annual report to the nation on the status of cancer，1975～2006，featuring colorectal cancer trends and impact of interventions (risk factors，screening，and treatment) to reduce future rates [J]. Cancer，2010，116(3)：544 - 573.

[7] Wilson JM，Jungner YG. Principes and practice of mass screening for disease[J]. Bol Oficina Sanit Panam，1968，65：281 - 293.

[8] Morson BC. The evolution of colorectal carcinoma[J]. Clin Radiol，1984，35：425 - 431.

[9] Winawer SJ，Fletcher RH，Miller L，et al. Colorectal cancer screening：clinical guidelines and rational [J]. Gastroenreiology，1997，112：594 - 642.

[10] Winawer SJ，Zauber AG，Ho MN，et al. Prevention of colorectal cancer by colonoscopic polypectomy[J]. N Engl J Med，1993，329：1977 - 1981.

[11] Poovorawan K，Suksawatamnuay S，Sahakitrungruang C，et al. Colon cancer prevention by detection of APC gene mutation in a family with attenuated familial adenomatous polyposis[J]. Asian Pac J Cancer Prev，2012，13(10)：5101 - 5104.

[12] Feagins LA，Souza RF，Spechler SJ. Carcinogenesis in IBD：potential targets for the prevention of colorectal cancer[J]. Nat Rev Gastroenterol Hepatol，2009，6：297 - 305.

[13] Juarranz M，Calle-Puron ME，Gonzales-Navarro A，et al. Physical exercise，use of Plantago ovata and aspirin，and reduced risk of colon cancer[J]. Eur J Cancer Prev，2002，11：465 - 472.

[14] Moradi T，Gridley G，Björk J，et al. Occupational physical activity and risk for cancer of the colon and rectum in Sweden among men and women by anatomic subsite[J]. Eur J Cancer Prev，2008，17(3)：201 - 208.

[15] KY Wolin，Y Yan，GA Colditz，et al. Physical activity and colon cancer prevention：a meta-analysis[J]. British Journal of Cancer，2009，100：611 - 616.

[16] Wolin KY，Lee IM，Colditz GA，et al. Leisure-time physical activity patterns and risk of colon cancer in women

[J]. Int J Cancer，2007，121(12)：2776 - 2781.

[17] Bird CL，Frankl HD，Lee ER，et al. Obesity，weight gain，large weight changes，and adenomatous polyps of the left colon and rectum[J]. Am J Epidemiol，1998，147：670 - 680.

[18] Bergstrom A，Pisani P，Tenet V，et al. Overweight as an avoidable cause of cancer in Europe[J]. Int J Cancer，2001，91：421 - 430.

[19] Grant WB. Comments on E. Giovannucci，"Insulin，insulin-like growth factors and colon cancer：a review of the evidence"[J]. J Nutr，2002，132(8)：2324；author reply 2325.

[20] Driver JA，Gaziano JM，Gelber RP，et al. Development of a risk score for colorectal cancer in men[J]. Am J Med，2007，120：257 - 263.

[21] Gondal G，Grotmol T，Hofstad B，et al. Lifestyle-related risk factors and chemoprevention for colorectal neoplasia：experience from the large-scale NORCCAP screening trial [J]. Eur J Cancer Prev，2005，14：373 - 379.

[22] Giovannucci E. An updated review of the epidemiological evidence that cigarette smoking increases risk of colorectal cancer[J]. Cancer Epidemiol Biomarkers Prev，2001，10：725 - 731.

[23] Terry P，Ekbom A，Lichtenstein P，et al. Long-term tobacco smoking and colorectal cancer in a prospective cohort study[J]. Int J Cancer，2001，91：585 - 587.

[24] Caho A，Thun MJ，Jacobs EJ，et al. Cigarette smoking and colorectal cancer mortality in the cancer prevention study Ⅱ[J]. J Natl Cancer Inst，2000，92：1888 - 1896.

[25] Caongelo LA，Gapstur MS，Gann PH，et al. Cigarette smoking and colorectal carcinoma mortality in a cohort with long-term follow-up[J]. Cancer，2004，100：288 - 293.

[26] Giovannucci E，Willett WC. Dietary factors and risk of colon cancer[J]. Ann Med，1994，26：443 - 452.

[27] WCFR/AICR：Food Nutrition，Physical Activity and the Prevention of Cancer：A Global Perspective. Washington，American Institute for Cancer Research，2007.

[28] Gerber M. Background review paper on total fat，fatty acid intake and cancers[J]. Ann Nutr Metab，2009，55：140 - 161.

[29] Roynette CE，Calder PC，Dupertuis YM，et al. n - 3 polyunsaturated fatty acids and colon cancer prevention [J]. Clin Nutr，2004，23(2)：139 - 151.

[30] Lattimer JM，Haub MD. Effects of dietary fiber and its components on metabolic health[J]. Nutrients，2010，2：

1266 - 1289.

[31] Turner ND, Lupton JR. Dietary fiber[J]. Adv Nutr, 2011, 2: 151 - 152.

[32] Kaczmarczyk MM, Miller MJ, Freund GG. The health benefits of dietary fiber: beyond the usual suspects of type 2 diabetes mellitus, cardiovascular disease and colon cancer [J]. Metabolism, 2012, 61: 1058 - 1066.

[33] Peters U, Sinha R, Chatterjee N, et al. Dietary fibre and colorectal adenoma in a colorectal cancer early detection programme[J]. Lancet, 2003, 361: 1491 - 1495.

[34] Nomura AM, Hankin JH, Henderson BE, et al. Dietary fiber and colorectal cancer risk: the multiethnic cohort study[J]. Cancer Causes Control, 2007, 18: 753 - 764.

[35] Code of Federal Regulations Title 21. Health claims: fiber-containing grain products, fruits, and vegetables and cancer. 101 76 2010.

[36] Folic acid lowers colon cancer risk[J]. Health News, 2002, 8(5): 5.

[37] Carroll C, Cooper K, Papaioannou D, et al. Meta-analysis: folic acid in the prevention of colorectal adenomas and the chemoprevention of colorectal cancer [J]. Aliment Pharmacol Ther, 2010, 31(7): 708 - 718.

[38] Ströhle A, Wolters M, Hahn. Folic acid and colorectal cancer prevention: molecular mechanisms and epidemiological evidence[J]. Int J Oncol, 2005, 26(6): 1449 - 1464.

[39] Huncharek M, Muscat J, Kupelnick B. Colorectal cancer risk and dietary intake of calcium, vitamin D, and dairy products: a meta-analysis of 26335 cases from 60 observational studies [J]. Nutr Cancer, 2009, 61 (1): 47 - 69.

[40] Grau MV, Baron JA, Sandler RS, et al. Vitamin D, calcium supplementation, and colorectal adenomas: results of a randomized trial [J]. J Natl Cancer Inst, 2003, 95(23): 1765 - 1771.

[41] Bostick RM, Potter JD, Fosdick L, et al. Calcium and colorectal epithelial cell proliferation: a preliminary randomized, double-blinded, placebo-controlled clinical trial[J].J Natl Cancer Inst, 1993, 85(2): 132 - 141.

[42] Platz EA, Hankinson SE, Hollis BW, et al. Plasma 1, 25 - dihydroxy- and 25 - hydroxyvitamin D and adenomatous polyps of the distal colorectum [J]. Cancer Epidemiol Biomarkers Prev, 2000, 9(10): 1059 - 1065.

[43] Pritchard RS, Baron JA, Gerhardsson de Verdier M. Dietary calcium, vitamin D, and the risk of colorectal cancer in Stockholm, Sweden [J]. Cancer Epidemiol Biomarkers Prev, 1996, 5(11): 897 - 900.

[44] Kampman E, Giovannucci E, van't Veer P, et al. Calcium, vitamin D, dairy foods, and the occurrence of colorectal adenomas among men and women in two prospective studies[J]. Am J Epidemiol, 1994, 139(1): 16 - 29.

[45] Bostick RM, Potter JD, Sellers T, et al. Relation of calcium, vitamin D, and dairy food intake to incidence of colon cancer among older women. The Iowa Women's Health Study[J]. Am J Epidemiol, 1993, 137(12): 1302 - 1317.

[46] Holt PR, Wolper C, Moss SF, et al. Comparison of calcium supplementation or low-fat dairy foods on epithelial cell proliferation and differentiation[J]. Nutr Cancer, 2001, 41(1 - 2): 150 - 155.

[47] Greenberg R, Baron J, Toseson T, et al. A clinical trail of antioxidant vitamins to prevent colorectal adenoma[J]. N Engl J Med, 1994, 331: 141 - 147.

[48] Bjelakovic G, Nagorni A, Nikolova D, et al. Meta-analysis: antioxidant supplements for primary and secondary prevention of colorectal adenoma[J]. Aliment Pharmacol Ther, 2006, 24(2): 281 - 291.

[49] Simon KW, Roberts PC, Vespremi MJ, et al. Regulation of β - catenin and connexin - 43 expression: targets for sphingolipids in colon cancer prevention[J]. Mol Nutr Food Res, 2009, 53(3): 332 - 340.

[50] Kumar N, Shibata D, Helm J, et al. Green tea polyphenols in the prevention of colon cancer[J]. Front Biosci, 2007, 12: 2309 - 2315.

[51] Chadha VD, Garg ML, Dhawan D. Influence of extraneous supplementation of zinc on trace elemental profile leading to prevention of dimethylhydrazine-induced colon carcinogenesis[J]. Toxicol Mech Methods, 2010, 20(8): 493 - 497.

[52] Koch TC, Briviba K, Watzl B, et al. Prevention of colon carcinogenesis by apple juice in vivo: impact of juice constituents and obesity[J]. Mol Nutr Food Res, 2009, 53(10): 1289 - 1302.

[53] Jaganathan SK, Vellayappan MV, Narasimhan G, et al. Role of pomegranate and citrus fruit juices in colon cancer prevention[J]. World J Gastroenterol, 2014, 20 (16): 4618 - 4625.

[54] Simmen FA, Frank JA, Wu X, et al. Lack of efficacy of blueberry in nutritional prevention of azoxymethane-initiated cancers of rat small intestine and colon[J]. BMC Gastroenterology, 2009, 16(9): 67.

[55] Rostom A, Dube C, Lewin G, et al. Nonsteroidal anti-inflammatory drugs and cyclooxygenase - 2 inhibitors for primary prevention of colorectal cancer: a systematic review prepared for the U. S. Preventive Services Task Force[J]. Ann Intern Med, 2007, 146: 376 - 389.

[56] Wang D, Dubois RN. The role of COX - 2 in intestinal inflammation and colorectal cancer[J]. Oncogene, 2010, 29(6): 781 - 788.

[57] Giardiello FM, Hamilton SR, Krush AJ, et al. Treatment of colonic and rectal adenomas with sulindac in familial adenomatous polyposis [J]. N Engl J Med, 1993, 328: 1313 - 1316.

[58] Morgan GP. NSAIDs and the chemoprevention of colon and oesophageal cancer[J]. Gut, 1995, 36(1): 153 - 154.

[59] Steinbach G, Lynch PM, Phillips RK, et al. The effect of celecoxib, a cyclooxygenase - 2 inhibitor, in familial adenomatous polyposis [J]. N Engl J Med, 2000, 342: 1946 - 1952.

[60] Higuchi T, Iwama T, Yoshinaga K, et al. A randomized, double-blind, placebo-controlled trial on the effect of rofecoxib, a selective cyclooxygenase - 2 inhibitor, on rectal polyps in familial adenomatous polyposis patients[J]. Clin Cancer Res, 2003, 9: 4756 - 4760.

[61] Jalving M, Koornstra JJ, Jong S, et al. The potential of combination regimen with non-steroidal anti-inflammatory drugs in the chemoprevention of colorectal cancer [J]. Aliment Pharmacol Ther, 2005, 21: 321 - 339.

[62] Sandler RS, Halabi S, Baron JA, et al. A randomized trial of aspirin to prevent colorectal adenomas in patients with previous colorectal cancer[J]. N Engl J Med, 2003, 348: 883 - 890.

[63] Baron JA, Cole BF, Sandler RS, et al. A randomized trial of aspirin to prevent colorectal adenomas[J]. N Engl J Med, 2003, 348: 891 - 899.

[64] Benamouzig R, Deyra J, Martin A, et al. Daily soluble

aspirin and prevention of colorectal adenoma recurrence: one-year results of the APACC trial[J]. Gastroenterology, 2003, 125: 328 – 336.

[65] Mladenova D, Daniel JJ, Dahlstrom JE, et al. The NSAID sulindac is chemopreventive in the mouse distal colon but carcinogenic in the proximal colon[J]. Gut, 2011, 60(3): 350 – 360.

[66] Cooper K, Squires H, Carroll C, et al. Chemoprevention of colorectal cancer: systematic review and economic evaluation[J]. Health Technol Assess, 2010, 14 (32): 1 – 206.

[67] Giovannucci E, Rimm EB, Stampfer MJ, et al. Aspirin use and the risk for colorectal cancer and adenoma in male health professionals[J]. Ann Intern Med, 1994, 121: 241 – 246.

[68] Thun MJ, Namboodiri MM, Heath CW Jr. Aspirin use and reduced risk of fatal colon cancer[J]. N Engl J Med, 1991, 325: 1593 – 1596.

[69] Velayos FS, Terdiman JP, Walsh JM. Effect of 5 – aminosalicylate use on colorectal cancer and dysplasia risk: a systematic review and meta-analysis of observational studies[J]. Am J Gastroenterol, 2005, 100: 1345 – 1353.

[70] Sandborn WJ. Treatment of ulcerative colitis with oral mesalamine: advance in drug formulation, efficacy expectations and dose response, compliance, and chemoprevention[J]. Rev Gastroenterol Disord, 2006, 6: 97 – 105.

[71] Munkholm P, Loftus EV, Reinacher-Schick A, et al. Prevention of colorectal cancer in inflammatory bowel disease: value of screening and 5 – aminosalicylates [J]. Digestion, 2006, 73: 11 – 19.

[72] Thompson PA, Wertheim BC, Roe DJ, et al. Gender modifies the effect of ursodeoxycholic acid in a randomized controlled trial in colorectal adenoma patients[J]. Cancer Prev Res (Phila), 2009, 2(12): 1023 – 1030.

[73] Tung BY, Emond MJ, Haggit RC, et al. Ursodiol use is associated with lower prevalence of colonic neoplasia in patients with ulcerative colitis and primary sclerosing cholangitis[J]. Ann Intern Med, 2001, 134: 89 – 95.

[74] Pardi DS, Loftus EV, Kremers WR, et al. Ursodeoxycholic acid as a chemopreventive agent in patients with ulcerative colitis and primary sclerosing cholangitis[J]. Gastroenterology, 2003, 124: 889 – 893.

[75] Poynter JN, Gruber SB, Higgins PD, et al. Statins and the risk of colorectal cancer [J]. N Engl J Med, 2005, 352 (21): 2184 – 2192.

[76] Grodstein F, Newcomb PA, Stampfer MJ. Postmenopausal hormone therapy and the risk of colorectal cancer: a review and meta-analysis[J]. Am J Med, 1999, 106(5): 574 – 582.

[77] Nanda K, Bastian LA, Hasselblad V, et al. Hormone replacement therapy and the risk of colorectal cancer: a meta-analysis[J]. Obstet Gynecol, 1999, 93(5 Pt 2): 880 – 888.

[78] Chlebowski RT, Wactawski-Wende J, Ritenbaugh C, et al. Estrogen plus progestin and colorectal cancer in postmenopausal women[J]. N Engl J Med, 2004, 350(10): 991 – 1004.

[79] Rex DK, Johnson DA, Anderson JC, et al. American College of Gastroenterology Guidelines for Colorectal Cancer Screening 2008 [J]. Am J Gastroenterol, 2009, 104: 739 – 750.

[80] Vasen HF, Moslein G, Alonso A, et al. Guidelines for the clinical management of familial adenomatous polyposis (FAP)[J]. Gut, 2008, 57: 704 – 713.

[81] Boutron MC, Faivre J, Quipourt V, et al. Family history of colorectal tumours and implications of the adenoma-carcinoma sequence: a case-control study[J]. Gut, 1995, 37: 830 – 834.

[82] Greenstein AJ, Sachar DB, Smith H, et al. Cancer in universal and left-sided ulcerative colitis: factors determining risk[J]. Gastroenterology, 1979, 77: 290 – 294.

[83] Jensen AB, Larsen M, Gislum M, et al. Survival after colorectal cancer in patients with ulcerative colitis: a nationwide population-based Danish study [J]. Am J Gastroenterol, 2006, 101: 1283 – 1287.

[84] Sugita A, Sachar DB, Bodian C, et al. Colorectal cancer in ulcerative colitis. Influence of anatomical extent and age at onset on colitis-cancer interval[J]. Gut, 1991, 32(2): 167 – 169.

[85] Eaden JA, Abrams KR, Mayberry JF. The risk of colorectal cancer in ulcerative colitis: a meta-analysis[J]. Gut, 2001, 48: 526 – 535.

[86] Segnan N, Senore C, Andreoni B, et al. Randomized trial of different screening strategies for colorectal cancer: patient response and detection rates [J]. J Natl Cancer Inst, 2005, 97(5): 347 – 357.

[87] Newcomb PA, Storer BE, Morimoto LM, et al. Long-term efficacy of sigmoidoscopy in the reduction of colorectal cancer incidence[J]. J Natl Cancer Inst, 2003, 95: 622 – 625.

[88] Selby VJ, Friedman GD, Quesenberry CP Jr, et al. A case-control study of screening sigmoidoscopy and mortality from colorectal cancer [J]. N Engl J Med, 1992, 326: 653 – 657.

[89] Lieberman DA, Weiss DG, Bond JH, et al. Use of colonoscopy to screen asymptomatic adults for colorectal cancer. Veterans Affairs Cooperative Study Group 380[J]. N Engl J Med, 2000, 343: 162 – 168.

[90] Thiis-Evensen E, Hoff GS, Sauar J, et al. Population-based surveillance by colonoscopy: effect on the incidence of colorectal cancer. Telemark Polyp Study I [J]. Scand J Gastroenterol, 1999, 34(4): 414 – 420.

[91] Citarda F, Tomaselli G, Capocaccia R, et al. Efficacy in standard clinical practice of colonoscopic polypectomy in reducing colorectal cancer incidence[J]. Gut, 2001, 48(6): 812 – 815.

[92] Brenner H, Chang-Claude J, Seiler CM, et al. Does a negative screening colonoscopy ever need to be repeated? [J]. Gut, 2006, 55: 1145 – 1150.

[93] Muller AD, Sonnenberg A. Prevention of colorectal cancer by flexible endoscopy and polypectomy. A case-control study of 32702 veterans[J]. Ann Intern Med, 1995, 123: 904 – 910.

[94] Gatto NM, Frucht H, Sundararajan V, et al. Risk of perforation after colonoscopy and sigmoidoscopy: a population-based study[J]. J Natl Cancer Inst, 2003, 95: 230 – 236.

[95] Levin TR, Zhao W, Conell C, et al. Complications of colonoscopy in an integrated health care delivery system [J]. Ann Intern Med, 2006, 145: 880 – 886.

[96] Johnson CD, Chen MH, Toledano AY, et al. Accuracy of CT colonography for detection of large adenomas and cancers[J]. N Engl J Med, 2008, 359: 1207 – 1217.

[97] Levin B, Lieberman DA, McFarland B, et al. Screening and surveillance for the early detection of colorectal cancer

and adenomatous polyps, 2008: a joint guideline from the American Cancer Society, the US Multi-Society Task Force on Colorectal Cancer, and the American College of Radiology[J]. Gastroenterology, 2008, 134: 1570 - 1595.

[98] Mandel JS, Bond JH, Church TR, et al. Reducing mortality from colorectal cancer by screening for fecal occult blood. Minnesota Colon Cancer Control Study[J]. N Engl J Med, 1993, 328: 1365 - 1371.

[99] Rossum LG, Rijn AF, Laheij RJ, et al. Random comparison of guaiac and immunochemical fecal occult blood tests for colorectal cancer in a screening population [J]. Gastroenterology, 2008, 135: 82 - 90.

[100] Hol L, Leerdam ME, Ballegooijen M, et al. Attendance to screening for colorectal cancer in the Netherlands: randomized controlled trial comparing two different forms of faecal occult blood tests and sigmoidoscopy [J]. Gastroenterology, 2008, 134: A87.

[101] Brenda K, Edwards, Elizabeth Ward, et al. Annual Report to the Nation on the Status of Cancer, 1975 - 2006, Featuring Colorectal Trends and Impact of Interventions (Risk Factors, Screening, and Treatment) to Reduce Future Rates[J]. Cancer, 2010, 116(3): 544 - 573.

[102] 郑树, 张苏展, 蔡善荣, 等. 中国肿瘤[J]. 2009, 18(8): 700 - 704.

[103] Gilbertsen VA. Proctosigmoidoscopy and polypectomy in reducing the incidence of rectal cancer[J]. Cancer, 1974, 34(suppl): 936 - 939.

第七章
结直肠临床解剖学

第一节　结直肠的一般解剖

一、结直肠的形态

结直肠是消化管的末段,长约 1.7 m,自回盲瓣续于回肠,止于肛门。包括阑尾、盲肠、结肠、直肠和肛管等部(图 7-1)。

一般说来,结直肠口径较粗,肠壁较薄,除直肠与阑尾外,结肠和盲肠具有 3 种特征性结构:一是沿着肠的纵轴排列有 3 条平行的结肠带,由纵行肌增厚而成;二是由于结肠带较肠管短,因而使肠管形成许多由横沟隔开的囊状突出部,称为结肠袋[1];三是结肠带附近由于浆膜下脂肪局部聚集,形成了许多形状各异的突起,称为肠脂垂,可作为辨别结肠的标志。此外,在结肠腔内,相当于结肠袋间横沟处,环状肌增厚。黏膜也向腔内突起,形成许多横形皱襞,称结肠半月襞。

(一)盲肠

盲肠是结直肠的起始部,左接回肠。长仅 6～8 cm,也是大肠最短的一段,盲肠一般位于右髂窝内,有时高位可达髂窝上方,甚至肝右叶下方,有时可低至小骨盆内。盲肠大部分为腹膜所包被,故具

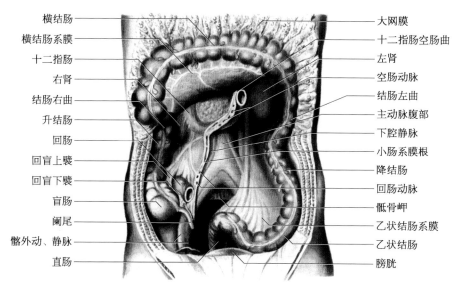

横结肠　　横结肠系膜　　十二指肠　　右肾　　结肠右曲　　升结肠　　回肠　　回盲上襞　　回盲下襞　　盲肠　　阑尾　　髂外动、静脉　　直肠

大网膜　　十二指肠空肠曲　　左肾　　空肠动脉　　结肠左曲　　主动脉腹部　　下腔静脉　　小肠系膜根　　降结肠　　回肠动脉　　骶骨岬　　乙状结肠系膜　　乙状结肠　　膀胱

图 7-1　结直肠的分布

有一定的移动性。盲肠后壁有时无腹膜,直接贴近髂窝不能移动。在少数情况下,盲肠与回肠末段具有共同的系膜时,则可有较大的移动性。回肠末端突入盲肠,形成上下两个半月形皱襞,称回盲瓣。由回肠末端的环状肌增厚并覆有黏膜所构成,此瓣具有括约肌的作用[2-4],既可控制回肠内容物进入盲肠的速度,又可防止盲肠内容物的反流(故而在结直肠肿瘤引起梗阻时,往往形成闭襻性梗阻,胃肠减压无效,加之盲肠肠壁较薄,易发生盲肠穿孔)。在回盲瓣下方约 2 cm 处,有阑尾腔的开口,如粪石等由此开口进入阑尾腔并致梗阻时,可引起阑尾炎。

(二)阑尾

阑尾的位置因人而异,变化甚大[5,6]。它可随盲肠的位置变化,以脐水平线和髂前上棘间连线将阑尾根部的位置区分为高、中、低位,既可高达肝下、髂嵴上,亦可降入小骨盆腔。另一方面阑尾本身也有多种位置变化,如可位于盲肠后、盲肠下、回肠前、回肠后以及向内下伸向小骨盆缘等,以回肠后位、盆位和盲肠后位比较多见[3,7,8]。由于个体阑尾位置变化大,手术中有时寻认困难,但 3 条结肠带均在阑尾根部集中,故沿结肠带向下追踪,是寻找阑尾的可靠方法。阑尾根部的体表投影点,通常以脐与髂前上棘连线的中、外 1/3 交点[9]为标志,有时也以左右髂前上棘连线的右、中 1/3 交点(Lanz 点)表示。由于盲肠、阑尾的位置常有变化,所以当急性阑尾炎时,解剖部位在诊断上并不十分重要,而在右下腹有一个局限性压痛点更有诊断价值。

(三)升结肠

升结肠是盲肠向上的延续部分,其与盲肠分界为回盲瓣上缘[9-13],自右髂窝,沿腰方肌、右肾前方至肝右叶下方,左转形成结肠右曲(或称肝曲),而移行于横结肠,肝曲的位置变化比脾曲大[14]。升结肠借结缔组织贴附于腹后壁,活动性小。升结肠管腔较大,故而升结肠癌较少引起梗阻。

(四)横结肠

横结肠起自结肠右曲,向左横行,在左季肋部脾的内侧面下份处折转形成结肠左曲(或称脾曲),续于降结肠。横结肠全部为腹膜包被,并由横结肠系膜固定于腹后壁。活动度大,常可形成一下垂的弓形弯曲。故而常常作为直肠吻合口瘘或直肠降结肠梗阻时的造口部位。

(五)降结肠

降结肠自结肠左曲沿左肾与腰方肌前面下行,越过左髂嵴与乙状结肠相续[9,13,15,16]。结肠脾曲充分游离后,可大大延长乙状结肠下拉的长度,对减少直肠前切术中吻合口的张力有重要意义。

(六)乙状结肠

乙状结肠起自左髂嵴,在腹下部及小骨盆腔内呈乙或 M 形弯曲,在第三骶椎平面处续直肠。腔内含有粪便时,常可在左髂区触及。乙状结肠的长度、弯曲和位置个体差异较大,黑种人直肠乙状结肠的平均长度达 60 cm,远远超过白种人的 44 cm[17]。乙状结肠由系膜包被并固定,乙状结肠仍具有结肠的 3 个形态特点,唯结肠带在此段逐渐变宽。乙状结肠是憩室、恶性肿瘤的多发部位。

(七)直肠

直肠位于盆腔内,长 10～14 cm,由第三骶椎前方起[11,13,15,16]下行终于盆膈,又称直肠盆部。直肠的实际行程是弯曲的,在矢状面上形成两个弯曲,上部沿行于骶尾骨前面时,形成凸向后方(与骶骨弯曲一致)的直肠骶曲,最凸点距肛门 7～9 cm;下部绕过尾骨尖,转向后下方时又形成凸向前方而较小的弯曲,即会阴曲,最凸点距肛门 3～5 cm。在冠状面上,直肠还具有 3 个侧方弯曲,但不甚恒定,一般中间较大的一个弯曲凸向左侧,上下两个突向右侧。当进行直肠镜、乙状结肠镜检查时,必须注意这些弯曲,以免损伤肠壁。

直肠已失去结肠的特点,构成结肠带的纵肌层至乙状结肠与直肠续连处附近,集合成两条宽阔的肌带,下行分布于直肠的前后壁。

直肠下段肠腔膨大,称为直肠壶腹。腔内常有2~3个由环行肌和黏膜形成的半月形皱襞,称为直肠横襞或 Houston 瓣,其中最大而最恒定的一个横襞在壶腹上份,位居前右侧壁,距肛门约 7 cm,可作为直肠镜检的定位标志。这些横襞有支持粪便的作用。直肠下份的黏膜,常可呈现若干条纵行皱襞,但在肠管扩张时可消失。

(八) 肛管

肛管亦称为直肠肛门部,长 3~4 cm。肛管上段黏膜形成 6~11 条纵行皱襞,称为肛柱,在儿童尤为显著。各柱下端之间以半月形的黏膜皱襞相连,此种皱襞称为肛瓣,肛瓣与两个相邻肛柱下份之间形成小袋状陷窝,称为肛窦,窦深 3~5 mm,底部有肛腺的开口,窦处易积存粪屑,发生感染引起肛窦炎,甚至可进一步发展为肛管直肠周围脓肿或肛瘘等。

通常将肛柱上端的连线称为肛直肠线,即直肠与肛管的分界线。肛瓣的边缘和肛柱的下端共同形成锯齿状的环形线,称为齿状线或肛皮线,肛管的齿状线以上部分来源于后肠末端的泄殖腔后份,上皮来自内胚层,为单层柱状上皮。齿状线以下的部分则来源于原肛,上皮来自外胚层,为复层扁平上皮。因此,齿状线上、下两部分在动脉供应、静脉回流、淋巴引流以及神经分布等方面都是不同的,这具有重要的临床意义。

齿状线下方,有一宽约 1 cm 的环状区域,此区由未角化的复层扁平上皮覆被,表面呈微蓝色,光滑而略有光泽,称为肛梳或痔环。肛梳下缘有一环状白线即肛白线或称为 Hilton 线。此线恰为肛门内、外括约肌的分界处。活体指检时,此处可触知一环状浅沟,即上述二肌的分界沟(在行全内括约肌切除手术时,此处为重要的解剖标志)。白线以下,覆以角化的复层扁平上皮,有毛,颜色较深,下方不远即终于肛门,肛门是肛管下端连通外界的开口。

在肛梳的皮下组织和肛柱黏膜下,有丰富的静脉丛,有时可由于各种病理原因形成静脉曲张而串起,称为痔。在齿状线以下形成的痔称为外痔,齿状线以上者称为内痔。

直肠的平滑肌层和其他部分一样,由内层的环行肌和外层的纵形肌构成,环形肌在肛管处特别增厚,形成肛门内括约肌,长度为 2~3 cm,此肌为平滑肌,并没有随意的括约肛门功能,但对于肛管静息压的维持非常重要(超低位前切术或内括约肌切除术会造成肛门内括约肌损伤,引起肛门失禁)。直肠纵肌层在前后壁厚于两侧,向下与肛提肌及其筋膜一起,形成纤维性隔,分隔肛门内、外括约肌,并分散穿过肛门外括约肌皮下部,附于皮肤深面。

二、 结直肠的动脉

(一) 结肠的动脉

来自肠系膜上动脉(superior mesenteric artery,SMA)和肠系膜下动脉(inferior mesenteric artery,IMA)。

1. 肠系膜上动脉　肠系膜上动脉在腹腔干的稍下方(约平第一腰椎高度),起自主动脉腹部前壁,沿胰头和胰体交界的后方下行,经十二指肠水平部的前面进入小肠系膜根,斜向右下行走,至右髂窝,末端与回结肠动脉的分支吻合。肠系膜上动脉的分支变异较大,其中回结肠动脉(ileocolic artery,ICA)较为恒定,右结肠动脉(right colic artery,RCA)的出现概率为 10%~40%,70%~90% 的右半结肠血供由 ICA 和结肠中动脉(middle colic artery,MCA)两支血管提供[18](图 7-2,表 7-1)。

(1) 回结肠动脉:为肠系膜上动脉右侧壁发出的分支(最下方的一支),斜向右下方,至盲肠附近分数支营养升结肠、盲肠和回肠末端,此外,尚发出一支阑尾动脉(8%~30% 为 2 支[19,20]),下行,经回肠末端的后方进入阑尾系膜,并沿其游离缘直至阑尾尖端,沿途分支至阑尾。

(2) 右结肠动脉:39.7% 的右结肠动脉起自肠系膜上动脉。23% 起自结肠中动脉,28% 起自回结肠动脉,9.8% 缺如[21]。约半数以上于肠系膜上静脉前方横行向右[22],分支营养升结肠,并与中结肠动脉和回结肠动脉的分支吻合。

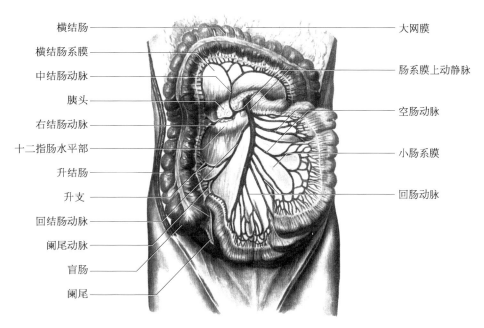

图 7-2　肠系膜上动脉及其分支

表 7-1　肠系膜上动脉的分支

研　究	例数	对象	RCA(%)			ICA(%)			MCA(%)		
			缺如	SMV前	SMV后	缺如	SMV前	SMV后	缺如	自SMA	单支
Cheng[21]	582	活体	60.3						8.2	77.8	88.8
Tajima[24]	215	活体	67.9	25.1	7	0	36.3	63.7			
Shatari[22]	27	尸体	70.4	18.5	11.1	0	33	67			
Zhao[25]	55	活体	54.5								
Hirai[26]	100	活体	63	37	0	0					
Spasojevic[27]	50	活体	46	50	5.5	4	20	76			
Garcia-Ruiz[18]	56	尸体	89.3			0			1.8		
张策[28]	36	活体				0					
郑楠楠[29]	266	活体	47.5						68.3		
赵丽瑛[30]	55	活体	54.5	36.5	9	0	65.5	34.5	0		
Ignjatovic[31]	30	尸体	36.7	53.3	10	0	36.7	63.3			
王永恒[32]	28	活体	57			0	75	25			

注：RCA：右结肠动脉；ICA：回结肠动脉；MCA：中结肠动脉；SMA：肠系膜上动脉；SMV：肠系膜上静脉。

（3）中结肠动脉：在胰的下缘附近发出，前行，稍偏右侧进入横结肠系膜，分支营养横结肠。中结肠动脉 77% 起自肠系膜上动脉，8.2% 缺如[21]。单支 MCA 者占 75%，两支者占 24%，3 支者占 1%[18]，而且大部分中结肠动脉有良好的侧支循环，手术中如损伤中结肠动脉，不一定必须切除其供应的一段横结肠。

（4）副中结肠动脉：若有 2 支以上中结肠动脉时，其中一支在起源和行程上与单干中结肠动脉相似，称为中结肠动脉，而额外的中结肠动脉称为副中结肠动脉。副中结肠动脉的出现率，武景望报道[23]约为 33%。副中结肠动脉以单干起自肠系膜上动脉者占 68%，与右结肠动脉共干者占 32%；起源处外径平均为 1.3 mm，在横结肠系膜内分为左、右支，分别与左结肠动脉升支和中结肠动脉左支吻合。与中结肠动脉左支的吻合外径较粗,平均为1 mm,因此对有副中结肠动脉的患者进行手术时,中结肠动脉左支受损,横结肠左份的血供不会受很大影响。但这种吻合使横结肠系膜左份的无血管区变小;做结肠后胃空肠吻合术而切开横结肠系膜时应予注意。

2. 肠系膜下动脉　肠系膜下动脉约平第三腰椎高度,起于主动脉腹部前壁,行向左下方,至左髂窝进入乙状结肠系膜根内,继续下降入小骨盆,移行为直肠上动脉(图7-3)。

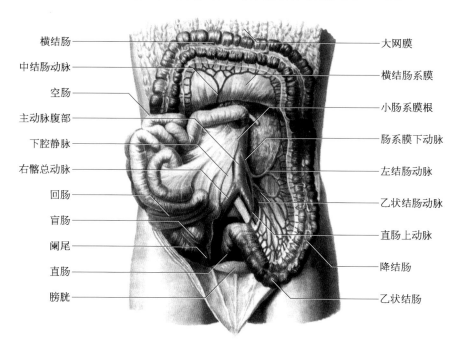

图7-3　肠系膜下动脉及其分支

（1）左结肠动脉:距主动脉4 cm左右自肠系膜下动脉分出[33],横行向左至降结肠附近分支分布于降结肠和脾曲附近,并与中结肠动脉和乙状结肠动脉的分支吻合。左结肠动脉独立自肠系膜下动脉分出者为41.2%～63%[21,34-36],与乙状结肠动脉共干者34.4%～44.7%,缺如者0.7%～5.1%。

（2）乙状结肠动脉:为2～3支,斜向左下方,进入乙状结肠系膜内,互相吻合成动脉弓,分支分布于乙状结肠[37]。

（3）直肠上动脉:为肠系膜下动脉在乙状结肠动脉之下的终末支[38-40],经乙状结肠系膜层之间下降。至直肠上端后面分为2支,沿直肠两侧下行,分支至直肠,并在直肠表面及壁内与直肠中动脉的分支吻合。

3. 边缘动脉　边缘动脉是指由回结肠动脉起,沿升结肠、横结肠、降结肠和乙状结肠的内侧缘至直肠上端的各结肠动脉分支间互相吻合而成的大动脉环。它可被认为是肠管旁大动脉弓的一部分,此肠管旁弓起自胰头周围的胰十二指肠动脉弓,经胃大弯、胃小弯动脉弓和结肠边缘动脉,至直肠周围的动脉吻合。除直接供应结肠外,边缘动脉可作为肠系膜上、下动脉的侧支。在肥胖的个体,边缘动脉埋于脂肪中,难以寻找,但可估计其与各段结肠间的距离,然而这也不甚恒定而仅供参考。边缘动脉距结肠内侧缘1 cm以内者占90%,1 cm以上者10%,最远距离为3 cm,也有估计为1～8 cm,且认为左侧较右侧的动脉弓更接近结肠内侧缘。由边缘动脉发出至肠壁的分支称为直动脉。直动脉又分长、短两种:长支均起自边缘动脉,相互间在肠壁外借很细的交通支连接,然后于系膜带附近从两侧结肠袋之间的浆膜下进入结肠壁,发出许多小支供应系膜带侧2/3的肠壁,并发小支至肠脂垂,其末达网膜带和独立带附近的肠壁。在网膜带和独立带间的区域,两侧长支吻合少,是做肠纵切口的适宜部位。短支数目较多,但非常细小,常于肠壁外起自长支或其间的交通支,或直接起自边缘动脉,经系膜带或其附近入肠壁,营养系膜带侧 1/3 肠壁。长、短支在肠壁内均与肠管长轴呈垂直方向走行,在黏膜下层和肌层内以血管丛形式吻合。由于短支细小,因此结肠壁的血液主要靠长支供应。长支行经肠脂垂深面,所以在结肠手术中,不宜过度牵拉或结扎肠脂垂,以免损伤此处浆膜下的长支,导致肠壁缺血坏死。估计损伤一条长支,可使肠管坏死约 2.5 cm。因此,在结肠切除术中,为保留足够的直血管,宜在肠管断端远侧 1 cm 处结扎边缘动脉。

各结肠动脉虽连接成边缘动脉以保证有效的吻合,但历来认为仍可能有数处吻合不佳或中断的薄弱点。① Sudeck 点[41]:最下乙状结肠动脉与直肠上动脉之间常被认为缺乏吻合,且最下乙状结肠动脉起点平面被定为动脉结扎的"危险点"[41]。但在肠系膜下动脉范围内,边缘动脉吻合的终止部,即 Sudeck 点,64% 在直肠乙状结肠动脉发出平面一带,且相当分散,并不如 Sudeck(1907)所指出的那样集中和典型。供应直肠上部动脉的侧支吻合为数很多,且肠系膜下动脉各分支间动脉弓有 1~5 级之多,有利于侧支循环的建立,故拘泥于 Sudeck 点,并无实用意义;它并非真正的解剖学位点,而只是外科学功能上的一项解释。同时,直肠部侧支循环的建立,在不同的对象会有不同情况;且影响侧副支发育的因素也是多方面的,例如力学的、化学的,又如神经因素、身体各部血管床的差异和患者年龄等,所以在 Sudeck 点结扎肠系膜下动脉,对多数人并无危险,虽然在少数人也可能会产生肠坏死,对老年患者尤应注意及此。② Griffiths 点[37]:在结肠脾曲处,左结肠动脉在距肠管 5 cm 处分成两支,左支与右支之间的边缘血管较细,左结肠动脉根部结扎后可能会影响直肠吻合口血供。但实际上,左结肠的血供变化较多,肠系膜上、下动脉之间也可存在吻合,如 Riolan 弓[42,43],所以一般不会导致缺血。

(二)直肠和肛管的动脉

来自肠系膜下动脉,以及髂内动脉和骶正中动脉的分支。

1. **直肠上动脉** 肠系膜下动脉跨骨盆缘下行延续为直肠上动脉。此动脉先走行于乙状结肠系膜中,至第三骶椎平面,达直肠与乙状结肠交界处,而靠近肠壁后面,在此先分成左、右两支。左、右支再分为若干环支,围绕并供应直肠上段。环支再分出许多终支,穿肌层至黏膜下层。直肠柱内也有动脉支下行。少数人的直肠上动脉除分为左、右支外,还发出一背侧支,贴靠直肠后壁下行,分布于直肠壶腹后部。直肠上动脉分为左、右支处多在骶岬下方,但也有少数人位于骶岬上方。

直肠上动脉未分左、右支之前,主干还分出乙状结肠直肠动脉。此动脉供应乙状结肠末端和直肠上 1/5 段。此动脉可为 1~4 支,也可无,而由最下乙状结肠动脉取代。乙状结肠直肠动脉与最下乙状结肠动脉间有吻合。

2. **直肠中动脉** 直肠中动脉(旧称直肠下动脉),多数较细小,大多每侧一支(76.8%,据中国人 400 例标本[44,45]),少数有两支(5.9%),还有一些缺如(17.3%)。

直肠中动脉起源于阴部内动脉和臀下动脉的较多[46],其余分散地起于臀下阴部干、膀胱动脉、髂内动脉干等。直肠中动脉在两侧的骨盆直肠间隙,20%~50% 沿直肠侧韧带至直肠[47-53],其余走行于直肠侧韧带下缘、肛提肌表面[50]。(这就解释了为何在大部分手术中可以直接将直肠侧韧带切断而不会引起出血、但有时会出现出血的原因)分布于直肠前壁肌肉,在黏膜下层与直肠上动脉及直肠下动脉的分支吻合。直肠中动脉还发出小支分布至肛提肌、精囊腺和前列腺,并与膀胱下动脉吻合(总的情况是直肠中动脉的大小、分布、起源均不规则。在临床手术中也常不被重视,往往仅需电凝处理即可。但需注意约有 10% 的人直肠中动脉比较粗大,若不加结扎可以造成严重的出血)。

3. **直肠下动脉** 直肠下动脉(旧称肛门动脉)发自阴部内动脉。阴部内动脉自髂内动脉发出,经坐骨小孔至会阴部,在坐骨肛门窝内发出 2~3 支直肠下动脉,供应肛门周围皮肤、肛管及肛提肌。

4. **骶正中动脉** 腹主动脉末端的分叉处或稍上方发出一单支骶正中动脉,此动脉于骶尾骨前面下降,分出若干直肠支,与供应直肠和肛管的其他动脉吻合,参与直肠后壁的血液供应。

三、大肠的静脉

（一）结肠的静脉

结肠静脉的排列与动脉大致伴行,结肠壁内的静脉首先向边缘静脉弓汇合后,再进入相应的主干静脉,然后右半结肠的主干静脉汇入肠系膜上静脉(superior mesenteric vein,SMV),左半结肠的主干静脉汇入肠系膜下静脉(inferior mesenteric vein,IMV),最后都进入门静脉(由于结肠的静脉最后都经过门静脉进入肝脏,又由于结肠的淋巴走行与血管是伴行的,所以结肠的癌肿较易浸润静脉壁而进入静脉血造成肝转移)。

1. 肠系膜上静脉 肠系膜上静脉与肠系膜上动脉伴行,发于回肠终末部,于小肠系膜内向内上斜行,到达近中线处有回结肠静脉注入,两者汇合后向上成为肠系膜上静脉主干,三者呈倒 Y 字形,肠系膜上静脉主干的左侧接受空肠静脉,右侧接受结肠的主干静脉,行于肠系膜上动脉的右前方,向上越过十二指肠水平部,于胰腺下缘行向胰腺后方,再向上于胰体上缘水平注入门静脉。

肠系膜上静脉的上部右侧有右结肠静脉、结肠中静脉、胃网膜右静脉和胰十二指肠下静脉注入,这 4 支静脉各自独立注入肠系膜上静脉的情况较少,大部分情况都是先汇合成胃结肠静脉干,然后再注入肠系膜上静脉主干(表 7-2)。胃结肠静脉干的分型,资料中也比较复杂与混乱。研究表明,右结肠静脉约半数汇入胃结肠静脉干(gastrocolic trunk,GCT),12%的结肠中静脉汇入胃结肠静脉干[54]。国内资料显示[30],74.5%患者出现胃结肠静脉干,其属支共有右结肠静脉、中结肠静脉、胃网膜右静脉和胰十二指肠上前静脉 4 个来源。其中有 51.2%由胃网膜右静脉和右结肠静脉、中结肠静脉构成 2 支型或 3 支型胃结肠静脉干。胃结肠静脉干长度约 2 cm,一般于胰腺钩突前方注入肠系膜上静脉主干右侧[55],在此稍上方,常有横结肠中部和左部的静脉直接注入肠系膜上静脉主干的前壁。

表 7-2 肠系膜静脉属支汇流情况

研究	例数	研究	RCV(%)			ICV(%)			GCT(%)			MCV(%)	
			缺如	SMV	GCT	缺如	SMV	GCT	缺如	单支	双支	SMV	GCT
Ogino[57]	81	活体	6	10	84	0	98	2	12	49	46	68	20
Yamaguchi[54]	58	尸体	56.9	24.1	19.0	0	100	0	31	37.9	50	84.5	12.1
张策[28]	36	活体		30.6	69.4				22.2				
赵丽瑛[28]	55	活体	9.1	21.8	69.1	1.8			25.5				

注:RCV:右结肠静脉;ICV:回结肠静脉;MCV:中结肠静脉;GCT:胃结肠干;SMV:肠系膜上静脉。

1964 年,Gillot 将自回结肠静脉注入点至胃结肠静脉干注入点之间的肠系膜上静脉主干称为外科干。其在门脉高压症行肠腔分流术时有重要意义。据国内资料[56],外科干的长度平均为 3.4 cm,宽约 1 cm。外科干的前方有右半结肠的主干动脉横过,有一条主干动脉横过的占 59.0%,最常见为右结肠动脉;有两条主干动脉横过的占 23.0%;没有主干动脉横过者占 18.0%。

2. 肠系膜下静脉 肠系膜下静脉起自直肠上静脉,其越过左髂总动脉前方出小骨盆上口即成为肠系膜下静脉,进入乙状结肠系膜。肠系膜下静脉与肠系膜下动脉不完全伴行,而是逐渐向左分离,沿腰大肌前缘上行。在乙状结肠系膜内有乙状结肠静脉汇入。再向上越过左精索动脉前方及左结肠动脉后方。其与左结肠动脉交叉处距肠系膜下动脉 2~3 cm。在此附近,有左结肠静脉汇入。肠系膜下静脉继续向上绕过十二指肠空肠曲左侧,在此处其左后方有左肾静脉、左精索内静脉和左输尿管。再向上其进入胰腺背侧,50.3%注入脾静脉,34.6%注入肠系膜上静脉,14.9%注入肠系膜上静脉和脾静脉交角处。肠系膜下静脉的长度平均约为 13.2 cm。

(二)直肠和肛管的静脉

直肠和肛管的静脉在肠壁中形成直肠内、外静脉丛(图 7-4)。直肠内静脉丛(痔内静脉丛)位于直肠黏膜下层和肛管的皮下层,以齿状线为界分为上、下两部。上部的直肠内静脉丛在直肠末端的左侧、右前和右后三处较大,静脉丛汇成细小属支,于直肠中部穿直肠壁肌层,在直肠上段后面汇成直肠上静脉,汇入肠系膜下静脉。下部的直肠内静脉丛汇入肛静脉,经坐骨肛门窝注入阴部内静脉。直肠的内静脉丛上、下部在齿状线附近有许多交通支。

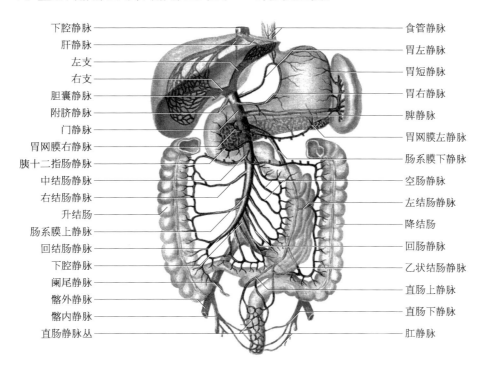

下腔静脉	食管静脉
肝静脉	胃左静脉
左支	胃短静脉
右支	胃右静脉
胆囊静脉	脾静脉
附脐静脉	胃网膜左静脉
门静脉	肠系膜下静脉
胃网膜右静脉	空肠静脉
胰十二指肠静脉	左结肠静脉
中结肠静脉	降结肠
右结肠静脉	回肠静脉
升结肠	乙状结肠静脉
肠系膜上静脉	直肠上静脉
回结肠静脉	直肠下静脉
下腔静脉	肛静脉
阑尾静脉	
髂外静脉	
髂内静脉	
直肠静脉丛	

图 7-4 结直肠的静脉

直肠外静脉丛位于肠壁肌层外周的疏松结缔组织中。肛提肌以上的外静脉丛收集直肠中下段的黏膜下丛和肠壁静脉血,分别汇入直肠上、下静脉。肛提肌以下的外静脉丛收集肛提肌、肛门内和外括约肌,以及肛门周围组织的静脉血,汇集成肛静脉,注入阴部内静脉。

直肠的静脉在直肠下端相互吻合,形成肝门静脉与下腔静脉之间的侧支循环途径(故而直肠的肿瘤细胞可直接进入体循环,引起肺转移)。

直肠与肛管的静脉丛因其管腔大、缺乏静脉瓣、管壁较薄、静脉压相对较高,容易造成局部静脉血回流不畅,长期血液淤滞,则可导致局部静脉曲张,形成临床所谓的"痔"。临床上将齿状线上下发生的痔分别称为内痔、外痔;内、外痔兼有者称混合痔。

直肠后方有骶前静脉丛,手术分离下段直肠后壁时,应避免在盆壁筋膜后方剥离而误伤骶前静脉丛及其属支,以防止出血。骨盆骨折导致的致命性出血亦与此静脉丛破裂有关。

四、结直肠的淋巴

(一)结肠的淋巴

结肠的淋巴系统主要与结肠的动脉伴行。其淋巴结自外周向中央分为边缘淋巴结(第一站淋巴结)、中间淋巴结(第二站淋巴结)和主淋巴结(第三站淋巴结)(图 7-5)。

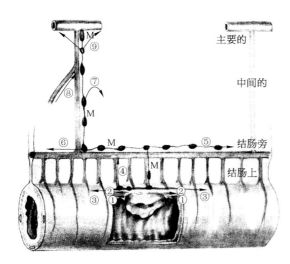

图 7-5　结肠的淋巴

1. 边缘淋巴结　结肠肠壁的黏膜肌层、黏膜下层、肌层和浆膜下层内有丰富的淋巴管网,彼此相吻合,但黏膜内没有淋巴管。结肠壁内的淋巴管自内向外呈放射状达浆膜下,部分注入结肠壁内淋巴结,多数沿终末动脉逆行进入结肠系膜,注入结肠旁淋巴结。结肠的边缘淋巴结包括结肠壁内淋巴结和结肠旁淋巴结。结肠壁内淋巴结沿结肠直动脉排列,多位于肠脂垂、网膜带、独立带附近的浆膜下,其数目不是很多,其输出管注入结肠旁淋巴结。结肠旁淋巴结沿边缘动脉弓排列,其输出淋巴管彼此相吻合,沿边缘动脉弓形成相连续的与肠管平行的边缘淋巴管,再沿结肠主干血管的走行汇合成中间淋巴管。来自结肠某部位的淋巴流可沿边缘淋巴结向其远近两侧走行数厘米。

2. 中间淋巴结　结肠的中间淋巴结与结肠的主干动脉伴行,因而有 5 组主干淋巴结。在右半结肠为回结肠淋巴结、右结肠淋巴结和中结肠淋巴结,在左半结肠为左结肠淋巴结和乙状结肠淋巴结。乙状结肠淋巴结根据乙状结肠动脉的数目可有 1~3 组。来自结肠某部位的淋巴流注入结肠旁淋巴结后,大部分再沿边缘淋巴管注入距其最近一侧的中间淋巴结,但也可以注入距其较远的另一侧的中间淋巴结,还可越过其近位中间淋巴结注入再远一组的中间淋巴结(所以结肠癌根治术除应清除与癌肿部位相对应的一组中间淋巴结外,还应清除与其邻近的上下两组中间淋巴结)。

3. 主淋巴结　结肠的主淋巴结位于结肠各主干动脉的根部。在右半结肠,其位于肠系膜上动脉发出分支水平,分别为回结肠动脉根部淋巴结、右结肠动脉根部淋巴结和结肠中动脉根部淋巴结。在左半结肠,引流左结肠淋巴结和乙状结肠淋巴结的主淋巴结都是肠系膜下动脉根部淋巴结。一般把肠系膜下动脉起点至左结肠动脉起始处之间称为肠系膜下动脉根部,沿这段动脉排列的淋巴结即为肠系膜下动脉根部淋巴结。

右半结肠的淋巴流进入主淋巴结后,向上再注入肠系膜上动脉根部淋巴结(位于胰腺下缘、结肠中动脉起点以上),再注入肠淋巴干,最后注入乳糜池。左半结肠的淋巴流进入肠系膜下动脉根部淋巴结后,于腹主动脉旁注入腹主动脉旁淋巴结,然后再注入左腰淋巴干。

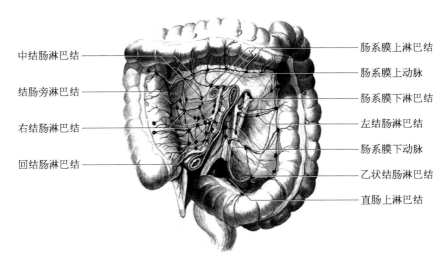

图 7-6　结直肠的淋巴

(二) 直肠和肛管的淋巴

直肠壁内的淋巴管在黏膜下和肌层中均形成丛。黏膜下淋巴管丛发出的淋巴管,穿肌层汇入直肠周围淋巴结。肌层淋巴管丛发出的淋巴管,一部分汇入通过肌层的黏膜下淋巴管,另一部分直接注入直肠周围淋巴结。肛管上皮和肛门周围皮肤也含稠密的淋巴管丛。

直肠周围淋巴结位于直肠周围的疏松结缔组织内,主要有直肠旁淋巴结和直肠上淋巴结(图7-7)。

直肠旁淋巴结也称直肠肛门淋巴结,位于直肠壶腹部的两侧和后部,沿直肠上动脉末端及其左、右支分布,有1~7个。它接受直肠壶腹部的淋巴管;其输出管沿直肠上动脉注入直肠上淋巴结,或直接注入肠系膜下淋巴结(近侧群或中央群)。直肠上淋巴结(中间群),或称直肠上主要淋巴结,沿直肠上动脉排列,位于乙状结肠系膜根内下方。它收集直肠壶腹部的淋巴管、直肠旁淋巴管和乙状结肠下部的淋巴管,其输出管注入肠系膜下淋巴结(近侧群或中央群)和腰淋巴结。

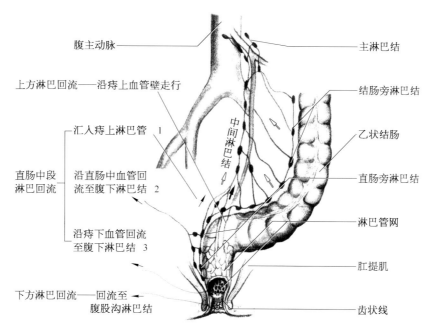

图 7-7　直肠的淋巴

直肠和肛管的淋巴管分上中下三组,经不同途径回流至相关淋巴结。

1. 上组淋巴管　一般引流齿状线上方10 cm以上直肠的淋巴,它们连接直肠旁淋巴结,并沿直肠上动脉上行,汇入该动脉周围的淋巴结。

2. 中组淋巴管　引流齿状线至其上方10 cm的一段直肠的淋巴。齿状线紧上方的黏膜下淋巴丛沿肛柱向上汇合上方的黏膜下淋巴丛。淋巴丛发出的中组淋巴管大部分上行,另一部分穿肠壁肌层向外。中组淋巴管又分为上、中、下三部,上部淋巴管是临床上最重要的一组,它沿直肠壁上行,直接进入直肠旁淋巴结,或连接上组淋巴管注入直肠旁淋巴结和直肠上动脉周围的淋巴结;中部的淋巴管穿肠壁,在肛提肌上方向后外,伴直肠中动脉至髂内淋巴结[58],也可伴随髂内动脉至骶淋巴结;下部的淋巴管在肛提肌下方向外,沿直肠下动脉汇入阴部内血管周围的淋巴结,再至髂内淋巴结(侧方淋巴引流的客观存在,是部分学者推荐高危低位直肠癌行侧方淋巴结清扫的重要理由)。

3. 下组淋巴管　引流齿状线以下及肛门周围皮肤淋巴丛,向前通过会阴部或股内侧皮下组织,汇入腹股沟浅淋巴结。肛门周围淋巴丛与尾骨后面皮肤的淋巴管网相交通,可向上与臀部淋巴管交通,再汇入腹股沟淋巴结(故对于低位直肠及肛管肿瘤,体检时进行腹股沟淋巴结检查是很有必要的)。

根据直肠和肛管的淋巴回流,肛管癌肿可蔓延到会阴部皮肤及肛管周围,转移到腹股沟淋巴结。齿状线上方的癌肿,可转移到髂内淋巴结、直肠旁淋巴结,或侵犯到膀胱颈部及精囊;在女性,可侵犯到阴道后壁、子宫颈及子宫阔韧带基部,并沿直肠上动脉至乙状结肠系膜。

直肠癌肿向上的淋巴转移,是最经常的转移途径。一般首先累及癌肿同一水平或稍高处的直肠旁淋巴结,然后向上累及与直肠上动脉伴行的中间淋巴结群,终至肠系膜下血管周围的中央淋巴结群。当癌肿晚期,向上的主要淋巴管完全被癌细胞梗死时,癌细胞才可能向侧方转移。

低位直肠癌肿切除,不只仅经会阴部切除癌肿,应在高位结扎并切断直肠上动脉,因癌的转移可出现在较高的沿直肠上动脉排列的淋巴结。

引流肛门区域肿瘤的淋巴多种多样,并在一定程度上取决于原发肿瘤的解剖学定位。肛缘和肛管癌淋巴主要向表浅的腹股沟淋巴结引流;齿线区域的肿瘤通过直肠下和直肠中血管引流和淋巴管引向髂血管(下腹部)周围淋巴结;延伸到直肠远端的癌通过直肠上淋巴管引向肠系膜下血管系统,并由此引向门静脉系统。

五、 大肠的神经

(一)结肠的神经

结肠的运动神经支配来自交感和副交感神经系。支配盲肠、升结肠和横结肠的交感节前纤维来自脊髓胸 6～10 侧角,经内脏大神经至腹腔神经节和肠系膜上神经节,由此节后纤维分布至肠壁平滑肌和腺体。支配降结肠和乙状结肠的交感节前纤维起自脊髓腰 1～2 侧角,加入肠系膜下神经节,节后纤维经肠系膜下丛和腹下丛分布至肠壁平滑肌和腺体。

支配盲肠、升结肠和横结肠的副交感节前纤维来自迷走神经背核,经左、右迷走神经,由腹腔丛和肠系膜上神经丛而分布至肠壁平滑肌和腺体。支配降结肠和乙状结肠的副交感节前纤维起自脊髓骶 2～3 侧角,由盆内脏神经分布至肠壁平滑肌和腺体。

至于迷走神经分布至何段结肠,尚有争论。一般认为分布至结肠左曲,但也有认为分布至横结肠和升结肠上份,更有认为迷走神经支配至直肠。

盆内脏神经对结肠的平滑肌及腺体是兴奋性的,但交感神经和迷走神经的功能不甚明确,因为至少切除这两种神经对结肠的运动功能影响不大。至于结肠的感觉神经支配,切除右侧交感神经后,刺激盲肠、升结肠,甚至横结肠中部的系膜和邻近的腹膜,均不引起痛觉。反之,切除左侧交感神经后,刺激骨盆入口以上的左半结肠系膜不引起痛觉,但刺激右半结肠的系膜则引起痛觉。由是,结肠虽属中线器官,但在感觉传入问题上似有左右半分界的现象。双侧交感神经切除术导致痛觉消失至直肠与乙状结肠交界处,说明直肠痛觉与结肠不同,并非借交感神经系传入,而属盆部副交感系范畴。

(二)直肠和肛管的神经

1. **直肠的神经** 直肠的神经包括交感神经纤维、副交感神经纤维及内脏感觉神经纤维。

直肠的交感神经低级中枢位于脊髓上腰段的侧角,它发出纤维经肠系膜下丛和下腹下丛至直肠。肠系膜下丛随肠系膜下动脉分支分布至直肠上段,参与组成直肠上神经丛。上腹下丛中的交感神经纤维沿腹下神经[59]下延到直肠两侧,参与下腹下丛。

直肠的副交感神经来自盆内脏神经,它的低级中枢位于骶髓第 2、3、4 节。盆内脏神经穿盆壁筋膜,至直肠两侧,与上腹下丛下延的交感神经纤维交织组成下腹下丛(盆丛)[60]。自下腹下丛发出的交感和副交感神经纤维随直肠中动脉形成直肠下丛。直肠下丛与直肠上丛有广泛的纤维联系。

直肠的感觉神经纤维随盆内脏神经传入脊髓骶段。

了解直肠和邻近盆腔结构的神经支配对于进行安全而有效的直肠癌手术也是很重要的。直肠被自主神经系统的交感和副交感神经所包绕,自主神经发自主动脉前方的神经丛,在 IMA 的正后方,在骶岬处分支为左右腹下神经,然后向两侧走行并向下到达盆腔侧壁,副交感神经发自第 2～第 4 骶神经(S2~S4),并和交感神经缠在一起,形成直肠的侧柄,成为坚韧而纤维化的坚固组织,盆腔的这个部位也称为侧韧带。这些神经支配盆腔器官重要的运动和感觉功能,术中该神经的破坏会导致直肠切除术后严重的并发症[61](直肠癌手术行肠系膜下血管根部清扫时,尤其是腹主动脉分支区域过度骨骼化时,或游离直肠系膜后方时损伤腹下神经,可导致储尿障碍及射精障碍;直肠癌手术损伤下腹下丛时可导致排尿障碍及勃起障碍,故而切断侧韧带时应注意避免过分靠近盆壁[62],避免过分牵拉侧韧带[63,64];勃起神经走行于 Denonvilliers 筋膜前叶内部,并居于外侧[65]。在进行直肠前面分离和切断直肠前支时,应尽量贴近 Denonvilliers 筋膜后叶,同时偏向中线侧分离)。

2. 肛管的神经　由于有关这个复杂部位的解剖学术语和定义的争论导致经常发生混淆。对临床而言,可将肛门分成两个部分:肛管和肛缘。其差别是重要的,因为肛缘的恶性鳞状细胞和基底细胞肿瘤,从生物学和治疗学观点来说是皮肤癌。接近于肛门直肠环的远端直肠,是由柱状细胞黏膜构成的,向齿状线远侧移行为过渡期上皮。包括柱状和立方状上皮两种成分。从齿状线到肛缘向远侧延伸是肛管的复层鳞状上皮。肛缘是肛门边缘的尾部,并由角质化成层的鳞状上皮覆盖、含有色素和毛囊。肛缘或肛周肿瘤定义为发生在肛门边缘 5 cm 内的肿瘤。括约肌间沟为内括约肌和外括约肌结构之间的潜在平面,外括约肌较表浅并在尾部,最常见于远端肛管内。

肛管与肛门周围皮肤的神经含有内脏神经和躯体神经。支配肛门内括约肌的副交感神经由直肠壁内神经丛延续而来。肛管和肛门周围的皮肤感觉和肌肉的运动为骶丛发出的阴部神经支配。阴部神经至坐骨肛门窝侧壁发出肛神经,分布于肛门外括约肌、肛管下部和肛门周围的皮肤。

肛门周围皮肤的神经为躯体神经分布,感觉非常敏锐,炎症时常引起剧痛。手术时亦应有良好的麻醉。

肛管与直肠的手术,需切除直肠周围组织时,应注意保护直肠的神经及神经丛,以避免出现术后大便失禁、阳痿和膀胱功能不良等现象。

第二节　直肠癌手术相关的临床解剖

一、肛门内外括约肌

肛管直肠环为肛管内括约肌、直肠壁纵肌的下部、肛管外括约肌的深部和邻近的部分肛提肌(耻骨直肠肌)纤维共同组成的肌环,绕过肛管和直肠分界处,在直肠指检时可清楚扪到。此环是括约肛管的重要结构,肛管为肛管内、外括约肌所环绕,平时呈环状收缩封闭肛门。如手术时不慎完全切断,可引起大便失禁。

肛门内括约肌是直肠环肌层的末端增厚部分,属平滑肌,呈珠白色。其上界平肛管直肠肌环平面,下达括约肌间沟,包绕肛管上 2/3 部。肛门内括约肌末端最肥厚,形成一条清楚的环状游离缘,由联合纵肌的弹性纤维环绕。齿线一般居该肌的中部或中下 1/3 交界处(图 7-8)。其主要功能为维持肛管静息压,肛门维持自制的主要因素之一肛管静息压主要由肛门内括约肌张力形成,占 50%~85%,外括约肌仅占 25%~30%,其余 15% 由肛垫扩张形成。因此在手术时如果肛门内括约肌受损,大便失禁就可能发生(内括约肌切除术后常发生大便失禁的原因)。

围绕在肛门内括约肌周围的骨骼肌构成的肛门外括约肌,专司括约肛门的功能。肛门外括约肌属横纹肌,为随意肌,被联合纵肌纤维分隔为皮下部、浅部和深部。皮下部是环形肌束,位于肛管下端皮下层内括约肌的下方。手术时在皮下层可见粉红色肌束,可随意关闭肛门外口,但作用较弱。

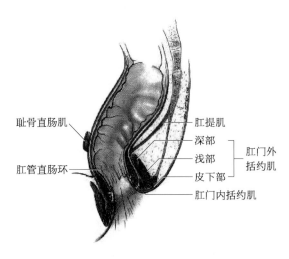

耻骨直肠肌
肛管直肠环
肛提肌
深部
浅部
皮下部
肛门外括约肌
肛门内括约肌

图 7-8　肛门内外括约肌

手术时同时切断两处肛门功能不受影响。浅部是椭圆形肌束,起于尾骨,由左右包绕肛管,向前止于会阴中心腱,与尾骨相连的部分形成坚强的韧带,即肛尾韧带。前方左右肌束交叉部分肌纤维附着于球海绵体肌和会阴浅横肌。手术时注意不能同时切断两处。如果在前侧切断,可引起肛门关闭功能不全,女性患者表现尤其明显。外括约肌深部位于浅部上方,是环状肌束,与耻骨直肠肌纤维融合,具有很强的关闭肛管上部的作用。近年研究认为肛门括约肌是由三个"U"形肌环组成:顶环是外括约肌深部和耻骨直肠肌;中间环是外括约肌浅部;底环是外括约肌皮下部。当外括约肌收缩时,顶环及底环同时牵拉肛管后壁,中间环向后牵拉肛管前壁,使肛管紧闭。MRI 三维图像显示,外括约肌不是三环状(皮下部、浅部、深部)分层模式,而是由上、下两个形态各异的部分构成的复合体。外括约肌下部呈环状,组织学研究证实,内、外括约肌纤维在此呈肌性连续,并与联合纵肌纤维交织混合,即该区不仅有横纹肌纤维,还有平滑肌纤维,提示外括约肌下部是一种特化的肌肉复合体。由于该区发现有大量的本体感受器,因而 Fritsch[66] 等认为:外括约肌下部是维持肛门自制的重要部分,它不仅可鉴别粪便的性质,必要时还有延缓排便的能力。外括约肌上部是由耻骨直肠肌向下延续特化而成。在此平面外括约肌不是一个完整的肌环,其前正中线常缺如,女性较多见。有研究[67]认为外括约肌并不是一个完整的肌环,而是在前部有一平均为

1.5 cm 宽度的缺损,内外括约肌不在同一平面上。内外括约肌之间虽然有少许肌纤维相互交叉,但两者之间有明确的解剖层面(这是内括约肌切除术的解剖学基础)。

二、直 肠 系 膜

传统解剖学教科书上没有直肠系膜的描述。解剖学上的肠系膜是指由浆膜(腹膜)包裹的该肠段的脂肪、神经、淋巴和血管等组织。而 1982 年英国学者 Heald[68] 提出的直肠系膜是外科学上的名词,它是由疏松结缔组织构成,位于直肠的后方,其内富含淋巴、血管组织,外表覆盖一层盆腔脏层筋膜,从直肠后方、两侧 3 个方向包裹直肠,并在侧方与环绕血管和腹下丛的结缔组织及"侧韧带"融合。在 S4 椎体前方盆脏筋膜和盆壁筋膜汇合形成一致密纤维束带,即直肠骶骨韧带,也称 Waldeyer 韧带。直肠系膜后面较薄,两侧较厚,向上与乙状结肠系膜相续,向下止于肛管直肠环,从直肠的后方和两侧包裹直肠,长 8～10 cm,厚度自上而下渐渐变薄,横切面可见直肠上血管及包裹其的肠系膜下丛走行其中。直肠系膜与盆腔壁层筋膜之间为"Holy plane",为极其疏松的结缔组织连接间隙,极易分离,为临床低位直肠癌手术常用的解剖层面。直肠癌即使未发生淋巴结转移,直肠系膜中也常隐藏着癌细胞,成为复发的根源,其系膜内的微小病灶向远侧的转移可以达到 4 cm(故而直肠全系膜切除为中低位直肠癌手术的基本要求)。

三、盆腔的韧带和筋膜

(一)侧韧带

解剖学提到,起自盆腔后外侧的筋膜包绕直肠中动脉至直肠形成直肠侧韧带。有研究认为直肠侧韧带并不存在[49,69]。随着近年来认识的加深和研究的进行,文献报道的直肠侧韧带的发现率已接近 100%[70]。

从外科角度来看[71],把连接直肠侧壁和盆侧壁

的侧韧带形状看作是横放的四角柱形,可以归纳为侧韧带具有 4 个自由面和外侧、内侧的接触面,游离的 4 个面分别是前面、后面、上(头侧)面和下(尾侧)面。在前面膀胱颈部、男性精囊、前列腺、女性阴道后壁相对面,在那里有覆盖直肠的 Denonvilliers 筋膜延伸附着。后面有尾骨和覆盖其前面的尾骨肌,那里盆腔脏层筋膜延伸附着。上面有直肠侧面的腹膜下疏松结缔组织也即为直肠旁组织。其次,下面隔着疏松结缔组织和肛提肌相对,外侧接触面是膀胱腹下筋膜基部,在那里有髂内动静脉的末梢部分。内侧部接触面为直肠中部侧面,位于腹膜反折部下方数厘米处。膀胱腹下筋膜可以连续延伸成四角柱,移行到直肠侧面。如果以此观点可以理解,直肠下(中)动脉从被膀胱下腹筋膜基部包绕的髂内动静脉分支(筋膜基部成为血管鞘,包绕着动静脉)通过移行部(侧韧带内)到达直肠。当然,淋巴管在这里也和动静脉伴行。可是神经纤维显示和动静脉不同的走行方向,腹下神经沿直肠后面的盆脏层筋膜下行到达侧韧带(盆腔神经丛后上角)(图 7-9)。从侧韧带(盆腔神经丛)有走向膀胱颈、子宫颈的神经支延伸,在 Denonvilliers 筋膜前方伴行膀胱下动脉走行。从后方到下方有三条盆腔内脏神经与侧韧带(盆腔神经丛)接合。当然,这些

神经汇合部分存在骨盆神经丛,正好位于侧韧带内部[72-74]。直肠癌手术时,如过于靠近盆壁切断侧韧带,易损伤盆腔神经,导致术后排尿功能和性功能障碍[48];如过于靠近肠壁切断侧韧带,可能造成淋巴清扫范围缩小,影响手术效果。

(二) Denonvilliers 筋膜

Denonvilliers 筋膜即腹膜会阴筋膜或称尿道直肠膈,是腹膜融合形成的一层结缔组织膜(图 7-10)。从 Douglas 窝腹膜开始到会阴中心腱(会阴体),会阴体也称为会阴中心腱,正如周围结缔组织、所有的肌肉组织都汇集到这里并与此融合那样,Denonvilliers 筋膜也到达会阴体,并与此融合,其前后的前列腺被膜、直肠肌层一部分也分别离开所属脏器来与会阴体融合。除此之外与会阴体融合的组织有耻骨直肠肌、会阴深横肌等构成泌尿生殖隔膜的重要肌组织。Denonvilliers 筋膜是一层纤维性强韧筋膜,前方有来自前列腺、精囊被膜的疏松结缔组织,有时与筋膜融合,后方也有由直肠肌层一部分延伸的结缔组织,有时也与筋膜融合。它们同时到达会阴体。随着邻近会阴中心腱,其相互之间的融合状态变强。Denonvilliers 筋膜和精囊、前列腺之间有腔隙,称为前列腺后腔。另外,Denonvilliers 筋膜和直肠之间也有腔,称为直肠前

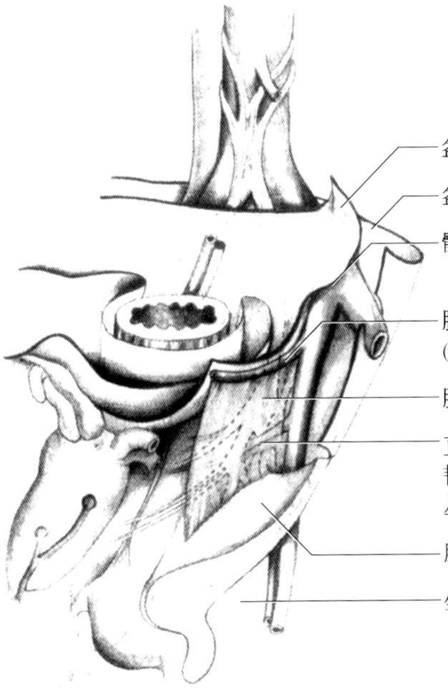

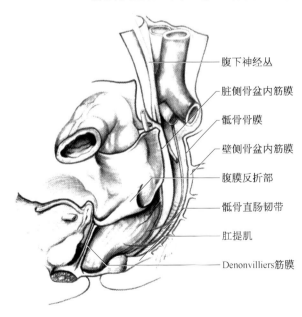

盆腔脏层筋膜
盆腔壁层筋膜
髂内血管鞘
(已剥离)
膀胱上动脉
(脐动脉索)
膀胱腹下筋膜
直肠中动脉(侧方
韧带)及盆骨神经
丛(骶骨膀胱韧带)
肛提肌上腔
坐骨直肠窝

图 7-9 直肠侧韧带

腹下神经丛
脏侧骨盆内筋膜
骶骨骨膜
壁侧骨盆内筋膜
腹膜反折部
骶骨直肠韧带
肛提肌
Denonvilliers筋膜

图 7-10 盆腔的筋膜

腔。直肠前腔比前列腺后腔稍宽广，其中结缔组织也疏松。在由前列腺和直肠、侧韧带和自主神经系统围成的近乎梯形中央存在着由2层筋膜愈合而成的Denonvilliers筋膜。梯形上底是前列腺，下底为直肠和侧韧带，并且左右两边是神经血管束（骶骨膀胱韧带），分别是极强韧的结缔组织部分。可以认为中央的Denonvilliers筋膜是从周围组织中独立的结构。也有学者认为，Denonvillier筋膜在女性并不存在，仅在直肠阴道之间，由盆内筋膜及肛提肌分中线交叉纤维组成的松散的网状组织，楔状结缔组织并不明显。

根据组织学所见，必须知道直肠靠近这个部位癌肿从肿瘤淋巴性转移易于侵袭Denonvilliers筋膜下及筋膜内淋巴管。在低位直肠癌根治手术时应重新确认，必须选择正确分离层次以做到完全切除Denonvilliers筋膜[75,76]。对Denonvilliers筋膜正确的理解在完成直肠癌根治手术上非常重要。只有正确理解以后才能把下部直肠从周围组织上正确地剥离下来。首先在Douglas窝，从Uhltnhuth所谓线状瘢痕部分的稍上方（前方）开始，正确切开腹膜，才能进入Denonvilliers筋膜前面，前列腺后腔；稍有不慎，易于进入筋膜后方。进入直肠前腔不能做到切除Denonvilliers筋膜。直肠前腔比前列腺后腔广阔且结缔组织稀疏。如果不完全切除Denonvilliers筋膜，其中可残留有淋巴管。向尾侧仔细剥离Denonvilliers筋膜前面，从正中开始移行左右。紧靠腹膜反折下周围组织纤维性强，那里是侧韧带前面。从此处开始沿Denonvilliers筋膜向侧方解剖，剪刀抵抗感突然消失。沿着直肠侧面分离，可以比较容易进入深部。这里有Denonvilliers筋膜侧方的疏松部分，位于肛提肌上方入口。通过这样的操作才可完全切除Denonviliiers筋膜，并且可以做到合理处理侧韧带。其次可以仔细考虑应在哪个部位切断侧韧带。

（三）Waldeyer筋膜

狭义定义的Waldeyer筋膜是下部骶骨表面到直肠肛管交界部、无血管的强韧结缔组织，不是直肠周围筋膜结构的一部分，是把直肠与盆腔壁连接的结缔组织。直肠后面有脏层和壁层2层筋膜。分离2层筋膜之间的间隙向肛门方向解剖时在第四骶椎附近会碰到强韧结缔组织。如果没有感觉到这个强韧组织存在，剥离层会循着组织表面靠近直肠，最终进入直肠壁；如剥离层过于靠后，则可能损伤骶前筋膜，造成骶前静脉出血。Grapp[77]等把这个强韧结缔组织称为直肠骶骨筋膜，即Waldeyer筋膜。意识到这个筋膜存在，切断这层筋膜进一步进入肛门方向，2层筋膜间组织再次变稀疏，到达肛提肌表面直至肛管上缘。在直肠骶骨筋膜的肛门侧有疏松结缔组织组成的间隙，这个间隙和肛提肌上腔、膀胱腹下筋膜的下端（肛侧缘）都是相连通的。

实际在直肠后面剥离之际，在腹主动脉分支部下显露左侧髂总动脉，沿骶骨弯曲用剪刀进行锐性分离。骶正中动静脉、骶外侧动静脉和盆腔壁层筋膜残留在剪刀背侧，把长的结实拉钩放在直肠后面。扩大视野用剪刀切断纤维进行向下分离。不久可见将要切断的纤维增强，颜色变白，数根小血管竖起其间。用电刀烧灼切断进入肛侧；必须先处理正中线以后向左右两侧剥离。因为2层筋膜的间隙在正中线处变宽。内部也疏松，随着向左右侧幅度也变窄，内部密度也增加。在截石位切断白色致密结缔组织组成的直肠骶骨韧带附近以后，到达盆腔最深部。在第五骶椎附近，从这里开始出现肛提肌。此处开始两层筋膜间结缔组织再度疏松。用剪刀向前方进入这个间隙分离。敞开剪刀前端，保持原来位置，把剪刀按压向腹侧方即可。如果剪刀向前端推进可损伤肛提肌表面血管或肛提肌。

四、坐骨直肠窝和会阴中心腱

（一）坐骨直肠窝

坐骨直肠窝位于肛管的两侧，是肛区皮肤与肛提肌之间的潜在性间隙（图7-11）。坐骨直肠窝略似尖朝上方、底部与肛区一致的锥体形结构。窝的外侧壁由坐骨结节、坐骨下支、耻骨下支、闭孔内肌、闭孔内肌筋膜及会阴筋膜深层构成。内侧壁为肛门外括约肌、肛提肌、尾骨肌和盆膈下筋膜。前壁为会阴浅横肌和尿生殖膈,后壁为臀大肌及其筋膜和骶结节韧带。坐骨直肠窝并不局限于肛区,其内、外侧壁上缘的前、后端均以锐角会合,窝向前延伸至肛提肌与坐骨下支、耻骨下支和尿生殖膈之间,称坐骨直肠窝的前隐窝,向后延伸至臀大肌和骶结节韧带深面与尾骨肌之间,称为后隐窝。两侧坐骨直肠窝之间在肛管前方被会阴中心腱分隔,而在肛管后方,则经肛门外括约肌与肛提肌之间的肛管后深间隙(或称肛门外括约肌下后间隙)相交通。

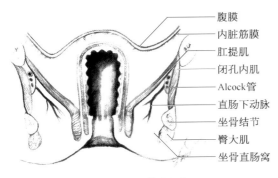

图7-11　坐骨直肠窝

（图中标注：腹膜、内脏筋膜、肛提肌、闭孔内肌、Alcock管、直肠下动脉、坐骨结节、臀大肌、坐骨直肠窝）

坐骨直肠窝内充满丰富的脂肪组织,称坐骨直肠窝脂肪体。当排便时允许肛门扩张,并具有弹性垫的作用。脂肪组织中存在许多纤维束,使此窝有明显的坚韧性。在窝内有来自阴部内动、静脉及阴部神经的肛门动、静脉和肛门神经自外向内横贯此窝。来自骶丛的会阴支和小穿支分布于窝的后部。阴囊后或阴唇后动、静脉和神经穿经此窝的前部至尿生殖三角区。此外窝内还有淋巴管和淋巴结。在低位直肠癌中,此处的淋巴结转移率可达10%左右[78](故APR手术时,此处切除范围不可过小)。

（二）Alcock管

Alcock管又称阴部管,在距坐骨结节下缘上方3～4 cm处,沿坐骨直肠窝向前行走。其为闭孔内肌筋膜和覆盖于肛提肌下筋膜表面并延伸至闭孔肌筋膜表面的皮下深筋膜(月状筋膜)之间形成的间隙。其内走行有阴部内动静脉和阴部神经。直肠下动脉于Alcock管开口处发出,研究[79]未在Alcock管内找到淋巴结,因而一般认为癌根治术时不清扫Alcock管并不影响手术的彻底性。

（三）会阴中心腱

肛管的前方与尿道膜部或阴道之间为会阴中心腱,又称为会阴体。为盆底的一个固定结构。会阴中心腱为一略呈矩形的块状结构,长约2 cm,宽约1.5 cm,厚约2 cm,其成分主要是横纹肌纤维,但也有少量平滑肌纤维,由尿生殖膈的会阴浅横肌、会阴深横肌、球海绵体肌、直肠尿道肌的纤维和盆膈的耻骨直肠肌、肛门外括约肌的浅部与深部的纤维以及肛管联合纵肌的纤维集中交织而形成。Denonvilliers筋膜即止于会阴中心腱的上方。

（王铭河　蔡三军）

◇参◇考◇文◇献◇

[1] Pace JL. The anatomy of the haustra of the human colon [J]. Proceedings of the Royal Society of Medicine,1968, 61(9):934.

[2] Gazet RJ,Jarrett J. The Ileocaeco-Colic Sphincter. Studies in Vitro in Man,Monkey,Cat,and Dog[J]. Br J Surg, 1964,51:368-370.

[3] 徐达传,钟世镇,刘牧之,等.回盲部的形态学观测[J].解剖学杂志,1985,8(4):334.

[4] Rosenberg JC,DiDio LJ. In vivo appearance and function of the termination of the ileum as observed directly through a cecostomy[J]. The American Journal of Gastroenterology, 1969,52(5):411.

[5] Schumpelick V,Dreuw B,Ophoff K,et al. Appendix and cecum:embryology,anatomy,and surgical applications [J]. Surgical Clinics of North America,2000,80(1): 295-318.

[6] Bryant JD. The Relations of the Gross Anatomy of the Vermiform Appendix to some Features of the Clinical History of Appendicitis[J]. Annals of Surgery,1893,17 (2):164-180.

[7] 钟世镇,陶永松.应用阑尾修补尿道的解剖学研究[J].中华泌尿外科杂志,1981,2:129.

[8] 陈瑞华,林耀晨,邹宁生,等.人类回盲部的年龄变化[J].解剖学杂志,1985,5:27.

[9] Japanese Society for Cancer of the Colon and Rectum. General Rules for Clinical and Pathological Studies on Cancer of the Colon,Rectum and Anus[M]. Revised Version,ed 7(in Japanese). Tokyo:Kanehara,2009:36-

37.

[10] Keighley MRB, Williams NS. Anatomy and physiology investigations[M]// Keighley MRB, Williams NS. Surgery of the Anus, Rectum and Colon, ed 3. Philadelphia: Saunders, 2008: 1 - 5.

[11] Wexner SD, Jorge JM. Anatomy and embryology of the anus, rectum, and colon[M]//Corman ML. Colon and Rectal Surgery, ed 5. Philadelphia: Lippincott Williams & Wilkins, 2005: 1 - 7.

[12] Mahmoud N, Rombeau J, Ross HM, et al. Colon and rectum[M]// Townsend CM, Beauchamp RD, Evers BM, et al. Sabiston Textbook of Surgery, ed 17. Philadelphia: Elsevier Saunders, 2004: 1401 - 1403

[13] Drake R. Anatomy of the colon[M]//Nyhus LM, Baker RJ, Fischer JE, et al. Mastery of Surgery, ed 3. Boston: Little, Braun, 1997: 1403 - 1406

[14] Bourgouin S, Bege T, Lalonde N, et al. Three-dimensional determination of variability in colon anatomy: applications for numerical modeling of the intestine[J]. J Surg Res, 2012, 178: 172 - 180.

[15] Perlemuter L, Waligora J. Sigmoid colon [M]// Perlemuter L, Waligora J. Cahiers D'Anatomie: Abdomen (II) (transl., in Japanese). Tokyo: Chuou Tosho, 197: 60 - 76.

[16] Goligher J, Duthie H. Surgical anatomy and physiology of the anus, rectum and colon[M]// Goligher J. Surgery of the Anus Rectum and Colon, ed 5. London: Bailliere Tindall, 1984: 1 - 7.

[17] Madiba TE, Haffajee MR, Sikhosana MH. Radiological anatomy of the sigmoid colon[J]. Surg Radiol Anat, 2008, 30: 409 - 415.

[18] Garcia-Ruiz A, Milsom JW, Ludwig KA, et al. Right colonic arterial anatomy. Implications for laparoscopic surgery[J]. Dis Colon Rectum, 1996, 39: 906 - 911.

[19] 张年甲. 100 例阑尾动脉起始的类型[J]. 解剖学通报, 1984, 7: 76.

[20] Shah MA, Shah M. The arterial supply of the vermiform appendix[J]. Anat Rec, 1946, 95: 457 - 460.

[21] Cheng BC, Chang S, Huang J, et al. Surgical anatomy of the colic vessels in Chinese and its influence on the operation of esophageal replacement with colon [J]. Zhonghua Yi Xue Za Zhi, 2006, 86: 1453 - 1456.

[22] Shatari T, Fujita M, Nozawa K, et al. Vascular anatomy for right colon lymphadenectomy[J]. Surg Radiol Anat, 2003, 25: 86 - 88.

[23] 武景望. 肠系膜上动脉的外科解剖[J]. 中华外科杂志, 1964, 12: 967.

[24] Tajima Y, Ishida H, Ohsawa T, et al. Three-dimensional vascular anatomy relevant to oncologic resection of right colon cancer[J]. Int Surg, 2011, 96: 300 - 304.

[25] Zhao LY, Li GX, Zhang C, et al. Vascular anatomy of the right colon and vascular complications during laparoscopic surgery[J]. Zhonghua Wei Chang Wai Ke Za Zhi, 2012, 15: 336 - 341.

[26] Hirai K, Yoshinari D, Ogawa H, et al. Three-dimensional computed tomography for analyzing the vascular anatomy in laparoscopic surgery for right-sided colon cancer[J]. Surg Laparosc Endosc Percutan Tech, 2013, 23: 536 - 539.

[27] Spasojevic M, Stimec BV, Fasel JF, et al. 3D relations between right colon arteries and the superior mesenteric vein: a preliminary study with multidetector computed tomography[J]. Surg Endosc, 2011, 25: 1883 - 1886.

[28] 张策, 薛琪, 李国新: 腹腔镜右半结肠切除术相关血管的活体解剖学观察[J]. 中国临床解剖学杂志, 2012, 30: 25 - 29.

[29] 郑楠楠, 胡道予, 邵剑波. 正常肠系膜上动脉的 MSCTA 表现[J]. 放射学实践, 2013, 28: 184 - 186.

[30] 赵丽瑛, 李国新, 张策. 腹腔镜下右半结肠血管解剖及血管并发症分析[J]. 中华胃肠外科杂志, 2012, 15: 336 - 341.

[31] Ignjatovic D, Sund S, Stimec B, et al. Vascular relationships in right colectomy for cancer: clinical implications[J]. Tech Coloproctol, 2007, 11: 247 - 250.

[32] 王永恒, 黄湘俊, 张文兴. 腹腔镜下完整系膜切除治疗右半结肠癌的相关解剖及临床疗效分析[J]. 中国医学创新, 2014, 21: 16 - 18.

[33] Siqueira SL, Lazaro-da-Silva A. Arterial anatomy of the sigmoid colon useful for colon take down techniques[J]. Arq Gastroenterol, 2003, 40: 209 - 215.

[34] Murono K, Kawai K, Kazama S, et al. Anatomy of the inferior mesenteric artery evaluated using 3 - dimensional CT angiography[J]. Dis Colon Rectum, 2015, 58: 214 - 219.

[35] Mayo CW. Blood supply of the colon: surgical considerations [J]. Surg Clin North Am Mayo Clinic, 1955: 1117 - 1122.

[36] Basmajian JV. The main arteries of the large intestine[J]. Surg Gynecol Obstet, 1955, 101: 585 - 591.

[37] Griffiths JD. Surgical anatomy of the blood supply of the distal colon[J]. Ann R Coll Surg Engl, 1956, 19: 241 - 256.

[38] VanDamme JP, Bonte J. The superior mesenteric artery [M]// Vascular Anatomy in Abdominal Surgery. Stuttgart: Thieme Medical Publishers, 1990: 75 - 76.

[39] Keighley MRB, Williams NS. Anatomy and physiology investigations[M]// Keighley MRB, Williams NS. Surgery of the Anus, Rectum and Colon, ed 3. Philadelphia: Saunders, 2008.

[40] Bonnet S, Berger A, Hentati N, et al. High tie versus low tie vascular ligation of the inferior mesenteric artery in colorectal cancer surgery: impact on the gain in colon length and implications on the feasibility of anastomoses [J]. Dis Colon Rectum, 2012, 55: 515 - 521.

[41] Sudeck. Über die Gefässversorgung des Mastdarmes in Hinsicht auf die operative Gangrän[J]. München Med Wschr, 1907, 54: 1314 - 1317.

[42] Hansen HH, Stelzner F. Surgical anatomy of the blood supply of the colon (author's transl)[J]. Langenbecks Arch Chir, 1975, 340: 63 - 74.

[43] Lange JF, Komen N, Akkerman G, et al. Riolan's arch: confusing, misnomer, and obsolete. A literature survey of the connection(s) between the superior and inferior mesenteric arteries[J]. Am J Surg, 2007, 193: 742 - 748.

[44] 姚家庆. 国人成年男子髂内外动脉支的观察[J]. 解剖学报, 1965, 8: 356.

[45] 钟世镇, 刘正津. 髂内动脉及其主要分支的观察[J]. 解剖学报, 1964, 7: 173.

[46] Bilhim T, Pereira JA, Tinto HR, et al. Middle rectal artery: myth or reality? Retrospective study with CT angiography and digital subtraction angiography[J]. Surg Radiol Anat, 2013, 35: 517 - 522.

[47] Rutegard J, Sandzen B, Stenling R, et al. Lateral rectal ligaments contain important nerves[J]. Br J Surg, 1997, 84: 1544 - 1545.

[48] Kirkham AP, Mundy AR, Heald RJ, et al. Cadaveric dissection for the rectal surgeon[J]. Ann R Coll Surg Engl, 2001, 83: 89 - 95.

[49] Jones OM, Smeulders N, Wiseman O, et al. Lateral ligaments of the rectum: an anatomical study[J]. Br J

Surg，1999，86：487 - 489.

[50] Boxall TA，Smart PJ，Griffiths JD. The blood-supply of the distal segment of the rectum in anterior resection[J]. Br J Surg，1963，50：399 - 404.

[51] Wilson PM. Anchoring mechanisms of the ano-rectal region[J]. S Afr Med J，1967，41：1127 - 1132.

[52] Ayoub SF. Arterial supply to the human rectum[J]. Acta Anat（Basel），1978，100：317 - 327.

[53] Sato K，Sato T. The vascular and neuronal composition of the lateral ligament of the rectum and the rectosacral fascia [J]. Surg Radiol Anat，1991，13：17 - 22.

[54] Yamaguchi S，Kuroyanagi H，Milsom JW，et al. Venous anatomy of the right colon：precise structure of the major veins and gastrocolic trunk in 58 cadavers[J]. Dis Colon Rectum，2002，45：1337 - 1340.

[55] Ignjatovic D，Stimec B，Finjord T，et al. Venous anatomy of the right colon：three-dimensional topographic mapping of the gastrocolic trunk of Henle[J]. Tech Coloproctol，2004，8：19 - 21；discussion 21 - 22.

[56] 陈瑞华，陈义蔚，康仲涵.肠系膜上静脉外科干的观察[J].解剖学通报,1983,6：228.

[57] Ogino T，Takemasa I，Horitsugi G，et al. Preoperative evaluation of venous anatomy in laparoscopic complete mesocolic excision for right colon cancer[J]. Ann Surg Oncol，2014，21(Suppl 3)：S429 - S435.

[58] Takahashi T，Ueno M，Azekura K，et al. Lateral ligament：its anatomy and clinical importance[J]. Semin Surg Oncol，2000，19：386 - 395.

[59] Lee JF，Maurer VM，Block GE. Anatomic relations of pelvic autonomic nerves to pelvic operations [J]. Arch Surg，1973，107：324 - 328.

[60] Ashley FL，Anson BJ. The pelvic autonomic nerves in the male[J]. Surg Gynecol Obstet，1946，82：598 - 608.

[61] Nano M，Dal Corso H，Ferronato M，et al. Can intestinal innervation be preserved in pancreatoduodenectomy for cancer? Results of an anatomical study[J]. Surg Radiol Anat，2003，25：1 - 5.

[62] Mundy AR. An anatomical explanation for bladder dysfunction following rectal and uterine surgery[J]. Br J Urol，1982，54：501 - 504.

[63] Bissett IP，McKay GS，Parry BR，et al. Results of extrafascial excision and conventional surgery for rectal cancer at Auckland Hospital[J]. Aust N Z J Surg，2000，70：704 - 709.

[64] Hill GL，Rafique M. Extrafascial excision of the rectum for rectal cancer[J]. Br J Surg，1998，85：809 - 812.

[65] Lepor H，Gregerman M，Crosby R，et al. Precise localization of the autonomic nerves from the pelvic plexus to the corpora cavernosa：a detailed anatomical study of the adult male pelvis[J]. J Urol，1985，133：207 - 212.

[66] Fritsch H，Brenner E，Lienemann A，et al. Anal sphincter complex：reinterpreted morphology and its clinical relevance[J]. Dis Colon Rectum，2002，45：188 - 194.

[67] Bollard RC，Gardiner A，Lindow S，et al. Normal female anal sphincter：difficulties in interpretation explained[J]. Dis Colon Rectum，2002，45：171 - 175.

[68] Heald RJ，Husband EM，Ryall RD. The mesorectum in rectal cancer surgery — the clue to pelvic recurrence? [J]. Br J Surg，1982，69：613 - 616.

[69] Jones OM，Miller R. The lateral ligaments of the rectum：the emperor's new clothes? [J]. Dis Colon Rectum，2001，44：1723 - 1724.

[70] Lin M，Chen W，Huang L，et al. The anatomy of lateral ligament of the rectum and its role in total mesorectal excision[J]. World J Surg，2010，34：594 - 598.

[71] 高桥孝.大肠癌根治术[M].北京：人民卫生出版社,2003.

[72] Pak-art R，Tansatit T，Mingmalairaks C，et al. The location and contents of the lateral ligaments of the rectum：a study in human soft cadavers[J]. Dis Colon Rectum，2005，48：1941 - 1944.

[73] Enker WE. Potency，cure，and local control in the operative treatment of rectal cancer[J]. Arch Surg，1992，127：1396 - 401；discussion 1402.

[74] Church JM，Raudkivi PJ，Hill GL. The surgical anatomy of the rectum — a review with particular relevance to the hazards of rectal mobilisation[J]. Int J Colorectal Dis，1987，2：158 - 166.

[75] Moriya Y，Sugihara K，Akasu T，et al. Nerve-sparing surgery with lateral node dissection for advanced lower rectal cancer[J]. Eur J Cancer，1995，31A：1229 - 1232.

[76] Heald RJ，Moran BJ. Embryology and anatomy of the rectum[J]. Semin Surg Oncol，1998，15：66 - 71.

[77] Crapp AR，Cuthbertson AM. William Waldeyer and the rectosacral fascia[J]. Surg Gynecol Obstet，1974，138：252 - 256.

[78] 郭学峰,黄美近,兰平.Miles 术直肠标本淋巴结分布及转移研究[J].中华普通外科杂志,2009, 24：402 - 405.

[79] Colebunders B，Matthew MK，Broer N，et al. Benjamin Alcock and the pudendal canal[J]. J Reconstr Microsurg，2011，27：349 - 354.

第八章
结直肠肛管肿瘤病理学

第一节　结直肠肛管组织学

一、结直肠组织学

结直肠组织学上可分为 4 层,即黏膜层、黏膜下层、肌层(固有肌层)和浆膜(或外膜)层。

1. 黏膜层　有 3 种成分。上皮、黏膜固有层和黏膜肌层。黏膜表面为单层柱状上皮,无环行皱襞和绒毛。结肠腺呈直管状,开口于黏膜面。表面上皮由吸收细胞和杯状细胞组成,其间可见淋巴细胞,偶见嗜酸性细胞,其下为连续和薄层的基底膜。肠腺上皮和表面上皮相似,由浅 1/2 的吸收细胞、深 1/2 的杯状细胞、少量内分泌细胞、Paneth 细胞和未分化细胞组成,其腺底部的未分化细胞常分裂增生形成新的细胞。Paneth 细胞正常情况下仅出现在盲肠和右结肠近端,如出现在结肠其他部分,提示为化生,一般继发于慢性炎症。固有膜有较多孤立的淋巴小结。直肠齿状线以上部位黏膜层较厚,肠腺较长,几乎全部由杯状细胞组成。齿状线以下则肠腺和黏膜肌层消失。固有膜内的淋巴小结穿过黏膜肌进入黏膜下层,富血管网。黏膜肌由内环行和外纵行平滑肌组成,环行肌有少量细长的肌纤维束伸向固有膜内。大肠的壁内淋巴管起自黏膜肌层浅面的淋巴丛。黏膜层中几乎没有淋巴管,偶有淋巴管出现在紧靠黏膜肌的上方,穿过黏膜肌与黏膜下层淋巴管汇合。

2. 黏膜下层　结肠黏膜下层为疏松结缔组织,内有脂肪细胞、血管、淋巴管、神经纤维及神经丛,有时可见孤立的淋巴小结。直肠黏膜下层可见血管网丰富及富于弹性的纤维组织。

3. 固有肌层　肌层为内环行和外纵行两层平滑肌组成,纵行平滑肌较厚处集合成三条结肠带。

4. 浆膜(或外膜)层　结肠外面大部分被覆间皮,沿结肠带可见许多小的突出物,内含脂肪细胞称为肠脂垂。直肠在黏膜下层和浆膜下层有丰富的淋巴管网,其与肌层淋巴管相通。

二、肛　管

肛管是大肠的末端。为直肠肛门部,长 3～4 cm。组织学上可分为 4 层,即黏膜皮肤层、黏膜表皮下层、肌层及外膜层。最重要的大体分界线是位于黏膜的齿状线,由肛瓣和肛柱基底部组成。齿状线位于肛管中部,是直肠黏膜柱状上皮与肛管鳞状上皮的交界处。但两者并未明确分开,而是互相交错,形成一个移形带(anal transitional zone, ATZ),宽数毫米到 1 cm 不等。移形带内衬上皮可为类似于尿路的移行上皮、复层柱状上皮或立方上皮,也可见鳞状上皮。这种上皮的基底层有时可见散在的神经内分泌细胞。肛管鳞状上皮区与移形上皮相比可见较多的黑色素细胞。多数肛管癌发生于狭窄的移形上皮区。移行带上缘与直肠黏膜相接,下方黏膜上皮为复层鳞状上皮,无皮肤附件。肛管腺为长管状腺,开口于肛管隐窝,内衬移形上皮或2～3层柱状上皮。腺管周围可有淋巴小结。肛管黏膜与会阴皮肤的交界处称为肛缘或 Hilton 线,如镜下出现皮肤附件可确定为肛缘。肛管肌壁由内外括约肌组成,内括约肌由平滑肌构成,为直肠内环肌的延续部分,而外括约肌则由骨骼肌构成。

第二节　结直肠肿瘤的组织病理学

2010 年出版的《消化系统肿瘤 WHO 分类》对结直肠肿瘤进行了如下的分类,见表 8-1[1]。

表 8-1　结直肠肿瘤的 WHO 组织学分类

上皮性肿瘤

癌前病变
　腺瘤
　　管状
　　绒毛状
　　管状绒毛状
　　异型增生(上皮内瘤变),低级别
　　异型增生(上皮内瘤变),高级别
　锯齿状病变
　　增生性息肉
　　广基锯齿状腺瘤/息肉
　　传统锯齿状腺瘤
　错构瘤
　　Cowden 相关性息肉
　　幼年性息肉
　　Peutz-Jeghers 息肉
癌
　腺癌
　　筛状粉刺型腺癌
　　髓样癌
　　微乳头癌
　　黏液腺癌
　　锯齿状腺癌
　　印戒细胞癌
　腺鳞癌
　梭形细胞癌
　鳞状细胞癌
　未分化癌
　神经内分泌肿瘤
　　神经内分泌瘤(NET)
　　　NET G1(类癌)
　　　NET G2
　　神经内分泌癌(NEC)
　　　大细胞 NEC
　　　小细胞 NEC
　　混合性腺神经内分泌癌
　　　EC 细胞,5-羟色胺生成性神经内分泌瘤
　　　L 细胞、胰高血糖素样肽和 PP/PYY 生成性肿瘤

间叶性肿瘤

续　表

　平滑肌瘤
　脂肪瘤
　血管肉瘤
　胃肠道间质瘤
　卡波西肉瘤
　平滑肌肉瘤

淋巴瘤

继发性肿瘤

一、癌

(一)腺癌(adenocarcinoma)

2010 年出版的《消化系统肿瘤 WHO 分类》[1]对结直肠癌明确定义为"结直肠癌为一种源于大肠的恶性上皮性肿瘤,只有肿瘤穿过黏膜肌层到黏膜下层才视为'癌'或发生转移"。大肠腺癌的明确特征就是穿过黏膜肌层侵袭黏膜下层。过去经常可见到重度异型增生、原位腺癌、黏膜内癌和腺瘤癌变的病理诊断,病理学上界定这些概念是明确的。重度异型增生指增生的腺管可见筛状结构,杯状细胞罕见,上皮细胞黏液消失,细胞核增大,染色深,可见核仁,部分极性明显紊乱,核分裂增多,出现于上皮的浅表部分,核复层(3～4层),可占据整个上皮层,基底膜仍然完整。原位腺癌是指在重度异型增生的基础上,上皮细胞明显异形,核极性消失,核仁增大,核分裂多见,并易见病理学核分裂,累及腺上皮全层。黏膜内癌指癌细胞突破基底膜到黏膜的固有层和(或)黏膜肌层。腺瘤癌变指在腺瘤背景基础上见到癌灶。临床上不同的医生对

此理解不同,可能采取不同的治疗,一般而言,医患双方都愿意采取比较积极的治疗方式。具有以下腺癌形态学特征的病变几乎没有发生转移的风险——腺癌局限在上皮或者仅累及固有层,未穿破黏膜肌层侵袭黏膜下层。实际工作中,根据 WHO 分类,使用异型增生(dysplasia)或黏膜内癌(intramucosal carcinoma)将有助于避免治疗过度。将轻度和中度异型增生归入低级别(low-grade)异型增生,重度异型增生、原位腺癌、黏膜内癌以及形态学上难以判断是否存在浸润或穿透黏膜肌层进入黏膜下层依据的癌全部归入高级别(high-grade)异型增生。特别强调的是,癌的诊断必须有组织学依据,镜下可表现为恶性,但只要不突破黏膜肌层,病理诊断就不宜使用"癌"。

90%以上的结直肠癌都是腺癌。镜下可见腺样结构,肿瘤细胞由柱状细胞和杯状细胞组成,也可见少量神经内分泌细胞和 Paneth 细胞。通常腺癌能看到多少不等的黏液,如果含黏液的区域不超过镜下所观察到的肿瘤区域的 50%,仍应归入腺癌这一类型。

分化好的癌细胞多呈高柱状,形态上接近正常的结直肠上皮细胞。分化差的癌细胞为低柱状,立方或多边形,胞质较少,核大,异型明显,核分裂象易见。介于两者之间的为中度分化癌细胞。WHO 分类中,主要是依据腺样结构形成的程度,而分为高分化、中度分化、低分化和未分化。① 高分化腺癌:癌组织由大小不一的腺管构成,癌细胞分化好,柱状,排列为单层,核多位于基底部,胞质内常有较多黏液,可出现散在的杯状细胞。② 中分化腺癌:癌细胞分化较差,大小不甚一致,呈假复层,细胞核大,排列不整齐,常直达胞质顶端,可找到核分裂。胞质少,胞质内缺乏或仅有少量黏液,可见形态不规则的腺管,有时部分肿瘤细胞(约 1/3)呈实性条索状或团块状结构。③ 低分化腺癌:癌组织中腺管状结构不明显,仅小部分(小于 1/3)可呈腺管状结构,癌细胞大多形成大小不一、形态不规则的实性团块,癌细胞分化更差,异型性更明显,易见核分裂。④ 未分化腺癌:癌组织中未见明确的腺管状结构,癌细胞呈片巢状分布。根据临床预后的不同也可将高分化、中度分化腺癌视为低级别,低分化腺癌和未分化癌归入高级别。当癌存在异质性时,分级应该依据最低分化成分来定,即同时存在低级别和高级别的区域,应视为高级别。不推荐通过肿瘤对周围侵犯的前沿癌组织的形态对肿瘤进行分级,但若观察到了肿瘤的出芽,则提示预后较差[2]。

(二)黏液腺癌(mucinous adenocarcinoma)

肿瘤中含有大量黏液(多于肿瘤的 50%)的腺癌。一般在大体观察时可辨认。这种类型以细胞外黏液湖为特征,细胞外黏液湖含有以巢状排列或链状排列的细胞或含有印戒细胞的单个细胞形式存在的恶性上皮。许多黏液腺癌是高频率微卫星不稳定性(high-frequency MSI,MSI - H)癌,为低级别病变[3]。微卫星稳定性(microsatellite stable,MSS)或低频率微卫星不稳定性(low-frequency MSI,MSI - L)的黏液腺癌为高级别病变。当黏液占肿瘤成分 50%以下时应被诊断为伴有黏液成分。

(三)印戒细胞癌(signet-ring cell carcinoma)

常见于年轻患者。印戒细胞数目占肿瘤 50%以上时诊断为印戒细胞癌。印戒细胞镜下形态是单个肿瘤细胞的胞质充满黏液,核偏于胞质一侧。典型的印戒细胞内有一个大的充满细胞质的黏液腺泡取代了细胞核。印戒细胞出现在黏液腺癌的黏液湖或者弥漫浸润过程中伴随少量细胞外黏液共同出现。大的印戒细胞可称为"球状细胞"。一些印戒细胞癌是 MSI - H 癌且为低级别[4],而非 MSI - H 的印戒细胞癌往往具有较高的侵袭性。印戒细胞数目占肿瘤 50%以下成分时应诊断为腺癌伴印戒细胞成分(印戒细胞癌)。可见转移到淋巴结、腹膜表面和卵巢。一般而言,结直肠原发性印戒细胞癌并不多见,在诊断时须除外由邻近器官(如胃)直接播散或转移的可能。

(四)髓样癌(medullary carcinoma)

一种罕见类型,恶性肿瘤细胞呈片状排列,以具有泡状核、明显核仁和大量粉红色胞质为特征,并可见明显的上皮内淋巴细胞浸润。常为 MSI－H,与低分化腺癌及未分化癌相比,预后较好[5]。

（五）锯齿状腺癌（serrated adenocarcinoma）

锯齿状腺癌由锯齿样腺体组成,类似广基锯齿样息肉结构,常伴有黏液、筛状、带状以及小梁状区域,肿瘤细胞核质比低,此型肿瘤可为高 MSI－H 或 MSI－L、BRAF 突变和 CpG 岛高甲基化[6,7]。

（六）筛状粉刺型腺癌（cribriform comedo-type adenocarcinoma）

筛状粉刺型腺癌特征为广泛而大的筛状腺体伴中央坏死,类似于乳腺的筛状粉刺型腺癌。常为微卫星稳定和 CpG 岛高甲基化[8]。

（七）微乳头腺癌（micropapillary adenocarcinoma）

微乳头腺癌是一种少见变型,特征为小片肿瘤细胞与间质分离,形成空隙样结构,类似血管样腔隙,以前报道的微乳头腺癌多见于乳腺和膀胱。结直肠癌的微乳头变型的免疫组织化学显示为 MUC1 阳性表达[9,10]。

（八）腺鳞癌（adenosquamous carcinoma）

系一种同时出现腺癌和鳞癌成分的肿瘤,两者可以独立存在,也可以混合存在。在分化好的鳞癌成分中可见到典型的细胞间桥和角化现象。如果仅为小灶性鳞状化生区,则不能诊断腺鳞癌。

（九）梭形细胞癌（spindle cell carcinoma）

梭形细胞癌亚型为双相分化的癌伴有梭形细胞肉瘤样成分,肿瘤至少局灶性表达角蛋白。

（十）未分化癌（undifferentiated carcinoma）

这种类型少见,是一类无腺上皮的形态学改变或其他明确分化特征的恶性上皮性肿瘤。形态上是未分化的,这类肿瘤遗传学特征独特并且与 MSI－H 关系密切。癌细胞弥漫成片或呈团块状,不形成腺管状或其他组织结构,癌细胞大小形态可较一致。

有时细胞较小,与恶性淋巴细胞甚难鉴别。通过黏液染色和免疫组织化学方法可以将其与低分化腺癌、小细胞癌、淋巴瘤等其他类型恶性肿瘤进行鉴别。

（十一）其他类型

结直肠癌其他少见的组织学类型包括透明细胞癌、绒毛膜样癌和富于 Paneth 细胞的乳头状腺癌等[11,12]。鉴别诊断包括转移性癌或其他罕见原发性肿瘤,如原发性恶性黑色素瘤或非上皮性肿瘤,如胃肠间质瘤等。

在具体诊断工作中所见的并不完全是单一特征的肿瘤,因此国内分类对此进一步说明:当同一种肿瘤出现两种以上组织学类型时,建议按下述原则进行诊断:① 两种组织学类型数量相似,则在诊断及分类时将两种类型均写明,但应将预后较差的类型置于首位,如黏液腺癌及高分化腺癌。② 两种组织学类型,其中一类占 2/3 以上,另一类仅占 1/3 以下,也有两种情况:若小部分的肿瘤组织分化较差,则应将主要的组织学类型列在诊断的首位,分化较差的列在后面,如:高分化腺癌,部分为黏液腺癌。若小部分的组织分化较高,则可不列入诊断。

二、神经内分泌肿瘤

结直肠神经内分泌肿瘤（neuroendocrine neoplasms, NENs）的发病率为 0.11/10 万～0.21/10 万,占结直肠肿瘤的 0.4%。在 5 973 例胃肠道 NETs 中,从盲肠到横结肠的 NETs 约占 8%,降结肠和直肠乙状结肠 NETs 占 20%。据报道,直肠 NETs 发病率为 0.14/10 万～0.76/10 万。1950～1991 年的 40 年间,在所有部位的类癌中,盲肠段 NETs 发病率增加了近一倍,直肠乙状结肠的发病率也增加了近一倍。直肠 NETs 确诊时的平均年龄为 56 岁,结肠 NETs 为 66 岁,男/女比例直肠为 1.02,结肠为 0.66[13]。虽然结直肠 NETs 的发病年龄偏大,但是在＜20 岁的结直肠实体肿瘤患者中,NETs 占 34%。NECs 的平均发病年龄为 61.5 岁,男女发病比例为 1∶1,发病情况与结直肠腺癌相似。

有一些结直肠 NENs 患者常伴有溃疡性结肠

炎或 Crohn 病[14,15],合并这些疾病时,肿瘤多呈多发性。然而,并无证据表明炎症性肠病与类癌之间有直接的关系,因为几乎所有的 NENs 是在对炎症性肠病进行手术治疗时偶然发现的。

直肠的 NENs 比较常见(占 54%),其次是盲肠(20%),以后是乙状结肠(7.5%)、直肠乙状结肠(5.5%)和升结肠(5%)[13]。大部分肛管的 NEC 为小细胞癌,直肠与结肠的 NEC 可以是小细胞癌、大细胞癌或者混合型癌。

2010 年第 4 版消化系统肿瘤 WHO 分类也对神经内分泌肿瘤的术语重新讨论和定义(表 8 - 2)。2010 年 WHO 分类将神经内分泌肿瘤(neuroendocrine neoplasm)分为神经内分泌瘤(neuroendocrine tumor,NET)和神经内分泌癌(neuroendocrine carcinoma,NEC)及混合性腺神经内分泌癌(mixed adenoneuroendocrine carcinoma,MANAC)。由于"类癌"这一术语至今仍被应用,故在分类中暂作为同义词列入[1]。

表 8 - 2　消化系统神经内分泌肿瘤 WHO 分类的演变

Ⅰ 类癌	1. 高分化神经内分泌瘤(WDET)ª	1. NET G1(类癌)ᵇ
	2. 高分化神经内分泌癌(WDEC)ª	2. NET G2ª
	3. 低分化神经内分泌癌/小细胞癌(PDEC)	3. NEC(大细胞或小细胞癌)ᵇ,ᶜ
Ⅱ 黏液类癌	4. 混合性外分泌-内分泌癌(MEEC)	4. 混合性腺内分泌癌(MANEC)
Ⅲ 混合类癌-腺癌		
Ⅳ 假瘤性病变	5. 瘤样病变(TLL)	5. 增生性和肿瘤前病变

注:G,分级;NEC,神经内分泌癌;NET,神经内分泌瘤。a. WDET 和 WDEC 之间的区别按 WHO 2000 分类分期特点下定义。G₂NET 不能完全等同于 WHO 2000 分类的 WDEC;b. 括号内的定义按肿瘤疾病国际分类(ICD-0)编码;c."NET G₃"不推荐使用,因为 NET 被定义为高分化肿瘤。

神经内分泌肿瘤按核分裂和(或)Ki - 67 指数分为 3 级:G₁,核分裂数<2 个/10 HPF 和(或)Ki - 67≤2%;G₂,核分裂数 2~20 个/10 HPF 和(或)Ki - 67 3%~20%;G₃,核分裂数>20 个/10 HPF 和(或)Ki - 67>20%(表 8 - 3)。NET 按增殖活性和组织学特定分为 G₁ 和 G₂ 两级。

表 8 - 3　神经内分泌肿瘤分级

分 级	核分裂象数(10 HPF)¹	Ki - 67 指数(%)²
G₁,低级别	1	≤2
G₂,中级别	2~20	3~20
G₃,高级别	>20	>20

注:1. 10 HPF = 2 mm²(视野直径 0.50 mm,单个视野面积 0.196 mm²),于核分裂活跃区至少计数 50 个高倍视野;2. 用 Ki - 67 抗体,在核标记最强的区域计数 500~2 000 个细胞的阳性百分比。

(一)神经内分泌瘤(NETs)

结直肠来源于胚胎期的中肠和后肠,因此结直肠 NETs 既可以是中肠类型的 NETs——EC 细胞肿瘤,瘤细胞产生血清素,也可以是后肠类型——L 细胞肿瘤,瘤细胞产生胰高血糖素样多肽和 PP/PYY。EC 细胞肿瘤:瘤细胞产生血清素,其组织学特征为由密集排列的肿瘤形成圆形巢团,周围有栅栏状排列。L 细胞肿瘤:瘤细胞产生胰高血糖素样多肽和 PP/PYY,其组织学特征是以带状为主,常混有管状腺泡状或广泛不规则的菊形团样小梁状结构,偶尔会出现实性巢状区域。这些表现与 EC 细胞肿瘤不同,EC 细胞肿瘤以实性巢状结构为主。结直肠 NETs 很少见坏死,即使有也属小灶性。核分裂象罕见,<20/10 HPF,大部分病例<2//10 HPF,典型(但非常见)、明显多的核分裂象多见于较大的结直肠 NETs(>2 cm)。

(二)神经内分泌癌(NECs)

形态学上与肺小细胞癌及大细胞癌相似,相当于 G3 级。常见于右半结肠,其往往伴有腺瘤或邻近处腺癌,但与 NETs 无关。75% 的结直肠 NECs 是大细胞型,但是肛管 NECs 多为小细胞型[16]。结肠原发的 NECs 如果没有腺瘤成分,需与肺 NECs 或皮肤 Merkel 细胞癌鉴别[17,18]。

1. 小细胞神经内分泌癌(small cell NECs)癌细胞呈巢状或者弥漫性分布,细胞小到中等大小,胞质少,核融合,染色质呈颗粒状。小细胞癌出现大细胞或者偶见核仁形成也是可以的(所占比例<25%癌细胞)。坏死常见。核分裂象很高,平均为每 10 个高倍视野 65 个核分裂象[16]。1/4 的病例有小部分(<30%)腺癌或者鳞癌成分(肛管)。

小细胞癌表达 chromogranin A、synaptophysin 与 CD56，但是表达稳定性与强度不如 NETs[19]。75% 小细胞癌表达 chromogranin A 或 synaptophysin，95%小细胞癌至少表达以上 3 种标记物中一种[16]。小细胞癌也可以点状表达角蛋白[20]。Ki-67 指数＞50%，甚至接近 100%。20%的结直肠小细胞癌表达 CDX2[21]。

2. 大细胞神经内分泌癌（large cell neuroendocrine carcinoma） 是一种由大细胞构成的恶性肿瘤，大细胞可呈器官样、巢状、小梁状、菊花团样和栅栏样排列，表明其内分泌分化的特征，可通过免疫组化和电镜证实[22]。与小细胞癌相比，肿瘤细胞质更丰富，细胞核多呈小泡状，核仁明显。大细胞 NECs Ki-67 指数很高（30%～80%）[23]。大细胞 NEC 成分免疫组化表达 chromogranin A 或 synaptophysin。chromogranin A、synaptophysin 与 CD56 中至少两个生物标记物表达阳性才能诊断大细胞 NEC。CDX2 也可以呈阳性表达，但是 TTF1 通常不表达[24]。这些肿瘤因发生率很低，并未进行系统的描述。

3. 混合性腺内分泌癌(mixed adenoneuroendocrine carcinoma，MANEC) 定义为肿瘤由腺上皮和内分泌两种恶性成分组成，每种成分至少占 30%。腺癌中可存在少量散在神经内分泌细胞，不能归入此型。大肠的 MANECs 可以是腺癌成分（如果发生在肛管，可以是鳞癌成分），神经内分泌成分可以是高级别 NECs、小细胞癌或大细胞癌。

三、淋　巴　瘤

胃肠道是原发性结外淋巴瘤最常见的部位，占所有结外原发性淋巴瘤的 30%～50%[25]。最常见的部位是胃，其次是小肠，原发性结直肠淋巴瘤并不常见，仅占结直肠恶性肿瘤的 0.2%。原发性结直肠淋巴瘤是指发生在结肠或直肠的结外淋巴瘤，并伴有该部位的多种病变。可见邻近淋巴结受累和末端播散，但原发性临床表现还是在结肠和（或）直肠。结直肠淋巴瘤最常见于老年患者（50～70 岁），男女性别比例为 2∶1[26]。大多数结直肠淋巴

瘤累及盲肠或升结肠，其次是直肠。感染人免疫缺陷病毒(HIV)的患者更易患直肠淋巴瘤[27]。除多发性淋巴瘤性息肉病外，多灶受累的情况比较少见。

结直肠恶性淋巴瘤各亚型见表 8-4。原发性胃肠道淋巴瘤几乎都是非霍奇金淋巴瘤，霍奇金淋巴瘤罕见[28]。弥漫性大 B 细胞淋巴瘤（diffuse large B-cell lymphoma，DLBCL）最为常见，约占结直肠淋巴瘤总数的 54.7%，其次是黏膜相关性淋巴样组织（mucosa-associated lymphoid tissue，MALT）、滤泡性淋巴瘤（follicular lymphoma，FL）、套细胞淋巴瘤（mantle cell lymphoma，MCL）和 Burkitt 淋巴瘤（Burktitt lymphoma，BL）。

表 8-4　原发性胃肠道非霍奇金淋巴瘤

B 细胞肿瘤
弥漫性大 B 细胞淋巴瘤
黏膜相关淋巴组织结外边缘区 B 细胞淋巴瘤
滤泡性淋巴瘤
套细胞淋巴瘤
Burkitt 淋巴瘤
免疫缺陷相关淋巴瘤和淋巴组织增生
T 细胞和 NK 细胞肿瘤
肠病型 T 细胞淋巴瘤
结外 NK/T 细胞淋巴瘤

四、间叶源性肿瘤

（一）胃肠道间质瘤

胃肠道间质瘤（gastrointestinal stromal tumor，GIST）发生于直肠较少见，仅占消化道 GIST 的 5%，结肠 GIST 则更为罕见（Miettinen，2000）[29]。据上海市 12 所医院 605 例 GIST 档案资料分析显示，64 例（10.6%）发生于直肠，仅 6 例发生于结肠[30]。因此，诊断结肠 GIST 首先需要排除平滑肌瘤或其他类型的间叶源性肿瘤。

肿瘤主要由梭形细胞和（或）上皮样细胞组成。梭形细胞边界不清，短梭形或梭形，编织状或漩涡状排列。有时可呈长条束状或鱼骨样排列，或在部分病例部分区域可见器官样、假菊形团样结构，核梭形，核端钝圆，可出现核端空泡细胞。上皮样细

胞可呈印戒样细胞、多核细胞、浆细胞样细胞,片状或巢状排列。依据梭形细胞和上皮细胞的比例将GIST分为梭形细胞为主型、上皮样细胞为主型和混合型3种类型。

(二) 平滑肌肿瘤(leiomyoma)

结直肠平滑肌肿瘤较少见,男性多见。好发于50~80岁间的中老年人,平均发病年龄62岁。患者多无临床症状,于肠镜检查时无意发现。平滑肌样细胞交织条束状排列,细胞质丰富,嗜伊红色,界限不清。核两端平钝或呈雪茄样,核无异型性,核分裂罕见。

(三) 平滑肌肉瘤(leiomyosarcoma)

胃肠道平滑肌肉瘤虽然少见,但是文献上仍有报道(Miettinen, Sarlomo-Rikala, Sobinand Lasota, 2000; Miettinen, 2001; Insabato, 2004)[29,31,32]。肿瘤细胞核异型明显,核分裂多见(>50个/50 HPF)。

(四) 脂肪瘤(lipoma)

可发生于胃肠道任何部位,但以结直肠(占51%~70%)最为常见,特别是右半结肠。好发年龄为50~60岁。临床上多数为偶然发现,也可表现为肠道出血、腹痛、肠梗阻或肠套叠等。肿瘤由形态一致的脂肪细胞构成,小叶大小不一;伴溃疡的肿瘤,常可见纤维间隔自溃疡部向肿瘤组织插入。

(五) 神经鞘瘤(neurilemoma)

结直肠神经鞘瘤较少见,属于良性病变。男女发病率类似,临床上可无症状,内镜检查时偶然发现。最常见的部位为回盲部,其次为乙状结肠。肿瘤由梭形细胞组成,排列成条束状、梁状,胞质淡,嗜伊红,核两端尖,细胞间可见多少不等的胶原纤维。大多数病例在肿瘤周边可见淋巴细胞组成的淋巴细胞套,常可形成生发中心。可出现局灶核异型,但核分裂绝对少于5/50 HPF。

(六) 神经纤维瘤(neurofibromas)和神经纤维瘤病(neurofibromatosis)

神经纤维瘤可表现为散发孤立的病变或周围型神经纤维瘤病(von recklinghausens's disease, NF1)引起弥漫胃肠道受累。NF1是最常见的常染色体显性遗传性疾病,约1/4的NF1患者出现胃肠道受累。其病变特点为丛状神经纤维瘤病表现,神经膨隆,内为梭形细胞及胶原纤维束,排列疏松,间质有丰富的黏多糖。

(七) 节细胞神经瘤(ganglioneuroma)

胃肠道节细胞神经瘤分为3类:孤立性息肉状节细胞神经瘤(最常见)、节细胞神经瘤息肉病和弥漫性节细胞神经瘤病(Shekitka and Sobin, 1994)[33]。此三种类型均可发生于结肠和直肠。节细胞神经瘤可发生于肠壁任一神经丛,而节细胞神经瘤病则几乎累及所有神经丛。肿瘤可波及黏膜,并因而导致黏膜息肉或斑块形成。受累黏膜病变显示神经鞘细胞及神经轴索穿插于腺管之间,并因而导致腺管变形,呈扩张或分支状,有时可类似于幼年性息肉病。肿瘤中神经鞘细胞与神经节细胞以不同比例混合存在。神经节细胞一般呈小簇状,或单个散在。倘若神经节细胞数量很少以至于切片上找不到,只有神经纤维及神经鞘细胞存在,则可称为神经瘤(neuroma)。节神经瘤或节神经瘤病均可与其他病变伴随出现,如多发性幼年性息肉病、结肠腺瘤与腺癌等。

(八) 颗粒细胞瘤(granular cell tumor)

在胃肠道,颗粒细胞多见于盲肠、升结肠,也见于直肠及横结肠。年龄与性别分布类似于其他部位的颗粒细胞瘤。肉眼观肿瘤大小为3 cm以下,表现为黏膜结节状隆起,灰白色,边界清楚,肿块通常位于黏膜下层,无明显包膜。镜下肿瘤形态与其他部位的相似,瘤细胞呈圆形或多边形,呈巢状或片状排列,瘤细胞间为宽窄不等的纤维结缔组织,细胞胞质嗜酸性,粗颗粒状,细胞核小、圆形,位置居中,有时可见伊红色小球,淀粉酶消化后,PAS染色阳性。

五、常见结直肠肿瘤免疫表型

发生于结直肠的肿瘤,除了腺癌,其他的发病率均较低,大部分通过免疫组化可以鉴别诊断(表8-5)。

表 8-5　常见结直肠肿瘤免疫表型[34,35]

肿　　瘤	CDX2	CK7/20	Villin	Mucin	CEA	Vimentin	其　　他
腺癌	+	- / +	+	+	+	-	
神经内分泌肿瘤	-	- / -	-	-	-	+	Chrom/Synap
恶性黑色素瘤	-	- / -	-	-	-	+	S100，HMB45
胃肠道间质瘤	-	- / -	-	-	-	+	CD117/DOG-1/CD34
平滑肌肿瘤	-	- / -	-	-	-	+	Desmin/SMA
脂肪瘤	-	- / -	-	-	-	+	S100
神经鞘瘤	-	- / -	-	-	-	+	S100
恶性淋巴瘤	-	- / -	-	-	-	+	LCA 等

第三节　结直肠肿瘤的病理学分期

自 Lockhart Mummery 于 1926 年首次正式发表关于直肠癌分期的文章以来[36]，至今已有 80 余年的历史。1932 年 Dukes 提出了著名的直肠癌分期[37]，A 期肿瘤局限在肠壁内，B 期肿瘤完全穿透肠壁，C 期肿瘤有淋巴结转移。该分期由于与预后相关，被广泛使用并成为许多分期的基础。

1954 年，Astler 和 Coller 提出了一种不同的分期方法[38, 39]：A 期肿瘤局限于黏膜，B_1 期累及固有肌层，B_2 期穿透固有肌层，C_1 期肿瘤局限于肠壁但有淋巴结转移，C_2 期肿瘤穿透肠壁并有淋巴结转移。

如今广泛使用的是由 AJCC 和国际抗癌联盟（UICC）提出的 TNM 分期[40]。2009 年版（第七版）在前一版基础上做出了较大的调整，详细地反映临床和病理情况并强调肿瘤局部浸润深度、淋巴结转移数目和部位对预后的影响。具体描述见表 8-6。

表 8-6　第七版结直肠肿瘤 TNM 分期

T：原发肿瘤

T_X	原发肿瘤不能评估
T_0	无原发肿瘤证据
T_{is}	原位癌；上皮内或浸润固有层
T_1	肿瘤浸润黏膜下层
T_2	肿瘤浸润肌层
T_3	肿瘤浸润浆膜下层或非腹膜覆盖的结肠周围或直肠周围组织
T_4	肿瘤穿透脏层腹膜和(或)直接侵犯其他器官或结构
T_{4a}	肿瘤穿透脏层腹膜
T_{4b}	肿瘤直接侵犯其他器官或结构

续　表

N：区域性淋巴结

N_X	区域淋巴结无法评估
N_0	无区域淋巴结转移
N_1	1～3 个区域淋巴结转移
N_{1a}	1 个区域淋巴结转移
N_{1b}	2～3 个区域淋巴结转移
N_{1c}	1 个或多个肿瘤结节，即：浆膜下层、非腹膜覆盖的结肠或直肠周围软组织的卫星肿瘤结节
N_2	4 个及以上区域淋巴结转移
N_{2a}	4～6 个区域淋巴结转移
N_{2b}	7 个及以上区域淋巴结转移

M：远处转移

M_0	无远处转移
M_1	有远处转移
M_{1a}	远处转移限于 1 个器官
M_{1b}	远处转移超过 1 个器官或腹膜

分期组

0 期	T_{is}	N_0	M_0
Ⅰ 期	T_1，T_2	N_0	M_0
Ⅱ 期	T_3，T_4	N_0	M_0
Ⅱ A 期	T_3	N_0	M_0
Ⅱ B 期	T_{4a}	N_0	M_0
Ⅱ C 期	T_{4b}	N_0	M_0
Ⅲ 期	任何 T	N_1，N_2	M_0
Ⅲ A 期	T_1，T_2	N_1/N_{1c}	M_0
	T_1	N_{2a}	M_0
	T_3，T_{4a}	N_1/N_{1c}	M_0
Ⅲ B 期	T_2，T_3	N_{2a}	M_0
	T_1，T_2	N_{2b}	M_0
	T_{4a}	N_{2a}	M_0
Ⅲ C 期	T_3，T_{4a}	N_{2b}	M_0
	T_{4b}	N_1，N_2	M_0
Ⅳ 期	任何 T	任何 N	M_1
Ⅳ A 期	任何 T	任何 N	M_{1a}
Ⅳ B 期	任何 T	任何 N	M_{1b}

第四节　肛　管　肿　瘤

肛管肿瘤指起源于肛管或主要位于肛管的肿瘤。最常见的类型是与 HPV 相关的鳞状细胞癌和腺癌。尽管其发病率仍比较低,但近 50 年来,肛管鳞状细胞癌的发病率显著上升。虽然肛管不长,但因其具有复杂的解剖学和组织学结构,可发生各种类型的肿瘤。鳞癌、腺癌、移行细胞癌及黑色素细胞肿瘤均可出现,可独立存在,也可混合存在。

肛管肿瘤的 WHO 组织学分类见表 8-7[35]。

表 8-7　肛管肿瘤的 WHO 组织学分类

上皮性肿瘤

癌前病变
　　上皮内瘤变(异性增生),低级别
　　上皮内瘤变(异性增生),高级别
Bowen 病
肛周鳞状上皮内瘤变
Paget 病
癌
鳞状细胞癌
　　疣状癌
　　未分化癌
腺癌
　　黏液腺癌
神经内分泌肿瘤
　　神经内分泌肿瘤(NET)
　　NET G_1(类癌)
　　NET G_2
神经内分泌癌
　　大细胞癌
　　小细胞癌
混合性腺内分泌癌

间叶性肿瘤

继发性肿瘤

一、鳞状细胞癌

鳞状细胞癌(squamous cell carcinoma,SCC)是肛管的恶性上皮性肿瘤,常与慢性 HPV 感染有关。临床表现为小的溃疡或裂沟,伴有轻微的外部生长和边缘硬化,肛周皮肤不规则增厚伴慢性皮肤炎症。病变部位的颜色与周围组织不同。如果溃疡形成并浸润性生长,病变与下面结构固定并引起出血。晚期肿瘤,即使黏膜没有溃疡形成,括约肌也见浸润。

(一) 类型

1. 肛管鳞状细胞癌(anal SCC)　肛管 SCC 可以表现为以单一组织分化成分为主,但大多数情况下是由多种具有不同组织学特征的成分混合而成。一种类型是以大的淡染的嗜酸性细胞和片状或单个细胞的角化为特征。另一种类型是以癌巢边缘的核呈栅栏状排列为特征,后者常见中心呈嗜酸性坏死的病灶。另外还有介于两者之间的一种类型,可见管状或梭形分化细胞。侵袭边缘各有不同,有境界清楚或不规则形,淋巴细胞浸润可显著或无。所有这些特征并无任何指导预后的意义,但是角化不良、明显的基底样细胞特征及小的肿瘤细胞与 HPV 高危感染有关。肛管 SCC 的角蛋白特征复杂而多样。

2. 肛缘的鳞状细胞癌　区分肛管与肛缘的 SCC 比较难,该肿瘤被确诊时这两部分均已受累。一般而言,肛缘的 SCC 比肛管的 SCC 预后要好,尤其对于可能进行手术局部切除的患者。肛缘的 SCC 以大细胞型常见。

3. 疣状癌(verrucous carcinoma)　也称为巨大(恶性)湿疣或 Buschke-Lowenstein 肿瘤。似菜花状,比一般的湿疣大,直径可达 12 cm,保守治疗失败。与一般的湿疣相比,具有外生性和内生性生长相结合的特征。组织学表现为棘层增厚和乳头状瘤病,其上皮层排列有序,基底层完整但不规则,并可见钝性向下的凸起和充满角蛋白的囊泡。内生性生长伴有底层组织的破坏。从细胞学来看,上皮细胞似乎表现为良性。核大、核仁明显,轻度异型增生而核分裂象局限于基底层。

许多疣状癌含有 HPV，6 型和 11 型最常见。它们被视为一般湿疣与 SCC 的中间阶段，其临床过程比较典型，局部破坏性浸润但不伴转移。如存在显著细胞学变化、明确的浸润或转移，应该考虑诊断为 SCC，并采取治疗。

（二）分级

预后不良与分化差有关。由于是局部取材，不能代表整个肿瘤本身，不宜采用活组织检查进行分级。

（三）癌前病变和良性肿瘤

1. 慢性 HPV 感染　位于肛周皮肤和低位肛管的疣（尖锐湿疣）与位于生殖器的疣的组织学表现相同。

2. 上皮内瘤变（IN）　位于肛管移行区（ATZ）和鳞状细胞区的肛管 IN（anal IN，AIN），又被称为异型增生、原位癌和肛管鳞状上皮病变（anal squamous intraepithelial lesion，ASIL）。位于肛周皮肤的相应病变通常指 Bowen 病。这一术语因癌前病变不总是局限于一处这一事实而变得复杂。黏膜白斑（leukoplasia）是临床用语，不应将其用于组织学诊断。组织学上黏膜白斑是一种具有浸润性的高分化鳞状上皮病变，除在基底浸润的边缘细胞可能较不分化、常见核分裂象外，其余均为相对成熟的鳞状细胞构成。鳞状上皮棘层增厚，角化过度，表皮真皮交接处带状淋巴细胞和浆细胞浸润。可采用描述性诊断。

3. 肛管鳞状细胞异型增生（anal squamous intraepithelial neoplasia，ASIN）　大多数 ASIN 是在治疗良性病变的小的外科手术中偶尔发现的。当进行大体检查时，ASIN 可呈湿疹样或乳头状瘤样，或为丘疹或斑块。后者不规则状、凸起状、鳞状、白色、色素沉着或红斑状，并偶可见裂隙。硬化或溃疡提示有侵袭。组织学上，ASIN 表现为上皮细胞层细胞成熟程度（层化）的丧失、细胞核失极性和核异型及深染、核分裂象多见。表面有或无角化，可出现不同程度的挖空细胞（koiocytic cell）改变。ASIN 可分为 Ⅰ 级、Ⅱ 级、Ⅲ 级或分为轻、中、重度异型增生。分为两级（低级别和高级别）可能更为合适。

4. 肛门边缘鳞状上皮异性增生（perianal squamous intraepithelial neoplasia，PSIN）——Bowen 病（Bowen disease）　临床上，肛周皮肤出现红色或白色区域的斑块，不规则，可能系肛管异型增生病变的延续。有时可测出 HPV DNA，包括 16 型和 18 型及其他类型。组织学表现为鳞状上皮全层异型增生，有时毛囊皮脂腺上皮出现异型增生。表皮增生增厚，表皮内细胞排列紊乱，极性消失，核大深染，可见瘤巨细胞、核分裂及角化不良。不典型的角化细胞偶见似 Paget 细胞，但低分子量 CK 阴性，黏液阴性。色素性 Bowen 病肿瘤细胞不表达 S100 和 HMB45。Bowen 病局部治疗后易复发，但很少转化为 SCC[35]。

（四）遗传学

大多数肛管 SCC 中可检测到 HPV DNA；在丹麦和瑞典的大系列肛管 SCC 病例研究发现 84% 病例有 HPV DNA，女性和同性恋者的 HPV DNA 阳性率比非同性恋者要高[41]。

功能性抑癌蛋白 p53 的丢失在肛管和肛门生殖器 SCC 的发展过程中居核心地位。p53 的失活发生在基因水平，可以通过点突变的方式导致失活的 p53 产生，也可以通过染色体 17p 相关部位缺失产生，但后者少见[42]。更典型的是 p53 失活发生在蛋白质水平，通过病毒蛋白 E6（由"高感染"型 HPV 表达产生）与一种细胞蛋白形成复合物的方式产生，该细胞蛋白是 E6 相关蛋白，在 p53 发生快速降解时起作用。p53 表达的水平与 HPV 的感染程度无关[42]。"高感染"型 HPV 表达的 E7 蛋白与视网膜母细胞瘤蛋白即 pRb 结合，可以破坏正常限制基底层增生的信号。增生加剧使恶性转化的可能性增加，不断加剧的细胞增殖（pRb 失活）和因 DNA 损伤（p53 失活）所致的诱导细胞周期停滞或凋亡的能力减弱是"高感染"型 HPV 使肛门生殖器癌发生风险增加的两个核心机制[35]。

其他基因的改变可能与恶变和侵袭性有关。

30%的肛管 SCC 出现 $C-myc$ 基因的扩增,而其他癌基因(包括 ras 和细胞周期素 D 基因)可能与之无关[43, 44]。一些染色体异常在肛管 SCC 中发现。研究表明,应用比较基因组杂交技术,可持续获得染色体 3q、17 号、19 号,并有染色体 4p、11q、13q 及 18q 的丢失[42]。

(五) 预后及预测指标

肛门区癌患者的预后与肿瘤部位、大小、组织学分级、浸润深度以及淋巴结转移情况有关。在大多数肛管 SCC 中,最重要的预后指标是淋巴结情况。p53 与 cyclin A 的表达、肿瘤出芽及肿瘤浸润性 T 细胞均与预后有着重要关系,不是预后相关的指标。

二、腺 癌

肛管腺癌是指发生于肛管上皮的腺癌,包括黏膜表面、肛管腺和瘘管内衬上皮。结直肠型的肛管腺癌的临床表现不同于肛管 SCC。肛周腺癌可以呈黏膜下肿块,有时伴有肛裂或肛瘘。偶可伴有肛门的 Paget 病。腺癌的播散和分期与肛管 SCC 相似。

1. 发生在肛管黏膜的腺癌(adenocarcinoma arising in anal mucosa) 大多数在肛管发现的腺癌是由直肠腺癌或发生在齿状线以上结直肠黏膜的腺癌向下蔓延而来的。其大体及组织学特征与一般的结直肠腺癌没有区别,仅解剖学上低位。

2. 黏膜外(肛旁)腺癌(extramucosal / perianal adenocarcinoma) 黏膜外腺癌依据其与瘘管或残余肛管腺的关系可分为两组。目前尚无实验室方法能将两者区分开来。经久不愈的肛门瘘管上皮是最常见的类型,类型同发生在肛管腺和 ATZ。这两个部位的上皮表现出相同的特征,即有黏液成分和角蛋白表达。

3. 肛门直肠瘘管内腺癌(adenocarcinoma within anorectal fistula) 这类肿瘤发生在已经存在的肛门窦或瘘管中。有些与 Crohn 病有关。其他可能含有上皮样肉芽肿,常与炎性病灶或渗出性黏液有关,但无其他炎症性肠病的特征。组织学上,发生在瘘管的腺癌通常是黏液型的,但管状腺癌和鳞状上皮肿瘤也存在。

4. 肛管腺腺癌(adenocarcinoma of anal glands) 据报道仅有少数病例有充分的证据证明是来源于肛管腺体,表现为肛管腺体上皮与肿瘤之间相连续。肿瘤以导管区和黏液区相结合为特征。

肛管腺癌的分级与结直肠的分级相同。肛管腺癌起源于腺体 IN,IN 与结直肠中的腺癌相同。肛管腺癌的预后似乎仅与诊断时的分期有关。

三、肛缘的基底细胞癌

基底细胞癌是皮肤癌中最常见的类型,好发于暴露于阳光的部位,据报道,仅有 100 多例发生在肛缘的基底细胞癌(basal cell carcinoma of the anal margin)。病因学上不清楚,没有证据表明其与 HPV 感染有关。该肿瘤常表现为边缘隆起和中心溃疡的硬化区,好发于肛周皮肤,偶尔发生于齿状线以下的鳞状细胞带。组织学上与其他部位基底细胞癌相同,具特征性的嗜碱性纤维组织增生性间质,最常见的是实性或腺样型。基底细胞癌可通过局部切除得到充分的治疗,转移罕见。

四、Paget 病

乳腺外的 Paget 病好发于高密度大汗腺部位,例如肛门生殖器区,表现为局部红斑湿疹样斑块,该斑块可能向上延伸至齿状线。或呈鳞屑状,或伴有糜烂或溃疡。组织学上,鳞状上皮的基底部或全层被瘤细胞浸润,瘤细胞体积大,胞质丰富,苍白淡染,颗粒状或空泡状,核仁较大。少数细胞呈印戒细胞样。黏液染色全部为阳性,显示瘤细胞含酸性黏多糖。

肛门 Paget 病可分为两种类型。近一半的病例与其他恶性病变同时或异时发生,最常见的是结直肠腺癌。这类病变可视为肿瘤的 Paget 样生长蔓延。瘤细胞 CK20 常呈阳性,而 GCDFL - 15(一种顶浆分泌细胞的标志)常呈阴性。相反,另外一半病例则不伴其他恶性肿瘤,但局部复发率很高且具侵袭性。仅这一类被视为一种真性嗜表皮大汗腺肿瘤。

五、其 他 病 变

1. 肛管鳞状细胞乳头状瘤（squamous cell papilloma of the anal canal） 少见。肿瘤被覆正常的角化程度不一的鳞状上皮。这类病变应该检查是否伴 HPV 感染。

2. 乳头状汗腺瘤（papillary hidradenoma） 少见。源于肛周的大汗腺，好发于中年女性，极少发生于男性。为直径约 1 cm 的圆形结节，与痔的形态相似。组织学上，可见乳头状肿块并覆以囊样被膜。乳头衬以双层上皮细胞，外层细胞含有黏液。

3. 角化棘皮瘤 肛旁皮肤有发生角化棘皮瘤的报道。

4. 神经内分泌肿瘤 神经内分泌肿瘤可以发生在肛门。然而，传统上将它们归为直肠肿瘤。

5. 恶性黑色素瘤 肛门区是继皮肤和眼球之后最常发生黑色素瘤的部位，胃肠道黑色素瘤最好发之处。占肛门区恶性肿瘤的 1%。患该病的成人年龄范围广，且白种人最常见。常见的临床表现为肿块和便血，但也可见里急后重、疼痛和大便习惯改变等症状。肿瘤常位于齿状线以下肛管及肛周皮肤。无蒂型或息肉状隆起。表面光滑，偶见溃疡。肿瘤直径一般 4 cm。病变部位约 1/3 病例见色素沉着。肿瘤周围常可见卫星结节。累及直肠下端的无色素性黑色素瘤在大体上与肛门直肠癌难区分。组织学特征与发生在皮肤的黑色素瘤相似，瘤细胞表达 S-100。肛门黑色素瘤通过淋巴管转移至局部淋巴结，通过血源性播散至肝并从肝至其他器官。转移发生频率高且预后不良，5 年生存率低于 20%。

6. 间叶性和神经源性肿瘤 这类肿瘤罕见，确定其起源部位比较困难。近年来关于发生在肛门直肠和肛周区该肿瘤的报道包括血管瘤、淋巴管瘤、血管外皮细胞瘤、平滑肌瘤、恶性纤维组织细胞瘤和发生在新生儿的平滑肌肉瘤、横纹肌瘤，见于儿童和成人的横纹肌肉瘤，见于新生儿的纤维肉瘤、神经鞘瘤及神经纤维瘤、颗粒细胞瘤（肌母细胞瘤）、梭形细胞脂肪瘤和侵袭性血管黏液瘤和脊髓外室鼓膜瘤。HIV 感染者除了患鳞状细胞肿瘤的概率增大，在肛周区形成 Kaposi 肉瘤的风险也增加。

7. 恶性淋巴瘤 肛门直肠区的原发性恶性淋巴瘤在一般人群中比较少见，而好发于艾滋病患者，特别是同性恋者。所有病例都是 B 细胞型，最常见的类型是大免疫母细胞型或多形性。已有报道，郎格罕斯细胞组织细胞增多症发生在儿童和成人。

8. 继发性肿瘤 转移至肛管和肛周皮肤的肿瘤罕见。大多数原发瘤位于直肠或结肠，但偶可见于呼吸道、肺和胰腺。很少有关于转移的鳞状细胞癌的报道。恶性淋巴瘤、白血病和骨髓瘤可能向肛管浸润，也可见嗜酸性肉芽肿。

临床上，肛门转移瘤的症状与肛门原发肿瘤的症状类似，包括疼痛、出血和大便失禁。

六、常见肛管肿瘤的免疫表型

前面已经提及，肛管鳞状细胞癌与宫颈鳞状细胞癌的发病原因有相似性，均与 HPV 感染相关，已经有一些学者提出肛管癌前病变也采取宫颈鳞状上皮内瘤变的分级方法，分为高级别与低级别，对于这种分类方法仅仅只有 p16 这个抗体可以作为一个有用的免疫组化标记，80% 肛管 SCC 表达 p16[45-47]。其他肛管肿瘤发生率均很低，通过免疫组化可以鉴别。见表 8-8。

表 8-8 肛管肿瘤免疫表型[35]

肿 瘤	CK8+18	CK7/20	CK5+14	Mucin	CEA	Vimentin	其 他
结直肠腺癌	+	-/+	-	+	+	-	
鳞状细胞亚型	-	-/-	+	-	-	-	CK13/19
基底细胞癌	-	-/-	+	-	-	-	Ber-EP4

续 表

肿 瘤	CK8+18	CK7/20	CK5+14	Mucin	CEA	Vimentin	其 他
神经内分泌肿瘤	+	−/−	−	−	−	+	Chrom/Synap
恶性黑色素瘤	−	−/−	−	−	−	+	S100,HMB45
Bowen 病(也称色素性)	−	−/−	+	−	−	−	
Paget 细胞(局部)	+	+/−	−	+	+	−	GCDFP−15
Paget 细胞(来自结直肠癌)	+	+/+	−	+	+	−	
前列腺癌	+	−/−	−	−	−	−	PSA,PSAP
恶性淋巴瘤	−	−/−	−	−	−	+	LCA 等

七、肿瘤扩散及分期

肛管 SCC 应依据 TNM 分类系统分期,见表 8-9。

表 8-9　肛管癌的 TNM 分类(仅适用于癌)

T	原位肿瘤
T_X	原发肿瘤无法评估
T_0	无原发肿瘤证据
T_{is}	原位癌,Bowen 病,高级别鳞状上皮内瘤变,肛管上皮内瘤变Ⅱ~Ⅲ级(AIN Ⅱ~Ⅲ)
T_1	肿瘤最大直径≤2 cm
T_2	肿瘤最大直径 2~5 cm
T_3	肿瘤最大直径>5 cm
T_4	无论肿瘤有多大,只要侵犯邻近器官,如阴道、尿道、膀胱(如果直接浸润直肠壁、外周皮肤、皮下组织或者括约肌,不分类为 T_4)
N	区域性淋巴结
N_X	区域淋巴结无法评估
N_0	无区域淋巴结转移
N_1	转移至直肠旁淋巴结
N_2	转移至单侧髂内和(或)腹股沟淋巴结
N_3	转移至直肠旁沟和腹股沟淋巴结和(或)双侧髂内和(或)双侧腹股沟淋巴结
M	远处转移
M_0	无远处转移
M_1	远处转移

根据以上不同组合分为 0~Ⅳ期,见表 8-10。

表 8-10　肛管癌分期(TNM 分类)

分 期	T	N	M
0 期	T_{is}	N_0	M_0
Ⅰ期	T_1	N_0	M_0

续 表

分 期	T	N	M
Ⅱ期	T_2,T_3	N_0	M_0
ⅢA 期	T_1,T_2,T_3	N_1	M_0
	T_4	N_0	M_0
ⅢB 期	T_4	N_1	M_0
	任何 T	N_2,N_3	M_0
Ⅳ期	任何 T	任何 N	M_1

肛管癌治疗方法已从单一的手术治疗转变为以保留括约肌为目的的放疗、化疗以及联合局部手术的综合治疗。检查范围应包括切除区域的各个方向并仔细检查淋巴结。联合治疗的疗效与单纯手术治疗的疗效相当或比后者好,但由于局部纤维化,使用影像学技术发现残瘤更加困难。经肛全层针吸活组织检查可能会有帮助[48]。可通过免疫染色检测高分子量细胞角蛋白。

有 15%~20% 的病例,病变可以侵袭低位直肠和邻近器官,包括直肠阴道隔膜、膀胱、前列腺和后尿道,有时还伴有化脓和瘘管形成。外阴往往不会受累。40% 以上的病例通过淋巴道转移。近齿状线的肿瘤蔓延至骨盆,沿着中段直肠的血管到达骨盆侧壁和内侧回肠襻,更常见的是经过上段直肠血管到达外周动脉旁淋巴结。齿状线远端的肿瘤沿着皮肤到达腹股沟。10%~20% 的病例有腹股沟淋巴结受累的现象。少量病例出现双侧腹股沟淋巴结同时受累。晚期患者出现逆行淋巴结转移,这是由于恶性肿瘤播散阻塞淋巴管所致[35]。

第五节 结直肠肿瘤的分子标记物

一、微卫星不稳定

微卫星不稳定（microsatellite instability，MSI）存在于大约 15% 的散发性结直肠癌以及几乎所有的遗传性非息肉病性结直肠癌（Lynch 综合征）[49,50]。其发生机制与错配修复（mismatch repair，MMR）系统有关。微卫星序列是指核苷酸中的短串联重复序列，在 DNA 复制时形成插入/缺失环；而 MMR 可以通过修正插入/缺失环，维持微卫星的长度。散发性结直肠癌的 MSI 发生与错配修复基因 MLH1 启动子甲基化有关；而在 Lynch 综合征中，则是由错配修复基因（*MSH2*、*MLH1*、*MSH6* 或 *PMS2*）或 TACSTD1 调节基因发生种系突变而导致。

微卫星不稳定状态的分类是基于不同单核或双核苷酸重复序列的改变（如 BAT25、BAT26、D5S346、D2S123、D17S250，即 Bethesda 标准微卫星位点）[51,52]。根据第 4 版 WHO 诊疗指南，高频微卫星不稳定（MSI-H）定义为至少 2 个微卫星标志物（40%）发生改变。若肿瘤在这 5 个标准微卫星位点中有一个异常的标记（或多于 1 个但在更多的标记中少于 40%），则被命名为低频微卫星不稳定（MSI-L）。而微卫星稳定（microsatellite stable，MSS）的肿瘤在 Bethesda 标准微卫星位点上不存在以上改变。MSI-L 是否应归类到 MSS 仍存在争议。微卫星不稳定（MSI）也可通过免疫组化方法检测错配修复蛋白的缺失来检测。

MSI-H 的结直肠癌（包括散发性及 Lynch 综合征），通常发生在右半结肠，富于黏液，瘤灶周围或灶内可见淋巴细胞浸润，预后相对较好。MSI-H 肿瘤可能对以 5-氟尿嘧啶为基础的化疗方案反应较差[53-55]，而对伊立替康反应较好[55]。

二、染色体不稳定

75% 以上的散发性结直肠癌以及大多数结直肠癌综合征（除 Lynch 综合征外）都由染色体不稳定通路发展而来[56]。随着研究的不断深入和个体化治疗的发展，某些基因的改变对结直肠癌的预后及疗效预测有着举足轻重的作用。

（一）KRAS 基因突变

KRAS 属于 *RAS* 基因家族，为 RAS/RAF 信号通路的一员。*KRAS* 突变发生在 35%～45% 的结直肠癌中，是结直肠癌抗 EGFR 治疗的重要阴性预测因素（表 8-11）[57-63]。其最常见的方式为点突变，突变位点主要为 2 号外显子的 12/13 密码子以及 3 号外显子的第 61 密码子。

表 8-11 *KRAS* 基因突变及其与抗 EGFR 治疗疗效预测相关研究

研　究	方　案	例数	突变率（%）
Karapetis 等[57]	Cetuximab *vs*. BSC	394	42.3
Amado 等[58]	Panitumumab *vs*. BSC	427	43
Van Cutsem 等[59]	Cetuximab + FOLFIRI FOLFIRI	540	35.6
Bokemeyer 等[60]	Cetuximab + FOLFOX FOLFOX	233	42
Siena 等[61]	Panitumumab + FOLFOX FOLFOX	1 096	40
Peeters 等[62]	Panitumumab + FOLFIRI FOLFIRI	1 083	45
Van Cutsem 等[63]	Cetuximab + FOLFIRI FOLFIRI	1 063	37

（二）BRAF 基因突变

BRAF 基因突变通常发生在野生型 KRAS 结直肠癌中，其突变率为 5%～15%[64-69]。突变位点为第 15 外显子的 1 799 位核苷酸，发生胸腺嘧啶-

腺嘌呤转换,导致氨基酸残基 V600E 的缬氨酸被谷氨酸替代,进而激活 MAPK 信号通路。因此,BRAF^{V600E} 突变患者不能采用抗 EGFR 靶向治疗。BRAF^{V600E} 突变通常发生在女性患者,右半结肠,MSI - H 结肠癌[66]。研究显示 BRAF^{V600E} 突变与不良预后有关,尤其对 MSI - L/S 结直肠癌(表 8 - 12)[64, 67]。形态学上 BRAF^{V600E} 突变结直肠癌可显示富于黏液或分化差[70]。

表 8 - 12 *BRAF* 基因突变及与预后相关性研究

研 究	例 数	突变率(%)
Frank A. Sinicrope[65]	2 686	14
Arnaud D. Roth[64]	1 404	7.9
Amanda I. Phipps[66]	1 980	12
Wade S. Samowitz[67]	911	9.5
De Roock W[68]	761	4.7
Ogino S[69]	506	14.8

三、CpG 岛甲基化亚型(CIMP)

结直肠癌的表观遗传学中报道最多的是基因启动子 DNA 甲基化,而最为特征的是 CpG 岛甲基化亚型(CIMP)。CpG 岛是指基因启动子区域中富含胞嘧啶和鸟嘌呤二核苷酸的结构。该结构胞嘧啶端的甲基化可改变染色体的结构,抑制基因的表达。散发性结直肠癌中 CIMP 的发生率约为 15%[71]。经典高频 CIMP(CIMP1)结直肠癌通常与微卫星不稳定(MSI)相关,因其甲基化沉默了错配修复基因 *MLH1*;并通常伴有 *BRAF* 基因突变。低频 CIMP(CIMP2)的特征为 *KRAS* 基因突变[72]。CIMP 阳性结直肠癌通常预后较好,虽然他们并不能从以 5 - FU 为基础的辅助化疗中获益[73, 74]。

(杜祥　王磊　倪淑娟　谭聪)

◇ **参** ◇ **考** ◇ **文** ◇ **献** ◇

[1] Bosman FT, Carneiro F, Hruban RH, et al. WHO classification of tumors of the digestive system[M]. 4th ed. Lyon: IARC Press, 2010.

[2] Wang LM, Kevans D, Mulcahy H, et al. Tumor budding is a strong and reproducible prognostic marker in T3N0 colorectal cancer[J]. Am J Surg Pathol, 2009, 33(1): 134 - 141.

[3] Kakar S, Aksoy S, Burgart LJ, et al. Mucinous carcinoma of the colon: correlation of loss of mismatch repair enzymes with clinicopathologic features and survival[J]. Mod Pathol, 2004, 17(6): 696 - 700.

[4] Ogino S, Brahmandam M, Cantor M, et al. Distinct molecular features of colorectal carcinoma with signet ring cell component and colorectal carcinoma with mucinous component[J]. Mod Pathol, 2006, 19(1): 59 - 68.

[5] Shia J, Ellis NA, Paty PB, et al. Value of histopathology in predicting microsatellite instability in hereditary nonpolyposis colorectal cancer and sporadic colorectal cancer[J]. Am J Surg Pathol, 2003, 27(11): 1407 - 1417.

[6] O'Brien MJ, Yang S, Mack C, et al. Comparison of microsatellite instability, CpG island methylation phenotype, BRAF and KRAS status in serrated polyps and traditional adenomas indicates separate pathways to distinct colorectal carcinoma end points[J]. Am J Surg Pathol, 2006, 30(12): 1491 - 1501.

[7] Stefanius K, Ylitalo L, Tuomisto A, et al. Frequent mutations of KRAS in addition to BRAF in colorectal serrated adenocarcinoma[J]. Histopathology, 2011, 58 (5): 679 - 692.

[8] Chirieac LR, Shen L, Catalano PJ, et al. Phenotype of microsatellite-stable colorectal carcinomas with CpG island methylation[J]. Am J Surg Pathol, 2005, 29(4): 429 - 436.

[9] Nassar H, Pansare V, Zhang H, et al. Pathogenesis of invasive micropapillary carcinoma: role of MUC1 glycoprotein[J]. Mod Pathol, 2004, 17(9): 1045 - 1050.

[10] Verdu M, Roman R, Calvo M, et al. Clinicopathological and molecular characterization of colorectal micropapillary carcinoma[J]. Mod Pathol, 2011, 24(5): 729 - 738.

[11] Le DT, Austin RC, Payne SN, et al. Choriocarcinoma of the colon: report of a case and review of the literature[J]. Dis Colon Rectum, 2003, 46(2): 264 - 266.

[12] Barresi V, Ieni A, Macri A, et al. Clear cell colorectal carcinoma: a case report with analysis of neo-angiogenesis [J]. Int J Colorectal Dis, 2009, 24(11): 1351 - 1352.

[13] Modlin IM, Sandor A. An analysis of 8305 cases of carcinoid tumors[J]. Cancer, 1997, 79(4): 813 - 829.

[14] Gledhill A, Hall PA, Cruse JP, et al. Enteroendocrine cell hyperplasia, carcinoid tumors and adenocarcinoma in long-standing ulcerative colitis[J]. Histopathology, 1986, 10 (5): 501 - 508.

[15] Hock YL, Scott KW, Grace RH. Mixed adenocarcinoma/ carcinoid tumor of large bowel in a patient with Crohn's disease[J]. J Clin Pathol, 1993, 46(2): 183 - 185.

[16] Shia J, Tang LH, Weiser MR, et al. Is nonsmall cell type high-grade neuroendocrine carcinoma of the tubular

gastrointestinal tract a distinct disease entity? ［J］. Am J Surg Pathol，2008，32(5)：719－731.

［17］ Huang WS，Lin PY，Lee IL，et al. Metastatic Merkel cell carcinoma in the rectum：report of a case［J］. Dis Colon Rectum，2007，50(11)：1992－1995.

［18］ Lau CP，Leung WK. Caecal metastasis from a primary small-cell lung carcinoma［J］. Hong Kong Med J，2008，14(2)：152－153.

［19］ Grabowski P，Schonfelder J，Ahnert-Hilger G，et al. Expression of neuroendocrine markers：a signature of human undifferentiated carcinoma of the colon and rectum ［J］. Virchows Arch，2002，441(3)：256－263.

［20］ Gaffey MJ，Mills SE，Lack EE. Neuroendocrine carcinoma of the colon and rectum. A clinicopathologic，ultrastructural，and immunohistochemical study of 24 cases ［J］. Am J Surg Pathol，1990，14(11)：1010－1023.

［21］ Erickson LA，Papouchado B，Dimashkieh H，et al. Cdx2 as a marker for neuroendocrine tumors of unknown primary sites［J］. Endocr Pathol，2004，15(3)：247－252.

［22］ Crafa P，Milione M，Azzoni C，et al. Pleomorph poorly differentiated endocrine carcinoma of the rectum ［J］. Virchows Arch，2003，442(6)：605－610.

［23］ Miyamoto H，Kurita N，Nishioka M，et al. Poorly differentiated neuroendocrine cell carcinoma of the rectum：report of a case and literal review［J］. J Med Invest，2006，53(3－4)：317－320.

［24］ Kato T，Terashima T，Tomida S，et al. Cytokeratin 20-positive large cell neuroendocrine carcinoma of the colon ［J］. Pathol Int，2005，55(8)：524－529.

［25］ Freeman C，Berg JW，Cutler SJ. Occurrence and prognosis of extranodal lymphomas ［J］. Cancer，1972，29(1)：252－260.

［26］ Gustafsson BI，Siddique L，Chan A，et al. Uncommon cancers of the small intestine，appendix and colon：an analysis of SEER 1973－2004，and current diagnosis and therapy［J］. Int J Oncol，2008，33(6)：1121－1131.

［27］ Levine AM. Acquired immunodeficiency syndrome-related lymphoma［J］. Blood，1992，80(1)：8－20.

［28］ Otter R，Bieger R，Kluin PM，et al. Primary gastrointestinal non-Hodgkin's lymphoma in a population-based registry［J］. Br J Cancer，1989，60(5)：745－750.

［29］ Miettinen M，Sarlomo-Rikala M，Sobin LH，et al. Gastrointestinal stromal tumors and leiomyosarcomas in the colon：a clinicopathologic，immunohistochemical，and molecular genetic study of 44 cases［J］. Am J Surg Pathol，2000，24(10)：1339－1352.

［30］ 侯英勇，朱雄增. 胃肠道间质瘤［M］. 上海：上海科学技术文献出版社，2006.

［31］ Miettinen M，Shekitka KM，Sobin LH. Schwannomas in the colon and rectum：a clinicopathologic and immunohistochemical study of 20 cases ［J］. Am J Surg Pathol，2001，25(7)：846－855.

［32］ Insabato L，Di Vizio D，Ciancia G，et al. Malignant gastrointestinal leiomyosarcomas and gastrointestinal stromal tumor with prominent osteoclast-like giant cells ［J］. Arch Pathol Lab Med，2004，128(4)：440－443.

［33］ Shekitka KM，Sobin LH. Ganglioneuromas of the gastrointestinal tract. Relation to Von Recklinghausen disease and other multiple tumor syndromes［J］. Am J Surg Pathol，1994，18(3)：250－257.

［34］ Taliano RJ，Legolvan M，Resnick MB. Immunohistochemistry of colorectal carcinoma：current practice and evolving applications［J］. Hum Pathol，2013，44(2)：151－163.

［35］ Fenger C. Frisch MMMEA. World Health Organization classification of tumors. Pathology and genetics of digestive system［M］. Lyon：IARC Press，2010.

［36］ Corman ML. Classic articles in colonic and rectal surgery. John Percy Lockhart-Mummery 1875－1957. Two hundred cases of cancer of the rectum treated by perineal excision ［J］. Dis Colon Rectum，1984，27(3)：208－219.

［37］ Lindstrom CG. Letter：Dukes classification of carcinoma of the rectum［J］. Br Med J，1976，1(6007)：461.

［38］ Turnbull RJ，Kyle K，Watson FR，et al. Cancer of the colon：the influence of the no-touch isolation technic on survival rates［J］. Ann Surg，1967，166(3)：420－427.

［39］ Astler VB，Coller FA. The prognostic significance of direct extension of carcinoma of the colon and rectum［J］. Ann Surg，1954，139(6)：846－852.

［40］ Edge SB，Compton CC. The American Joint Committee on Cancer：the 7th edition of the AJCC cancer staging manual and the future of TNM［J］. Ann Surg Oncol，2010，17(6)：1471－1474.

［41］ Frisch M，Fenger C，van den Brule AJ，et al. Variants of squamous cell carcinoma of the anal canal and perianal skin and their relation to human papillomaviruses［J］. Cancer Res，1999，59(3)：753－757.

［42］ Heselmeyer K，du Manoir S，Blegen H，et al. A recurrent pattern of chromosomal aberrations and immunophenotypic appearance defines anal squamous cell carcinomas［J］. Br J Cancer，1997，76(10)：1271－1278.

［43］ Crook T，Wrede D，Tidy J，et al. Status of c-myc，p53 and retinoblastoma genes in human papillomavirus positive and negative squamous cell carcinomas of the anus［J］. Oncogene，1991，6(7)：1251－1257.

［44］ Sheyn I，Noffsinger AE，Heffelfinger S，et al. Amplification and expression of the cyclin D1 gene in anal and esophageal squamous cell carcinomas［J］. Hum Pathol，1997，28(3)：270－276.

［45］ Longacre TA，Kong CS，Welton ML. Diagnostic problems in anal pathology［J］. Adv Anat Pathol，2008，15(5)：263－278.

［46］ Flejou JF. An update on anal neoplasia ［J］. Histopathology，2015，66(1)：147－160.

［47］ Roldan UG，Gustafson K，Klimowicz AC，et al. The prognostic value of HPV status and p16 expression in patients with carcinoma of the anal canal［J］. PLoS One，2014，9(10)：e108790.

［48］ Indinnimeo M，Cicchini C，Stazi A，et al. Trans anal full thickness tru-cut needle biopsies in anal canal tumors after conservative treatment［J］. Oncol Rep，1998，5(2)：325－327.

［49］ Hamelin R，Chalastanis A，Colas C，et al. Clinical and molecular consequences of microsatellite instability in human cancers［J］. Bull Cancer，2008，95(1)：121－132.

［50］ Chan AO，Soliman AS，Zhang Q，et al. Differing DNA methylation patterns and gene mutation frequencies in colorectal carcinomas from Middle Eastern countries［J］. Clin Cancer Res，2005，11(23)：8281－8287.

［51］ Umar A，Boland CR，Terdiman JP，et al. Revised Bethesda Guidelines for hereditary nonpolyposis colorectal cancer（Lynch syndrome）and microsatellite instability［J］. J Natl Cancer Inst，2004，96(4)：261－268.

［52］ Raedle J，Trojan J，Brieger A，et al. Bethesda guidelines：relation to microsatellite instability and MLH1 promoter methylation in patients with colorectal cancer ［J］. Ann

Intern Med, 2001, 135(8 Pt 1): 566 - 576.

[53] Zaanan A, Cuilliere-Dartigues P, Guilloux A, et al. Impact of p53 expression and microsatellite instability on stage Ⅲ colon cancer disease-free survival in patients treated by 5 - fluorouracil and leucovorin with or without oxaliplatin[J]. Ann Oncol, 2010, 21(4): 772 - 780.

[54] Sinicrope FA, Sargent DJ. Clinical implications of microsatellite instability in sporadic colon cancers[J]. Curr Opin Oncol, 2009, 21(4): 369 - 373.

[55] Bertagnolli MM, Niedzwiecki D, Compton CC, et al. Microsatellite instability predicts improved response to adjuvant therapy with irinotecan, fluorouracil, and leucovorin in stage Ⅲ colon cancer: Cancer and Leukemia Group B Protocol 89803[J]. J Clin Oncol, 2009, 27(11): 1814 - 1821.

[56] Grady WM, Carethers JM. Genomic and epigenetic instability in colorectal cancer pathogenesis [J]. Gastroenterology, 2008, 135(4): 1079 - 1099.

[57] Karapetis CS, Khambata-Ford S, Jonker DJ, et al. K-ras mutations and benefit from cetuximab in advanced colorectal cancer[J]. N Engl J Med, 2008, 359(17): 1757 - 1765.

[58] Amado RG, Wolf M, Peeters M, et al. Wild-type KRAS is required for panitumumab efficacy in patients with metastatic colorectal cancer[J]. J Clin Oncol, 2008, 26 (10): 1626 - 1634.

[59] Van Cutsem E, Kohne CH, Hitre E, et al. Cetuximab and chemotherapy as initial treatment for metastatic colorectal cancer[J]. N Engl J Med, 2009, 360(14): 1408 - 1417.

[60] Bokemeyer C, Bondarenko I, Makhson A, et al. Fluorouracil, leucovorin, and oxaliplatin with and without cetuximab in the first-line treatment of metastatic colorectal cancer [J]. J Clin Oncol, 2009, 27 (5): 663 - 671.

[61] Douillard JY, Siena S, Cassidy J, et al. Randomized, phase Ⅲ trial of panitumumab with infusional fluorouracil, leucovorin, and oxaliplatin (FOLFOX4) versus FOLFOX4 alone as first-line treatment in patients with previously untreated metastatic colorectal cancer: the PRIME study [J]. J Clin Oncol, 2010, 28(31): 4697 - 4705.

[62] Peeters M, Price TJ, Cervantes A, et al. Randomized phase Ⅲ study of panitumumab with fluorouracil, leucovorin, and irinotecan (FOLFIRI) compared with FOLFIRI alone as second-line treatment in patients with metastatic colorectal cancer[J]. J Clin Oncol, 2010, 28 (31): 4706 - 4713.

[63] Van Cutsem E, Kohne CH, Lang I, et al. Cetuximab plus irinotecan, fluorouracil, and leucovorin as first-line treatment for metastatic colorectal cancer: updated analysis of overall survival according to tumor KRAS and BRAF mutation status[J]. J Clin Oncol, 2011, 29(15):

2011 - 2019.

[64] Roth AD, Tejpar S, Delorenzi M, et al. Prognostic role of KRAS and BRAF in stage Ⅱ and Ⅲ resected colon cancer: results of the translational study on the PETACC - 3, EORTC 40993, SAKK 60 - 00 trial[J]. J Clin Oncol, 2010, 28(3): 466 - 474.

[65] Sinicrope FA, Mahoney MR, Smyrk TC, et al. Prognostic impact of deficient DNA mismatch repair in patients with stage Ⅲ colon cancer from a randomized trial of FOLFOX-based adjuvant chemotherapy[J]. J Clin Oncol, 2013, 31 (29): 3664 - 3672.

[66] Phipps AI, Buchanan DD, Makar KW, et al. BRAF mutation status and survival after colorectal cancer diagnosis according to patient and tumor characteristics[J]. Cancer Epidemiol Biomarkers Prev, 2012, 21 (10): 1792 - 1798.

[67] Samowitz WS, Sweeney C, Herrick J, et al. Poor survival associated with the BRAF V600E mutation in microsatellite-stable colon cancers[J]. Cancer Res, 2005, 65(14): 6063 - 6069.

[68] De Roock W, Claes B, Bernasconi D, et al. Effects of KRAS, BRAF, NRAS, and PIK3CA mutations on the efficacy of cetuximab plus chemotherapy in chemotherapy-refractory metastatic colorectal cancer: a retrospective consortium analysis [J]. Lancet Oncol, 2010, 11 (8): 753 - 762.

[69] Ogino S, Shima K, Meyerhardt JA, et al. Predictive and prognostic roles of BRAF mutation in stage Ⅲ colon cancer: results from intergroup trial CALGB 89803[J]. Clin Cancer Res, 2012, 18(3): 890 - 900.

[70] Pai RK, Jayachandran P, Koong AC, et al. BRAF-mutated, microsatellite-stable adenocarcinoma of the proximal colon: an aggressive adenocarcinoma with poor survival, mucinous differentiation, and adverse morphologic features[J]. Am J Surg Pathol, 2012, 36(5): 744 - 752.

[71] Boland CR, Shin SK, Goel A. Promoter methylation in the genesis of gastrointestinal cancer[J]. Yonsei Med J, 2009, 50(3): 309 - 321.

[72] Tahara T, Yamamoto E, Madireddi P, et al. Colorectal carcinomas with CpG island methylator phenotype 1 frequently contain mutations in chromatin regulators[J]. Gastroenterology, 2014, 146(2): 530 - 538.

[73] Juo YY, Johnston FM, Zhang DY, et al. Prognostic value of CpG island methylator phenotype among colorectal cancer patients: a systematic review and meta-analysis[J]. Ann Oncol, 2014, 25(12): 2314 - 2327.

[74] Shiovitz S, Bertagnolli MM, Renfro LA, et al. CpG island methylator phenotype is associated with response to adjuvant irinotecan-based therapy for stage Ⅲ colon cancer [J]. Gastroenterology, 2014, 147(3): 637 - 645.

第九章
结直肠肛管肿瘤的内镜检查及治疗

第一节 概 述

内镜(endoscopy)自19世纪初期问世以来，历经硬式内镜、纤维内镜、电子内镜、超声内镜以及胶囊内镜等200多年的发展过程，目前在医学各领域发挥着举足轻重的作用。同样地，结肠镜目前是结直肠疾病，特别是结直肠肿瘤筛查和诊治最安全可靠、也最有效的手段，为结直肠肿瘤的临床和基础研究提供了有力的帮助。因此结肠镜也成为结直肠肿瘤筛查和结直肠早期肿瘤治疗的"金标准"[1,2]。

一、结肠镜与结直肠肿瘤的筛查

结直肠癌的发病率近年来呈上升趋势，严重影响了患者的生命和财产，而结直肠癌筛查工作的广泛开展，很大程度上影响了结直肠癌的诊治[3,14]。

世界上多数国家采用化学FOBT方法，欧美等国则采用结肠镜与FOBT相结合的方法[3-8]。资料显示，50岁或以上的人群进行结肠镜筛查比例，欧洲是6%～25%，而美国是62%[9,10]。结肠镜检查是结直肠疾病诊治的标准手段。随着结直肠肿瘤人群筛查后的10～18年间随访的开展，结果显示结直肠癌的死亡率明显下降(11%～33%不等)[11,12]。

上海也进行了结直肠癌的大型社区筛查工作，2008年10月份开始，由复旦大学附属肿瘤医院与上海一个10万人的大型社区合作进行，共筛查

10 087例，也采用FOBT结合肠镜检查，共2 500人进行肠镜检查，发现各种息肉腺瘤250人左右，近60人为腺癌，并进行相应处理。结肠镜检查在结直肠癌筛查中发挥了重要作用。但与欧美国家相比，差距仍较大(表9-1)[13]。

表9-1 欧美及日本等国结直肠肿瘤筛查方法的比较

国 别	筛选方法	国 别	筛选方法
比利时	肠镜或乙状肠镜/5年	韩国	iFOBT/1年
美国	FOBT/1年或直接肠镜/10年	澳大利亚	iFOBT/2年
德国(>50岁)	FOBT/2年或直接肠镜/10年	意大利	iFOBT/2年
以色列	FOBT/1年	瑞典	FOBT/2年
芬兰	FOBT/1年	法国	FOBT/2年
日本	iFOBT/1年	英国	FOBT/2年

二、结肠镜的功用

(一)结直肠黏膜形态的观察

内镜医生是通过结直肠黏膜图像形态学特征进行判断的，对可疑黏膜或病灶进行活检病理检查以明确病变性质。内镜医生对结直肠肠腔和黏膜仔细观察，包括结直肠黏膜的色泽变化和血管纹理

改变;有无结直肠的隆起或浸润性改变;有无溃疡病变(包括溃疡边缘和表面情况等);结直肠的蠕动情况以及肠腔是否有狭窄和扩张情况等。随着内镜技术的发展,电子结肠镜有视频放大功能(放大内镜系统),能对可疑黏膜病变的微细结构进行放大观察[15]。而近年来的共聚焦激光显微内镜(confocal laser endomicroscopy,CLE,简称共聚焦内镜)技术则可以在结肠镜下实时观察结直肠黏膜的组织病理学改变[16]。对于早期结直肠癌的诊断,具有重要的临床应用价值。也为结直肠早期肿瘤的内镜下治疗提供了可靠的技术保证[15-17]。

(二)结肠镜下染色技术的应用[15,18-33]

肠镜下应用靛蓝、卢氏液等染色剂对可疑部位黏膜喷撒染色,通过色素沉积范围和深浅的对比观察以及荧光显示情况,可以判别病变良恶性质、病变范围,并且对病变部位精确取材活检。而内镜下电子染色技术(NBI)更为该技术的广泛应用提供了方便。并且更利于内镜下早期肿瘤的 EMR 或 ESD 治疗。

(三)活检、细胞刷涂片和穿刺细胞的组织和细胞病理[34-40]

对可疑病灶,要通过活检病理明确病变性质。如良恶性溃疡的鉴别以及癌肿的分化程度的确定等,而对结直肠早期病变或病变部位狭窄,肠镜到达肿瘤部位活检困难者,内镜医生可以通过肠镜下细胞刷涂片以提高肿瘤诊断的准确率。对结直肠黏膜下病变(特别是黏膜下浸润性病变),可以应用超声肠镜技术,在超声内镜介导下对隆起部位进行穿刺,并做涂片细胞学和组织条病理诊断以明确病变性质。

(四)其他[41-43]

结肠镜可以在术前或术中对结直肠进行精确定位,利于外科医生手术;也可与外科医生进行双镜联合手术(CLER)。

第二节　结肠镜的临床应用

结肠镜检查是目前结直肠肿瘤最有效且安全的检查方法,被称为"检查结直肠肿瘤和早期结直肠肿瘤治疗的金标准"[1]。不但可以进行细胞涂片和细胞穿刺、组织活检取得病理诊断,而且能对病变的定位、浸润程度甚至肿瘤分期做出判断,还可发现结肠多原发肿瘤。近年来,随着结肠镜技术的发展,内镜下良性肿瘤和早期结直肠癌的内镜下治疗也成绩斐然,成为结直肠肿瘤治疗的重要组成部分[2]。

一、结肠镜检查的肠道准备[41-64,217]

结肠镜是结直肠疾病筛查和肠道黏膜鉴别的最有效和常用的手段,目前结肠镜检查被认为是结直肠肿瘤检查的"金标准",而肠镜检查顺利安全地完成和肠镜检查的效果(如肠镜病理的可靠性)直接由内镜医师的经验和检查前肠道准备质量决定。

肠道准备是指口服或灌肠清洁肠道的方法,广泛用于肠道外科术前、结肠镜、小肠镜、胶囊内镜诊疗和影像学(如肠道 CT 等)检查前。肠镜诊治的准确性和安全性很大程度上取决于肠道清洁的质量。肠道准备的效果评价目前多采用国际上公认的波士顿或渥太华肠道准备评分量表。

目前肠镜检查中 20%～25% 的患者肠道准备差。一方面容易导致取消肠镜检查,从而延长肠镜检查时间,增加肠镜检查并发症发生的风险;另一方面也造成肠镜检查不完全,易造成漏诊,还会影响活检病理结果的质量;同时相应地增加了检查成本。所以,提高肠道准备质量对肠镜检查和结直肠疾病诊治质量的提高至关重要。

理想的肠道准备方案应该是安全、有效且患者易耐受的。内镜医师偏爱的是患者依从性好且效果最好的肠道准备方式;患者最喜欢的则是量少可口、容易完成且便宜的方案，还要与自己的用药不冲突。目前为止，肠镜术前准备的金标准并未建立。肠道准备不但取决于好的肠道准备方法的选择，同样也与患者术前饮食控制以及相关知识的宣教有关。患者对肠道准备和影响肠道准备因素的充分理解，也有助于提高肠道准备的效果，尤其是结直肠肿瘤的诊治。文献报道，肠镜检查前最后服药和肠镜检查之间合适的时间间隔也是取得最佳肠道准备的手段。

欧洲消化内镜学会（ESGE）推荐的结肠镜检查肠道准备指南：

（1）建议结肠镜检查前当天低纤维饮食（弱推荐，中等质量的证据）。

（2）建议常规肠道准备 4L 聚乙二醇电解质散（PEG）分次口服方案；另一个方案 2LPEG＋抗坏血酸盐或吡苯氧磺钠盐加柠檬酸镁是有效的选择，特别是选择性门诊结肠镜检查（强烈推荐，质量高证据）。肾功能衰竭患者，PEG 是唯一推荐的肠道准备。最后口服时间与肠镜检查之间的时间间隔应该尽量短，不超过 4 h（强烈推荐，中等质量的证据）。

（3）该建议反对肠道准备常规使用磷酸钠，因为安全问题（强烈推荐，低质量的证据）。我国肠道准备的应用情况类似，一般依据中华医学会内镜分会的推荐方案。

临床上常用的肠道清洁剂各具特点。选择一般综合考虑患者的基础疾病、接受程度、诊疗目的、制剂优缺点以及用药史等因素，并予以针对性的指导。理想的清洁肠道时间不应超过 24 h，内镜诊疗最好于口服清洁剂结束后 4 h 内进行（无痛结肠镜检查建议在 6 h 后进行）。

（1）PEG：包括舒泰清、和爽、恒康正清等。是目前国内应用最普遍的肠道清洁剂，是容积性泻剂，不会导致水和电解质平衡紊乱。一般术前 4～6 h，服用 PEG3～4 L，每 10 min 服用 250 ml，1～2 h 内服完。无法耐受的患者，可分次服用，即一半剂量在肠道检查前一日晚上服用，另一半剂量在肠道检查当天提前 4～6 h 服用。常见不良反应是腹胀、恶心和呕吐，罕见过敏性反应如荨麻疹。特殊人群

（如电解质紊乱、晚期肝病、充血性心力衰竭和肾功能衰竭患者）服用也是安全的，还是孕妇和婴幼儿肠道准备的首选用药（具体用量由专科医师决定）。

（2）硫酸镁（包括镁盐复合物）：是传统的肠道准备清洁剂，因患者依从性好，价格便宜，也较为普遍。一般术前 4～6 h，将硫酸镁 50 g 稀释后一次性服用，同时饮水 2 L 左右，大多数患者可以完成充分的肠道准备。易引起肠黏膜炎性反应、溃疡等，故确诊及疑似炎症性肠病等患者不推荐服用或忌用，慢性肾病的患者慎用。

（3）磷酸钠盐（NaP）：与 PEG 相比，效果相似，但量少（1.5 L 左右），患者依从性好，胃肠道不良反应少，在镁盐、PEG 无效或不可耐受的情况下可以选用。建议分 2 次服用，每次间隔 12 h，可在内镜检查前一日晚上 6 点和内镜检查当天早上 6 点各服 1 次。每次标准的剂量为 45 ml，用 750 ml 水稀释，建议在可耐受的情况下多饮水，直至出现清洁水样大便。因是高渗性溶液，易出现体液和电解质紊乱，因此在老年人群、心肝肾等疾病患者慎用。

（4）其他：如番泻叶或蓖麻油等中草药，少数医院还在应用。一般可于术前晚用番泻叶 20 g 加泡 400 ml 开水 30 min 内饮服；蓖麻油一般于检查前 6～8 h 服用。还有甘露醇溶液也用于结肠镜前的肠道准备，可于术前 30 min 内口服 10% 甘露醇溶液 500～1 000 ml，但因内镜下治疗可能引起气体爆炸，目前不建议用于结肠镜治疗的肠道准备。

表 9-2　临床常用的肠道清洁剂及其特点

种　类	特点	清洁效果	耐受性	安全性	费用
聚乙二醇	等渗	＋＋＋	＋＋	＋＋＋	＋＋
硫酸镁	高渗	＋＋	＋＋	＋＋	＋
磷酸钠	高渗	＋＋＋	＋＋	＋	＋＋
匹可硫酸钠	高渗	＋＋	＋＋＋	＋＋	／
甘露醇	高渗	＋＋	＋	＋	＋
中药	抑制吸收	＋－－－	＋＋	＋＋	＋

此外，肠道准备还可以采用以下一些辅助措施，以增加效果。患者术前低纤维饮食，术中辅助使用祛泡剂，必要时可使用胃肠动力药等联合灌肠。患者告知及宣教指导工作也很重要，可以提高

患者服用肠道清洁剂的依从性。

多篇文献 Mate 分析显示，聚乙二醇（PEG）、磷酸钠（Nap）和镁盐复合物等肠道清洁药物分别就肠道清洁率、患者耐受性、肠镜检查的安全性和相关费用等比较，多数结论提示，PEG 是一种等渗的电解质平衡液，是肠道准备等张液体的基本型，是有效的肠道清洁方案。4 L 的 PEG 方案可作为肠道准备推荐的标准方案。在患者有严重相伴疾病（如糖尿病、肾功能衰竭、高血压等）情况下，仅需略作调整，即可获得满意的肠道清洁效果。譬如，小剂量 LPEG 加服便塞停；PEG 分次口服方案等，可提高患者肠镜检查的耐受性和依从性，也提高肠镜检查的整体质量。

二、 结肠镜检查的适应证[44-48]

结肠镜检查的适应证相当广泛，凡属于下列情况而无禁忌证时均可行电子结肠镜检查。

（1）原因不明的下消化道出血，包括显性出血和持续性隐性出血。

（2）不明原因的贫血、进行性消瘦伴乏力等。

（3）有腹部肿块和腹泻、便秘、腹痛、腹胀等消化道症状以及大便习惯改变而原因不明的。

（4）CT 或钡剂灌肠等影像检查有可疑病变，不能明确诊断，为进一步明确病变性质。

（5）结直肠肿瘤和结直肠息肉家族史患者以及有炎症性肠病需要随访或治疗。

（6）结直肠腺瘤、息肉和早期结直肠癌的内镜下治疗。

（7）结直肠癌术后或息肉摘除后定期随访。

（8）社区结直肠肿瘤的筛查。

三、 结肠镜检查的禁忌证[49]

（1）有严重心肺脑功能不全或多脏器功能衰竭的患者（包括严重心律失常、心肌梗死、脑卒中等）。

（2）有精神疾患或意识障碍，无法配合的患者。

（3）有急腹症表现疑有腹膜炎或消化道穿孔可能的患者。

（4）有腹主动脉瘤、晚期肿瘤伴腹盆腔广泛转移、腹盆腔多次手术后有严重肠粘连的患者。

（5）有严重凝血功能障碍或长期服用抗凝药物的患者（内镜下治疗或活检时）。

（6）月经期特别是妊娠期患者，要避免肠镜检查。检查可导致流产或早产的发生。

（7）严重的活动性肠炎和肠道严重感染的患者。

（8）呼吸功能衰竭的患者。

禁忌证一般相对而言，应视患者的具体情况及内镜医生的技术熟练程度、应急救护设备情况而定。

四、 结肠镜规范操作和若干技术要点[219,220]

结肠镜的操作方法很多，单人还是双人操作视情况而定。肠镜检查的关键是：① 检查过程中最大限度减少患者的痛苦；② 插达回盲部的速度要快；③ 退镜观察要慢而仔细；④ 检查和治疗过程注意防止并发症的发生。

（一）肠镜检查减少患者痛苦的操作要点

内镜医生与护士配合进行结肠镜操作时，插镜过程中患者产生胀痛等不适的主要原因是由于内镜助手插入镜身过快，使游离肠管形成襻曲；其次检查过程注气过多；第三，在检查时，肠镜过度牵拉肠系膜根部。因此，在结肠镜检查过程中，要尽量避免进镜过快、注气过多和肠镜进出牵拉过度，从而尽可能减少患者的痛苦。内镜医生进镜时，一直要尽量拉直镜身，防止过快、过深进镜拉长游离肠管，导致肠管形成襻曲。进镜时还应掌握见腔抽气的原则。在通过肠管弯曲处，可以循肠管自然走向旋转镜身，就能顺利通过肠管弯曲处，而避免循腔不进。

（二）变异型肠管的操作要领

1. 乙状结肠冗长走向变异

（1）α 型肠管走向的判断：左侧卧位进镜时，

阻力越来越大；患者腹痛随进镜不断加剧；进镜距肛60 cm以上，但腹壁透亮位置判断还在左髂窝。

操作要领：患者翻身改仰卧位或右侧卧位，使α圈呈松弛状态；术者持肠镜把手部使肠镜镜身随肠管自然走向顺时针旋转达180°后，再缓慢退拉镜管使α型肠管拉直；仍不行的话，即顺时针旋转360°把α圈解脱。

（2）N型或P型肠管走向的判断：左侧卧位进镜时，手感松弛无阻力感，插入过快易带动肠管向前移动，而患者疼痛不适的感觉反而小；进镜100 cm左右，患者有胀痛不适，且循腔不进，同时腹壁光亮处显示在左髂窝处。

操作要领：患者改取仰卧位，然后边进镜，边钩拉套叠，逐渐把游离冗长的乙状结肠拉直套紧；在乙降交界处出现循腔不进时，患者再改取右侧卧位，重力作用使乙状结肠垂向右侧，扩大交界处角度；肠镜调整角度，紧贴左侧肠管壁使头端弯曲角弧弦处的角度扩大，消除阻力进入降结肠。

（3）乙状结肠粘连的判断：腹腔手术史；进镜顺利的情况下，仍明显疼痛不适；乙状结肠无法拉直套叠。

操作要领：尽量循腔进镜，避免牵拉结肠粘连处；循腔不进时，利用患者体位改变来扩大粘连处或弯曲处角度；肠镜在阻力较小的情况下，看清结肠走向进镜。

2. 结肠脾曲走向的变异

（1）锐角结肠脾曲的判断：肠镜达结肠脾曲时，肠腔呈现盲端；进镜时角度调节过大，出现循腔不进。

操作要领：① 患者改取左侧卧位，利用重力的作用使横结肠垂向右侧，从而扩大结肠脾曲的弯曲角的弧弦；② 当看见横结肠腔时，应使肠镜头端仅贴横结肠膈面，使头端弯曲角弧弦变大，使力的传导不产生支点；③ 插达横结肠下垂的最低点后，应再改取仰卧位，把肠镜头端调节向肝曲，这时不能进镜，而是利用结肠脾曲支点的杠杆作用，慢慢退拉肠镜，此方法不但能把下垂的横结肠拉起紧套于镜管，而且能把锐角的肝曲拉直。

（2）反α型结肠脾曲的判断：肠镜插达脾曲时，操作者自感脾曲的距离很长；助手进镜时，阻力明显变大，患者疼痛明显且出现循腔不进。

操作要领：内镜医生根据结肠肠管自然走向，使肠镜镜身顺着逆时针方向旋转；同时患者改取右侧卧位，重力作用使横结肠垂向肝曲，从而扩大脾曲弯曲角度，再边退拉边旋转镜身，逐渐把反α圈拉直；若仍不能解除，则将镜身旋转360°套出反α圈脾曲，便能进入横结肠。

3. 横结肠走向变异　横结肠系膜过长，伸松度过大，甚至下垂至盆腔，使横结肠脾曲形成锐角或反α型肠管的走向，而横结肠肝曲形成锐角或α型肠管的走向；横结肠游离幅度过大成M型肠管走向，这些均是导致进镜时在横结肠循腔不进的主要因素。

（1）横结肠M型走向判断：进镜至横结肠中段，患者改取仰卧位，内镜医生用钩拉手法无法把横结肠拉至肝曲；继续进镜时，腹壁处透亮点显示向结肠脾曲移动；肠腔暴露很好的情况下仍无法循腔进镜。

操作要领：如果患者横结肠近肝曲侧在上，让其改取右侧卧位，利用重力作用，使重叠在上的M垂向右侧；反之，横结肠脾曲侧重叠在M上，改取左侧卧位；然后调整肠镜头端，朝向膈面，并且退拉肠镜；退拉时逆时针旋转镜身，便能使M圈解脱。

（2）横结肠粘连的判断：有腹腔手术史；循腔进镜无阻力，患者仍疼痛明显。

操作要领：肠镜通过粘连处时，把肠镜头端调节挑起向相对游离的膈侧横结肠，然后进镜。如此反复便可通过粘连处，能否成功与粘连的程度有关。

4. 结肠肝曲走向的变异　α型结肠肝曲的判断：结肠肝曲肠管向左或向右弯曲，不易见到结肠腔；把下垂的横结肠拉直，仍不能通过肝曲；循腔不进时，插入的手感仍很松弛。

操作要领：内镜医生操作肠镜，使镜身随肠管顺时针旋转180°，再边旋边退拉肠镜，拉直α圈；若还不能拉直镜子，可旋转镜身360°，把α圈套出后，便能顺利进入升结肠。

五、结直肠术后患者的肠镜操作要领

（一）直肠癌行经腹会阴切除术后（简称 Mile 术后）患者肠镜检查

Miles 术后患者的结肠镜检查有别于从正常肛门插入者。

1. 术前肠管的清洁准备　见肠道准备章节。

2. 术前造瘘口的探查和扩张　Miles 术后患者的造瘘口一般在左下腹，部分患者由于术后瘢痕组织挛缩而狭窄，结肠镜无法插入。内镜护士可用示指或大拇指反复多次地辅助扩张造瘘口，然后局部多用润滑剂，通常都能顺利通过造瘘口。一般同时建议患者家属，平时要看造瘘口门诊，注意造瘘口的护理。Miles 术后，由于结直肠的部分切除，故与造瘘口皮肤吻合后形成的走向不同。内镜护士一般先以示指经造瘘口探查肠管走向，然后再顺向进镜。

3. 插镜的操作要领　患者取仰卧位，去除人工粪袋或从去除保险夹子的人工粪袋内进镜。进镜时，结肠镜头端呈 45°角斜面卡入造瘘口，插入力的传导方向应与探知的结肠走向一致。造瘘口因无括约肌，气体自然排出，故远侧的肠管呈闭塞状态，进镜时肠腔扩张充盈欠佳，操作者应边注气边进镜，一般黏膜皱襞较暗处为肠腔的方向，速度慢而均匀地推开闭塞的肠管而进镜，近侧肠管均能显示清楚的肠腔，故循腔而进即可。（遇变异的肠管可参照前操作方法）

只要遵循上述的操作规范就能有效防止肠穿孔的发生。Miles 术后患者的随访检查中，在 X 线钡剂灌肠困难的情况下，利用肠镜是最安全有效和便利的方法。行 Miles 术的患者多为低位直肠癌，术前 60% 患者因病灶堵塞无法行全结肠检查，术后及时行结肠镜随访全大肠检查极为重要。

（二）直肠前切除术后患者肠镜检查 （Dixon 术）

直肠前切除术一般保留直肠 4～6 cm，再切除部分乙状结肠，吻合口通常在距肛 4～6 cm 处，乙状结肠切除后左半结肠肠管的游离度减少了。

1. 吻合口的形态　根据术后的时间长短，术后吻合口可见吻合线头或吻合钉残留伴异物肉芽肿形成；吻合口纤维瘢痕形成、吻合口息肉、吻合口复发等情形。吻合口肉芽组织通常有线头或吻合钉残留，术后一年以内常见。而吻合口肿瘤复发，通常吻合口呈不规则增生，吻合口处肠壁僵硬，此处管腔充盈扩张差，常常发生在术后 1～2 年。

2. 操作要领　吻合口一般较狭窄，进镜通过时要缓慢。乙状结肠全部或部分切除后，除横结肠有粘连发生外，插镜过程要比未手术过的患者顺利。

（三）左半结肠切除术后患者

包括乙状结肠、降结肠、结肠脾曲癌患者。由于患者切除了乙状结肠或乙状结肠被分离后与横结肠端端吻合，故肠管长度缩短，游离肠管的伸展度降低。

1. 吻合口形态　主要鉴别吻合口处结肠黏膜是吻合线头或吻合钉残留导致吻合口肉芽组织增生，还是吻合口肿瘤复发或第二原发癌。吻合口肉芽组织通常在术后半年到一年内常见，常可见吻合线头或吻合钉的残留，组织较脆易出血，表面尚光滑；吻合口复发，术后一年或一年以上常见，常可见吻合口呈不规则增生，表面不平、欠光滑，壁僵硬、易出血，肠管扩张差。还有第二原发癌（迟发性结肠癌）的发生，通常是发生在吻合口以外肠段的新生物。吻合口部位根据切除结肠的长度不同而定。

2. 操作要领　结肠的长度较术前缩短，进镜过程要比未手术过的人容易且顺利，能很快插达回盲部。

（四）右半结肠切除术后患者的肠镜检查

右半结肠切除术（包括盲肠、升结肠、结肠肝曲癌的患者），根据肿瘤位置和切除范围（尚可包括部分横结肠），其结肠吻合方式有回肠-结肠端端吻合，回肠-结肠端侧吻合术等。由于切除了右半结肠，乙状结肠和横结肠的游离度和伸展度仍存在，依然存在游离肠管造成的肠管走向变异问题，而且术后有肠粘连产生，因此，其结肠镜操作要比未手术者困难。

1. 吻合口形态　通常结肠与回肠端端吻合比较常见，绝大多数吻合口在横结肠近肝曲的部位。回肠与结肠端侧吻合内镜下可见到两个腔。吻合口肉芽组织增生可见线头或吻合钉的残留，而吻合口的复发通常呈不规则增生，质较硬。末端回肠的同时癌或异时癌在吻合口的回肠一侧。

2. 操作要领　由于右半结肠术后患者的肠镜检查要比未手术患者困难，因此内镜医生进镜时，速度要慢，手法要轻柔，避免过度牵拉肠系膜和粘连处；遇到可能变异的肠管情形，可参照以上章节所述肠腔变异判断和处理方法。一般应进入末端回肠 20 cm 左右，以便观察末端回肠有无病变情况。

六、 肠镜单人操作法

单人结肠镜操作法（one man method）是肠镜插入技术的一种，是 20 世纪 70 年代后期由美国学者 Waye 和 Shinya 先后创立的方法。

单人进行肠镜操作并不困难。操作者为一人，用其左手控制肠镜的角度、抽吸等按钮，右手插入肠镜并旋转镜身，一边进行肠管的短缩化，一边插入肠镜。也要掌握见腔抽气、反复钩拉和套叠游离肠管以及结合体位改变的技术。患者取左侧卧位时，臀部紧靠右床沿，操作者站在右侧床边，这样操作起来较顺手。

（一）单人操作技术要点

左手握住肠镜把手，右手持住镜身距肛 20～30 cm 距离；肠镜插入过程中，要保持肠镜镜身呈相对直线状态，避免使肠管伸展，在缩短肠管的同时推进肠镜，这是基本要领，称谓“镜身取直缩短肠管法”；其次，要有内镜的自由感，保持进出自如，没有阻碍感觉。在肠镜技术取直状态下的这种内镜的自由感也是采用技术取直缩短法的效果；应用 Jiggling 技术（快速往返进退肠镜）可以使冗长的肠管缩短和直线化，就是将肠镜退回数厘米，消除肠管的过度伸展，同时须抽吸肠管内过多气体，使肠管恢复柔软和收缩功能。另外镜身旋转进镜后，要

立即回转复位。最后强调的是，右手持镜距离要适当，一般保持距肛 20～30 cm，这样便于保持镜身的直线状态。

（二）变异的肠管走向的操作要领

（1）由于术者自行插进，对插入手感松紧、有否襻曲形成和阻力产生要比双人操作易察觉。

（2）进镜过程及时旋转镜管可以解决遇到阻力和及时解除襻曲形成的问题。

（3）体位改变通常通过结肠脾曲进入横结肠后，应取仰卧位，让患者的右脚搁在屈起的左膝盖上，这样便于术者的操作。

（4）利用结肠脾曲做杠杆把横结肠套叠或把下垂横结肠取直、套叠紧就较容易通过结肠肝曲。

七、 结肠镜下结肠部位的判断

（一）综合判断

结肠镜的检查过程，常常遇到循腔不进或因结肠病灶堵塞或肠管狭窄而无法进一步进镜检查的情况，故需要确定肠镜到达的部位。而不能单凭镜管插入的深度或大肠的解剖特征来定位。

正确的定位方法：① 结肠管腔黏膜的形态和解剖特征；② 结肠镜镜身插入的深度；③ 腹壁上能见到肠镜镜端透光的位置。几方面情况综合判断才能准确地定位。

（二）各肠段部位特征

1. 回盲部　呈现为盲端，腹壁的透光位于右髂窝，可以观察到特征性较肥厚的回盲瓣，可以看到回盲瓣口和阑尾开口等特征。

2. 升结肠　升结肠的解剖特征一般不明显，三角形的肠腔形态也不明显，一般腹壁处灯光显示也不明显。大多观察其是否经过结肠肝曲后的结肠段来判断。

3. 横结肠　游离和伸展度较大，腹壁透光处可以在腹腔内多个部位显示，且相差的幅度很大，肠腔截面形态呈三角形的特征。另外，退镜时通过

观察腹壁的透光是否经过结肠脾曲可准确定位。

4. 降结肠　由于降结肠位于腹腔较深的位置,腹壁透光不易显示。在退镜时观察腹壁的透光是否经过结肠脾曲和结肠管腔解剖特征而判断。

5. 乙状结肠　游离和伸展的幅度也很大,腹壁的透亮在腹腔内多个部位可显示,主要可根据腹壁的透光显示在左髂窝来判断。

八、 内镜下活检的方法

（一）取活检的部位和方法

肠镜下活检咬取的部位,应根据病变形态的不同有所区别。活检要多个方向和多块取材,每一块活检物应制成一张病理切片。

（1）黏膜粗糙伴增生改变的,应取增生隆起部位。

（2）凹陷型病变伴点状增生的,应取点状增生处。

（3）凹陷型病变伴有浅表糜烂的,应取正常与糜烂交界处。

（4）糜烂性的病变,活检应咬取糜烂交界处而且应偏糜烂处。

（5）溃疡性病变,应取坏死与增生交界处偏溃疡处组织。若坏死组织太多,脱水后则无法制片诊断。

（6）浸润性病变,应在同一部位连续向下取3~4块,有利于取到黏膜下浸润的癌组织。

（二）活检高级别黏膜内瘤变的含义

WHO为了避免临床医生对原位癌的过度治疗,把原位癌和重度不典型增生归为新的分类,称为高级别黏膜内瘤变。

（1）内镜下或外科对腺瘤完整切除后,病理诊断为高级别黏膜内瘤变,就不需要再补充外科的根治性切除术。

（2）内镜肉眼诊断为大肠癌,病理诊断为高级别黏膜内瘤变,临床医生决不能作为重度不典型增生或原位癌处理,因为活检时咬取的只是肿瘤边缘的组织,应重取活检。

九、 急诊结肠镜检查

（一）急诊结肠镜检查的基本原则

急性下消化道出血,原则上应该保守治疗,待出血停止、病情稳定后再行结肠镜检查。但下列情况需要急诊结肠镜检查：如大肠息肉高频电摘术后基底部出血的患者；结肠有明显的出血病变,如结肠血管畸形、结肠肿瘤或行结肠病变切除术后的出血患者；需明确出血的部位或经内镜下止血的患者；未明确出血的原因和病变部位而需急诊手术前,希望尽可能了解出血的部位和病变性质者等诸多情况。

（二）术前肠道准备

急性下消化道出血,除大肠息肉高频电摘术后24 h内发生的出血,肠道清洁情况尚可外,通常肠道出血后,往往因肠腔清洁不良、血液的覆盖、视野不清,内镜的检查和治疗较困难,可用少量清水或生理盐水灌肠,必要时可用电动内镜专用水泵。循腔进镜后,用生理盐水反复边冲洗边吸引,冲洗至表面黏膜清洁,内镜能清晰观察到黏膜的情况。

（三）内镜操作技术要领

内镜医生要求操作熟练,动作轻柔,观察仔细；同时避免充气过度,以免穿孔等其他并发症的发生。发现病变和出血部位,可用去甲肾上腺素冰盐水先对出血部位进行冲洗,然后迅速判断是否需内镜下处理以及内镜下治疗的方法。

十、 结肠镜检查的并发症[2,50-93]

结肠镜检查的并发症少见,主要有结肠穿孔、结肠出血、肠系膜撕裂、气体爆炸、呼吸心搏骤停以及罕见的脾破裂等。主要原因是操作者操作不当,其他因素包括结肠严重扭曲、粘连等。文献报道以结肠穿孔和出血为多。穿孔率在0.1%~0.2%,且由于内镜技术的普及而呈下降趋势。而由于内镜下结直肠肿瘤治疗的广泛开展,穿孔、出血等并发症又有所上升,分析发生的主要原因是内镜医生的经验、意识和预防措施等。

表 9 - 3　不同文献结肠镜并发症的发生情况比较

作　者	穿孔率	出血率	其　他
Viiala CH	0.1%	0.21%	腹痛 0.09%
Juillerat P	<0.3%	<0.1%	
Boustieve C	0.1%		
Liining TH	0.12%		
Lohsiriuat V	0.016%~0.2%		
Pateris V	0.02%~0.1%		治疗组 0.1%
Rathgabev SW	0.016%	0.2%	
Hart R	0.2%		治疗组>3%

(一)结肠穿孔

常见原因:① 肠道准备差而盲目进镜;操作时牵拉过度或盲目滑镜不当,均易导致穿孔。② 操作时注气过多,肠腔压力过高,原有结肠病变等加上机械性因素而使肠壁变薄、脆弱破裂。③ 活检时活检钳取材过深可致肠壁穿孔。④ 息肉切除方法不当,造成肠壁穿透性凝固性坏死,术后常发生迟发穿孔。⑤ 结肠病理情况如炎症性肠病、肠粘连、放射性结肠炎、结肠巨大憩室等,肠镜操作时易造成穿孔。

内镜医生操作技术的提高和改进可以减少和避免肠穿孔的发生。一旦确诊肠穿孔应立即内镜下修补或外科手术修补。

穿孔的部位大都在肠管的弯曲处、结肠的粘连处和 Miles 术后患者肠管走向发生变异处。这些部位易发生穿孔的原因是弯曲处或粘连处形成的锐角,在肠镜下呈现为盲端,通常用滑进的方法才能通过,如肠管走向辨别错误或滑进的手法不当,极易发生穿孔或撕裂。

1. 直接穿孔　在锐角的弯曲处无法充分显示肠腔时,采用滑进的方法,如果肠腔走向判别错误或操作手法粗暴,造成头端直接将肠壁损伤穿破,此种肠穿孔目前在应用电子结肠镜的情况下较少发生。

2. 间接穿孔　在乙状结肠襻曲处或肠粘连处,由于肠腔的显示很清楚,持续进镜而造成结襻处或肠粘连处撕裂性穿孔,此种穿孔肠腔气体进入腹腔,患者的痛苦减轻,肠腔呈闭合状态,退镜太快根本无法发现穿孔的部位,所以亦称为隐性穿孔,电子结肠镜检查多为此种穿孔。

3. 操作要点　① 如遇锐角弯曲处呈现为盲端时,术者可根据结肠黏膜环状肌在光亮下呈现为弧形的反光,肠腔位于弧形的中心,辨清肠管的方向。② 改变体位,利用重力作用,扩大弯曲处角度和改变肠管的走向,乙状结肠、降结肠交界处和锐角脾曲应取右侧卧位,锐角肝曲应取左侧卧位,下垂的横结肠应取仰卧位,利用脾曲作杠杆把横结肠拉起至肝曲。③ 避免带襻进镜,边进镜边套叠,及时解襻。④ 滑进时,肠管的走向要确切,患者无加剧的疼痛感,黏膜光泽无苍白改变,反之应停止滑进,重新辨清肠管走向再滑进,只要遵循上述的操作方法。不但可避免肠穿孔的并发症,而且可顺利通过这些锐角变异的弯曲处。

(二)肠出血

常见原因:① 插镜时手法较粗暴,不循腔进镜,致使结肠黏膜撕裂出血。② 活检组织时损伤病变血管而出血。③ 结直肠原有病变,肠镜反复进出时,插伤病变组织,引起出血。④ 内镜治疗时,电凝过度,使创面过大、过深,后期创面焦痂脱落而出血。

少量出血一般不需要特殊处理或局部喷注凝血酶盐水即可。若出血不止,可选用内镜下电凝、激光、钛夹夹闭等方法止血。出血量较大的患者同时应该卧床休息,补液,应用止血药物,必要时可以输血。要进行血压、心率以及血红蛋白等的密切观察。出血量较大且出现休克情况,内科保守治疗无效时则需急诊手术处理。

(三)心脑血管并发症

肠镜检查一般对心脑血管系统影响较小,多为一过性心电图异常。常见原因为心脏疾患加上术前肠道准备引起脱水和电解质紊乱等。一般一过性心电图异常患者无须处理,稍事休息即可。而出现严重心律失常者要停止肠镜检查,给予吸氧、心电监护等处理。而对于高龄、体弱多病和有心脏疾病的患者,肠道准备及用药要谨慎,术前检查心电图,要在心电监护条件下进行检查,并及时与相关科室联系,做好应急准备。

(四)严重腹痛

肠镜检查时由于注气过多可引起肠痉挛,产生肠绞痛,严重者类似肠穿孔,但短时间能自行缓解。如果肠镜检查后出现长时间比较严重的腹部胀痛,称为肠镜检查术后膨胀综合征。一般检查结束时尽量抽吸肠腔残气可以预防,而告知患者家属轻揉腹部或肛门排气即可缓解腹胀,但要注意与肠穿孔鉴别。

(五)肠壁透壁电灼伤综合征

常见于内镜下治疗术,如息肉的电凝摘除、电凝电灼止血术后,常由于电流过大、电凝时间过长等原因,导致结肠肠壁全层灼伤,发生凝固坏死,并继发穿孔。尽早发现,并采取禁食、补液、抗生素应用等保守治疗。出现穿孔应及时手术。文献还报道罕见病例,内镜下 APC 治疗结肠病变,出现罕见的结肠广泛蜂窝组织炎,未有穿孔。保守治疗无效后手术肠段切除。预后好。

(六)气体爆炸

较少见,但预后差。常发生在结直肠内镜治疗的患者,由于肠道准备差,口服甘露醇或服用牛奶、豆浆等流质,肠道细菌作用产生较多硫化氢气体,而操作电凝时发生。术前充分肠道准备或预防性口服抗生素;术前禁服甘露醇或牛奶、豆浆类流质,术中注入惰性气体等,均可预防爆炸发生。

(七)中毒性巨结肠

中毒性巨结肠是肠镜检查的最严重并发症之一,一般在术后 24~72 h 出现。多见于炎症较重且范围较广的结肠病变,如溃疡性结肠炎、克罗恩病等。由于炎症严重使肠壁肌肉和肌间神经受侵,结肠失去收缩能力,肠镜检查时注气,就形成巨结肠,而术中由于解痉药会加重中毒性巨结肠。

治疗上以内科保守治疗为主,予禁食、补液、抗生素等。一旦穿孔必须手术。

(八)脾破裂

肠镜检查和治疗出现脾脏破裂的并发症极其罕见,但风险非常大,影响生命安全。国外文献有个案报道和回顾性分析。De Vrie 2009 年在 Neth J Med 发表回顾性文献,查询了 1970~2009 年相关文献,发现脾脏破裂并发症 80 例。Singlas 2012 年发表 Meta 分析,共 75 篇文章报道,共发生 102 例脾脏破裂。其中 2000 年为 26 例,而 2005 年则有 64 例;女性占 76.5%,约 2/3 在 24 h 内出现症状,死亡率为 5%。国内鲜有报道。

第三节　结直肠肿瘤内镜下诊断与鉴别诊断

一、结直肠腺瘤

结直肠黏膜上各种局限性的隆起病变,不论其大小、形状及组织学类型,均称为息肉。息肉按大小分为微小息肉(≤5 mm)、小息肉(6~9 mm)、大息肉(≥10 mm)和巨大息肉(>30 mm),息肉大小与恶性肿瘤趋势相关。息肉组织学类型较多,通常需要肠镜病理活检确诊明确。一般采用 Morson 组织学分类,国内将息肉分为肿瘤性、错构性、炎症性和化生性息肉;形态分类可按日本山田分型为 4 型,有蒂型(山田Ⅳ型)、亚蒂型(山田Ⅲ型)、无蒂(山田Ⅰ型或Ⅱ型)[111]。

与结直肠癌发生相关的为肿瘤性息肉(即腺瘤)和增生性息肉,占全部结直肠息肉的 70%~80%。临床流行病学证据表明结直肠腺瘤是一种癌前病变,约 80% 的结直肠癌由结直肠腺瘤演变发展而来[195]。因此结肠镜对结直肠腺瘤的诊治可以有效地预防和减少结直肠癌的发生。根据腺瘤组织学特点分为管状腺瘤、绒毛状腺瘤和混合腺瘤。

(一) 管状腺瘤

占全部结直肠腺瘤的 75%～80%,可分布在大肠的各个肠段,以直肠和乙状结肠内为多见(约70%)。腺瘤大多有蒂,呈球形或椭圆形,表面光滑,色泽较红,0.2～2.5 cm 大小不等,绝大多数在1 cm 以内。有的似米粒或绿豆大小,在内镜下可经活检钳整个咬除。管状腺瘤的癌变率为 10%～15%。根据复旦大学附属肿瘤医院病理科报道,近30 年经内镜检查发现大肠腺瘤癌变的组织学分析,管状腺瘤的癌变率为 15.6%。

(二) 绒毛状腺瘤

较少见的一种,约占所有大肠内腺瘤的 15%。腺瘤表面有一层绒毛和乳头状突起,伴有黏液附着,经内镜下染色或 NBI 可清晰地显示。腺瘤的外形似草莓或菜花状,有的呈分叶状结构,基底通常较宽,可有蒂,大小 0.6～9 cm。组织较松软,塌附在肠壁上,较脆,触之易出血。绒毛状腺瘤的癌变率为 50% 以上。

(三) 混合性腺瘤

即管状和绒毛状混合的腺瘤。内镜下形态具有管状和绒毛状腺瘤两种结构的特征。可有蒂或无蒂,一般体积较大,约 50% 大于 1.5 cm。生物学特性类同绒毛状腺瘤,有程度不同的不典型增生的出现。癌变率为 30%～40%。

(四) 多发性腺瘤

呈多发性散发在各个肠段,2 个以上至 100 个以下,绝大多数病例在 50 个以下。结直肠内多发性腺瘤一般无明显的家族史或遗传基因的缺失。腺瘤大小从 0.2～1.5 cm 不等,管状腺瘤或混合型腺瘤一般同时存在。伴有糜烂或溃疡、坏死,常提示癌变,癌变率在 25%～100%。

(五) 家族性腺瘤性息肉病 (familial adenomatous polyposis, FAP)

是一种常染色体显性遗传性肿瘤,一般均有明显的家族史。发病率为 1/15 000～1/10 000,占所有结直肠癌的 1%。FAP 患者大肠内腺瘤在 100个以上,呈弥漫性分布,以左半结肠为多,其次为盲肠。大小从 0.2～2 cm 不等,大多数有蒂似葡萄样悬挂在肠壁上,多的可达成千上万个无法计数。如腺瘤呈巢状分布在一处,极易发生癌变,癌变率高达 25%～100%。家族性多发性腺瘤病患者术前应行全结肠镜检查,且须进入末端回肠检查,了解回肠末端是否有腺瘤。如末端回肠内有腺瘤,做全结直肠的切除术就失去了根治的意义。因此术前的结肠镜检查对确定家族性腺瘤性息肉病的治疗措施,具有一定的指导意义。

(六) 大肠腺瘤研究的进展

日本山田认为腺瘤形态有隆起型、平坦型和凹陷型之分。

1. 隆起型　常见隆起于黏膜的腺瘤性息肉。
2. 扁平型　较少见,稍高于黏膜面,扁平状,直径＜0.8 cm。呈轻微的扁平隆起,可伴中心凹陷。
3. 凹陷型　少见扁平状中央凹陷,微红,直径＜0.8 cm。病灶黏膜稍凸起,呈吸盘状。中央凹陷处呈腺瘤性腺管改变。

此外,近期报道还有锯齿状腺瘤 (serrated adenoma),多见于直肠和乙状结肠,为癌前病变,有 14.8% 重度不典型率。

内镜医生应了解和认识这些腺瘤的特点,才能在结肠镜下更好地识别和诊断。

二、早期结直肠癌的诊断

诊断标准:1975 年日本结肠癌研究会将癌局限于黏膜层(M-a)和浸润黏膜下层(Sma),不论淋巴结是否转移,归为早期大肠癌。

中华医学会消化内镜学分会肠道学组,于2008 年 8 月就中国早期大肠癌内镜诊治达成共识意见。早期大肠癌指浸润深度局限于黏膜及黏膜下层的任一大小结直肠癌。其中局限于黏膜层的为黏膜内癌,浸润至黏膜下层但未侵犯固有肌层者为黏膜下癌。结肠镜单人操作插入法、内镜下黏膜染色技术、放大内镜技术及放大内镜下肿瘤性病变的陷窝分型以及超声内镜技术等有助于早期大肠癌的发现和诊断。

早期大肠癌的内镜下形态分为两类基本型:隆起型和平坦型。

1. 隆起型（Ⅰ型）　病变明显隆起于肠腔,基底部直径明显小于病变的最大直径(有蒂或亚蒂型);或病变呈半球形,其基底部直径明显大于病变头部直径。此型根据病变基底及蒂部情况分为以下 3 种亚型。

（1）有蒂型（Ⅰp）:病变基底有明显的蒂与肠壁相连。

（2）亚蒂型（Ⅰsp）:病变基底有亚蒂与肠壁相连。

（3）广基型（Ⅰs）:病变明显隆起于黏膜面,但病变基底无明显蒂部结构,基底部直径小于或大于病变头端的最大直径。

2. 平坦型（Ⅱ型）　病变为紧贴黏膜面的地毯样形态,可略隆起于黏膜面或略陷于黏膜面,病变基底部直径接近或等于病变表层的最大直径,此型分为 4 个亚型。

（1）Ⅱa:表面隆起型。

（2）Ⅱb:表面平坦型。

（3）Ⅱc:表面凹陷型。

（4）侧向发育犁肿瘤（LST）:病变最大直径 10 mm 以上。

三、进展期结直肠癌诊断

1. 隆起型　在内镜下主要表现为半球状或蕈状形肿块,突入腔内,体积一般较大,平均直径在 5 cm 左右,表面凹凸不平呈结节状,形似菜花,触之易出血,伴有浅表糜烂、溃疡或污秽的坏死物覆盖。

2. 溃疡型　在内镜下主要表现为局限性的溃疡,溃疡边缘有结节状围堤样增生隆起,形似火山

口,与正常黏膜分界清楚,周围黏膜无浸润感,通常肠腔尚能扩张,结肠镜仍能通过病灶处。

3. 溃疡浸润型　在内镜下主要的特点为溃疡的一边呈围堤状增生隆起,与正常黏膜分界明显,周围黏膜无浸润感,而溃疡另一边肠腔扩张差,肠壁僵硬,肠腔逐渐狭窄,以至结肠镜无法通过病灶处。

4. 局限浸润型　多见于直肠部位,内镜下主要表现为环形的管壁僵硬,肠腔扩张差,黏膜表面充血水肿或浅表糜烂,通常活检应于一个部位向下取 3～4 块组织才能取到癌组织,有些患者在手术中做局部的切取活检才能得以病理学的证实。

四、多原发结直肠癌诊断

多原发结直肠癌占结直肠癌的 2%～10%,其中异时性的多原发大肠癌的发病率在 1%～4%。而同时存在腺瘤的概率高达 35%～75%,因此认识并及时发现予以积极治疗颇为重要。结肠镜是诊断大肠多原发癌最好、最简便、最有效的方法。

1. 术前结肠镜检查　术前检查不但可取病理证实,而且可对病灶定位、浸润范围作出判断。观察肿瘤远侧或近侧肠段内有否同时第二原发癌或腺瘤;对发现的同时第二原发癌或腺瘤提示术时一并切除。

2. 术中结肠镜检查　能使一次手术及时切除大肠内多个原发病灶,有利发现早期多原发癌和防止癌前期病变。操作方法:① 剖腹后分离肿瘤部位,仍可以从原肛门插入进镜,在手术医生的帮助和引导下通过病灶处行全结肠检查。② 剖腹切除肿瘤后行结肠与直肠或结肠与结肠端端吻合术后,仍从原肛门插入行全结肠检查。③ 低位直肠癌必需行腹会阴联合根治切除术（Miles 术）患者,必须切开结肠,从结肠的切端插入结肠镜行全结肠检查。

前两种方法简单方便,不需无菌操作;后一种需无菌操作。故对疑有多原发病灶的患者,必须强调应该行全结肠检查。术中无法行全结肠检查者,术后应尽早行结肠镜检查,亦能及时发现大肠多原发病灶。

3. 术后检查　由于术前肠镜检查因结直肠肿

瘤堵塞或肠管狭窄无法了解肿瘤远侧肠段内的情况,又无法行术中结肠镜检查的患者,应在术后 3 个月内尽早进行结肠镜随访检查。这样不但能发现早期的同时多原发性结直肠癌,而且可以检查发现结直肠癌同时伴有的腺瘤,并对发现的腺瘤及时内镜下切除,避免了术后第二、第三原发结直肠癌的发生。因此对结直肠癌术后患者应定期进行结肠镜的终身随访检查。通常术后 3 个月做首次肠镜的随访检查,6 个月后重复一次。如无病变发现,以后每年一次随访检查,连续 4 年,4 年后无任何病变发生,改为每 2~3 年一次,直至终身。

五、 结直肠肿瘤的其他鉴别诊断

1. 平滑肌瘤　较常见的结直肠良性肿瘤,呈椭圆形或半球状的隆起,表面黏膜光滑,肿瘤质地较硬。多发生于固有肌层,肿瘤多单发,大小不一。

2. 脂肪瘤　肿瘤可发生于结直肠任何部位,以右半结肠多见。可呈椭圆或半球状的隆起,表面黏膜光滑,肿瘤质地偏软,色泽淡黄。该肿瘤为明显的脂肪组织肿块,多源于黏膜下,呈膨胀性生长,多单发,大小不等,血管少,常呈分叶状。

3. 神经内分泌肿瘤(俗称类癌)　源于 APUD 细胞系统中的肠嗜铬细胞,属胃肠道神经内分泌肿瘤。较常见于阑尾、回肠和直肠。为黏膜下灰黄色小硬结,边缘清楚,质硬,多数直径在 1.5 cm 以内,单发或多发(30%)。

4. 平滑肌肉瘤　起源于肠壁肌层,常单发,偶多发。内镜表现随肿瘤大小及生长方式(腔内、壁间或腔外)而有所不同。一般呈圆形或椭圆形,表面暗红色,带有结节状突起,瘤体较硬韧,常较巨大,可压迫肠腔或引起黏膜溃疡。

5. 淋巴瘤　胃肠道淋巴瘤占全胃肠道肿瘤的 1%~4%,而恰是最常见的结外非霍奇金淋巴瘤最常见的部位。主要位于胃部(50%~60%)。原发结直肠淋巴瘤(10%~20%)主要发生于盲肠、直肠和肛管。可呈息肉型、溃疡型和弥漫浸润型。

6. 间质瘤　胃肠道间质瘤(GIST)并不多见,约占全部 GIST 的 5%,而结直肠又仅占胃肠道 GIST 的 5%。肿瘤位于肠壁肌间,向腔内生长,呈哑铃或结节状。结肠镜和 X 线检查仍是最基本的检查手段,超声内镜可判别肿瘤起源,有助于诊断。

7. 黑色素瘤　直肠和肛管恶性黑色素瘤是预后极差和少见的恶性疾病,占全部黑色素瘤的 0.2%~3%。病灶常为息肉样,黑炭色,常伴溃疡。活检时出血少。易复发转移。

第四节　结肠镜的内镜下治疗

一、 内镜下治疗概述

1. 微波的应用　微波能使介质或物体的阴、阳离子极性分子发生振动再产生热能。内镜的微波仪,经肠镜活检孔插入,直视下针对结直肠黏膜病变部位进行直接的治疗。可应用于结直肠黏膜的止血、息肉的灼除、瘢痕狭窄的切开、晚期肿瘤的姑息治疗等。

(1) 微波使病变组织气化、凝固、坏死。

(2) 微波使肿瘤组织产生大量内热,阻断血液循环,使血管枯萎,缩小瘤体,从而解除结直肠腔道阻塞,恢复进食和排便等。

(3) 微波能封闭血管、淋巴管,使小血管痉挛和血管内皮破坏、血栓形成,防止瘤体因溃破引起大出血。微波止血效果较佳,且能阻断癌细胞经血液、淋巴管转移。

2. 激光的应用　医用激光就是利用这种光能(激光)照射组织,产生组织的生物效应(光凝固作用、光化学作用等)来达到治疗的目的。激光还可诱发胃肠道黏膜组织的荧光反应,应用于胃肠癌的早期诊断。

（1）用于结直肠黏膜出血的止血治疗。

（2）结直肠良性狭窄的切开和肿瘤堵塞的疏通。

（3）结直肠息肉或腺瘤的治疗。

（4）结直肠肿瘤晚期的内镜下姑息治疗。

3. 高频电的应用　高频电能产生热能，作用于结直肠病变组织或肿瘤，使之凝固坏死、炭化，还可使病灶血管闭塞。应用特制的电凝头，切开刀热活检钳和圈套器以止血、切开、切割、摘除肿瘤。

（1）电切的特点：高频电流输出的功率越大，切开的效果越强；圈套器切开刀的钢丝越细，切开也越锐利；将电刀略加压力接触组织时，切开更容易。但是单纯使用切开波而且能量太大时，会像锐利的刀片那样将组织迅速切开，而起不到止血的效果。过细的钢丝在过度勒紧圈套器时，容易引起机械性切割。

（2）电凝的特点：使用凝固波也须将电极紧密地接触组织，才能引起组织脱水和凝固。通电时间越长，烧灼的组织越深。如果电流的强度适当，凝固的效果好，短时间内在组织局部会形成一层白色的凝固层。相反，如果电流强度过低，凝固的效果不佳而延长通电时间，又会使凝固的范围扩大。因此，长时间使用低电压凝固电流是危险的，会引起并发症。

（3）混合电流的特点：混合电流可通过降低或调高电流强度，就可分别产生凝固和切割的效果；因利用高电流强度产生切开作用的同时，又可产生凝固层电流形成，因此同时有切割和止血作用，使用较方便。

（4）高频电内镜下治疗的可能并发症及其预防：① 电流分流的预防：应用高频电行息肉切除的过程中，电流始终在寻找途径以返回到对极板上，以完成电流回路。当息肉的蒂部逐渐脱水，阻力增大，电流也可能寻找其他阻力较小的途径完成回路，例如息肉的头部过多接触对侧肠壁、肠腔液体在电刀周围聚集等，电流可循此较低阻力处完成回路。如果息肉头部接触对侧肠壁的面积较小，也就是说电流密度较大时，将引起此处肠壁烧伤。② 气体爆炸：当肠内存在易燃气体和氧气时，行高频电治疗就有可能爆炸。多数学者认为不必要常规行 CO_2 气体灌肠，要想完全避免结肠爆炸，在行高频电治疗结肠息肉时，就须向结肠内注入惰性气体，并在治疗过程中不注入气体。由于结肠内氢气的残留，有人主张行结肠高频电切除息肉之前，应先用 CO_2 气体灌入肠内，以免引起爆炸，但是不用 CO_2 灌肠，其结肠爆炸的危险性就与术前结肠准备不当有关。用甘露醇准备肠道，可是结肠内积存大量危险性的易爆气体。如果肠道准备中用了甘露醇，在行高频电结肠息肉摘除时，就必须向肠内注入 CO_2 气体。③ 起搏器的危险性：装有起搏器的患者，行高频电治疗时，有些特殊的危险性。有报道，高频电流能使某些起搏器的功能失灵。此外，有经体外起搏器导管头引起心肌烧伤和室颤的报道，这是由于对极板的连线断裂，而起搏器导管成为高频电流回路的电极所致。④ 息肉治疗的出血：术中的出血，可发生在圈套器的机械性切割；圈套器电凝不透彻的切割；息肉的基蒂过粗。内镜下的处理：切割后基底有渗血，用肾上腺素冰生理盐水进行局部的喷注；切割后小血管柱状出血，可内镜下用止血夹（clip）夹住出血的血管即可。并留观处理，必要时静脉点滴止血药物和补液。此外，还有迟发性出血，通常发生在术后数天或数周，常由于术后结直肠黏膜创面脱痂引起的大出血。由于肠管积血或无法充分肠道准备，内镜下视野不清，有时很难处理，应该先采取静脉补液并用止血药治疗。如位置较低可采用内镜下止血。保守治疗无效，应考虑急诊外科手术治疗。

二、结直肠出血的内镜下治疗

1. 内镜下局部喷洒止血剂　常用的有凝血酶 $500\sim1\,000$ U 或 $5\%\sim10\%$ 孟氏液，或 $1:20$ 去甲肾上腺素冰盐水等，每次 $30\sim50$ ml，对准出血灶进行喷洒。适用于结直肠黏膜糜烂溃疡、放射性肠炎或息肉摘除后基底的渗血，肿瘤表面的坏死后渗血等，但对搏动性的出血效果不理想。

2. 医用激光的内镜下止血　激光照射于出血灶，使组织凝固、血管闭塞而止血，常见的有氩离子与钇铝石榴石（YAG）两种。管子距离出血灶 $0.5\sim0.1$ cm，用脚踏开关控制，见局部变乳白色，冒烟即出血终止。适用于肿瘤、息肉或息肉摘除后基底的出血。

（1）微波止血：微波功率 60～80 mA，电极插至出血灶，用脚踏开关控制时间，治疗后可见局部汽化发白即出血停止。适用于结直肠黏膜糜烂溃疡、息肉摘除基底的渗血和肿瘤出血，止血效果好又安全，但易再出血。

（2）高频电凝止血：高频电用于出血灶可使出血处组织蛋白凝固、血管闭塞而止血。通电后见电极与出血灶接触处发白、冒烟即出血止。适用于结直肠黏膜糜烂溃疡、放射性肠炎或息肉摘除后基底的渗血，对搏动性的出血难以奏效。也易再出血。

（3）止血夹的应用：经肠镜活检孔道下送入金属钛夹推送装置，然后由助手伸出钛夹，调整合适位置便能夹住止血的血管，达到机械性闭合止血目的。如未成功，可反复使用。对血管畸形、息肉摘除的基底部或吻合口小血管等出血的止血效果佳。止血夹在数天或数周后自行脱落，通常不会发生再出血。

三、结直肠腺瘤的内镜下治疗

凡检查发现的结直肠腺瘤，无论其大小和有无症状均应予治疗。根据腺瘤大小、部位、类型、数目以及有无癌变等情况，治疗方法各有不同，主要为内镜下治疗（包括内镜下活检钳夹除、微波、激光和电切电凝等）。

绝大多数息肉（80%～90%）是微小息肉和小息肉。一般 50% 的 1～3 mm 息肉可以冷活检夹除，7～9 mm 息肉可选择圈套器摘除。4～6 mm 大小的没有特别偏向选择。10 mm 以上的大息肉比较复杂，根据形态有不同分型（见以上章节和表 9-4）有不同选择，包括 EMR、ESD 和与腹腔镜双镜联合的外科治疗。

（1）电凝：适于<0.5 cm 无蒂小息肉。由于直径较小，圈套器收闭时易滑落，一般采用高频电凝切除、热活检钳夹除或氩离子凝固器（APC）烧灼。

（2）圈套器摘除：一般适于 0.5～2 cm 的腺瘤。置圈套器于腺瘤基底部，但不要紧贴肠壁侧。助手慢慢地抽紧圈套器，然后术者开始踏电凝开关，电凝后基底部开始发白并冒烟，助手慢慢地收

圈套器，与术者同步边踏电凝或电切开关，边慢慢地收紧圈套器，直至把息肉切割下来。息肉摘除后应注意观察蒂部或基底的创面有无发红或渗血。操作时，注意电切电凝交替；切忌暴力及勒收过快过紧。长蒂腺瘤圈套器置于蒂的中下部，尽可能保留残蒂 1 cm 左右。头端较大的腺瘤应提起悬于肠腔中，与周围肠壁不接触。

（3）内镜下黏膜切除术（endoscopic mucosal resection，EMR）[41,98,123,133,135,138,140,146,148,161,167,171,172]：是一种对常规活检难以确诊的病变进行的较大块活检的方法，也应用于腺瘤或早癌的切除。10～20 mm 的大息肉或>20 mm 的分散病变可以选择 EMR。以此可以避免 90% 的外科手术情况，分片 EMR 易复发，可以选择其他方法，如 ESD 等。以下 3 种情况当属禁忌：① 常规肠镜活检难以诊断的某些病变；② 结直肠黏膜癌前病变，如重度异形增生或高级别瘤变等，甚至结直肠黏膜层早期癌；③ 如黏膜下注射肾上腺素生理盐水无法抬举，可以判断内镜下无法完全切除。

术前应检查超声内镜，以确定病灶的浸润深度以及淋巴结情况。治疗前可用染色剂局部染色确定病变范围。

文献报道，一次 EMR 切除率达 69.3%～81.8%，加上再次内镜下切除最终治愈率可达 92%～97%。对有遗留病变附加 APC 治疗治愈率可达 100%。但文献也提到 EMR 对 20 mm 及以上的腺瘤术后有 25% 的复发率。要加强术后随访。

内镜医生操作结肠镜至病变部位，调整好内镜角度，用 NBI 和靛蓝染料染色，明确病灶边界范围，黏膜下注射肾上腺素生理盐水，肿瘤抬举，圈套器完整套住隆起肿瘤，然后应用高频电，完整切除病变，处理创面并取出病变组织送检。

（4）内镜下黏膜剥离术（endoscopic submucosal dissection，ESD）[137,141,142,151,153,156,159-161,168,169,173-179]：是一项新兴的内镜治疗技术。操作时，病灶局部注射肾上腺素生理盐水，选择合适的电刀，通过高频电作用将结直肠病变黏膜整片地从黏膜下层剥离下来的诊治方法。有效地克服了 EMR 的缺点。有较低的复发率（<2%）。文献报道，肿瘤 R0 切除率

达到 80% 以上[129-132]。

理论上没有淋巴结转移的结直肠病变均可以进行 ESD 手术。① EMR 难以整块切除的巨大平坦腺瘤，一般 20 mm 以上，包括侧向发育型腺瘤（LST - NG）。② 结直肠早癌，经超声内镜和其他特殊内镜诊断，确定早癌的浸润深度局限于黏膜层和没有淋巴结转移的黏膜下层。ESD 可以达到外科手术同样的治疗效果。③ 黏膜下肿瘤，肠镜和超声内镜确定源于黏膜肌层和黏膜下层的肿瘤。对源于固有肌层的治疗易并发肠道穿孔，要谨慎。对肠腔外来源的不宜 ESD 治疗。

内镜医生进镜至病变处，调整至合适角度，病灶局部喷洒靛蓝染料染色，APC 病灶周边标记，F 刀（endo-cut 模式，80 W）病灶周边切开，F 刀和钩刀（电凝模式，50 W）进行病灶的黏膜下剥离，过程中黏膜下注射透明质酸钠或肾上腺素生理盐水，使得手术视野清楚和黏膜层与肌层分离。完整剥离后，处理创面并完整取出病变标本，固定送检。

ESD 常见并发症：① 出血：一般常见于术中和术后 24 h，可以热活检钳、APC、高频电凝和钛夹等止血，但有 10% 的患者可以出现迟发性出血，要注意密切观察和随访。② 穿孔：一般在 3% 左右。发生后可予钛夹闭穿孔部位，然后胃肠减压和抗生素应用，大多数可通过保守治疗而避免手术。

（5）腺瘤治疗后的随访：管状腺瘤治疗后复发较少，但绒毛状腺瘤术后常可发生局部复发。文献报道，30% 患者腺瘤摘除后可再长新腺瘤，且与随访时间相关，2 年随访为 7.7%，2～4 年为 46.7%，4 年以上为 70%。故要求密切随访。目前主张每半年至一年根据具体情况结肠镜检查一次，连续 3 年检查阴性后可延长间隔时间。对结直肠癌合并腺瘤的高危人群，要求半年到一年定期随访，连续 5 年检查阴性可适当延长检查间隔[41,98,108,115,127,134,154,180-186]。

四、早期结直肠癌的内镜下治疗

（一）早期结直肠癌

指浸润深度局限于黏膜及黏膜下层的任一大小结直肠癌。其中局限于黏膜层的为黏膜内癌，浸润至黏膜下层但未侵犯固有肌层者为黏膜下癌。

结直肠癌的癌前病变指业已证实与结直肠癌发生密切相关的病理变化，包括腺瘤、腺瘤病（家族性腺瘤性息肉病及非家族性腺瘤性息肉病）及炎症性肠病相关的异型增生。有研究认为畸变隐窝灶（aberrant crypt foci，ACF），尤其伴异型增生者，应视为癌前病变。

（二）有助于发现和诊断早期结直肠癌的内镜技术

内镜下黏膜染色技术业已证明能明显提高微小病变的发现率，并能更清晰显示所见病变的边界与表面结构，有利于内镜下初步判断病变性质。非着色性染色剂靛胭脂（indigo carmine）是目前最常用的黏膜染色剂，0.2%～0.4% 的靛胭脂水溶液具有最佳的染色效果。放大内镜技术及放大内镜下肿瘤性病变的陷窝分型（pit pattern），可作出与病理高度相符的诊断（目前采用 1996 年的日本工藤分型法）[219]。已有充分证据显示超声内镜技术有助于准确判断早期和进展期结直肠癌的浸润深度，对结直肠癌的 T 分期有较高准确性，此外，已公认超声内镜是诊断结直肠黏膜下病变的最佳检查方法。

表 9 - 4　肿瘤性病变的陷窝分型（pit pattern）（日本工藤分型法）

类型	形态特点	Pit 大小（mm）	临床意义
Ⅰ	圆形（正常 pit）	0.07 ± 0.02	正常黏膜
Ⅱ	星形/乳头状	0.09 ± 0.02	炎症病变或增生性息肉
Ⅲs	管状/盘状，比正常 pit 小	0.03 ± 0.02	Ⅱc 型结直肠癌
Ⅲl	管状/盘状，比正常 pit 大	0.22 ± 0.01	管状腺瘤
Ⅳ	沟槽状，分支或脑回状	0.93 ± 0.09	绒毛状腺瘤
Ⅴ	不规则或无结构（缺乏 pit 结构）	/	结直肠癌

（三）早期结直肠癌的内镜下形态分类

早期结直肠癌的内镜下形态分为两种基本型：

隆起型和平坦型(见早期结直肠癌诊断)。

(四)早期结直肠癌内镜下治疗指征

1. 禁忌证 有可靠证据提示肿瘤已达进展期(已浸润至固有肌层)的任何部位、任何大小的结直肠肿瘤。

2. 慎行内镜下治疗的情况

(1)肿瘤基底大小超过 20 mm 者,指肿瘤基底部的最大直径,包括平坦型病变及有蒂的肿瘤性病变,其中有蒂的病变指蒂部最大直径。

(2)临床上有证据显示肿瘤突破黏膜肌层,浸润至黏膜下层但尚未侵及固有肌层者。证据主要来自以下检查结果:超声内镜提示肿瘤病灶任一位置的黏膜肌层破坏,有明确黏膜下浸润者;放大内镜肿瘤表面的隐窝结构破坏(可能仅限于肿瘤病变的某一局部表面,因此放大内镜检查应观察肿瘤的整个表面),呈现典型的 V 型 pit 结构者;EMR 术中黏膜下注射出现非抬举征者;活检病理提示为浸润癌者;其他检查明确提示有黏膜下浸润者。

(3)肿瘤位置不利于内镜治疗者。

(五)内镜下治疗方法的选择

1. 高频电圈套法息肉切除术 适用 5 mm 以上的隆起型病变(I 型)。

2. 热活检钳除术 适用于 5 mm 以下的隆起型及平坦型病变。

3. 内镜下黏膜切除术(EMR) 适用于 5 mm 以上、20 mm 以下的平坦型病变。

4. 内镜下黏膜剥离术(ESD) 2.0 cm 或以上的病变或黏膜下肿瘤。与 EMR 比较,可以一次性切除更大的病灶,残留复发减少(2% 比 14%),可用于较为复杂的肿瘤病灶的切除。

(六)术前准备

(1)同常规结肠镜检查前准备。

(2)双钳道治疗内镜、圈套器、高频电灼器、微波治疗仪、激光器以及所需药品等。ESD 采用的器械有 IT 刀、针刀、钩刀、三角刀、F 刀以及海博水刀等。

(3)术前行超声内镜检查,了解病灶浸润深度。染色确定病变范围。

(4)内镜下在病灶下注射高渗盐水辨别是否浸润肌层。

(5)术前用药解痉灵或阿托品、地西泮等。可用丙泊酚静脉麻醉后再行治疗。

(七)内镜下治疗术后处理

(1)内镜下治疗后应留院观察。

(2)适当应用一些抗生素、软化粪便药物和止血药物。

(3)2 周后进行内镜和病理活检的复查。

(4)定期 1 个月、3 个月、6 个月、1 年及终身追踪内镜随访观察。

(八)需要追加外科手术的情况

内镜切除标本病理提示以下情况者需追加外科手术。

(1)明确的浸润癌,浸润深度超过黏膜下层者。

(2)隆起型病变癌变并蒂部有癌残留者。

(3)平坦型病变癌变并浸润至黏膜下层,切缘或基底有癌残留者。

(4)有明确局部癌变,但未行全瘤活检,浸润深度无法判定者。

五、补充手术问题

绝大多数学者认为 95% 以上结直肠的早期癌是从腺瘤演变而来,因此绝大多数早期结直肠癌都在内镜下经高频圈套电灼摘除。但争论较多的问题是结肠镜下高频电灼摘除的腺瘤经病理连续的切片有浸润性早期癌是否需补充外科根治性手术。① 黏膜层癌:局限于黏膜层的早期结直肠癌,经内镜下或外科局部切除术,已达到根治目的,无需追加根治性手术,因黏膜层无淋巴管,不会导致局部淋巴结转移。② 黏膜下层癌:癌细胞浸润黏膜肌层或穿破黏膜肌层到达黏膜下层为浸润性早期癌,有 10%～29% 局部淋巴结转移。

局限于黏膜层的早期结直肠癌,经内镜下或外科局部切除术,已达到根治的目的,无需追加根治性手术,因黏膜层无淋巴管不会导致局部淋巴结转移。对浸润型早期癌,补充根治性外科手术争论较大。但作者认为有以下情况之一者,必须积极补充外科根治手术:① 有蒂腺瘤的癌变,癌组织已浸润蒂部或基底的黏膜下层或广基腺瘤的癌变,癌组织已浸润基底;② 癌细胞的分化程度很差;③ 癌细胞浸润淋巴管和静脉或淋巴管和静脉内有癌栓者。

六、早期结直肠癌及结直肠癌前病变内镜随访要求

(1)单发的无癌变的良性腺瘤在行内镜切除后按以下时段行全结肠镜随访:术后第 1 年及第 2 年各行全结肠镜检查 1 次,以后每 3 年 1 次连续随访。多发的无癌变的良性腺瘤在行内镜下切除后每年行全结肠镜检查 1 次。

(2)早期结直肠癌内镜治疗后:术后 3、6、12 个月定期全结肠镜随访,无残留或复发者以后每年 1 次连续随访。有残留或复发者视情况继续行内镜下治疗或追加外科手术切除,每 3 个月随访 1 次,病变完全清除后每年 1 次连续随访。

(3)伴有异型增生的炎症性肠病每 6 个月随访 1 次,行全结肠镜检查并多位点活检。

(4)腺瘤性息肉病行保肛手术者,每 12 个月随访 1 次,重点检查直肠残端,发现腺瘤及时行内镜下治疗。

表 9-5 结直肠癌 ESD 的穿孔和出血发生情况

作 者	国 家	*n*	穿孔发生率(%)	出血发生率(%)
Fujishiro	日本	200	10.4	1.0
Hurlstorne	英国	42	2.3	2.3
Tanaka	日本	70	10.0	1.4
Tamegai	日本	71	1.4	0.0
Toyonaga	日本	468	1.5	1.5
Yoshida	日本	119	7.5	1.6
Zhou	中国	74	8.1	1.3
Takeuchi	日本	50	2.0	12.0
Isomoto	日本	292	8.2	0.7

表 9-6 ESD 的适应证(日本国立肿瘤医院)

肿瘤大小(mm)	<10	10~20	20~30	>30
0-Ⅱa,Ⅱc,Ⅱa+Ⅱc(LST-NG)※	EMR	EMR	ESD(备选)	ESD(备选)
0-Ⅰs+Ⅱa(LST-G)$	EMR	EMR	EMR	可能 ESD(备选)
0-Ⅰs(绒毛样)§	EMR	EMR	EMR	可能 ESD(备选)
黏膜下肿瘤(无抬举征)¥	EMR	EMR/ESD	可能 ESD(备选)	可能 ESD(备选)
直肠类癌*	ESMR-L	ESD/外科	外科手术	外科手术

※:一般>2 cm;LST-G:侧向发育型肿瘤非腺体型;$:侧向发育型腺瘤,>2 cm;§:绒毛样腺瘤>3 cm;¥:黏膜下肿瘤无法抬举,一般难于 EMR;*:可以用 EMR 加圈套器。

第五节 结肠镜检查的质量控制

有效的结肠镜检查是防治结直肠癌的有效手段。在结肠镜检查中有 3.7%的患者再次检查结肠镜时可发现阳性病灶,因此在结肠镜检查过程中要认真实施结肠镜检查的质量控制。有关结肠

镜的质控措施各国有所不同。极强的结肠镜质量追溯体系能通过结直肠癌筛查和随访的成本-效益分析。

在结肠镜检查中强调质量措施的最初指标是结直肠腺瘤检出率（ADR）。结肠镜检查后结直肠癌的风险相反地与内镜医生的 ADR 有关。然而 ADR 也取决于其他质控措施，包括结肠镜检查的回盲部到达率（CIR）、结肠镜推镜时间（WT）和肠道准备清洁质量等。而这些新措施的要求可使内镜医生提高 25% 的 ADR。除了保证足够的 ADR 外，患者应有较好结肠检查的依从性，检查依从性的保证将确保更加安全有效的结直肠肿瘤的预防和更好的结果。美国结直肠肿瘤的筛查和随访主要是肠镜检查。美国的肠镜质控有 6 项措施：① 适合人群的肠镜筛选率；② 肠镜检查的有效途径；③ 患者结肠检查的经验评分；④ 肠镜检查的并发症率；⑤ 检查的相关费用；⑥ 结肠检查后迟发性肠癌的发生率（随访 3 年内）。每个内镜医生被这一质控体系用一些指标来评价（如 ADR、退镜时间等）。此外，英美等国还制定了内镜培训的标准，内镜中心结构监督内镜培训质量，以确保内镜医生培训质量以及改善患者的护理质量，使更好的医生为患者提供更好的诊治、更好的护理，患者得到更好的结果。我国在国内多个知名内镜中心建立了内镜培训中心，并且对内镜医生，特别是内镜治疗的医生进行资格认证的准入制度，每年就内镜操作医生的年度情况进行评估，以确定其是否适合进行相应级别的内镜诊治工作。

（张文明　贺益萍）

◇ 参 ◇ 考 ◇ 文 ◇ 献 ◇

[1] Hazewinkel Y, Dekker E. Colonoscopy: basic principles and novel techniques[J]. Nat Rev Gastroenterol Hepatol, 2011, 8: 554 - 564.

[2] Juillerat P, Peytremann-Bridevaux I, Vader JP, et al. Appropriateness of colonoscopy in Europe (EPAGE II). Presentation of methodology, general results, and analysis of complications[J]. Endoscopy, 2009, 41: 240 - 246.

[3] Centers for Disease Control and Prevention (CDC). Colorectal cancer test use among persons aged > or = 50 years — United States, 2001[J]. MMWR Morb Mortal Wkly Rep, 2003, 52: 193 - 196.

[4] Collins JF, Lieberman DA, Durbin TE, et al. Accuracy of screening for fecal occult blood on a single stool sample obtained by digital rectal examination: a comparison with recommended sampling practice[J]. Ann Intern Med, 2005, 142: 81 - 85.

[5] Elmunzer BJ, Hayward RA, Schoenfeld PS, et al. Effect of flexible sigmoidoscopy-based screening on incidence and mortality of colorectal cancer: a systematic review and meta-analysis of randomized controlled trials[J]. PLoS Med, 2012, 9: e1001352.

[6] Fisher DA, Galanko J, Dudley TK, et al. Impact of comorbidity on colorectal cancer screening in the veterans healthcare system[J]. Clin Gastroenterol Hepatol, 2007, 5: 991 - 996.

[7] Force USPST. Screening for colorectal cancer: U. S. Preventive Services Task Force recommendation statement [J]. Ann Intern Med, 2008, 149: 627 - 637.

[8] Kahi CJ, Imperiale TF. ACP Journal Club. Flexible sigmoidoscopy screening reduced colorectal cancer incidence and mortality in older adults[J]. Ann Intern Med, 2012, 157: JC3 - 3.

[9] Levin B, Lieberman DA, McFarland B, et al. Screening and surveillance for the early detection of colorectal cancer and adenomatous polyps, 2008: a joint guideline from the American Cancer Society, the US Multi-Society Task Force on Colorectal Cancer, and the American College of Radiology[J]. Gastroenterology, 2008, 134: 1570 - 1595.

[10] Meissner HI, Breen N, Klabunde CN, et al. Patterns of colorectal cancer screening uptake among men and women in the United States[J]. Cancer Epidemiol Biomarkers Prev, 2006, 15: 389 - 394.

[11] Robertson DJ, Greenberg ER, Beach M, et al. Colorectal cancer in patients under close colonoscopic surveillance[J]. Gastroenterology, 2005, 129: 34 - 41.

[12] Schoen RE, Pinsky PF, Weissfeld JL, et al. Colorectal-cancer incidence and mortality with screening flexible sigmoidoscopy[J]. N Engl J Med, 2012, 366: 2345 - 2357.

[13] Stock C, Brenner H. Utilization of lower gastrointestinal endoscopy and fecal occult blood test in 11 European countries: evidence from the Survey of Health, Aging and Retirement in Europe (SHARE)[J]. Endoscopy, 2010, 42: 546 - 556.

[14] Wackerbarth SB, Tarasenko YN, Joyce JM, et al. Physician colorectal cancer screening recommendations: an examination based on informed decision making[J]. Patient Educ Couns, 2007, 66: 43 - 50.

[15] Kato S, Fu KI, Sano Y, et al. Magnifying colonoscopy as a non-biopsy technique for differential diagnosis of non-neoplastic and neoplastic lesions[J]. World J Gastroenterol, 2006, 12: 1416 - 1420.

[16] Gheonea DI, Saftoiu A, Ciurea T, et al. Confocal laser endomicroscopy of the colon[J]. J Gastrointestin Liver Dis, 2010, 19: 207 - 211.

[17] Benes Z, Antos Z. Optical biopsy system distinguishing between hyperplastic and adenomatous polyps in the colon during colonoscopy [J]. Anticancer Res, 2009, 29: 4737 - 4739.

[18] Chiu HM, Chang CY, Chen CC, et al. A prospective comparative study of narrow-band imaging, chromoendoscopy and conventional colonoscopy in the diagnosis of colorectal neoplasia [J]. Gut, 2007, 56: 373 - 379.

[19] Dinis-Ribeiro M, Correia R, Santos C, et al. Web-based system for training and dissemination of a magnification chromoendoscopy classification [J]. World J Gastroenterol, 2008, 14: 7086 - 7092.

[20] Emura F, Saito Y, Ikematsu H. Narrow-band imaging optical chromocolonoscopy: advantages and limitations[J]. World J Gastroenterol, 2008, 14: 4867 - 4872.

[21] Hurlstone DP, Brown S, Cross SS, et al. High magnification chromoscopic colonoscopy or high frequency 20 MHz mini probe endoscopic ultrasound staging for early colorectal neoplasia: a comparative prospective analysis [J]. Gut, 2005, 54: 1585 - 1589.

[22] Hurlstone DP, Cross SS, Adam I, et al. Efficacy of high magnification chromoscopic colonoscopy for the diagnosis of neoplasia in flat and depressed lesions of the colorectum: a prospective analysis[J]. Gut, 2004, 53: 284 - 290.

[23] Larghi A, Lecca PG, Costamagna G. High-resolution narrow band imaging endoscopy [J]. Gut, 2008, 57: 976 - 986.

[24] Lee MM, Enns R. Narrow band imaging for the detection of neoplastic lesions of the colon[J]. Can J Gastroenterol, 2009, 23: 15 - 18.

[25] Muto M, Horimatsu T, Ezoe Y, et al. Improving visualization techniques by narrow band imaging and magnification endoscopy [J]. J Gastroenterol Hepatol, 2009, 24: 1333 - 1346.

[26] Puli SR, Reddy JB, Bechtold ML, et al. Accuracy of endoscopic ultrasound to diagnose nodal invasion by rectal cancers: a meta-analysis and systematic review[J]. Ann Surg Oncol, 2009, 16: 1255 - 1265.

[27] Shahid MW, Buchner AM, Heckman MG, et al. Diagnostic accuracy of probe-based confocal laser endomicroscopy and narrow band imaging for small colorectal polyps: a feasibility study [J]. Am J Gastroenterol, 2012, 107: 231 - 239.

[28] Ullman TA. Chromoendoscopy should be the standard method and more widely used for cancer surveillance colonoscopy in ulcerative colitis — con[J]. Inflamm Bowel Dis, 2007, 13: 1273 - 1274.

[29] van den Broek FJ, Fockens P, Dekker E. Review article: New developments in colonic imaging [J]. Aliment Pharmacol Ther, 2009, 26 (Suppl 2): 91 - 99.

[30] van den Broek FJ, Reitsma JB, Curvers WL, et al. Systematic review of narrow-band imaging for the detection and differentiation of neoplastic and nonneoplastic lesions in the colon (with videos)[J]. Gastrointest Endosc, 2009, 69: 124 - 135.

[31] Wang TD, Van Dam J. Optical biopsy: a new frontier in endoscopic detection and diagnosis[J]. Clin Gastroenterol Hepatol, 2004, 2: 744 - 753.

[32] Yamao T, Isomoto H, Yamaguchi N, et al. Magnified endoscopic observation using narrow-band imaging of periampullary adenoma in a patient with familial adenomatous polyposis [J]. Med Sci Monit, 2009, 15:

CS169 - 173.

[33] Zhou PH, Yao LQ, Xu MD, et al. Endoscopic ultrasonography and submucosal resection in the diagnosis and treatment of rectal carcinoid tumors[J]. Chin Med J (Engl), 2007, 120: 1938 - 1939.

[34] Chen CH, Wu KL, Hu ML, et al. Is a biopsy necessary for colon polyps suitable for polypectomy when performing a colonoscopy? [J]. Chang Gung Med J, 2011, 34: 506 - 511.

[35] Macrae FA, Bhathal PS. Colonoscopy and biopsy [J]. Baillieres Clin Gastroenterol, 1997, 11: 65 - 82.

[36] Muto T, Matsumura T, Tomiyama J, et al. The value of colonoscopy, biopsy and colonoscopic polypectomy [J]. Am J Proctol, 1974, 25: 45 - 50.

[37] Neilson LJ, Bevan R, Panter S, et al. Terminal ileal intubation and biopsy in routine colonoscopy practice[J]. Expert Rev Gastroenterol Hepatol, 2015: 1 - 8.

[38] Pavlov KA, Shcherbakov AM, Volkov DP. Possibilities of partial and total biopsy of polyps of the large intestine during fiber-colonoscopy [J]. Vopr Onkol, 1983, 29: 23 - 27.

[39] Prior A, Lessells AM, Whorwell PJ. Is biopsy necessary if colonoscopy is normal? [J]. Dig Dis Sci, 1987, 32: 673 - 676.

[40] Roy HK, Goldberg MJ, Bajaj S, et al. Colonoscopy and optical biopsy: bridging technological advances to clinical practice[J]. Gastroenterology, 2011, 140: 1863 - 1867.

[41] Wilhelm D, von Delius S, Weber L, et al. Combined laparoscopic-endoscopic resections of colorectal polyps: 10 - year experience and follow-up[J]. Surg Endosc, 2009, 23: 688 - 693.

[42] Wood JJ, Lord AC, Wheeler JM, et al. Laparo-endoscopic resection for extensive and inaccessible colorectal polyps: a feasible and safe procedure[J]. Ann R Coll Surg Engl, 2011, 93: 241 - 245.

[43] Yan J, Trencheva K, Lee SW, et al. Treatment for right colon polyps not removable using standard colonoscopy: combined laparoscopic-colonoscopic approach [J]. Dis Colon Rectum, 2011, 54: 753 - 758.

[44] Carballo F, Munoz-Navas M. Prevention or cure in times of crisis: the case of screening for colorectal cancer[J]. Rev Esp Enferm Dig, 2012, 104: 537 - 545.

[45] Chaput U, Oudjit A, Prat F, et al. Alternatives to colonoscopy and their limitations[J]. Presse Med, 2010, 39: 437 - 445.

[46] Gimeno-Garcia AZ, Quintero E. Colonoscopy appropriateness: Really needed or a waste of time? [J]. World J Gastrointest Endosc, 2015, 7: 94 - 101.

[47] Hassan C, Di Giulio E, Marmo R, et al. Appropriateness of the indication for colonoscopy: systematic review and meta-analysis[J]. J Gastrointestin Liver Dis, 2011, 20: 279 - 286.

[48] Tinmouth J, Kennedy EB, Baron D, et al. Colonoscopy quality assurance in Ontario: Systematic review and clinical practice guideline[J]. Can J Gastroenterol Hepatol, 2014, 28: 251 - 274.

[49] Quintero E, Alarcon-Fernandez O, Jover R. Colonoscopy quality control as a requirement of colorectal cancer screening[J]. Gastroenterol Hepatol, 2013, 36: 597 - 605.

[50] Agko M, Gociman B, Keilani ZM, et al. Cecal volvulus: a rare complication of colonoscopy[J]. Int J Colorectal Dis, 2012, 27: 265 - 266.

[51] Ibrahim AA, Ralph G. Rare complication of colonoscopy

［J］. ANZ J Surg，2004，74：605－606.

［52］ Alcaide N，Diez-Redondo P，Herranz-Bachiller MT，et al. Serosal lacerations during colonoscopy — a rare complication［J］. Endoscopy，2012，44（Suppl 2）：E268.

［53］ Alder AC，Scott DL，Browning JD. Colonoscopy：an unusual complication［J］. Gastroenterology，2010，138：434，794.

［54］ Andrejevic P，Gatt D. The bubbling neck：A rare complication from colonoscopy［J］. J Surg Case Rep，2012，2012：3.

［55］ April MD，Simmons JR，Nielson AS. An unusual cause of postcolonoscopy abdominal pain［J］. Am J Emerg Med，2013，31：e271－274.

［56］ Boustiere C. Complications of routine digestive endoscopy［J］. Rev Prat，2008，58：701－705.

［57］ Casanova Martinez L，Martin Arranz E，Vazquez Lopez P，et al. Splenic rupture after colonoscopy. An unusual complication［J］. Gastroenterol Hepatol，2011，34：588－589.

［58］ Cheng YC，Wu CC，Lee CC，et al. Rare complication following screening colonoscopy：ischemic colitis［J］. Dig Endosc，2012，24：379.

［59］ Dafnis G，Ekbom A，Pahlman L，et al. Complications of diagnostic and therapeutic colonoscopy within a defined population in Sweden［J］. Gastrointest Endosc，2001，54：302－309.

［60］ Daly B，Lu M，Pickhardt PJ，et al. Complications of optical colonoscopy：CT findings［J］. Radiol Clin North Am，2014，52：1087－1099.

［61］ Damore LJ 2nd，Rantis PC，Vernava AM 3rd，et al. Colonoscopic perforations. Etiology，diagnosis，and management［J］. Dis Colon Rectum，1996，39：1308－1314.

［62］ Day LW，Kwon A，Inadomi JM，et al. Adverse events in older patients undergoing colonoscopy：a systematic review and meta-analysis［J］. Gastrointest Endosc，2011，74：885－896.

［63］ de Vries J，Ronnen HR，Oomen AP，et al. Splenic rupture following colonoscopy，a rare complication［J］. Neth J Med，2009，67：230－233.

［64］ Fatima H，Rex DK. Minimizing endoscopic complications：colonoscopic polypectomy［J］. Gastrointest Endosc Clin N Am，2007，17：145－156.

［65］ Gladman MA，Shami SS. Images in clinical medicine. Medical mystery — an unusual complication of colonoscopy［J］. N Engl J Med，2007，357：1431.

［66］ Grossmann R，Borsch G，Ricken D. Cardiovascular complications of gastroenterologic endoscopy［J］. Leber Magen Darm，1987，17：371－380.

［67］ Grymer F，Rokkjaer M. Retroperitoneal and mediastinal emphysema as a complication of diagnostic colonoscopy［J］. Ugeskr Laeger，1983，145：3177－3178.

［68］ Hart R，Classen M. Complications of diagnostic gastrointestinal endoscopy［J］. Endoscopy，1990，22：229－233.

［69］ Hettema M，Wolt S，van der Neut FW. Splenic injury as a complication of colonoscopy［J］. Ned Tijdschr Geneeskd，2014，158：A8006.

［70］ Jafri SM，Arora A. Silent perforation：an iatrogenic complication of colonoscopy［J］. Surg Laparosc Endosc Percutan Tech，2007，17：452－454.

［71］ Jalocha L，Wojtun S，Gil J. Incidence and prevention methods of complications of gastrointestinal endoscopy procedures［J］. Pol Merkur Lekarski，2007，22：495－498.

［72］ Janes SE，Cowan IA，Dijkstra B. A life threatening complication after colonoscopy［J］. BMJ，2005，330：889－890.

［73］ Katsurahara M，Horiki N，Kitade T，et al. Acute colonic intramural hematoma：a rare complication of colonoscopy［J］. Endoscopy，2014，46（Suppl 1）：E180－181.

［74］ Ko CW，Dominitz JA. Complications of colonoscopy：magnitude and management［J］. Gastrointest Endosc Clin N Am，2010，20：659－671.

［75］ Lauretta A，Busuito G，Bellomo RE. Splenic injury during colonoscopy：a complication hardly thought hence hardly sought［J］. Am Surg，2014，80：E111－113.

［76］ Lohsiriwat V. Colonoscopic perforation：incidence，risk factors，management and outcome［J］. World J Gastroenterol，2010，16：425－430.

［77］ Luning TH，Keemers-Gels ME，Barendregt WB，et al. Colonoscopic perforations：a review of 30，366 patients［J］. Surg Endosc，2007，21：994－997.

［78］ Misra T，Lalor E，Fedorak RN. Endoscopic perforation rates at a Canadian university teaching hospital［J］. Can J Gastroenterol，2004，18：221－226.

［79］ Moorman ML，Miller JP，Khanduja KS，et al. Postcolonoscopy appendicitis［J］. Am Surg，2010，76：892－895.

［80］ Nadir I，Ozin Y，Kilic ZM，et al. Colovesical fistula as a complication of colonic diverticulosis：diagnosis with virtual colonoscopy［J］. Turk J Gastroenterol，2011，22：86－88.

［81］ Panteris V，Haringsma J，Kuipers EJ. Colonoscopy perforation rate，mechanisms and outcome：from diagnostic to therapeutic colonoscopy［J］. Endoscopy，2009，41：941－951.

［82］ Parker WT，Edwards MA，Bittner JGt，et al. Splenic hemorrhage：an unexpected complication after colonoscopy［J］. Am Surg，2008，74：450－452.

［83］ Piccolo G，Di Vita M，Cavallaro A，et al. Presentation and management of splenic injury after colonoscopy：a systematic review［J］. Surg Laparosc Endosc Percutan Tech，2014，24：95－102.

［84］ Pothula A，Lampert J，Mazeh H，et al. Splenic rupture as a complication of colonoscopy：report of a case［J］. Surg Today，2010，40：68－71.

［85］ Raju GS，Saito Y，Matsuda T，et al. Endoscopic management of colonoscopic perforations（with videos）［J］. Gastrointest Endosc，2011，74：1380－1388.

［86］ Rathgaber SW，Wick TM. Colonoscopy completion and complication rates in a community gastroenterology practice［J］. Gastrointest Endosc，2006，64：556－562.

［87］ Schwesinger WH，Levine BA，Ramos R. Complications in colonoscopy［J］. Surg Gynecol Obstet，1979，148：270－281.

［88］ Sheikh A，Watt J，Tee M，et al. Appendicitis as a complication of colonoscopy［J］. J Surg Case Rep，2010，2010：1.

［89］ Singla S，Keller D，Thirunavukarasu P，et al. Splenic injury during colonoscopy — a complication that warrants urgent attention［J］. J Gastrointest Surg，2012，16：1225－1234.

［90］ Tiwari A，Melegros L. Colonoscopic perforation［J］. Br J Hosp Med（Lond），2007，68：429－433.

［91］ Vazquez DJ，Nieto M，Galipienzo JM，et al. New complication of fiberoptic colonoscopy［J］. Gastrointest Endosc，1983，29：251.

［92］ Viiala CH, Zimmerman M, Cullen DJ, et al. Complication rates of colonoscopy in an Australian teaching hospital environment［J］. Intern Med J, 2003, 33: 355 - 359.

［93］ Waye JD, Kahn O, Auerbach ME. Complications of colonoscopy and flexible sigmoidoscopy［J］. Gastrointest Endosc Clin N Am, 1996, 6: 343 - 377.

［94］ Kudo S, Hirota S, Nakajima T, et al. Colorectal tumours and pit pattern［J］. J Clin Pathol, 1994, 47: 880 - 885.

［95］ Okamoto T, Tanaka S, Haruma K, et al. Clinicopathologic evaluation on colorectal laterally spreading tumor (LST)［J］. Nihon Shokakibyo Gakkai Zasshi, 1996, 93: 83 - 89.

［96］ Kudo S, Kashida H, Nakajima T, et al. Endoscopic diagnosis and treatment of early colorectal cancer［J］. World J Surg, 1997, 21: 694 - 701.

［97］ Matsumoto T, Mizuno M, Shimizu M, et al. Serrated adenoma of the colorectum: colonoscopic and histologic features［J］. Gastrointest Endosc, 1999, 49: 736 - 742.

［98］ American Society for Gastrointestinal Endoscopy. Appropriate use of gastrointestinal endoscopy［J］. Gastrointest Endosc, 2000, 52: 831 - 837.

［99］ Bond JH. Polyp guideline: diagnosis, treatment, and surveillance for patients with colorectal polyps. Practice Parameters Committee of the American College of Gastroenterology［J］. Am J Gastroenterol, 2000, 95: 3053 - 3063.

［100］ Dixon MF. Gastrointestinal epithelial neoplasia: Vienna revisited［J］. Gut, 2002, 51: 130 - 131.

［101］ Torlakovic E, Skovlund E, Snover DC, et al. Morphologic reappraisal of serrated colorectal polyps［J］. Am J Surg Pathol, 2003, 27: 65 - 81.

［102］ Betes Ibanez M, Munoz-Navas MA, Duque JM, et al. Diagnostic value of distal colonic polyps for prediction of advanced proximal neoplasia in an average-risk population undergoing screening colonoscopy［J］. Gastrointest Endosc, 2004, 59: 634 - 641.

［103］ Goldstein NS. Serrated pathway and APC (conventional)-type colorectal polyps: molecular-morphologic correlations, genetic pathways, and implications for classification［J］. Am J Clin Pathol, 2006, 125: 146 - 153.

［104］ Sheridan TB, Fenton H, Lewin MR, et al. Sessile serrated adenomas with low- and high-grade dysplasia and early carcinomas: an immunohistochemical study of serrated lesions "caught in the act"［J］. Am J Clin Pathol, 2006, 126: 564 - 571.

［105］ van Rijn JC, Reitsma JB, Stoker J, et al. Polyp miss rate determined by tandem colonoscopy: a systematic review［J］. Am J Gastroenterol, 2006, 101: 343 - 350.

［106］ Speake D, Biyani D, Frizelle FA, et al. Flat adenomas［J］. ANZ J Surg, 2007, 77: 4 - 8.

［107］ Bauer VP, Papaconstantinou HT. Management of serrated adenomas and hyperplastic polyps［J］. Clin Colon Rectal Surg, 2008, 21: 273 - 279.

［108］ Vakiani E, Yantiss RK. Pathologic features and biologic importance of colorectal serrated polyps［J］. Adv Anat Pathol, 2009, 16: 79 - 91.

［109］ Brenner H, Hoffmeister M, Arndt V, et al. Protection from right- and left-sided colorectal neoplasms after colonoscopy: population-based study［J］. J Natl Cancer Inst, 2010, 102: 89 - 95.

［110］ Terdiman JP, McQuaid KR. Surveillance guidelines should be updated to recognize the importance of serrated polyps［J］. Gastroenterology, 2010, 139: 1444 - 1447.

［111］ Anderson JC. Risk factors and diagnosis of flat adenomas of the colon［J］. Expert Rev Gastroenterol Hepatol, 2011, 5: 25 - 32.

［112］ Anderson JC, Rangasamy P, Rustagi T, et al. Risk factors for sessile serrated adenomas［J］. J Clin Gastroenterol, 2011, 45: 694 - 699.

［113］ Arber N, Spicak J, Racz I, et al. Five-year analysis of the prevention of colorectal sporadic adenomatous polyps trial［J］. Am J Gastroenterol, 2011, 106: 1135 - 1146.

［114］ Kim BC, Chang HJ, Han KS, et al. Clinicopathological differences of laterally spreading tumors of the colorectum according to gross appearance［J］. Endoscopy, 2011, 43: 100 - 107.

［115］ Leonard DF, Dozois EJ, Smyrk TC, et al. Endoscopic and surgical management of serrated colonic polyps［J］. Br J Surg, 2011, 98: 1685 - 1694.

［116］ Lambert R, Tanaka S. Laterally spreading tumors in the colon and rectum［J］. Eur J Gastroenterol Hepatol, 2012, 24: 1123 - 1134.

［117］ Tamai N, Saito Y, Sakamoto T, et al. Visualization of laterally spreading colorectal tumors by using image-enhanced endoscopy［J］. Gastroenterol Res Pract, 2007, 2012: 638391.

［118］ Steele SR, Johnson EK, Champagne B, et al. Endoscopy and polyps-diagnostic and therapeutic advances in management［J］. World J Gastroenterol, 2013, 19: 4277 - 4288.

［119］ Rainoldi J, Naves A, Sola T, Miguel JC. Colonoscopy and "hot" biopsy. Its value in vascular ectasias of the colon［J］. Acta Gastroenterol Latinoam, 1982, 12: 217 - 223.

［120］ Waye JD. Techniques of colonoscopy, hot biopsy forceps, and snare polypectomy［J］. Prog Clin Biol Res, 1988, 279: 61 - 69.

［121］ Faintuch JS. Endoscopic laser therapy in colorectal carcinoma［J］. Hematol Oncol Clin North Am, 1989, 3: 155 - 170.

［122］ Huang EH, Marks JM. The diagnostic and therapeutic roles of colonoscopy: a review［J］. Surg Endosc, 2001, 15: 1373 - 1380.

［123］ Kudo S, Tamegai Y, Yamano H, et al. Endoscopic mucosal resection of the colon: the Japanese technique［J］. Gastrointest Endosc Clin N Am, 2001, 11: 519 - 535.

［124］ Brooker JC, Saunders BP, Shah SG, et al. Treatment with argon plasma coagulation reduces recurrence after piecemeal resection of large sessile colonic polyps: a randomized trial and recommendations［J］. Gastrointest Endosc, 2002, 55: 371 - 375.

［125］ Sawaki A, Nakamura T, Suzuki T, et al. A two-step method for marking polypectomy sites in the colon and rectum［J］. Gastrointest Endosc, 2003, 57: 735 - 737.

［126］ Sanaka MR, Super DM, Feldman ES, et al. Improving compliance with postpolypectomy surveillance guidelines: an interventional study using a continuous quality improvement initiative［J］. Gastrointest Endosc, 2006, 63: 97 - 103.

［127］ Winawer SJ, Zauber AG, Fletcher RH, et al. Guidelines for colonoscopy surveillance after polypectomy: a consensus update by the US Multi-Society Task Force on Colorectal Cancer and the American Cancer Society［J］.

Gastroenterology, 2006, 130: 1872 - 1885.

[128] Fujishiro M, Yahagi N, Kakushima N, et al. Outcomes of endoscopic submucosal dissection for colorectal epithelial neoplasms in 200 consecutive cases[J]. Clin Gastroenterol Hepatol, 2007, 5: 678 - 683; quiz 645.

[129] Tamegai Y, Saito Y, Masaki N, et al. Endoscopic submucosal dissection: a safe technique for colorectal tumors[J]. Endoscopy, 2007, 39: 418 - 422.

[130] Tanaka S, Oka S, Kaneko I, et al. Endoscopic submucosal dissection for colorectal neoplasia: possibility of standardization[J]. Gastrointest Endosc, 2007, 66: 100 - 107.

[131] Uraoka T, Kato J, Ishikawa S, et al. Thin endoscope-assisted endoscopic submucosal dissection for large colorectal tumors (with videos)[J]. Gastrointest Endosc, 2007, 66: 836 - 839.

[132] Tanaka S, Oka S, Chayama K. Colorectal endoscopic submucosal dissection: present status and future perspective, including its differentiation from endoscopic mucosal resection [J]. J Gastroenterol, 2008, 43: 641 - 651.

[133] Bourke M. Current status of colonic endoscopic mucosal resection in the west and the interface with endoscopic submucosal dissection[J]. Dig Endosc, 2009, 21 (Suppl 1): S22 - 27.

[134] Luigiano C, Consolo P, Scaffidi MG, et al. Endoscopic mucosal resection for large and giant sessile and flat colorectal polyps: a single-center experience with long-term follow-up[J]. Endoscopy, 2009, 41: 829 - 835.

[135] Puli SR, Kakugawa Y, Gotoda T, et al. Meta-analysis and systematic review of colorectal endoscopic mucosal resection [J]. World J Gastroenterol, 2009, 15: 4273 - 4277.

[136] Deprez PH, Bergman JJ, Meisner S, et al. Current practice with endoscopic submucosal dissection in Europe: position statement from a panel of experts [J]. Endoscopy, 2010, 42: 853 - 858.

[137] Hotta K, Oyama T, Shinohara T, et al. Learning curve for endoscopic submucosal dissection of large colorectal tumors[J]. Dig Endosc, 2010, 22: 302 - 306.

[138] Kaltenbach T, Soetikno R. Endoscopic mucosal resection of non-polypoid colorectal neoplasm [J]. Gastrointest Endosc Clin N Am, 2010, 20: 503 - 514.

[139] Ko CW, Dominitz JA, Green P, et al. Specialty differences in polyp detection, removal, and biopsy during colonoscopy[J]. Am J Med, 2010, 123: 528 - 535.

[140] Matsuda T, Gotoda T, Saito Y, et al. Our perspective on endoscopic resection for colorectal neoplasms [J]. Gastroenterol Clin Biol, 2010, 34: 367 - 370.

[141] Nishiyama H, Isomoto H, Yamaguchi N, et al. Endoscopic submucosal dissection for colorectal epithelial neoplasms[J]. Dis Colon Rectum, 2010, 53: 161 - 168.

[142] Nishiyama H, Isomoto H, Yamaguchi N, et al. Endoscopic submucosal dissection for laterally spreading tumours of the colorectum in 200 consecutive cases[J]. Surg Endosc, 2010, 24: 2881 - 2887.

[143] Saito Y, Fukuzawa M, Matsuda T, et al. Clinical outcome of endoscopic submucosal dissection versus endoscopic mucosal resection of large colorectal tumors as determined by curative resection[J]. Surg Endosc, 2010, 24: 343 - 352.

[144] Yoshida N, Yagi N, Naito Y, et al. Safe procedure in endoscopic submucosal dissection for colorectal tumors focused on preventing complications [J]. World J Gastroenterol, 2010, 16: 1688 - 1695.

[145] Hewett DG, Rex DK. Colonoscopy and diminutive polyps: hot or cold biopsy or snare? Do I send to pathology? [J]. Clin Gastroenterol Hepatol, 2011, 9: 102 - 105.

[146] Kedia P, Waye JD. Routine and advanced polypectomy techniques[J]. Curr Gastroenterol Rep, 2011, 13: 506 - 511.

[147] Kim MN, Kang JM, Yang JI, et al. Clinical features and prognosis of early colorectal cancer treated by endoscopic mucosal resection[J]. J Gastroenterol Hepatol, 2011, 26: 1619 - 1625.

[148] Moss A, Bourke MJ, Williams SJ, et al. Endoscopic mucosal resection outcomes and prediction of submucosal cancer from advanced colonic mucosal neoplasia [J]. Gastroenterology, 2011, 140: 1909 - 1918.

[149] Ruth S, Spatz J, Anthuber M. Colorectal adenoma: pro conventional/laparoscopic resection[J]. Chirurg, 2011, 82: 520 - 525.

[150] Tajika M, Niwa Y, Bhatia V, et al. Comparison of endoscopic submucosal dissection and endoscopic mucosal resection for large colorectal tumors [J]. Eur J Gastroenterol Hepatol, 2011, 23: 1042 - 1049.

[151] Probst A, Golger D, Anthuber M, et al. Endoscopic submucosal dissection in large sessile lesions of the rectosigmoid: learning curve in a European center[J]. Endoscopy, 2012, 44: 660 - 667.

[152] Qumseya BJ, Wallace MB. Advanced colorectal polyp detection techniques[J]. Curr Gastroenterol Rep, 2012, 14: 414 - 420.

[153] Repici A, Hassan C, De Paula Pessoa D, et al. Efficacy and safety of endoscopic submucosal dissection for colorectal neoplasia: a systematic review[J]. Endoscopy, 2012, 44: 137 - 150.

[154] Zauber AG, Winawer SJ, O'Brien MJ, et al. Colonoscopic polypectomy and long-term prevention of colorectal-cancer deaths[J]. N Engl J Med, 2012, 366: 687 - 696.

[155] Coman RM, Gotoda T, Draganov PV. Training in endoscopic submucosal dissection [J]. World J Gastrointest Endosc, 2013, 5: 369 - 378.

[156] Iacucci M, Eustace G, Uraoka T, et al. Endoscopic submucosal dissection in the colorectum: Feasibility in the Canadian setting[J]. Can J Gastroenterol, 2013, 27: 689 - 693.

[157] Kaltenbach T, Soetikno R. Endoscopic resection of large colon polyps[J]. Gastrointest Endosc Clin N Am, 2013, 23: 137 - 152.

[158] Nakajima T, Saito Y, Tanaka S, et al. Current status of endoscopic resection strategy for large, early colorectal neoplasia in Japan [J]. Surg Endosc, 2013, 27: 3262 - 3270.

[159] Repici A, Hassan C, Pagano N, et al. High efficacy of endoscopic submucosal dissection for rectal laterally spreading tumors larger than 3 cm [J]. Gastrointest Endosc, 2013, 77: 96 - 101.

[160] Uraoka T, Parra-Blanco A, Yahagi N. Colorectal endoscopic submucosal dissection: is it suitable in western countries? [J]. J Gastroenterol Hepatol, 2013, 28: 406 - 414.

[161] Zhong DD, Shao LM, Cai JT. Endoscopic mucosal resection vs. endoscopic submucosal dissection for rectal

carcinoid tumours: a systematic review and meta-analysis [J]. Colorectal Dis, 2013, 15: 283 – 291.

[162] Belderbos TD, Leenders M, Moons LM, et al. Local recurrence after endoscopic mucosal resection of nonpedunculated colorectal lesions: systematic review and meta-analysis[J]. Endoscopy, 2014, 46: 388 – 402.

[163] Friedland S, Banerjee S, Kochar R, et al. Outcomes of repeat colonoscopy in patients with polyps referred for surgery without biopsy-proven cancer [J]. Gastrointest Endosc, 2014, 79: 101 – 107.

[164] Fujihara S, Mori H, Kobara H, et al. Current innovations in endoscopic therapy for the management of colorectal cancer: from endoscopic submucosal dissection to endoscopic full-thickness resection [J]. Biomed Res Int, 2014, 2014: 925058.

[165] Gomez V, Wallace MB. Advances in diagnostic and therapeutic colonoscopy [J]. Curr Opin Gastroenterol, 2014, 30: 63 – 68.

[166] Hassan C, Gimeno-Garcia A, Kalager M, et al. Systematic review with meta-analysis: the incidence of advanced neoplasia after polypectomy in patients with and without low-risk adenomas[J]. Aliment Pharmacol Ther, 2014, 39: 905 – 912.

[167] Ortiz AM, Bhargavi P, Zuckerman MJ, et al. Endoscopic mucosal resection recurrence rate for colorectal lesions [J]. South Med J, 2014, 107: 615 – 621.

[168] Ryu CB. Expanding indications for ESD: mucosal disease (upper and lower gastrointestinal tract)[J]. Gastrointest Endosc Clin N Am, 2014, 24: 161 – 167.

[169] Saito Y, Sakamoto T, Nakajima T, et al. Colorectal ESD: current indications and latest technical advances [J]. Gastrointest Endosc Clin N Am, 2014, 24: 245 – 255.

[170] Saito Y, Yamada M, So E, et al. Colorectal endoscopic submucosal dissection: Technical advantages compared to endoscopic mucosal resection and minimally invasive surgery[J]. Dig Endosc, 2014, 26 (Suppl 1): 52 – 61.

[171] Repici A, Tricerri R. Endoscopic polypectomy: techniques, complications and follow-up [J]. Tech Coloproctol, 2004, 8 (Suppl 2): s283 – 290.

[172] Kaimakliotis PZ, Chandrasekhara V. Endoscopic mucosal resection and endoscopic submucosal dissection of epithelial neoplasia of the colon [J]. Expert Rev Gastroenterol Hepatol, 2014, 8: 521 – 531.

[173] Saito Y, Matsuda T, Fujii T. Endoscopic submucosal dissection of non-polypoid colorectal neoplasms [J]. Gastrointest Endosc Clin N Am, 2010, 20: 515 – 524.

[174] Tanaka S, Tamegai Y, Tsuda S, et al. Multicenter questionnaire survey on the current situation of colorectal endoscopic submucosal dissection in Japan [J]. Dig Endosc, 2010, 22 (Suppl 1): S2 – 8.

[175] Sakamoto T, Matsuda T, Nakajima T, et al. Incidence of complications of colorectal ESD: how to prevent and manage it[J]. Nihon Rinsho, 2011, 69 (Suppl 3): 521 – 525.

[176] Huang C, Huang RX, Xiang P, et al. Current research status of endoscopic submucosal dissection for colorectal neoplasms[J]. Clin Invest Med, 2012, 35: E158 – 164.

[177] Tanaka S, Terasaki M, Hayashi N, et al. Warning for unprincipled colorectal endoscopic submucosal dissection: accurate diagnosis and reasonable treatment strategy[J]. Dig Endosc, 2013, 25: 107 – 116.

[178] Herreros de Tejada A. ESD training: A challenging path to excellence[J]. World J Gastrointest Endosc, 2014, 6: 112 – 120.

[179] Toyonaga T, Man IM, Morita Y, et al. Endoscopic submucosal dissection (ESD) versus simplified/hybrid ESD[J]. Gastrointest Endosc Clin N Am, 2014, 24: 191 – 199.

[180] Oka S, Tanaka S, Kanao H, et al. Current status in the occurrence of postoperative bleeding, perforation and residual/local recurrence during colonoscopic treatment in Japan[J]. Dig Endosc, 2010, 22: 376 – 380.

[181] Saito T, Ikenaga M, Yasui M, et al. A case of 7 mm rectal carcinoid with lymph node metastasis[J]. Gan To Kagaku Ryoho, 2009, 36: 2251 – 2253.

[182] Pickard M, Dewar EP, Kapadia RC, et al. Follow up of patients with colorectal polyps: are the BSG guidelines being adhered to? [J]. Colorectal Dis, 2007, 9: 203 – 206.

[183] Lin OS. Clinical update: postpolypectomy colonoscopy surveillance[J]. Lancet, 2007, 370: 1674 – 1676.

[184] Rex DK, Kahi CJ, Levin B, et al. Guidelines for colonoscopy surveillance after cancer resection: a consensus update by the American Cancer Society and the US Multi-Society Task Force on Colorectal Cancer [J]. Gastroenterology, 2006, 130: 1865 – 1871.

[185] Mysliwiec PA, Brown ML, Klabunde CN, et al. Are physicians doing too much colonoscopy? A national survey of colorectal surveillance after polypectomy [J]. Ann Intern Med, 2004, 141: 264 – 271.

[186] Seitz U, Bohnacker S, Seewald S, et al. Long-term results of endoscopic removal of large colorectal adenomas [J]. Endoscopy, 2003, 35: S41 – 44.

[187] Allen JI. Quality measures for colonoscopy: where should we be in 2015? [J]. Curr Gastroenterol Rep, 2015, 17: 432.

[188] Anderson JC, Butterly LF. Colonoscopy: quality indicators[J]. Clin Transl Gastroenterol, 2015, 6: e77.

[189] Armstrong D, Barkun A, Bridges R, et al. Canadian Association of Gastroenterology consensus guidelines on safety and quality indicators in endoscopy[J]. Can J Gastroenterol, 2012, 26: 17 – 31.

[190] Baxter NN, Sutradhar R, Forbes SS, et al. Analysis of administrative data finds endoscopist quality measures associated with postcolonoscopy colorectal cancer [J]. Gastroenterology, 2011, 140: 65 – 72.

[191] Calderwood AH, Jacobson BC. Colonoscopy quality: metrics and implementation[J]. Gastroenterol Clin North Am, 2013, 42: 599 – 618.

[192] Calderwood AH, Thompson KD, Schroy PC 3rd, et al. Good is better than excellent: bowel preparation quality and adenoma detection rates[J]. Gastrointest Endosc, 2015, 81: 691 – 699 e691.

[193] Clark BT, Rustagi T, Laine L. What level of bowel prep quality requires early repeat colonoscopy: systematic review and meta-analysis of the impact of preparation quality on adenoma detection rate [J]. Am J Gastroenterol, 2014, 109: 1714 – 1723.

[194] Crispin A, Birkner B, Munte A, et al. Process quality and incidence of acute complications in a series of more than 230 000 outpatient colonoscopies[J]. Endoscopy, 2009, 41: 1018 – 1025.

[195] de Jonge V, Sint Nicolaas J, van Leerdam ME, et al. Systematic literature review and pooled analyses of risk factors for finding adenomas at surveillance colonoscopy

［J］. Endoscopy，2011，43：560－572.

［196］ Dunckley P，Elta G. Quality assurance of training［J］. Best Pract Res Clin Gastroenterol，2011，25：397－407.

［197］ Faigel DO，Pike IM，Baron TH，et al. Quality indicators for gastrointestinal endoscopic procedures：an introduction［J］. Am J Gastroenterol，2006，101：866－872.

［198］ Holden DJ，Harris R，Porterfield DS，et al. Enhancing the use and quality of colorectal cancer screening［J］. Evid Rep Technol Assess，2010，（Full Rep）：1－195.

［199］ Holden DJ，Jonas DE，Porterfield DS，et al. Systematic review：enhancing the use and quality of colorectal cancer screening［J］. Ann Intern Med，2010，152：668－676.

［200］ Imler TD，Morea J，Kahi C，et al. Multi-Center Colonoscopy Quality Measurement Utilizing Natural Language Processing［J］. Am J Gastroenterol，2015.

［201］ Kaminski MF，Regula J，Kraszewska E，et al. Quality indicators for colonoscopy and the risk of interval cancer［J］. N Engl J Med，2010，362：1795－1803.

［202］ Kim HG，Jeon SR，Lee TH，et al. Rescreening colonoscopy practice after a negative index colonoscopy in a clinical setting：cross-sectional study for interval and outcomes of rescreening colonoscopy［J］. Hepatogastroenterology，2014，61：2266－2271.

［203］ Lee SH，Chung IK，Kim SJ，et al. An adequate level of training for technical competence in screening and diagnostic colonoscopy：a prospective multicenter evaluation of the learning curve［J］. Gastrointest Endosc，2008，67：683－689.

［204］ Lieberman D. A call to action — measuring the quality of colonoscopy［J］. N Engl J Med，2006，355：2588－2589.

［205］ Lieberman D，Nadel M，Smith RA，et al. Standardized colonoscopy reporting and data system：report of the Quality Assurance Task Group of the National Colorectal Cancer Roundtable［J］. Gastrointest Endosc，2007，65：757－766.

［206］ Lin OS. From good to great：further thoughts on improving quality during routine colonoscopy［J］. Gastrointest Endosc，2011，73：464－466.

［207］ Macken E，Moreels T，Vannoote J，et al. Quality assurance in colonoscopy for colorectal cancer diagnosis［J］. Eur J Surg Oncol，2011，37：10－15.

［208］ Pullens HJ，Siersema PD. Quality indicators for colonoscopy：Current insights and caveats［J］. World J Gastrointest Endosc，2014，6：571－583.

［209］ Rees CJ，Rajasekhar PT，Rutter MD，et al. Quality in colonoscopy：European perspectives and practice［J］. Expert Rev Gastroenterol Hepatol，2014，8：29－47.

［210］ Rex DK，Bond JH，Winawer S，et al. Quality in the technical performance of colonoscopy and the continuous quality improvement process for colonoscopy：recommendations of the U. S. Multi-Society Task Force on Colorectal Cancer［J］. Am J Gastroenterol，2002，97：1296－1308.

［211］ Rex DK，Petrini JL，Baron TH，et al. Quality indicators for colonoscopy［J］. Am J Gastroenterol，2006，101：873－885.

［212］ Rostom A，Jolicoeur E. Validation of a new scale for the assessment of bowel preparation quality［J］. Gastrointest Endosc，2004，59：482－486.

［213］ Steinwachs D，Allen JD，Barlow WE，et al. National Institutes of Health state-of-the-science conference statement：Enhancing use and quality of colorectal cancer screening［J］. Ann Intern Med，2010，152：663－667.

［214］ Steinwachs D，Allen JD，Barlow WE，et al. NIH state-of-the-science conference statement：Enhancing use and quality of colorectal cancer screening［J］. NIH Consens State Sci Statements，2010，27：1－31.

［215］ Williams JE，Holub JL，Faigel DO. Polypectomy rate is a valid quality measure for colonoscopy：results from a national endoscopy database［J］. Gastrointest Endosc，2012，75：576－582.

［216］ Yarze JC. Utility of colonoscopy withdrawal time measurement in the setting of an adequate adenoma detection rate［J］. Gastrointest Endosc，2011，73：189；author reply 189－190.

［217］ 中华医学会消化内镜学分会.中国消化内镜诊疗相关肠道准备指南（草案）［J］.中华消化杂志，2013，33.

［218］ 中华医学会消化内镜分会.中国早期大肠癌内镜诊治共识意见［J］.中华消化内镜杂志，2008，25.

［219］ 工藤进英.结肠镜插入法［M］.沈阳：辽宁科学技术出版社，2007.

［220］ 岩男泰，寺井毅.图解大肠镜单人操作法：基础和应用［M］.沈阳：辽宁科学技术出版社，2008.

第十章
结直肠肛管癌的影像学表现

第一节　直肠癌的 MRI 检查

一、直肠癌的术前分期

（一）检查前准备

肠壁增厚和黏膜面的隆起与凹陷是消化道病变最重要的表现，为了更好地显示这些改变，肠道必须完全排空，肠腔需要充分扩张，肠腔与肠壁间应有合适的对比。

一般应在检查前一天给予泻药清洁肠道，也可在检查前清洁肠道。为了充分显示膀胱与结肠间的关系，在扫描时应使膀胱处于适度充盈状态。扫描前可给予低张药物如山莨菪碱（654-2）20 mg肌内注射，或静脉注射胰高糖素 1 mg（注意有无禁忌证），以抑制肠蠕动和降低肠壁张力[1]。

（二）检查方法

由于 MRI 扫描时间较长，各种运动伪影的影响较明显，如腹部呼吸运动和肠道蠕动等，使肠道病变的显示能力和清晰度下降。因此，目前 MR 扫描多应用于直肠肛管肿瘤，而 CT 扫描检查多用于结肠肿瘤的检查。

1. MR 检查设备及线圈的选择　直肠 MRI 检查适宜采用 1.5T 以上 MR 设备扫描，主要采用体部表面线圈及直肠内线圈，以显示盆腔组织与病变的细微结构。

体部表面线圈，尤其是多通道表面相控阵线圈，可获得高信噪比、高分辨率的图像，提高直肠癌诊断及分期的准确性。直肠内线圈扫描的准确性与直肠内超声相似，可以清晰地显示直肠壁层，对于肿瘤 T 分期具有显著的优势。但直肠内线圈亦有一定的缺陷，如扫描野的局限，难以显示盆腔内解剖结构；对于梗阻症状明显的患者，直肠内线圈难以通过肠腔[2]。

2. 扫描序列的选择

（1）直肠矢状位 T_2WI 扫描：获取肿瘤位置的相关信息。

（2）直肠轴位 $T_2WI + T_1WI$ 扫描：方向垂直于肿瘤或邻近肠管的长轴，以显示肿瘤与直肠系膜、直肠固有筋膜和盆腔其他器官的关系，同时利于淋巴结的检出。轴位 T_1WI 扫描对直肠壁层与肿瘤内部结构显示不如 T_2WI，多作为 T_2WI 的补充，主要用于鉴别诊断。

（3）冠状位 T_2WI 扫描：对于直肠下段肿瘤，扫描方向平行于肛管长轴以显示肿瘤是否侵犯肛门括约肌；对于直肠中上段肿瘤，扫描方向平行于肠管长轴，以显示肿瘤与肠壁及直肠系膜的关系。

（4）三维容积内插快速 GRE 序列成像（脂肪抑制 T_1WI）：该序列速度快、范围大，影像清晰且信号均匀，是直肠动态增强扫描的首选序列。可较普通平扫更准确地评估直肠癌肿向直肠周围浸润的深度,提高 T 分期的准确性。

（5）直肠轴位弥散加权磁共振(diffusion weighted imaging,DWI)扫描:与上述轴位 T_2WI 层厚及层间距一致,获得与轴位 T_2WI 病变区域相对应的功能成像信息。

3. 扫描参数的选择　采用薄层厚(3～5 mm)、零间距、小 FOV(16～24 cm)的高分辨率 MRI 成像,可提高空间分辨率,准确评估直肠癌的 TNM 分期以及直肠系膜的累及程度,并且可预测环状切缘(circumferential resection margin,CRM),利于指导临床合理制订诊疗方案,降低肿瘤的复发率[3]。

（三）直肠癌 MRI 分期诊断

1. 结直肠癌 TNM 分期　见表 10-1 和表 10-2。

表 10-1　结直肠癌 TNM 分期系统（AJCC－UICC 第七版）

肿瘤分期	分 期 标 准
T_x	原发肿瘤无法评估
T_0	无原发肿瘤证据
T_{is}	原位癌,仅限于上皮内或侵犯黏膜固有层
T_1	肿瘤侵犯黏膜下层
T_2	肿瘤侵犯固有肌层
T_3	肿瘤穿透固有肌层抵达结直肠旁组织☆
T_4	肿瘤直接侵犯其他器官或结构
T_{4a}	肿瘤穿透脏层腹膜☆
T_{4b}	肿瘤直接侵犯或粘连于其他器官或结构☆
N_x	区域淋巴结无法评估
N_0	区域淋巴结无转移
N_1	1～3 枚区域淋巴结转移
N_{1a}	1 枚区域淋巴结转移☆
N_{1b}	2～3 枚区域淋巴结转移☆
N_{1c}	虽无区域淋巴结转移,但肿瘤沉积在浆膜下、系膜或无腹膜覆盖的结直肠旁组织☆
N_2	≥4 枚区域淋巴结转移
N_{2a}	4～6 枚区域淋巴结转移☆
N_{2b}	≥7 枚淋巴结转移☆
M_0	无远处转移
M_1	有远处转移
M_{1a}	转移局限在一个部位或器官(如肝脏、肺、卵巢、区域外淋结)☆
M_{1b}	转移超过一个器官或部位,或转移到腹膜☆

注:☆ 为第七版新增或者修改的内容。

表 10-2　结直肠癌 TNM 分期分组系统（AJCC－UICC 第七版）

分　期	T	N	M
0	T_{is}	N_0	M_0
I	T_1	N_0	M_0
	T_2	N_0	M_0
ⅡA	T_3	N_0	M_0
ⅡB☆	T_{4a}	N_0	M_0
ⅡC☆	T_{4b}	N_0	M_0
ⅢA☆	$T_1～T_2$	N_1/N_{1C}	M_0
	T_1	N_{2a}	M_0
ⅢB☆	$T_3～T_{4a}$	N_1/N_{1C}	M_0
	$T_2～T_3$	N_{2a}	M_0
	$T_1～T_2$	N_{2b}	M_0
ⅢC☆	T_{4a}	N_{2a}	M_0
	$T_3～T_{4a}$	N_{2b}	M_0
	T_{4b}	$N_1～N_2$	M_0
ⅣA☆	任何 T	任何 N	M_{1a}
ⅣB☆	任何 T	任何 N	M_{1b}

注:☆ 为第七版新增或者修改的内容。

2. MRI 分期　直肠癌分期对于手术治疗方案的制订以及预后有重要意义,病理学分期对预后因素的评估具有重要的作用,但却无法预测术前预后因素,评估肿瘤能否降期或消退。MRI 是目前能对直肠癌多个重要预后因素(包括 T 分期、N 分期、直肠系膜浸润、直肠固有筋膜和直肠壁外的血管受累)进行全面评估的影像学手段[4]。此外,DWI 功能成像技术能够提高转移性淋巴结诊断的正确性,以及对新辅助治疗的疗效进行实时监测和评估[5]。

（1）MR 对 T 分期的评估:直肠癌的磁共振诊断和分期主要依靠肿瘤和正常肠壁在 T_2WI 中信号强度的不同以及增强 T_1WI 信号特征加以区别。

在 T_2WI 中,肠壁最内层为低信号的黏膜层,外层是高信号的黏膜下层(但在中上段直肠难以区分);长条状的低信号代表肌层;肠壁外高信号代表肠周脂肪,它们被线样低信号结构即直肠固有筋膜包绕,而肿瘤的信号介于高信号的脂肪与低信号的肌肉组织之间[6]。如果肿瘤在 T_2WI 呈明显高信号，则提示黏液腺癌的可能性。直肠黏液腺癌是腺癌的一个特殊亚型，因为肿瘤细胞外含有大量黏液，在 T_2WI 呈高信号，与一般腺癌比较其预后较差[7]（表 10-3）。

表 10-3　T 分期 MR 评估

T 分期	MR 表现
T_1	侵犯黏膜下层，T_2WI 显示高信号的黏膜下层与相对低信号的癌肿界限不清，但癌肿未超出黏膜下层
T_2	侵犯固有肌层，增强 T_1WI 特征表现为肿瘤呈明显强化，而固有肌层无强化
T_3	肿瘤穿透固有肌层达结直肠旁组织，T_2WI 显示相对低信号的肿瘤突破肠壁，与周围高信号脂肪界限不清
T_4	肿瘤穿透腹膜脏层，直接侵犯或粘连于其他器官或结构，T_2WI 表现为相对低信号的肿瘤侵犯周围脏器，周围脂肪间隙模糊、界限不清

磁共振肿瘤 T 分期的准确率比较高，可达 75%~91%。T_1 期与 T_2 期肿瘤有时难以鉴别，超声内镜准确率更高。大多数学者强调关于 T_2 期和 T_3 期的鉴别，T_2 期和 T_3 期是决定术前是否行辅助放化疗的标准之一。T_2 期与 T_3 的区别在于肠周脂肪是否受累，MR 的鉴别要点是肌层和肠周脂肪界限是否消失，肌层在直肠系膜侧是否可见小圆形或结节样凸起。但有时鉴别纤维化和肿瘤浸润较为困难，从而导致早期 T_2 和 T_3 期肿瘤鉴别困难，经验和高质量图像发现细微征象非常重要。病变肠管周围针刺状或锯齿状异常条索信号影不能作为肿瘤肠外侵犯的肯定依据，因为局部纤维化或炎症、感染及血管病变可以造成肠壁及其周围结构产生类似肿瘤浸润的征象[8]。病理上显示锯齿状凸起为促结缔组织增生，是一种反应性组织改变，通常发生在肿瘤周围，经常导致条索样突出，可以不含肿瘤细胞[9]。

（2）MR 对肌层外肿瘤侵犯深度评估：肌层外肿瘤侵犯并未列入 TNM 分期中，但却有很重要的临床意义。北美放射学会放射诊断模板中把原发性直肠 T_3 期肿瘤细分为 3 类。① T_{3a}：肌层外肿瘤侵犯 <5 mm；② T_{3b}：肌层外肿瘤侵犯 5~10 mm；③ T_{3c}：肌层外肿瘤侵犯 >10 mm。80% 的直肠肿瘤为 T_3 期肿瘤，但是不同的肌层外侵犯深度的肿瘤 5 年生存率是不同的。不考虑淋巴结转移的话，肌层外肿瘤侵犯 >5 mm 时，癌症相关生存率从 85% 下降到 54%。因此为了预后和治疗考虑，早期的 T_3 期肿瘤（肌层外侵犯 <5 mm）可能可以从进展期的 T_3 期肿瘤中独立分出来和 T_2 期肿瘤归为一组。一项多中心的 MERCURY（The Magnetic Resonance Imaging and Rectal Cancer European Equivalence Study）表明高分辨率 T_2 加权磁共振测量出来的肌层外肿瘤侵犯深度具有较好的准确率和可重复性，病理上测量出来的差距在 0.5 mm 之内[12]。

（3）MR 对 N 分期的评估：淋巴结转移是直肠癌生存预后的一个重要因素[13]。首先，直肠癌肠壁外浸润的深度和肠壁外静脉转移的存在都与淋巴结转移有重要的关系；其次，N_2 期的患者局部复发率明显高于 N_0 或 N_1 期的患者；再者，如果含有转移性淋巴结与直肠固有筋膜贴近，提示手术预后较差，容易复发。而对于直肠固有筋膜外的淋巴结转移则需扩大淋巴结清扫范围以达到无瘤原则。

由于直肠周围脂肪组织的衬托，淋巴结在 T_1WI 及 T_2WI 都可以显示，在 T_2 加权像中，直肠系膜内的淋巴结信号高于肌肉组织，低于周围脂肪组织，可以是低、中、高信号。MR 与组织病理学发现的淋巴结数量不完全相同，即使拥有优良的软组织对比度，只有约 65% 在组织病理学中发现的直肠系膜淋巴结能够在 MR 上显示[8]。

临床上以淋巴结大小判断淋巴结有无转移的标准尚不统一，从 ≥3 mm 到 ≥10 mm 的标准均有文献报道[9,13-15]。但无论何种标准，对于转移性淋巴结与炎性反应性淋巴结常难以鉴别，因此单独以淋巴结大小为标准评估淋巴结转移容易出现假阳性或假阴性诊断。目前最常用的标准以 5 mm 来鉴别良恶性淋巴结，敏感度为 68%，特异度为 78%，30%~50% 恶性淋巴结 <5 mm。最新研究表明，淋巴结边缘不规则或内部信号混杂为转移最可靠的证据，可明显提高诊断的敏感度（85%）和特异度（97%）[16-19]。

目前对于淋巴结转移的研究主要有两个方向。

一是应用 USPIO(ultrasmall super paramagnetic iron oxide)颗粒评估直肠系膜淋巴结。正常淋巴结的巨噬细胞会吞噬 USPIO 颗粒,正常的淋巴结和反应性淋巴结在 T_2WI 表现为信号均匀或中央区信号降低,而恶性淋巴结则呈混杂的增高信号。由于目前 USPIO 尚处于临床试验阶段,在国内尚无法应用于人体实验。二是应用 DWI 技术鉴别良恶性淋巴结病变[20]。由于恶性肿瘤组织的细胞密度增大,细胞外间隙减小,水分子弥散受限,表观弥散系数(apparent diffusion coefficient,ADC)减小;相反,如果细胞外间隙增加,ADC 值则增大[21]。因此,可根据恶性淋巴结的 ADC 值高低,而对良恶性淋巴结加以区分。但是由于直肠系膜淋巴结较小,应用 DWI 技术参数 b 值及 ADC 阈值的选择均有待于更多的研究证实和总结[22]。

(4) MR 对肿瘤周围切除边缘(circumferential resection margin,CRM)的评估:现代解剖学认为,直肠存在着完整的系膜,由腹膜及盆筋膜脏层包绕直肠周围的脂肪、血管、淋巴和神经组织形成的筒状结构。盆腔腹膜返折以上的直肠前方及部分侧面有腹膜覆盖,腹膜返折以下的直肠则无腹膜覆盖,而由腹膜下筋膜延续的脏层盆筋膜取代。解剖证实直肠系膜自上而下逐渐增宽,达肛提肌后贴于肛提肌内侧向下再逐渐变窄[23]。直肠系膜筋膜(又称直肠筋膜)属于盆筋膜脏层,是一层完整包绕直肠及其系膜的结缔筋膜组织,在新鲜标本上呈现脂肪样光滑表面,自盆底竖立向上,在前方与 Denonvillier 筋膜关系密切,移行于乙状结肠腹膜下筋膜,向上与腹膜返折处相融合,在后方包绕直肠系膜,在腹膜后移行为乙状结肠系膜脏层筋膜,在侧方围绕侧韧带内侧部分,向下移行为肛提肌筋膜。直肠筋膜是直肠系膜与周围组织之间的自然屏障,可以有效防止直肠炎症或肿瘤等病变向其他腹膜外间隙扩散,对阻止肿瘤的局部复发和远处转移具有重要意义[23]。

全直肠系膜切除术(total mesorectal excision,TME)的理论就是建立在直肠系膜解剖学基础上的。明确直肠癌与腹膜返折点的关系对于术前决定手术方式有一定的帮助。一般而言,中段直肠横

襞可作为腹膜返折点的标志,当有游离盆腔积液时,盆腔内腹水的最低点也可作为腹膜返折点。

TME 作为直肠癌手术的金标准被认为是降低局部复发率最重要的因素,但是如果肿瘤达到或穿透直肠固有筋膜,CRM 就已经被肿瘤浸润,按照TME 原则无法降低局部复发率。采用表面线圈的高分辨 MRI 能够显示与手术相关的解剖结构如腹膜返折、Denonvillier 筋膜、直肠固有筋膜和直肠筋膜本身[24]。其中直肠固有筋膜代表了 TME 手术中的 CRM,在 MRI 表现为线样低信号结构,包绕肠周脂肪,在直肠的侧后方显示清晰,在前方与 Denonvillier 筋膜难以区分。如果肿瘤已经浸润直肠固有筋膜或肿瘤距直肠固有筋膜的最短距离<1 mm,则提示 CRM 受累。如果肿瘤、系膜内癌结节或可疑的转移淋巴结与直肠固有筋膜的最短距离超过 6 mm,则认为 CRM 未受累。肿瘤距离直肠固有筋膜的距离为 1~5 mm 时,CRM 是否受累仍有争议。

(5) 超声内镜(EUS)、CT 和 MRI 对直肠癌术前分期的诊断价值比较[25]:具体见表 10-4。

表 10-4　超声内镜(EUS)、CT 和 MRI 对直肠癌
术前分期的诊断价值比较

分　期	检查方法	敏感度(%)	特异度(%)
肌层侵犯	EUS	94	86
	CT	NA	NA
	MRI	94	69
肠周组织侵犯	EUS	94	69
	CT	90	75
	MRI	79	78
邻近脏器侵犯	EUS	70	97
	CT	72	96
	MRI	74	96
淋巴结侵犯	EUS	67	78
	CT	55	74
	MRI	66	76

二、直肠癌新辅助治疗后再分期

进展期直肠癌行术前放化疗(chemotherapyradiation therapy，CRT)后肿瘤的大小和分期都有可能下降，因此手术时能更好地保护括约肌功能来提高可切除率，并控制局部复发。近年来术前CRT已经成为局部进展期直肠癌的标准治疗方法，不仅可使肿瘤退缩，甚至达到影像和(或)病理完全缓解(pathological complete response，pCR)也是可能的。新辅助治疗后的局部肿瘤有无反应对于个体化治疗是非常重要的，目前高分辨率盆腔MR增强扫描已被公认为直肠癌治疗后疗效评估的重要检查手段，特别是用来评估CRM和括约肌是否受累。

1. 检查技术 MR扫描仪器选用1.5 T以上超导型高场强MR扫描仪。

(1) 常规MR扫描：详见本节前述。

(2) 弥散加权成像(轴位扫描)：用单次激发自旋平面回波序列(SE‐EPI)。进行高低两组弥散梯度因子(b值)800及2 000 s/mm^{2}的扫描，范围包括直肠及整个肿瘤。弥散敏感梯度加在X、Y、Z轴3个方向上。

图像后处理与数据测量：所有图像被推送至图像后处理工作站，ADC值的测量与分析利用工作站专用的功能图像后处理软件包中的弥散分析软件进行后处理，调整背景噪声，设定该序列所选用的b值，重建弥散图像并由机器自动生成ADC及eADC伪彩图。

2. 放化疗后直肠癌MRI表现

(1) 直肠MRI对于肿瘤本身的评价：评价CRT前后的直肠MRI图像是很重要的，需要仔细比较治疗前后图像的特征，包括肿瘤的位置、肿瘤大小和肿瘤信号强度的变化。特别是通过治疗前后邻近直肠周围系膜的肿瘤体积改变来评价CRM受累的情况，可以提高CRT后MRI图像的诊断准确率。在治疗后的直肠MRI上，肿瘤信号特征是根据邻近臀肌来评估的，大多数肿瘤发展为纤维化，从而导致T$_2$加权像上信号降低并且体积缩小。肿瘤信号相对于治疗前降低意味着肿瘤组织被纤维组织取代。

MRI对肿瘤再分期的标准如表10‐5所示。肿瘤完全消失及直肠壁增厚伴低信号改变归为

yT$_0$～T$_2$(the stage of the residual tumor)。治疗后的纤维组织可以导致大多数直肠壁的增厚，但是MRI不能将T$_0$或T$_1$肿瘤和T$_2$肿瘤鉴别开来，因为部分直肠壁的分层并不能清晰显示。肿瘤和邻近组织的界面可分为：① 尖刺状，即小的低信号线样组织从肿瘤向直肠周围脂肪、邻近器官或结构延伸，这代表对治疗有反应。② 结节样增生，即中等高信号结节侵犯了直肠周围脂肪或邻近结构，这意味着肿瘤有残留。但是从MRI上如何识别出纤维化中是否有残留肿瘤仍是个难点。一些治疗后的肿瘤由于黏液增生发展为"胶质样"反应，T$_2$加权图像上表现为高亮信号。如果肿瘤信号相对于治疗前升高，那么通常提示黏液性反应。这种表现不会和黏液癌混淆，因为黏液癌在治疗前的MRI上就是明显的高信号。放疗后肿瘤的黏液成分可能高达80%～90%，因此认识治疗后T$_2$加权上明显高信号的黏液湖样改变是很重要的。但是MRI再分期时不能将黏液性反应或纤维炎性反应与残留肿瘤鉴别开来，以上都表现为持续中等信号强度[26]。

表 10‐5 肿瘤分期的 MRI 形态学标准

标 准	描 述
活性肿瘤	中等信号强度(高于肌肉)
肿瘤有反应	相对于CRT前图像信号强度降低，相对于CRT前图像信号强度升高(高于脂肪)
T$_0$～T$_2$	肿瘤完全消失(正常肠壁)，增厚的低信号肠壁有或无低信号尖刺样突向肠周脂肪
T$_3$	高于肌肉信号广基的或结节样突出于肠周脂肪
T$_4$	高于肌肉信号广基的或结节样突向邻近结构或脏器

目前MRI对直肠癌CRT后对于T再分期的总体准确率为47%～54%(50%)，对于治疗后CRM侵犯评价的灵敏度为100%，特异度为35%，PPV为58%，NPV为100%[27]。MRI对于CRT后T再分期不准确与过度分期和分期不足有关。导致MRI过度分期的原因主要是弥漫的低信号组织侵犯到直肠系膜筋膜，该表现与两个病理表现有关：肠壁明显纤维化，肿瘤周围炎性细胞浸润和血管增生。大多数分期不准确与过度分期T$_1$和T$_2$期

肿瘤有关[28]。放疗后的直肠炎或溃疡形成有时也能导致过度分期。分期不足的主要原因是 MRI 上肿瘤显示不清,CRT 后直肠的变化如肿瘤组织病理学的改变、肿瘤被纤维瘢痕组织取代、残留的腺癌组织等都可导致 MRI 上肿瘤显示不清。

(2)直肠 MRI 体积测定评价疗效:通过 MRI 测量肿瘤大小和体积对于证实肿瘤治疗反应是很有用的,因为 MRI 有很好的软组织对比并可行多平面成像。传统上用来评价 CRT 后反应的 MRI 是在两维空间手工画出肿瘤,从而粗略计算出肿瘤的体积。但是传统测量方法受脏器和肿瘤本身形态不规则的影响较大,并且可重复性差。直肠 MRI 体积测量在斜位 T_2 加权图像上手工画出每层肿瘤的边缘,每个层面上肿瘤定义为与邻近正常肠壁信号不同的区域。通过显示肿瘤的三维形态,并把所有横断面肿瘤体积加起来计算整个肿瘤的体积。因此直肠 MRI 体积测定比传统测量方法有更好的可靠性和可重复性,并且能客观地反映实际肿瘤的体积。CRT 前后三维 MRI 体积测定提示肿瘤体积缩小的直肠癌可以认为有降期,因此目前临床上将此作为敏感的指标来评价 CRT 后治疗疗效。根据肿瘤学标准,体积缩小 65% 代表部分缓解,也有学者认为对于局部进展期直肠癌 CRT 后,肿瘤体积缩小 70% 或以上对于鉴别有反应和无反应肿瘤的 PPV 较高,而 NPV 较低[29]。虽然 MRI 体积测量有时候会对 CRT 后肿瘤残留有过度评价,但是 CRT 后 MRI 上肿瘤体积缩小与病理分析结果有很好的相关性。尽管如此,MRI 体积测量并不能鉴别 pCR 和有肿瘤残留的患者[30]。

(3)直肠 MRI 对于淋巴结的评价:CRT 前后进行薄层 MRI 扫描可以很好地观察直肠系膜淋巴结的数目、大小、分布及形态学特征。精确地评价出预后差的 N_2 期淋巴结退缩为 N_0 或 N_1 期则提示治疗有效[31]。直肠系膜淋巴结的形态学改变也可发现类似肿瘤本身的黏液样改变。新辅助 CRT 可以使直肠系膜淋巴结的大小和数量减少,CRT 后淋巴结降期可在高达 60% 的患者中发生[32]。为了筛选出能在 CRT 后行局部切除的患者,因此检测出局限于肠壁的残留肿瘤(ypT$_0$~T$_2$, the pathologic

stage of the residual tumor)和阴性的淋巴结(ypN$_0$, the pathologic stage of the residual lymph node)是很有必要的。CRT 后相对于其 CRT 前分期,恶性淋巴结的发生率还是很低的。但是通过 CRT 后 MRI 形态学标准来鉴别转移性淋巴结和放疗后淋巴结改变还是很困难的,特别是 CRT 后不管有没有转移的淋巴结都被认为是转移淋巴结。MRI 的形态学和大小标准(短径>5 mm)的灵敏度和特异度约为 80%,经常会有过度分期。

由于 CRT 前后 MRI 淋巴结分期的准确率较低,所以研究出了新的淋巴结特异性造影剂 USPIO,这些颗粒能被淋巴结内巨噬细胞吞噬,由于磁敏感效应导致正常淋巴结 T_2 或 T_2 加权图像上信号丢失。如果淋巴结完全或部分被肿瘤组织取代,那么被肿瘤取代的区域没有巨噬细胞,从而由于缺乏磁敏感效应而使该区域仍然保持高信号。这些造影剂能提高发现小的淋巴结转移的特异度和准确率。最近有研究通过计算黑淋巴结中白色区域占整个淋巴结面积的比例表明,USPIO 增强 MRI 在原发性直肠癌中淋巴结分期的敏感度为 93%,特异度为 96%。但是目前该造影剂还没有被 FDA 批准,因此还不能广泛应用于临床[33-35]。

(4)弥散加权磁共振(DWI)对于评价的价值:弥散加权成像原理基于细胞外水分子布朗运动的不同,从而导致不同的信号改变[36-38]。DWI 高信号(弥散受限)反映细胞密度高和 T_2 透过效应并提示恶性占位。高 b 值 DWI 扫描能很好地检测出结直肠肿瘤,它的敏感度为 91%,特异度为 100%[39-44]。由于 DWI 图像能反映细胞密度或坏死细胞簇,因此可以间接预测肿瘤的侵袭性。

表观弥散系数(ADC)是 DWI 检查的定量参数。ADC 值低反映弥散受限或肿瘤是有活性的,ADC 值高反映水分子快速弥散进直肠癌中的坏死组织,该表现能影响 CRT 的疗效并且提示该肿瘤侵袭性较强[45-48]。因此 CRT 前高 ADC 值可能可以提示该肿瘤治疗效果较差。如果肿瘤对于治疗有效,ADC 值开始时升高,这是由于细胞膜破坏后细胞外体积增大,从而导致细胞膜通透性增高,之后随着肿瘤细胞凋亡的进展,ADC 值下降。CRT

结束后在原来肿瘤区域出现间质纤维化,从而导致弥散受限,原来肿瘤组织低 ADC 区域反映了治疗后肿瘤中无活性的区域[49-52]。许多肿瘤治疗后可以出现炎性反应,从而 PET 上可出现高代谢而导致诊断困难,此时治疗结束 ADC 值却可以出现升高。将形态和功能磁共振结合可将炎性改变和肿瘤残留鉴别开来,炎性改变虽然可以出现高信号改变,但是 ADC 值高,而肿瘤残留 ADC 值低。因此 ADC 图对于诊断早期放疗引起的纤维化及避免由于 MRI 引起的过度分期是很有用的[53-55]。

CRT 后 MRI 诊断的准确率明显下降,清晰认识 CRT 后的改变能帮助我们通过 MRI 获得放疗后直肠癌的再分期。在分析 CRT 后图像之前比较 CRT 前和 CRT 后的 MRI 图像是很重要的。

第二节　结肠癌的 CT 检查

一、结肠癌的术前分期

(一)检查准备

肠道准备同本章第一节"直肠癌的 MRI 检查"。肠道内对比剂根据检查不同的目的,可选择稀释的含碘水溶液、稀钡、水、油剂、空气等[56]。

对于肿瘤性病变较好的方法是采用水灌肠增强法,经肛注入温水量为 1 500~1 800 ml。然后静脉注射造影剂以更好地显示肠壁、血管和淋巴结等,含碘造影剂(300 mg/ml)100 ml,先以 1~1.5 ml/s 的速度团注 50 ml,在团注后 1 min 开始扫描,剩余 50 ml 以 0.4~0.6 ml/s 的速度静脉滴入,或以 2 ml/s 的速度团注,在全部造影剂注入后 1 min 开始扫描[57]。

采用 8~10 mm 层厚和 10~15 mm 间距扫描,病变部位可加扫 4~5 mm 薄层。扫描时一般取仰卧位,扫描范围由肝上缘至耻骨联合上缘(乙状结肠癌应扫描至耻骨联合下缘),根据病变部位的不同采用左、右斜位或俯卧位。

利用螺旋 CT 的多平面重建(multiplanar reformation,MPR)可做冠状面、矢状面和任意角度斜位影像,以病变为中心从各个方向观察腔内外侵犯程度。垂直肠管纵轴可较好显示浆膜面、侵及周径及管腔的狭窄程度;最大密度投影(maximum intensity projection,MIP)可显示肿瘤的异常血供及周围肿大淋巴结;曲面重建(curved planar reformation,CPR)在 MPR 的基础上,可将行径迂曲或复杂结构展现在一张图像上,配合曲线测定法可以比较客观、准确地显示肿瘤的侵犯长度、直肠肿瘤距肛门的距离,提示保肛可能性[58-60]。

(二)CT 表现

与结肠镜和钡剂灌肠不同的是,CT 的重要价值在于判定癌肿是否穿透肠壁、邻近器官是否受侵、有无并发症、是否存在淋巴结和远处转移等,为选择合理的治疗方案提供依据。

1. 早期癌　早期癌 CT 扫描主要表现为肠壁增厚。一般而言,在结直肠腔适度扩张的情况下,正常肠壁厚度<3 mm,3~6 mm 为临界值,>6 mm 时提示异常。2002 年,Wiesner 等测量了 100 例无肠道病变患者的结肠壁厚度,认为肠壁厚度与肠管的收缩状态有关。如果肠腔扩张至直径 4~6 cm 及以上,正常肠壁应为 0~2 mm;肠管直径为 3~4 cm 时,正常肠壁厚度为 0.2~2.5 mm;肠管直径为 2~3 cm 时,肠壁厚度为 0.3~4 mm。如果肠管收缩至直径<1 cm,近端结肠肠壁最大厚度可达 6 mm,远端结肠肠壁厚度达 8 mm 仍属正常范围。肠腔的充分扩张是评价肠壁增厚的关键。

2. 进展期结直肠癌

(1)原发肿瘤:主要有肠壁增厚、腔内肿块和肠腔狭窄 3 种情况。

1)肠壁增厚:癌肿主要表现为肠壁局限性或环周性增厚,表面可不光整,CT 扫描不能可靠地评价肿瘤侵犯肠壁各层的深度。增强扫描时病变处肠壁多表现为较明显的强化。黏液腺癌或印戒细胞癌由于黏液下层有大量细胞内（或外）黏液聚积，肠壁增厚较明显，增强扫描时密度低、强化不均匀。

2）腔内肿块：癌肿可形成向腔内生长的肿块，多呈偏心性；肿块表面不规则，可有溃疡形成；肿块与周围肠壁分界清楚，邻近肠壁厚度正常。增强扫描肿瘤亦多表现为明显的强化，肿块较大时，强化常不均匀，有时见小低密度区。黏液腺癌或印戒细胞癌的肿瘤密度不均匀，常见低密度。

3）肠腔狭窄：癌肿侵犯肠壁全周时，可见局部肠腔狭窄，病变处与正常肠壁分界清楚。

（2）浆膜及邻近器官受侵 CT 扫描与气钡双重造影相比，不仅能显示结直肠原发肿瘤，还能显示肿瘤向肠腔外侵犯的情况。① 肿瘤处肠壁外缘清楚光整提示肿瘤局限于肠壁内。② 若肠壁外缘模糊、不规则，或见条索影、结节影或周围脂肪间隙模糊，提示肿瘤侵出肠壁，但与周围组织炎症性反应或充血难以鉴别。③ 肿瘤与周围脏器之间的脂肪间隙消失，提示外侵至邻近器官；肿块亦可直接长入或包绕邻近器官。直肠癌向前可侵犯精囊、前列腺、阴道及膀胱，并可直接蔓延侵犯到两侧的坐骨直肠窝，向后可侵犯到骶前间隙及骶尾骨。

（3）淋巴结转移：直肠周围脂肪较丰富，有良好对比，CT 扫描能显示原发肿瘤周围及其引流区域的淋巴结，升、横、降结肠周围有较多的肠管和脏器，区域淋巴结显示不理想。一般以淋巴结短径≥10 mm 作为 CT 判断转移淋巴结的指标。有研究认为以 8 mm 作为转移淋巴结的诊断阈值，准确率为 70.2%，特异性为 81.3%，敏感性为 58%，故认为 8 mm 作为转移淋巴结的诊断阈值为宜[61-63]。但 CT 不能显示淋巴结的内部结构，仅以大小作为判断其转移的标准，有一定的局限性。根据国际抗癌联盟第七版 TNM 分类及分期，瘤周>3 mm 的肿瘤结节即属区域淋巴结转移，可见 CT 扫描对检出区域淋巴结并不理想，有相当高的假阴性率及假阳性率，CT 扫描无法鉴别淋巴结反应性增生与转移淋巴结[64,65]。

（4）远处转移：腹部 CT 扫描尚可显示腹内其他脏器是否有转移灶。结直肠癌经门静脉引流，第一转移站为肝，因此最常发生肝转移，占 70%。肝转移灶平扫为低密度，增强扫描后病变于门静脉期与正常肝实质差别最明显，常见环形边缘增强，中央不均匀的低密度。结直肠癌肝转移可有钙化，钙化的形态有砂粒样、不规则斑片状和斑点状；钙化可位于瘤灶的中心和周边，也可分布于整个转移灶。如腹部 CT 扫描发现肝钙化性转移灶，原发肿瘤为结直肠癌的可能性很大。结直肠癌其他常见的远处转移部位有肺、卵巢等。

腹膜转移可出现腹水，或腹腔内多发不规则结节或条索状结构，网膜转移 CT 表现为块状结构，呈"网膜饼"状。

（三）结直肠癌的 CT 分期诊断

结直肠癌有许多分期方法，这些方法常造成临床应用上的混乱。Thoeni、Moss 等曾制订了 CT 分期方案（表 10 - 6），但由于其注重的仅是病灶对肠壁内外的浸润和有无远处转移，而对淋巴结转移未作评估，因此其在临床上所能发挥的作用有限，目前较为常用的是改良的 Dukes 分期和 TNM 分期（表 10 - 7，表 10 - 8）。

表 10 - 6　直肠癌、结肠癌 CT 分期

分期	CT 表 现
I	腔内息肉样肿块，无肠壁增厚
II	肠壁增厚超过 1 cm，无周围组织侵犯
III	局部周围组织侵犯
IV	肿瘤侵犯周围组织和邻近器官，伴或不伴远处转移

表 10 - 7　结肠癌 Dukes 改良分期法

分期	病 变 范 围
A	病变局限于黏膜或黏膜下层
B_1	病变超过肌层从而侵及浆膜，无淋巴结转移
B_2	病变穿透肠壁全层，无淋巴结转移
C_1	有区域淋巴结转移，但无肠系膜血管蒂淋巴结转移
C_2	肠系膜血管蒂淋巴结转移
D	有远处转移

表 10 - 8　CT 对结直肠癌 TNM 分期的评估

分期		CT 表 现
T	T_0	螺旋 CT 无任何发现
	T_1	肠壁局部增厚＞5 mm，强化明显，未见肿块，肠腔狭窄
	T_2	局部肠壁增厚略有僵直挛缩，但外缘光整、外周脂肪清晰
	T_3	肠壁外缘略不光整，肠腔有或无狭窄，外周脂肪间隙稍模糊
	T_4	肿瘤局部与邻近组织器官之间脂肪层密度明显增高，并向肠壁外脂肪层僵直延伸，或周围脂肪间隙内可见不规则形、多角状结节影
N	N_0	局部未见明显淋巴结转移
	N_1	病变局部或周围有 3 个以上淋巴结，其外缘光整、圆形或椭圆形，边缘较光滑，有明显强化
	N_2	局部有 3 个以上淋巴结影
M	M_0	无远处转移
	M_1	有远处转移，主要发生于肝、肺、卵巢、骨、腹膜、脑等部位

　　CT 扫描对结直肠癌术前分期的准确性一直受到关注。传统 CT 扫描速度慢，结肠的图像质量受到限制。螺旋 CT 的应用以及采用清洁肠道、注射低张药物、结肠注气或水等阴性造影剂等方法学的改进，减少结肠蠕动，使结肠充分扩张，显著提高了结肠的 CT 图像质量，能清晰显示正常肠壁以及病变的位置、大小、形态及与正常肠壁的分界，同时也能清晰显示病变与周围结构的关系。

　　肿瘤的 T 分期是影响肿瘤切除率的主要因素，目前 CT 扫描无法显示肠壁全层。当肿瘤局限于肠壁时，CT 扫描无法判断侵犯深度，无法区分 T_1、T_2 期病变。早期有关传统 CT 扫描对结直肠癌术前分期的文献报道，总的分期准确率为 47.5%～64%，评价浆膜外侵犯的敏感性为 53%～70%。1998 年，Harvey 等采用结肠充气螺旋 CT 扫描进行术前分期研究，总的分期（Duke 分期）准确率为 79%，评价浆膜侵犯的敏感度和特异性分别为 100% 和 33%，判断淋巴结转移的敏感度和特异性分别为 56% 和 95%，评价区域淋巴结转移的敏感度为 27%～73%。

　　与传统 CT 相比，螺旋 CT 评价肿瘤浆膜外侵犯的敏感度提高，但对 N 分期的评价仍有一定的局限性。螺旋 CT 扫描能检出更多小淋巴结，但

CT 不能显示淋巴结的内部结构，仅以大小作为判断其转移的标准；无法鉴别增大的淋巴结是由炎症造成，还是由反应性增生淋巴结或由转移所致；也无法检出小而有转移的淋巴结[66-68]。

　　CT 扫描对早期病例的分期价值不大，但有助于显示晚期（T_3、T_4 期）肿瘤外侵的情况，有助于判断肿瘤的可切除性。提示是否需做术前综合治疗以降低肿瘤期别，提高切除率，减少手术种植及局部复发率。CT 扫描对临床拟采用内镜做局部切除的"早期病例"，有助于排除 T_3、T_4 期及 N_1、N_2 期病变。对钡剂灌肠造影显示为全周狭窄及临床指诊病变固定的"晚期"患者，有助于明确病变范围。年轻的结直肠癌患者往往初诊时即属晚期，有较广泛的腹腔内转移，应及时做 CT 扫描，以便了解病变情况，选择最佳治疗方案及评估预后。

（四）鉴别诊断

　　结肠癌需要和结肠原发的其他恶性肿瘤（如类癌、淋巴瘤、肉瘤）相区别。更重要的是与结肠良性病变（如憩室炎、阑尾炎症、异物穿孔）相鉴别。以下 CT 表现高度提示为肿瘤性病变：① 局限性、分叶状软组织肿块，伴周围浸润性改变；② 肠壁偏心性增厚＞2 cm；③ 增强扫描病灶明显强化；④ 合并有局部和（或）远处转移性病灶。

　　良性肿瘤主要为结肠腺瘤和绒毛结节腺瘤。腺瘤分为有蒂和无蒂两种，在 CT 上表现为肠腔内或肠壁上小结节肿块，密度均匀，边缘光滑，无相邻肠壁增厚。绒毛结节腺瘤 CT 表现为肠腔内密度不均匀的肿块，大部分为偏心分布的低密度区，CT 值＜10 Hu。这种偏心低密度灶被认为是绒毛结节腺瘤高度特异性的 CT 表现，由瘤内大量黏液聚积所致。与恶性肿瘤不同，后者在 CT 上所见瘤内低密度多呈中央型分布，一旦位于周边则脱落形成空隙。

　　炎性病变主要有 Crohn 病、溃疡性结肠炎、内膜性结肠炎，这些病变均可导致肠壁增厚，与癌性肠壁增厚相似，但炎性肠壁增厚多较广泛或多发节段性分布，有别于癌性肠壁增厚的局限孤立性分布。有时炎性肠壁增厚在 CT 上可见特异性"双晕征"，即增厚肠壁因黏膜下水肿而呈分层状结构。

一旦炎症累及肠周,病变内出血和有气体,则提示炎性窦道或瘘管形成。肠周围脓肿在 CT 上表现为环形厚壁的囊性灶伴显著均一强化。

(五)分期的准确性和影像学比较

(1) CT 正确的检查技术是准确分期的关键。就 CT 直肠检查而言,肠腔充分扩张与肠壁良好对比是提高病灶检出率和准确分期的关键。作者认为低张生理盐水保留灌肠能达到以上两个要求,横断面加直肠直接冠状面扫描能提高肠壁、肠腔内外肿瘤的显示能力,清晰地显示肿瘤整体形态,并可准确地估计病变的范围、测量距肛门的距离,从而为临床手术方案的选择提供依据。另外,这种方法对肠壁外肿瘤浸润估计的准确性也有提高。

在直肠癌术前 CT 分期方面,早期研究报道的分期准确性高达 90% 以上,但后期报道只有 48%～74%,可能早期研究的病例以晚期居多。目前一致认为 CT 对Ⅰ、Ⅱ期的估计不及对Ⅲ、Ⅳ期的估计准确。

(2)钡剂灌肠检查对肠腔内肿瘤检出敏感、准确,可达 90% 以上,高于 CT,但不能显示病变向肠腔外扩展的情况。

(3)直肠内超声检查根据肿瘤与正常肠壁组织的不同回声,判断肿瘤浸润肠壁的深度和对直肠周围的播散,其敏感性为 83%～94%,高于 CT,但对淋巴结转移不敏感。其分期总的准确性稍高于 CT,明显优于腹部超声。

(4) MRI 由于直肠位置较固定,周围有较多脂肪对照,所以在 MRI 图像上直肠的解剖结构清晰,对肿瘤肠周播散的敏感性高于 CT,对肿瘤侵犯盆底肌肉和骨骼显示较佳,但对肿瘤在直肠壁内的浸润深度(Ⅰ期)以及局部淋巴结转移的判断和 CT 一样是有限的。早期研究报道,在直肠癌分期方面与 CT 相仿,总的准确性为 74%～79%,近期 MRI 应高于 CT[69-71]。

二、CT 仿真结肠镜检查

CT 仿真结肠镜检查(CT virtual colonoscopy,CTVC)是近年迅速发展的高科技医学影像新技术,它将 CT 技术和先进的影像软件技术相结合,产生结直肠的 3D 和 2D 图像。3D 图像以薄层螺旋 CT 扫描数据为资源,采用特殊的计算机软件对结直肠内表面具有相同像素值的部分进行立体重建,以常规结肠镜(conventional colonoscopy,CC)效果的方式显示其腔内结构。2D 图像即将结直肠沿纵轴切开后,从横轴面、冠状面和矢状面观察的腔内外图像。3D 图像和 2D 图像相结合是 CT 仿真结肠镜检查的最大优势,为结直肠病变提供全方位的信息,在检查结直肠病变方面发挥巨大的作用。该技术无创伤性,患者无痛苦,易于被受检者接受;相对简单、安全;一次扫描得到的数据可用多种方法后处理观察;可以对 CC 难以到达的部位进行观察。

(一)检查方法

CTVC 全过程包括肠道准备、容积扫描和图像分析及解释 3 个方面。

1. 肠道准备 在现阶段,大部分 CTVC 需要清洁结肠,因为残留的粪便和液体会导致检查困难、检查结果不佳,甚至诊断错误。清洁结肠的方法同气钡双对比灌肠检查(double contrast barium enema,DCBE)和 CC,即检查前两天进食少渣食物,前一天进食流质饮食,可于检查前晚或提前 6 h 口服 20% 甘露醇 500 ml 加配 5% 葡萄糖钠注射液(GNS)1 000 ml;或番泻叶泡茶饮服两天,并于检查前 2 h 清洁灌肠。原则上讲,肠道越干燥,息肉检出的可能性越高,所以最好用电解质溶液清洁灌肠,这样可避免用导泻剂引起的结肠腔内过多的液体潴留。

扫描前 10 min 肌内注射山莨菪碱(654－2)10 mg,或静脉注射胰高血糖素 1 mg 或东莨菪碱 40 mg,以降低结肠张力、减轻肠痉挛和减少肠蠕动伪影,获得最佳肠扩张。但一些研究显示,在灌注气体前静脉注射胰高血糖素是无效的。

患者侧卧位于检查床上,经直肠导管灌注 CO_2 或空气,然后仰卧位继续注气。灌注量以使结肠有充分的扩张和患者能耐受为宜,注气 1 000～1 500 ml。患者取仰卧位或俯卧位,先定位扫描观察结直肠充气情况是否满意,如不满意再追加注气。潴留液较多时延长 2～4 h,让患者解完大便后再扫描。

CTVC 也可在 DCBE 或 CC 前,或 CC 后 1.5~3 h 内进行,这样可以减少患者的肠道准备次数。下列情况不宜进行此检查:结直肠造瘘术后;结直肠活检 1.5 h 内;肠道急性炎性疾病(包括急性憩室炎);结直肠息肉切除 6 周内;有肠穿孔迹象者;青光眼和前列腺肥大排尿困难者;有心、脑血管严重病变者;严重的幽闭恐惧症。

最近一些研究者发现脂肪对比剂也可用于 CTVC 研究,其成像质量和病变检出率均较高[72]。也有一些研究者认为最小化肠道准备,特别是对于老年肿瘤患者,有更高的接受性,而且其对结直肠病变的检出率也很高[73]。患者在检查前 1~2 天口服对比剂(钡剂或碘剂),对比剂和肠腔内容物混合,密度基本一致,这样软组织密度的息肉在高密度的粪便衬托下可以诊断。据报道对于 >9 mm 的病变,其敏感性为 91.7%,阳性预测值为 100%[6];对于结直肠癌,其敏感性和特异性分别为 100% 和 87%[74]。

2. 容积扫描　单层螺旋 CT 扫描参数为:扫描准值 3.0~5.0 mm,Pitch1.0~2.0,重建间隔 1.5~5 mm,FOV35~40 cm,120 kV,70~150 mA,512×512 矩阵。屏气 17~24 s 扫描一组,需 2~3 组,两组间隔 11 s。扫描范围包括整个结直肠。从尾侧向头侧方向扫描或相反。最好从尾侧向头反方向扫描,以保证得到直肠、乙状结肠适当扩张的图像。呼吸运动会引起一小段结直肠的图像数据缺失,可能的解决办法有:增加 Pitch、一次屏气完成扫描,扫描时允许患者幅度一致的浅呼吸,两组间重叠一小段层面扫描,指导患者专心、合作,使用呼吸门控软件。

多层螺旋 CT 允许更小的准值,通常 1~2.5 mm,在一个屏气时间内(15~20 s)完成全部结直肠扫描,提高息肉检出率。由于腔内气体和软组织的高度对比,可以选用低剂量(50~100 mA)。但是过低剂量导致图像噪声增加,影响结肠外脏器、组织的评估,因为大约 10% 的患者腔外结果需要进一步检查,所以医生要根据需要选择剂量。另外,超体重或髋关节成形术者才使用较高的剂量(140 mA),以保证图像质量。

静脉注射造影剂是有争议的。息肉和癌均强化,早期研究显示静脉注射造影剂可以增加息肉的

检出。另外,正常结肠黏膜的强化可以帮助解释图像,特别是肠曲充盈液体时。但是对于有症状的患者和已知是恶性病变的患者,静脉注射造影剂和高剂量扫描是必需的。仰、俯卧位联合扫描可以明显提高结肠扩张的比率,增加息肉检出的敏感性。对于 4 层螺旋 CT,常用参数为:扫描准值 1.25 cm,Pitch1.6,100 mA。

DCBE(5 min 透视,18 张点片)总的有效剂量 0.61 rem,这是放射工作者一年剂量上限的 12%。对于标准的腹盆腔 CT(270 mA,120 kV,5 mm 准值,Pitch1.6,40 cm 覆盖范围)有效剂量大约为 1.5 rem,这约是放射工作者一年剂量上限的 30%。对比而言,仰、俯卧位联合扫描单层螺旋 CTVC(100 mA,120 kV,5 mm 准值,Pitch1.6,40 cm 覆盖范围)总的有效剂量是 1.1 rem,这约是放射工作者一年剂量上限的 22%。多层螺旋 CT 增加射线剂量的有效性,导致射线剂量的减少[75,76]。

3. 图像分析及解释　应用现代化的 CT 软件包,可以直接得到横轴位、2D 多平面重组(multiplanar reformation,MPR)和 3D CTVC 图像。2D MPR 可以同时显示横轴面、冠状面和矢状面图像。3D CTVC 阈值为 −600 Hu~−800 Hu,视角 15°~60°,通过调整 Navigator 观察光标至所需检查的肠管,并旋转方向光标获得所需观察方向。仿真内镜图像可以用以下两种方法获得。① 表面再现技术(surface rendering techniques):由于损失大量数据,这种再现不能代表体素所包含的全部密度值,所有仅仅气体和软组织之间的界面再现,容易出现不连续或假阳性表面。② 容积再现技术(volume rendering techniques):保留了全部数据,可以更好地表现密度梯度变化,使得肠壁(或息肉)和气体之间的界面更清楚,但它对计算机的性能要求更高。目前大多数研究者均使用容积再现技术。

影像科医生最先观察原始横轴面图像,用肺窗最佳化腔内气体和软组织的对比,同时用腹窗观察细微的黏膜增厚改变。对于可疑病变,结合 2D MPR 图像和重建后的 3D CTVC 图像。如果可疑病变在 2 个以上的平面显示,诊断的信心明显提高,病变形态更好显示,病变定位更加准确。这些

优势能够帮助外科制订手术方案,特别当病变位于结肠扭曲段时。对于 CT 结肠成像最常见的问题,即鉴别皱襞上的息肉和结节样皱襞,2D MPR 虽然有帮助,但 3D CTVC 能够提供更好的解剖特征以帮助鉴别。3D CTVC 图像有助于结肠袋皱襞与息肉进行鉴别,较 2D 图像在检查直径<5 mm 的病灶方面更加敏感。原始横轴面图像对于明确病灶的性质特别有意义,可测定病灶内部的密度;有助于评价腹腔和盆腔内的异常软组织块、淋巴结肿大、肝转移和腹水;有助于重建的 3D 和 2D 图像定位,以便发现病灶。完整的图像应由原始横轴面图像、重建后的 3 种 2DMPR 图像和 3D CTVC 图像的综合图像来组成。2D 图像和 3D CTVC 相结合,对结肠息肉诊断的敏感性超过单独应用 2D 或 3D 图像。

由于获得的图像多(几百幅),分析时间长。通常情况下,一例结肠图像的仔细判读大约需要 20 min。但我们可以应用一些软件,如 Fly Through 程序半自动沿管腔轴向观察以发现病变,减少分析时间;对可疑病变进行多方向观察,包括病变近侧面、远侧面、正面和斜面,可以检出隐藏在皱襞后面的息肉。计算机辅助诊断(computer aided diagnosis,CAD)可以提高影像科医生诊断局灶性肠壁异常的敏感性,并提高 CTVC 的时间效率。

在 2D 图像上,息肉表现为位于黏膜上的软组织结节;静脉注射造影剂后 45 s,息肉明显强化。在 3D CTVC 图像上,息肉表现为腔内充盈缺损。仅仅凭形态学特征,CT 结肠成像不能区分化生性息肉和腺瘤性息肉,尽管<5 mm 的息肉中有 50% 是化生性息肉。大部分息肉是无蒂的,少部分是有蒂的,证实蒂的存在可以明确诊断。在仰卧位和俯卧位,息肉的位置发生变化,可以帮助诊断。东方人好发扁平息肉,对于影像科医生和内镜医生来说都很难评估,但腹窗能够诊断扁平息肉引起的黏膜的细微增厚,特别是静脉注射造影剂后。

结直肠癌的典型表现为"苹果核样"结构或者腔内肿块。肿瘤处肠壁周围脂肪间隙模糊,见条索影、结节影或弥漫性密度增高影,或肿瘤与邻近脏器之间的脂肪间隙消失是浆膜外侵犯的证据。CTVC 评价肿瘤浆膜外侵犯的敏感性和特异性分别为 92.9%~

100% 和 33%~50%。CTVC 可以发现肿块旁、肠系膜、髂血管旁及腹主动脉旁的淋巴结肿大,敏感性为 56%~70%,特异性为 81.8%~95%[78]。静脉注射造影剂后,肝转移也能被发现。结直肠腔的充分扩张可提高早癌的诊断,这依靠传统 CT 是不能发现的。另一个明显的优势是 CTVE 可以观察狭窄肠段近端的情况,有利于发现双发癌和伴发的息肉。

2D 图像上,憩室表现为充盈气体的小袋;在 3D CTVC 图像上,表现为边界清楚的口袋。当肠段扩张不佳、黏膜和皱襞增厚时,可表现为"平滑肌肥厚征"。常规的俯卧位能帮助扩张乙状结肠,特别是出现憩室时。

对于 Colon 病,CTVE 也有特征性的表现,基本上与 DCBE 相似。对于结肠炎的作用还没有证实[79]。

影像科医生对结直肠的正常解剖结构要非常熟悉,如回盲瓣在 CTVE 上可能很像息肉或肿瘤。回盲瓣内有脂肪,在腹窗时可以显示,能够帮助鉴别诊断。阑尾口可能有息肉样表现,冠状位重组对于鉴别诊断最有帮助。在 2D 图像上,结肠皱襞可能很复杂,有时很像息肉或肿瘤,特别是肝曲、脾曲的皱襞,但 3D CTVE 特别有帮助。直肠皱襞也可能引起误诊,特别是直肠黏膜脱垂的患者,但皱襞光滑、对称的表现暗示它的良性特征[80]。

除了概念上的错误以外,肠道准备不佳、扩张不好是引起假阳性和假阴性的主要原因。联合应用仰、俯卧位扫描以最大可视化黏膜表面,用腹窗分析以减少大肿块的假阴性是有帮助的。然而,尽管位置发生变化,塌陷的肠段容易与肿瘤混淆。用 MPR 可以帮助证实塌陷的黏膜皱襞。如果还有一些残存的气体,3D CTVC 可以证实塌陷肠段中光滑的黏膜表面。然而,当扩张良好的肠段中发现增厚的皱襞时,可能代表一个扁平病变或者一个带蒂的息肉。

粪便是最常见的假病灶,特别是实性粪便很难与息肉鉴别。下列方法有助于区别:① 横轴面图像和(或)2D MPR 图像可能显示粪便内的气体影,或密度不均;或显示其未紧贴肠壁,两者之间有一低密度间隙。② 同时使用仰、俯卧位扫描,即改变患者体位时,粪便可以移动,而息肉等病变的位置固定不变。③ 静脉注射造影剂,息肉可以明显强化,而粪便不强化。④ 2D 与 3D 图像对比评估,当憩室内的粪便突入肠腔,形成假息肉时,能引起假阳性;但在腹窗其密度通常较高,可资鉴别。腹窗分析图像可以证实结肠脂肪瘤,其密度低于息肉。

肠液可能表现为沿着依附肠壁的、边界不拢"河流",或为分散的气液平面。

(二)图像伪影

CTVC 的图像伪影可因肠道准备不佳、不适当的扫描参数、呼吸运动等因素引起。大多数伪影不会引起诊断困难,但有些伪影可能类似结直肠病变。

(1)条纹状伪影:高密度的钡剂、外科钳夹和金属假体产生条纹状伪影。残留的钡剂可能类似息肉,但表现为均匀高密度或与粪便混杂而密度不均,横轴面图像上软组织窗最容易显示其高密度。臀部假体伪影不利于评价直肠、乙状结肠的情况。

(2)阶梯状伪影:因 CT 数据的螺旋形采集而形成,与图像采集和重建参数有关。常表现为多个同心圆环状低密度线,特别影响无蒂息肉的检出。多出现在结直肠轮廓变化快的部位,如盲肠、乙状结肠、肝曲、脾曲和直肠。减少扫描层厚和 Pitch,增加薄层重建时的重叠,增加图像后处理时的表面光滑算法,可减轻或消除此伪影。

(3)运动伪影:可因患者移动、呼吸运动或肠蠕动所致,大大降低图像质量。呼吸运动伪影在 2D、3D 图像上特征性地表现为线状缺损,但 3D 图像上也可能类似息肉。

(4)金属伪影和射线硬化伪影:表现为大的黑色条纹,遮盖肠壁,大大损害 2D 和 3D 图像质量。

(三)临床评价

1994 年 Vining DJ 等首次报道利用虚拟结肠技术产生结肠 3D 影像的可行性[81]。目前一系列研究已经证实 CTVC 在结直肠息肉的诊断价值。对于>10 mm 的息肉,分析两者间的一致性很高,但对于小息肉,变化很大。以往单层螺旋 CT 研究[82]70 名患者,共检出 115 个息肉。对患者分析,显示检出 10 mm 或更大息肉(n = 12)的敏感性和特异性分别为 75%和 91%;5~9 mm 息肉检出的

敏感性和特异性分别为 66%和 63%;<5 mm 的息肉检出的敏感性和特异性分别为 45%和 80%。对息肉分析,显示 10 mm 或更大息肉(n = 15)检出的敏感性和特异性分别为 67%和 73%;5~9 mm 息肉(n = 21)检出的敏感性和特异性分别为 56%和 69%;<5 mm 的息肉(n = 79)检出的敏感性和特异性分别为 25%和 27%;5~9 mm 息肉和>10 mm 息肉的阳性预测值分别为 35%和 69%。但另一组大宗病例报道显示[83],对患者而言,单层螺旋 CT 结肠成像检出息肉的敏感性和特异性分别为 90.1%(164/182)和 72.0%(85/118)。对息肉而言,总的敏感性为 69.7%(365/524);10 mm 或更大息肉检出的敏感性为 90%(74/82);5~10 mm 息肉检出的敏感性为 80.1%(112/141);<5 mm 息肉检出的敏感性为 59.1%(178/301)。对于多层螺旋 CT,小宗病例报道显示[84],对于 10 mm 或更大病变检出的敏感性、特异性、阳性预测值和阴性预测值分别为 90%、100%、100%和 98%。最近一个多中心的研究显示,多层螺旋 CT 扫描 615 名志愿者,共检出 827 个息肉。对于 6~10 mm 的息肉,检出的敏感性为 39.0%(95%CI:29.6%~48.4%);对于 10 mm 以上的息肉,检出的敏感性为 55%(95%CI:39.9%~70.0%)[85]。因此他们认为 CTVC 技术尚不成熟,不能作为一种普查的方法,仍需改进。而据 Sosna 等报道,经 Meta 分析,CTVC 对于>10 mm 息肉的敏感性和特异性分别为 81%和 95%,对于 6~9 mm 息肉的敏感性是 62%[86]。总之,CTVC 对于>10 mm 息肉检出的敏感性较高,但对于<5 mm 的息肉,其检出敏感性明显下降。但由于结直肠息肉直径>10 mm 有潜在恶性的可能,而<10 mm 的息肉通常有不到 1%的恶变可能性,因此 CTVC 对于息肉的检出是可行的。

CTVC 的显示范围可以从直肠到回盲瓣,对明显的结肠癌腔内占位或管腔狭窄的发现率极高,显示高度狭窄段肠管的狭窄近端情况更有独到之处。不久前 Fenlon 等研究显示,CTVC 证实全部 29 个梗阻性结直肠癌,且在近端结肠发现 2 个双原发癌和 24 个息肉。据 Harvey 等报道,用 CTVC 进行结直肠肿瘤的术前 Dukes 分期,总的分期准确率达

79%[87]。Filippone 等报道多层螺旋 CT 仿真结肠镜对结直肠肿瘤 T 分期的准确性是 83%，对 N 分期的准确性是 80%[88]。可见，CTVC 对于结直肠癌的术前分期有重要意义。但也有人认为，对于结直肠癌患者，特别是老年患者，标准的腹盆腔扫描就可以了。相比而言，CTVC 对于息肉和小癌灶的检出是必需的。

CTVC 与 DCBE 比较：CTVC 的患者耐受性比 DCBE 好；克服了 DCBE 由于结肠冗长、扭曲、粘连、痉挛而检查不完整，以及肠腔狭窄而难以到达病变近侧的缺点，可更全面了解结肠和病变情况；对肿瘤两侧面显示更加满意；可以完整显示憩室内口；参考辅助的 2D MPR 图像，定位准确率达 100%；参考 SSD 结肠辅助成像，定位准确率亦可达 100%。

CTVC 与 CC 比较：CTVC 为无损伤性，数据采集快，故可减少检查的风险；克服了 CC 由于结肠冗长、扭曲、粘连、痉挛而检查不完整，以及肠腔狭窄而难以到达病变近侧的缺点，可更全面了解结肠和病变情况；对病变采取多角度观察，较 CC 更灵活；不受入路限制，可到达所需观察的任意部位；结合 2D MPR 图像定位准确率达 100%。CTVC 不能区别病变黏膜色泽，对黏膜水肿及浅表隆起和凹陷病变均不如 CC 敏感，不能进行活检和治疗。

CTVC 与 MRVC 比较：CTVC 的优点是较好的空间分辨率和扫描速度快。缺点是电离辐射。MRVC 如果使用阳性对比剂增加了检查费用；扫描矩阵＜CTVC，故空间分辨率低于 CTVC，显示结直肠内腔、病变表面细节不如 CTVC，但可连续监视结直肠的充盈过程，保证在 3D 数据采集时结直肠处于最佳充盈状态，有利于图像后处理；可在更有效的冠状面获得较薄的层厚；没有电离辐射。

因为 MR 有限的空间分辨率、部分容积效应及对运动伪影高度敏感，MR 仿真内镜仍然无法检出无蒂和扁平息肉。

CTVC 的优点：准备工作同 DCBE、CC，但只需要从直肠注入一定量的气体，非创伤性，患者安全、相对舒适，尤其适用于不能耐受 DCBE、CC 者。气体易于通过常规结肠镜、钡剂不易通过的病变狭窄部位，可了解狭窄近端的情况。不因结肠冗长、扭曲、粘连和痉挛而检查不完整。可多角度显示结直肠，病变定位准确。帮助引导 CC 活检和治疗。数据采集快，一次扫描的数据可得到多种后处理图像。对病变的形态特征可进行量化，如结肠壁的厚度、病灶的大小。

CTVC 的缺点：不能显示病变的质地和颜色，不能发现充血水肿类炎性病变。不易发现浅表隆起、凹陷病变。对病变不能活检，定性诊断有一定困难。不能进行治疗。图像质量受清洁肠道不彻底、结直肠充气扩张不佳、肠蠕动和呼吸运动等因素的影响。

总之，CTVC 是一种较新的有发展潜能的高科技医学影像新技术，临床使用已证明了它的可行性和安全性，与结直肠病变的其他检查方法相比较，有许多优点。虽然 CTVC 还有许多不尽人意的地方，但 CTVC 对于≥10 mm 的病变检出的敏感性是鼓舞人心的，并且假阳性率很低。目前，对于无法完成结肠镜检查，特别是因恶性肿瘤引起肠腔狭窄的患者，CTVC 的作用是公认的；对于有症状的患者，CTVC 可以作为 DCBE 的替代检查方法。随着 CT 技术的发展，CTVC 必将成为结直肠疾病检查的主要方法。

第三节　结直肠癌术后的影像评估

一、术后改变

对直肠、乙状结肠癌不能保留肛门，行直肠、肛管经腹、会阴联合切除术及腹壁结肠造瘘术（多为 Miles 术式）的患者，不能行气钡双对比灌肠造影，CT 增强扫描是主要的随诊方法。增强扫描不仅能使肿瘤强化，且有助于鉴别血管及肿大的淋巴结。多数学者主张,在术后 3~4 个月,术后区的出血和水肿已基本消退,应行基线 CT 或 MRI 留作对比,以后可每半年复查 1 次至术后 2~3 年,继而每年复查 1 次至术后 5 年。扫描方法直接影响图像质量和诊断的准确性,凡是保留肛门的患者,不论有无腹壁造瘘,均应自肛门注入气体,必要时应注射低张药物,使肠管扩张形成对比。

在术后早期,手术床可充满软组织影,为肉芽组织增生、血肿、水肿或纤维化所致,这些手术后形成的良性改变在随诊过程中逐渐缩小。术后纤维化有时与肿瘤复发不易鉴别。术后纤维化多位于中心,前缘平直或凹陷,呈片状软组织影;随诊过程中一旦出现肿块增大、外缘膨隆或发现区域性淋巴结肿大,均提示肿瘤复发。在 CT 扫描不能鉴别是肿瘤复发抑或术后瘢痕、肉芽组织时,应结合 CEA 检查结果,并可在 CT 引导下做细针抽吸活检,以取得组织学诊断。CT 发现病变及显示病变范围较敏感,但有时难以鉴别术后纤维瘢痕或复发,对早期骨盆骨转移亦不敏感,MRI 软组织分辨率高,可多方位成像,对术后纤维瘢痕与复发鉴别有重要意义。术后 6 个月以上成熟的纤维瘢痕在 T_1 及 T_2 加权像均表现为低信号。术后 6 个月以内者,由于瘢痕内成纤维细胞丰富,含水量高,T_2 加权像可呈中高信号,不易与肿瘤鉴别。

二、术后复发

结直肠癌术后复发率较高,一般在 30% 以上,是造成术后死亡的主要原因。术后复发大多数(70%~80%)发生在手术后两年内。按复发部位不同分为术后手术区局部复发和远处转移两种,以前者多见,两者可单独存在,也可同时存在。远处转移包括脏器(肺、肝脏等)转移和非区域性淋巴结转移。局部复发分吻合口区复发和骶前区复发,前者见于部分肠段切除术后行端端吻合术者,这种手术后一般不产生显著的瘢痕,术后直肠壁厚度常<1 cm。

术后肿瘤复发的 CT 表现为:① 吻合口腔内结节或局限不对称肠壁增厚,常>1 cm,但也有<

1 cm 的复发病灶。② 肠腔狭窄,常偏心不规则。③ 邻近肿块可致肠腔受压后吻合口周围和骶骨区软组织肿块呈圆形或卵圆形,密度多均一,偶尔中央坏死或弥漫性钙化,边缘不规则,分界不清。④ 可侵犯相邻组织器官,有时伴有局部淋巴结肿大。MRI 表现为:① 骶前软组织肿物,T_1 加权像为低信号,T_2 加权像为高信号。② 肿块不对称,可侵犯邻近器官,但 T_2 加权像呈高信号的软组织肿物可认为是肿瘤坏死、存活的肿瘤、炎性肉芽肿或水肿,属非特异性表现。对于不易鉴别的病例,可行增强 MRI,复发肿瘤呈不均匀强化,纤维瘢痕不强化。

各种影像学手段对直肠癌术后复发检出的优缺点如下:① 钡剂灌肠造影,对肠腔内和吻合口复发检出敏感、准确,对肠腔外复发病灶不敏感。② CT、MRI 对吻合口周围和骶前复发的检出为其优势,而对吻合口复发不如钡剂灌肠敏感。因此目前认为钡剂灌肠检查(或内镜)加 CT 或 MRI 检查,能全面地观察吻合口腔内外及其远处转移的情况,提高直肠癌复发病灶的检出率。临床观察发现在亚临床和 CEA(癌胚抗原)进行性升高之前检出肿瘤复发病灶,能明显延长患者的生存期。因此,术后定期随访尤为重要,目前多主张术后 2~3 个月钡剂灌肠和 CT 或 MRI 检查作为以后观察的基准,术后 2~3 年内每 6~9 个月随访一次。

诊断术后肿瘤复发时,应与术后炎性病变及纤维瘢痕组织鉴别。术后吻合口炎性水肿、结缔组织增生等也可致吻合口肠壁增厚,但多小于 1 cm。盆腔骶骨前瘢痕组织在 CT 上表现为骶骨前横向新月形肿块,术后 2 个月内边界不清,3~9 个月肿块一般消失或变成横行薄碎片,边缘清晰。显著的纤维瘢痕形成(常与局部感染有关)可表现为类圆形肿块,CT 较难鉴别,但肿瘤复发有明显增强,而瘢痕组织一般增强不明显。随访观察和 CT 导向细针活检有一定价值,术后急性炎性水肿常在 2~3 个月内消退,纤维瘢痕组织也在术后 4~9 个月内显著缩小,而复发癌肿则进行性增大,故基础片检查和定期随访均很重要。有关 MRI 的早期研究认为,纤维性肿块在 T_1、T_2 加权像上均为低信号,而复发肿瘤在 T$_2$ 加权像上为高信号。但近期 Enber 等发现这种表现只出现在术后 1 年以上的成熟纤维组织性肿块,而 6 个月以内的早期纤维组织在 MRI 图像上信号强度与肿瘤难以区分。Delange 发现盆腔肿块的信号强度与组织学无关。所以,MRI 和 CT 一样,在鉴别炎性肿块和肿瘤复发方面有一定困难,但 MRI 在发现邻近肌肉受侵犯方面有明显优势。

三、肺 转 移

(一)肺转移性肿瘤的 CT 检查技术

一般情况下对肺转移性肿瘤的 CT 检查同胸部常规 CT 扫描,即从胸锁关节水平开始,按层厚、间隔各 5 mm 进行扫描,直至横膈水平或以下。扫描期间患者平静呼吸时屏气,以保持每次呼吸一致,防止扫描层面的跳动而漏扫有关病变。如果仅需了解肺部情况,可以单用平扫,一般均能达到诊断目的;如果同时需了解纵隔和肺门淋巴结是否同时有转移,即需进行直接增强扫描;如果怀疑肺内转移灶仅为单个或数个小结节(直径≤1 cm),可以对可疑区域进行薄层扫描,层厚和间隔以 1 mm 为宜;对粟粒样转移或淋巴管转移采用高分辨率 CT 扫描最为合适,这样可以最大限度地发现细小病灶,并清楚了解病灶的密度、形态、轮廓及周围情况。此外,为防止呼吸运动而造成病灶漏扫,可以进行动态薄层扫描,即让患者屏气期间对可疑病灶区域进行 5～6 次连续薄层扫描。

新型螺旋 CT 扫描更具优点,1～2 次屏气扫描即可包括整个肺部,不受呼吸运动影响。由于其采取的为容积式扫描,扫描结束后可进行任意的计算机薄层(1～2 mm 层厚)重建图像处理,克服了部分容积效应,结果十分令人满意。

值得一提的是,观察病灶必须结合肺窗和纵隔窗图像,一般的窗宽和窗位分别是 1 000 Hu、−700 Hu,纵隔窗分别为 500 Hu、50 Hu。尤其对于较小的结节病灶,纵隔窗往往不能显示病灶,故肺窗是必不可少的。

(二)影像学表现

1. 肺转移瘤的典型表现

(1)X 线表现:肺转移最常见的胸部 X 线片表现为双肺单发或多发、圆形、边界清楚的结节,有时亦可为边缘模糊的不规则状片影或结节影。结节的数目、大小、分布与肿瘤播散的方式有关。75% 以上的肺转移为多发病灶,多累及双肺,也可只累及单侧肺。82%～92% 的瘤灶位于肺外带,下肺野更为多见[89]。

(2)CT 扫描表现:多数肺转移瘤具有典型 CT 表现,即两肺弥漫分布的多发的小结节影,尤以肺外 1/3 带或胸膜下肺组织中多见,肺中下野较肺尖为好发;结节大小可以从几毫米到几厘米不等,或为肿块;密度一般均匀,CT 值为软组织密度;边缘光整呈球形,与周围肺组织境界清楚。据资料报道,82%～92% 的转移结节散布在肺外 1/3 带或胸膜下[90]。Crow 曾报道 50% 的结节直径为 5 mm 或更小些[91]。

2. 肺转移瘤 可分为 6 个类型,下面具体描述其 CT 表现。

(1)结节型:可分为多发结节型和单发结节型两种。多发结节型即有上述典型的 CT 表现,容易诊断。单个结节型可以分布于肺野任何部位,但以肺中下野和肺外周为多见,多数表现为圆形或略有分叶的结节,边缘清楚,密度均匀或不均匀,但也有少数可表现为边缘不规则,有毛刺。大小为几毫米至几厘米,较小的结节呈圆形或粟粒样,密度均匀,边缘锐利。

(2)肿块型或肺炎型:肿块型通常为孤立病灶,但也有多发的,或肿块与结节同时存在。以肺中下野和外带为多。绝大多数肿块直径>5.0 cm,边缘光整或不规则,密度基本均匀,可见分叶,但毛刺偶见。紧贴胸膜下的肿块往往呈板块状,边缘欠规整。肺炎型的病灶边缘模糊不清,往往局限于一个肺叶或段,颇似肺炎浸润阴影,也可为散在多发斑片状模糊影,分布在肺周及肺底等部。

(3)淋巴管炎型:常伴肺门淋巴结肿大,造成肺门区浓密的团块状或片状阴影,并可见从肺门向肺野外放射状分布的树枝状或索条状影。通常位于肺的一侧或一叶,甚至一段。高分辨率 CT 上呈现为网状结节阴影,通常沿支气管及其分支分布,可见 Kelay B 线;有时可显示肺小叶间隔明显增厚,边缘毛糙、扭曲变形等。如果在肺门区做连续薄层扫描,可见段以下支气管壁增厚或见内腔狭窄。另外,在 CT 扫描图像上偶见到纵隔内有肿大淋巴结和胸膜腔积液等。

(4) 粟粒播散型:两侧肺野可见无数细小结节,呈粟粒样,尤以双中下肺为著,大小为 2~5 mm 不等,轮廓大多清楚,偶可见个别较大的结节,但直径仍在 1 cm 以下。这类转移方式在 X 线胸片上易漏诊,CT 尤其是高分辨率 CT 为最佳检查技术。

(5) 肺门纵隔肿块型:此型即表现为肺门区和(或)纵隔淋巴结肿块影。肿块边缘较光滑,可有分叶。肺门支气管管腔基本通畅,其管壁往往被转移灶侵犯。

(6) 混合型:此型指上述各型两种或两种以上类型同时存在,通常为淋巴和血行混合肺转移的表现。CT 表现为肺野内大小不一的病灶,其小似粟粒,大至结节,甚至肿块,同时伴肺野内网状、纤维条索状影。肺门和纵隔见淋巴结肿大[92-98]。

(三) 鉴别诊断

肺转移性肿瘤的诊断并不困难,一般根据其有原发的恶性肿瘤病史,同时出现典型的肺转移灶的 CT 表现,80%~90% 患者基本都能得到确诊。然而,具体临床工作中仍有一部分病例需与其他肺部疾病进行鉴别。如单凭形态学鉴别确有困难时,更多的是结合临床病史、症状、体征和实验室检查结果进行综合判断[99-103]。

四、肝 转 移

肝转移是结直肠癌血道转移最常见的靶器官之一,仅次于区域性淋巴道转移。50%~70% 的患者存在结直肠癌肝转移(colorectal liver metastases, CRLMs),同时性肝转移占 30%~40%,其中 20%~

30% 具有潜在可切性;异时性肝转移占 22%~50%。肝脏切除是目前 CRLMs 唯一根治性治疗手段,有报道显示 CRLMs 患者肝转移可切除术后 5 年生存率高达 30%(15%~67%),而未能获得手术治疗的潜在可切除患者中位生存时间仅有 8 个月,5 年生存率往往 <5%[104]。CRLMs 外科手术治疗具有严格的适应证。肝转移患者是否可手术切除首先必须依赖于影像学检查。影像学检查可评估肝转移灶的准确数目、大小、分布、残肝体积以及同时性还是异时性肝转移等。目前结直肠癌肝转移的影像检查方法主要有对比增强超声检查(CEUS)、多排螺旋 CT 动态增强检查(MDCT)、增强 MRI 以及 PET - CT 等。

1. 结直肠癌肝转移的特点

(1) 多经门脉系统转移至肝脏,多为少血供肿瘤,散在分布的多个肿瘤结节或单发病灶,转移灶多位于肝脏边缘或肝包膜下,较少合并肝硬化。

(2) 转移瘤可发生坏死、囊性变,病灶内可伴出血或钙化,常因中央坏死,形成"脐凹"或"牛眼"征。

(3) 转移瘤多保留原发肿瘤的组织学特征。

(4) 多数肝转移不侵犯周围血管,胆管扩张亦少见,但少数肝转移瘤可侵犯肝血管,形成瘤栓,但一般无门静脉大分支或主干瘤栓。

(5) 位于转移瘤附近的肝组织可有淤胆或肝细胞再生。

(6) 绝大多数肝转移瘤患者的 AFP 为阴性,少数来自胃、胰和卵巢的肝转移瘤,AFP 可轻度升高。半数以上患者的 γ-谷氨酰转肽酶(γ-GT)和碱性磷酸酶(AKP)增高。来自消化道的肿瘤可伴有癌胚抗原(CEA)的升高[105]。

2. 结直肠癌肝转移的影像学表现

(1) 对比增强超声检查:超声成像是对恶性肿瘤患者筛查有无肝转移瘤的首选影像检查方法。由于转移性肝癌病理类型的不同,CRLMs 声像图表现可为无回声、低回声、强回声,典型者呈靶状(牛眼征)。少数类型出现两种或以上类型的声像图表现,部分内见钙化,这可能与肿瘤细胞成分的多样性有关。有研究表明,因直肠黏液性腺癌具有内分泌功能,对于此类转移性肝癌声像图可呈囊性或液性改变。肝转移瘤因病灶大多较小,CDFI 常无明显血流信号,仅可于周边检测到点状或短线血流信号,且多为静脉血流或低速的动脉血流[106]。

对比增强超声检查(CEUS)能发现 97% 的 CT 所发现的未经病理证实的肝转移灶。由于原发结直肠癌的病理及肿瘤血供的不同,超声增强表现较复杂,多数情况下,肝转移瘤为"乏血供病灶",出现早期局部环状增强改变,造影剂在肿瘤内的廓清时间均早于肝实质,主要表现为动脉相迅速整体增强,门静脉相和实质相时快速退出,在延迟期回声始终低于正常肝组织,显示灌注缺损,表现为"快进快出"形式。而对于部分转移灶,除动脉相病灶环状增强外,中心部分可见散在细点状增强,显示为动脉相高灌注的"富血管病灶"[107]。

(2)MDCT:肝转移瘤的 CT 扫描表现也根据不同的病理改变而异,一般与肿瘤的血供丰富程度有关。平扫表现多为低密度影,有出血或钙化时呈较高密度(有钙化的肝转移多见于结肠癌、胃黏液腺癌及卵巢癌),如果转移瘤发生在脂肪肝的基础上,可表现为等密度或高密度病灶。单纯 CT 平扫容易漏诊,一般建议采用团注法动态增强扫描,必要时行延迟扫描。动态增强扫描能更清晰地显示转移瘤与正常肝实质的密度差别,提高小转移瘤的检出率及病灶的血供情况。乏血供的转移瘤增强后强化不明显,密度较正常肝实质低,但由于周边有生长活跃的肿瘤组织,血供较丰富,在肝动脉期及门脉期使病灶显示得更加清楚。血供中等的转移瘤,在增强后可有轻度的强化,密度不均匀,边界欠清楚。血供丰富的转移瘤在动脉期强化明显,其密度可超过周围正常的肝实质,至门脉期造影剂基本退出,呈快进快出表现,类似于原发性肝癌。也有部分转移瘤增强后病灶周边环形强化,随着时间的推移病灶逐渐被造影剂填充,且强化时间持续较长,类似于肝血管瘤。囊性转移相对少见,见于能产生黏液的肿瘤。

CRLMs 在 CT 动态增强扫描检查中的表现

变化多样,即使同一患者的多个转移灶中,CT 表现类型也有差别。与原发性肝癌、肝脓肿、囊肿和肝血管瘤等的强化类型有交叉重叠,在螺旋 CT 动态增强扫描过程中动脉期与门脉期扫描对转移性肝癌的诊断起着重要作用。利用 CT 灌注,可间接反映转移灶的血流动力学和血液的分布状况,但由于 CT 灌注放射线剂量较高,目前临床应用较少。

经动脉门静脉 CT 成像(computed tomographic arterial portography,CTAP)或动脉造影 CT 成像(computed tomographic arteriography,CTA)对小病灶的检出亦有很好的效果。通过 CTAP 检查,可以清晰显示门静脉系统和肝静脉系统,提供清晰的解剖结构,从而可对肝内占位性病变的精确定位及切除范围(尤其是对肝转移瘤的数目、定位及可切除性)进行术前评估。几乎全部的结直肠癌肝转移的病灶都是乏血供的,CTAP 表现为圆形、边界清晰的低密度占位性病变,但这种表现是非特异性,术前通过联合动态增强 CT、MRI 等检查,可对结直肠癌肝转移做出准确诊断。

CTA 是经股动脉穿刺,将导管置入肝总动脉或肝固有动脉内,将患者移至 CT 检查床上进行扫描检查。CTA 可以评价直径<1 cm 的小病灶,尤其是对肝左叶的病灶,血管造影较难发现。CTA 有助于确定手术切除的可能性及其切除的范围,还能了解肝动脉血流分布情况,这对于能否做肝动脉栓塞及采用哪条肝动脉作为推注栓塞剂或化疗药物都具有重要的临床意义。

(3)MRI:对肝转移瘤而言,MRI 检查的敏感性优于 CT,已成为一线释疑的首选方法。CRLMs 的 MRI 表现因原发肿瘤的性质不同而有所不同,一般 T_1WI 呈低信号,当病灶中心区有坏死时,可形成比中心区更低信号区;少数可呈等信号或高信号,为结直肠癌肝转移合并新近出血。T_2WI 呈中高信号,少数富血供转移瘤或瘤内有液化坏死时,在 T_2WI 上呈高信号。

MRI 平扫肝转移瘤易与肝血管瘤和肝囊肿混淆,需进行增强扫描才能鉴别。目前 MRI 肝脏增强扫描多采用梯度回波序列或 LAVA 序列,快速多次采集图像,获得动脉期、门脉期及平衡期图像,必要时可延迟扫描。典型肝转移灶在 MR 动态增强上表现为不均匀强化或环形强化,少数可为均匀强化,延迟后病灶的强化程度多明显减轻,以等信号为主。

有学者认为肝转移在形态学改变前,肝内血流已发生变化,而 MRI 肝脏灌注扫描可通过 T_1WI 的定量和半定量分析,评价转移灶内血流信息。MRI 全肝灌注测量的肝动脉灌注指数可以反映结直肠癌肝转移的血流灌注状态,同时可以了解较大病灶的位置和大小[108]。

应用特异性 MR 对比剂——超顺磁性氧化铁(SPIO),在肝脏小病灶检出方面具有显著优势。正常肝组织网状内皮系统中的 Kuffer 细胞具有吞噬 SPIO 的能力,缩短 T_2 时间,肝脏局部磁场的不均衡,使肝脏信号下降,而转移瘤则不具备吞噬 SPIO 的能力,表现为低信号背景中的高信号结节。可与具有吞噬 SPIO 能力的其他肝脏病变,如局灶结节增生、腺瘤以及分化良好的肝细胞肝癌相鉴别。而有研究表明应用弥散加权成像(DWI)对肝转移瘤的敏感度更优于 SPIO 增强 MR 成像,尤其是对于<2 cm 的转移灶。这是由于绝大多数肿瘤组织内的细胞排列密度均高于周围正常组织,在 DWI 中因水分子扩散受限而表现为高信号,而周围肝组织和血管均因信号衰减而呈低信号,因而更有利于病灶的检出。目前肝脏 DWI 成像大多选取高 b 值($b = 500$ s/mm^2),多数肝囊肿和血管瘤在 $b = 500$ s/mm^2 的弥散像中为低信号和等信号,而肝转移瘤为高信号,有利于病灶的探测[109]。

(4)不同影像检查的优缺点:超声造影技术是目前超声检查的一个重要手段,可完整、直接地观察三期动态扫查,准确定位,是检测肝肿瘤组织血流的敏感方法,但对于 1 cm 以下的小病灶易漏诊,且对操作者的技术和诊断经验的依赖性较大。MDCT 不仅能提高检出病灶的敏感性,还能评估肝脏外的病变,但在肝脏疾病的评估上往往要逊色于 MRI 检查。特异性 MR 对比剂以及 DWI 技术的应用,使得 MRI 检查技术较 US 和 CT 发现更多

的小病灶,但 MRI 检查时间较长,并且需采用呼吸门控减少呼吸伪影。利用 PET - CT 检查还能发现全身其他部位的转移,使分期更准确,但检查价格昂贵、假阳性和假阴性的存在是限制其应用的主要因素[110]。各种检查技术对于术前诊断肝转移的敏感度见表 10 - 9。

表 10 - 9　各种不同影像学方法对于术前诊断结直肠癌肝转移的敏感度

影像学检查方法	敏感度	注 意 点
^{18}F - FDG PET - CT	51%～90%	敏感度范围较广是因为新辅助治疗后敏感度下降
增强 CT	63%～80%	碘造影剂量≤45 g 时敏感度最高
增强 MRI	76%～85.7%	用细胞外造影剂和动态扫描,加上弥散加权成像会提高敏感度
肝胆特异性 MRI	90%～97%	肝胆特异性造影剂为较新应用的造影剂,研究样本较小

3. 鉴别诊断　肝转移 CT 与 MRI 表现虽有一定特点,但无特异性,与原发性肝癌、肝脓肿、囊肿和血管瘤等的增强类型有交叉重叠。如能结合临床病史、实验室检查和其他影像检查,绝大多数病灶可明确诊断;无法明确的,可在 US 或 CT 引导下做穿刺活检。鉴别诊断要点主要表现在以下几点。

(1)临床病史:一般有原发肿瘤史。常无肝炎、肝硬化病史。AFP 正常而 CEA 可升高。

(2)影像表现:病灶多发、散在和大小相仿;明显环形强化或"牛眼"征;无门静脉癌栓;邻近脏器发现肿瘤、复发灶或转移灶。

(3)肝内单发病灶:一般常见于肝右叶,与原发性肝癌、非典型性肝海绵状血管瘤、孤立单房肝内囊腺瘤(癌)和肝脓肿不易鉴别。

(4)环形强化病灶:需与血管瘤和肝脓肿鉴别。

(5)囊性肝转移和肝囊肿有时亦发生混淆。前者边缘模糊,有原发肿瘤病史,T_2WI 呈稍高信号,增强后环形强化;而后者较清晰,可无原发肿瘤病史,T_2WI 呈高信号,无明显强化。

(童彤　许玲辉)

◇ 参 ◇ 考 ◇ 文 ◇ 献 ◇

［1］ Mario Pescatori FE，Regadas FSP，Regadas SMM，et al. Imaging Atlas of the Pelvic Floor and Anorectal Diseases ［M］Milan：Springer，2008.

［2］ Beets Tan RG，Morren GL，Beets GL，et al. Measurement of anal sphincter muscles：endoanal US，endoanal MR imaging，or phased-array MR imaging? A study with healthy volunteers［J］. Radiology，2001，220（1）：81 - 89.

［3］ J. Strassburg J. Magnetic resonance imaging in rectal cancer：the MERCURY experience［J］. Tech Coloproctol，2004，8：16 - 18.

［4］ Klessen C，Rogalla P，Taupitz M，et al. Local staging of rectal cancer：the current role of MRI［J］. Eur Radiology，2007，17（2）：379 - 389.

［5］ Wieder HA，Rosenberg R，Lordick F，et al. Rectal cancer：MRI before neoadjuvant chemotherapy and radiation for prediction of tumor-free circumferential resection margins and long-term survival［J］. Radiology，2007，243（3）：744 - 751.

［6］ Iafiate F，Laghi A，Paolantonio P，et al. Preoperative staging of rectal cancer with MR Imaging：correlation with surgical and histopathologic findings［J］. Radiographics，2006，26（3）：701 - 714.

［7］ Low RN，McCueM，Barone R，et al. MR staging of primary colorectal carcinoma：comparison with surgical and histopathologic findings［J］. Abdom Imaging，2003，28（6）：784 - 793.

［8］ Chan KK，Kim SH，Chun HK，et al. Preoperative staging of rectal cancer：accuracy of 3 - Tesla magnetic resonance imaging［J］. Eur Radiology，2006，16：972 - 980.

［9］ Koh DM，Brown G，Temple L，et al. Distribution of mesorectal lymph nodes in rectal cancer：in vivo MR imaging compared with histopathological examination. Initial observations［J］. Eur Radiol，2005，15（8）：1650 - 1657.

［10］ RSNA radiology reporting templates［EB/OL］. Available. http：//www. radreport. org/txt/0000068.

［11］ Merkel S，Mansmann U，Siassi M，et al. The prognostic inhomogeneity in pT3 rectal carcinomas ［J］. Int J Colorectal Dis，2001，16（5）：298 - 304.

［12］ MERCURY Study Group. Extramural depth of tumor invasion at thin-section MR in patients with rectal cancer：results of the MERCURY study［J］. Radiology，2007，243（1）：132 - 139.

［13］ Kim JH，Beets GL，Kim MJ，et al：High-resolution MR imaging for nodal staging in rectal cancer：are there any criteria in addition to the size？［J］Eur JRadio，2004，52（1）：78 - 83.

［14］ Nagtegaal ID，Marijnen CA，Kranenbarg EK，et al. Circumferential margin involvement is still an important predictor of local recurrence in rectal carcinoma：not one millimeter but two millimeters is the limit［J］. Am J Surg Pathol，2002，26（3）：350 - 357.

［15］ Kim H，Lim JS，Choi JY，et al. Rectal cancer：comparison of accuracy of local-regional staging with two- and three-dimensional preoperative 3 - T MR imaging［J］. Radiology，2010，254（2）：485 - 492.

［16］ Brown G，Richards CJ，Bourne MW，et al. Morphologic predictors of lymph node status in rectal cancer with use of high-spatial-resolution MR imaging with histopathologic comparison［J］. Radiology，2003，227（2）：371 - 377.

［17］ Bipat S，Glas AS，Slors FJ，et al. Rectal cancer：local staging and assessment of lymph node involvement with endoluminal US，CT，and MR imaging — a meta-analysis ［J］. Radiology，2004，232（3）：773 - 783.

［18］ Kotanagi H，Fukuoka T，Shibata Y，et al. The size of regional lymph nodes does not correlate with the presence or absence of metastasis in lymph nodes in rectal cancer ［J］. J Surg Oncol，1993，54（4）：252 - 254.

［19］ Dworák O. Number and size of lymph nodes and node metastases in rectal carcinomas［J］. Surg Endosc，1989，3（2）：96 - 99.

［20］ King AD，Ahuja AT，Yeung DK，et al. Malignant cervical lymphadenopathy：diagnostic accuracy of diffusion-weighted MR imaging［J］. Radiology，2007，245（3）：806 - 813.

［21］ 孙应实，张晓鹏，唐磊. 直肠癌扩散加权成像 b 值选取及其对直肠癌显示能力的评价［J］. 中国医学影像技术，2005，21（12）：1839 - 1843.

［22］ 潘自来，张华，张欢，等. 磁共振弥散加权序列对直肠癌术前分期评估的价值［J］. 中国医学计算机成像杂志，2008，14（6）：588 - 592.

［23］ Chen N，Min PQ，Liu ZY，et al. Radiologic and anatomic study of the extraperitoneal space associated with the rectum［J］. Am J Roentgenol，2010，194：642 - 652.

［24］ Wibe A，Rendedal PR，Svensson E，et al. Prognostic significance of the circumferential resection margin following total mesorectal excision for rectal cancer［J］. Br J Surg，2002，89（3）：327 - 334.

［25］ Bipat S，Glas AS，Slors FJ，et al. Rectal cancer：local staging and assessment of lymph node involvement with endoluminal US，CT，and MR imaging — a meta-analysis ［J］. Radiology，2004，232（3）：773 - 783.

［26］ Arnoletti JP，Bland KI. Neoadjuvant and adjuvant therapy for rectal cancer［J］. Surg Oncol Clin N Am，2006，15（1）：147 - 157.

［27］ Iafrate F，Laghi A，Paolantonio P，et al. Preoperative staging of rectal cancer with MR imaging：correlation with surgical and histopathologic findings［J］. Radio Graphics，2006，26（3）：701 - 714.

［28］ Kuo LJ，Chern MC，Tsou MH，et al. Interpretation of magnetic resonance imaging for locally advanced rectal carcinoma after preoperative chemoradiation therapy［J］. Dis Colon Rectum，2005，48（1）：23 - 28.

［29］ Chen CC，Lee RC，Lin JK，et al. How accurate is magnetic resonance imaging in restaging rectal cancer in patients receiving preoperative combined chemoradiotherapy？［J］. Dis Colon Rectum，2005，48（4）：722 - 728.

［30］ Vliegen RFA，Beets GL，Lammering G，et al. Mesorectal fascia invasion after neoadjuvant chemotherapy and radiation therapy for locally advanced rectal cancer：accuracy of MR imaging for prediction［J］. Radiology，2008，246（2）：454 - 462.

［31］ Yasuda K，Adachi Y，Shiraishi N，et al. Pattern of lymph node micrometastasis and prognosis of patients with colorectal cancer［J］. Ann Surg Oncol，2001，8（4）：300 - 304.

［32］ Will O，Purkayastha S，Chan C，et al. Diagnostic precision of nanoparticle-enhanced MRI for lymph-node metastases：

a meta-analysis[J]. Lancet Oncol, 2006, 7(1): 52 - 60.

[33] Lahaye MJ, Engelen SM, Kessels AG, et al. USPIO-enhanced MR imaging for nodal staging in patients with primary rectal cancer: predictive criteria[J]. Radiology, 2008, 246(3): 804 - 811.

[34] Torkzad MR, Lindholm J, Martling A, et al. MRI after preoperative radiotherapy for rectal cancer: correlation with histopathology and the role of volumetry[J]. Eur Radiol, 2007, 17(6): 1566 - 1573.

[35] Kim YH, Kim DY, Kim TH, et al. Usefulness of magnetic resonance volumetric evaluation in predicting response to preoperative concurrent chemoradiotherapy in patients with resectable rectal cancer[J]. Int J Radiat Oncol Biol Phys, 2005, 62(3): 761 - 768.

[36] Hosonuma T, Tozaki M, Ichiba N, et al. Clinical usefulness of diffusion-weighted imaging using low and high b-values to detect rectal cancer[J]. Magn Reson Med Sci, 2006, 5(4): 173 - 177.

[37] Hein PA, Kremser C, Judmaier W, et al. Diffusion-weighted magnetic resonance imaging for monitoring diffusion changes in rectal carcinoma during combined, preoperative chemoradiation: preliminary results of a prospective study [J]. Eur J Radiol, 2003, 45 (3): 214 - 222.

[38] Dzik-Jurasz A, Domenig C, George M, et al. Diffusion MRI for prediction of response of rectal cancer to chemoradiation[J]. Lancet, 2002, 360(9329): 307 - 308.

[39] Kapiteijn E, Marijnen CA, Nagtegaal ID, et al. Preoperative radiotherapy combined with total mesorectal excision for resectable rectal cancer[J]. N Engl J Med, 2001, 345(9): 638 - 646.

[40] Valentini V, Beets-Tan R, Borras JM, et al. Evidence and research in rectal cancer [J]. Radiother Oncol, 2008, 87(3): 449 - 474.

[41] Dresen RC, Beets GL, Rutten HJT, et al. Locally advanced rectal cancer: MR imaging for restaging after neoadjuvant radiation therapy with concomitant chemotherapy part I. Are we able to predict tumor confined to the rectal wall? [J]. Radiology, 2009, 252(1): 71 - 80.

[42] Barbaro B, Fiorucci C, Tebala C, et al. Locally advanced rectal cancer: MR imaging in prediction of response after preoperative chemotherapy and radiation therapy [J]. Radiology, 2009, 250(3): 730 - 739.

[43] Therasse P, Arbuck SG, Eisenhauer EA, et al. New guidelines to evaluate the response to treatment in solid tumors. European Organization for Research and Treatment of Cancer, National Cancer Institute of the United States, National Cancer Institute of Canada[J]. J Natl Cancer Inst, 2000, 92(3): 205 - 216.

[44] Torkzad MR, Suzuki C, Tanaka S, et al. Morphological assessment of the interface between tumor and neighboring tissues, by magnetic resonance imaging, before and after radiation therapy in patients with locally advanced rectal cancer[J]. Acta Radiol, 2008, 49(10): 1099 - 1103.

[45] Vliegen RF, Beets GL, Lammering G, et al. Meso-rectal fascia invasion after neoadjuvant chemotherapy and radiation therapy for locally advanced rectal cancer: accuracy of MR imaging for prediction [J]. Radiology, 2008, 246(2): 454 - 462.

[46] Koh DM, Chau I, Tait D, et al. Evaluating mesorectal lymph nodes in rectal cancer before and after neoadjuvant chemoradiation using thin-section T2 - weighted magnetic

resonance imaging[J]. Int J Radiat Oncol Biol Phys, 2008, 71(2): 456 - 461.

[47] Taylor FG, Swift RI, Blomqvist L, et al. A systematic approach to the interpretation of preoperative staging MRI for rectal cancer [J]. AJR Am J Roentgenol, 2008, 191(6): 1827 - 1835.

[48] Rullier A, Laurent C, Vendrely V, et al. Impact of colloid response on survival after preoperative radiation therapy in locally advanced rectal carcinoma[J]. Am J Surg Pathol, 2005, 29(5): 602 - 606.

[49] Allen SD, Padhani AR, Dzik-Jurasz AS, et al. Rectal carcinoma: MRI with histologic correlation before and after chemoradiation therapy[J]. AJR Am J Roentgenol, 2007, 188(2): 442 - 451.

[50] Koh DM, Hughes M, Husband JE. Cross-sectional imaging of nodal metastases in the abdomen and pelvis[J]. Abdom Imaging, 2006, 31(6): 632 - 643.

[51] Koh DM, Brown G, Temple L, et al. Rectal cancer: mesorectal lymph nodes at MR imaging with USPIO versus histopathologic findings-initial observations[J]. Radiology, 2004, 231(1): 91 - 99.

[52] Lahaye MJ, Engelen SM, Kessels AG, et al. USPIO-enhanced MR imaging for nodal staging in patients with primary rectal cancer: predictive criteria[J]. Radiology, 2008, 246(3): 804 - 811.

[53] Lahaye MJ, Beets GL, Engelen SME, et al. Locally advanced rectal cancer: MR imaging for restaging after neoadjuvant radiation therapy with concomitant chemotherapy. Ⅱ. What are the criteria to predict involved lymph nodes? [J]. Radiology, 2009, 252(1): 81 - 91.

[54] Koh DM, Collins DJ. Diffusion-weighted MRI in the body: applications and challenges in oncology[J]. AJR Am J Roentgenol, 2007, 188(6): 1622 - 1635.

[55] Ichikawa T, Erturk SM, Motosugi U, et al. High-B-value diffusion-weighted MRI in colorectal cancer[J]. AJR Am J Roentgenol, 2006, 187(1): 181 - 184.

[56] 周康荣. 腹部CT[M].第二版.上海: 上海医科大学出版社, 1993,149.

[57] 陈星荣,沈天真,段承祥,等. 全身CT和MRI[M].上海: 上海医科大学出版社,1994.

[58] 李松年. 现代全身CT诊断学[M].北京: 中国医药科技出版社,2002.

[59] Pijl ME, Chaoui AS, Wahl RL, et al. Radiology of colorectal cancer [J]. Eur J Cancer, 2002, 38 (7): 887 - 898.

[60] Bipat S, Glas AS, Slors FJ, et al. Rectal cancer: local staging and assessment of lymph node involvement with endoluminal US, CT and MR imaging-a meta-analysis[J]. Radiology, 2004, 232(3): 773 - 783.

[61] Lyer RB, Silverman PM, DuBrow RA, et al. Imaging in the diagnosis, staging, and follow-up of colorectal cancer [J]. AJR Am J Roentgenol, 2002, 179(1): 3 - 13.

[62] Berlin JW, Gore RM, Yaghmai V, et al. Staging of colorectal cancer[J]. Semin Roentgenol, 2000, 35(4): 370 - 384.

[63] Heriot AG, Grundy A, Kumar D. Preoperative staging of rectal carcinoma[J]. Br J Surg, 1999, 86(1): 17 - 28.

[64] Thoeni RF. Colorectal cancer. Radiologic staging [J]. Radiol Clin North Am, 1997, 35(2): 457 - 485.

[65] Horton KM, Abrams RA, Fishman EK. Spiral CT of colon cancer: imaging features and role in management [J]. Radiographics, 2000, 20(2): 419 - 430.

［66］ Thoeni RF，Rogalla P．CT for the evaluation of carcinomas in the colon and rectum［J］．Semin Ultrasound CT MR，1995，16(2)：112 – 126.

［67］ 石木兰.肿瘤影像学［M］.北京：科学出版社,2003.

［68］ 赵锡海,许建荣,华佳,等.联合应用口服水剂和水灌肠肠道充盈法的MSCT研究［J］.中国医学影像学杂志,2006,14：409 – 412.

［69］ Kulinna C，Eibel R，Matzek W，et al. Staging of rectal cancer：diagnostic potential of muhiplanar reconstructions with MDCT［J］.AJR Am J Roentgenol，2004，183(2)：421 – 427.

［70］ 姜军,周纯武,李颖.64排CT薄层及多平面重建技术对不同部位和不同病理分期结直肠癌的术前T分期［J］.中国医学影像技术,2009,25(12)：2154 – 2158.

［71］ 周纯武,李静,赵心明.螺旋CT对结肠癌术前分期的评价［J］.中华肿瘤杂志,2002,3：274 – 277.

［72］ McFarland EG，Brink JA. Helical CT colonography (virtual colonoscopy)：the challenge that exists between advancing technology and generalizability［J］.AJR Am J Roentgenol，1999，173：549 – 559.

［73］ Macari M，Lavelle M，Pedrosa I，et al. Effect of different bowel preparations on residual fluid at CT colonography［J］.Radiology，2001，218：274 – 277.

［74］ Yee J，Hung RK，Akerkar GA，et al. The usefulness of glucagon hydrochloride for colonic distention in CT colonography［J］.AJR Am J Roentgenol，1999，173：169 – 172.

［75］ 张帅,彭卫军,钟国民,等.脂肪对比剂灌肠螺旋CT在结直肠癌术前分期中的作用［J］.中国医学影像技术,2005,21：86 – 89.

［76］ Robinson P，Burnett H，Nicholson DA. The use of minimal preparation computed tomography for the primary investigation of colon cancer in frail or elderly patients［J］.Clin Radiol，2002，57：389 – 392.

［77］ Thomeer M，Carbone I，Bosmans H，et al. Stool tagging applied in thin-slice multidetector computed tomography colonography［J］.J Comput Assist Tomogr，2003，27：132 – 139.

［78］ Taylor SA，Halligan S，Bartram CI. CT colonography：methods，pathology and pitfalls［J］.Clin Radiol，2003，58：179 – 190.

［79］ Yee J，Kumar NN，Hung RK，et al. Comparison of supine and prone scanning separately and in combination at CT colonography［J］.Radiology，2003，226：653 – 661.

［80］ Dachman AD，Yoshida H，et al. Virtual colonoscopy：past，present，and future［J］.Radiol Clin N Am，2003，41：377 – 393.

［81］ Filippone A，Ambrosini R，Fuschi M，et al. Preoperative T and N staging of colorectal cancer：accuracy of contrast-enhanced multi-detector row CT colonography-initial experience［J］.Radiology，2004，231(1)：83 – 90.

［82］ Vining DJ，Gelfand DW，Bechtold RE，et al. Technical feasibility of colon imaging with helical CT and virtual reality［J］.Am J Roentgenol，1994，162(supply)：104.

［83］ Hara AK，Johnson CD，Reed JE，et al. Detection of colorectal polyps with CT colography：initial assessment of sensitivity and specificity［J］.Radiology，1997，205：59 – 65.

［84］ Taylor SA，Halligan S，Saunders BP，et al. Use of multidetector-row CT colonography for detection of colorectal neoplasia in patients referred via the Department of Health "2 – Week-wait" initiative［J］.Clin Radiol，2003，58：855 – 861.

［85］ Cotton PB，Durkalski VL，Pineau BC，et al. Computed tomographic colonography (virtual colonoscopy)：a multicenter comparison with standard colonoscopy for detection of colorectal neoplasia［J］.JAMA，2004，291(14)：1713 – 1719.

［86］ Sosna J，Morrin MM，Kruskal JB，et al. CT Colonography of Colorectal Polyps：A Metaanalysis［J］.AJR Am J Roentgenol，2003，181：1593 – 1598.

［87］ Fenlon HM，McAneny DB，Nunes DP，et al. Occlusive colon carcinoma：virtual colonoscopy in the preoperative evaluation of the proximal colon［J］.Radiology，1999，210：423 – 428.

［88］ Harvey CJ，Amin Z，Hare CM，et al. Helical CT pneumocolon to assess colonic tumors：radiologic-pathologic correlation［J］.Am J Roentgenol，1998，170：1439 – 1443.

［89］ 岳中麟,王如森,胡永立,等.肺转移瘤的X线诊断［J］.实用放射学杂志,1992,12：715.

［90］ 周康荣,蒋亚平,林贵,等.肺转移瘤的X表现分析［J］.上海医学,1981,5：30.

［91］ 胡华成,过中方,诸荣恩.转移性肺癌［J］.国际内科学杂志,1984.

［92］ 洪应中,王小林,周康荣,等.547例肺转移性肿瘤的X线分析——原发与转移灶的关系［J］.上海医学,1982,7：399.

［93］ Crow J，Slavin G，Kreel L. Pulmonary metastasis：a pathologic and radiologic study［J］.Cancer，1981，47(11)：2595 – 2602.

［94］ Dinkel E，Mundinger A，Schopp D，et al. Diagnostic imaging in metastatic lung disease［J］.Lung，1990，168：1129 – 1136.

［95］ Kagan AR，Steckel RJ. Radiologic contributions to cancer management. Lung metastases［J］.AJR Am J Roentgenol，1986，147(3)：473 – 476.

［96］ Libshitz HI，North LB. Pulmonary metastases［J］.Radiol Clin North Am，1982，20(3)：437 – 451.

［97］ Lund G，Heilo A. Computed tomography of pulmonary metastases［J］.Acta Radiol Diagn，1982，23(6)：617 – 620.

［98］ Munk PL，Müller NL，Miller RR，et al. Pulmonary lymphangitic carcinomatosis：CT and pathologic findings［J］.Radiology，1988，166(3)：705 – 709.

［99］ Murata K，Takahashi M，Mori M，et al. Pulmonary metastatic nodules：CT-pathologic correlation［J］.Radiology，1992，182(2)：331 – 335.

［100］ Shirakusa T，Tsutsui M，Motonaga R，et al. Resection of metastatic lung tumor：the evaluation of histologic appearance in the lung［J］.Am Surg，1988，54(11)：655 – 658.

［101］ Stein MG，Mayo J，Müller N，et al. Pulmonary lymphangitic spread of carcinoma：appearance on CT scans［J］.Radiology，1987，162(2)：371 – 375.

［102］ Zwirewich CV，Vedal S，Miller RR，et al. Solitary pulmonary nodule：high-resolution CT and radiologic-pathologic correlation［J］.Radiology，1991，179(2)：469 – 476.

［103］ 石木兰.肿瘤影像学［M］.北京：科学出版社,2003.

［104］ Xu LH，Cai SJ，Cai GX，et al. Imaging diagnosis of colorectal liver metastases［J］.World J Gastroenterol，2011，17(42)：4714 – 4719.

［105］ Schima W，Kulinna C，Langenberger H，et al. Liver metastases of colorectal cancer：US，CT or MR?［J］.Cancer Imaging，2005，5：149 – 156.

［106］ Bipat S，van Leeuwen MS，Comans EF，et al. Colorectal

liver metastases: CT, MR imaging and PET for diagnosis-meta-analysis[J]. Radiology, 2005, 237: 123 - 131.

[107] Bernatik T, Strobel D, Hahn EG, et al. Detection of liver metastases: comparison of contrast-enhanced wideband harmonic imaging with conventional ultrasonography [J]. J Ultrasound Med, 2001, 20: 509 - 515.

[108] Ward J, Robinson PJ, Guthrie JA, et al. Liver metastases in candidates for hepatic resection: comparison of helical CT and gadolinium- and SPIO-enhanced MR imaging[J]. Radiology, 2005, 237: 170 - 180.

[109] Sahani D, Mehta A, Blake M, et al. Preoperative hepatic vascular evaluation with CT and MR angiography: implications for surgery[J]. Radiographics, 2004, 24: 1367 - 1380.

[110] Rappeport ED, Loft A, Berthelsen AK, et al. Contrast-enhanced FDG - PET/CT vs. SPIO-enhanced MRI vs. FDG - PET vs. CT in patients with liver metastases from colorectal cancer: a prospective study with intraoperative confirmation[J]. Acta Radiol, 2007, 48: 369 - 378.

第十一章
结直肠肛管癌的核医学检查

核医学(nuclear medicine)是应用放射性核素进行疾病诊断、治疗或医学研究的学科,涉及多个学科领域,是核物理学、核药学、生物化学、分子生物学、免疫学、计算机科学等与医学相结合的产物。核医学临床应用领域包括影像诊断、功能测定、核素治疗及体外标记免疫分析。其中,核医学的影像诊断和功能测定是以放射性核素或其标记的化合物为示踪剂,应用射线探测仪器探测其在体内特定组织、器官、细胞上所携带的放射性,研究示踪剂在体内分布及代谢的规律。核医学影像是一种功能和分子的影像,其发展依赖于放射性药物的研发,从而可以从分子医学水平早期反映病变的生化改变。

第一节　影像诊断概述

一、放射性核素

放射性核素用于临床诊断者往往具有半衰期较短、射线能量适中等特点,主要分为单光子放射性核素和正电子放射性核素两类。前者在衰变过程中向任意方向释放出单个 γ 光子,不同的核素具有不同的光子能量,临床上最常用的是 ^{99m}锝(^{99m}Tc);后者在衰变过程中释放 β^+ 正电子,与组织发生湮没辐射,产生一对能量相等(511 keV)但方向相反(180°)的两个 γ 光子,因此又称为双光子核素,临床上最常用的是氟-18(^{18}F)。

放射性核素可由特定靶核在核反应堆强大的中子流轰击下吸收中子后直接产生,或由此而产生的母体放射性核素间接得到(即由发生器产生)。大多数正电子核素主要由回旋加速器生产获得。

二、放射性药物

放射性药物是由起示踪作用的放射性核素和起导向作用的生物化学物质共同组成,能被细胞本身摄取或滞留在组织间隙中。如骨显像剂 ^{99m}Tc-亚甲基二膦酸盐(methylene diphosphonate,MDP),代谢显像剂 ^{18}F-脱氧葡萄糖(2-fluoro-2-deoxy-D-glucose,FDG)。正电子发射断层显像的发明及广泛的临床应用推动了正电子放射性药物的研发,笔者所在科室已能使用小型医用自屏蔽回旋加速器和化学自动化合成模块在计算机程序控制下自动制备,表 11-1 所示为正电子放射性药物及临床应用。

表 11 - 1　正电子放射性药物及其临床应用

正电子核素名称	物理半衰期(min)	正电子放射性药物名称	应 用 范 围
氟- 18(^{18}F)	110	^{18}F - FDG(脱氧葡萄糖)	葡萄糖代谢显像剂,70%以上用于肿瘤,其次用于脑、心和炎症
		^{18}F - FMISO(硝基咪唑)	肿瘤乏氧的定性、定位和定量,优化放、化疗方案
		^{18}F - FLT(胸腺嘧啶核苷)	参与 DNA 代谢,用于乳腺癌、肺癌、消化系统等核酸代谢明显异常的肿瘤
		^{18}F - FES(雌二醇)	雌激素受体显像剂和孕激素衍生物^{18}F - FENP 一起进行乳腺癌个体化治疗研究
碳- 11(^{11}C)	20	^{11}C - MET(甲硫氨酸)	显示氨基酸代谢明显异常的脑瘤等多种肿瘤
		^{11}C - AC(乙酸盐)	在细胞内迅速转化为乙酰辅酶 A,参与组织的代谢,适用于检查前列腺癌、肾癌、鼻咽癌和肝癌
		^{11}C - CH(胆碱)	参与细胞膜代谢,适用于检查前列腺、膀胱、妇科、脑和胸部肿瘤

三、显 像 设 备

（一）单光子发射计算机断层仪（single photon emission computed tomography, SPECT）

SPECT 由准直器、NaI 晶体、光导、光电倍增管、电子线路、计算机系统和检查床等组成,其中前五者构成的可运动部分称为探头,可获得局部静态、动态和全身扫描影像,并通过探头旋转得到 3D 的信息。其中,根据射线能量和采集要求,不同检查需要使用不同的准直器。例如,^{99m}Tc 标记的放射性药物通常用低能通用准直器,而^{131}I 标记的放射性药物需用高能准直器。配备符合探测电子线路的双探头 SPECT 可进行类似 PET 的正电子检查。

SPECT - CT 将 SPECT 和 CT 相结合,可获得功能和解剖两种图像,并实现同机融合,利用 X 线对 SPECT 图像衰减校正和病变定位,提高了 SPECT 图像的质量及诊断的准确性。

（二）正电子发射计算机断层仪（positron emission computed tomography, PET）

PET 是核医学科正电子放射性药物的专用成像设备,发明于 1953 年。它利用"符合探测"的原理,探测正电子与人体内负电子"湮灭"反应后形成的一对运动方向相反的 γ 光子。碳、氮、氧、氢是人体的基本元素,相应的正电子放射性核素碳-

11 (^{11}C)、氮- 13(^{13}N)、氧- 15(^{15}O)和氢的类似物氟- 18(^{18}F)标记的生物化学物质就能非常可靠地反映体内生理、生化改变。因此 PET 能够无创、定量、动态地观察人体内生理生化改变,从分子水平提供"活体生化图像",在病变组织发生密度、形态、大小改变前提供早期的诊断信息。

目前广泛应用于临床的 PET - CT,完美结合了放射诊断科的 CT,利用其 X 射线对图像进行衰减校正,在明显提高图像采集速度的同时获得了重要的解剖信息,可同时呈现 PET、低剂量 CT 和 PET - CT 融合 3 种图像,实现了解剖结构与功能代谢的同步显示和综合评价,可以对肿瘤进行早期、准确的生物学行为分析和高精度的定位,进一步提高肿瘤分期、疗效分析、诊断复发和肿块定性的准确性,对生物调强放疗有明显的临床研究价值,而且是抗癌新药和中医药现代化研究的重要工具。

MRI 比 CT 具有更高的软组织分辨率,对于评价肿瘤的软组织浸润层次及邻近脏器侵犯程度方面具有重要意义,尤其是针对脑、头颈部、盆腔及结直肠恶性肿瘤。替代 CT 与 PET 结合后,可消除来自 CT 的辐射,明显降低人体的辐射吸收剂量[1],因此,PET - MR 已经兴起。近期英国学者对比 50 例恶性肿瘤患者的 PET - CT 和 PET - MRI 图像,发现 227 个示踪剂摄取阳性的病灶,PET - MRI 相较于 PET - CT 改善 5.1%病灶的解剖定位,改善 10% 局部病灶的分期[2]。PET 与 MRI 的结合作为一项新兴的技术,于 2011 年首获美国 FDA 批准用于临床。PET 通过多种示踪剂显像反映肿瘤不同的代谢情况，MRI 通过弥散加权（DWI）、磁共振波谱（MRS）等功能序列反映相应的功能情况，两者结合，真正实现多模态的显像模式，一体化地实现结构、功能及分子成像，无创地获得尽可能多的人体生物学信息，提高疾病诊断分期的准确性，个体化地为患者制订更为合适的治疗方案，准确判断治疗疗效。PET－MRI 的问世，为基础、临床以及转化医学研究等多个领域提供更加高远的发展方向，未来将在神经系统疾病、肿瘤疾病及心血管系统疾病诊治中发挥重要的作用。

第二节　^{18}F－FDG PET－CT 的临床应用

一、显像原理

^{18}F－FDG 是最常用的正电子肿瘤示踪剂，它是葡萄糖的类似物，能在细胞膜葡萄糖转运蛋白作用下进入细胞，在己糖激酶催化下生成 6－磷酸-^{18}F－脱氧葡萄糖，然后不再参与进一步反应而滞留在细胞内，反映体内葡萄糖的利用状况。绝大多数恶性肿瘤细胞分裂迅速、代谢旺盛，较正常细胞消耗更多的葡萄糖，以无氧酵解作为能量代谢的主要途径。因此，细胞膜葡萄糖转运蛋白和己糖激酶的活性相应增强，^{18}F－FDG 能大量进入并停留在这些细胞内，使恶性肿瘤病灶表现为放射性异常增强的特点。

二、适应证

^{18}F－FDG 适用于恶性肿瘤治疗前的临床分期，以便决定治疗方式、范围和是否采取预防性治疗措施；客观评价肿瘤活性，以便早期判断疗效，及时更改治疗方案；辅助设计肿瘤生物适形放疗计划；在治疗后纤维化、术后解剖改变等情况下准确判断肿瘤残留或复发。^{18}F－FDG 还适用于寻找原发性肿瘤或隐匿性活动性感染灶；为高手术风险、难于获得病理结果的不明肿块患者提供无创性良恶性鉴别诊断工具。

三、显像方法

检查前 24 h 避免剧烈运动。禁食 4 h 以上、排空大便后，在血糖正常（<11.1 mmol/L）情况下，静脉注射^{18}F－FDG，注射剂量为 5.18～8.14 MBq（0.14～0.22 mCi）/kg 体重，保持肌肉放松、安静休息 30～60 min 后适量饮水，先做全身低剂量 CT，再分多个体位做全身 PET 检查。必要时延时 1 h 局部复查，此时可做诊断或增强性 CT 后再复查 PET。

四、图像分析

^{18}F－FDG 主要通过泌尿系统排泄，肾集合系统及膀胱内易滞留大量高放射性尿液，需与邻近脏器病灶相鉴别；葡萄糖是脑组织代谢最主要的能量来源，故脑灰质具有明显的高放射性；禁食状态下心肌对^{18}F－FDG 的摄取变异较大，禁食不佳者心肌存在生理性摄取。此外，肝脏内存在少量生理性放射性分布。胃内残留食物、血糖水平增高、肌肉紧张或剧烈运动都能导致肌肉大量摄取放射性。在寒冷环境中，颈肩部、脊柱旁、腋下等区域的棕色脂肪由于产热需要摄取大量^{18}F－FDG，该现象在年轻女性中比较常见。

肠道生理性摄取在日常读片中普遍可见，可能与^{18}F－FDG 或其衍生物分泌至肠腔有关[3]，需要与病理性摄取相鉴别。便秘会导致肠道摄取增高，但使用番泻叶等清洁肠道的同时，也会刺激结肠导致更高的 FDG 摄取[4]。有学者用抗胆碱类肌松药降低肠道肌肉运动，但也无法使肠道生理性摄取明显降低[5]。故本中心在检查前建议患者尽可能排空肠道，不采取特殊肠道准备，根据肠道放射性分布特点来识别可疑的恶性病灶。

阅片时,采用视觉分析和半定量分析。前者以邻近正常脏器、组织或者软组织本底作参考,判断病灶摄取放射性药物的程度,大部分恶性肿瘤病灶呈FDG高代谢。后者最常用的指标为标准摄取值(standardized uptake value,SUV)(计算如下),分为SUV平均值(SUV$_{mean}$)和SUV最大值(SUV$_{max}$),由于SUV$_{mean}$受感兴趣区(region of interest,ROI)大小影响,重复性较差,故临床多采用SUV$_{max}$为主要评价指标。在SUV应用初期曾以2.5作为鉴别良恶性病变的临界值,但临床的大量应用以及研究显示,不能以SUV作为良恶性鉴别的绝对指标,仍需结合视觉分析放射性摄取特征、相应部位CT表现以及病史等信息综合判断。近年来,更多PET半定量参数用于临床疗效判断及预后预测,如肿瘤代谢体积(metabolic tumor volume,MTV)、病灶总葡萄糖酵解量(total lesion glycolysis,TLG)等。

$$SUV = \frac{感兴趣区放射性活度(MBq)}{静脉注射剂量(MBq)/体重(kg)}$$

五、临床应用

(一)原发分期

准确的术前分期对于优化结直肠癌患者的治疗计划非常重要。最初,通过增强CT评价结直肠肿瘤大小以及邻近结构的浸润。随着局部进展期直肠癌术前新辅助治疗的价值逐渐受到肯定,术前临床分期尤显重要。目前认为MRI和腔内超声是直肠癌T分期较为准确的影像学技术,而PET-CT中的CT为低剂量定位CT,在解剖层次的辨析方面有所欠缺,因此无法对T分期进行准确评价。PET-MRI的出现可提供更多软组织信息,或许能在未来为局部肿瘤分期带来更为可靠的证据。在结直肠癌原发灶较大导致内镜无法通过的患者,PET-CT可发现近端肠道更多的可疑病灶,指导修正手术范围。

淋巴结转移是结直肠癌最常见的转移途径,原发肿瘤经过淋巴管播散,首先累及病变邻近区域淋巴结,而结直肠周围系膜内淋巴结肿大原因复杂。大小并非判断转移的绝对标准,小淋巴结也常发生转移,而反应性增生的淋巴结也可发生肿大。因此,评价区域淋巴结的性质对于任何影像学技术来说都是一个难题。以淋巴结直径>10 mm及簇状分布的多发小淋巴结作为阳性诊断标准,CT诊断淋巴结转移的准确性可达到81%[6],淋巴结中心坏死也是CT上转移淋巴结的特异性表现,在不同的研究中,CT的诊断效能差异较大,灵敏度为13%~92%,特异性为55%~98%[7]。近期的荟萃分析显示传统影像学检查诊断淋巴结的灵敏度和特异性,CT扫描为79%和76%,MRI扫描为77%和76%,超声内镜检查为57%和80%,三者准确性相似[8]。^{18}F-FDG PET和PET-CT依靠肿瘤代谢活性变化对转移淋巴结的诊断特异性高,大部分研究在85%以上。然而由于空间分辨率有限,早期PET显像灵敏度很低,采用PET和CT融合后显著提高了转移淋巴结的检出率(表11-2)。

表11-2　PET和PET-CT对结直肠癌淋巴结转移的诊断效能[14]

作者	例数	研究设计	显像设备	TP	FP	TN	FN	Sens(%)	Spec(%)
Mukai[15]	24	回顾性	PET	2	2	13	7	22.2	86.7
Kantorova[16]	32	回顾性	PET	2	3	22	5	22.2	86.7
Akiyoshi[9]	56	回顾性	PET	15	1	20	20	42.9	95.2
Ono[17]	23	回顾性	PET	3	0	13	5	30	100
Kam[18]	23	回顾性	PET	4	0	14	5	44.4	100
Abdel-Nabi[19]	41	前瞻性	PET	4	1	26	10	28.6	96.3
Furukawa[11]	37	前瞻性	PET	7	3	15	12	36.8	83.3
Llamas-Elvira[20]	90	前瞻性	PET	10	2	40	38	20.8	95.2

续　表

作　者	例数	研究设计	显像设备	TP	FP	TN	FN	Sens(%)	Spec(%)
Tateishi[21]	53	回顾性	PET-CT	29	11	8	5	85.3	42.1
Kim[22]	30	回顾性	PET-CT	11	2	10	7	61.1	83.3
Yi HJ[10]	196	回顾性	PET-CT					57.1	67.5
Tsunoda[12]	88	前瞻性	PET-CT	21	7	40	20	51.2	85.1
Uchiyama[23]	75	前瞻性	PET-CT	12	0	23	40	34.3	100

注：TP：真阳性；FP：假阳性；TN：真阴性；FN：假阴性；Sens：灵敏度；Spec：特异性。

大量研究显示，单纯 FDG PET 缺乏形态学信息，准确定位困难，对淋巴结转移的诊断灵敏度及特异性并不优于 MDCT[9-11]。PET-CT 应用以来，显示出更高的诊断特异性，但灵敏度仍然较低，原因可能是 PET 分辨率有限，小病灶难以被检出，或由于邻近原发肿瘤、肠道或膀胱等高摄取部位病灶被掩盖，从而出现较多的假阴性病例（图 11-1）。虽然 PET-CT 在判断远隔淋巴结转移方面优于区域淋巴结[10-12]，但总体诊断效能与传统影像学相比没有显著的优势，故 FDG PET 或 PET-CT 不推荐常规用于结直肠癌的分期。然而确实也有部分患者通过 PET-CT 改变分期后改变了治疗方案（表 11-3）。Davey 等[13]对 83 例直肠癌患者分别进行 CT、MRI 或腔内超声以及 PET-CT，31%患者因 PET-CT 更改肿瘤分期，其中绝大多数改变的是 N 分期，而因此有 8% 的患者更改了原先的治疗方案，其中大部分是因为发现转移灶而由治愈性治疗变更为姑息性治疗。当增强 CT 或 MRI 发现异常病灶但不能排除转移，或者患者无法注射血管对比剂时，可推荐使用 PET-CT 进一步明确诊断。日本学者 Tsunoda 等[12]根据 3 种标准比较 PET-CT 在结直肠癌淋巴结转移诊断中的效能，分别是异常摄取、淋巴结直径和 SUV（阈值分别为 1.5、2.5 和 3.5），三者的诊断准确性分别为 74.4%、75.0% 和（80.1%、79.0% 和 79.0%），可见 SUV 作为诊断标准比视觉判断异常摄取和根据淋巴结肿大来评判淋巴结性质更为可靠。

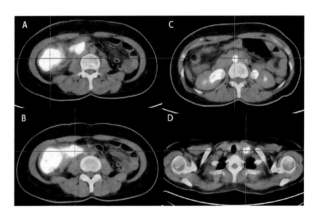

图 11-1　PET-CT 提示回盲部低分化腺癌

A. 升结肠原发灶高代谢；B. 肠系膜淋巴结转移；C. 腹主动脉旁淋巴结转移；D. 左锁骨上淋巴结转移

表 11-3　结直肠癌治疗前 PET 及 PET-CT 的应用价值

作　者	年　份	例　数	显 像 设 备	改变治疗方案(%)	改变分期(%)
Heriot[24]	2004	46	PET	17	39
Furukawa[11]	2006	44	PET	2	
Llamas-Elvira[20]	2007	104	PET	50	13.46
Park[25]	2006	100	PET-CT	24	
Davey[13]	2008	83	PET-CT	12	31
Eglinton[26]	2010	20	PET-CT	25	30
Cipe[27]	2013	64	PET-CT	3.2	21
Petersen[28]	2014	67	PET-CT	30	

（二）肝转移灶评估

肝脏是结直肠癌最常见的转移部位，肝转移发生率为 50%～60%，有 1/3 为同时性[29]，大部分的转移灶通过门静脉播散至肝。肝转移若不接受治疗，总生存时间仅为 9 个月。手术切除增加 25%～40% 的 5 年生存率的获益。早期发现并准确定位肝转移灶可协助临床医生更好地选择合适的治疗方案，从而改善患者的预后。目前，肝转移的影像学诊断技术包括超声、增强 CT、MRI 和 ^{18}F-FDG PET-CT，用何种技术评价仍然存在争议。增强 CT 仍然是探测结直肠癌肝转移灶的主要手段，但大量的循证医学证据证明 MRI 具有更高的诊断灵敏度[30]。术中超声帮助手术医生探测到更多的肝转移灶，无创性的体外超声的诊断效能因操作者的技术水平差异较大。

^{18}F-FDG PET-CT 作为分子影像，通过反映肿瘤细胞的代谢，可准确探测肝转移灶。大量研究对比各项影像学检查技术对于肝脏转移灶的探测价值（表 11-4）发现，MRI（SS SE-EPI 序列、SPIO 增强、Gd 增强、Mn-DPDP 增强）优于 ^{18}F-FDG PET-CT，尤其是对小于 5 mm 的小病灶更为灵敏，原因可能是由于 MRI 本身的空间分辨率高。但 PET-CT 具有更高的特异性，CT 或 MRI 检测到的可疑但无法确诊的肝转移灶，可进行 PET-CT 进一步明确诊断。化疗后 1 个月内，肝转移灶在 PET-CT 上可存在假阴性[31-32]，接受化疗组与未接受化疗组相比较，PET-CT 的诊断灵敏度分别为 48% 和 78%[33]。导致化疗后诊断效能降低的原因包括病灶体积缩小低于 PET 的空间分辨率、肿瘤内己糖激酶的降解以及正常肝细胞生理性摄取的增高等，仅代表肿瘤活性的暂时受抑，完全代谢缓解并不代表完全病理缓解，不能简单根据化疗后 PET-CT 的发现来确定肝切除手术的范围。

表 11-4 PET 和 PET-CT 用于结直肠癌肝转移的诊断

作 者	例数	显像设备	PET 或 PET-CT		CT				MRI	
			PBA		LBA					
			Sens(%)	Spec(%)	Sens(%)	Spec(%)	Sens(%)	Spec(%)	Sens(%)	Spec(%)
Trurant[40]	53	PET			79	25	80	77		
Carnaghi[41]	19	PET			62	74	70			
Huguet[35]	31	PET			96		70			
Lubezky[42]	27	PET	49	83.3			65.3	75		
Akiyoshi[9]	65	PET	91	100			100	98		
Selzner[32]	76	PET-CT	91	90			95	70		
Chua[37]	75	PET-CT	94	75			91	25		
Coenegrachts[43]	24	PET-CT	96		61				100	
Mainenti[44]	34	PET-CT	100	96			83	96	83	100
Bacigalupo[45]	19	PET-CT			52	98			92	95
Ramos[46]	97	PET-CT			55.2	90.3			89	
Rojas[33]	51	PET-CT			60	90	82		91	
Rappeport[31]	35	cePET-CT	93		66		89	67	82	81
Cantwell[47]	33	cePET-CT			85	100			98	100
Kong[48]	65	cePET-CT			94	100			99	100
Seo[49]	68	cePET-CT	93	71					100	71

注：PBA：以患者为基础分析；LBA：以病灶为基础分析；Sens：灵敏度；Spec：特异性；cePET-CT：PET 与增强 CT 融合。

肝脏在[18]F - FDG PET 显像中具有较高的本底摄取,而且采集时间不足会影响肝脏图像的均匀性,有时会产生局限性摄取增高的伪影,此时延长采集时间,比较相同部位,若增高灶消失,则不认为是病灶。有报道[34]比较了双时相[18]F - FDG PET 诊断的准确性,分别于 67 ± 11 min 和 113 ± 20 min 进行显像,延迟显像较早期显像多发现 10% 的肝转移灶,而且延迟显像中病灶的 SUV 和靶本比均高于早期显像,故延迟显像具有更高的病灶检出率。此外,呼吸运动可能引起 PET 与 CT 图像匹配不良,尤其对于肝膈面的病灶,我们的经验认为平静呼吸情况下短时屏气 CT 和 PET 采集可减小

呼吸运动的影响,在有条件的单位还可以采用呼吸门控采集以达到更佳的图像质量。

肝外转移灶是否存在是决定肝转移治疗策略的关键。在肝转移切除术前用 PET - CT 进行全身评估,有 9%～30% 的患者因此改变治疗方案[32,35-38],其中,大部分为发现肝外转移灶(表 11 - 5)而避免了不必要的手术治疗,即由治愈性切除转变为姑息性治疗,亦有部分因发现更多可切除的转移灶而扩大手术范围。分组对照研究[39]显示,[18]F - FDG PET 导致没有价值的肝转移灶切除术的比例由单纯 CT 做术前检查时的 45% 降低至 28%,相对危险减低 38%。而且,从社会经济学角度来说,降低了整个治疗方案的费用。

表 11 - 5　PET 和 PET - CT 诊断肝外转移灶

作　　者	例数	EHD 检出率(%)	真　阳　性		假　阳　性	
			比例(%)	部　　　位	比例(%)	部　　　位
Selzner[32]	76	44	38	骨、肺、淋巴结	1	
Joyce[50]	71	27	21		6	骶髂关节、骨盆
Sorensen[36]	54	6	6	淋巴结、局部复发		
Akiyoshi[9]	65	15	15	骨、淋巴结、原发性肺癌		
Coenegrachts[43]	24	33	25	结肠原发灶、前列腺癌、淋巴结、骶前转移灶	8	卵巢囊肿、直肠腺瘤
Bacigalupo[45]	19	31	26	肺、腹膜	5	背部弹性纤维瘤
Briggs[38]	102	34	25	骨、淋巴结、腹膜、肺	6	结肠第二原发癌、鼻咽癌
Bonanni[51]	42	33	31	局部、肺、淋巴结	2	横膈脓肿
Lake[52]	133	36	28	骨、胰腺、肺、阴道	4	小肠

注:EHD:肝脏外病灶。

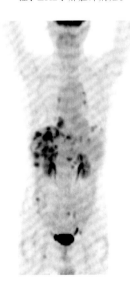
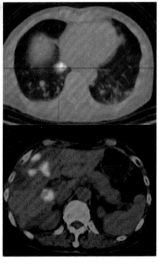

图 11 - 2　患者,男,65 岁。乙状结肠癌术后化疗后 2 年。CEA 257 ng/ml,PET - CT 提示肝肺多发转移

(三)肺转移灶评估

肺是结直肠癌肝外转移最常见的部位。10% 的同时性肺转移患者伴发肝转移,而仅有 3% 为单纯同时性肺转移,而且多发生于直肠癌患者。CT 依然是常规诊断肺转移或治疗后随访的主要影像学手段。根据 CT 检查,直肠癌患者中肺转移的发生率为 10%～18%;结肠癌患者中为 5%～6%;另有 4%～42% 的结直肠癌患者 CT 发现无法定性的肺结节灶(indeterminate lung lesions,ILL),但其中≥70% 的病灶没有临床价值[53],其余部分病灶为肺转移,部分为原发性肺癌。

目前,PET - CT 在肺转移灶探测中应用的相

关循证医学证据较少。Selzner 等[32]在比较 CT 和 PET－CT 对 76 例结直肠癌可切除的肝转移的评价价值同时，用 PET－CT 准确诊断了 18 例肺转移灶，而其中 CT 漏诊 4 例。但是，由于 PET－CT 中的 CT 为低剂量定位 CT，更容易遗漏一些小病灶，而且对于肺结节解剖细节的判断也不够准确，仅根据放射性摄取情况判断结节性质是不足够的，无法通过 PET－CT 来鉴别 ILL 的性质，仍然需要 6～12 个月胸部 CT 的随访。另有研究[54]显示[18]F－FDG PET－CT 诊断结直肠癌肺转移的灵敏度、特异性、阳性预测值和阴性预测值分别为 57.1%、99.1%、90.1% 和 93.6%；转移结节的大小可影响 FDG 的摄取，PET 阴性的肺转移灶平均直径为 5.75 mm。此外，位于肺底部的转移结节，受呼吸运动影响最大，可能导致摄取增高灶与 CT 病灶对位不准确，影响诊断的可靠性。有研究指出[55,56]，在肺转移灶射频治疗前，PET－CT 全身评估的患者中，有 20%～26.5% 探测到肺外转移灶，因此更改了既定的治疗方案。

（四）疗效评估

肿瘤个体化治疗的实施，必须通过疗效监测选择最优化的治疗方案。目前，实体肿瘤的疗效评价仍然基于测量病灶大小的改变，例如 RECIST1.1 的标准。然而，仅以形态学改变进行疗效评价具有一定的局限性。体积缩小时，局部可能仍有肿瘤残留；而残留的肿块可能只是纤维化或坏死组织。而且肿瘤代谢改变往往早于体积变化，PET 作为分子影像工具能更好地反映疗效。

1. PET 疗效评估标准　对于实体瘤的化疗及靶向治疗，以 PET－CT 为基础的疗效评价，逐渐被临床接受并应用，进而发展建立了多套评估标准，包括 EORTC(the European organization for research and treatment of cancer)标准[57]、PERCIST(PET response criteria in solid tumors)标准[58] 和 PREDIST(PET residual disease in solid tumor)标准[59]（表 11－6）。

表 11－6　基于 PET－CT 的疗效评估标准

	EORTC 标准	PERCIST 标准		PREDIST 标准
CMR	肿瘤摄取完全消退，与周围正常组织难以区分	靶病灶摄取值低于肝脏本底水平，非靶病灶降至血池水平	CMRt	病灶摄取值<1.5×肝脏 SUV_{mean} +2×肝脏 SD
PMR	化疗一个周期后，肿瘤 SUV_{max} 至少降低 15%～25%，之后的化疗周期中降低>25%	SUL_{peak} 降低≥30%，且绝对值≥0.8× SUL；SUL_{peak} 升高<30% 或靶/非靶病灶长径增加<30%，且无新病灶	RD	病灶摄取值>1.5×肝脏 SUV_{mean} +2×肝脏 SD
SMD	肿瘤 SUV_{max} 增加<25%或降低<15%，或无明显的摄取范围增加（最长径<20%）	未达 CMR/PMR/PMD		
PMD	肿瘤 SUV_{max} 增加>25%，或摄取范围增大（最长径>20%）	SUL_{peak} 升高≥30%，且绝对值≥0.8× SUL，或摄取范围增大（TLG>75%且无 SUL 降低），或出现高摄取的新病灶，并可除外治疗引起的炎症反应或感染		

注：CMR：完全代谢缓解(complete metabolic response)；PMR：部分代谢缓解(partial metabolic response)；SMD：代谢稳定(stable metabolic disease)；PMD：代谢进展(progressive metabolic disease)；CMRt：治疗后完全代谢缓解(complete metabolic response to therapy)；RD：疾病残留(residual disease)；SUL_{peak}：瘦体重标化的 SUV 值的平均值；TLG：病灶总酵解(total lesion glycolysis)。

EORTC 标准于 1999 年提出[57]，之后被用于肺癌、结直肠癌、乳腺癌等恶性肿瘤的疗效评估。Monteil 等[60]研究显示结直肠癌化疗 2 周期后以 EORTC 标准评估疗效与 4 周期后 RECIST 标准评估的结果，具有良好的一致性，故可根据早期 PET－CT 的结果来评估疗效。PERCIST 标准于 2009 年提出[58]，相比于 EORTC 标准，对评价时间、图像采集参数、病灶及本底感兴趣区勾画、评价参数等各个细节加以严格定义，并标准化执行，使得整个评价方法更科学、可比性强、重复性好；PERCIST 标准推荐的评价时间为化疗 10 天后，放疗结束 8～12 周后。Skougaard 等[61]采用伊立替康和西妥昔单抗作为三线治疗方案联合治疗转移性结直肠癌，分别以 EORTC 标准和 PERCIST 标准评估疗效,两者在87%的患者中具有良好的诊断一致性;而且以两种标准评估所获得的PMR和SMD+PMD两组间的中位总生存时间基本一致,EORTC标准为14.2个月和7.2个月,而PERCIST标准为14.5个月和7.9个月,可见两者对生存预后信息的判断也是一致的。

然而,由于放射性肠炎或肠道生理性摄取,治疗后病灶及其周围组织放射性摄取仍高于血池本底水平,导致PERCIST标准评价结果与肿瘤退缩(tumor regression grade,TRG)分级不一致,诊断特异性差,故有学者提出疾病残留(residual disease,RD)的定义并制订PREDIST标准(表11-6)。依据此标准,评价73例局部晚期直肠癌新辅助放化疗的疗效,预测TRG分级的灵敏度和特异性分别为81.8%和54.9%,而依据PERCIST标准评价的特异性仅为9.8%,所以以PREDIST标准可能更有助于鉴别新辅助放化疗后病理缓解和非缓解的患者[59-62]。

2. 新辅助放化疗 术前新辅助放化疗目前已成为局部进展期直肠癌(locally advanced rectal cancer,LARC)的标准治疗方案,不仅有助于肿瘤体积缩小及降期,增加手术切除率,还可降低局部复发的风险。接受该治疗后,约有20%的患者可获得病理完全缓解(pCR),这部分患者具有更好的局部控制率和更长的无病生存期。准确预测肿瘤的pCR尤其是治疗过程中的早期评价,有助于优化手术方案、修改放化疗方案以及预测预后。

放化疗后,肿瘤发生代谢变化早于形态学改变。自2000年以后,大量研究阐明^{18}F-FDG PET-CT是LARC新辅助放化疗后疗效及预后的重要预测因子。虽然国际性的肿瘤临床指南并没有将^{18}F-FDG PET-CT推荐用于LARC新辅助放化疗的疗效监测,但是国际上许多肿瘤中心已经将PET-CT评价疗效作为临床常规并广泛使用。

目前,鉴别新辅助放化疗是否有效的金标准是通过术后组织病理学测量残留肿瘤细胞的多少,即肿瘤退缩分级(tumor regression grade,TRG)。传统影像学检查,包括直肠腔内超声、CT和MRI难以有效判断新辅助放化疗的疗效,尤其难以区分纤维化组织与肿瘤残留。大量研究显示^{18}F-FDG

PET-CT通过葡萄糖代谢变化与TRG存在一定相关性,可准确预测肿瘤疗效。^{18}F-FDG PET-CT提供众多代谢参数(SUV$_{max}$、SUV$_{mean}$、MTV、TLG以及它们的变化比值)可用于评估疗效(表11-7、图11-3)。大部分的研究[63-66]支持RI(retention index),即SUV$_{max}$降低的比例是判断肿瘤缓解与否的早期预测指标,平均诊断灵敏度及特异性分别为82%和85%。然而也有学者否认了其价值[67,68],指出因为SUV$_{max}$仅反映肿块单点的摄取情况,不足以代表某些放射性分布不均匀的肿瘤的整体代谢情况。所以,本中心开展前瞻性研究[69],纳入各项代谢参数,最终结果显示新辅助放化疗后4~6周与基线PET-CT的ΔMTV和ΔTLG对判别肿瘤病理缓解与否具有最高的诊断准确性,我们认为这两种参数所反映的是整体的肿瘤负荷,相比于RI更为可靠。ΔSUV$_{mean}$也可以反映肿瘤整体的代谢情况,也有研究认为选用该指标更为合适[66,70,71]。然而,无论是SUV$_{mean}$还是MTV和TLG,计算的前提是要选取合适的感兴趣区,但勾画是选取二维层面还是三维、阈值的选择(百分比还是固定的SUV界值)等尚无统一的标准,所以临床研究的结果差异较大,有待进一步大样本的研究确定更为科学而重复性好的标准。PET-CT除了疗效判断,还与预后有关。Guillem等[72]发现ΔSUV$_{max}$≥62.5%和ΔTLG≥69.5%的患者具有较高的无复发生存率(recurrence free survival,RFS),可能有助于早期确定具有高危复发风险的患者。应选择放疗开始2周内或放疗结束2周后进行PET-CT显像,以避免高峰期放射性肠炎的高摄取对疗效判断的干扰。DWI-MRI(弥散加权核磁共振)亦可通过探测水分子的弥散运动,了解肿瘤内部分子结构的变化。Lambrecht等[63]提出,结合DWI-MRI的表观扩散系数(apparent diffusion coefficients,ADC)和PET-CT的RI可提高新辅助放化疗疗效评价的准确性,灵敏度和特异性分别为100%和94%。在个体化治疗的时代,PET-CT早期评价新辅助放化疗的疗效,提前发现疗效不佳的患者,修改其治疗方案,以期在降低不良反应发生的前提下,达到最好的肿瘤治疗效果。

表 11 - 7　PET - CT 用于局部进展期直肠癌新辅助放化疗的疗效评价

作　　者	例数	化疗方案	放疗方案	评价时间	评价指标	阈值	Sens(%)	Spec(%)
Rosenberg[70]	29	5 - FU (250 mg/m²)	45 Gy 25 次	放疗 14 天后	ΔSUV_{mean}	NSS		
				放疗结束后	ΔSUV_{mean}	57.5%	79	70
Lambrecht[63]	22	5 - FU (225 mg/m²) + 奥沙利铂(2 例)	45~50.4 Gy 25~28 次	放疗 10~12 次后	RI	40%	100	75
				放疗结束后 5 周	RI	76%	100	75
Guerra[67]	31	5 - FU (225 mg/m²) + 奥沙利铂(4 例)	50.4 Gy 28 次	放疗 3 周后	SUV2	7.3	79	78
				放疗结束后 12 周	RI	NSS		
					SUV3	4.4	77	88.9
Herrmann[68]	27	5 - FU (250 mg/m²)	45 Gy 25 次	放疗 2 周后	RI_{2D},RI_{3D}	NSS		
				放疗结束后 4 周	$SUV_{iso60\%max}$	59%	79	75
					$SUV_{iso60\%mean}$	61%	79	75
					VRS	50%	94	78
Leibold[73]	27	5 - FU (325 mg/m²) + LV(20 mg/m²)	48.6~54 Gy 3.6 Gy 肿瘤加量	放疗 8~14 天后	RI,ΔSUV_{avg} ΔTLG	NSS		
Janssen[64]	51	卡培他滨 (825 mg/m²)	50.4 Gy 28 次	放疗 2 周后	RI	48%	64	100
Avallone[71]	42	奥沙利铂 (100 mg/m²) + 5 - FU (800~900 mg/m²) (第 1 天:雷替曲塞;第 2 天:LV)	45 Gy 25 次	放疗 12 天后	ΔSUV_{mean}	52%	100	100
					RI,SUV1, SUV2, $SUV_{mean}1$, $SUV_{mean}2$	NSS		
Goldberg[65]	20	5 - FU (180 mg/m²) 或卡培他滨 (825 mg/m²)	45 Gy 25 次 5.4~9.0 Gy 肿瘤加量	放疗 8 天后	RI	32%	75	100
					SUV2	NSS		
Hatt[66]	28	卡培他滨 (825 mg/m²)	50.4 Gy 28 次	放疗 8 天后	ΔSUV_{mean}	31%	88	33
					ΔTLG	34%	56	67
					SUV2,RI, MTV,ΔMTV	NSS		
				放疗 15 天后	$SUV_{mean}1$	6.1	50	100
					RI	43%	88	58
					ΔSUV_{mean}	34%	81	67
					ΔTLG	53%	63	92
					SUV2, MTV, ΔMTV	NSS		
Sun[69]	53	卡培他滨 (625 mg/m²) + 奥沙利铂 (85 mg/m²)	50~55 Gy 25 次	放疗结束后 1 周	RI,ΔSUV_{mean}, ΔMTV,ΔTLG	NSS		
				手术前	ΔMTV	88.9%	76.5	88.9
					ΔTLG	92.2%	82.3	83.3

注：RI：SUV_{max} 降低的比例；NSS：无显著统计学差异(缓解者与未缓解者间)；VRS：visual response score；MTV：肿瘤代谢体积；TLG：葡萄糖总酵解；LV：亚叶酸；Sens：灵敏度；Spec：特异性。

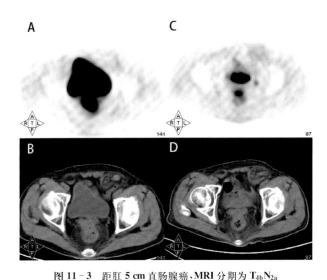

图 11-3 距肛 5 cm 直肠腺癌,MRI 分期为 $T_{4b}N_{2a}$

A、B 和 C、D 分别为新辅助放化疗(5 000 cGy/25 fx,同期 5-FU+奥沙利铂增敏)前和后的 PET-CT 图像,可见 CT 原发灶大小改变不明显,但 FDG 代谢明显降低(SUVmax 为 21.2 vs. 11.6)。手术后病理见少量腺癌细胞,伴大量淋巴细胞增生;TRG 3(Dworak)分级

3. **肝转移消融治疗** 不可切除的肝转移灶可采用消融治疗提高局控率,减少局部复发。消融治疗包括射频消融(RFA)、冷冻消融(CSA)、热疗(LITT)、动脉化疗栓塞(TACE)和 Y-90 内放疗(SIRT)等。解剖影像往往难以区分残留肿瘤及治疗后瘤周坏死,而 PET 有助于鉴别。

Langenhoff 等[74]早年的研究认为 FDG PET 可判断局部消融治疗后的疗效,并可用于随访。23 例患者 56 个肝转移灶接受 RFA 或 CSA,其中 5 个病灶治疗后 FDG PET 阳性,最终 4 个证实为复发,1 个为脓肿,而 PET 阴性的病灶经过 16 个月的随访无复发。在随访过程中 11 例患者出现肝外转移灶,均表现为 FDG 高摄取,且 PET 发现病灶的时间点明显早于 CT。RFA 治疗后随访 PET-CT 的灵敏度、特异性和准确性分别为 84%、100% 和 92%,与 MRI 相仿[75],但优于增强 CT[76]。为了避免 RFA 后炎症干扰,有研究者[77]建议治疗后 12~24 h 或 6~8 周为最佳显像时间点。但需要注意的是,在肝转移消融治疗后或者手术局部切除后,原病灶边缘经常会出现轻度放射性摄取增高,可能持续存在至治疗后 4~6 个月,甚至更长的时间内,这可能与肿瘤周围正常肝组织新生有关,需与局部病灶复发相鉴别。

4. **靶向治疗** 靶向治疗是近年来肿瘤治疗的热点,可用于转移性结直肠癌的个体化治疗,例如西妥昔单抗(cetuximab)和贝伐单抗(bevacizumab)。早期判断靶向治疗是否有效,可以防止副作用的发生,降低无效治疗的花费,避免延误二线治疗的时机。靶向治疗药物的作用主要是抑制新生血管生成、肿瘤细胞新生并促进细胞凋亡来控制肿瘤生长,而不像传统化疗药物直接杀伤肿瘤,导致细胞数量减少。所以治疗早期肿瘤大小改变往往不明显,所以传统影像学技术通常难以评价疗效。在评估西妥昔单抗联合伊立替康治疗转移性结直肠癌的疗效中,基于 RECIST 标准的最佳总疗效(BOR)和 PERCIST 标准的最佳总体代谢疗效(BOMR)的评价结果不一致[78]。在同一批患者中,PMR 率是 PR 率的 3 倍,SMD、PMD 率则明显低于 SD、PD 率。CT 可能低估了靶向治疗的疗效,而且 PET 所反映的治疗疗效通常早于 CT。Liu 等[79]以三线西妥昔单抗为基础方案治疗转移性结直肠癌 1 周后,用 PERCIST 标准评估疗效,定义 SUVpeak>2.0 为治疗无效,即可预测 PFS 和 OS,早期反映疗效。在 PET-CT 评估化疗联合贝伐单抗疗效的研究中,也得到了类似的结果[80,81]。自 2008 年起,国际共识认为西妥昔单抗仅用于治疗 K-ras 野生型的结直肠癌患者,这是由于依据 RECIST 标准治疗有效率(RR)与 K-ras 的状态有关,K-ras 突变型的患者明显低于 K-ras 野生型;但 PET-CT 显示其中有相当大部分的 K-ras 突变型患者存在治疗后代谢改变,而没有显著形态学变化[78],可能在这部分患者中西妥昔单抗治疗依然有效,这有待进一步的临床研究。新近研究的放射性核素标记的单克隆抗体,如64Cu-DOTA-cetuximab 和89Zr-cetuximab 等,有望通过在体显像选择适用靶向药物的患者。

(五)复发监测

约 40% 的结直肠癌患者在初次治愈性手术切除后会出现复发,在术后 2 年内出现复发的患者约占 60%。早期发现并定位转移灶,不但降低肿瘤进一步播散的概率,增加再次治愈性切除的可能性,而且在一定程度上可以改善患者的总体预后。

结直肠癌的局部复发发生于吻合口周围、盆壁或后腹膜。直肠癌的局部复发率明显高于结肠癌，接受和未接受新辅助放化疗者，5年累计局部复发率分别为6.3%和12.1%。PET-CT最大的优势在于鉴别复发病灶与瘢痕组织，对骶前病灶的诊断特异性达到100%。但需要注意的是，盆腔炎症可能会导致PET假阳性表现，尤其是近期接受过盆腔放疗者，必要时需结合病理学穿刺确认阳性病灶性质。

血清癌胚抗原（carcinoembryonic antigen, CEA）是结直肠癌患者复发监测、预后预测以及疗效评估的一项重要肿瘤标志物，2/3复发性结直肠癌患者可出现CEA水平增高，通常早于肿瘤出现形态学改变，常规影像学手段通常在CEA增高3～9个月后才能定位复发病灶[82]，而且肿瘤的位置、分化、负荷、分布、与血管关系等因素都可以影响CEA的水平。然而，CEA又是一个非特异性的分子标志物，在吸烟者、炎症性肠病、胰腺炎、肝病以及其他部位的上皮性肿瘤中都可出现增高。

NCCN指南推荐PET-CT用于CEA增高患者的复发监测。多项研究均提示结直肠癌患者术后随访中PET-CT对复发转移的诊断价值优于增强CT[83-86]，尤其是对CEA增高的患者（表11-8），一项荟萃分析显示PET-CT诊断结直肠癌复发的总灵敏度和总特异性分别为94.1%和77.2%[87]。炎症和黏液腺癌分别是PET-CT假阳性和假阴性产生的主要原因。CEA增高的程度不影响PET-CT对复发的诊断效能[83,84]。即使血清CEA处于正常水平，对于传统影像学检查可疑复发的结直肠癌患者，PET-CT同样也具有很高的诊断准确性[88,89]；部分患者在PET-CT探测到阳性复发灶后数个月才出现CEA的增高。通过PET-CT改变了40%～68%复发患者的治疗方案，显像后仍能接受治愈性切除手术的患者拥有更长的中位总生存期（OS）和中位无进展生存期（PFS），分别是27个月和22个月[90]。

表11-8 PET-CT在结直肠癌复发监测中的价值

作　者	CEA	例数	检出率(%)	灵敏度(%)	假 阴 性 原 因
Mittal[85]	+	51	71	92	黏液腺癌、肝转移(小)
	−	22	13		
Makis[91]	+	75	87	98	脑转移
		64	53		
Kyoto[83]	+	73	75	93	腹膜转移，盆腔复发
Bu[92]	+	68	85	98	腹膜后淋巴结(小)
		37	75	100	
Ozkan[93]	+	81	76	96	肝转移(小)
		14	71	100	
Ozkan[84]	+	69	71	97	
Sanli[94]	+	117	88.8	97.1	黏液腺癌，肝转移(小)
	−	118	57.6	100	
Zhang[86]	+	71		97.2	黏液腺癌，腹膜及淋巴结转移(小)
	−	12		83.3	

注：CEA(＋)：大于正常值；CEA(－)：小于正常值。

（六）非FDG的正电子示踪剂应用

除了[18]F-FDG，还有多种其他正电子示踪剂可无创性地反映肿瘤组织内不同的生物特征。3-脱氧-3-[^{18}F]氟胸腺嘧啶（[18]F-FLT）是胸腺嘧啶的类似物，进入细胞后在胸腺嘧啶核苷激酶-1（TK-1）的介导下，参与DNA合成的补救途径，间接反映细胞增殖状态。理论上，[18]F-FLT是相对特异性的肿瘤显像剂，虽然摄取通常低于[18]F-FDG，但炎症干扰少，诊断淋巴结转移的特异性高达98.8%[95]。结直肠癌原发灶与转移灶18F－FLT摄取的程度（SUVmax）与肿瘤大小、细胞生长速度和 TK－1、Ki－67 的表达呈正相关，这就表示18F－FLT PET 可反映结直肠癌的细胞增殖。然而，18F－FLT 在肝脏及骨骼内的生理性分布会妨碍这些部位转移灶的检出。在疗效判断方面，Hong 等[96]研究显示在 5－FU 序贯治疗开始后 24 h 显像所见肿瘤部位的18F－FLT 摄取增高，可反映患者 5－FU 治疗抵抗，预示疗效不佳，且预后不良。但是，也有研究[97]将18F－FLT 用于新辅助放化疗疗效监测，虽然治疗后两周和治疗结束后18F－FLT 的摄取均明显降低，分别为 70% 和 55%，但与病理上肿瘤退缩程度（TRG）无关。

肿瘤乏氧是影响放化疗有效性的重要因素。肿瘤组织的快速生长，血液循环不良而引起局部氧供不足，使其对放化疗有较高的耐受性，而且会导致肿瘤血管生成并增加转移的可能性。18F－氟硝基咪唑（18F－FMISO）滞留于乏氧组织中，与肿瘤氧化程度呈反比，常被用于肿瘤乏氧组织的定位诊断，以反映抗血管生成药物的疗效[98]。另一种乏氧显像剂60Cu－ATSM 被用于监测结直肠癌的乏氧状态，靶本比大于 2.6 的乏氧肿瘤，放化疗疗效和预后均差[99]。

（七）偶发结肠 FDG 高代谢灶

PET 显像中常见结直肠弥漫性或局灶性 FDG 摄取增高灶，便秘者发生率更高。增高灶可由恶性肿瘤造成，亦可由急性结直肠炎、伪膜性肠炎、Crohn 病、溃疡性结肠炎、腺瘤、增生性息肉等良性疾病引起[100]，更多的是肠道的生理性摄取。盲肠及邻近升结肠是最常见的生理性高摄取部位，其次是直肠与乙状结肠交界部。肠道生理性摄取的机制尚不明确，可能由于肌肉蠕动、回盲部淋巴组织增生、肠壁白细胞聚集等原因[101]。通常认为肠道生理性或非特异性摄取表现为节段性、条索状、"蛇"形，且沿正常肠道形态走行，摄取程度可高低不一；而结节状局灶性或多灶性的高摄取灶需警惕恶性的可能。随着 PET－CT 应用的增多，偶发结直肠局灶性摄取（focal colorectal incidental uptake，FCIs）也相应增多。近期的荟萃分析[102]显示行 PET 或 PET－CT 的患者中，约 3.6% 出现 FCIs，其中 68% 存在恶性肿瘤和癌前病变的高危风险，且欧美人种比亚洲人更高。有研究（表 11－9）显示恶性肿瘤、癌前病变以及良性病灶导致的 FCIs 的 SUVmax 存在显著统计学差异。尽管恶性病灶的 SUVmax 更高，但三组间依然存在交叉，难以仅凭 SUVmax 的绝对值来鉴别良恶性。本中心分析对照 148 例患者的 PET－CT 与肠镜结果发现[103]，23.5% 为肠癌，20.5% 为息肉，而 56% 正常；右半结肠的 PET－CT 假阳性率更高（66.2% vs. 36.7%），SUVmax 增高是结直肠癌及息肉的高危因素，需要进一步肠镜检查。

表 11－9　18F－FDG PET 或 PET－CT 偶发结直肠局灶性摄取（FCIs）

作　者	年份	显像设备	总例数	FCI	肠镜或病理证实例数	FCIs 的诊断			
						恶性	癌前病变	良性	无明确病灶
Tatlidil[100]	2002	PET	3 000		13	6	4	3	0
Chen[104]	2003	PET	3 210	22	23	6	17	0	0
Ishimori[105]	2005	PET－CT	1 912	8	4	4	0	0	0
Gutman[101]	2005	PET－CT	1 716	45	21	3	10	1	7
Israel[106]	2005	PET－CT	4 390		24	6	9	3	6
Even-Sapir[107]	2006	PET－CT	2 360	33	29	13	7	5	4
Terauchi[108]	2008	PET	2 911	111	111	7	11	9	84
Lee ST[109]	2008	PET－CT	2 916	85	45	12	24	2	7
Lee JC[110]	2009	PET－CT	1 665	62	35	11	12	5	7
Kei PL[111]	2010	PET－CT	2 250		22	4	13	1	4

续 表

作　者	年份	显像设备	总例数	FCI	肠镜或病理证实例数	FCIs 的诊断			
						恶性	癌前病变	良性	无明确病灶
Peng J[103]	2011	PET - CT	10 978	148	125	32	23	5	65
Treglia[112]	2012	PET - CT	6 000	64	51	13	19	8	11
Farquharson[113]	2012	PET - CT	555	53	26	2	17	3	4
Oh JR[114]	2012	PET - CT	21 317	296	102	32	43	13	14
Yildirim[115]	2013	PET - CT	823	28	19	6	2	1	10

（八）在肛管癌中的临床应用

肛管癌发病率为(1～3)/10 万,约占胃肠道肿瘤的 2%。MRI 在评价肛管癌侵犯程度及盆腔区域淋巴结转移方面存在优势;CT 则主要用于评价其他脏器的转移。^{18}F - FDG PET 或 PET - CT 不常规用于肛管癌的临床分期,但可指导穿刺部位,提高穿刺阳性率;而且对于盆腔和腹股沟淋巴结的判断也优于 CT,可改变原发肿瘤的分期(表 11 - 10),从而改变 20%～29%患者的治疗方案[116-120]。值得注意的是痔疮、缩肛动作以及腹股沟淋巴结炎性增生等可导致 PET 假阳性表现,需加以鉴别诊断。PET - CT 在肛管癌放疗靶区勾画中也有一定的指导价值。有研究者分析比较了 PET - CT 与 CT 勾画大体肿瘤体积(GTV)和临床肿瘤体积(CTV)的差异[121],PET - CT 修正了 55.6%(15/27)的 GTV 和 37.0%(10/27)的 CTV。PET - CT 提供了更准确的放疗定位信息,减少了周围正常组织的受照剂量,更特异性地针对肿瘤组织进行治疗。原发肿瘤直径、淋巴结转移、男性等是肛管癌的预后不良因素,而 PET - CT 在疗效评价及预后预测方面也有一定的价值。Schwarz 等[122]的前瞻性研究纳入了 53 例接受同步放化疗的肛管癌患者,其中 9 例部分代谢缓解,其余均为完全代谢缓解,两者的 2 年 PFS 分别为 22%和 95%,后者预后明显优于前者。

表 11 - 10　PET - CT 用于肛管癌原发分期

作　者	例　数	原发灶检出率(%)	N 分期升高(%)
Cotter[117]	41	91	20
Nguyen[119]	50	98	17
Winton[116]	61	100	27
Engledow[123]	40		10
Vercellino[124]	58	93	16
Mistrangelo[118]	53	97.9	37.5
Sveistrup[125]	95		14
Bhuva[126]	88		15.9
Wells[120]	30		17

第三节　SPECT - CT 显像的临床应用

一、全身骨骼显像

（一）显像原理

^{99m}Tc 标记的亚甲基二膦酸盐(^{99m}Tc - MDP),通过化学吸附与骨骼中的羟基磷灰石无机盐结合,以及通过有机质与未成熟的骨胶原结合而沉积在骨骼内。骨骼各部位聚集放射性的多少与其血流灌注量和代谢活跃程度有关。

（二）适应证

主要用于骨转移灶筛查,评价骨转移瘤治疗效果,鉴别不明原因骨痛和血清碱性磷酸酶升高;还可用于诊断各种骨髓炎、代谢性骨病以及骨关节病等。

(三) 显像方法

静脉注射⁹⁹ᵐTc‐MDP 555～925 MBq(15～25 mCi),3～4 h后用SPECT进行全身扫描,必要时给予局部显像或加做SPECT‐CT断层融合显像。检查前要求多饮水、排尿并摘除身上金属物品等;疼痛或烦躁患者需要提前止痛或镇静,排尿困难者可予导尿。

(四) 显像表现

正常骨显像为全身骨骼呈对称性的放射性分布,扁平骨如椎骨、肋骨、髂骨、颅骨等,以及长骨的骨骺端能摄取较多的显像剂;而长骨的骨干则摄取较少的显像剂。

骨转移从病理变化来看,分为成骨性、溶骨性或混合性。骨转移瘤最多发生在红骨髓部位,呈浸润性生长,并发生溶骨性破坏,而在溶骨区的周围常有修复性成骨反应,骨显像剂被成骨区浓聚,从而可早期诊断。若病灶以溶骨为主,则需出现足够大的病灶产生"冷区"(即放射性分布缺损区)时方能显影。

骨转移瘤好发于中轴骨如脊柱、骨盆、肋骨和胸骨,占80%以上,颅骨及四肢骨少见。骨显像诊断骨转移的灵敏度＞95%,可早于X线3～6个月,在骨骼仅发生代谢变化时即做出阳性诊断。

骨转移瘤最常见的骨显像表现是多发非对称而无规律的放射性浓聚。溶骨性病灶的典型表现为中央放射性分布缺损,周围环形放射性摄取增加的"炸面圈"样改变。某些恶性肿瘤引起的高度广泛的成骨性反应,弥漫且相对均匀地累及全身骨骼,造成"超级骨显像",此时,肾不显影或呈淡影。4%～16%的骨转移可表现为孤立性病灶,经过数月到数年发展为多发性病灶,而孤立性"热区"(即放射性浓聚区)在骨显像中很常见,鉴别有一定困难,可结合SPECT‐CT、PET‐CT、MRI等其他影像学手段综合判断,并严密随访,了解病灶进展。

(五) 骨显像在结直肠癌中的应用

结直肠癌患者中骨转移发生率低,少于10%[127],其中大多病例伴有肝肺等其他部位转移,骨作为唯一转移部位的病例少于2%[128,129]。骨转移的好发部位主要在骨盆、胸椎、腰椎、骶骨和肋骨。核素骨显像主要用于结直肠癌患者出现骨痛症状后筛查骨转移灶,了解晚期患者骨转移肿瘤负荷,判断预后,评估骨转移治疗后的疗效,不推荐治疗前常规用于肿瘤分期。结直肠癌的骨转移以混合性骨转移为主,成骨性的肿瘤成分可导致⁹⁹ᵐTc‐MDP的浓聚,从而检出转移灶。

结直肠癌局部复发患者常伴有骨盆疼痛。在接受过辅助或新辅助放疗的患者中,尤其是绝经后骨质疏松者或曾接受过大剂量糖皮质激素治疗者,骨显像出现骨盆部位放射性摄取异常增高灶时,需谨慎鉴别骨转移与不完全性骨盆骨折。骨盆不完全骨折出现时间平均在治疗后13.7个月,放射性浓聚灶多发生在骶髂关节部位[130],典型表现为骨盆对称性放射性摄取增高[131],可呈"蝴蝶"样分布。如病变表现不典型,结合SPECT‐CT可了解骨代谢增高部位与局部解剖结构的改变,更准确地判断骨质改变、骨膜反应以及骨折等,部分病例还可结合PET‐CT检查,其阴性预测值高,可用于排除转移灶的存在[132]。

二、 在神经内分泌肿瘤中的临床应用

神经内分泌肿瘤(neuroendocrine tumors, NETs)是一类罕见的肿瘤,近年来发病率逐年上升,肿瘤细胞表面特征性地表达生长抑素受体(somatostatin receptor, SSTR)。SSTR是G蛋白偶联跨膜糖蛋白,分SSTR1～SSTR5 5个亚型,70%～90%的NETs高表达SSTR2[133]。奥曲肽(octreotide)是生长抑素类似物,可与SSTR2和SSTR5高亲和力地结合[134],这一原理使核素标记的奥曲肽用于NETs的诊断与治疗成为可能。

1989年¹²³I‐Tyr³‐octreotide用于第一例生长抑素受体扫描(somatostatin receptor scintigraphy, SRS)[135]。在之后的很多年里,¹¹¹In‐pentreotide由于射线能量适中、稳定性好、分辨率佳等原因,作为NETs SPECT显像的首选示踪剂。近年来有学

者认为[99mTc] EDDA/HYNIC－octreotide 可替代[111In]In－pentreotide 用于 SPECT－CT 评价 NETs,不但提高了图像质量,同时还降低了辐射吸收剂量[136]。笔者科室已常规制备[99mTc]－HYNIC－octreotide (TOC),用于各种 NETs 显像(图 11－4),初步研究显示 TOC SPECT－CT 显像对结直肠 NETs 诊断的灵敏度和特异性分别为 64.7% 和 78.6%。灵敏度较低主要由于 SPECT－CT 分辨率仅局限于大于 1 cm 的病灶。相比于 SPECT－CT,PET－CT 的应用将有效改善 NETs 的显像分辨率,但目前常规的[18F]－FDG PET－CT 主要用于提供 NETs 的生存预后信息,病灶探测阳性率有限。Binderup 等[137]研究了 96 例 NETs 患者中仅 58% 为 FDG 阳性,大部分为高增殖活性(Ki67＞15%)的 NETs。目前最常用的生长抑素受体 PET 示踪剂是[68Ga]－DOTA－Tyr3－octreotide ([68Ga]－DOTA－TOC)、[68Ga]－DOTA－Tyr3－octreotate ([68Ga]－DOTA－TATE)和[68Ga]－DOTA－l－Nal3－octreotide([68Ga]－DOTA－NOC),[68Ga]－DOTA－TATE 与 SSTR2 的结合率是[68Ga]－DOTA－TOC 与[68Ga]－DOTA－NOC 的 10 倍,而[68Ga]－DOTA－NOC 更多地与 SSTR3 结合[138]。由于与 SSTR 的高亲和力,生长抑素受体 PET－CT 显像的诊断灵敏度和特异性均为 90%～100%。通常情况下,分级低的 NETs 生长抑素受体显像可显示更多的阳性病灶,而在分级高的 NETs 中病灶更容易被[18F]－FDG PET－CT 探测到[139]。

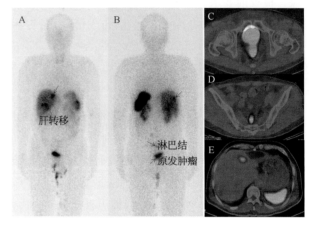

图 11－4　直肠 NETs，G₂

A、B 分别为 TOC SPECT－CT 全身扫描的前、后位图像(箭头所示为病灶部位);C、D、E 为 SPECT－CT 断层融合图像,分别显示直肠 NET 原发灶、盆腔转移淋巴结、肝转移

（章英剑　程竞仪　徐俊彦）

◇参◇考◇文◇献◇

[1] Antypas EJ, Sokhandon F, Farah M, et al. A comprehensive approach to CT radiation dose reduction: one institution's experience[J]. AJR Am J Roentgenol, 2011, 197: 935－940.

[2] Al-Nabhani KZ, Syed R, Michopoulou S, et al. Qualitative and quantitative comparison of PET/CT and PET/MR imaging in clinical practice[J]. J Nucl Med, 2014, 55: 88－94.

[3] Kim S, Chung JK, Kim BT, et al. Relationship between Gastrointestinal F－18－fluorodeoxyglucose Accumulation and Gastrointestinal Symptoms in Whole-Body PET[J]. Clin Positron Imaging, 1999, 2: 273－279.

[4] Soyka JD, Strobel K, Veit-Haibach P, et al. Influence of bowel preparation before 18F－FDG PET/CT on physiologic 18F－FDG activity in the intestine[J]. J Nucl Med, 2010, 51: 507－510.

[5] Murphy R, Doerger KM, Nathan MA, et al. Pretreatment with diphenoxylate hydrochloride/atropine sulfate (Lomotil) does not decrease physiologic bowel FDG activity on PET/CT scans of the abdomen and pelvis[J]. Mol Imaging Biol, 2009, 11: 114－117.

[6] Hundt W, Braunschweig R, Reiser M. Evaluation of spiral CT in staging of colon and rectum carcinoma[J]. Eur Radiol, 1999, 9: 78－84.

[7] Dighe S, Purkayastha S, Swift I, et al. Diagnostic precision of CT in local staging of colon cancers: a meta-analysis[J]. Clin Radiol, 2010, 65: 708－719.

[8] Li XT, Sun YS, Tang L, et al. Evaluating local lymph node metastasis with magnetic resonance imaging, endoluminal ultrasound and computed tomography in rectal cancer: a meta-analysis[J]. Colorectal Dis, 2015.

[9] Akiyoshi T, Oya M, Fujimoto Y, et al. Comparison of preoperative whole-body positron emission tomography with MDCT in patients with primary colorectal cancer[J]. Colorectal Dis, 2009, 11: 464－469.

[10] Yi HJ, Hong KS, Moon N, et al. Reliability of (18)f－fluorodeoxyglucose positron emission tomography/computed tomography in the nodal staging of colorectal cancer patients[J]. Ann Coloproctol, 2014, 30: 259－265.

[11] Furukawa H, Ikuma H, Seki A, et al. Positron emission tomography scanning is not superior to whole body multidetector helical computed tomography in the preoperative staging of colorectal cancer[J]. Gut, 2006, 55: 1007－1011.

［12］ Tsunoda Y，Ito M，Fujii H，et al. Preoperative diagnosis of lymph node metastases of colorectal cancer by FDG－PET/CT［J］. Jpn J Clin Oncol，2008，38：347－353.

［13］ Davey K，Heriot AG，Mackay J，et al. The impact of 18－fluorodeoxyglucose positron emission tomography-computed tomography on the staging and management of primary rectal cancer［J］. Dis Colon Rectum，2008，51：997－1003.

［14］ Lu YY，Chen JH，Ding HJ，et al. A systematic review and meta-analysis of pretherapeutic lymph node staging of colorectal cancer by 18F－FDG PET or PET/CT［J］. Nucl Med Commun，2012，33：1127－1133.

［15］ Mukai M，Sadahiro S，Yasuda S，et al. Preoperative evaluation by whole-body 18F－fluorodeoxyglucose positron emission tomography in patients with primary colorectal cancer［J］. Oncol Rep，2000，7：85－87.

［16］ Kantorova I，Lipska L，Belohlavek O，et al. Routine (18) F－FDG PET preoperative staging of colorectal cancer：comparison with conventional staging and its impact on treatment decision making［J］. J Nucl Med，2003，44：1784－1788.

［17］ Ono K，Ochiai R，Yoshida T，et al. Comparison of diffusion-weighted MRI and 2－［fluorine－18］－fluoro－2－deoxy－D－glucose positron emission tomography（FDG－PET）for detecting primary colorectal cancer and regional lymph node metastases［J］. J Magn Reson Imaging，2009，29：336－340.

［18］ Kam MH，Wong DC，Siu S，et al. Comparison of magnetic resonance imaging-fluorodeoxy-glucose positron emission tomography fusion with pathological staging in rectal cancer［J］. Br J Surg，2010，97：266－268.

［19］ Abdel-Nabi H，Doerr RJ，Lamonica DM，et al. Staging of primary colorectal carcinomas with fluorine－18 fluorodeoxyglucose whole-body PET：correlation with histopathologic and CT findings［J］. Radiology，1998，206：755－760.

［20］ Llamas-Elvira JM，Rodriguez-Fernandez A，Gutierrez-Sainz J，et al. Fluorine－18 fluorodeoxyglucose PET in the preoperative staging of colorectal cancer［J］. Eur J Nucl Med Mol Imaging，2007，34：859－867.

［21］ Tateishi U，Maeda T，Morimoto T，et al. Non-enhanced CT versus contrast-enhanced CT in integrated PET/CT studies for nodal staging of rectal cancer［J］. Eur J Nucl Med Mol Imaging，2007，34：1627－1634.

［22］ Kim DJ，Kim JH，Ryu YH，et al. Nodal staging of rectal cancer：high-resolution pelvic MRI versus（1）（8）F－FDGPET/CT［J］. J Comput Assist Tomogr，2011，35：531－534.

［23］ Uchiyama S，Haruyama Y，Asada T，et al. Role of the standardized uptake value of 18－fluorodeoxyglucose positron emission tomography-computed tomography in detecting the primary tumor and lymph node metastasis in colorectal cancers［J］. Surg Today，2012，42：956－961.

［24］ Heriot AG，Hicks RJ，Drummond EG，et al. Does positron emission tomography change management in primary rectal cancer? A prospective assessment［J］. Dis Colon Rectum，2004，47：451－458.

［25］ Park IJ，Kim HC，Yu CS，et al. Efficacy of PET/CT in the accurate evaluation of primary colorectal carcinoma［J］. Eur J Surg Oncol，2006，32：941－947.

［26］ Eglinton T，Luck A，Bartholomeusz D，et al. Positron-emission tomography/computed tomography（PET/CT）in the initial staging of primary rectal cancer［J］. Colorectal Dis，2010，12：667－673.

［27］ Cipe G，Ergul N，Hasbahceci M，et al. Routine use of positron-emission tomography/computed tomography for staging of primary colorectal cancer：does it affect clinical management? ［J］. World J Surg Oncol，2013，11：49.

［28］ Petersen RK，Hess S，Alavi A，et al. Clinical impact of FDG－PET/CT on colorectal cancer staging and treatment strategy［J］. Am J Nucl Med Mol Imaging，2014，4：471－482.

［29］ Ismaili N. Treatment of colorectal liver metastases［J］. World Journal of Surgical Oncology，2011，9(1)：1－12.

［30］ Floriani I，Torri V，Rulli E，et al. Performance of imaging modalities in diagnosis of liver metastases from colorectal cancer：a systematic review and meta-analysis［J］. J Magn Reson Imaging，2010，31：19－31.

［31］ Rappeport ED，Loft A，Berthelsen AK，et al. Contrast-enhanced FDG－PET/CT vs. SPIO-enhanced MRI vs. FDG－PET vs. CT in patients with liver metastases from colorectal cancer：a prospective study with intraoperative confirmation［J］. Acta Radiol，2007，48：369－378.

［32］ Selzner M，Hany TF，Wildbrett P，et al. Does the novel PET/CT imaging modality impact on the treatment of patients with metastatic colorectal cancer of the liver? ［J］. Ann Surg，2004，240：1027－1034.

［33］ Rojas Llimpe FL，Di Fabio F，Ercolani G，et al. Imaging in resectable colorectal liver metastasis patients with or without preoperative chemotherapy：results of the PROMETEO－01 study［J］. Br J Cancer，2014，111：667－673.

［34］ Lee JW，Kim SK，Lee SM，et al. Detection of hepatic metastases using dual-time-point FDG PET/CT scans in patients with colorectal cancer［J］. Mol Imaging Biol，2011，13：565－572.

［35］ Huguet EL，Old S，Praseedom RK，et al. F18－FDG－PET evaluation of patients for resection of colorectal liver metastases［J］. Hepatogastroenterology，2007，54：1667－1671.

［36］ Sorensen M，Mortensen FV，Hoyer M，et al. FDG－PET improves management of patients with colorectal liver metastases allocated for local treatment：a consecutive prospective study［J］. Scand J Surg，2007，96：209－213.

［37］ Chua SC，Groves AM，Kayani I，et al. The impact of 18F－FDG PET/CT in patients with liver metastases［J］. Eur J Nucl Med Mol Imaging，2007，34：1906－1914.

［38］ Briggs RH，Chowdhury FU，Lodge JP，et al. Clinical impact of FDG PET－CT in patients with potentially operable metastatic colorectal cancer［J］. Clin Radiol，2011，66：1167－1174.

［39］ Ruers TJ，Wiering B，van der Sijp JR，et al. Improved selection of patients for hepatic surgery of colorectal liver metastases with（18）F－FDG PET：a randomized study［J］. J Nucl Med，2009，50：1036－1041.

［40］ Truant S，Huglo D，Hebbar M，et al. Prospective evaluation of the impact of［18F］fluoro－2－deoxy－D－glucose positron emission tomography of resectable colorectal liver metastases［J］. Br J Surg，2005，92：362－369.

［41］ Carnaghi C，Tronconi MC，Rimassa L，et al. Utility of 18F－FDG PET and contrast-enhanced CT scan in the assessment of residual liver metastasis from colorectal cancer following adjuvant chemotherapy［J］. Nucl Med Rev Cent East Eur，2007，10：12－15.

［42］ Lubezky N，Metser U，Geva R，et al. The role and

limitations of 18 – fluoro – 2 – dcoxy D – glucose positron emission tomography (FDG – PET) scan and computerized tomography (CT) in restaging patients with hepatic colorectal metastases following neoadjuvant chemotherapy: comparison with operative and pathological findings[J]. J Gastrointest Surg, 2007, 11: 472 – 478.

[43] Coenegrachts K, De Geeter F, ter Beek L, et al. Comparison of MRI (including SS SE – EPI and SPIO-enhanced MRI) and FDG – PET/CT for the detection of colorectal liver metastases[J]. Eur Radiol, 2009, 19: 370 – 379.

[44] Mainenti PP, Mancini M, Mainolfi C, et al. Detection of colo-rectal liver metastases: prospective comparison of contrast enhanced US, multidetector CT, PET/CT, and 1. 5 Tesla MR with extracellular and reticulo-endothelial cell specific contrast agents[J]. Abdom Imaging, 2010, 35: 511 – 521.

[45] Bacigalupo L, Aufort S, Eberle MC, et al. Assessment of liver metastases from colorectal adenocarcinoma following chemotherapy: SPIO – MRI versus FDG – PET/CT[J]. Radiol Med, 2010, 115: 1087 – 1100.

[46] Ramos E, Valls C, Martinez L, et al. Preoperative staging of patients with liver metastases of colorectal carcinoma. Does PET/CT really add something to multidetector CT? [J]. Ann Surg Oncol, 2011, 18: 2654 – 2661.

[47] Cantwell CP, Setty BN, Holalkere N, et al. Liver lesion detection and characterization in patients with colorectal cancer: a comparison of low radiation dose non-enhanced PET/CT, contrast-enhanced PET/CT, and liver MRI[J]. J Comput Assist Tomogr, 2008, 32: 738 – 744.

[48] Kong G, Jackson C, Koh DM, et al. The use of 18F – FDG PET/CT in colorectal liver metastases — comparison with CT and liver MRI[J]. Eur J Nucl Med Mol Imaging, 2008, 35: 1323 – 1329.

[49] Seo HJ, Kim MJ, Lee JD, et al. Gadoxetate disodium-enhanced magnetic resonance imaging versus contrast-enhanced 18F – fluorodeoxyglucose positron emission tomography/computed tomography for the detection of colorectal liver metastases[J]. Invest Radiol, 2011, 46: 548 – 555.

[50] Joyce DL, Wahl RL, Patel PV, et al. Preoperative positron emission tomography to evaluate potentially resectable hepatic colorectal metastases[J]. Arch Surg, 2006, 141: 1220 – 1226.

[51] Bonanni L, De'liguori Carino N, Deshpande R, et al. A comparison of diagnostic imaging modalities for colorectal liver metastases[J]. Eur J Surg Oncol, 2014, 40: 545 – 550.

[52] Lake ES, Wadhwani S, Subar D, et al. The influence of FDG PET – CT on the detection of extrahepatic disease in patients being considered for resection of colorectal liver metastasis[J]. Ann R Coll Surg Engl, 2014, 96: 211 – 215.

[53] Parnaby CN, Bailey W, Balasingam A, et al. Pulmonary staging in colorectal cancer: a review[J]. Colorectal Dis, 2012, 14: 660 – 670.

[54] Bamba Y, Itabashi M, Kameoka S. Value of PET/CT imaging for diagnosing pulmonary metastasis of colorectal cancer[J]. Hepatogastroenterology, 2011, 58: 1972 – 1974.

[55] Kodama H, Yamakado K, Takaki H, et al. Impact of 18F – FDG – PET/CT on treatment strategy in colorectal cancer lung metastasis before lung radiofrequency ablation [J]. Nucl Med Commun, 2013, 34: 689 – 693.

[56] Deandreis D, Leboulleux S, Dromain C, et al. Role of FDG PET/CT and chest CT in the follow-up of lung lesions treated with radiofrequency ablation[J]. Radiology, 2011, 258: 270 – 276.

[57] Young H, Baum R, Cremerius U, et al. Measurement of clinical and subclinical tumour response using [18F]-fluorodeoxyglucose and positron emission tomography: review and 1999 EORTC recommendations. European Organization for Research and Treatment of Cancer (EORTC) PET Study Group[J]. Eur J Cancer, 1999, 35: 1773 – 1782.

[58] Wahl RL, Jacene H, Kasamon Y, et al. From RECIST to PERCIST: Evolving Considerations for PET response criteria in solid tumors[J]. J Nucl Med, 2009, 50(Suppl 1): 122S – 150S.

[59] Maffione AM, Ferretti A, Grassetto G, et al. Fifteen different 18F – FDG PET/CT qualitative and quantitative parameters investigated as pathological response predictors of locally advanced rectal cancer treated by neoadjuvant chemoradiation therapy[J]. Eur J Nucl Med Mol Imaging, 2013, 40: 853 – 864.

[60] Monteil J, Mahmoudi N, Leobon S, et al. Chemotherapy response evaluation in metastatic colorectal cancer with FDG PET/CT and CT scans[J]. Anticancer Res, 2009, 29: 2563 – 2568.

[61] Skougaard K, Nielsen D, Jensen BV, et al. Comparison of EORTC criteria and PERCIST for PET/CT response evaluation of patients with metastatic colorectal cancer treated with irinotecan and cetuximab[J]. J Nucl Med, 2013, 54: 1026 – 1031.

[62] Maffione AM, Ferretti A, Chondrogiannis S, et al. Proposal of a new 18F – FDG PET/CT predictor of response in rectal cancer treated by neoadjuvant chemoradiation therapy and comparison with PERCIST criteria[J]. Clin Nucl Med, 2013, 38: 795 – 797.

[63] Lambrecht M, Deroose C, Roels S, et al. The use of FDG – PET/CT and diffusion-weighted magnetic resonance imaging for response prediction before, during and after preoperative chemoradiotherapy for rectal cancer[J]. Acta Oncol, 2010, 49: 956 – 963.

[64] Janssen MH, Ollers MC, van Stiphout RG, et al. PET-based treatment response evaluation in rectal cancer: prediction and validation[J]. Int J Radiat Oncol Biol Phys, 2012, 82: 871 – 876.

[65] Goldberg N, Kundel Y, Purim O, et al. Early prediction of histopathological response of rectal tumors after one week of preoperative radiochemotherapy using 18F – FDG PET – CT imaging. A prospective clinical study[J]. Radiat Oncol, 2012, 7: 124.

[66] Hatt M, van Stiphout R, le Pogam A, et al. Early prediction of pathological response in locally advanced rectal cancer based on sequential 18F – FDG PET[J]. Acta Oncol, 2013, 52: 619 – 626.

[67] Guerra L, Niespolo R, Di Pisa G, et al. Change in glucose metabolism measured by 18F – FDG PET/CT as a predictor of histopathologic response to neoadjuvant treatment in rectal cancer[J]. Abdom Imaging, 2011, 36: 38 – 45.

[68] Herrmann K, Bundschuh RA, Rosenberg R, et al. Comparison of different SUV-based methods for response prediction to neoadjuvant radiochemotherapy in locally advanced rectal cancer by FDG – PET and MRI[J]. Mol Imaging Biol, 2011, 13: 1011 – 1019.

[69] Sun W, Xu J, Hu W, et al. The role of sequential 18(F)-

FDG PET/CT in predicting tumour response after preoperative chemoradiation for rectal cancer [J]. Colorectal Dis，2013，15：e231 - e238.

[70] Rosenberg R，Herrmann K，Gertler R，et al. The predictive value of metabolic response to preoperative radiochemotherapy in locally advanced rectal cancer measured by PET/CT[J]. Int J Colorectal Dis，2009，24：191 - 200.

[71] Avallone A，Aloj L，Caraco C，et al. Early FDG PET response assessment of preoperative radiochemotherapy in locally advanced rectal cancer：correlation with long-term outcome[J]. Eur J Nucl Med Mol Imaging，2012，39：1848 - 1857.

[72] Guillem JG，Moore HG，Akhurst T，et al. Sequential preoperative fluorodeoxyglucose-positron emission tomography assessment of response to preoperative chemoradiation：a means for determining longterm outcomes of rectal cancer [J]. J Am Coll Surgm2004，199：1 - 7.

[73] Leibold T，Akhurst TJ，Chessin DB，et al. Evaluation of（1）(8)F - FDG - PET for early detection of suboptimal response of rectal cancer to preoperative chemoradiotherapy：a prospective analysis [J]. Ann Surg Oncol，2011，18：2783 - 2789.

[74] Langenhoff BS，Oyen WJ，Jager GJ，et al. Efficacy of fluorine - 18 - deoxyglucose positron emission tomography in detecting tumor recurrence after local ablative therapy for liver metastases：a prospective study[J]. J Clin Oncol，2002，20：4453 - 4458.

[75] Kuehl H，Antoch G，Stergar H，et al. Comparison of FDG - PET，PET/CT and MRI for follow-up of colorectal liver metastases treated with radiofrequency ablation：initial results[J]. Eur J Radiol，2008，67：362 - 371.

[76] Sahin DA，Agcaoglu O，Chretien C，et al. The utility of PET/CT in the management of patients with colorectal liver metastases undergoing laparoscopic radiofrequency thermal ablation[J]. Ann Surg Oncol，2012，19：850 - 855.

[77] Avril N. 18F - FDG PET after radiofrequency ablation：Is timing everything? [J]. J Nucl Med，2006，47：1235 - 1237.

[78] Skougaard K，Johannesen HH，Nielsen D，et al. CT versus FDG - PET/CT response evaluation in patients with metastatic colorectal cancer treated with irinotecan and cetuximab[J]. Cancer Med，2014，3：1294 - 1301.

[79] Liu FY，Yen TC，Wang JY，et al. Early prediction by 18F - FDG PET/CT for progression-free survival and overall survival in patients with metastatic colorectal cancer receiving third-line cetuximab-based therapy[J]. Clin Nucl Med，2015，40：200 - 205.

[80] Lastoria S，Piccirillo MC，Caraco C，et al. Early PET/CT scan is more effective than RECIST in predicting outcome of patients with liver metastases from colorectal cancer treated with preoperative chemotherapy plus bevacizumab [J]. J Nucl Med，2013，54：2062 - 2069.

[81] Engelmann BE，Loft A，Kjaer A，et al. Positron emission tomography/computed tomography and biomarkers for early treatment response evaluation in metastatic colon cancer[J]. Oncologist，2014，19：164 - 172.

[82] Liu FY，Chen JS，Changchien CR，et al. Utility of 2 - fluoro - 2 - deoxy - D - glucose positron emission tomography in managing patients of colorectal cancer with unexplained carcinoembryonic antigen elevation at different levels[J]. Dis Colon Rectum，2005，48：1900 - 1912.

[83] Kyoto Y，Momose M，Kondo C，et al. Ability of 18F - FDG PET/CT to diagnose recurrent colorectal cancer in patients with elevated CEA concentrations[J]. Ann Nucl Med，2010，24：395 - 401.

[84] Ozkan E，Soydal C，Araz M，et al. The role of 18F - FDG PET/CT in detecting colorectal cancer recurrence in patients with elevated CEA levels[J]. Nucl Med Commun，2012，33：395 - 402.

[85] Mittal BR，Senthil R，Kashyap R，et al. 18F - FDG PET - CT in evaluation of postoperative colorectal cancer patients with rising CEA level[J]. Nucl Med Commun，2011，32：789 - 793.

[86] Zhang Y，Feng B，Zhang GL，et al. Value of（1）(8)F - FDG PET - CT in surveillance of postoperative colorectal cancer patients with various carcinoembryonic antigen concentrations [J]. World J Gastroenterol，2014，20：6608 - 6614.

[87] Lu YY，Chen JH，Chien CR，et al. Use of FDG - PET or PET/CT to detect recurrent colorectal cancer in patients with elevated CEA：a systematic review and meta-analysis [J]. Int J Colorectal Dis，2013，28：1039 - 1047.

[88] Lee JH，Park SG，Jee KN，et al. Performance of FDG PET/CT in postoperative colorectal cancer patients with a suspected recurrence and a normal CEA level[J]. Nucl Med Commun，2010，31：576 - 582.

[89] Sarikaya I，Bloomston M，Povoski SP，et al. FDG - PET scan in patients with clinically and/or radiologically suspicious colorectal cancer recurrence but normal CEA [J]. World J Surg Oncol，2007，5：64.

[90] Tural D，Selcukbiricik F，Sager S，et al. PET - CT changes the management and improves outcome in patients with recurrent colorectal cancer[J]. J Cancer Res Ther，2014，10：121 - 126.

[91] Makis W，Kurzencwyg D，Hickeson M. 18F - FDG PET/CT superior to serum CEA in detection of colorectal cancer and its recurrence[J]. Clin Imaging，2013，37：1094 - 1097.

[92] Bu W，Wei R，Li J，et al. Association between carcinoembryonic antigen levels and the applied value of F - fluorodeoxyglucose positron emission tomography/computed tomography in post-operative recurrent and metastatic colorectal cancer[J]. Oncol Lett，2014，8：2649 - 2653.

[93] Ozkan E，Soydal C，Araz M，et al. Serum carcinoembryonic antigen measurement，abdominal contrast-enhanced computed tomography，and fluorine - 18 fluorodeoxyglucose positron emission tomography/computed tomography in the detection of colorectal cancer recurrence：a correlative study[J]. Nucl Med Commun，2012，33：990 - 994.

[94] Sanli Y，Kuyumcu S，Ozkan ZG，et al. The utility of FDG - PET/CT as an effective tool for detecting recurrent colorectal cancer regardless of serum CEA levels[J]. Ann Nucl Med，2012，26：551 - 558.

[95] Nakajo M，Nakajo M，Kajiya Y，et al. Diagnostic performance of（1）(8)F - fluorothymidine PET/CT for primary colorectal cancer and its lymph node metastasis：comparison with（1）(8)F-fluorodeoxyglucose PET/CT[J]. Eur J Nucl Med Mol Imaging，2013，40：1223 - 1232.

[96] Hong YS，Kim HO，Kim KP，et al. 3' - Deoxy - 3' - 18F - fluorothymidine PET for the early prediction of response to leucovorin，5 - fluorouracil，and oxaliplatin therapy in

patients with metastatic colorectal cancer[J]. J Nucl Med, 2013, 54: 1209 - 1216.

[97] Wieder HA, Geinitz H, Rosenberg R, et al. PET imaging with [18F]3'- deoxy - 3'- fluorothymidine for prediction of response to neoadjuvant treatment in patients with rectal cancer[J]. Eur J Nucl Med Mol Imaging, 2007, 34: 878 - 883.

[98] Cher LM, Murone C, Lawrentschuk N, et al. Correlation of hypoxic cell fraction and angiogenesis with glucose metabolic rate in gliomas using 18F - fluoromisonidazole, 18F - FDG PET, and immunohistochemical studies[J]. J Nucl Med, 2006, 47: 410 - 418.

[99] Dietz DW, Dehdashti F, Grigsby PW, et al. Tumor hypoxia detected by positron emission tomography with 60Cu - ATSM as a predictor of response and survival in patients undergoing Neoadjuvant chemoradiotherapy for rectal carcinoma: a pilot study[J]. Dis Colon Rectum, 2008, 51: 1641 - 1648.

[100] Tatlidil R, Jadvar H, Bading JR, et al. Incidental colonic fluorodeoxyglucose uptake: correlation with colonoscopic and histopathologic findings[J]. Radiology, 2002, 224: 783 - 787.

[101] Gutman F, Alberini JL, Wartski M, et al. Incidental colonic focal lesions detected by FDG PET/CT[J]. AJR Am J Roentgenol, 2005, 185: 495 - 500.

[102] Treglia G, Taralli S, Salsano M, et al. Prevalence and malignancy risk of focal colorectal incidental uptake detected by (18)F - FDG - PET or PET/CT: a meta-analysis[J]. Radiol Oncol, 2014, 48: 99 - 104.

[103] Peng J, He Y, Xu J, et al. Detection of incidental colorectal tumours with 18F - labelled 2 - fluoro - 2 - deoxyglucose positron emission tomography/computed tomography scans: results of a prospective study [J]. Colorectal Dis, 2011, 13: e374 - e378.

[104] Chen YK, Kao CH, Liao AC, et al. Colorectal cancer screening in asymptomatic adults: the role of FDG PET scan[J]. Anticancer Res, 2003, 23: 4357 - 4361.

[105] Ishimori T, Patel PV, Wahl RL. Detection of unexpected additional primary malignancies with PET/CT[J]. J Nucl Med, 2005, 46: 752 - 757.

[106] Israel O, Yefremov N, Bar-Shalom R, et al. PET/CT detection of unexpected gastrointestinal foci of 18F - FDG uptake: incidence, localization patterns, and clinical significance[J]. J Nucl Med, 2005, 46: 758 - 762.

[107] Even-Sapir E, Lerman H, Gutman M, et al. The presentation of malignant tumours and pre-malignant lesions incidentally found on PET - CT[J]. Eur J Nucl Med Mol Imaging, 2006, 33: 541 - 552.

[108] Terauchi T, Murano T, Daisaki H, et al. Evaluation of whole-body cancer screening using 18F - 2 - deoxy - 2 - fluoro - D - glucose positron emission tomography: a preliminary report [J]. Ann Nucl Med, 2008, 22: 379 - 385.

[109] Lee ST, Tan T, Poon AM, et al. Role of low-dose, noncontrast computed tomography from integrated positron emission tomography/computed tomography in evaluating incidental 2 - deoxy - 2 -[F - 18]fluoro - D - glucose-avid colon lesions[J]. Mol Imaging Biol, 2008, 10: 48 - 53.

[110] Lee JC, Hartnett GF, Hughes BG, et al. The segmental distribution and clinical significance of colorectal fluorodeoxyglucose uptake incidentally detected on PET - CT[J]. Nucl Med Commun, 2009, 30: 333 - 337.

[111] Kei PL, Vikram R, Yeung HW, et al. Incidental finding of focal FDG uptake in the bowel during PET/CT: CT features and correlation with histopathologic results[J]. AJR Am J Roentgenol, 2010, 194: W401 - W406.

[112] Treglia G, Calcagni ML, Rufini V, et al. Clinical significance of incidental focal colorectal (18) F - fluorodeoxyglucose uptake: our experience and a review of the literature[J]. Colorectal Dis, 2012, 14: 174 - 180.

[113] Farquharson AL, Chopra A, Ford A, et al. Incidental focal colonic lesions found on (18) Fluorodeoxyglucose positron emission tomography/computed tomography scan: further support for a national guideline on definitive management[J]. Colorectal Dis, 2012, 14: e56 - e63.

[114] Oh JR, Min JJ, Song HC, et al. A stepwise approach using metabolic volume and SUVmax to differentiate malignancy and dysplasia from benign colonic uptakes on 18F - FDG PET/CT [J]. Clin Nucl Med, 2012, 37: e134 - e40.

[115] Yildirim D, Tamam MO, Sahin M, et al. Differentiation of incidental intestinal activities at PET/CT examinations with a new sign: peristaltic segment sign[J]. Rev Esp Med Nucl Imagen Mol, 2013, 32: 86 - 91.

[116] Winton E, Heriot AG, Ng M, et al. The impact of 18 - fluorodeoxyglucose positron emission tomography on the staging, management and outcome of anal cancer[J]. Br J Cancer, 2009, 100: 693 - 700.

[117] Cotter SE, Grigsby PW, Siegel BA, et al. FDG - PET/CT in the evaluation of anal carcinoma[J]. Int J Radiat Oncol Biol Phys, 2006, 65: 720 - 725.

[118] Mistrangelo M, Pelosi E, Bello M, et al. Role of positron emission tomography-computed tomography in the management of anal cancer[J]. Int J Radiat Oncol Biol Phys, 2012, 84: 66 - 72.

[119] Nguyen BT, Joon DL, Khoo V, et al. Assessing the impact of FDG - PET in the management of anal cancer [J]. Radiother Oncol, 2008, 87: 376 - 382.

[120] Wells IT, Fox BM. PET/CT in anal cancer — is it worth doing? [J]. Clin Radiol, 2012, 67: 535 - 540.

[121] Krengli M, Milia ME, Turri L, et al. FDG - PET/CT imaging for staging and target volume delineation in conformal radiotherapy of anal carcinoma [J]. Radiat Oncol, 2010, 5: 10.

[122] Schwarz JK, Siegel BA, Dehdashti F, et al. Tumor response and survival predicted by post-therapy FDG - PET/CT in anal cancer[J]. Int J Radiat Oncol Biol Phys, 2008, 71: 180 - 186.

[123] Engledow AH, Skipworth JR, Blackman G, et al. The role of (1) (8) fluoro-deoxy glucose combined position emission and computed tomography in the clinical management of anal squamous cell carcinoma [J]. Colorectal Dis, 2011, 13: 532 - 537.

[124] Vercellino L, Montravers F, de Parades V, et al. Impact of FDG PET/CT in the staging and the follow-up of anal carcinoma[J]. Int J Colorectal Dis, 2011, 26: 201 - 210.

[125] Sveistrup J, Loft A, Berthelsen AK, et al. Positron emission tomography/computed tomography in the staging and treatment of anal cancer[J]. Int J Radiat Oncol Biol Phys, 2012, 83: 134 - 141.

[126] Bhuva NJ, Glynne-Jones R, Sonoda L, et al. To PET or not to PET? That is the question. Staging in anal cancer [J]. Ann Oncol, 2012, 23: 2078 - 2082.

[127] Katoh M, Unakami M, Hara M, et al. Bone metastasis from colorectal cancer in autopsy cases [J]. J

Gastroenterol，1995，30：615-618.

[128] Kanthan R，Loewy J，Kanthan SC. Skeletal metastases in colorectal carcinomas：a Saskatchewan profile[J]. Dis Colon Rectum，1999，42：1592-1597.

[129] Hong RX，Lin QJ，Luo J，et al. Clinical features and prognosis in 104 colorectal cancer patients with bone metastases[J]. Zhonghua Zhong Liu Za Zhi，2013，35：787-791.

[130] Moreno A，Clemente J，Crespo C，et al. Pelvic insufficiency fractures in patients with pelvic irradiation [J]. Int J Radiat Oncol Biol Phys，1999，44：61-66.

[131] Abe H，Nakamura M，Takahashi S，et al. Radiation-induced insufficiency fractures of the pelvis：evaluation with 99mTc-methylene diphosphonate scintigraphy[J]. AJR Am J Roentgenol，1992，158：599-602.

[132] Roth ES，Fetzer DT，Barron BJ，et al. Does colon cancer ever metastasize to bone first? a temporal analysis of colorectal cancer progression[J]. BMC Cancer，2009，9：274.

[133] Modlin IM，Oberg K，Chung DC，et al. Gastroenteropancreatic neuroendocrine tumours [J]. Lancet Oncol，2008，9：61-72.

[134] Bauer W，Briner U，Doepfner W，et al. SMS 201-995：a very potent and selective octapeptide analogue of somatostatin with prolonged action[J]. Life Sci，1982，

31：1133-1140.

[135] Krenning EP，Bakker WH，Breeman WA，et al. Localisation of endocrine-related tumours with radioiodinated analogue of somatostatin [J]. Lancet，1989，1：242-244.

[136] Kocyigit Deveci E，Ocak M，Bozkurt MF，et al. The Diagnostic Efficiency of 99mTc-EDDA/HYNIC-Octreotate SPECT-CT in Comparison with 111In-Pentetrotide in the Detection of Neuroendocrine Tumours [J]. Mol Imaging Radionucl Ther，2013，22：76-84.

[137] Binderup T，Knigge U，Loft A，et al. Functional imaging of neuroendocrine tumors：a head-to-head comparison of somatostatin receptor scintigraphy，123I-MIBG scintigraphy，and 18F-FDG PET[J]. J Nucl Med，2010，51：704-712.

[138] Reubi JC，Schar JC，Waser B，et al. Affinity profiles for human somatostatin receptor subtypes SST1-SST5 of somatostatin radiotracers selected for scintigraphic and radiotherapeutic use[J]. Eur J Nucl Med，2000，27：273-282.

[139] Kayani I，Bomanji JB，Groves A，et al. Functional imaging of neuroendocrine tumors with combined PET/CT using 68Ga-DOTATATE（DOTA-DPhe1，Tyr3-octreotate）and 18F-FDG[J]. Cancer，2008，112：2447-2455.

第十二章
结直肠肛管癌的临床表现

结直肠癌在早期阶段常无特殊的临床症状[1]，随着病灶的增大和病情的进展，从而产生一系列局部和全身的症状[2]，局部症状包括大便性状和习惯的改变、腹痛、腹部肿块、急慢性肠梗阻表现、肠穿孔和腹膜炎，全身症状包括贫血、消瘦、乏力、水肿等表现[3-7]。由于肿瘤的性质、部位、大小、生长方式、病程等不同，又有一些特征性的临床表现[8]。通过一般症状可引导临床医生发现肿瘤，而通过某些特有的临床表现可能作出初步的定性或定位诊断[9]。全国结直肠癌会议资料表明，结直肠癌的临床误诊率较高，在 38.0%～96.9%，平均误诊率达 50%以上。刘树佳等[10]分析 432 例住院结直肠癌患者，误诊或漏诊 120 例，误诊率达 27.8%，平均误诊、漏诊时间 7.8 个月。杨建科等[11]分析该院 20 年误诊为阑尾炎的右半结肠癌 88 例，误诊率达 2.4%。误诊的主要疾病居前三位的是痢疾、痔及肠炎，三者占总误诊疾病的 85%～90%。另外还发现，结肠癌尤其是青年结肠癌及右半结肠癌[12]更容易被误诊为阑尾炎、阑尾周围脓肿。

第一节　一般临床表现

一、大便性状和习惯的改变

（一）肿瘤出血引起的症状

便血是结直肠癌最常见的症状之一[6,13,14]，是左半结肠癌和直肠癌最常见的症状[15-17]。结直肠癌肿在生长到一定程度时，都可以出现便血。肿瘤体积较小时，由于黏膜尚完整，一般不会出血。随着肿瘤体积的增大，由于机械刺激、炎症、血运障碍等原因，病灶处黏膜发生糜烂、溃疡，甚至肿瘤破裂，导致出血[13]。恶性肿瘤在早期就可破坏黏膜，并且癌组织质地较脆、渗出性强、血供与肿瘤生长不协调导致肿瘤局部缺血坏死等因素，所以出现血便较早。至晚期，肿瘤引起的出血往往较严重，且不易止血，因此晚期结直肠癌的姑息性手术有预防肿瘤大出血的意义[18]。一开始只是少量渗血或出血时，肉眼不易察觉，但粪便镜检即可能发现大量红细胞，大便潜血试验阳性[19]。出血量大时，即可出现肉眼血便。血便的颜色可以为鲜红色、暗红色、柏油样或黑褐色。当肿瘤位于近端结肠，血液由于肠道的作用，可表现为黑便或柏油样便；远端结肠或直肠肿瘤出血时，血液常为暗红色或鲜红色。肿瘤的位置越靠近直肠，出血的颜色越接近于鲜血的颜色。需要指出的是，出血量与肿瘤性质无明显关系，与肿瘤的严重程度也无必然联系。良性肿瘤或非肿瘤病变也可发生大出血,而恶性肿瘤亦可仅有潜血阳性[20]。复旦大学附属肿瘤医院的直肠癌患者中 88.5%有便血,左半结肠癌患者中 74.8%有便血。由于在右半结肠中大便尚处于半流体状,故右半结肠癌出血量相对较少,又混于大便中使色泽改变,因此不易为患者察觉,只在出血量较多时始可见大便呈棕红色。在复旦大学附属肿瘤医院右半结肠癌的患者中有这种肉眼可见的便血者占 36.5%。便血不是结直肠癌的特有症状,肠道炎症、溃疡、结核、伤寒、寄生虫、痔瘘等疾病皆可有血便。便血症状最容易引起患者的注意,但其重要性经常被患者甚至临床医生所忽略,往往将出血的原因归咎于痔疮而延误诊治[21,22]。因此对有血便主诉或潜血检查阳性者,必须警惕结直肠癌的可能性,并进一步检查以确诊或排除之。提请临床医生注意的是,便血并非代表结直肠癌患者已属晚期,相反,出血症状多见于 Dukes A 期和分化较好的结直肠癌[23]。有研究表明,有出血症状的患者预后反而比无出血者好。这一现象可能与患者因出现便血症状而较早就诊,有便血者肿瘤往往为外生型而无便血者肿瘤多为浸润型有关[24]。

当长期的失血超过机体造血的代偿功能时,患者即可出现贫血[15,25]。复旦大学附属肿瘤医院左、右半结肠癌患者中分别有38.0%及58.8%血红蛋白<100 g/L,最低者甚至<30 g/L。该院治疗的Ⅰ期、Ⅱ期结肠癌患者中也分别有34.9%及50.9%血红蛋白<100 g/L。故也不能以贫血情况而断定患者已属晚期。

绝大多数结直肠癌发生出血时,都不是单纯的血便,而是表现为脓血便或黏液血便,粪便检查可见血便中混有脓细胞和黏液。这是由于肠道内存在大量细菌,肿瘤表面黏膜在发生破溃时常继发感染,再加上肿瘤的坏死组织脱落,肿瘤表面常有大量渗液等原因所致。在远端结肠和直肠、肛管肿瘤,脓血便或黏液血便更加常见。

(二) 大便形状改变

直肠、肛管肿瘤当体积增大到一定程度时,常使大便的外形发生改变,表现为大便变细、变形

等[26,27]。痔疮有时也可以有大便形状的改变,但一般痔疮患者虽有大便形状改变,但便血的特点和直肠肛管肿瘤不同,其大便带血常在大便表面,血不与粪便混合,血液呈鲜红色,而肛管、直肠癌患者的便血常为混合性,在粪便中混有脓血、黏液等成分,并常带有坏死组织,可资鉴别。

(三) 大便习惯改变

大便习惯改变主要是排便次数的改变。包括腹泻、便秘、腹泻便秘两者交替、排便不尽、排便困难等[27]。腹泻指排便频率增加,粪便稀薄和(或)含有异常成分,一般次数在每日 3 次以上[28]。便秘指排便次数减少,每 2～3 天或更长时间排便一次,无规律性,粪便干结,质地较硬,可伴有排便困难感[29,30]。腹泻多为肿瘤的刺激、继发感染和肿瘤渗液等引起,而便秘常由肿瘤所致的急慢性肠梗阻引起。肿瘤愈靠近大肠的远端部位,肠道刺激症状就愈明显,在乙状结肠癌和直肠癌患者中尤其多见。肛管、直肠肿瘤的患者,由于肿瘤本身的物理刺激和其化学分泌物的刺激,常有里急后重、排便不尽的感觉,排便次数每日可达 10 数次,每次量少,以脓血和黏液成分居多,可混有坏死组织。

二、 腹痛和腹部不适

腹痛和腹部不适也是结直肠癌的常见症状[31,32],结肠癌患者腹痛相对而言更为多见,其发生率可达 60%～81%。腹痛和腹部不适原因包括[33-35]:① 肿瘤所致的肠道刺激;② 肿瘤的局部侵犯;③ 肿瘤所致的肠梗阻、肠穿孔等。根据疼痛时间可分为阵发性疼痛和持续性疼痛;根据疼痛的性质可分为隐痛、钝痛、绞痛。肿瘤侵及肌层后即可表现为隐痛;当肿瘤穿透肠壁,与周围组织侵犯粘连后,疼痛程度加重并呈持续性;阵发性绞痛提示有肠梗阻;而突发性剧痛且伴有腹膜刺激症状则有并发肠穿孔的可能。

三、 腹 部 肿 块

不管是良性还是恶性肿瘤,当肿瘤生长到一定

体积时都可出现临床上可扪及的腹部肿块,恶性肿瘤较良性肿瘤更容易表现为腹部肿块。文献中大约40%的结肠癌患者在确定诊断时已有腹部肿块可触及。结直肠癌尤其是结肠癌,其恶性程度比胃癌、胰腺癌等低,因此往往肿块体积较大但病期仍相对较早。在复旦大学附属肿瘤医院治疗的触及腹块的结肠癌患者中,63.9%手术时还可做根治性切除,20.1%的患者肿瘤尚未穿透肠壁而属第一期病例。当肿瘤局限于肠壁,未侵出浆膜外,与周围脏器组织无粘连时,肿物常可推动,肿块的位置可随体位的变化而有所变化;升、降结肠及结肠肝曲和脾曲发生肿瘤时,由于该处肠段属于腹膜间位,因此肿块常相对固定于所在的部位,活动度较小;横结肠、乙状结肠属于腹膜内位,其肿瘤表现为临床可扪及的腹部肿块时,位置常不恒定,有时横结肠肿瘤引起的腹块可在下腹扪及,而乙状结肠肿块亦可位于右下腹;直肠上段肿瘤可在耻骨上方触及,此时应与子宫和充盈的膀胱相鉴别。值得注意的是,腹部触及的肿块大小不一定与肿瘤实际大小相符。当肿瘤向外侵犯并与周围组织粘连时,这些粘连的周围组织常使扪及的肿块的体积大于实际肿瘤的大小,并且往往表现为肿块边界不清。另外,腹部肿块不一定是原发肿瘤,也可能是网膜、肠系膜、卵巢等处的转移灶甚至是融合成团的肿大淋巴结。

四、急、慢性肠梗阻症状

当肿瘤生长至相当体积阻塞肠腔,或浸润肠壁引起肠管狭窄时,可以引起完全性或不完全性梗阻症状,特点是梗阻症状常呈进行性加重,非手术方法难以缓解[36]。左半结肠中肠内容物比右半结肠中干稠,故阻塞症状往往较常见,发生肠梗阻的机会可达31.5%,比右半结肠癌多一倍左右。总的发生率各家报道不一[37-40],一般大肠癌伴梗阻者占3.8%～29%。国内报道结肠梗阻中20%～55%由结肠癌引起[41]。急性肠梗阻多由于肿瘤因各种原因体积急速增加或在肠腔狭窄的基础上坚硬的粪块突然嵌塞于肿瘤所致的狭窄部位引起。有时

印戒细胞癌等高度恶性的肿瘤浸润肠管整周至肠壁肌层,肌层破坏,失却蠕动能力。此时肠腔虽尚还未被肿瘤阻塞,但由于肿瘤肠段肌层受浸润破坏,失去蠕动能力,以致引起该肠段"麻痹",临床也可出现梗阻症状。

五、急性结肠穿孔和腹膜炎表现

文献报道结肠癌合并结肠穿孔者占6%左右[42-46]。结直肠癌在穿孔发生之前常伴有不同程度的低位肠梗阻如腹胀、腹痛、肛门停止排便排气等前驱症状,在此基础上突发腹部剧痛、全腹压痛及反跳痛、板样腹、发热或全身中毒症状者,此时应考虑是否有穿孔可能。值得注意的是,老年或体弱患者的腹膜刺激症状可不明显,应综合考虑,避免判断失误。

六、慢性消耗性表现

随着疾病的进展,肿瘤患者可出现慢性消耗性表现,如消瘦、乏力、贫血等,晚期患者可呈恶病质状态。贫血是结直肠癌较为常见的临床表现[47-50],其原因包括:① 肿瘤所致的胃肠功能紊乱或摄入的障碍;② 肿瘤所致的急、慢性失血;③ 肿瘤对营养物质的消耗;④ 肿瘤对造血器官组织的破坏等。复旦大学附属肿瘤医院报道了226例结肠癌患者,有贫血者,左半结肠癌占38%,右半结肠癌占58.8%。贫血在右半结肠癌中更常见。对贫血伴大便性状和习惯改变者,应首先考虑结直肠癌可能。

七、肿瘤浸润、转移引起的临床表现

(一)局部浸润引起的症状

直肠癌晚期(或手术后局部复发时)向后侵犯骶丛神经时,可引起腰部及骶部的酸痛、胀坠感[51];当肿瘤浸润或压迫坐骨神经或闭孔神经根还可出现坐骨神经痛或闭孔神经痛[52,53]。肿瘤向

前侵及阴道时可出现阴道流血;侵及前列腺或膀胱时可出现尿路刺激症状(如尿频、尿急等)和血尿[54,55]。肿瘤累及输尿管时可出现肾盂积水,如双侧输尿管受累时则可引起尿闭及尿毒症。

(二)淋巴道转移的临床症状

左锁骨上淋巴结转移为晚期表现[56]。结、直肠癌发生髂血管旁淋巴结转移时,淋巴可逆流至腹股沟而发生腹股沟淋巴结转移,亦属晚期之表现[57,58]。髂血管旁淋巴结广泛转移者可压迫髂静脉甚至下腔静脉,导致下肢的水肿和阴囊或阴唇水肿等[59,60]。但肛管癌腹股沟淋巴结转移时,如尚局限则仍可行腹股沟淋巴结清除而有根治的可能[61]。

(三)血道播散引起的症状

结直肠癌发生血道转移的情况较常见,其中以肝转移最为常见[62-65]。偶尔结直肠癌患者原发灶症状不明显,却以血道转移如肝转移、骨转移等为首发临床症状[66]。复旦大学附属肿瘤医院手术治疗的直肠癌患者术后5年内有14.4%发生血道转移。发生血道转移时最常见的部位为肝、肺、骨,分别占36.5%、34.6%和19.2%。

1. 肝转移的临床表现 文献报道结直肠癌患者在确定诊断时15%～25%已有肝转移[67],结直肠癌手术切除后的患者在随访中又有20%～30%发生肝转移[68]。Olsen报道结直肠癌患者术前B超检查及手术探查共发现42例(19.7%)有肝转移,而在术中再行B超检查时又另外发现19例(8.9%)有肝转移。国内报道结直肠癌肝转移发生率较国外低[69],郭光华等[70]报道结直肠癌肝转移的发生率为15.5%。

肝转移早期常无症状,早期诊断相当困难,往往是在术后随访B超时发现。随着病情的进展,可出现右上腹痛、肝脏肿块,晚期表现为黄疸、腹水甚至肝昏迷。

2. 肺转移的临床表现[71-73] 肺转移的机会仅次于肝脏,其发生率为1.7%～7.7%。其中直肠癌发生肺转移更常见,可能与下段直肠的静脉直接回流至下腔静脉而不经过门脉系统有关。早期多

无明显症状,往往在术后随访X线胸片时发现。至晚期,病灶范围较大时才出现咳嗽、血痰和咯血等症状。肺转移灶常为多发,但也有约5%为单发转移,应与原发性肺癌鉴别。

3. 骨转移的临床表现 文献报道骨转移的发生率为1%～11%[74,75]。直肠癌发生骨转移的机会高于结肠癌。刘放等[76]的报道显示,结直肠癌骨转移的发生率为5.5%(191/3 454),直肠癌的骨转移率7.5%(146/1 934),结肠癌的骨转移率2.9%(45/1 520)。早期骨转移的症状常不典型,可有局部的酸胀或轻度疼痛感。以后疼痛加重,患处活动明显受限甚至出现骨折。

4. 卵巢转移的临床表现[77-79] 有4%～8%的女性直肠癌患者发生卵巢转移,部分结肠癌患者也可以发生卵巢转移。刘勤远等[80]报道结直肠癌卵巢转移的发生率为8%,50%来自直肠癌。周士福等[81]报道女性结直肠癌卵巢转移的发生率为5.3%(20/375),但发现在131例肿瘤上界在腹膜返折以下的低位直肠癌无一例发生卵巢转移。偶尔结肠原发灶症状隐而不显,首先表现为"卵巢肿瘤"。临床表现为下腹部肿块或盆腔肿块,可伴有月经紊乱等妇科症状。

5. 脑转移的临床表现 结直肠癌脑转移较少见,文献报道结肠癌脑转移率0.3%～6%[82,83]。早期症状也不明显,随着脑转移灶的进展,可因脑组织受压、脑水肿而出现颅内压升高的表现如头痛、恶心、呕吐和昏迷等症状,个别患者可出现定位障碍。

(四)种植播散引起的临床表现

癌肿侵及浆膜层时癌细胞可脱落进入腹膜腔,种植于腹膜面[84-87]。膀胱-直肠陷凹(或子宫-直肠陷凹)为腹膜腔最低的部位,癌细胞易种植于此。直肠指检(或阴道-直肠指检)可触及该区有种植结节。当腹膜面广泛种植播散时可出现腹水及种植灶浸润压迫肠管而致肠梗阻。有时癌细胞随肠腔中的大便下行而种植于肛瘘或误将直肠癌诊断为"痔出血"而做痔切除术之手术创面上并形成一种植性转移灶。

第二节 不同部位结直肠癌的临床表现特点

一、结肠癌

结肠癌因其病灶大小、部位及病理类型不同也呈现不同的症状体征,早期结肠癌可没有任何不适主诉,随着病情的进展,产生一系列结直肠癌的常见症状。临床上一般以横结肠中部为界,将结肠分成右半结肠及左半结肠两部分,左、右结肠在肠径、内容物、血供、功能等方面各有不同特点,其发生肿瘤的临床表现也有所不同[88-90]。

(一) 右半结肠癌

右半结肠在解剖及生理上有如下特点[91]:① 肠壁薄,肠腔大;② 盲肠及升结肠的蠕动幅度较小但频率较密;③ 右半结肠的肠内容物呈稀糊状;④ 血循环及淋巴组织丰富,吸收能力强;⑤ 与左半结肠相比,离肛门较远。以上解剖生理特点决定了右半结肠癌肿的临床表现有以下特点[17,24,91]:① 由于肠腔大,发生梗阻的机会比左半结肠低;② 因大便较为稀薄,因而由大便摩擦而引起的出血症状远较左半结肠和直肠为少,在有少量出血时,由于血液和粪便混合均匀,以致肉眼不易察觉;③ 由于血供丰富,中毒症状常较明显。临床上,右半结肠癌常表现为腹痛、腹部肿块、乏力、消瘦、贫血等。

1. 腹痛 早期结直肠癌一般无疼痛,偶尔可有饭后右侧腹部隐痛或胀痛。进展期右半结肠癌可表现为右侧腹部持续性胀痛或钝痛,有时类似于慢性胆囊炎和十二指肠溃疡的症状,易造成误诊。疼痛可因体位变化、活动而加剧。当出现梗阻时可有阵发性绞痛。腹痛伴有腹块者,疼痛部位常以肿块部位最重。可同时伴有腹胀、胃纳不佳和消化不良等症状。

2. 腹部肿块 是右半结肠癌最常见的症状。李五生等[92]报道161例误诊右半结肠癌中54.9%可扪及腹部肿块。由于盲肠及升结肠为腹膜间位器官,发生肿块时位置常较固定,有一定活动度的肿块左右方向的活动度较上下方向大;肝曲结肠癌的位置常随肝下缘水平而有所升降。当肿瘤侵及肠壁全层后,引起肠周炎性反应,并与其他脏器组织粘连,可出现表面结节状或条索状、固定、边缘不清及有压痛的肿块。

3. 贫血 是右半结肠癌的另一个常见症状[47,48],常与腹部肿块伴发。复旦大学附属肿瘤医院226例结肠癌的资料表明,右半结肠癌有便血症状者占36.5%,但血常规检查结果血红蛋白低于100 g/L者却高达58.8%。由于右半结肠癌所致的出血肉眼常不易察觉,因此许多患者往往以"原因不明的贫血"的主诉求诊。对于此类患者,临床医生应警惕结肠癌的可能,切不可只做一般检查和对症处理,应给予详细检查,特别是大便潜血试验、钡剂灌肠、纤维结肠镜等检查。

(二) 左半结肠癌

左半结肠的解剖生理特点为[17,24,91]:① 肠腔较右半结肠小,发生梗阻的机会较多;② 结肠蠕动幅度较大;③ 肠内容物由稀糊状变成较为干稠的团状,因大便摩擦引起的出血较右半结肠癌多见;④ 距肛门近。因此左半结肠发生癌肿时,以便血、大便习惯改变、肠梗阻等症状为多见。

1. 便血 左半结肠肠径小,大便为干稠的固体状,大便对肿瘤的摩擦容易造成肿瘤表面损伤、破裂,引起出血。结肠蠕动较强也是易引起出血的原因之一。出血后,肠腔内的血液与大便混合不均匀,且经过的路径较短,被较快地排出体外,因此常表现为肉眼血便。由于肿瘤渗出较多、继发感染等原因,常为脓血便或黏液血便,血液可呈暗红色或鲜红色,患者能够较早识别血便并且警惕性较高而及时就诊,因而病程较短,发生贫血者较右半结肠癌少见。

2. 大便习惯改变 左半结肠癌引起的肠道刺

激症状可较早出现。乙状结肠癌患者的肠道刺激症状更加明显,表现为腹泻与便秘交替。肿瘤生长至一定体积可导致肠腔缩窄,粪便通过困难而出现便秘,随后缩窄部位以上的肠腔的粪便、分泌物大量积聚,肠蠕动亢进,故在便秘后又可出现腹泻。另外肿瘤的分泌物及坏死组织、肿瘤继发感染等也可致大便次数增多。

3. 肠梗阻　由于左半结肠肠径小,成形、较为干硬的大便嵌于狭窄部位易形成梗阻。左半结肠癌发生梗阻的机会比右半结肠多8倍[36,41,90]。肠梗阻发生前,常有一般便秘与腹泻交替病史,在此基础上,出现腹痛、腹胀、肠鸣音亢进、肛门停止排便排气,提示肠梗阻可能。发生梗阻者虽然往往病情较晚,但也并不意味着已丧失切除或根治的机会,仍应积极争取手术探查,有相当一部分伴有肠梗阻的患者仍然可以得到根治性切除。

二、肛管、直肠癌

肛管、直肠癌占结直肠癌的60%～70%[61],由于病灶位置较低,主要临床表现为大便性状和习惯的改变等。

(一)便血

肛管、直肠癌出现便血为最常见的症状[13,18,20],80%～90%的直肠癌患者可有便血,血液呈鲜红色或暗红色,混有脓液或黏液,有时可有血块和坏死组织。出血量因肿瘤的大小、形态、病理类型而有所差异,可发生大出血。实际上,肛管、直肠癌在早期阶段即可出现便血,常误认为炎症、痔瘘等而拖延就诊。

(二)疼痛

齿状线以下的肛管上皮为复层鳞状上皮组织,受躯体神经支配,因此痛觉敏锐[91]。肿瘤侵及后,可出现疼痛,尤其在排便时,疼痛加重,往往较难忍受。肛指检查时可引起患者的剧烈疼痛而拒绝进一步深入的指检。直肠癌在侵出肠壁外,特别是侵犯骶丛神经和骶骨时,可引起持续性剧烈疼痛。闭孔神经受侵或受压时,表现为顽固性的会阴部疼痛,并向大腿内侧放射[34]。

(三)大便习惯改变

早期直肠癌即可有便频、稀便和黏液便等症状。随着肿瘤体积的增大,由于肿瘤的物理性刺激和分泌物的刺激,可出现持续性肛门坠胀感,大便次数增多,甚至可达每日数十次,粪便每次量少,多为黏液或脓血,粪便成分减少,常伴有排便不尽感。由于肿瘤的物理性阻塞作用,使大便变细、变形。肠腔狭窄严重者由于排出困难,粪便在直肠内积聚,水分减少,造成粪便干结、便秘、排便困难。

肛管癌可破坏肛管,使之僵硬、变形。当肿瘤累及肛门括约肌时,可引起排便失禁、肛门渗液、漏便等表现。

(四)梗阻

随着肿瘤的生长、体积的增加可阻塞肠腔引起梗阻。梗阻多为不完全性,因坏死组织脱落,可使梗阻暂时缓解,肿瘤进一步生长又可致梗阻。引起梗阻的肿瘤多为环周狭窄者,以直肠上段多见。也表现为腹痛、腹胀和肛门停止排便排气等,但X线检查可见整个结肠均有充气扩张,可与结肠癌所致的梗阻鉴别。

(五)其他

肛管、直肠癌晚期可因侵犯周围脏器组织及发生转移而产生一系列症状。有时可见肿物突出至肛门以外、经久不愈的肛瘘、肛周皮肤结节和腹股沟淋巴结肿大等。

第三节　青年人和老年人结直肠癌临床表现

总体而言,结直肠癌好发于中老年人。但在结直肠癌低发区,青年人结直肠癌也不少见[93]。青年人结直肠癌的临床表现和中老年人差别不大[94,95]，但往往不甚典型，早期肠癌症状常不明显，并且青年人对疾病的忍耐力较强，主观上认为患病的可能性小，往往不积极寻求诊治，造成延误诊断。青年人结直肠癌最常见的症状为腹痛、便血和大便习惯改变，往往伴里急后重感。国外资料显示青年人结直肠癌最常见的症状为腹痛，约占60%。国内王振义也报道青年人结直肠癌表现为腹痛者高达73.4%[96]，许林报道[97]青年人结肠癌最常见的症状也是腹痛，占40.5%。

一般将60岁以上的结直肠癌患者称为老年人结直肠癌。与青年人不同，老年人结直肠癌较

少以腹痛作为主诉，王曼彤等报道152例60岁以上结直肠癌患者，只有20例(13.16%)表现为腹痛[98]。可能与老年人对疼痛的反应能力减退有关。最常见的症状为便血和大便习惯的改变，其次是腹块。老年人以腹块为主诉者较青年人常见，可能与老年人结直肠癌分化较好者所占比例较大、肿瘤生长常较为缓慢有一定关系。郭新宁报道60岁以上老年人结直肠癌以便血为主诉者占85.6%[99]。青年人结直肠癌大便习惯改变常以腹泻为主，而老年人结直肠癌大便习惯改变则主要表现为便秘，原因可能是老年人肠蠕动较为缓慢。

第四节　梗阻性结直肠癌临床表现

癌性梗阻是结肠梗阻的首要原因，国外报道约占2/3，国内报道结肠梗阻中20%～55%由结肠癌引起[36-38]。文献报道结直肠癌合并肠梗阻的发生率在3.8%～29%。应注意有些统计将不全性肠梗阻包括在内，而有些资料则不包括。由结直肠癌导致的肠梗阻称为梗阻性结直肠癌。肠癌合并梗阻为预后不良的表现。有报道显示，梗阻性结直肠癌的5年生存率为31%，而未合并梗阻者可达72%。台湾Wang等[100]的研究表明，肠梗阻是影响右半结肠癌预后的独立因素。

梗阻性结直肠癌多为老年人，病程较长，病期较晚，常合并有贫血、低蛋白血症和电解质紊乱等[101]。郑文博等报道68例左半结肠癌合并肠梗阻的患者，32例(47%)有水电解质紊乱[102]。左半结肠癌出现梗阻的机会高于右半结肠癌[103]。在梗阻之前，患者往往有结直肠癌的常见症状如腹泻、便血等。梗阻时排便习惯改变是最常见的症状，多表现为便秘、腹胀、腹痛和排便困难等，也可表现为便形变细。梗阻性结直肠癌易合并肠穿孔，这是由于回盲瓣的存在导致回盲瓣至肿瘤梗阻部位之间形成闭合性肠袢，在梗阻的情况下，肠

腔内压力升高，加上梗阻后结肠内细菌的大量生长繁殖，产生大量的毒素，从而导致肠壁的坏死和穿孔[45]。无论是完全性或不完全性、急性或慢性，梗阻性结直肠癌的临床表现大致相同，痛、吐、胀、闭为其四大主要症状，只不过程度不同。

一、腹　　痛

表现为梗阻部位的疼痛或阵发性绞痛。这是由于梗阻部位以上肠管试图以强烈的肠蠕动而推动其内容物通过梗阻区引起。体检可闻及肠鸣音亢进。如果阵发性腹痛转为持续性腹痛应警惕绞窄性肠梗阻的可能。

二、呕　　吐

呕吐出现的时间和频率随梗阻部位的高低而不同。高位梗阻时，梗阻部位越高，呕吐越早出现，呕吐越频繁；低位梗阻时，呕吐较晚出现，次数也较少。一般结肠的梗阻均较晚出现呕吐。呕吐并非结肠梗阻的明显症状。

三、腹　胀

腹胀的程度和梗阻的部位有关。高位肠梗阻腹胀不明显，而低位肠梗阻腹胀常较为显著。如果回盲瓣功能良好，梗阻时由于形成闭襻性梗阻，因此可见腹周膨胀或腹部不均匀隆起。偶尔回盲瓣功能不健全的高位结肠梗阻可出现低位小肠梗阻的征象，腹部呈对称性膨胀。

四、肛门停止排便排气

完全性肠梗阻时，患者多不再有肛门的排气排便。但在梗阻的早期，尤其是高位梗阻，梗阻部位以下的肠腔内残留的肠内容物和气体，仍可经肛门排出。不完全性肠梗阻时也可以有少量的肛门排气排便。因此不能单纯因为肛门还有排气排便就将肠梗阻完全排除在外。

第五节　穿孔性结直肠癌临床表现

由结直肠癌导致的肠穿孔称为穿孔性结直肠癌，是结直肠癌最严重的并发症之一，需急诊手术，死亡率高[104]。文献报道结肠癌合并结肠穿孔者占 3.0%～6.9%[105]。合并穿孔的结直肠癌患者预后较差。肠穿孔可发生于结直肠的各个部位，但左半结肠穿孔较右半结肠多见。蔡强等报道 78% 的结直肠癌穿孔发生在左半结肠[106]。Welch 报道了 118 例穿孔性结直肠癌，乙状结肠穿孔占 32.2%，其次为盲肠，占 19%[107]。肠穿孔中，约 3/4 发生于肿瘤所在的肠壁，1/4 发生在肿瘤近端的结肠。曾家耀等报道 25 例结直肠癌穿孔者有 18 例（72%）为肿瘤部位穿孔，余 7 例为肿瘤近端结肠穿孔[108]。其临床表现为腹膜炎，多为弥漫性，也可为局限性，可合并局部脓肿形成，严重者出现中毒性休克。有些病例由于肿瘤浸润侵犯周围脏器组织，穿孔时形成结肠内瘘如结肠小肠瘘、结肠膀胱瘘、结肠子宫瘘、直肠阴道瘘等。根据病理变化和临床经过可将穿孔性结直肠癌分为 3 种类型[109]。

一、急性穿孔腹膜炎型

结直肠癌穿孔时与腹腔相通，裂孔较大，大量的肠内容物进入腹腔造成急性弥漫性腹膜炎，严重者可出现中毒性休克甚至死亡。穿孔之前多有明显的梗阻表现。穿孔造成的急性弥漫性腹膜炎可表现为全腹压痛、反跳痛和腹肌紧张。此型穿孔常发生在盲肠，往往不是发生在肿瘤所在的肠壁，而是肿瘤的近端结肠甚至近端远隔部位。

二、亚急性穿孔脓肿型

此型穿孔多发生在肿瘤部位，而且往往没有肠梗阻的表现。多是由于肿瘤的不断生长，癌中心因营养障碍而发生坏死、破溃、脱落而与腹腔相通。因裂口小，无合并梗阻，肠腔内压力不高，肠内容物进入腹腔较为缓慢，量也较少，穿孔局部的炎症反应导致周围组织的粘连而形成局部包裹性脓肿或炎性包块。穿孔早期可无急腹症的表现，脓肿形成后可出现局限性腹痛和感染的征象。

三、慢性穿孔结肠内瘘型

结直肠癌的浸润性生长使邻近的器官组织和肿瘤粘连，肿瘤穿孔时穿透邻近的受累器官，形成各种类型的结肠内瘘，如结肠小肠瘘、结肠十二指肠瘘、结肠胃瘘、结肠膀胱瘘、结肠阴道瘘、结肠子宫瘘和结肠皮肤瘘等。结肠内瘘多无急性临床表现。小的结肠小肠瘘可无明显的临床表现，较大的结肠小肠瘘表现为餐后腹泻，排泄物为未完全消化的食物。结肠十二指肠瘘和结肠胃瘘可出现呕吐粪渣样物质、严重消瘦和电解质紊乱。结肠膀胱瘘可表现为尿液中出现粪便或气体；结肠子宫瘘和直肠阴道瘘表现为阴道内有血性分泌物和粪便排出。约 2/3 的结肠内瘘发生在左半结肠，一半以上为结肠小肠瘘。

第六节　多原发结直肠癌临床表现

多原发结直肠癌在结直肠癌中所占比例为 2%～9%[110]。中山大学附属第一医院报道[111]结直肠多原发癌的发生率为 7.4%（83/1 125）。Ueno M 等[112]分析 24 498 位肿瘤患者，多原发癌发生率为 5.2%，其中胃肠道肿瘤多为第二原发瘤，且多数于 3 年内发生。一般将同时诊断或诊断时间相差不足 6 个月的几个多原发结直肠癌称为同时多原发结直肠癌，而将诊断时间相差 6 个月以上的几个多原发结直肠癌称为异时多原发结直肠癌。同时多原发结直肠癌的发生率为 1.1%～8.0%[113,114]，异时多原发结直肠癌的发生率为 1.1%～9.0%[115,116]。

同时多原发结直肠癌的临床表现和单发结直肠癌没有明显差别，有时在术前并未能发现同时多原发结直肠癌而是在术中探查或术后剖视标本时发现。由于同时多原发结直肠癌在临床症状体征上与单发结直肠癌相比而言并没有特殊的表现，因此强调术前行纤维肠镜全结肠检查、术中仔细探查和术后标本详细检查的重要性，术前未能完成纤维肠镜的全结肠检查者应在术后 3 个月时补充完成，以尽量避免同时多原发结直肠癌的漏诊。

异时多原发结直肠癌的临床表现和初发结直肠癌以及结直肠癌的吻合口复发差别不大。同样可表现为腹痛、便血、黑便、大便习惯改变、腹块等。异时多原发结直肠癌与结直肠癌复发鉴别的依据在于新发现的病灶距离首发癌切除后的吻合口距离不同。一般认为异时多原发结直肠癌须距首发癌切除后的吻合口 5 cm 以上并且吻合口正常；而吻合口复发一般认为病灶需在原吻合口或距吻合口 5 cm 以内。术后定期的肠镜随访有利于及早发现结直肠癌的复发和异时多原发结直肠癌。由于存在异时多原发结直肠癌的可能，因此强调术后肠镜随访时仍应行全结肠检查，因为结直肠癌术后患者不仅承受肿瘤复发的威胁，也具有在远离原肿瘤部位的地方发生异时癌的风险。

第七节　结直肠癌复发的临床表现

结直肠癌的复发包括吻合口复发、会阴部复发和腹盆腔复发。

一、吻合口复发

吻合口复发多见于直肠癌。结肠癌手术时，手术切缘一般较充分，只要注意无瘤操作，采取预防癌细胞种植的措施后，吻合口复发多可以避免。而直肠癌行保留肛门的前切除术时，下切缘往往离肿瘤较近，加之直肠癌位于盆腔的狭小空间里，无瘤操作及预防肿瘤的医源性播散的措施往往较难做得很好，因此吻合口复发的情况较结肠癌常见。早期的吻合口复发无任何症状，往往依靠术后的定期直肠指检和内镜检查发现。吻合口距肛门较近时，直肠指检可在吻合口或其附近扪及硬结或僵硬区。但无症状的吻合口复发发现的概率很低，多数吻合口复发的患者发现时有便血或黑便的症状。到后期也可表现为腹痛和大便困难等吻合口梗阻的症状。

二、会阴部复发

主要是会阴创面癌细胞的种植或会阴区、坐骨直肠陷凹切除不充分引起[117]。早期可无任何不适。随着肿瘤的进展，可出现会阴部的酸胀、坠痛感。体检可在会阴切口瘢痕处或其附近触及肿块，女性患者通过阴道指检往往也可扪及会阴部复发的病灶。复发肿瘤到后期，可压迫后尿道而导致排尿困难，或出现腹股沟转移性淋巴结以及突破会阴皮肤破溃至体表以外。

三、盆腔复发

盆腔内复发是直肠癌术后复发最常见的情况。主要是由于手术时有肉眼未见的肿瘤残留引起。主要表现为臀部和肛门会阴区的酸胀、坠痛感以及坐骨神经痛和大腿内侧的放射性疼痛。是由于复发肿瘤侵犯压迫骶丛神经、闭孔神经等引起。

四、腹壁切口的种植复发

表现为切口局部出现硬结或肿块，往往为无痛性。主要是由于手术时操作的不合理导致癌细胞沾染切口所致。

第八节　结直肠癌的其他特殊临床表现

一、由类癌引起的类癌综合征

类癌是消化道最常见的神经内分泌肿瘤，全结直肠均可发生类癌，但好发于阑尾和直肠，结肠类癌少见[118,119]。类癌起源于嗜银的 Kultschitzky 细胞，由于该细胞可分泌5-羟色胺、组胺、缓激肽和儿茶酚胺等物质，临床上可出现类癌综合征[120]，见于20%以下的患者，主要为类癌肝转移患者，表现为皮肤潮红、紫绀、哮喘、呼吸困难、腹泻、指间关节痛和精神失常等。其中，皮肤潮红为最常见的特征症状，主要发生在脸部、颈部、上胸部和上臂等部位，也可遍及全身。腹泻也较常见，常呈水样泻，每日次数可达10~30次。20%~30%的患者可有哮喘。有便血、腹部肿物等一般肛肠肿瘤表现伴类癌综合征者，应首先考虑肛肠类癌的可能性。类癌综合征的出现往往表明类癌已有肝转移。

二、急性阑尾炎为首发征象

Lai HW 等[121]报道以急性阑尾炎为首发临床

表现的结直肠癌比例大约为0.85%（16/1 873）。结直肠癌合并急性阑尾炎的原因可能有[122]：① 盲肠肿瘤致阑尾根部管腔阻塞；② 肿瘤体积增大引起的压迫导致阑尾淋巴或血流的障碍；③ 肠梗阻时肠腔内压力增高，影响阑尾正常引流；④ 肿瘤周围区域炎症扩散等引起阑尾炎症。结直肠癌伴急性阑尾炎在临床上并非少见。Wu SC 等[123]分析75 957位阑尾切除的亚洲人，与303 640位未行阑尾切除的对照者相比，前者结直肠癌发生率增高14%，其中直肠癌发生率最高，高峰时间为阑尾切除术后1.5~3.5年。因此对急性阑尾炎表现伴大便性状和习惯改变、慢性腹痛且年龄较大者应警惕合并结直肠癌的可能性，在因阑尾炎行阑尾切除时切口较大时应尽量多探查结肠，术后可考虑及时行纤维结肠镜检查以排除结直肠癌的可能[121]。

（李艺伟　王铭河　管祖庆）

◇ 参 ◇ 考 ◇ 文 ◇ 献 ◇

[1] Moiel D, Thompson J. Early detection of colon cancer-the kaiser permanente northwest 30 - year history: how do we measure success? Is it the test, the number of tests, the stage, or the percentage of screen-detected patients? [J] The Permanente journal, 2011, 15(4): 30 - 38.

[2] Shaukat A, Mongin SJ, Geisser MS, et al. Long-term mortality after screening for colorectal cancer[J]. The New England journal of medicine, 2013, 369 (12): 1106 - 1114.

[3] Speights VO, Johnson MW, Stoltenberg PH, et al. Colorectal cancer: current trends in initial clinical manifestations[J]. Southern medical journal, 1991, 84(5): 575 - 578.

[4] Hamilton W, Round A, Sharp D, et al. Clinical features of colorectal cancer before diagnosis: a population-based case-control study[J]. British journal of cancer, 2005, 93(4): 399 - 405.

[5] Rizk SN, Ryan JJ. Clinicopathologic review of 92 cases of colon cancer[J]. South Dakota journal of medicine, 1994, 47(3): 89 - 93.

[6] 项平岑, 郑松柏, 等. 大肠癌 883 例分析[J]. 中华消化杂志, 2000, 20: 140 - 142.

[7] 李国材, 万德森. 大肠癌的外科治疗(附 537 例临床分析)[J]. 肿瘤学杂志, 1978, (4).

[8] Saidi HS, Karuri D, Nyaim EO. Correlation of clinical data, anatomical site and disease stage in colorectal cancer [J]. East African medical journal, 2008, 85(6): 259 - 262.

[9] Majumdar SR, Fletcher RH, Evans AT. How does colorectal cancer present? Symptoms, duration, and clues to location[J]. The American journal of gastroenterology, 1999, 94(10): 3039 - 3045.

[10] 刘树佳, 王彤, 陈祥洪. 大肠癌误诊与漏诊 120 例临床分析[J]. 大肠肛门病外科杂志, 2003(3): 158 - 160.

[11] 杨建科, 王文擘. 右半结肠癌误诊为急性阑尾炎 88 例诊治分析[J]. 实用医学杂志, 2010(11): 2034 - 2035.

[12] Goodman D, Irvin TT. Delay in the diagnosis and prognosis of carcinoma of the right colon[J]. The British journal of surgery, 1993, 80(10): 1327 - 1329.

[13] Tong GX, Chai J, Cheng J, et al. Diagnostic value of rectal bleeding in predicting colorectal cancer: a systematic review[J]. Asian Pacific journal of cancer prevention: APJCP, 2014, 15(2): 1015 - 1021.

[14] Koo HY, Park KJ, Oh JH, et al. Investigation of clinical manifestations in korean colorectal cancer patients [J]. Annals of coloproctology, 2013, 29(4): 139 - 143.

[15] Macrae FA, St John DJ. Relationship between patterns of bleeding and Hemoccult sensitivity in patients with colorectal cancers or adenomas [J]. Gastroenterology, 1982, 82(5 Pt 1): 891 - 898.

[16] Toader E, Tarasi I. Clinical and epidemiological aspects in patients with colorectal cancer [J]. Revista medico-chirurgicala a Societatii de Medici si Naturalisti din Iasi 2002, 106(4): 730 - 735.

[17] 郝希山, 王殿昌. 腹部肿瘤学[M]. 北京: 人民卫生出版社, 2003.

[18] Hreinsson JP, Jonasson JG, Bjornsson ES. Bleeding-related symptoms in colorectal cancer: a 4 - year nationwide population-based study[J]. Alimentary pharmacology &

therapeutics, 2014, 39(1): 77 - 84.

[19] Quintero E, Castells A, Bujanda L, et al. Colonoscopy versus fecal immunochemical testing in colorectal-cancer screening[J]. The New England journal of medicine, 2012, 366(8): 697 - 706.

[20] Olde Bekkink M, McCowan C, Falk GA, et al. Diagnostic accuracy systematic review of rectal bleeding in combination with other symptoms, signs and tests in relation to colorectal cancer[J]. British journal of cancer, 2010, 102(1): 48 - 58.

[21] Purkayastha S, Darzi A. Colorectal cancer and rectal bleeding in primary care: urban or rural myth? [J] Bmj, 2006, 333(7560): 201 - 202.

[22] Newman CM, Nash GF, Armstrong T, et al. Colorectal cancer and rectal bleeding in primary care: rectal bleeding needs attention in primary care [J]. Bmj, 2006, 333 (7560): 201.

[23] Thompson MR, Asiimwe A, Flashman K, et al. Is earlier referral and investigation of bowel cancer patients presenting with rectal bleeding associated with better survival? [J]. Colorectal disease, 2011, 13 (11): 1242 - 1248.

[24] 蒋国梁. 现代临床肿瘤学[M]. 上海: 上海科学技术文献出版社, 2004.

[25] Goulston KJ, Cook I, Dent OF. How important is rectal bleeding in the diagnosis of bowel cancer and polyps? [J] Lancet, 1986, 2(8501): 261 - 265.

[26] Lawrenson R, Logie J, Marks C. Risk of colorectal cancer in general practice patients presenting with rectal bleeding, change in bowel habit or anaemia[J]. European journal of cancer care, 2006, 15(3): 267 - 271.

[27] Park JY, Mitrou PN, Luben R, et al. Is bowel habit linked to colorectal cancer? — Results from the EPIC-Norfolk study [J]. European journal of cancer, 2009, 45 (1): 139 - 145.

[28] Osterlund P, Ruotsalainen T, Korpela R, et al. Lactobacillus supplementation for diarrhoea related to chemotherapy of colorectal cancer: a randomised study [J]. British journal of cancer, 2007, 97(8): 1028 - 1034.

[29] Anderson JC, Lacy BE. Editorial. Constipation and colorectal cancer risk: a continuing conundrum[J]. The American journal of gastroenterology, 2014, 109 (10): 1650 - 1652.

[30] Guerin A, Mody R, Fok B, et al. Risk of developing colorectal cancer and benign colorectal neoplasm in patients with chronic constipation[J]. Alimentary pharmacology & therapeutics, 2014, 40(1): 83 - 92.

[31] Esteva M, Leiva A, Ramos M, et al. Factors related with symptom duration until diagnosis and treatment of symptomatic colorectal cancer [J]. BMC cancer, 2013, 13: 87.

[32] Hsiang JC, Bai W, Lal D. Symptom presentations and other characteristics of colorectal cancer patients and the diagnostic performance of the Auckland Regional Grading Criteria for Suspected Colorectal Cancer in the South Auckland population [J]. The New Zealand medical journal, 2013, 126(1382): 95 - 107.

[33] Lowery AE, Starr T, Dhingra LK, et al. Frequency, characteristics, and correlates of pain in a pilot study of

colorectal cancer survivors 1 – 10 years post-treatment[J]. Pain medicine, 2013, 14(11): 1673 – 1680.

[34] Gonzalez A, Japuntich S, Keating NL, et al. Pain experiences among a population-based cohort of current, former, and never regular smokers with lung and colorectal cancer[J]. Cancer, 2014, 120(22): 3554 – 3561.

[35] Golubovic S, Golubovic V, Sotosek-Tokmadzic V, et al. The proposed mechanism of action during different pain management techniques on expression of cytolytic molecule perforin in patients after colorectal cancer surgery[J]. Medical hypotheses, 2011, 76(3): 450 – 452.

[36] Carraro PG, Segala M, Cesana BM, et al. Obstructing colonic cancer: failure and survival patterns over a ten-year follow-up after one-stage curative surgery[J]. Diseases of the colon and rectum, 2001, 44(2): 243 – 250.

[37] Floyd CE, Cohn I. Obstruction in cancer of the colon[J]. Annals of surgery, 1967, 165(5): 721 – 731.

[38] Kronborg O, Backer O, Sprechler M. Acute obstruction in cancer of the colon and rectum[J]. Diseases of the colon and rectum, 1975, 18(1): 22 – 27.

[39] Winner M, Mooney SJ, Hershman DL, et al. Management and outcomes of bowel obstruction in patients with stage IV colon cancer: a population-based cohort study[J]. Diseases of the colon and rectum, 2013, 56(7): 834 – 843.

[40] Winner M, Mooney SJ, Hershman DL, et al. Incidence and predictors of bowel obstruction in elderly patients with stage IV colon cancer: a population-based cohort study[J]. JAMA surgery, 2013, 148(8): 715 – 722.

[41] 徐惠绵,王飙,王巍,等. 结肠癌致梗阻 308 例外科处理综合报告[J].中国实用外科杂志,1995(7): 412 – 414.

[42] 鲁智. 结肠癌并发穿孔、出血的外科治疗[J].中国实用外科杂志,1995,(7): 396 – 397.

[43] Crowder VH, Cohn I. Perforation in cancer of the colon and rectum[J]. Diseases of the colon and rectum, 1967, 10(6): 415 – 420.

[44] Yang XF, Pan K. Diagnosis and management of acute complications in patients with colon cancer: bleeding, obstruction, and perforation[J]. Chinese journal of cancer research, 2014, 26(3): 331 – 340.

[45] Blanke CD. Perforation and Stage – II Colon Cancer: Is it Always High Risk? [J] Gastrointestinal Cancer Research, 2008, 2(2): 103 – 104.

[46] Abdelrazeq AS, Scott N, Thorn C, et al. The impact of spontaneous tumour perforation on outcome following colon cancer surgery[J]. Colorectal disease: the official journal of the Association of Coloproctology of Great Britain and Ireland, 2008, 10(8): 775 – 780.

[47] Dunne JR, Gannon CJ, Osborn TM, et al. Preoperative anemia in colon cancer: assessment of risk factors[J]. The American surgeon, 2002, 68(6): 582 – 587.

[48] Raje D, Mukhtar H, Oshowo A, et al. What proportion of patients referred to secondary care with iron deficiency anemia have colon cancer? [J] Diseases of the colon and rectum, 2007, 50(8): 1211 – 1214.

[49] Zhen L, Zhe S, Zhenning W, et al. Iron-deficiency anemia: a predictor of diminished disease-free survival of T3N0M0 stage colon cancer [J]. Journal of surgical oncology, 2012, 105(4): 371 – 375.

[50] An MS, Yoo JH, Kim KH, et al. T4 stage and preoperative anemia as prognostic factors for the patients with colon cancer treated with adjuvant FOLFOX chemotherapy[J]. World journal of surgical oncology, 2015, 13(1): 488.

[51] Yiu R, Wong SK, Cromwell J, et al. Pelvic wall involvement denotes a poor prognosis in T4 rectal cancer [J]. Diseases of the colon and rectum, 2001, 44(11): 1676 – 1681.

[52] Ishiguro S, Akasu T, Fujita S, et al. Pelvic exenteration for clinical T4 rectal cancer: oncologic outcome in 93 patients at a single institution over a 30 – year period[J]. Surgery, 2009, 145(2): 189 – 195.

[53] Kusters M, Austin KK, Solomon MJ, et al. Survival after pelvic exenteration for T4 rectal cancer[J]. The British journal of surgery, 2015, 102(1): 125 – 131.

[54] Havenga K, Maas CP, DeRuiter MC, et al. Avoiding long-term disturbance to bladder and sexual function in pelvic surgery, particularly with rectal cancer[J]. Seminars in surgical oncology, 2000, 18(3): 235 – 243.

[55] Prete F. Neurovascular implications in total meso-rectal excisions. A prospective study of sexual function after surgery for rectal cancer [J]. Il Giornale di chirurgia, 1996, 17(8 – 9): 393 – 398.

[56] Chan DY, Tay KV, Mantoo SK. Supraclavicular lymph node metastasis as a first sign of rectal cancer without visceral metastasis[J]. ANZ journal of surgery, 2014, 84(11): 896 – 897.

[57] Iino C, Mikami T, Sawaya M, et al. Disappearance of a gastric lesion following modified FOLFOX6 chemotherapy in a patient with metastatic colorectal cancer: a case report and literature review[J]. Nihon Shokakibyo Gakkai zasshi = The Japanese journal of gastro-enterology, 2014, 111(10): 1983 – 1989.

[58] Kishimoto G, Murakami K, Con SA, et al. Follow-up after curative surgery for colorectal cancer: impact of positron emission tomography — computed tomography (PET/CT) [J]. Revista de gastroenterologia del Peru: organo oficial de la Sociedad de Gastroenterologia del Peru, 2010, 30(4): 328 – 333.

[59] Abdelsattar ZM, Mathis KL, Colibaseanu DT, et al. Surgery for locally advanced recurrent colorectal cancer involving the aortoiliac axis: can we achieve R0 resection and long-term survival? [J] Diseases of the colon and rectum, 2013, 56(6): 711 – 716.

[60] Lefevre JH, Rondelli F, Mourra N, et al. Lumboaortic and iliac lymphadenectomy for lymph node recurrence of colorectal cancer: prognostic value of the MSI phenotype [J]. Annals of Surgical Oncology, 2008, 15(9): 2433 – 2438.

[61] Tomaszewski JM, Link E, Leong T, et al. Twenty-five-year experience with radical chemoradiation for anal cancer[J]. International journal of radiation oncology, biology, physics, 2012, 83(2): 552 – 558.

[62] Chirica M, Leconte M, Oberlin O, et al. Surgical treatment of liver metastasis in patients with colorectal cancer[J]. Presse Medicale, 2012, 41(1): 58 – 67.

[63] Jemal A, Tiwari RC, Murray T, et al. American Cancer S: Cancer statistics, 2004[J]. CA, 2004, 54(1): 8 – 29.

[64] Fong Y, Cohen AM, Fortner JG, et al. Liver resection for colorectal metastases [J]. Journal of Clinical Oncology: Official Journal of the American Society of Clinical Oncology, 1997, 15(3): 938 – 946.

[65] Foster JH. Treatment of metastatic disease of the liver: a skeptic's view[J]. Seminars in Liver Disease, 1984, 4(2): 170 – 179.

[66] Abbruzzese JL, Abbruzzese MC, Lenzi R, et al. Analysis of a diagnostic strategy for patients with suspected tumors

of unknown origin[J]. Journal of Clinical Oncology：Official Journal of the American Society of Clinical Oncology, 1995, 13(8)：2094 - 2103.

[67] Kemeny N, Fata F. Arterial, portal, or systemic chemotherapy for patients with hepatic metastasis of colorectal carcinoma [J]. Journal of Hepato-Biliary-Pancreatic Surgery, 1999, 6(1)：39 - 49.

[68] Xu J, Qin X, Wang J, et al. Chinese guidelines for the diagnosis and comprehensive treatment of hepatic metastasis of colorectal cancer[J]. Journal of Cancer Research and Clinical Oncology, 2011, 137(9)：1379 - 1396.

[69] 刘佃温,张相安,刘磊,等.大肠癌肝转移的临床病理学特点[J].大肠肛门病外科杂志,2003,9：224 - 226.

[70] 郭光华,孙淑明,庄清武,等.大肠癌肝转移 48 例诊断分析[J].中国现代医学杂志,2003,13：133 - 134.

[71] Zisis C, Tsakiridis K, Kougioumtzi I, et al. The management of the advanced colorectal cancer：management of the pulmonary metastases[J]. Journal of Thoracic Disease, 2013, 5 Suppl 4：S383 - 388.

[72] Treasure T. Pulmonary metastasectomy for colorectal cancer：recent reports prompt a review of the available evidence[J]. Current Colorectal Cancer Reports, 2014, 10(3)：296 - 302.

[73] Nordholm-Carstensen A, Wille-Jorgensen PA, Jorgensen LN, et al. Indeterminate pulmonary nodules at colorectal cancer staging：a systematic review of predictive parameters for malignancy[J]. Annals of Surgical Oncology, 2013, 20(12)：4022 - 4030.

[74] Cayla J, Rondier J, Forest M, et al. Bone metastases of colonic and rectal neoplasms. Apropos of 11 cases[J]. La Semaine Des Hopitaux, 1975, 51(8)：507 - 518.

[75] Oh YK, Park HC, Kim YS. Atypical bone metastasis and radiation changes in a colon cancer：a case report and a review of the literature[J]. Japanese Journal of Clinical Oncology, 2001, 31(4)：168 - 171.

[76] 刘放,丁秀杰,张菁茹,等.大肠癌骨转移 191 例临床分析[J].中华普通外科杂志,2001,16：354 - 355.

[77] Birnkrant A, Sampson J, Sugarbaker PH. Ovarian metastasis from colorectal cancer[J]. Diseases of the Colon and Rectum, 1986, 29(11)：767 - 771.

[78] Danesi R, Bocci G, Di Paolo A. Biologic basis of ovarian metastasis of colorectal cancer [J]. Clinical Colorectal Cancer, 2004, 3(4)：223 - 224.

[79] Sokolov M, Toshev S, Todorov G, et al. Per magna-ovarian metastases from primary locally advanced colorectal cancer — a review of the literature with a description of three clinical cases[J]. Khirurgiia, 2013(3)：39 - 47.

[80] 刘勤远,胡阶林,俞冠东.大肠癌卵巢转移临床分析[J].大肠肛门病外科杂志,1997,(3)：21 - 23.

[81] 周士福.女性大肠癌卵巢转移临床病理因素的探讨[J].中华普通外科杂志,2000,(15)：251 - 252.

[82] Sato H, Tsuchiya A, Nomizu T, et al. The neurosurgical management of brain metastasis from colorectal cancer：a report of three cases[J]. Surgery Today, 1993, 23(7)：639 - 643.

[83] Rovirosa A, Bodi R, Vicente P, et al. Cerebral metastases in adenocarcinoma of the colon[J]. Revista Espanola de Enfermedades Digestivas：Organo Oficial de la Sociedad Espanola de Patologia Digestiva, 1991, 79(4)：281 - 283.

[84] de Cuba EM, Kwakman R, van Egmond M, et al. Understanding molecular mechanisms in peritoneal dissemination of colorectal cancer：future possibilities for personalised treatment by use of biomarkers[J]. Virchows Archiv：an International Journal of Pathology, 2012, 461(3)：231 - 243.

[85] Kerscher A, Esquivel J. Current status and future directions：management of colon cancer with peritoneal dissemination [J]. Future Oncology, 2008, 4 (5)：671 - 679.

[86] Esquivel J, Elias D, Baratti D, et al. Consensus statement on the loco regional treatment of colorectal cancer with peritoneal dissemination[J]. Journal of Surgical Oncology, 2008, 98(4)：263 - 267.

[87] Yang SH, Lin JK, Lai CR, et al. Risk factors for peritoneal dissemination of colorectal cancer[J]. Journal of Surgical Oncology, 2004, 87(4)：167 - 173.

[88] Lee GH, Malietzis G, Askari A, et al. Is right-sided colon cancer different to left-sided colorectal cancer? — a systematic review [J]. European journal of surgical oncology：the journal of the European Society of Surgical Oncology and the British Association of Surgical Oncology, 2015, 41(3)：300 - 308.

[89] Hansen IO, Jess P. Possible better long-term survival in left versus right-sided colon cancer — a systematic review [J]. Danish Medical Journal, 2012, 59(6)：A4444.

[90] Benedix F, Kube R, Meyer F, et al. Comparison of 17 641 patients with right- and left-sided colon cancer：differences in epidemiology, perioperative course, histology, and survival[J]. Diseases of the Colon and Rectum, 2010, 53(1)：57 - 64.

[91] 吴孟超,吴在德.黄家驷外科学[M].第 7 版.北京：人民卫生出版社,2008.

[92] 李五生,唐红,周小娜,等.161 例右半结肠癌误诊原因分析[M].泸州医学院学报,2004,4：340 - 341.

[93] 汤钊猷.现代肿瘤学[M].第 2 版.上海：上海医科大学出版社,2000.

[94] Inra JA, Syngal S. Colorectal cancer in young adults[J]. Digestive Diseases and Sciences, 2015, 60(3)：722 - 733.

[95] Elsamany SA, Alzahrani AS, Mohamed MM, et al. Clinico-pathological patterns and survival outcome of colorectal cancer in young patients：western Saudi Arabia experience [J]. Asian Pacific Journal of Cancer Prevention：APJCP, 2014, 15(13)：5239 - 5243.

[96] 刘宝善,许玉成,王辉,等.大肠肛门肿瘤学[M].成都：四川科学技术出版社,1998.

[97] 许林,陈金坝.青年人肠癌 37 例临床分析[J].中国肿瘤临床与康复,1996,3：39 - 40.

[98] 王曼彤,王宏光,徐晓华.结肠镜诊断老年人大肠癌 152 例分析[J].南京铁道医学院学报,1999,18：63.

[99] 郭新宁,司岺,范南.老年人大肠癌 118 例分析[J].中华消化内镜杂志,2000,17：370 - 371.

[100] Wang HS, Lin JK, Mou CY, et al. Long-term prognosis of patients with obstructing carcinoma of the right colon[J]. American Journal of Surgery, 2004, 187(4)：497 - 500.

[101] 刘宝善.左侧梗阻性大肠癌治疗进展[J].大肠肛门病外科杂志,2003,(9)：145 - 147.

[102] 郑文博,黎绍基. 左半大肠癌引起急性肠梗阻的Ⅰ期手术治疗[J].广州医药,2000,31：38 - 39.

[103] 汪建平.大肠癌合并急性肠梗阻的处理[J].中国实用外科杂志,2000,20：459 - 461.

[104] Carraro PG, Segala M, Orlotti C, et al. Outcome of large-bowel perforation in patients with colorectal cancer [J]. Diseases of the Colon and Rectum, 1998, 41(11)：1421 - 1426.

［105］ 陆临渊,冯联忠.大肠癌癌性穿孔的诊断及治疗 24 例分析
［J］.肿瘤防治研究,1997,24:47－48.

［106］ 蔡强,田德太,杨玉广,等.大肠癌癌性穿孔的诊断及治疗:
附 25 例临床分析［J］.河南肿瘤学杂志,1999,12:220－221.

［107］ Welch JP. Unusual abscesses in perforating colorectal
cancer［J］. American Journal of Surgery, 1976, 131(3):
270－274.

［108］ 曾家耀,黄绍华,黄显实.大肠癌并发急性穿孔的外科处理
［J］.肿瘤防治研究,2002,(29):432.

［109］ 徐忠法,左文述,刘奇.现代肛肠肿瘤外科学［M］.济南:山
东科学技术出版社,1993.

［110］ 莫善兢:多原发大肠癌［J］.大肠肛门病外科杂志,1996,2:
23－25.

［111］ 张常华,何裕隆,詹文华,等.结直肠多原发癌患者的临床分
析［J］.中华胃肠外科杂志,2005,8(1):38－40.

［112］ Ueno M, Muto T, Oya M, et al. Multiple primary
cancer: an experience at the Cancer Institute Hospital
with special reference to colorectal cancer. International
journal of clinical oncology, 2003, 8(3): 162－167.

［113］ Fante R, Roncucci L, Di Gregorio C, et al. Frequency and
clinical features of multiple tumors of the large bowel in the
general population and in patients with hereditary colorectal
carcinoma. Cancer, 1996, 77(10): 2013－2021.

［114］ Vincent T. DeVita, Jr, Samuel Hellman, Steven A.
Rosenberg. Cancer — Principles and Practice of Oncology
［M］. 6th Edition. U. S. A: Lippincott Williams &
Wilkins, 2001.

［115］ Oya M, Takahashi S, Okuyama T, et al. Synchronous
colorectal carcinoma: clinico-pathological features and
prognosis. Japanese journal of clinical oncology, 2003,

33(1): 38－43.

［116］ 王宏志,黄信孚,王怡,等.多原发大肠癌 37 例临床分析
［J］.中华普通外科杂志,2003,18:588－590.

［117］ 莫善兢. 大肠癌［M］.上海:上海科学技术文献出版
社,1986.

［118］ Mocellin S, Nitti D. Gastrointestinal carcinoid:
epidemiological and survival evidence from a large
population-based study (n = 25 531)［J］. Annals of
Oncology: Official Journal of the European Society for
Medical Oncology / ESMO, 2013, 24(12): 3040－3044.

［119］ Dronamraju SS, Joypaul VB. Management of
gastrointestinal carcinoid tumours — 10 years experience
at a district general hospital ［J］. Journal of
Gastrointestinal Oncology, 2012, 3(2): 120－129.

［120］ Dierdorf SF. Carcinoid tumor and carcinoid syndrome
［J］. Current Opinion in Anaesthesiology, 2003, 16(3):
343－347.

［121］ Lai HW, Loong CC, Tai LC, et al. Incidence and odds
ratio of appendicitis as first manifestation of colon
cancer: a retrospective analysis of 1873 patients［J］.
Journal of Gastroenterology and Hepatology, 2006,
21(11): 1693－1696.

［122］ Watchorn RE, Poder L, Wang ZJ, et al. Computed
tomography findings mimicking appendicitis as a
manifestation of colorectal cancer［J］. Clinical Imaging,
2009, 33(6): 430－432.

［123］ Wu SC, Chen WT, Muo CH, et al. Association between
Appendectomy and Subsequent Colorectal Cancer
Development: An Asian Population Study［J］. PloS One,
2015, 10(2): e0118411.

第十三章
结直肠肿瘤的诊断和治疗方案设计

第一节　治疗方案设计的基础——肿瘤诊断

结直肠肿瘤治疗的基本前提就是有一个全面、正确的肿瘤诊断。肿瘤的诊断是在综合病史、体检、相关器械检查基础上得出的结论，一般临床上要求术前诊断要包括肿瘤情况和全身其他情况。

一、肿瘤情况

（一）肿瘤的定位诊断

定位诊断就是明确肿瘤存在的部位、了解肿瘤与相邻组织器官的关系、有否远处转移。

1. 肿瘤的解剖部位　临床上要明确肿瘤所在的解剖部位，可以通过下列各种定位诊断技术来确定。

（1）体检明确肿块部位，是一种简单有效的办法，但要注意部分游离度较大的横结肠和乙状结肠肿瘤可不在常规位置上，造成判断失误。

（2）B超、CT、MRI可以确定肿块存在与否以及肿块的部位，但有时肿瘤较小，上述检查无法判断。

（3）纤维结肠镜检查除了在直肠外，其他部位的定位功能是不可靠的，主要是由于肠镜和肠管之间的非直线关系造成的，肠管是可以被拉长或套入的，临床上经常可以看到肠镜定位与手术发现巨大

的差异，造成手术困难。

（4）结直肠肿瘤最好的定位诊断方法是钡剂灌肠检查，它可以给出最直观、准确的肿瘤部位，同时还可以了解肠管的长度、松紧度，帮助医师确定手术切口选择及切除肠段的范围。

（5）肛指检查对于8 cm以下的直肠癌的定位检查是最重要的。直肠癌的治疗指南里明确规定：主刀直肠癌治疗的医生必须行肛指检查。通过肛指检查明确：① 肿瘤的确切位置，肛指检查是最可靠的方法，而肠镜也可以由于镜管的推动造成定位偏差，但临床上肛指检查确定距离的准确性需要丰富的临床经验，在笔者的临床工作中，看到了太多的距离判断错误，极端的病例可以看到差别达3 cm，这对仅8 cm可探及的手指来说是极其严重的，因为它是判断能否保肛的基础。造成这种差别的主要原因是：由于肥胖和肛夹角较小，没能正确判断肛缘；由于没有正确测量肛缘至肿瘤基底的距离，而测量了肛缘距触及肿瘤缘的距离，特别在内生为主的肿瘤，会产生较大的偏差；由于未能理解直肠的弧形弯曲，因直线是明显短于弧线的，个别骶尾曲明显的患者，差别更大。② 肛夹角即两侧臀部在肛门处形成的夹角，此处夹角越大，对判断肛缘准确性和对判断肿瘤距肛缘的准确性有利；肛指检查的困难度越小，探及的距离越深。同时在治疗上行扩肛手术、经肛吻合

术、直肠癌拖出术越方便,反之则越困难。③ 肛门狭窄与否,肛门皮肤或肛瘘、手术后瘢痕造成的狭窄。肛门狭窄一般不会造成判断距离的困难,除了极端的情况,但有肛门狭窄时进行经肛手术或经肛放置吻合器时会增加困难。④ 肛门括约肌的宽度、厚度及强度,过强和过厚的括约肌会造成距离判断的错误,也增加肛检及经肛切除、经肛吻合的困难度;过厚和过强将影响拖出术后肠管受压状况,在术式选择时需要注意。⑤ 肛壶腹的大小,经肛检查时经常发现部分患者肛壶腹非常大而空旷,这类患者在做直肠镜检查、经肛吻合等操作时均较容易,而部分肛壶腹小者,经肛切除、经肛吻合、拖出术均较不方便。⑥ 肠壁厚度决定局部切除的切穿可能性和吻合的可靠性。⑦ 黏膜与肌层的关系,肠黏膜层与肌层之间是可滑动的,部分患者的黏膜层与肌层间滑动距离非常大,少数肿瘤由于黏膜的滑动可从较远的距离拖出肛门,影响肿瘤下缘的判断和经肛切除的容易与否。⑧ 肿瘤的情况:下缘距肛距离、肿瘤方位、肿瘤大小、肿瘤生长方式和类型、肿瘤外侵与否及与盆壁关系。⑨ 是否有盆底种植转移。⑩ 指套染血与否。⑪ 直肠癌的肛指检查分期:尽管肛指检查为手术前治疗计划的制订提供了相当多的信息,但是目前不能作为一种有效的术前分期手段,尤其是在新辅助放化疗后疗效预测中的价值。美国纽约纪念肿瘤医院的研究发现术前放化疗后用肛指检查判断放化疗后的临床分期,低估了 78% 的放化疗有效性。

(6) PET‑CT 检查:PET‑CT 检查的定位价值是非常明确的,而且是最准确的,除了黏液腺癌和印戒细胞癌,因为这两种肿瘤 SUV 值变化不大,无法判知肿瘤位置[1-4]。

(7) CT 模拟肠镜。

2. 肿瘤与周围组织结构的关系　除了明确肿瘤的解剖部位外,非常重要的是了解肿瘤与周围组织、器官的关系,特别是与重要器官、大血管的关系。一般结肠与周围组织的关系不太密切,只有肿瘤较大时方可侵犯其他器官,主要有巨大回盲部肿瘤侵犯髂血管、输尿管;结肠肝区癌侵犯十二指肠和胰头;降、乙状结肠癌侵犯输尿管;直肠癌与周围组织、器官关系密切,非常容易侵犯输尿管、子宫、卵巢、前列腺、盆腔侧后壁,形成无法切除的状况,所以术前了解肿瘤与周围组织的关系对术前切除的判断、指导术前治疗,包括化疗和放疗、患者和家属的告知有确定价值。

了解肿瘤与周围组织关系的方法主要有各种影像学检查,包括 B 超、CT、MRI、PET‑CT。近年发展的 CT、MRI 和血管的三维重建图像,对肿瘤与周围组织、器官关系的了解和判断提供了更好的方法,值得推广。

3. 肿瘤的远处转移情况　对于恶性肿瘤来说,除了原发肿瘤的情况非常重要外,转移灶的情况更重要,一旦发生转移灶,整个治疗计划将发生重大变化,因此术前仔细检查可能的转移灶是手术前的常规检查。对结直肠癌来说,盆底种植转移、腹膜后淋巴结、肝脏、肺是转移的常见部位,应该常规检查。对于少见的骨、脑、肾上腺转移多根据临床症状来决定。

了解远处转移的主要方法是各种影像学检查,包括 CT、MRI 检查;骨扫描检查和 PET‑CT 检查,PET‑CT 检查是非常好的全身肿瘤检查,目前虽未列入常规治疗前检查,但在临床上对制订治疗方案价值极大,但其检查费用较高。PET‑CT 在判断全身肿瘤累及的范围方面具有较大的优势,这一优势在转移性结直肠癌中有重要价值;在肝转移或肺转移的患者中,推荐行 PET‑CT 检查排除合并不可切除的肝外或肺外转移病灶,从而避免不必要的转移灶切除手术。

(二)肿瘤的定性诊断

疾病的定性诊断是要求明确:① 疾病是不是肿瘤;② 是恶性肿瘤还是良性肿瘤;③ 是恶性肿瘤的哪一类哪一型。因为是不是肿瘤、是恶性肿瘤还是良性肿瘤决定了是不是要手术和手术的范围;即使是恶性肿瘤,不同类型手术的方式和切除范围也有很大的不同。

虽然体检、B 超、CT、MRI、内镜检查可以进行初步的定性诊断,但结直肠癌的定性诊断最后还是要靠组织病理学诊断。一般在结直肠癌的诊断中,细胞学诊断较少采用,因为对于结肠癌来说,只要肿瘤存在,细胞学诊断多不必要。对于牵涉保肛的直肠癌来说,细胞学的诊断是不足够可靠的。一般情况下,不能依靠细胞学诊断去确定进行直肠癌需肛门改道的手术。在实践中,经常可以遇到可以摸得到、看得到的肿瘤,肿瘤在临床上基本可以确定是恶性的,但病理上多次活检无法确定的情况。笔者医院曾经有过直肠癌术前病理检查反复做8次的情况(包括纤维结肠镜检查、乙状结肠镜检查、扩肛活检)。需要强调的是:病理诊断是恶性肿瘤时,除了少数误诊外(极少数),恶性是肯定的;但是如果病理报告是良性肿瘤,则不能排除恶性肿瘤,因为组织活检可能未能取到病灶处或活检组织块较小无法确定。当临床怀疑恶性肿瘤时,一定要反复检查,千万不能随意放弃检查,耽误了疾病诊治。虽然患者及其家属可能不一定配合,但只要讲明道理,多数人是可以理解并配合的。在结直肠癌的临床处理上,对术前病理有以下几点要求:对结肠癌和肯定可以保留肛门的直肠癌,术前的病理可以是不确定的,但是一定要有明确的病灶且达到一定的大小;对于不能明确保留肛门的直肠癌,一定要有病理学诊断,才能手术。

(三)肿瘤的定量诊断

肿瘤的定量诊断广义上可以分为两个方面:① 肿瘤的大小,可有两种表示法:肿瘤最大垂直径表示法和肿瘤侵犯肠管周径表示法,前者多用于较大的肿瘤情况,一般用肿瘤的最大径与其最大垂直径相乘,以厘米表示;后者多用于肿瘤中小,尚局限于肠管范围,临床上用肿瘤所占肠管的周径范围来表示,如 1/2 圈。② 肿瘤的体积或重量,肿瘤的体积和重量在肠癌上应用较少,该方法多用于较大的实体肿瘤,如软组织肿瘤。

(四)肿瘤的术前分期

结直肠癌的术前分期和其他肿瘤一样,存在着

分期的准确性问题。一般根据以上的肿瘤定位、定性、定量可以给出一个术前分期,这个分期往往与术后分期有较大的差异,随着影像学技术的发展,无论是在结肠癌还是在直肠癌,临床分期的准确性近年有了很大的提高。

目前的研究已经显示:术前分期对直肠癌的治疗有极大的价值。但对于 WHO 分期为 Ⅱ 期或 Ⅲ 期,即已侵出肠壁或有转移淋巴结的中下段直肠癌,术前分期意义重大。因为新辅助放化疗有明确的临床价值,详见放射治疗章节。同时研究显示,经肛直肠 B 超和盆腔 MRI 在术前直肠癌的分期上准确率达 80%～90%,上述两种检查在判断新辅助放化疗效果上亦有相当高的可靠性,因此对中下段直肠癌常规进行经肛 B 超或盆腔 MRI 检查,可以确定临床分期并指导新辅助放化疗。随着 CT 技术的进展,术前螺旋 CT 在结肠癌的术前分期中的价值越来越受到重视,CT 已经成为目前最准确的术前发现远处转移和肿瘤局部侵犯的手段之一。文献报道 CT 对于判断术前局部淋巴结转移的敏感度和特异度为 66%～83% 和 35%～81%,而且更好的 CT 仪器和技术能够提供 CT 对于淋巴结转移的诊断率。有文献报道,采用增强 CT 判断结肠癌的淋巴结转移的准确率在 70% 左右。对于原发灶的局部外侵情况,特别是 T_3、T_4 的肿瘤,CT 也有很好的预测准确度[5-8]。

二、全身非肿瘤疾病的诊断和处理

在处理肿瘤疾病时,除了全面地了解肿瘤的情况外,全身其他状况的了解和处理也是非常重要的,亦是制订治疗方案的重要依据。

(一)机体状态的检查

肿瘤是一个随着年龄增加而增加的疾病,多数患者大于 50 岁。他们多数合并有一些慢性疾病,如心脑血管疾病、呼吸系统疾病、肝肾系统疾病、糖尿病等。师英强报道一组复旦大学附属肿瘤医院的高龄结直肠癌患者,66% 合并有各种类型的慢性

疾病[1]。我们强调对任何肿瘤患者都要进行全面的身体检查,包括常规的心电图、X线胸片、肝肾功能、血常规、出凝血功能、传染性疾病、糖尿病相关检查。对于有症状的或检查有提示的情况,要进行进一步的检查,如超声心动图、心功能、肺功能、脑电图、骨髓功能的检查。

(二)糖尿病的检查

糖尿病现在已经是一种非常常见的疾病,糖尿病与结直肠癌的关系密切,复旦大学附属肿瘤医院在这方面做了一定的工作,在此特别进行介绍。普通60岁以上的人群,糖尿病发病率为42.7%。由于糖尿病与结直肠癌有相同的致病因素,如高蛋白、高脂肪、高热量、低纤维素饮食,少运动等,结直肠癌患者合并糖尿病的情况明显高于普通人群。莫善兢对1993~1994年收治的结直肠癌和胃癌研究显示:结直肠癌的糖尿病检出率为17.6%,而胃癌的糖尿病检出率仅为6.3%(P<0.025),同时明显高出普通人群[2]。由于糖尿病本身的糖代谢紊乱,以及手术状态下的应激反应,可以使手术的吻合口愈合延缓、抗感染能力下降,增加手术后并发症。因此术前检测出糖尿病患者是非常重要的。多数医院采用糖尿病史和空腹血糖来检查糖尿病,但莫善兢研究提示:只有14.3%的患者可以通过糖尿病史来检出;37.1%的患者可以通过空腹血糖来检出[2]。糖耐量实验是最可靠的检测方法,最好在有吻合的手术前进行常规的糖耐量检查。在做糖耐量实验中,部分患者有1或2点异常虽然不能诊断为糖尿病,但也提示该患者有糖代谢异常,在手术这种应激情况下也需要注意检测或应用胰岛素控制血糖。

(附糖尿病诊断标准 WHO 1998,我国 1999 年 10 月采纳此标准)[3]

糖尿病代谢紊乱症状 + 随机血糖 ≥ 11.1 mmol/L,或空腹血糖≥7.0 mmol/L,OGTT 中餐后 2 h 血糖≥11.1 mmol/L。

6.1≤空腹血糖<7.0 mmol/L 或 7.8≤餐后 2 h 血糖<11.0 mmol/L 为糖耐量减低。

症状不典型者,需另一天再次证实。对于无症状的患者必须有两次血糖异常才能诊断。

第二节 结直肠癌治疗计划的设计

结直肠癌的治疗虽然仍然是以外科为主的治疗,但片面强调外科治疗已经无法进一步改善肿瘤治疗效果。合理地应用规范化、个体化、综合治疗,是进一步提高肿瘤治疗效果的唯一途径。

一、治疗计划设计的基本条件

目前医学已经进入新的社会生物医学治疗模式。在这种模式下全面综合肿瘤全身情况、各种治疗模式的特点、社会经济发展、个人经济状况、患者和患者家属愿望和理解力、承受力是制订肿瘤治疗计划的基础[4,5]。

(一)全面掌握患者的全身及肿瘤情况

(1)全面了解肿瘤的定位、定性、定量、定期的状况,详见上节。

(2)全面了解患者的全身肿瘤疾病状况及其正确处理方法和注意点,详见上节。

(二)充分掌握各种治疗模式的特点和优缺点

1. 外科治疗 外科治疗是一种局部的治疗方式,也是最主要的治愈性治疗方式。需要强调以下事项。

(1)能治愈性切除的必须不惜一切代价争取治愈性切除。在能够达到治愈的患者治疗过程中,经过外科医生的努力,所花费的时间、精力可能就是患者的生命,因此是值得的,是千万不可丧失的机会。

(2)对姑息性切除争取在安全前提下的最大限度地切除;姑息性切除的定义决定了它的手术切除的不完整性,在无法完成治愈性切除的情况下,过分地冒险切除,不但无益,反而增加了手术的风险,代价是不言而喻的。

(3)充分认识外科治疗只是治疗的手段之一,合理地结合其他治疗方式才能最大限度地提高治疗效果。

2. 化学药物治疗 化学药物治疗是一种全身的治疗方式,其在结直肠癌的治疗中从效果不明显到效果肯定。化疗可分为:新辅助化疗、辅助化疗、晚期肿瘤的一、二线化疗。已有的研究显示:辅助性化疗可以提高部分Ⅱ期结直肠癌和Ⅲ期直肠癌的疗效;晚期结直肠癌化疗可以延长生存期;新辅助化疗与放疗结合可以提高直肠癌的切除率和治疗效果[9-15]。

3. 放射治疗 放射治疗是一种局部和区域的治疗,主要应用在中晚期中、下段直肠癌的新辅助放疗、新辅助放化疗、术后放疗和晚期中、下段直肠癌、复发性直肠癌的姑息性放疗。临床上有根据肿瘤治疗需要而设计的小剂量、中剂量、根治性放疗。就临床研究总体而言,如采用单一辅助治疗手段,术前放疗较术后放疗更有效。无化疗联合,Ⅱ期、Ⅲ期患者术后放疗的局部失控率在20%左右,术前放疗在10%~15%。多数研究显示,放疗在联合化疗后,局部复发可再降低。术前放疗可增加括约肌保留的机会,以此为目的,放疗的方式推荐常规分割并联合化疗。其在中、下段直肠的术前放化疗治疗中价值明确,是欧美国家中、下段Ⅱ期、Ⅲ期直肠癌治疗的"金"标准[16-19]。

4. 生物医学治疗 生物医学治疗是一种全身治疗,虽然在结直肠癌治疗中应用不长,但已显示了巨大的潜能。如干扰素在结直肠癌的应用、瘤苗的研究等,特别是以 Awastin 为代表的基因靶向治疗显示了光明的前途。国外Ⅲ期临床研究显示:Awastin 结合化疗明显改善了晚期结直肠癌患者的生存时间[20-22]。

5. 中医药治疗 中医药治疗是一种全身性治疗模式,其在调节机体免疫状态、改善器官功能方面具有临床价值。一些中医药制剂已经上市,取得了一定的效果。

(三)正确了解社会经济发展状况

这也是制订治疗计划的一个重要部分。不同的社会经济状况对医疗保险系统、医疗设备、医药发展要求是不同的。在疾病的诊治过程中,对检查设备、检查费用、药物的应用是以社会经济发展状况作为基础的。在我国目前状态下,盲目使用先进设备、昂贵药物是不合适的。

(四)患者的家庭经济状况

患者的家庭经济状况必定是治疗计划设计的重要条件。在我国医疗保险的覆盖率低下、总体经济条件尚不富裕的情况下,根据患者个人和家庭的经济状况设计治疗方式、药物选择是现实和普遍的要求。充分考虑患者耐受、治疗费用效益比是每一个医生的必修课。

(五)其他

患者和患者家属对治疗、治疗方式和治疗结果的愿望、理解和承受力不可避免地是临床必须考虑的基本点。在治疗前,充分告知患者和患者家属疾病状态、治疗方式、治疗结果、治疗费用、治疗风险并获得其理解、选择和配合是治疗计划设计的前提。耐心细致地分析、尊重患者和家属的选择是完成治疗的基础。

二、结直肠肿瘤的治疗方案设计

治疗方案设计是整个诊治的决定性一步,无论怎样强调也不为过。在获得全面的诊断结果后,切忌不要盲目开始治疗,避免造成不可挽回的损失。

治疗计划设计的依据是结直肠癌治疗指南,国际上较广泛使用的是 NCCN 指南，我国卫计委也制定了结直肠癌和结直肠癌肝转移的治疗指南，是我国诊治结直肠癌的依据。治疗指南是当前循证医学和临床经验的结晶，代表着现实的治疗水平，是保证基本诊疗水平的依据，而目前在临床实践中执行指南的现状并不乐观。特别是在直肠癌的常规术前分期、辅助化疗的规范性和直肠癌的新辅助放化疗应用方面。

治疗计划设计的组织形式是多学科协作组，一般要求在开始进行结直肠癌的治疗前，进行多学科评估，制订治疗方案。治疗方案应根据患者的具体情况设计，强调个体化、规范化、综合治疗。特别值得注意的是：大多数结直肠癌的治疗是外科为主的治疗，许多医生片面强调外科治疗的价值，忽视了综合治疗的应用。临床实践已经证实，仅靠外科治疗手段无法进一步提高治疗效果，多学科治疗已经显示了它的优越性。

（一）综合治疗

综合治疗即利用多学科治疗手段治疗结直肠癌。这里强调多种手段的应用规范化，而不是随意组合或不规范应用。综合治疗是根据患者的身心状态、肿瘤的具体部位、病理类型、侵犯范围（病期）和发展趋势，结合细胞、分子生物学改变，有计划地、合理地应用现有的多学科治疗手段，以最适当的经济费用取得最好的治疗效果，同时最大限度地改善患者的生活质量和生存时间[10]。这里强调了治疗计划的前瞻性、规范化和个体化的概念。在结直肠癌领域已经证明了多学科治疗的优势，如中、晚期中、下段直肠癌的新辅助放化疗已经是治疗的"金"标准、肛管鳞癌的放化疗加局部切除对保留肛门的治疗、Ⅲ期结直肠癌的辅助化疗均得到了公认，提高了治疗效果，改善了生活质量。

（二）规范化治疗

无论是外科治疗还是其他肿瘤治疗方式必须强调规范化。首先要认识到规范化治疗和规范化操作是在经验积累下提高的产物，由不规范治疗到规范治疗是提高，但规范也是在不断发展的，随着经验的积累、科学的发展，规范必须改变，但这种改变必须是以循证医学为基础的改变。

规范化治疗包括以下几个方面：① 治疗方案设计的规范化，是指以循证医学为基础的治疗方式选择和治疗程序组合。如Ⅱ期肠癌的是否需要化疗，什么情况下需要化疗？中、下段中晚期直肠癌是新辅助放化疗好还是术后放化疗好？② 操作程序的规范化，是指在肿瘤治疗的操作中其程序是规范的。如手术操作的程序是规范的、根治性清扫的范围是规范的、化疗药物应用顺序是规范的、放射治疗的程序是规范的。③ 治疗的剂量和剂量强度是规范的，是指在化疗或放疗的治疗剂量和剂量强度是规范的。避免随意性，提高治疗的一致性。

（三）个体化治疗

个体化治疗是根据患者个人的上述各方面情况而设计的治疗方案，具有量体裁衣的优点，最大化地适应该患者的情况，是肿瘤治疗的发展方向。在治疗过程中，还要根据患者的治疗情况和结果，调整治疗计划。影响个体化治疗的因素有很多，主要有以下几点：① 患者的全身情况，包括年龄、性别、非肿瘤性疾病情况。② 肿瘤情况，包括肿瘤大小、部位、组织学类型、肿瘤基因的表达、肿瘤分期。③ 患者的经济状况和对治疗、治疗风险的理解配合能力。④ 医院治疗设备、治疗药物、治疗水平的状况。通过上述情况调整，使治疗最佳适应患者的状况，达到最佳的效果。

个体化治疗目前仅仅是一个美好的概念，临床应用的是分层治疗或多层次分层治疗，距离真正的个体化治疗还很遥远，它的外延和内涵尚不清楚，需要更多的预后预测因子的发现，目前真正有价值的发现并不多。它需要复杂的生物信息分析，目前的分析技术和方法尚无法处理极其复杂、同时又是海量的生物信息；需要非常困难的大量的临床研究来发现和证实。需要强调的是，个体化治疗不仅仅体现在内科治疗，同时也体现在外科、放射科的诊疗中。

第三节　治疗计划设计的几个要点

一、决定治疗计划设计的主要因素

当患者的诊断明确之后,多学科治疗团队应根据规范化、个体化多学科的治疗原则进行治疗计划设计。影响设计的主要思考点有以下几个:① 治疗目标是治愈性的、潜在治愈性的、还是姑息性的;② 治愈的概率大小;③ 患者身体状态和期望寿命;④ 治疗的风险和可能的副作用;⑤ 治疗的费用;⑥ 治疗的后的生活质量,包括一般生活、重返工作和重返社会。这些是患者希望了解也是应该与患者讲明的。

二、治疗目的导向的治疗计划设计

在肿瘤治疗计划设计中,治疗目标导向的治疗计划设计是目前主流的也是最合理的方式。它强调诊断明确后,多学科讨论的第一重要的问题就是明确治疗目的,是治愈性? 还是潜在治愈性? 还是姑息性? 前两者的目标是谈治愈机会,后者是谈生存时间的长短。在 ESMO 的肝转移治疗指南中充分应用了目标导向的治疗计划设计。

在结直肠癌的治疗目标一般分为 3 个:① 治愈性目标:这时的一切治疗以最规范的治疗方法,完成治疗的全过程,包括外科治疗和辅助治疗,要不惜一切精力、时间和费用做到最好。② 潜在可治愈:指部分患者经过最合适的治疗可能获得治愈。在这种情况下要强调机会不多、机会容易丧失,因此要紧紧抓住机会以最好、最强的治疗措施尽早应用,同时注意及时判断治疗反应,改变治疗策略,以在最短时间内获得治愈性的机会。一旦获得治愈机会要及时采取治愈性手段,千万不可过分追求反应效果而贻误治愈机会。③ 姑息性治疗:此时的治疗目标是费用相关的最长生存时间和最佳生存质量的最大公约数。要充分考虑上述 3 个因素,它们都对患者、家属和社会造成身体的、精神的和经济的痛苦和负担。

三、结直肠癌的辅助治疗

结直肠癌的治愈性治疗主要是手术治疗,适应于 Ⅰ 期~Ⅲ 期结直肠癌。

Ⅰ 期的肠癌,无论是结肠癌还是直肠癌,5 年生存率均在 90%~95%,辅助治疗的价值不大,但是在 Ⅱ 期、Ⅲ 期结直肠癌由于较高的复发转移机会,辅助治疗已经证明了它的价值,详见相关章节。

结直肠癌的辅助治疗有分期适应证、部位适应证、年龄适应证和基因相关适应证与治疗决策相关。不同部位辅助治疗方法不同,国内在直肠癌的辅助治疗方面认识不够,差距明显,值得重视。部位适应证见表 13-1。

表 13-1　结直肠癌辅助治疗部位适应证

部　位	辅　助　治　疗
结肠癌	手术 + 辅助化疗
直肠癌	
12 cm 以上	手术 + 辅助化疗
12 cm 以下	新辅助放化疗 + 手术 + 辅助化疗或手术 + 辅助放化疗 + 辅助化疗

（蔡三军）

◇ 参 ◇ 考 ◇ 文 ◇ 献 ◇

［1］ Laurens ST，Oyen WJ. Impact of Fluorodeoxyglucose PET/Computed Tomography on the Management of Patients with Colorectal Cancer［J］. PET Clin，2015，10：345 - 360.

［2］ Maffione AM，Marzola MC，Capirci C，et al. Value of (18)F - FDG PET for Predicting Response to Neoadjuvant Therapy in Rectal Cancer：Systematic Review and Meta-Analysis［J］. AJR Am J Roentgenol，2015，204：1261 - 1268.

［3］ Agarwal A，Marcus C，Xiao J，et al. FDG PET/CT in the management of colorectal and anal cancers［J］. AJR Am J Roentgenol，2014，203：1109 - 1119.

［4］ Kekelidze M，D'Errico L，Pansini M，et al. Colorectal cancer：current imaging methods and future perspectives for the diagnosis，staging and therapeutic response evaluation［J］. World J Gastroenterol，2013，19：8502 - 8514.

［5］ Akasu T，Iinuma G，Takawa M，et al. Accuracy of high-resolution magnetic resonance imaging in preoperative staging of rectal cancer［J］. Ann Surg Oncol，2009，16：2787 - 2794.

［6］ Al-Sukhni E，Milot L，Fruitman M，et al. Diagnostic accuracy of MRI for assessment of T category，lymph node metastases， and circumferential resection margin involvement in patients with rectal cancer：a systematic review and meta-analysis［J］. Ann Surg Oncol，2012，19：2212 - 2223.

［7］ Branagan G，Chave H，Fuller C，et al. Can magnetic resonance imaging predict circumferential margins and TNM stage in rectal cancer?［J］Dis Colon Rectum，2004，47：1317 - 1322.

［8］ Brown G，Richards CJ，Bourne MW，et al. Morphologic predictors of lymph node status in rectal cancer with use of high-spatial-resolution MR imaging with histopathologic comparison［J］. Radiology，2003，227：371 - 377.

［9］ Buyse M，Zeleniuch-Jacquotte A，Chalmers TC. Adjuvant therapy of colorectal cancer. Why we still don't know［J］. JAMA，1988，259：3571 - 3578.

［10］ Twelves C，Wong A，Nowacki MP，et al. Capecitabine as adjuvant treatment for stage Ⅲ colon cancer［J］. N Engl J Med，2005，352：2696 - 2704.

［11］ Saif MW. Capecitabine versus continuous-infusion 5 - fluorouracil for colorectal cancer：a retrospective efficacy and safety comparison［J］. Clin Colorectal Cancer，2005，5：89 - 100.

［12］ Wolmark N，Rockette H，Mamounas E，et al. Clinical trial to assess the relative efficacy of fluorouracil and leucovorin，fluorouracil and levamisole，and fluorouracil，leucovorin，and levamisole in patients with Dukes' B and C carcinoma of the colon：results from National Surgical Adjuvant Breast and Bowel Project C - 04［J］. J Clin Oncol，1999，17：3553 - 3559.

［13］ O'Connell JB，Maggard MA，Ko CY. Colon cancer survival rates with the new American Joint Committee on Cancer sixth edition staging［J］. J Natl Cancer Inst，2004，96：1420 - 1425.

［14］ Comparison of flourouracil with additional levamisole，higher-dose folinic acid，or both，as adjuvant chemotherapy for colorectal cancer：a randomised trial. QUASAR Collaborative Group［J］. Lancet，2000，355：1588 - 1596.

［15］ Shmakov AN，Morey AL，Ferguson DJ，et al. Conventional patterns of human intestinal proliferation in a severe-combined immunodeficient xenograft model［J］. Differentiation，1995，59：321 - 330.

［16］ Kim YW，Kim NK，Min BS，et al. A prospective comparison study for predicting circumferential resection margin between preoperative MRI and whole mount sections in mid-rectal cancer：significance of different scan planes［J］. Eur J Surg Oncol，2008，34：648 - 654.

［17］ Dewdney A，Cunningham D，Tabernero J，et al. Multicenter randomized phase Ⅱ clinical trial comparing neoadjuvant oxaliplatin，capecitabine，and preoperative radiotherapy with or without cetuximab followed by total mesorectal excision in patients with high-risk rectal cancer (EXPERT - C)［J］. Journal of clinical oncology：official journal of the American Society of Clinical Oncology，2012，30：1620 - 1627.

［18］ Gerard JP，Azria D，Gourgou-Bourgade S，et al. Comparison of two neoadjuvant chemoradiotherapy regimens for locally advanced rectal cancer：results of the phase Ⅲ trial ACCORD 12/0405 - Prodige 2［J］. Journal of clinical oncology：official journal of the American Society of Clinical Oncology，2010，28：1638 - 1644.

［19］ Nagtegaal ID，Quirke P. What is the role for the circumferential margin in the modern treatment of rectal cancer?［J］Journal of clinical oncology：official journal of the American Society of Clinical Oncology，2008，26：303 - 312.

［20］ Cassidy J，Clarke S，Diaz-Rubio E，et al. Randomized phase Ⅲ study of capecitabine plus oxaliplatin compared with fluorouracil/folinic acid plus oxaliplatin as first-line therapy for metastatic colorectal cancer［J］. J Clin Oncol，2008，26：2006 - 2012.

［21］ Loupakis F，Falcone A，Masi G，et al. Vascular endothelial growth factor levels in immunodepleted plasma of cancer patients as a possible pharmacodynamic marker for bevacizumab activity［J］. J Clin Oncol，2007，25：1816 - 1818.

［22］ Saltz LB，Clarke S，Diaz-Rubio E，et al. Bevacizumab in combination with oxaliplatin-based chemotherapy as first-line therapy in metastatic colorectal cancer：a randomized phase Ⅲ study［J］. J Clin Oncol，2008，26：2013 - 2019.

第十四章
结直肠腺瘤

一、 结直肠腺瘤的概念、分类和发病率

（一）结直肠腺瘤的概念和分类

详见"结直肠肛管肿瘤病理学"章。

（二）结直肠腺瘤的发病率

文献报道接受肠镜检查的结直肠腺瘤的发病率为 4.6%～42.7%（表 14‑1）。

表 14‑1 结直肠腺瘤的发病率

文 献	发表年份	样本量	结直肠腺瘤发病率（%）
吴子刚等[1]	1996	1 810	4.6
杨天赐等[2]	2001	11 217	6.82
陈永宁等[3]	2003	12 358	7.59
Imperiale 等[4]	2004	4 404	27.0
Winston 等[5]	2005	1 000	28.2
Herlihy 等[6]	2005	792	33.1
Randall 等[7]	2005	1 324	24.2
Spellman 等[8]	2007	3 968	22.0
Anderson 等[9]	2008	600	42.7
Lieberman D 等[10]	2008	13 992	24.6
Salas D 等[11]	2014	5 233	32.2

结直肠腺瘤的发病率随年龄的增加而增加。国内陈永宁报道了 938 例结直肠腺瘤,40 岁及以下者仅占所有检出结直肠腺瘤的病例的 18.2%[3]。Parente F 等报道 2 483 个结直肠腺瘤,其中 50～59岁患者仅占 36.8%,而 60～70 岁患者占 63.2%[12]。

关于结直肠腺瘤发病率的性别差异问题并无定论,但多篇报道显示男性比女性略多见(表 14‑2)。

表 14‑2 结直肠腺瘤患者的性别比例

文 献	发表年份	样本量	性别比（男性 *vs.* 女性）
吴子刚等[1]	1996	1 810	1.8 : 1
杨天赐等[2]	2001	11 217	1.7 : 1
Stein B 等[13]	2008	600	1.1 : 1
Salas D 等[14]	2014	5 233	1.5 : 1

二、 结直肠腺瘤的大小、分布和多发性倾向

（一）结直肠腺瘤的大小

结直肠腺瘤的大小不一,直径从数毫米至数厘米不等。总体而言,结直肠腺瘤≤5 mm 较多见(表 14‑3)。绒毛状腺瘤一般均较大,直径多超过 2 cm。管状腺瘤可大可小,但小于 1 cm 的较多见。杨天赐等的研究显示 81.7% 的管状腺瘤小于 1 cm[2]。扁平腺瘤一般较小,直径多数不超过 1 cm[15]。

表 14‑3 结直肠腺瘤的大小

文 献	发表年份	腺瘤大小		
		≤5 mm（%）	6～9 mm（%）	≥10 mm（%）
Lieberman D 等[10]	2008	55	24	22
Pickhardt PJ 等[16]	2003	62	29	9

（二）结直肠腺瘤的部位分布

多数临床研究和纤维结肠镜资料表明，结直肠腺瘤好发于直肠和乙状结肠。如吴子刚等的资料显示 70.4% 的结直肠腺瘤发生于直肠和乙状结肠[1]。杨天赐等的研究也得出类似的结论，位于直肠、乙状结肠的腺瘤共占结直肠腺瘤的 72.83%[2]。陈永宁等的报道中，直肠和乙状结肠腺瘤在结直肠腺瘤中所占比例也高达 67.91%[3]。但也有不同的报道。Parente F 等报道了 2 483 个结直肠腺瘤，其中近侧大肠（脾曲近侧）占 65.6%[12]。

（三）结直肠腺瘤的多发性倾向

家族性结肠腺瘤病（familial adenomatous polyposis，FAP）患者的结直肠息肉数量多在 100 个以上，而非 FAP 的结直肠腺瘤患者也具有多发倾向，杨天赐等报道 30% 的非 FAP 结直肠腺瘤患者具有 2 个或 2 个以上的腺瘤[2]。在各种腺瘤中，管状腺瘤的多发倾向更为明显[17]。

三、结直肠腺瘤和结直肠癌的关系

（一）结直肠"腺瘤-癌"顺序

关于结直肠癌的来源问题，存在着两种学说。一种是所谓的"Denovo"学说，即结直肠癌从一开始即为恶性，由正常结直肠黏膜直接发生。另一种学说即腺瘤癌变学说，即认为结直肠癌的发生需经过一个恶性转变过程。腺瘤癌变学说由 Morson 于 1974 年提出，已被越来越多的证据所证实，并且得到了普遍的公认。虽然仍然无法得出所有的结直肠癌均来源于腺瘤的结论，至少可以认为大部分的结直肠癌经历了腺瘤-癌的顺序。腺瘤癌变学说得到了流行病学、病理学以及临床研究等各方面证据的支持和证实。

（二）结直肠腺瘤癌变的影响因素

结直肠腺瘤癌变的影响因素包括：腺瘤的大小、数目、组织病理学类型、大体类型、不典型增生

程度以及腺瘤患者的性别和年龄等因素。

1. 腺瘤的大小　腺瘤越大，癌变的机会越大。Muto T 等报道，直径 <1 cm 的管状腺瘤很少发生癌变，其癌变率低于 1%；直径 1～2 cm 的腺瘤癌变率为 10%；直径 >2 cm 的腺瘤癌变率则可高达 50%[18]。Atkin WS 等报道，直径 <1 cm、1～2 cm 和 >2 cm 的直肠乙状结肠腺瘤发生癌变的标化率分别为 1.5、2.2 和 5.9[19]。郭志义等报道小于 1 cm 的结直肠腺瘤癌变率为 6.1%，而大于 2 cm 者癌变率上升至 44.4%[25]。一项来自日本 5 个医学中心的接受手术或肠镜切除的 18 705 例结直肠病变，结果显示直径 ≤5 mm 的结直肠息肉，仅 0.04% 为浸润性癌（黏膜下浸润），而直径为 6～9 mm 和 ≥10 mm 的结直肠息肉浸润性癌的机会分别上升为 0.5% 和 7.7%[20]。

2. 腺瘤的数目　多发腺瘤的癌变率高于单发腺瘤，且随着腺瘤数目的增多，癌变率有上升的趋势。单发性腺瘤的癌变率约为 7%，多发性腺瘤的癌变率可达 14%～40%。吕农华等报道结直肠腺瘤数目为 1、2 和 3 枚及以上者，癌变率依次上升分别为 3%、15% 和 26%[21]。Atkin 等的研究也显示，直肠、乙状结肠腺瘤数目 ≥2 个的患者比单发腺瘤者发生结肠癌的风险显著升高[19]。

3. 腺瘤的组织病理学类型　管状腺瘤的癌变率最低，约为 5%，绒毛状腺瘤癌变率最高，可达 30%。管状绒毛状腺瘤的癌变率介于两者之间，为 20% 左右。锯齿状腺瘤癌变率约为 4% 左右[22]。Atkin 等的研究显示：直肠、乙状结肠管状腺瘤、管状绒毛状腺瘤、绒毛状腺瘤发生癌变的标化率分别为 1.0、3.8 和 5.0[19]。

4. 腺瘤的大体类型　扁平腺瘤和凹陷型腺瘤一般较小，直径常小于 1 cm，与同样大小的息肉型腺瘤相比癌变率较高，但其总体的癌变率各家报道差异较大，为 7.7%～40%[15,23,24]。

带蒂的腺瘤恶变的机会较小，约为 2%，而广基或无蒂的腺瘤癌变的机会大为增加，可达 15% 左右。

5. 腺瘤不典型增生的程度　腺瘤癌变率随着不典型增生程度的加重而增加。郭志义等的研究表明，腺瘤无或轻度不典型增生者癌变率为 7.8%

(19/243),而重度不典型增生者癌变率则上升至
45.5%（5/11）[25]。辽宁省肿瘤医院的数据显示大
肠腺瘤无不典型增生及轻度、中度和重度不典型增
生的癌变率依次上升，分别为 5.9%、16.7%、
34.4% 和 46.7%[26]。Atkin 等的研究也显示，直
肠、乙状结肠腺瘤伴重度异型增生患者发生癌变的
标化率为 3.3（相比轻、中度异型增生）[19]。

6. 腺瘤患者的性别和年龄　结直肠腺瘤癌变
的风险随年龄的增加而增加。Yamaji 等发现，从
50 岁之前的 2% 上升至 70 岁以后的 15.3%。男女
性的性别差异各家报道不一，倾向于腺瘤癌变率无
明显的性别差异。

7. 腺瘤危险度分组　欧洲胃肠内镜学会
（European society of gastrointestinal endoscopy,
ESGE)按照癌变的风险把结直肠腺瘤分为低危组
和高危组（满足以下其中一条即为高危组），见表
14-4。

表 14-4　结直肠腺瘤的危险度分组

指　标	低　危　组	高　危　组
数目	1～2	≥3
组织类型	管状腺瘤	绒毛状腺瘤/管状绒毛状腺瘤
直径	<10 mm	>10 mm
异型增生	低级别	高级别
锯齿状腺瘤	<10 mm 并且无异型增生	>10 mm 或合并异型增生

低危和高危组腺瘤发生结直肠癌的标化率
（standardized incidence ratio，SIR）见表 14-5。

表 14-5　结直肠腺瘤发生癌变的标化率

文　献	发表年份	SIR（95% CI）	
		低危组	高危组
Atkin 等[19]	1992	0.5（0.1～1.3）	3.6（2.4～5.0）
Cottet 等[27]	2012	0.8（0.4～1.5）	4.3（2.9～6.0）

四、结直肠腺瘤的临床症状

结直肠腺瘤瘤体较小时多无任何症状，文献报

道约 50% 的管状腺瘤、30% 的绒毛状腺瘤没有任
何症状，这些无症状的结直肠腺瘤多在体格检查或
内镜、放射影像学检查中发现。腺瘤瘤体较大时或
伴有并发症如溃疡形成、肠脱垂、肠套叠时，可出现
一系列的症状。

（一）肿瘤出血引起的症状

在有症状的结直肠腺瘤患者中，便血是最常见
的症状。特别是绒毛状腺瘤患者，70%～80% 的有
症状者出现便血症状。腺瘤位于近端结肠，出血较
少者只在粪隐血实验检查时才被发现；位于直肠和
乙状结肠的腺瘤，出血量较多时可呈肉眼血便，最
常见的为间歇性血便。绒毛状腺瘤因分泌的黏液
较多，可呈黏液血便。长期慢性出血者可出现贫
血，但一般少见。

（二）大便习惯改变

大便习惯改变包括便秘、腹泻和里急后重等。便
秘较少见，主要是腹泻。腺瘤位于远端结肠者更容易
出现腹泻。绒毛状腺瘤由于分泌黏液甚多，腹泻往往
常见而较严重，粪便性状常表现为大量的蛋清样黏液
便。腹泻严重者可出现水电解质紊乱的表现。

（三）腹　　痛

腹痛不是结直肠腺瘤的常见症状，多为较大的
息肉伴发肠套叠引起突发性的腹部绞痛。

（四）腺瘤脱落或脱出

一些长蒂的腺瘤，因发生蒂扭转、绞窄引起腺
瘤缺血断裂或与干燥的粪便摩擦等原因，可发生腺
瘤组织脱落而随粪便排出。部分位于直肠的较大
的、长蒂的腺瘤可在排便时脱出于肛门外，排便后
可自行或经手法回纳。

五、结直肠腺瘤的诊断和鉴别诊断

（一）结直肠腺瘤的诊断

除了以上临床症状外，结直肠腺瘤的诊断还依

赖于体格检查、实验室检查、内镜检查和放射影像学检查。

1. 体格检查 腹部体检往往无任何阳性体征,直肠指检对于直肠腺瘤的发现和诊断具有重要意义。有经验的临床医生,仅凭直肠指检就可对腺瘤的定性、定位、大小以及有无癌变作出初步的较为准确的判断。如肿块呈广基、质地柔软,往往提示为绒毛状腺瘤,如其中可扪及硬结,则提示此处腺瘤可能有癌变;如肿块带蒂、质实而光滑,则为管状腺瘤的可能性大;如果肿块部分柔软、部分质实则可能为管状绒毛状腺瘤;肿块表面伴有溃疡或固定时,则提示癌变的可能性大[28]。

2. 粪隐血试验 粪隐血试验对结直肠腺瘤的诊断虽无特异性,但可以作为有症状者或无症状的高危人群的初筛检查。对于粪隐血试验阳性的病例需做进一步的辅助检查。对于粪隐血试验阴性的病例,临床医生也应警惕假阴性的可能,即粪隐血试验阴性并不能完全排除结直肠腺瘤或结直肠癌的可能性。

3. 内镜检查

(1)直肠镜和乙状结肠镜:直肠镜可检查距肛15 cm以内的直肠黏膜,而乙状结肠镜则可观察距肛25 cm内的直肠和部分乙状结肠。两者的优点是设备简单、价格低廉,检查技术也较易掌握;缺点是对于较小的病变观察不够细致,易导致漏诊,对于更高位置的乙状结肠及以上的结肠无法检查。目前在临床上的应用已减少,多为纤维结肠镜所代替。

(2)纤维结肠镜:纤维结肠镜可在直视下观察结直肠病灶的大小、形态、颜色和部位,可同时活检作出病理诊断以及摘除小的息肉,并且可以完成全结肠的检查,是结直肠病变最重要也是最理想的检查方法。有经验的内镜医生可以发现0.5 cm以下的病灶,其敏感性和准确性均高于影像学检查。当然作为一项侵入性检查,会给患者带来一定的痛苦,并且有一些潜在的并发症和危险性,常见的有出血和穿孔等,但发生率低,总体而言是一项比较安全的检查。

(3)其他内镜技术:近年来在传统纤维结肠镜基础上发展出了一些新的内镜技术,包括内镜染色技术、放大电子结肠镜、窄带成像肠镜(narrow band imaging,NBI)、激光诱导自体荧光技术[29]和共聚焦肠镜等。内镜染色技术通过喷洒色素使病变着色,从而提高小的结直肠息肉的检出率;放大电子结肠镜可放大10~100倍,达到显微镜水平,可观察微细结构和微小病变。高倍放大电子肠镜的诊断单位是结肠隐窝。不同性质的大肠病变其结肠隐窝的形态、排列呈特征性变化,根据隐窝形态变化可以鉴别肿瘤病变和非肿瘤病变、良性或恶性肿瘤及腺瘤有无癌变,对判断纤维结肠镜息肉摘除后有无残留亦有重要意义。染色内镜和放大肠镜相结合可以取得更好的诊断效果,Kato等用两者结合的方法诊断结直肠息肉,腺瘤和癌变诊断准确性分别达到94.0%和85.0%[30]。窄带成像肠镜可以得到和染色肠镜效果类似的图像,但操作比染色肠镜简单。不仅可以观察腺管形态,还可以观察微血管形态,对结直肠腺瘤的诊断准确性比普通白光高。共聚焦肠镜通过将微型共聚焦显微镜和肠镜相结合,可以将图像放大1 000倍,可以看到黏膜表面以下250 μm的组织细胞图像,类似于在内镜下直接行病理学检查。研究表明,以病理诊断作为标准,共聚焦肠镜鉴别腺瘤和非腺瘤性息肉的准确性高达90%以上[31]。然而,目前共聚焦肠镜价格较昂贵,阻碍了其在临床上的应用推广。

为了最终确定结直肠息肉的性质,需对其进行活组织检查。结直肠息肉的活检一般是在内镜下进行,少数直肠腺瘤需要通过扩肛活检取得较多的腺瘤组织,以求明确腺瘤是否已发生癌变。

息肉的病理学检查不仅要做出息肉病理性质的判断,还应从治疗的角度出发,力求为临床提供丰富而全面的信息,以指导进一步的诊治。一份合格的腺瘤病理报告应包括以下内容:

1)腺瘤的类型、绒毛成分的比例。

2)腺瘤不典型增生的程度(或低/高级别上皮内瘤变)。

3)有无癌变,如有癌变,还应提供:① 癌变的浸润深度;② 癌变的部位;③ 基底和切缘有无癌累及的情况;④ 癌细胞的病理类型和分化程度;⑤ 有无淋巴管和血管的浸润。

4. 影像学检查

(1) 钡灌肠:目前的钡灌肠检查多采用气钡双重对比造影,但对于直径 1 cm 以下的息肉其漏诊率仍然可高达 10%~30%,对于小的病灶其敏感性显著低于纤维结肠镜;对息肉的大小、形态及其与周围黏膜的关系显示欠佳;对直肠病变难以显示。由于以上原因,限制了钡灌肠在临床上的应用。但对于纤维结肠镜未能完成全结肠检查者,钡灌肠可以作为重要的补充检查手段。

(2) CT 仿真内镜:对于无法完成纤维结肠镜的全结肠检查者,CT 内镜是另一个重要的补充诊断手段。对于 1 cm 以上的病灶,其敏感性可达 75% 以上,特异性则达 90% 以上,但对于 5 mm 以下的小病灶仍难于发现。优点是安全、无创,并且梗阻近端的结肠也能检查。缺点是无法显示病灶的质地、真实颜色等重要形态学信息;对于浅表的、较小的病变敏感度低;不能同时行活检取得病理诊断;不能对结直肠息肉进行治疗。

(二)结直肠腺瘤的鉴别诊断

结直肠腺瘤主要需与结直肠癌以及其他类型的结直肠息肉相鉴别,而这三者的鉴别最终需要依靠结肠镜活检以及息肉切除术后行全息肉组织的病理学检查。对于结肠多发腺瘤则还需与肠道囊肿病以及 FAP、Peutz-Jeghers 综合征等息肉病、腺瘤病相鉴别。

六、结直肠腺瘤的治疗

(一)结直肠腺瘤的治疗方法

1. 内镜/手术治疗 内镜治疗包括高频电切除(电凝器灼除、活检钳凝切、圈套凝切)、微波治疗、激光治疗和内镜切除术等。圈套凝切法适用于带蒂息肉及大于 0.5 cm 的广基息肉;小于 0.5 cm 的广基息肉可以活检钳凝切或电凝器灼除。微波治疗和激光治疗适用于多发的、较小的、广基或无蒂的、不易被

电凝电切的息肉。内镜切除术包括内镜黏膜切除术(endoscopic mucosal resection,EMR)、内镜黏膜下剥离术(endoscopic submucosal resection,ESD)和经肛门内镜微创手术(transanal endoscopic microsurgery,TEM)。EMR 适用于直径 2 cm 以下的息肉。ESD 适用于直径 2~3 cm 的息肉。TEM 适用于距肛门 25 cm 以下、直径 1.5 cm 以上的直肠、乙状结肠息肉,可用于切除无蒂广基型的息肉。TEM 可以行黏膜下切除,对于较大的腺瘤或者怀疑有癌变的腺瘤可以行直肠壁全层切除。

其他手术方式包括以下几项。

(1) 经肛直肠腺瘤切除术(transanal excision,TAE):适用于较小的低位直肠腺瘤。

(2) 经骶直肠腺瘤切除术:适用于较高位的直肠腺瘤以及较大的低位直肠腺瘤。

(3) 开腹手术:适用于距肛 8 cm 以上、较大的、广基的以及怀疑有癌变的结直肠腺瘤。开腹手术方式包括局部切除、肠壁切除、肠段切除、根治性手术、次全结直肠切除术和全结直肠切除术等。根治性手术适用于术前病理或术中冰冻病理提示腺瘤有癌变的患者。次全结直肠切除术和全结直肠切除术适用于家族性腺瘤病等息肉病、腺瘤病以及结直肠多原发肿瘤和部分结直肠多发性腺瘤。

(4) 腹腔镜手术:对于需开腹手术才能切除的结直肠腺瘤也可以考虑采用腹腔镜手术。与结直肠癌的腹腔镜治疗相比较而言,腹腔镜用于不能经内镜治疗的结直肠腺瘤的手术治疗已更能为临床所接受。对于较大(直径>2 cm)、无蒂、部位隐匿、可以癌变或者多发性的腺瘤等情况,单一使用结肠镜治疗存在着一定的局限性和不足之处。将结肠镜与腹腔镜联合应用,则可发挥各自优势,扩大内镜治疗腺瘤的适应范围和增加安全性,使微创治疗更加完善。双镜联合手术有两种情况:① 结肠镜定位,腹腔镜下切除;② 腹腔镜监视,结肠镜下切除:如果结肠镜切除不慎切破肠壁或出血不易控制,可以在腹腔镜下行结肠壁修补或缝扎止血。

不同治疗方式各有优缺点。如表 14-6、表 14-7

所示,EMR 治疗局部复发率高于 ESD,但 ESD 具有较高的出血和穿孔的风险。TAE 的手术并发症发生率、切缘阳性率、标本破碎率、局部复发率均高于 TEM。

表 14-6　EMR 和 ESD 治疗结直肠腺瘤的优缺点比较

文献	病例数	治疗方式	局部复发率	完整切除率	手术并发症（出血）	手术并发症（穿孔）
Kim YJ 等[32]	腺瘤 115	EMR	0/91	51.6%	1/91	5/91
	癌 91	ESD	1/115	65.2%	11/115	20/115
Kobayashi N 等[33]	腺瘤 24	EMR	12/56	37.5%	1.8%	0
	癌 60	ESD	0/28	92.9%	7.1%	10.7%

表 14-7　TAE 和 TEM 手术治疗直肠腺瘤的优缺点比较

文献	治疗方式	病例数	局部复发率	切缘阳性率	标本破碎率	手术并发症
de Graaf EJ 等[34]	TAE	40	28.7%(5-y LR)	50%	23.8%	10%
	TEM	216	6.1%(5-y LR)	18%	1.4%	5.3%
Moore JS 等[35]	TAE	38	32%(12/38)	39%	26%	
	TEM	40	3%(1/40)	17%	12%	
Langer C 等[36]	TAE	54	31.5%(17/54)	37%		11.8%
	TEM	57	8.8%(5/57)	19%		7.6%
Winde G 等[37]	TAE	98	22%			
	TEM	90	6%			

2. 药物治疗　近年来,结直肠癌的化学预防成为研究的热点,其原理主要是非甾体类抗炎药(nonsteroidal anti-inflammatory drugs,NSAIDs)通过抑制环氧化酶-2(cyclooxygenase-2,COX-2),抑制前列腺素合成而影响肿瘤的发生、发展。目前认为这类药物能够预防结直肠癌发生的一个重要途径是它们可以预防结直肠腺瘤的发生以及促使结直肠腺瘤退缩即逆转结直肠腺瘤的转归。这类药物包括阿司匹林、吲哚美辛、塞来昔布(商品名西乐葆)和舒林酸(商品名奇诺力)等。虽然关于NSAIDs 对结直肠腺瘤和结直肠癌的确切的化学预防作用目前尚存在争议,但 NSAIDs 可以显著减少散发性结直肠腺瘤的复发以及促使 FAP 患者结直肠腺瘤的退缩(尚未能证实具有完全消退和预防的作用)的结论已经得到多个随机临床试验的证实(表 14-8)[38]。

表 14-8　NSAIDs 减少结直肠腺瘤发病危险

文献	发表年份	样本量	药物	腺瘤发病危险度(RR, 95% CI)
Baron 等[39]	2003	1 121	阿司匹林 vs.安慰剂	0.81(0.69~0.96)
Sandler 等[40]	2003	635	阿司匹林 vs.安慰剂	0.65(0.46~0.91)
Benamouzig 等[41]	2003	272	阿司匹林 vs.安慰剂	0.73(0.52~1.04)
Logan R 等[42]	2008	945	阿司匹林 vs.安慰剂	0.79(0.63~0.99)
Baron JA 等[43]	2006	2 587	罗非考昔 vs.安慰剂	0.76(0.69~0.83)
Bertagnolli M 等[44]	2006	2 035	塞来昔布 vs.安慰剂	0.67(0.59~0.77) 0.55(0.48~0.64)
Arber N[45]	2006	1 561	塞来昔布 vs.安慰剂	0.64(0.56~0.75)

（二）结直肠腺瘤的治疗原则

根据上述检查及活检病理提示的腺瘤大小、数量、大体类型、病理类型及有无癌变，而采取不同的治疗方案。对于带蒂、直径小于 2 cm 的腺瘤一般可以经内镜或局部切除术行腺瘤的完整切除。对于广基、直径大于 2 cm 的腺瘤如果内镜切除困难，可以考虑手术切除。如果内镜切除或局部切除手术后病理仍然为腺瘤，未发生癌变则不必作进一步处理而予随访。如果为腺瘤癌变则按以下"腺瘤癌变的处理原则"进行处理。

1. 腺瘤癌变局限于黏膜层 由于黏膜层不存在淋巴管，理论上不会发生淋巴结转移，一般认为仅行局部切除即可。

2. 腺瘤癌变穿透黏膜肌层进入黏膜下层 癌细胞侵入黏膜下层后有一定的淋巴结转移率。一般根据肿瘤的大体形态（带蒂/广基）、组织病理学特征、局部切除的完整性和切缘情况决定治疗方案：① 带蒂息肉，完整切除，切缘阴性，组织病理学预后良好：局部切除术即可。② 广基息肉，完整切除，切缘阴性，组织病理学特征预后良好（高、中分化、无脉管侵犯）：局部切除术或根治性结直肠切除术。③ 标本破碎、切缘阳性或无法评估，组织病理学特征预后不佳（低/未分化、脉管侵犯）：根治性结直肠切除术。

3. 腺瘤癌变浸润至肌层 一般认为均应行根治性手术。

对于结肠多发腺瘤，可参考以上原则经内镜摘除或手术切除或者两者相结合。对于数量较多，且分布散在而广泛者，可分次分段行内镜摘除，也可考虑行次全结直肠切除；对于密集于某一肠段的结直肠多发性腺瘤一般行肠段切除或根治术。研究表明，NSAIDs 可以显著减少散发性结直肠腺瘤的复发，因此可以考虑内镜摘除或手术切除后辅予药物治疗。

对于家族性腺瘤病者，可行次全结直肠切除或全结直肠切除。由于药物治疗的出现，可选择采用保留部分直肠的次全结直肠切除术结合药物治疗以及术后对剩余直肠的严密监控的治疗方案，具体参考"遗传性结直肠肛门肿瘤"章节。

七、结直肠腺瘤的随访

结直肠腺瘤癌变者随访要求按结直肠癌进行。对于单纯的结直肠腺瘤，内镜或手术治疗后仍应给予随访检查。因为结直肠腺瘤虽为良性病变，但部分患者治疗后可在原有部位复发甚至癌变，或者在结直肠的其他部位再发生腺瘤或癌。

（一）结直肠腺瘤切除后原部位的复发或癌变

管状腺瘤切除术后复发者少见，但绒毛状腺瘤及管状绒毛状腺瘤切除术后常可复发，尤其是绒毛状腺瘤。多发的腺瘤复发率高于单发者。一般认为，结直肠腺瘤的复发多为原腺瘤治疗方法不合理，导致腺瘤的残留，并且可能进一步发生癌变。也有可能是经内镜电灼切除时，肿瘤组织遭电凝破坏，实际已无法行全瘤组织的病理学检查，故会造成少数局部有癌变的腺瘤漏诊，所以以后才会在原有的腺瘤部位发生结直肠癌。有一篇系统性分析纳入了 30 项研究 3 404 例接受 EMR 治疗的结直肠息肉患者，结果显示息肉复发率为 13.1%，分片切除是息肉复发的危险因素（OR 4.39，95%CI 2.05～9.41）[46]。不同的治疗方式（TAE、TEM、EMR、ESD）治疗结直肠腺瘤的局部复发率见表14-6、表 14-7。

由于以上原因，对于经内镜治疗或局部手术切除的结直肠腺瘤患者尤其是绒毛状腺瘤或广基的管状绒毛状腺瘤患者，术后 3～6 个月时应复查纤维结肠镜以排除肿瘤的残留[34]。以后也要定期随访检查以除外复发。

（二）结直肠腺瘤切除后其他部位新发腺瘤或癌

结直肠腺瘤患者将来再次发生腺瘤或结直肠癌的风险要高于一般人群。结直肠腺瘤具有多发性倾向，这种多发性可以表现为同时发生多个腺瘤，也可以表现为先后发生多个腺瘤。有一项荟萃分析显示，随着腺瘤数目的增加，将来肠镜检查再发现结直肠腺瘤的可能性也增加（表 14 - 9）[47]；有 2 项研究也显示，腺瘤的危险度分级和腺瘤再发的风险也有显著关系（表 14 - 10）[48,49]。结直肠腺瘤患者是结直肠癌的高危人群，Mayo 医院的一系列研究结果表明，患有结直肠息肉的患者发生结直肠癌的危险比一般人群增加 2～4 倍[38]。因此临床医生不仅应该在术前和术中对结直肠腺瘤患者行纤维结肠镜的全结肠检查，还应在术后加以肠镜的随访以发现新发的腺瘤或癌。

表 14 - 9　结直肠腺瘤数目和腺瘤再发风险的关系[47]

基线检查腺瘤数目	随访发现高危瘤（95%CI）	校正 OR（95%CI）
1	8.6%(7.8～9.3)	1.00(参照)
2	12.7%(11.3～14.1)	1.39(1.17～1.66)
3	15.3%(12.9～17.6)	1.85(1.46～2.34)
4	19.6%(15.3～19.3)	2.23(1.71～3.40)
≥5	24.1%(19.8～28.5)	3.87(2.76～5.42)

表 14 - 10　肠镜随访发现结直肠腺瘤机会的标化率

基线肠镜	首次复查肠镜	SIR(95%CI)	
		Pinsky 等[48]	Laiyemo 等[49]
高危腺瘤	高危腺瘤	19.3	30.6
	低危腺瘤	6.7	8.9
	无腺瘤	5.9	4.8
低危腺瘤	高危腺瘤	15.6	6.9
	低危腺瘤	5.7	4.7
	无腺瘤	3.9	2.8
无腺瘤	高危腺瘤	11.5	—
	低危腺瘤	4.7	—
	无腺瘤	3.1	—

高危腺瘤：腺瘤数目≥3 个，管状腺瘤直径≥1 cm，绒毛状腺瘤，高度异型增生；低危腺瘤：1～2 个管状腺瘤，直径<1 cm。

2008 年美国结直肠癌协作组、美国癌症协会和美国放射协会提出的结直肠腺瘤治疗后的随访方案可供临床借鉴。在这个随访方案中，结肠镜是唯一被推荐的随访方式[50]。

（1）腺瘤数目 1 个或 2 个、直径小于 1 cm、管状腺瘤、伴有低级别上皮内瘤变：完整切除后 5～10 年复查纤维结肠镜。

（2）腺瘤数目 3～10 个、直径≥1 cm、绒毛状腺瘤、伴高级别上皮内瘤变：完整切除后 3 年复查纤维结肠镜。如果肠镜复查为阴性结果或者发现 1～2 个小的管状腺瘤伴低级别上皮内瘤变，下一次肠镜随访间隔时间为 5 年。

（3）腺瘤数目大于 10 个（同一次检查）：完整切除后 3 年之内复查肠镜，需考虑家族性综合征的可能。

（4）非整块切除的绒毛状腺瘤：切除后 2～6 个月复查。如果复查结果提示完整切除，后续的随访方案由内镜医师根据患者情况制订。

欧洲胃肠内镜协会推荐的肠镜随访指南（2013年）将以下人群定义为高危人群：腺瘤数目≥3 个，直径≥1 cm；或伴有高度异型增生；或含有绒毛状腺瘤成分；锯齿状息肉直径≥1 cm 或伴有异型增生。如果患者为高危人群，建议 3 年后复查肠镜，如果复查为阴性结果或者为低危腺瘤，则下次肠镜随访间隔时间为 5 年；如果复查为高危腺瘤，则 3 年后复查肠镜。如果患者非高危人群，则每 10 年复查一次[51]。

（蔡国响　蔡三军）

◇ 参 ◇ 考 ◇ 文 ◇ 献 ◇

[1]　吴子刚,吴子光.大肠良恶性息肉的临床特征及内镜病理形态学特点[J].中华消化内镜杂志,1999,16(3)：141 - 143.
[2]　杨天赐,陈宝英,孙木泉,等.大肠腺瘤性息肉 766 例分析[J].中华消化内镜杂志,2001,18(2)：92.
[3]　陈永宁.大肠腺瘤 938 例肠镜及临床分析[J].广西医科大学学报,2003,20(1)：101 - 102.
[4]　Imperiale TF, Ransohoff DF, Itzkowitz SH, et al. Fecal DNA versus fecal occult blood for colorectal-cancer screening in an average-risk population[J]. N Engl J Med,
2004，351：2704 - 2714.
[5]　Winston DH, Baughman C, Siddoway R, et al. Colonoscopy screening of average-risk patients for colorectal cancer in a large staff model HMO[J]. Am J Gastroenterol, 2005, 100：1061.
[6]　Herlihy KJ, Yarze JC, Fritz HP, et al. Colonoscopic screening of a community-based population of asymptomatic average-risk individuals[J]. Am J Gastroenterol, 2005, 100：1066.

［7］ Randall CW，Taboada CM，Garza C，et al. Histology，distribution and incidence of polyps in average risk patients undergoing colorectal cancer screening ［J］. Am J Gastroenterol，2005，100：1074.

［8］ Spellman SJ，Bader M，Zogg DI. Outcomes and complications in average risk colon cancer screening in a community hospital ［J］. Am J Gastroenterol，2007，102：1194.

［9］ Stein B. Body mass index as a predictor of colorectal neoplasia in ethnically diverse screening population［J］. Dig Dis Sci，2010，55(10)：2945 - 2952.

［10］ Lieberman D. Polyp size and advanced histology in patients undergoing colonoscopy screening：implications for CT colonography ［J］. Gastroenterology，2008，135（4）：1100 - 1105.

［11］ Salas D. Participation and detection rates by age and sex for colonoscopy versus fecal immunochemical testing in colorectal cancer screening［J］. Cancer Causes Control，2014，25(8)：985 - 997.

［12］ Parente F. Anatomic distribution of cancers and colorectal adenomas according to age and sex and relationship between proximal and distal neoplasms in an i-FOBT-positive average-risk Italian screening cohort［J］. Int J Colorectal Dis，2014，29(1)：57 - 64.

［13］ Stein B. Body mass index as a predictor of colorectal neoplasia in ethnically diverse screening population. Dig Dis Sci［J］. 2010，55(10)：2945 - 2952.

［14］ Salas D. Participation and detection rates by age and sex for colonoscopy versus fecal immunochemical testing in colorectal cancer screening［J］. Cancer Causes Control，2014，25(8)：985 - 997.

［15］ Muto T，Kamiya J，Sawada T，et al. Small "flat adenoma" of the large bowel with special reference to its clinicopathologic features［J］. Dis Colon Rectum，1985，28(11)：847 - 851.

［16］ Pickhardt PJ. Computed tomographic virtual colonoscopy to screen for colorectal neoplasia in asymptomatic adults ［J］. N Engl J Med，2003，349(23)：2191 - 2200.

［17］ 徐忠法，左文述，刘奇. 现代肛肠肿瘤外科学［M］. 济南：山东科学技术出版社，1993.

［18］ Muto T，Bussey HJR，Morson BC. The evolution of cancer of the rectum［J］. Cancer，1975，36：2251 - 2270.

［19］ Atkin WS. Long-term risk of colorectal cancer after excision of rectosigmoid adenomas［J］. N Engl J Med，1992，326(10)：658 - 662.

［20］ Matsuda T. Current status and future perspectives of endoscopic diagnosis and treatment of diminutive colorectal polyps［J］. Dig Endosc，2014，26 Suppl 2：104 - 108.

［21］ 吕农华，徐家瑞. 大肠腺瘤性息肉癌变因素的探讨——附245例分析［J］. 中华消化杂志，1997，17(6)：365 - 365.

［22］ Iwabuchi M，Sasano H，Hiwatashi N，et al. Serrated adenoma：a clinicopathological，DNA ploidy，and immunohistochemical study［J］. Anticancer Res，2000，20(2B)：1141 - 1147.

［23］ Tsuda S，Veress B，Toth E，et al. Flat and depressed colorectal tumours in a southern Swedish population：a prospective chromoendoscopic and histopathological study ［J］. Gut，2002，51(4)：550 - 555.

［24］ Rembacken BJ，Fujii T，Cairns A，et al. Flat and depressed colonic neoplasms：a prospective study of 1000 colonoscopies in the UK［J］. Lancet，2000，355(9211)：1211 - 1214.

［25］ 郭志义，李平，胡纲，等. 大肠腺瘤恶变的相关因素探讨［J］.

中国普通外科杂志，2004，13(4)：279 - 281.

［26］ 郭杰，王辉. 大肠腺瘤恶变指标的临床与病理分析［J］. 实用肿瘤学杂志，2000，14(4)：295 - 296.

［27］ Cottet V，Jooste V，Fournel I，et al. Long-term risk of colorectal cancer after adenoma removal：a population-based cohort study［J］. Gut，2012，61：1180 - 1186.

［28］ 莫善兢. 大肠癌［M］. 上海：上海科学技术文献出版社，1986.

［29］ 董锐增，莫善兢，蔡宏. 大肠腺瘤癌变研究进展［J］. 实用肿瘤杂志，2004，19(1)：80 - 83.

［30］ Kato S，Fujii T，Kobai，et al. Assessment of colorectal lesions using magnifying colonoscopy and mucosal dye spraying：can significant lesions be distinguished？ ［J］. Endoscopy，2001，33(4)：306 - 310.

［31］ Xie XJ. Differentiation of colonic polyps by confocal laser endomicroscopy［J］. Endoscopy，2011，43(2)：87 - 93.

［32］ Kim YJ. Comparison of clinical outcomes among different endoscopic resection methods for treating colorectal neoplasia［J］. Dig Dis Sci，2013，58(6)：1727 - 1736.

［33］ Kobayashi N. Matched case-control study comparing endoscopic submucosal dissection and endoscopic mucosal resection for colorectal tumors ［J］. J Gastroenterol Hepatol，2012，27(4)：728 - 733.

［34］ de Graaf EJ. Transanal endoscopic microsurgery is superior to transanal excision of rectal adenomas［J］. Colorectal Dis，2011，13(7)：762 - 767.

［35］ Moore JS. Transanal endoscopic microsurgery is more effective than traditional transanal excision for resection of rectal masses ［J］. Dis Colon Rectum，2008，51（7）：1026 - 1031.

［36］ Langer C. Surgical cure for early rectal carcinoma and large adenoma transanal endoscopic microsurgery（using ultrasound or electrosurgery）compared to conventional local and radical resection［J］. Int J Colorectal Dis，2003，18(3)：222 - 229.

［37］ Winde G. Microsurgery in prospective comparison with conventional transanal excision or anterior rectum resection in adenomas and superficial carcinomas［J］. Langenbecks Arch Chir Suppl Kongressbd，1996，113：265 - 268.

［38］ Asano TK，McLeod RS. Nonsteroidal anti-inflammatory drugs and aspirin for the prevention of colorectal adenomas and cancer：a systematic review［J］. Dis Colon Rectum，2004，47(5)：665 - 673.

［39］ Baron JA，Cole BF，Sandler RS，et al. A randomized trial of aspirin to prevent colorectal adenomas［J］. N Engl J Med，2003，348（10）：891 - 899.

［40］ Sandler RS，Halabi S，Baron JA，et al. A randomized trial of aspirin to prevent colorectal adenomas in patients with previous colorectal cancer［J］. N Engl J Med，2003，348(10)：883 - 890.

［41］ Benamouzig R，Deyra J，Martin A，et al. Daily soluble aspirin and prevention of colorectal adenoma recurrence：one-year results of the APACC trial［J］. Gastroenterology，2003，125(2)：328 - 336.

［42］ Logan RF，Grainge MJ，Shepherd VC，et al. Aspirin and folic acid for the prevention of recurrent colorectal adenomas［J］. Gastroenterology，2008，134(1)：29 - 38.

［43］ Baron JA，Sandler RS，Bresalier RS，et al. A randomized trial of rofecoxib for the chemoprevention of colorectal adenomas［J］. Gastroenterology，2006，131(6)：1674 - 1682.

［44］ Bertagnolli MM，Eagle CJ，Zauber AG，et al. Celecoxib for the prevention of sporadic colorectal adenomas［J］. The New England Journal of Medicine，2006，355(9)：

873 – 884.

［45］ Arber N, Eagle CJ, Spicak J, et al. Celecoxib for the prevention of colorectal adenomatous polyps［J］. The New England Journal of Medicine, 2006, 355(9): 885 – 896.

［46］ Ortiz AM. Endoscopic mucosal resection recurrence rate for colorectal lesions［J］. South Med J, 2014, 107(10): 615 – 621.

［47］ Martinez ME, Baron JA, Lieberman DA, et al. A pooled analysis of advanced colorectal neoplasia diagnoses following colonoscopic polypectomy［J］. Gastroenterology, 2009, 136: 832 – 841.

［48］ Pinsky PF, Schoen RE, Weissfeld JL, et al. The yield of surveillance colonoscopy by adenoma history and time to examination ［J］. Clin Gastroenterol Hepatol, 2009,

7: 86 – 92.

［49］ Laiyemo AO, Pinsky PF, Marcus PM, et al. Utilization and yield of surveillance colonoscopy in the continued follow-up study of the Polyp Prevention Trial［J］. Clin Gastroenterol Hepatol, 2009, 7: 562 – 567.

［50］ Levin B. Screening and surveillance for the early detection of colorectal cancer and adenomatous polyps, 2008: a joint guideline from the American Cancer Society, the US Multi-Society Task Force on Colorectal Cancer, and the American College of Radiology［J］. CA Cancer J Clin, 2008, 58(3): 130 – 160.

［51］ Hassan C. Post-polypectomy colonoscopy surveillance European Society of Gastrointestinal Endoscopy (ESGE) Guideline［J］. Endoscopy, 2013, 45(10): 842 – 851.

第十五章
遗传性结直肠癌

遗传性结直肠肿瘤包括遗传性非息肉病性结直肠癌（hereditary nonpolyposis colorectal cancer，HNPCC）和遗传性结肠息肉病（hereditary colorectal polyposis，HCP）两大类[1]。前者又称为 Lynch 综合征（Lynch syndrome，LS）；后者又可分为腺瘤性息肉病综合征和错构瘤息肉病综合征两类。腺瘤性息肉病综合征包括家族性腺瘤性息肉病（familial adenomatous polyposis，FAP）及其亚型，错构瘤息肉病综合征包括遗传性色素沉着-消化系息肉病综合征（Peutz-Jeghers syndrome，PJS）、家族性幼年性结肠息肉病（familial juvenile polyposis coli，FJPC）、PTEN 错构瘤肿瘤综合征（PTEN hamartoma tumor syndrome，PHTS）、遗传性混合息肉病综合征（hereditary mixed polyposis syndrome，HMPS）等一系列疾病。由于遗传病因特殊、临床病理特点突出，遗传性结直肠肿瘤是目前临床肿瘤学研究的热点[2]。本章节将对各个常见遗传性结直肠癌，尤其是 Lynch 综合征及家族性腺瘤性息肉病（FAP）进行详细介绍。

一、Lynch 综合征

Lynch 综合征是一种常染色体显性遗传病，外显率约为 80%[3]。与 DNA 错配修复基因（DNA mismatch repair，MMR）的突变有关，50%～80% 的 Lynch 综合征患者会发生结直肠癌，约占所有结直肠癌的 3%[4+5]。

（一）遗传学基础

目前的研究表明，Lynch 综合征是由于 MMR 基因突变所致。MMR 基因发生截断，导致该基因不能翻译成成熟的蛋白，从而不能纠正 DNA 复制的错误[6]。其中临床最常见的有以下 4 种基因：MSH2、MLH1、PMS2、MSH6[7-8]。主要以 MSH2 及 MLH1 突变为主，占 80%～90%。MSH6 占 7%～10%，PMS2 则小于 5%。近些年的研究还发现了 1%～3% 的 Lynch 综合征患者携带有 EPCAM 基因突变/缺失[9]（图 15-1）。

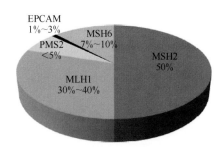

图 15-1　Lynch 综合征患者突变基因比率

绝大部分的 Lynch 综合征患者能够检测到微卫星不稳定（microsatellite instability，MSI）现象[10]。MSI 通常指的是人类基因组中短（少于 10 个碱基）的重复序列，通常会在微卫星中引起这些重复序列片段的丢失或增加，造成微卫星长度改变，从而出现新的微卫星等位基因，即表现为肿瘤组织与其相对应的正常组织 DNA 结构性等位基因的大小发生改变。在关键基因编码区域的 MSI 是引起 DNA MMR 缺陷相关癌症的主要原因，LS 患者表现了高度的 MSI 及其引起的癌基因突变,目前 MSI 的检测已开始应用在 Lynch 综合征的分子诊断中[11]。自发现 LS 患者基因组存在 MSI 后,Aahonen 等[12]在 86% 以上的 LS 肿瘤中发现 MSI,但在散发型肠癌中仅有 10%～15% 存在 MSI,提示了 MSI 与 LS 的相关性。若 MLH1 或 MSH2 无法进入激活状态,会出现高水平的 MSI;而 MSH6 基因发生突变则只会引起 MMR 活性的下降及轻度的 MSI。微卫星状态可分为微卫星高度不稳定(MSI－H)、微卫星低度不稳定(MSI－L)及微卫星稳定(MSS)3 类。如选取贝斯塔遗传标记(Bethesda markers):BAT－26、BAT－25、D2S123、D5S346 和 D17S250 这 5 个位点作为标志,若有 2 个以上位点表现为 MSI(＋)即为 MSI－H,若 1 个位点表现为 MSI(＋)则为 MSI－L[13]。如在以上 5 个位点基础上再选取 BAT－40、BAT－34ca、TGFβRⅡ、ACTC 等作为检测位点,则大于 30%～40% 的标志物阳性为 MSI－H,小于 30% 的标志物阳性为 MSI－L,没有标志物阳性则为 MSS。

(二) 临床病理特征

Lynch 综合征患者具有较明显的异于其他结直肠癌的临床病理特征:① 发病年龄早,中位年龄约 44 岁,较散发性结直肠癌提前约 20 年;② 肿瘤多位于近端结肠,约 70% 位于脾曲近侧;③ 同时或异时性多原发大肠癌明显增多,结肠不全切除后 10 年内约 40% 再发;④ 结直肠外恶性肿瘤发生率高,包括子宫内膜癌、卵巢癌、胃癌、小肠癌、肾盂输尿管癌等一系列相关肿瘤;⑤ 结直肠癌具有特殊的病理特点:低分化腺癌和黏液腺癌常见;低分化腺癌常有一个清晰的边界,且伴有大量的淋巴细胞浸润或类似 Crohn 反应的淋巴样细胞的聚集;肿瘤多呈膨胀性生长,而不是浸润性生

长;90% 的结直肠癌细胞呈双倍体或近双倍体等;⑥ 呈现家族聚集和垂直遗传的常染色体显性遗传特征;⑦ 预后较好。这些临床病理特点可能与一些细胞信号通路参与其肿瘤的形成和发展过程有关[14-16]。临床病理特征中以肠外肿瘤为许多研究的热点话题。起初,当确立 Lynch 综合征这一疾病时,子宫内膜癌即为主要的肠外肿瘤。随着 1994 年 Watson 及 Lynch 相关报道,发现胃癌、小肠癌、肝胆系统肿瘤、肾盂输尿管癌及卵巢癌的发病率也在此综合征的家族中明显增多[17]。随后 2008 年的相关研究[18]将胶质母细胞瘤亦纳入肠外肿瘤谱中。最新的一系列相关研究证实,胰腺癌[19]、乳腺癌[20]、前列腺癌[21]、肾上腺皮质肿瘤[22]亦是 Lynch 综合征相关的肠外肿瘤。

此外,不同基因突变型及临床表型的不同亦是研究热点。相比于 MLH1、MSH2 突变家族中更易出现肠外肿瘤,而结直肠肿瘤的发生率则较低。MSH6 突变则与胃肠道肿瘤及子宫内膜癌密切相关,发病年龄则相对较晚。见表 15－1[23-27]。

表 15－1 不同基因突变型及临床表型

突变基因	临 床 表 型
MLH1	结直肠肿瘤为主,肠外肿瘤少于 MSH2 突变
MSH2	较多的肠外肿瘤
MSH6	较多的子宫内膜癌;肿瘤常常表现为 MSI－L
PMS2	较多的结直肠息肉;恶性肿瘤较少
EPCAM	MSH2 蛋白表达缺失;肠外肿瘤风险低;子宫内膜癌较多

(三) 临床诊断标准

Lynch 综合征患者具有家族聚集性,有其较为突出的临床特征,学者们根据最新的研究成果不断地完善临床诊断标准。见表 15－2。

表 15－2 各临床诊断标准的具体要求及特点

标 准	年份	具 体 要 求	特 点
Amsterdam Criteria Ⅰ[28]	1990	(1) 家族中至少有 3 例结直肠癌患者 (2) 必须有至少两代人发生结直肠癌 (3) 家族中患者至少有 1 例的发病年龄低于 50 岁 (4) 除外家族性遗传性息肉病及其他遗传性结直肠癌 (5) 肿瘤需经组织病理学证实	特异性高;但该标准未将肠外肿瘤列入其中,由此产生较高的漏诊率;且此项标准较严格,不适合小家系的筛查

续　表

标　　准	年份	具 体 要 求	特　　点
Amsterdam Criteria Ⅱ[29]	1998	(1) 家族中至少有 3 例 Lynch 综合征相关的肿瘤患者,包括结直肠癌、子宫内膜癌、小肠癌、输尿管癌及肾盂肾癌,其中至少 1 例为结直肠癌 (2) 必须有至少两代人发生结直肠癌 (3) 家族中患者至少有 1 例的发病年龄低于 50 岁 (4) 除外家族性遗传性息肉病及其他遗传性结直肠癌 (5) 肿瘤需经组织病理学证实	该标准未将胃癌、肝癌等肠外肿瘤列入其中,由此产生一定的漏诊率;且与Ⅰ型标准一样,此项标准较严格,也不适合小家系的筛查
Bethesda Guideline[30]	2004	(1) 50 岁之前就发生结直肠癌的患者 (2) 任何年龄段的患者,发生同时和异时性多原发性的结直肠癌,或者是与 Lynch 综合征相关的肿瘤 (3) 60 岁以下,结直肠癌标本中检测到高度微卫星不稳定(MSI - H)现象或特征性组织学表现 (4) 一级亲属中至少有 1 例发生肿瘤且与 Lynch 综合征相关 (5) 不论发病年龄,至少有两个一级或二级亲属发生结直肠肿瘤或 Lynch 综合征相关肿瘤	作为错配修复基因蛋白检查/微卫星不稳检查的筛查标准,具有较好的敏感性及特异性;但也存在 28% 的 Lynch 综合征患者漏诊

　　Lynch 综合征最终的确诊依赖于对 MMR 基因的检测,携带有基因种系突变被公认为诊断 Lynch 综合征的金标准。但在大量的研究中发现,即使是符合最严格的 Amsterdam Criteria Ⅰ型(AC Ⅰ)标准的家系中,亦有很大一部分无法检测到 MMR 基因突变,抑或是 MSI。Lindor 等[31] 定义此类家系为"X 型家族性结直肠癌"(familial colorectal cancer type X),符合 AC Ⅰ标准家系中有 40% 家族为此类情况。Llor 等[32] 也报道了相似的情况。进一步研究发现,此类家族的患者相比于确诊为 Lynch 综合征Ⅰ型的患者,发病年龄较晚,结直肠癌的例数较少,肠外肿瘤极少,左半结肠居多,以及淋巴细胞浸润现象较少等特点[32-34]。

(四) 治疗

　　1. 手术治疗　　对于 Lynch 综合征患者结直肠癌的手术治疗,目前临床上有颇多争议,主要的争论焦点是应行预防性结肠次全切除或全结直肠切除(具体而言,如癌灶位于结肠,应行预防性全结肠切除 + 回肠直肠吻合,术后终身对直肠行肿瘤筛检;如癌灶位于直肠,则行全结直肠切除 + 回肠肛管吻合;如肛管亦有累及则行全大肠切除 + 回肠造瘘)[35,36],还是仅行患病区域的标准根治术(即所谓部分大肠切除术)[37]。具体各手术方式的优点详见表 15 - 3。各手术方式患者的预后情况详见表 15 - 4。

表 15 - 3　各手术方式的优点及支持依据

手 术 方 式	优点及支持依据
预防性结肠次全切除或全结直肠切除(扩大切除)	(1) 可以避免或减少异时多原发结直肠癌的风险,并且避免了 HNPCC 患者终身对残留结肠进行结肠镜检查以及漏诊的风险。Lynch 综合征患者患多原发结直肠癌或肠外恶性肿瘤的概率很高。Lynch 综合征结肠癌患者行结肠区段切除术后,10 年、20 年、30 年再发结肠癌的概率分别为 16%、41%、62%[38] (2) 研究表明扩大切除术可大大降低异时性腺瘤及癌的发生;对于异时性腺瘤发生情况而言,区域切除组远远高于扩大切除组(23.4% vs. 9.6%);对于异时性癌发生情况而言,区域切除组远远高于扩大切除组(23.5% vs. 6.8%);异时性癌再次手术切除难度较大
区域部分大肠切除(区域切除)	(1) HNPCC 患者预后较好,即使发生异时性多原发结直肠癌,再次手术切除也能取得良好的预后,如果能够进行密切的结肠镜随访,及时对所发现的早期癌或腺瘤进行处理,也是一种治疗选择;还可改善患者因为全结肠切除后造成的生活质量下降[37] (2) 术后并发症尤其是吻合口漏发生率在节段性切除手术组较低[39,40],而扩大切除组最高可达 53%[41,42] (3) 虽然区域性切除组发生异时性腺瘤及癌较多,但事实上散发性结直肠癌患者在术后两年内发生异时性腺瘤及癌的比例也高达 25% 和 4%[43];且即使发生异时性癌,再次手术切除后并不影响总生存 (4) 术后的生活质量及肠道功能状态比较中,区域切除患者明显优于扩大切除患者[44-46]

表 15-4　各手术方式患者的预后情况

作　者	年份	病例数 (SC/TC)	异时性腺瘤 (SC)	异时性腺瘤 (TC)	异时性肠癌 (SC)	异时性肠癌 (TC)	10 年 OS (SC)	10 年 OS (TC)
Mecklin[47]	1993	54[37/17]	27.0%	11.8%	21.6%	11.8%	未报道	未报道
Kalady[48]	2010	296[253/43]	22.0%	11.0%	25.0%	8.0%	未报道	未报道
Natarajan[49]	2010	106[69/37]	未报道	未报道	33.3%	10.8%	76.8%	86.5%
Parry[50]	2011	382[332/50]	未报道	未报道	22.0%	0.0%	97.0%	98.0%
Stupart[51]	2011	60[39/21]	17.9%	4.8%	21.0%	9.5%	62.0%	76.0%
Kalady[52]	2012	50[50/0]	39.4%	未报道	15.2%	未报道	未报道	未报道
总体		948[780/168]	23.4%	9.6%	23.5%	6.8%	90.7%	89.8%

就笔者中心既往临床经验，我们认为对于初发结直肠癌的 Lynch 综合征患者应综合考虑其临床分期、预后、患者预期寿命、随访条件及个人意愿等，向患者提出预防性手术的建议供选择，在患者知情同意的前提下才考虑行预防性手术切除治疗。此外，由于国内越来越多的小家系的出现，仅靠临床标准来诊断往往不足，故应尽可能行术前肿瘤组织的 MSI 或错配修复基因蛋白检测，来支持 Lynch 综合征的诊断，进而帮助外科手术方式的选择。

对于肠外肿瘤，如我国高发的胃癌、肝癌等，女性患者易患的子宫内膜癌、卵巢癌，是否要行预防性切除，目前尚有争议。Mr Schme 研究发现预防切除患者肿瘤发生明显低于未切除患者[53]，可以看到预防性子宫及双侧附件切除术是 Lynch 综合征女性患者尤其是无生育要求及绝经期患者的一个可供考虑的选择。

2. 辅助化疗　欧洲肿瘤学会(European Society for Medical Oncology,ESMO)认为 Lynch 综合征行化疗应与一般人群散发性的结直肠癌一致[54]。Lynch 综合征的放化疗效果对比散发性结直肠癌是否更明显，目前尚无定论。有研究表明，以 5-氟尿嘧啶为基础的辅助化疗对于 MSI-H 的Ⅱ、Ⅲ期结直肠癌患者效果不明显，在 Lynch 综合征患者中的效果，还需进一步的研究[55]。有学者认为高度微卫星不稳定(MSI-H)可作为结直肠癌的独立判定因素，Fallik[56]伊立替康的治疗对 MSI-H 的结直肠癌更有效果，但有学者认为未经化疗的 MSI-H 的患者优于 MSS 或 MSI-L 患者，但化疗后 MSS 或 MSI-L 患者延长了生存率，对于 MSI-H 的患者并未延

长。总之，目前对于 Lynch 综合征的辅助治疗(化疗、放疗)仍然参考散发性肠癌相同策略进行[54]。

3. 阿司匹林的应用　阿司匹林在结直肠癌的预防及预后上有着显著的效果，有试验显示出非类固醇抗炎药和阿司匹林可降低散发结直肠腺瘤性息肉或结直肠癌的发生率[57-58]。阿司匹林也可以用来预防 Lynch 综合征患者家系中的肿瘤发生，但其作用机制不是通过抑制 COX 表达发挥作用，而是通过调节 MMR 基因的表达发挥作用。有国外学者对有 hMLH1、hMSH2 和 hMSH6 缺陷的结直肠癌细胞株进行培养，发现用阿司匹林和舒林酸处理的细胞株能减少 MSI 表型的发生，使细胞遗传选择上保持微卫星的稳定[59]。国内也有学者建议使用阿司匹林来进行个体化针对性的治疗 Lynch 综合征患者。目前较权威的一项临床试验 CAPP2(注册号 ISRCTN59521990)于 2011 年在 Lancet 杂志上公布了最新的研究结果[60]，该研究入组了 861 例 Lynch 综合征患者，随机分组为试验组每日服阿司匹林 600 mg(平均服用时长 25 个月)及对照组(安慰剂)，通过平均 55.7 个月的随访发现，试验组(427 例)较对照组(434 例)恶性结直肠癌的发生例数明显减少(18 *vs.* 30 $P<0.05$)。该研究表明了阿司匹林对于预防 Lynch 综合征患者出现结直肠癌的发生有一定作用。

(五) 随访及监测

定期的肠镜检查是检查 Lynch 综合征患者结直肠肿瘤情况的最佳方式，尤其是那些已知是 MMR 突变基因携带者但尚未发现结直肠肿瘤的

患者。有研究显示,肠镜筛查不仅可以减少结直肠肿瘤的发生,还可以显著降低存在 MMR 突变基因的 Lynch 综合征患者的死亡率[61]。美国癌症综合网的相关建议:MMR 突变基因携带者从 20～25 岁开始,即行结肠镜检查,每隔 1～2 年进行一次;对子宫内膜癌和卵巢癌,则由妇科肿瘤专家进行监测,向患者进行相关知识宣教,便于尽早诊治。而

德国 Lynch 综合征联盟建议:Lynch 综合征患者家系所有成员,从 25 岁或者不迟于家族中最小发病年龄 5 年开始每年都进行全结肠肠镜检查,以及一般体格检查、腹部超声检查;35 岁开始还应进行胃镜检查,女性患者进行妇科检查,包括子宫附件超声检查、子宫内膜活检等[62]。相关部位及随访监测策略见表 15 - 5。

表 15 - 5　相关部位及随访监测策略

不同器官	随访监测策略
结直肠癌	预防结直肠癌主要依靠肠镜检查,18 岁起 2 年 1 次,40 岁后 1 年 1 次。Järvinen 等[63]一项跨度为 15 年的研究,比较 133 例(每 3 年肠镜检查 1 次)与 119 例(无肠镜检查)的 Lynch 综合征家族成员,发现肠镜检查组比无检查组降低了 62% 的结直肠癌风险,并且检查组中无死亡病例,而无检查组中有 9 例死于结直肠癌
妇科肿瘤(子宫内膜癌、卵巢癌)	数据量有限,目前无针对卵巢癌的较好的随访监测策略。1978 年,Lynch[64] 提出了预防性全子宫双附件切除被用于 35 岁以上无生育要求的 MMR 基因突变携带者。随后 Schmeler 等[65] 在 2006 年报道了相关经验,证实预防性切除的重要性。Ketabi 等[66] 基于 19 334 例子宫内膜癌患者数据结果阐述了此项预防性切除需针对明确携带有 MMR 基因突变者。但临床上较多的仍以每年一次的 B 超检查及子宫内膜活检为主要的监测手段
上泌尿系统肿瘤(肾盂输尿管癌)	自 30 岁起每年需行尿脱落细胞学检查(需要非常有经验的病理学家)及超声波检查

二、FAP

临床上腺瘤性息肉综合征主要见于家族性腺瘤性息肉病(familial adenomatous polyposis,FAP)。FAP 的发病率为 1/22 000～1/7 000。依据遗传病因和临床表型的不同[67],FAP 又可分为经典型家族性腺瘤性息肉病(classical FAP,CFAP)、轻表型家族性腺瘤性息肉病(attenuated FAP,AFAP)、MYH 相关性息肉病(MYH - associated polyposis,MAP)、Gardner 综合征(Gardner syndrome,GS)、Turcot 综合征(Turcot syndrome,TS)等亚型。

(一)临床病理诊断

1. 不同分类与遗传学基础　见表 15 - 6。

2. 不同分类与临床病理特征　CFAP 与 AFAP 临床特征的区别[70,81,82],见表 15 - 7 和表 15 - 8。

3. 不同分类与临床诊断标准　见表 15 - 9。

4. 基因型与表型相关性　见表 15 - 10。

表 15 - 6　各分类与遗传学基础

分类	遗传学基础
CFAP	APC 基因突变引起的常染色体显性遗传病[68];APC 突变检出率为 80%～93%;突变类型:CFAP 大片段缺失率<15%,罕见大片段重复,>90% 点突变为截短突变(无义突变,缺失/插入,可变剪接),APC 无义突变中,97% 为 CGA>TGA;突变热点:密码子 1309(11%,5 bp 缺失),密码子 1061(7%,5 bp 缺失),密码子 213(3%,C>T 替换),密码子 1068(2%,4 bp 缺失),突变区域集中在基因 5′端,基因 3′端到密码子 1700 突变很少见(1%)[69,70]
AFAP	与 FAP 相同,但 APC 基因突变位点不同[71];APC 突变检出率约为 25%[72]。突变热点:密码子 175、169、167、157、1596、1581、1403[73]。此外,更多研究显示突变主要集中在基因 5′端,外显子 9,基因 3′端[74]
MAP	MAP 由 MUTYH 生殖细胞系双等位基因突变所致,该基因位于染色体 1p34.1,包含 16 个外显子 1650 bp,编码 1 个高度保守的 DNA 转葡糖激酶。AI-Tas-sail 等[75] 估计在英国人中 MYH 基因突变的发生率为 2%,Isidro 等[76] 检测的突变率高达 39.6%,而有的研究未能发现任何突变[77]
GS	遗传学基础亦是 APC 基因的突变(多为密码子 1403 和 1578 的截短突变)[78-80]
TS	既往研究认为与 APC 基因的突变有关,但近年来研究发现其与 MMR 基因突变有着密切关联[81-84]

表 15-7 CFAP 与 AFAP 临床特征的区别[85-87]

分 型		腺瘤息肉数	发病年龄	平均癌变年龄	癌变率
CFAP	严重型	>1 000 枚	20 岁前	34 岁	100%
	中间型	100~1 000 枚	10~30 岁	42 岁	
AFAP		<100 枚	30~50 岁	50~55 岁	69%

表 15-8 不同分类及临床病理特征

分类	临 床 病 理 特 征
CFAP	以结直肠内生长成百上千枚不同大小的息肉为特征,大多数患者息肉生长于儿童时期,后多因息肉增大和数量增多至引起结直肠出血,甚至贫血、排便习惯改变、便秘、腹泻、腹痛、可触及的腹部肿块、体重减轻等症状,到医院就诊而被发现。单枚息肉的恶变倾向很小,但当大量息肉密集时,恶变倾向可达100%[88]。以管状腺瘤、绒毛状腺瘤和管状绒毛腺瘤多见,直径一般小于 1 cm,多数是宽基底,大于 2 cm 的腺瘤通常有蒂。可伴发结肠外表现,如胃息肉、十二指肠息肉、硬纤维瘤、先天性视网膜色素上皮增生等[89]
AFAP	息肉数目少(通常为 10~100 枚),且呈右半结肠分布趋势;息肉发生晚(平均 34 岁)、恶变晚(平均 57 岁)、恶变率稍低(60%),如不治疗,患者死于结直肠癌时间晚(平均 59 岁);常伴胃及十二指肠腺瘤(50%~66%),伴发硬纤维瘤较少(10%)[90,91]
MAP	息肉主要发生在左半结肠(71%),双等位基因突变携带者中有 27% 有同时多发肿瘤。伴有 MUTYH 基因突变的 MAP 一般有 >10 个遍布全结肠的息肉;2/3 的患者 <100 个息肉,约 1/3 患者息肉数 >100 个,有的甚至达到 1 000 个,但并非像 FAP 样的地毯式分布[91,93]。MAP 也伴有一些肠外表现,如乳腺癌、胃癌、骨瘤、先天性视网膜色素上皮肥大和十二指肠息肉已有报道,但发生率较低
GS	结直肠息肉数量多(>100 个),分布广泛;胃和十二指肠息肉多见,但小肠息肉少见;息肉生长多年后常在青壮年发病,且恶变率高;骨瘤合并牙齿畸形和软组织肿瘤(皮脂腺囊肿、硬纤维瘤、脂肪瘤等)为其合并症,并可伴随其他瘤变(如甲状腺瘤、肾上腺瘤及肾上腺癌等)[94]
TS	发病率低,临床上非常罕见;发病早(平均 17 岁),预后不良,多在发病数年内死于脑肿瘤;结肠腺瘤性息肉数目多(100 个左右),体积较大,全结肠分布,癌变率高且年龄较轻(20 岁前恶变率 100%);神经胶质瘤多发于大脑的两个半球,少数出现在小脑、脑干及脊髓。其病理组织形态多种多样,如成胶质细胞瘤、成神经管细胞瘤、星形细胞瘤、多形性成胶质细胞瘤等;可有结肠外伴随病变,如胃十二指肠及小肠肿瘤、脂肪瘤、甲状腺癌、卵巢囊肿、皮肤咖啡牛乳色斑等

表 15-9 各分类与临床诊断标准

分类	临 床 诊 断 标 准
CFAP	Stefan 等[95]提出的临床诊断标准为:① 患者结直肠腺瘤性息肉多于 100 枚,具有较早的发病年龄;② 常伴有肠外表现如先天性视网膜色素上皮肥大、骨瘤、硬纤维瘤等;③ 常染色体显性遗传(几代中均有患者) Aretz 等[96]提出的诊断标准为:结直肠腺瘤性息肉多于 100 枚和较早的发病年龄(通常在 10~20 岁长出息肉,在 20 岁后出现胃肠道症状)
AFAP	无统一标准,Nielsen 等[97]提出:① 至少有两个患者在 30 岁后有 10~99 枚息肉或患者在 30 岁后有 10~99 枚息肉,且一级亲属中有生长少数息肉、患结直肠癌者;② 上述情况中,患者及亲属中没有人在 30 岁前结直肠腺瘤性息肉数多于 100 枚
MAP	临床上对于无显性遗传家族史,但息肉数目多于 10 个,或具有一些相关肠外表现的患者,即应考虑 MAP;对 MYH 基因则应进行 MYH 全基因测序
GS	具备结直肠多发息肉、骨瘤和软组织肿瘤这 3 大特征者即可确诊为 GS
TS	无明确的临床诊断标准,以临床表现(尤其是脑肿瘤)为参考

表 15-10 基因型与表型

基因型(突变位点)	表 型
密码子 1250、1464 处的突变	结直肠息肉最多,数量可达几千枚,表现为严重型 FAP[98]
位于基因 5′端(密码子 1157),3′端(密码子 1595~2843),外显子 9 的可变剪接区域(密码子 312~412)突变	AFAP 相关,结直肠息肉数通常<100 枚[98]

基因型（突变位点）	表　　型
突变位于密码子 400、1500	具有典型的胃肠道表现，伴随/不伴随 Gardner 综合征和肝母细胞瘤风险[99]
突变位于基因 3′端到密码子 1550 处；1445～1580	硬纤维瘤相关，此区域突变的患者，手术治疗后并发硬纤维瘤的累积风险为 85%，而未行手术治疗的患者仅为 10%[100] Friedl 等[101]在 269 位伴随硬纤维瘤且检测出 APC 胚系突变的 FAP 患者中，发现 61% 突变集中在密码子 1445～1580 处
密码子 279～1309	十二指肠腺瘤相关[102]
密码子 463～1444	先天性视网膜色素上皮细胞肥大相关[102]
密码子 1051～2843	腹周围占位性病变相关[102]
密码子 1250～1464	发病中位年龄 14.8 岁[91]；16.6 岁[103]
密码子 179～1249（除密码子 312～412）	发病中位年龄 15.9 岁[91]；23.9 岁[103]
密码子>1550	发病中位年龄 32.2 岁[91]；43.7 岁[103]
密码子 0～178 和 312～412	发病中位年龄 35.6 岁[91]；43.7 岁[103]

（二）FAP 治疗方式

1. **手术治疗**　各种 FAP 临床亚型的共同特征就是结直肠腺瘤性息肉，由于其恶变率高，因此，目前临床上对于 FAP 的结直肠息肉仍主要采取外科手术治疗。FAP 的手术方式大致有 3 类[104,105]：全结直肠切除 + 回肠储袋肛管吻合术（ileal pouch. anal anastomosis，IPAA），全结肠切除 + 回肠直肠吻合术（ileorectal anastomosis，IRA），全结直肠切除 + 回肠末端造口术。随着内镜技术的发展和内镜的广泛应用，各种内镜下治疗成为 FAP 重要的临床治疗手段。目前没有手术治疗时间的指南，通常是在腺瘤>5 mm，伴随重度不典型增生时，即建议行预防性结肠切除[106]。

对于全结直肠切除 + 回肠末端造口术而言，以前认为该术式彻底，无直肠病变复发和癌变之虑，但现在报道认为，此术式既不能治愈 FAP，又不能免除定期监测，而且有 20%～30% 的并发症，回肠造瘘给患者带来诸多不便，加以盆腔内解剖易损伤神经而影响膀胱功能和性功能，对年轻人实属不宜，目前仅在伴有局限性低分化直肠癌，由于硬纤维瘤等因素无法使用回肠储袋或回肠储袋功能低下，有 IPAA 禁忌证如克罗恩病（Crohn disease，CD）、肛门括约肌功能低下等时采用[107]。事实上，许多中心仅对同时合并有低位直肠癌或肛管癌的患者中应用此类术式。

目前主要采用的术式是 IPAA 和 IRA，手术方式选择和直肠息肉生长情况、是否考虑生育后代、硬纤维瘤的发生风险、APC 基因突变位点等多种因素相关。见表 15-11。

表 15-11　IPAA 及 IRA 推荐适应证

手术方式	推　荐　适　应　证
IPAA	（1）对于 CFAP，直肠癌风险很高，首选 IPAA 治疗[108] （2）对于 AFAP 患者直肠腺瘤数量达 15～20 枚或更多时，需考虑行 IPAA[106] （3）密码子 1250 后突变的患者 IRA 术后直肠癌发生概率高达 42%，故建议选择 IPAA[109] （4）Nieuwenhuis 等[110]认为突变位于密码子 1250～1464 处患者直肠癌风险很高，推荐首选 IPAA （5）对于具有硬纤维瘤家族史或突变位于密码子 1444 后的 FAP 患者，IRA 后行 IPAA，将增加硬纤维瘤发生率，且手术不易进行，这类患者首选 IPAA[106]
IRA	（1）对于大多数 AFAP 患者，发生严重直肠息肉的风险较低，IRA 为首选治疗方式[111] （2）突变在密码子 1250 前选择 IRA[109] （3）行 IPAA 的女性其生育力显著下降，Olsen 等[112]的研究显示，IPAA 术后女性患者比正常对照组生育能力降低 50%，因此考虑生育后代的女性建议选择 IRA

临床上对于 IPAA 和 IRA 这两种手术方式的选择往往还需考虑到患者术后功能、生活质量及并发症等因素。Aziz 等[111]选择 12 项既往研究[113-124]，共入组 1 002 名 FAP 患者进行这两种术式的不良影响、术后功能和生活质量的 Meta 分析，研究发现 IRA 组在肠蠕动频率、夜间排便数、术后 30 天内再次手术显著少于 IPAA 组，紧急便意感强于 IPAA 组。具体数据见表 15-12。

表 15-12 12 项研究 Meta 分析结果

指　标	OR	95%CI	比较结果
肠蠕动频率	1.62	1.05～2.20	IRA 好
夜间排便数	6.64	2.99～14.74	IRA 好
尿失禁垫	2.72	1.02～7.23	IRA 好
30 天内再次手术	2.11(IPAA 23.4% vs. IRA11.6%)	1.21～3.70	IRA 好
紧急便意感	0.43	0.23～0.80	IPAA 好

由于 FAP 患者中同时合并十二指肠息肉概率较高，且与胃息肉几乎不癌变不同，十二指肠息肉癌变概率可达 5%[125]，对于十二指肠息肉的诊断分级及处理较为重要。见表 15-13、表 15-14。

表 15-13 FAP 十二指肠息肉 Spigelman 评分表[126]

息肉表现	Stage Ⅰ	Stage Ⅱ	Stage Ⅲ
息肉数量	1～4	5～20	>20
息肉大小(mm)	1～4	5～10	>10
组织学	管状	管状绒毛状	绒毛状
异型性	低级别	低级别	高级别

每一点记 1 分，总分为 0～12 分。Stage 0,0 分；stage Ⅰ,1～4 分；stage Ⅱ,5～6 分；stage Ⅲ,7～8 分；stage Ⅳ,9～12 分。stage Ⅰ 为轻型，stage Ⅲ～Ⅳ 为严重型。

表 15-14 FAP 十二指肠息肉随访及处理策略[127]

Spigelman 0 和 Ⅰ	胃镜每 5 年一次
Spigelman stage Ⅱ	胃镜每 3 年一次
Spigelman stage Ⅲ	胃镜每 1～2 年一次 超声胃镜 塞来昔布 800 mg, qd
Spigelman stage Ⅳ	超声胃镜 考虑手术治疗：保留胰腺/幽门的十二指肠切除

2. 药物治疗　环氧合酶(cyclooxygenase，COX)是前列腺素合成过程中的一个重要限速酶，催化花生四烯酸最终生成一系列内源性前列腺素。人体中环氧合酶-1(cyclooxygenase-1，COX-1)在正常组织中表达，而 COX-2 在炎症细胞因子、肿瘤促进因子、生长因子和癌基因的诱导下表达，参与多种病理生理过程(包括肿瘤的发生和发展)。COX-2 抑制剂用于结直肠息肉和结直肠癌的预防和治疗是目前肿瘤学研究的热点。研究显示[128-130]：COX-2 在上述所有遗传性结直肠肿瘤中均有高表达。多个随机对照临床试验证实，舒林酸(sulindac)[131,132]及塞来昔布(celecoxib)[133]对减少 FAP 患者息肉有着显著效果。特异性 COX-2 抑制剂如塞来昔布及罗非昔布(rofecoxib)的研制是为了降低因抑制 COX-1 而产生的胃肠道损伤[134,135]。Steinbach G[133]报道了以塞来昔布 400 mg 口服 bid，对比安慰剂，对于降低息肉负荷有着非常显著的作用(38% vs. 4.5%，P=0.003)。2001 年美国 FDA 正式批准将塞来昔布用于 FAP 患者的辅助治疗。具体相关研究结果见表 15-15 及表 15-16。

表 15-15 药物防治 FAP 结直肠息肉相关研究(安慰剂对比)

研　究　者	研究药物	研究年份	结　　　果
Cruz-Correa M[131]	舒林酸	2002	(1) 明显减少息肉数量(P=0.039) (2) 明显减少高级别腺瘤的发生(P=0.004)
Giardiello FM[132]	舒林酸	1993	(1) 明显减少息肉数量及息肉大小(P=0.014 及 P<0.001) (2) 但无一例息肉完全消退
Steinbach G[133]	塞来昔布	2000	降低息肉负荷有着非常显著的作用(38% vs. 4.5%，P=0.003)
Higuchi T[134]	罗非昔布	2003	(1) 明显减低息肉数量(6.8% vs. 3.1%，P=0.004) (2) 明显减小息肉大小(16.2% vs. 1.5%，P<0.001) (3) 无明显副作用(P=0.922)

续 表

研 究 者	研究药物	研究年份	结 果
Hallak A[135]	罗非昔布	2003	(1) 明显减少息肉负荷 (2) 无一例演变为结直肠高级别瘤变/癌 (3) 无一例不良反应

表 15 - 16　药物防治 FAP 上消化道息肉相关研究(安慰剂对比)

研 究 者	研究药物	病例数	结 果
Nugent[136]	舒林酸	24	(1) 可控制及改善息肉情况,但 $P = 0.12$ (2) 一例出现十二指肠溃疡停药
Seow-Cheon[137]	钙片 + / - 舒林酸	18	治疗效果无明显差异
Richard[138]	舒林酸	8	(1) 治疗效果无明显差异 (2) 一例患者出现十二指肠癌,另一例出现十二指肠息肉,进展为重度不典型增生后需手术治疗 (3) 一例腹痛、一例消化道溃疡停药
Phillips[139]	塞来昔布	83	(1) 十二指肠息肉级别上有明显下降($P = 0.033$) (2) 十二指肠息肉数量上无明显改善 (3) 一例过敏、一例消化不良停药
Wallace[140]	雷尼替丁	26	治疗效果无明显的差异

对于药物治疗,我们做出以下小结:① 非甾体类消炎药物(舒林酸)及 COX - 2 抑制剂(塞来昔布)对于控制及减少 FAP 保留直肠手术后的息肉有明显作用;② COX - 2 抑制剂(塞来昔布)对较小的十二指肠腺瘤有一定的治疗作用;③ 尽管药物治疗可改善息肉情况,但仍然有一部分患者出现了息肉癌变,原因并不明确;④ 药物治疗时,内镜的随访以及必要时的内镜下治疗是非常重要的手段;⑤ 联合药物治疗以及膳食补充在动物实验及小样本的临床试验中被证实有一定作用。见表15 - 16。

(三) 随访及监测

治疗家族性腺瘤性息肉病固然重要,但筛查、随诊、预防也不可忽视。FAP 患者及有 FAP 家族史者要制订良好的随诊计划,其中最重要的是结肠镜随诊,进行肠镜监测的 FAP 患者结直肠癌发生率为3%～10%,远远低于未行肠镜检测、因出现症状而就诊的患者,其结直肠癌的发生率为50%～70%[106]。目前对于基因检测和肠镜筛查的最佳年龄各地区有所不同,通常情况,CFAP 家族中儿童在 10 岁左右进行基因检测,有些则考虑后代在婴儿至 5 岁左右是否患有肝母细胞瘤风险,而选择在出生时进行基因检测。肠镜筛查始于 10～12 岁,携带胚系突变患者每隔两年行一次乙状结肠镜检查,发现息肉后开始每年进行结肠镜监测直至手术治疗,未行基因检测或未检测出基因突变的 FAP 家族,两年行一次结肠镜检查至 40 岁,无息肉者可改为 3～5 年进行一次肠镜检查。也有学者提出应从 12 岁起,每年需内镜检查 1 次所有亲属的结直肠,一旦发现息肉立即停止。没有发现息肉者到 25 岁以后每隔两年检查 1 次,到 35 岁以后每隔 3 年检查 1 次,到 50 岁以后方可按照正常人的检查方案进行检查。

AFAP 患者结肠镜检始于 18～20 岁,可在 18 岁左右进行基因筛查。但 Newton[100] 统计的 52 名 AFAP 患者中,尽管息肉出现年龄比 CFAP 晚 10 年左右,但仍有 3 名患者在 20 岁或更早就出现息肉病变并行预防性结肠切除治疗,认为 AFAP 家庭成员从 18～20 岁开始进行监测,将使一部分患者因息肉病变严重而不得不在首次内镜筛查时就行手术治疗,因此建议 AFAP 患者从 12～14 岁开始进行肠镜监测。AFAP 息肉多分布在右半结肠,较少累及直肠,所以优先选择结肠镜而非乙状结肠镜用于监测,一旦检出腺瘤,需每年肠镜监测直至手术[141]。

由于 MAP 的临床特征尚不十分明确,其筛查和监控方案也没有统一的意见。基因检测对 MAP 的诊断是最重要的,一些专家建议对于有 FAP 和 AFAP 表现但 APC 基因变异阴性的患者应接受 MYH 基因分析,年龄因素不太重要。MAP 的发病年龄晚于经典的 FAP。虽然有一些早期发病的个案报道,但一般认为这些患者可能存在其他的诱发因素。所以,较多采用比较谨慎的监控方案:从 20 岁开始,每年或每两年进行一次结肠镜检查[142]。临床上往往参考 FAP 的监测计划。欧洲胃肠监测专家小组建议,MAP 患者从 18～20 岁开始每两年进行一次结肠镜检查,25～30 岁始进行胃镜检查,预测性遗传学检查也应在上述年龄段开始检查。目前 MAP 已建立的有意义的遗传表型为 Y179C 纯合子,其检出越早发展为结直肠癌的危险性越大,比检出 Y179C/G396D 复合物杂合子和 G396D 纯合子的结直肠癌发生率明显高。目前还没有明确的肠外肿瘤可以提示 MAP。总之,MAP 预后和监测检查计划目前还没有完全建立,有待进一步完善。

（刘方奇 徐烨）

◇ 参 ◇ 考 ◇ 文 ◇ 献 ◇

[1] 韩英.遗传性大肠癌的临床研究现状及进展[J].临床内科杂志,2007,24;519 - 520.

[2] 顾国利,周晓武,王石林.遗传性非息肉病性大肠癌的研究进展[J].世界华人消化杂志,2007,15;3112 - 3115.

[3] Hampe H, Franke WL, Martin E, et al. Feasibility of screening for lynch syndrome among patients with colorectal cancer [J]. J Clin Oncol, 2008, 26; 5783 - 5788.

[4] Steinke V, Engel C, Büttner R, et al. Hereditary Nonpolyposis Colorectal Cancer （ HNPCC ）/Lynch Syndrome [J]. Dtsch Arztebl Int, 2013, 110; 32 - 38.

[5] Thibodeau SN, Bren G, Schaid D. Microsate llite in stability in cancer of the proximal colon [J]. Science, 1993, 260; 816 - 819.

[6] Rustgi AK. The genetics of hereditary colon cancer[J]. Genes Dev, 2007, 21; 2525 - 2538.

[7] Palomaki GE, McClain MR, Melillo S, et al. EGAPP supplementary evidence review; DNA testing strategies aimed at reducing morbidity and mortality from Lynch syndrome [J]. Genet Med, 2009, 11; 42 - 65.

[8] Pai R, Wilcox R, Hart J. Molecular gastrointestinal, liver, and pancreatic pathology[J]. Cell and tissue based molecular pathology, 2009; 269 - 293.

[9] Kuiper RP, Vissers LE, Venkatachalam R, et al. Recurrence and variability of germline EPCAM deletions in Lynch syndrome[J]. Hum Mutat, 2011, 32; 407 - 414.

[10] Pino MS, Chung DC. Application of molecular diagnostics for the detection of Lynch syndrome [J]. Expert Rev Mol Diagn, 2010, 10(5); 651 - 665.

[11] 李智,夏庆欣,庄兢,等.我国汉族人群"遗传性非息肉性大肠癌"临床判别标准的探讨[J].中国现代医学杂志,2004, 14(22); 71 - 73.

[12] Aaltonen LA, Peltomaki P, Leach, et al. Clues to the patho - genesis of familial colorectal cat leer[J]. Science, 1993, 260 (5109); 812 - 816.

[13] Piflol V, Castells A, Andren M, et al. Accuracy of revised Bethesda guidelines, microsatellite instability, and immunohistochemistry for the identification of patients with hereditary nonpolyposis colorectal cancer[J]. JAMA, 2005, 293(16); 1986 - 1994.

[14] Castells A, Balaguer F, Castellví-Bel S, et al. Identification of Lynch syndrome; how should we proceed in the 21st century? [J]. World J Gastroenterol, 2007, 13; 4413 - 4416.

[15] Shen XS, Zhao B, Wang ZJ. Clinical features and hMSH2/hMLH1 germ-line mutations in Chinese patients with hereditary nonpolyposis colorectal cancer[J]. Chin Med J (Engl), 2008, 121; 1265 - 1268.

[16] Meyer LA, Broaddus RR, Lu KH. Endometrial cancer and Lynch syndrome; clinical and pathologic considerations [J]. Cancer Control, 2009, 16; 14 - 22.

[17] Watson P, Lynch HT. The tumor spectrum in HNPCC[J]. Anticancer Res, 1994, 14; 1635 - 1640.

[18] Watson P, Vasen HF, Mecklin JP, et al. The risk of extra-colonic, extra-endometrial cancer in the Lynch syndrome [J]. Cancer, 2008, 123, 444 - 449.

[19] Kastrinos F, Mukherjee B, Tayob N, et al. Risk of pancreatic cancer in families with Lynch syndrome [J]. JAMA, 2009, 302, 1790 - 1795.

[20] Win AK, Young JP, Lindor NM, et al. Colorectal and other cancer risks for carriers and noncarriers from families with a DNA mismatch repair gene mutation; a prospective cohort study[J]. J Clin Oncol, 2012, 30, 958 - 964.

[21] Bauer CM, Ray AM, Halstead-Nussloch BA, et al. Hereditary prostate cancer as a feature of Lynch syndrome. Fam[J]. Cancer, 2011, 10, 37 - 42.

[22] Fishel R, Lescoe MK, Rao MRS, et al. The human mutator gene homolog MSH2 and its association with hereditary nonpolyposis colon cancer[J]. Cell, 1993, 75; 1027 - 1038.

[23] Leach FS, Nicolaides NC, Papadopoulos N, et al. Mutations of a mutS homolog in hereditary nonpolyposis colorectal cancer[J]. Cell, 1993, 75; 1215 - 1225.

[24] Bronner CE, Baker SM, Morrison PT, et al. Mutation in the DNA mismatch repair gene homologue hMLH1 is associated with hereditary nonpolyposis colon cancer[J]. Nature, 1994, 368: 258-261.

[25] Papadopoulos N, Nicolaides NC, Wei Y-F, et al. Mutation of a mutL homolog in hereditary colon cancer [J]. Science, 1994, 263: 1625-1629.

[26] Hendriks YMC, Wagner A, Morreau H, et al. Cancer risk in hereditary nonpolyposis colorectal cancer due to MSH6 mutations: impact on counseling and surveillance [J]. Gastroenterology, 2004, 127: 17-25.

[27] Nicolaides NC, Papadopoulos N, Liu B, et al. Mutations of two PMS homologues in hereditary nonpolyposis colon cancer[J]. Nature, 1994, 371: 75-80.

[28] Vasen HF, Meekhn JP, Khan PM, el al. The International Collaborative Group on Hereditary Non-Polyposis Colorectal Cancer (ICG-HNPCC) [J]. Dis Colon Rectum, 1991, 34(5): 424-425.

[29] Vasen HF, Watson P, Mecklin JP, et al. New clinical criteria for hereditary nonpolyposis colorectal cancer (HNPCC, Lynch syndrome) proposed by the International Collaborative group on HNPCC [J]. Gastroenterology, 1999, 116(6): 1453-1456.

[30] Umar A, Boland CR, Terdinmn JP, et al. Revised Bethesda Guidelines for hereditary nonpolyposis colorectal cancer (Lynch syndrome) and microsatellite instability[J]. J Nail Cancer Iast, 2004, 96(4): 261-268.

[31] Lindor NM, Rabe K, Petersen GM et al. Lower cancer incidence in Amsterdam-I criteria families without mismatch repair deficiency: familial colorectal cancer type X[J]. JAMA, 2005, 293: 1979-1985.

[32] Llor X, Pons E, Xicola RM, et al. Differential features of colorectal cancers fulfilling Amsterdam criteria without involvement of the mutator pathway[J]. Clin Cancer Res, 2005: 11: 7304-7310.

[33] Valle L, Perea J, Carbonell P, et al. Clinicopathologic and pedigree differences in Amsterdam I-positive hereditary nonpolyposis colorectal cancer families according to tumor microsatellite instability status[J]. J Clin Oncol, 2007: 25: 781-786.

[34] Sánchez-de-Abajo A, de la Hoya M, van Puijenbroek M, et al. Molecular analysis of colorectal cancer tumors from patients with mismatch repair-proficient hereditary nonpolyposis colorectal cancer suggests novel carcinogenic pathways[J]. Clin Cancer Res, 2007: 13: 5729-5735.

[35] Evaluation of Genomic Applications in Practice and Prevention (EGAPP) Working Group. Recommendations from the EGAPP Working Group: genetic testing strategies in newly diagnosed individuals with colorectal cancer aimed at reducing morbidity and mortality from Lynch syndrome in relatives [J]. Genet Med, 2009, 11(1): 35-41.

[36] Herrdiz M, Mufioz-Navas M. Recognition and management of hereditary colorectal cancer syndromes[J]. Rev Esp Enferm Big. 2009: 101(2): 125-132.

[37] Koornstra JJ, Mourits MJ, Sijmons RH, et al. Management of extracolonic tumours in patients with Lynch syndrome[J]. Lancet Oncol, 2009: 10(4): 400-408.

[38] Kalady MF. Surgical management of hereditary nonpolyposis colorectal cancer[J]. Adv Surg, 2011, 45: 265-274.

[39] Hyman N, Manchester TL, Osler T, et al. Anastomotic leaks after intestinal anastomosis: it's later than you think [J]. Annals of Surgery, 2007, 245: 254-258.

[40] Veyrie N, Ata T, Muscari F, et al. Anastomotic leakage after elective right versus left colectomy for cancer: prevalence and independent risk factors[J]. J Am Coll Surg, 2007, 205(6): 785-793.

[41] Ahmed Ali U, Keus F, Heikens JT, et al. Open versus laparoscopic (assisted) ileo-anal pouch anastomosis for ulcerative colitis and familial adenomatous polyposis[J]. The Cochrane database of systematic reviews, 2009: CD006267.

[42] McNicol FJ, Kennedy RH, Phillips RK, et al. Laparoscopic total colectomy and ileorectal anastomosis (IRA), supported by an enhanced recovery programme in cases of familial adenomatous polyposis[J]. Colorectal Disease, 2012, 14: 458-462.

[43] Balleste B, Bessa X, Pinol V, et al. Detection of metachronous neoplasms in colorectal cancer patients: identification of risk factors[J]. Diseases of the colon and rectum, 2007, 50: 971-980.

[44] You YN, Chua HK, Nelson H, et al. Segmental vs. extended colectomy: measurable differences in morbidity, function, and quality of life[J]. Diseases of the colon and rectum, 2008, 51: 1036-1043.

[45] Lim JF, Ho YH. Total colectomy with ileorectal anastomosis leads to appreciable loss in quality of life irrespective of primary diagnosis [J]. Techniques in coloproctology, 2001, 5: 79-83.

[46] Haanstra JF, Gopie JP, Vecht J, et al. Quality of life after surgery for colon cancer in patients with Lynch syndrome: partial versus subtotal colectomy[J]. Diseases of the colon and rectum, 2012, 55: 653-659.

[47] Vasen HF, Mecklin JP, Watson P, et al. Surveillance in hereditary nonpolyposis colorectal cancer: an international cooperative study of 165 families. The International Collaborative Group on HNPCC[J]. Diseases of the colon and rectum, 1993, 36: 1-4.

[48] Kalady MF, McGannon E, Vogel JD, et al. Risk of colorectal adenoma and carcinoma after colectomy for colorectal cancer in patients meeting Amsterdam criteria [J]. Annals of surgery, 2010, 252: 507-11, discussion 11-13.

[49] Natarajan N, Watson P, Silva-Lopez E, et al. Comparison of extended colectomy and limited resection in patients with Lynch syndrome [J]. Diseases of the colon and rectum, 2010, 53: 77-82.

[50] Parry S, Win AK, Parry B, et al. Metachronous colorectal cancer risk for mismatch repair gene mutation carriers: the advantage of more extensive colon surgery[J]. Gut, 2011, 60: 950-957.

[51] Stupart DA, Goldberg PA, Baigrie RJ, et al. Surgery for colonic cancer in HNPCC: total vs. segmental colectomy [J]. Colorectal Disease, 2011, 13: 1395-1399.

[52] Kalady MF, Lipman J, McGannon E, et al. Risk of colonic neoplasia after proctectomy for rectal cancer in hereditary nonpolyposis colorectal cancer[J]. Annals of surgery, 2012, 255: 1121-1125.

[53] Schmeler KM, Lynch HT, Chen LM, et al. Prophylactic surgery to reduce the risk of gynecologic cancers in the Lynch syndrome [J]. N Engl J Med, 2006, 35, 1(3): 261-269.

[54] Natarajan N, Watson P, Silva-Lopez E, et al. Comparison of extended colectomy and limited resection in patients with Lynch syndrome[J]. Dis Colon Rectum, 2010, 53:

77－82.

[55] Steinke V, Engel C, Büttner R, et al. Hereditary nonpolyposis colorectal cancer(HNPCC)/Lynch syndrome [J]. Dtsch Arztebl Int, 2013, 110：32－38.

[56] Fallik D, Borrini F, Boige V, et al. Microsatellite instability is a predictive factor of the tumor response to irinotecan in patients with advanced colorectal cancer [J]. Cancer Res, 2003, 63(18)：5738－5744.

[57] Baron JA, Cole BF, Sandler RS, et al. A randomized trial of aspirin to prevent colorectal adenomas [J]. N End J Med, 2003, 348(10)：891－899.

[58] Benamouzig R, Deyra J, Martin A, et al. Daily soluble aspirin and prevention of colorectal adenoma recurrence：one-year results of the APACC trial [J]. Gastroenterology, 2003, 125(2)：328－336.

[59] Steinbach G, Lynch PM, Phillips RK, et al. The effect of celecoxib, a cyclooxygenase－2 inhibitor, in familial adenomatous polyposis [J]. N Engl J Med, 2000, 342(26)：1946－1952.

[60] Burn J, Gerdes AM, Macrae F, et al. Long-term effect of aspirin on cancer risk in carriers of hereditary colorectal cancer：an analysis from the CAPP2 randomised controlled trial[J]. Lancet, 2011, 378：2081－2087.

[61] Stupart DA, Goldberg PA, Algar U, et al. Surveillance colonoscopy improves survival in a cohort of subjects with a single mismatch repair gene mutation [J]. Colorectal Dis, 2009, 11(2)：126－130.

[62] Steinke V, Engel C, Büttner R, et al. Hereditary nonpolyposis colorectal cancer(HNPCC)/Lynch syndrome [J]. Dtsch Arztebl Int, 2013, 110：32－38.

[63] Järvinen HJ, Aarnio M, Mustonen H, et al. Controlled 15－year trial on screening for colorectal cancer in families with hereditary nonpolyposis colorectal cancer [J]. Gastroenterology, 2000, 118, 829－834.

[64] Lynch HT, Lynch PM, Harris RE. Minimal genetic findings and their cancer control implications：a family with the cancer family syndrome[J]. JAMA, 1978, 240：535－538.

[65] Schmeler KM, Lynch HT, Chen LM, et al. Prophylactic surgery to reduce the risk of gynecologic cancers in the Lynch syndrome [J]. N Engl J Med, 2006, 354 (3)：261－269.

[66] Ketabi Z, Gerdes AM, Mosgaard B, et al. The results of gynecologic surveillance in families with hereditary nonpolyposis colorectal cancer[J]. Gynecol Oncol, 2014, 133：526－530.

[67] Kanter-Smoler G, Fritzell K, Rohlin A, et al. Clinical characterization and the mutation spectrum in Swedish adenomatous polyposis families [J]. BMC Med, 2008, 6：10.

[68] Wachsmannova-Matelova L, Stevurkova V, Adamcikova Z, et al. Different phenotype manifestation of familial adenomatous polyposis in families with APC mutation at codon 1309 [J]. Neoplasma, 2009, 56(6)：486－489.

[69] Aretz S, Vasen HF, Olschwang S. Clinical utility gene card for：familial adenomatous polyposis (FAP) and attenuated FAP (AFAP)[J]. Eur J Hum Genet, 2011, 19(7)：1018.

[70] Brroud C, Soussi T. APC gene：database of germline and so-matic mutations in human tumors and cell lines[J]. Nucleic Acids Res, 1996, 24(1)：121－124.

[71] Sieber OM, Segditsas S, Knudsen AL, et al. Disease severity and genetic pathways in attenuated familial adenomatous polyposis vary greatly but depend on the site of the germline mutation [J]. Gut, 2006, 55 (10)：1440－1448.

[72] Nielsen M, Hes FJ, Nagengast FM, et al. Germline mutations in APC and MUTYH are responsible for the majority of families with attenuated familial adenomatous polyposis[J]. Clin Genet, 2007, 71(5)：427－433.

[73] Lefevre JH, Parc Y, Svrcek M, et al. APC, MYH, and the correlation Genotype-Phenotype in colomctal polyposis [J]. Ann Surg Oncol, 2009, 16(4)：871－877.

[74] Nieuwenhuis MH, Vasen HF. Correlations between mutation site in APC and phenotype of familial adenomatous polyposis(FAP)：a review of the literature [J]. Crit Rev Oncol Hematol, 2007, 61(2)：153－161.

[75] AI-Tassan N, Chmiel NH, Maynard J, et al. Inherited variants of MYH associated with somatic G：C→T：a mutations in colorectal tumors[J]. Nat Genet, 2002, 30：227－232.

[76] Isidro G, Laranjeira F, Pires A, et al. Germline MUTYH (MYH) mutations in Portuguese individuals with multiple colorectal adenomas[J]. Hum Mutat, 2004, 24：353－354.

[77] KimH, Kim HJ, Chi SG, et al. Absence of MutY homologue mutation in patients with multiple sporadic adenomatous polyps in Korea[J]. World J Gastroenterel, 2006, 12：951－955.

[78] Smud D, Augustin G, Kekez T, et al. Gardner's syndrome：genetic testing and colonoscopy are indicated in adolescents and young adults with cranial osteomas：a case report [J]. World J Gastroenterol, 2007, 13(28)：3900－3903.

[79] Lipton L, Tomlinson I. The genetics of FAP and FAP-like syndromes[J]. Fam Cancer, 2006, 5(3)：221－226.

[80] Fotiadis C, Tsekouras DK, Antonakis P, et al. Gardner's syndrome：a case report and review of the literature [J]. World J Gastroenterol, 2005, 11(34)：5408－5411.

[81] Reuss D, von Deimling A. Hereditary tumor syndromes and gliomas [J]. Recent Results Cancer Res, 2009, 171：83－102.

[82] Lebrun C, Olschwang S, Jeannin S, et al. Turcot syndrome confirmed with molecular analysis[J]. Eur J Neurol, 2007, 14(4)：470－472.

[83] Sjursen W, Bjørnevoll I, Engebretsen LF, et al. A homozygote splice site PMS2 mutation as cause of Turcot syndrome gives rise to two different abnormal transcripts [J]. Fam Cancer, 2009, 8(3)：179－186.

[84] Sarin S, Bernath A. Turcot syndrome (glioma polyposis)：a case report [J]. South Med J, 2008, 101(12)：1273－1274.

[85] Nieuwenhuis MH, Vasen HF. Correlations between mutation site in APC and phenotype of familial adenomatous polyposis(FAP)：A review of the literature [J]. Crit Rev Oncol Hematol, 2007, 61(2)：153－161.

[86] Sieber OM, Tomlinson IP, Lamlum H. The adenomatous polyposis coli(APC) tumour suppressor-genetics, function and disease[J]. Mol Med Today, 2000, 6(12)：462－469.

[87] Knudsen AL, Bisgaard ML, Billow S. Attenuated familial adenomatous polyposis(AFAP). A review of the literature [J]. Fam Cancer, 2003, 2(1)：43－55.

[88] Half E, Bercovich D, Rozen P. Familial adenomatous polyposis [J]. Orphanet J Rare Dis, 2009, 22：1－23.

[89] Cai SR, Zhang SZ, Zheng S. Clinical features of familial adenomas polyps in Chinese and establishment of its immortal lymphocyte cell lines [J]. World J Gastroenterol,

2007，13(20)：2858 - 2861.

[90] 苏芳，王涛，王邦茂.衰减型家族性腺瘤性息肉病[J].中国消化内镜杂志,2008,2(8)：20 - 26.

[91] Sieber OM, Segditsas S, Knudsen AL, et al. Disease severity and genetic pathways in attenuated familial adenomatous polyposis vary greatly but depend on the site of the germline mutation [J]. Gut, 2006, 55 (10)：1440 - 1448.

[92] Croitoru ME, Cleary SP, Di Nicola N, et al. Association between biallelic and monoallelic germline MYH gene mutations and colorectal cancer risk [J]. J Natl Cancer Inst, 2004, 96：1631 - 1634.

[93] Sieber OM, Lipton L, Crabtree M, et al. Multiple colorectal adenomas, classic adenomatous polyposis, and germline mutations in MYH[J]. N Ensl J Med, 2003, 348：791 - 799.

[94] Gu GL, Wang SL, Wei XM, et al. Diagnosis and treatment of Gardner syndrome with gastric polyposis：a case report and review of the literature [J]. World J Gastroenterol, 2008, 14(13)：2121 - 2123.

[95] Aretz S. The differential diagnosis and surveillance of hereditary gastrointestinal polyposis syndromes[J]. Dtsch Arztebl Int, 2010, 107(10)：163 - 173.

[96] Aretz S, Vasen HF, Olschwang S. Clinical utility gene card for：familial adenomatous polyposis (FAP) and attenuated FAP (AFAP)[J]. Eur J Hum Genet, 2011, 19(7)：1018 - 4813.

[97] Nielsen M, Hes FJ, Nagengast FM, et al. Germline mutations in APC and MUTYH are responsible for the majority of families with attenuated familial adenomatous polyposis[J]. Clin Genet, 2007, 71(5)：427 - 433.

[98] Nieuwenhuis MH, Vasen HF. Correlations between mutation site in APC and phenotype of familial adenomatous polyposis (FAP)：a review of the literature [J]. Crit Rev Oncol Hematol, 2007, 61(2)：153 - 161.

[99] Kerr SE, Thomas CB, Thibodeau SN, et al. APC germline mutations in individuals being evaluated for familial adenomatous polyposis：a review of the Mayo Clinic experience with 1591 consecutive tests[J]. J Mol Diagn, 2013, 15(1)：31 - 43.

[100] Newton KF, Mallinson EK, Bowen J, et al. Genotype-phenotype correlation in colorectal polyposis[J]. Clin Genet, 2012, 81(6)：521 - 531.

[101] Friedl W, Caspari R, Sengteller M, et al. Can APC mutation analysis contribute to therapeutic decisions in familial adenomatous polyposis? Experience from 680 FAP families[J]. Gut, 2001, 48(4)：515 - 521.

[102] Zeichner SB, Raj N, Cusnir M, et al. A De novo germline APC mutation (3927del5) in a patient with familial adenomatous polyposis；case report and literature review[J]. Clin Med Insights Oncol, 2012, 6：315 - 323.

[103] Nieuwenhuis MH, Mathus-Vliegen LM, Slors FJ, et al. Genotype-Pheuotype correlations as a guide in the management of familial adenomatous polyposis[J]. Clin Gastroenterol Hepatol, 2007, 5(3)：374 - 378.

[104] Wuthrich P, Gervaz P, Ambrosetti P, et al. Functional outcome and quality of life after restorative proctocolectomy and ileo-anal pouch anastomosis [J]. Swiss Med Wkly, 2009, 139：193 - 197.

[105] Edlich R, Cross CL, Wack CA, et al. Revolutionary advances in the diagnosis and treatment of Familial Adenomatous Polyposis [J]. J Environ Pathol Toxicol Oncol, 2009, 28：47 - 52.

[106] Vasen HF, Mfislein G, Alonso A, et al. Guidelines for the clinical management of familial adenomatous polyposis (FAP) [J]. Gut, 2008, 57(5)：704 - 713.

[107] Burr RW, Barthel JS, Dunn KB, et al. NCCN clinical practice guidelines in oneology. Colorectal cancer screening [J]. J Natl Compr Canc Netw, 2010, 8(1)：8 - 61.

[108] Slors FJ, van Zuijlen PP, van Dijk GJ, et al. Sexual and bladder dysfunction after total mesorectal excision for benign diseases[J]. Scand J Gastroenterol Suppl, 2000, 232：48 - 51.

[109] Vasen HF, vall der Lujt RB, Slors JF, et al. Molecular genetic tests as a guide to surgical management of familial adenomatous polyposis[J]. Lancet, 1996, 348(9025)：433 - 435.

[110] Nieuwenhuis MH, Mathus-Vliegen LM, Slors FJ, et al. Genotype & Pheuotype correlations as a guide in the management of familial adenomatous polyposis[J]. Clin Gastroenterol Hepatol, 2007, 5(3)：374 - 378.

[111] Aziz O, Athanasiou T, F'azio VW, et al. Meta-analysis of observational studies of ileorectal versus ileal pouch-anal anastomosis for familial adenomatous polyposis[J]. Br J Surg, 2006, 93(4)：407 - 417.

[112] Olsen KG, Juul S, Billow S, et al. Female fecundity before and after operation for familial adenomatous polyposis[J]. Br J Surg, 2003, 90(2)：227 - 231.

[113] Ambroze WL Jr, Dozois RR, Pemberton JH, et al. Familial adenomatous polyposis：results following ileal pouch-anal anastomosis and ileorectostomy[J]. Dis Colon Rectum, 1992, 35：12 - 15.

[114] Soravia C, Klein L, Berk T, et al. Comparison of ileal pouch-anal anastomosis and ileorectal anastomosis in patients with familial adenomatous polyposis [J]. Dis Colon Rectum, 1999, 42：1028 - 1033, discussion 1033 - 1034.

[115] Ziv Y, Church JM, Oakley JR, et al. Surgery for the teenager with familial adenomatous polyposis：ileo-rectal anastomosis or restorative proctocolectomy? [J]. Int J Colorectal Dis, 1995, 10：6 - 9.

[116] Tonelli F, Valanzano R, Monaci I, et al. Restorative proctocolectomy or rectum-preserving surgery in patients with familial adenomatous polyposis：results of a prospective study[J]. World J Surg, 1997, 21：653 - 658, discussion 659.

[117] Bjork J, Akerbrant H, Iselius L, et al. Outcome of primary and secondary ileal pouch-anal anastomosis and ileorectal anastomosis in patients with familial adenomatous polyposis[J]. Dis Colon Rectum, 2001, 44：984 - 992.

[118] Penna C, Kartheuser A, Parc R, et al. Secondary proctectomy and ileal pouch-anal anastomosis after ileorectal anastomosis for familial adenomatous polyposis [J]. Br J Surg, 1993, 80：1621 - 1623.

[119] Madden MV, Neale KF, Nicholls RJ, et al. Comparison of morbidity and function after colectomy with ileorectal anastomosis or restorative proctocolectomy for familial adenomatous polyposis[J]. Br J Surg, 1991, 78：789 - 792.

[120] Gunther K, Braunrieder G, Bittorf BR, et al. Patients with familial adenomatous polyposis experience better bowel function and quality of life after ileorectal anastomosis than after ileoanal pouch[J]. Colorectal Dis, 2003, 5：38 - 44.

[121] Ko CY, Rusin LC, Schoetz DJ Jr, et al. Does better

functional result equate with better quality of life? Implications for surgical treatment in familial adenomatous polyposis[J]. Dis Colon Rectum, 2000, 43: 829 - 835, discussion 835 - 837.

[122] Rodríguez SanJuán JC, Casanova RD, Martino FE, et al. Familial adenomatous polyposis: proctocolectomy with an ileal pouch versus rectal preservation[J]. Rev Esp Enferm Dig, 1992, 82: 159 - 163.

[123] Rotondano G, Esposito P, Novi A, et al. Surgery for familial polyposis of the colon. A functional follow-up [J]. Minerva Chir, 1997, 52: 1163 - 1167.

[124] van Duijvendijk P, Slors JF, Taat CW, et al. Functional outcome after colectomy and ileorectal anastomosis compared with proctocolectomy and ileal pouch-anal anastomosis in familial adenomatous polyposis[J]. Ann Surg, 1999, 230: 648 - 654.

[125] Groves CJ, Saunders BP, Spigelman AD, et al. Duodenal cancer n patients with familial adenomatous polyposis (FAP): results of a 10 year prospective study[J]. Gut, 2002, 50: 636 - 641.

[126] Spigelman AD, Williams CB, Talbot IC, et al. Upper gastrointestinal cancer in patients with familial adenomatous polyposis[J]. Lancet, 1989, 2: 783 - 785.

[127] Bülow S, Björk J, Christensen IJ, et al. DAF Study Group: duodenal adenomatosis in familial adenomatous polyposis[J]. Gut, 2004, 53: 381 - 386.

[128] Takeda H, Miyoshi H, Tamai Y, et al. Simultaneous expression of COX - 2 and mPGES - 1 in mouse gastrointestinal hamartomas[J]. Br J Cancer, 2004, 90: 701 - 704.

[129] Brazowski E, Misonzhnick-Bedny F, Rozen P. Cyclooxygenase - 2 expression in the hereditary mixed polyposis syndrome[J]. Dig Dis Sci, 2004, 49: 1906 - 1911.

[130] van Hattem WA, Brosens LA, Marks SY, et al. Increased cyclooxygenase - 2 expression in juvenile polyposis syndrome [J]. Clin Gastroenterol Hepatol, 2009, 7: 93 - 97.

[131] Cruz-Correa M, Hylind LM, Romans KE, et al. Long-term treatment with sulindac in familial adenomatous polyposis: a prospective cohort study[J]. Gastroenterology, 2002, 122: 641 - 645.

[132] Giardiello FM, Hamilton SR, Krush AJ, et al. Treatment of colonic and rectal adenomas with sulindac in familial adenomatous polyposis[J]. N Engl J Med, 1993, 328: 1313 - 1316.

[133] Steinbach G, Lynch PM, Phillips RK, et al. The effect of celecoxib, a cyclooxygenase - 2 inhibitor, in familial adenomatous polyposis[J]. N Engl J Med, 2000, 342: 1946 - 1952.

[134] Higuchi T, Iwama T, Yoshinaga K, et al. A randomized, double-blind, placebo-controlled trial of the effects of rofecoxib, a selective cyclooxygenase - 2 inhibitor, on rectal polyps in familial adenomatous polyposis patients [J]. Clin Cancer Res, 2003, 9: 4756 - 4760.

[135] Hallak A, Alon-Baron L, Shamir R, et al. Rofecoxib reduces polyp recurrence in familial polyposis[J]. Dig Dis Sci, 2003, 48: 1998 - 2002.

[136] Nugent KP, Farmer KCR, Spigelman AD, et al. Randomized controlled trial of the effect of sulindac on duodenal and rectal polyposis and cell proliferation in patients with familial adenomatous polyposis [J]. Br J Surg, 1993, 80: 1618 - 1619.

[137] Seow-Choen F, Vijayan V, Keng V. Prospective randomized study of sulindac versus calcium and calciferol for upper gastrointestinal polyps in familial adenomatous polyposis[J]. Br J Surg, 1996, 83: 1763 - 1766.

[138] Richard CS, Berk T, Bapat BV, et al. Sulindac for periampullary polyps in FAP patients[J]. Int J Colorectal Dis, 1997, 12: 14 - 18.

[139] Phillips RKS, Wallace MH, Lynch PM, et al. A randomised, double blind, placebo controlled study of celecoxib, a selective cyclooxygenase 2 inhibitor, on duodenal polyposis in familial adenomatous polyposis[J]. Gut, 2002, 50: 857 - 860.

[140] Wallace MH, Forbes A, Beveridge IG, Spigelman AD, Hewer A, Venitt S, et al. Randomized, placebo-controlled trial of gastric acid-lowering therapy on duodenal polyposis and relative adduct labeling in familial adenomatous polyposis[J]. Dis Colon Rectum, 2001, 44: 1585 - 1589.

[141] Hemegger GS, Moore HG, Guillem JG. Attenuated familial adenomatous polyposis: an evolving and poorly understood entity [J]. Dis Colon Rectum, 2002, 45(1): 127 - 134.

[142] Farrington SM, Tenesa A, Bametson R, et al. Germline susceptibility to colorectal cancer due to base-excision repair gene defects[J]. Am J Ham Genet, 2005, 77: 112 - 119.

第十六章
多原发结直肠肿瘤

结直肠多原发肿瘤主要包括以下几种情况：① 结直肠癌合并结直肠腺瘤（同时性/异时性）；② 多原发结直肠癌（同时性/异时性）；③ 结直肠癌合并其他器官原发性恶性肿瘤（同时性/异时性）。这几种情况也可能同时发生在同一个患者身上。如同时多原发结直肠癌患者可合并同时性结直肠腺瘤，结直肠癌合并同时性结直肠腺瘤的患者将来也可能发生异时性多原发结直肠癌。结直肠癌和结直肠腺瘤关系密切，结直肠癌合并同时性或异时性大肠腺瘤为临床常见现象，其发生率均在 30% 左右[1-3]。本章不另外单独介绍结直肠癌合并结直肠腺瘤的情况。本章主要讨论多原发结直肠癌，结直肠癌合并其他器官原发性恶性肿瘤单列一节进行介绍。

一、多原发结直肠癌的概念、分类和发生率

（一）多原发结直肠癌的概念

一般认为多原发结直肠癌的诊断需同时满足以下几个条件[4]：

（1）每个结直肠肿瘤均经病理证实为癌。

（2）癌灶之间应有正常肠壁间隔。

（3）经病理检查除外一个肿瘤为另一肿瘤的复发或转移。

（4）除外家族性腺瘤病以及溃疡型结肠炎相关的结直肠癌。

在诊断多原发结直肠癌时，以下两种情况值得注意：① St. Mark 医院的资料[5]显示家族性腺瘤病发生多原发结直肠癌的机会为 50%，而溃疡型结肠炎患者也有 26% 的发生率。文献中多原发结直肠癌的统计数据一般把这两者排除在外。② Lynch 综合征患者发生同时和异时多原发结直肠癌的机会为 20%～40%，文献中一般被包括在多原发结直肠癌的概念中。

（二）多原发大肠癌的分类

根据两个肿瘤发现的间隔时间的长短将多原发结直肠癌分为同时和异时多原发结直肠癌。有一种区分方法是将几个结直肠癌几乎均于同一时间诊断定义为同时多原发，一个肿瘤发现在另一个肿瘤发现之后则定义为异时多原发，但更为流行的分类方法是将在第一个肿瘤发现之后的一段时间间隔以内发现另一个肿瘤的情况视为同时多原发，而第二个肿瘤的发现在这个时间间隔以外则称为异时多原发。以一定的时间间隔区分同时和异时多原发的意义在于将真正的异时多原发结直肠癌和漏诊的同时多原发结直肠癌区别开来[6]。关于这个时间间隔的标准尚存在争议（表 16 - 1），多数学者倾向于赞成 6 个月的间隔时间标准。这两种类型之间可有交叉，即有些患者既发生了同时多原发结直肠癌，又发生了异时多原发大肠癌。

（三）多原发结直肠癌的发生率

文献报道同时多原发结直肠癌的发生率为 1.1%～8.1%，异时性多原发大肠癌的发生率为 0.18%～5.4%（表 16 - 2）。各篇文献采用的异时

表 16‐1　同时性多原发结直肠癌的时间间隔
诊断标准（距离首发癌手术时间）

文　献	发表年份	样本量（总体结直肠癌）	时间间隔
Evers 等[7]	1987	320	0（术前或术中发现）
TAKEUCHI 等[8]	1997	225	<6 个月
Chen 等[9]	2000	1 780	<12 个月
Oya 等[10]	2003	876	<12 个月
Ueno 等[11]	2003	2 812	<12 个月
董瑞增等[12]	2004	2 807	<6 个月
Lan YT 等[13]	2004	3 846	<12 个月
Papadopoulos 等[14]	2004	1 160	<6 个月
Latournerie 等[15]	2008	15 562	<6 个月
Yoon 等[16]	2008	1 669	<6 个月
Lee SY 等[17]	2014	1 049	<6 个月

表 16‐2　多原发结直肠癌发生率

文　献	发表年份	样本量	多原发结直肠癌发生率	
			同时性	异时性
Evers 等[7]	1987	320	6.6%	2%
Fante 等[18]	1996	1 298	2.5%	1.5%
Passman 等[19]	1996	4 878	3.3%	—
TAKEUCHI 等[8]	1997	225	4.0%	—
Chen 等[9]	2000	1 780	2.9%	1%
Dykes 等[20]	2003	2 884	2.7%	—
Ueno 等[11]	2003	2 812	2.4%	5.4%
Oya 等[10]	2003	876	4.8%	1.1%
王宏志等[21]	2003	1 348	1.1%	1.6%
董瑞增等[12]	2004	2 807	2.17%	1.96%
Lan YT 等[13]	2004	3 846		0.18%
Papadopoulos 等[14]	2004	1 160	2.2%	2.1%
Nikoloudis 等[22]	2004	283	2.12%	—
Fukatsu 等[23]	2007	3 061	8.1%	
Latournerie 等[24]	2008	15 562	3.8%	
Yoon 等[16]	2008	1 669	1.1%	0.4%
Nosho 等[25]	2009	2 068	2.3%	
Lee JW 等[17]	2014	1 049	3.7%	0.6%

癌的时间诊断标准有所不同，会对异时癌的发生率的统计产生一定的影响，阅读这些文献时应予注意。此外，有些文献在统计时把 Lynch 综合征患者包括在内，有些则为散发性多原发结直肠癌的统计数据。

二、多原发结直肠癌的危险因素

（一）年龄和性别

有文献报道，同时性多原发结直肠癌和单发结直肠癌相比发病年龄较晚[26]，也有研究发现同时性多原发结直肠癌患者发病年龄较早[7]，然而，更多的研究认为两者发病年龄没有显著性差异[9, 10, 23]。

年轻的结直肠癌患者由于其潜在随访期较长，因此发现异时癌的机会也增大。多篇文献报道，首发癌发病年龄较轻者更易发生异时癌。在一项 40 岁以下的结直肠癌患者的研究中，患者发生异时癌的累积风险度比发生单发癌者高 16～29 倍。但也有很多学者认为低龄并非多原发结直肠癌独立的危险因素，只是提示低龄患者很可能是错配修复基因相关的结直肠癌如 Lynch 综合征和微卫星不稳定的散发性结直肠癌，而这两类患者容易发生多原发现象。

绝大多数的研究并未发现性别差异会影响异时性多原发结直肠癌的发生[6]，但有多篇报道[8, 9, 10, 14, 23, 24, 27, 28, 29]发现同时多原发结直肠癌患者中男性的比例显著高于女性[10]。

（二）多原发结直肠癌史

有文献认为同时多原发结直肠癌患者比单发者更易发生异时癌，其发生率从 3.5% 上升至 8%。同样地，也有学者认为异时多原发结直肠癌将来发生下一个异时癌的危险也比单发癌增加了。Agrez 等报道了在 62 例异时多原发结直肠癌中，7 例（11%）发生了第三次异时癌。

（三）癌合并腺瘤

结直肠癌同时合并腺瘤是一个常见的现象，结直肠癌合并腺瘤在同时性多原发大肠癌中更为常见。

文献报道首发癌同时合并腺瘤者发生异时癌的风险增加 1 倍（表 16‐3）。St. Mark 医院对 3 381 例结直肠癌患者术后随访 20 年时异时癌的发生率为 3%，其中首发癌合并腺瘤者术后 20 年时异时癌发生率为 5%[5]。Shitoh 等[31]的研究也表明结直肠癌合并腺瘤是异时多原发癌的一个独立危险因素。文献认为首发癌同时合并多发腺瘤者比单发腺瘤者发生异时癌的风险更高。

表 16-3 结直肠癌合并大肠腺瘤的发生率

文　献	发表年份	样本量	合并结直肠腺瘤的发生率	
			单发结直肠癌	同时性多原发结直肠癌
Evers 等[7]	1987	320	18%	48%
黄继胜等[30]	1998		27.7%	50%
Chen 等[9]	2000	1 780	15%	35%
Ueno 等[11]	2003	2 812	17.6%	45%
Nikoloudis 等[22]	2004	283	11.3%	33.3%
Latournerie 等[24]	2008	15 562	19.1%	34.1%

（四）Lynch 综合征患者

同时和异时多原发结直肠癌是 Lynch 综合征的重要特征。Lynch 等报道,Lynch 综合征患者发生同时和异时多原发结直肠癌的概率分别为 18.1% 和 24.2%,而散发性结直肠癌患者同时和异时多原发结直肠癌的发生率分别为 4.8% 和 7.7%。有研究表明,Lynch 综合征患者第一次结直肠癌切除术后 10 年内再发生结直肠癌的概率为 40%~50%,发生第三个结直肠癌的概率为 20%。因此诊断为 Lynch 综合征的患者是多原发结直肠癌的高危人群。

（五）微卫星不稳定的散发性结直肠癌

Lynch 综合征患者 MSI 阳性率高达 90% 以上,而散发性结直肠癌也有约 15% 表现为 MSI 阳性[25, 26]。文献报道多原发结直肠癌 MSI 阳性率高于单发癌（表 16-4）。复旦大学附属肿瘤医院 1985~2000 年 124 个散发性多原发结直肠癌癌灶行 MSI 检测,有 32(25.8%)个肿瘤表现为 MSI 阳性,其中同时多原发结直肠癌的阳性率为 15.6%,异时多原发结直肠癌的阳性率则高达 36.7%。而该院徐晓丽对 1998~2000 年随访 3 年以上的 35 例单发的散发性结直肠癌的检测显示 MSI 的阳性率仅 5.7%[12]。Shitoh 等[31]的研究表明 MSI 阳性

的结直肠癌患者发生异时癌的机会是 15.3%,MSI 阴性组只有 3% 发生异时多原发结直肠癌。因此,MSI 阳性的散发性结直肠癌可能是多原发结直肠癌的另一危险人群。

表 16-4 多原发结直肠癌的微卫星不稳定(MSI)发生率

文　献	发表年份	样本量	MSI 的发生率		
			单发癌	同时性多原发癌	异时性多原发癌
Norrie 等[34]	2002	381	10.3%	21%	
Masubuchi 等[35]	1999	312	14%		89%
de Silva 等[36]	1999	29	0		59.3%
董瑞增等[12]	2004	2 807	5.7%	15.6%	36.7%
Nosho 等[25]	2009	2 068	14%	30%	

三、 多原发结直肠癌的临床病理特点

（一）性别和年龄

多数文献认为异时多原发结直肠癌的发病率不存在性别差别[6],而对于同时多原发结直肠癌,文献多报道男性发病率高于女性[10]。

有文献报道,同时性多原发结直肠癌和单发结直肠癌相比发病年龄较晚[19, 34],也有研究发现同时性多原发结直肠癌患者发病年龄较早[7],然而,更多的研究认为两者发病年龄没有显著性差异[9, 10, 23]。

Welch 也报道同时多原发结直肠癌的发病年龄大于单发大肠癌,而异时多原发结直肠癌的首发癌发病年龄则较轻[37]。复旦大学附属肿瘤医院的资料显示:同时多原发结直肠癌和异时多原发结直肠癌患者首发癌发病的中位年龄分别为 60 岁和 49 岁,而同期(1985~2000 年)收治的大肠癌患者总体的发病的中位年龄为 55 岁[12],结果与国外的报道相符。

（二）首发癌术后异时多原发大肠癌的发生时间

文献上关于首发癌术后发生异时癌时间的报

道差别很大。Bussey 和 Kiefer 的两组报道显示，20%～46% 的异时癌发生在首发癌术后 2 年内。Agrez 等则报道 50% 的异时癌于首发癌术后 5.5 年内发生。也有报道异时癌发生的平均间隔时间为 7 年、11 年和 12 年。王宏志等报道 55% 的异时癌发生在首发癌术后 3 年内[21]。复旦大学附属肿瘤医院 1985～2000 年的数据显示异时癌发生时间从 7 个月～23 年，50% 发生在首发癌术后 4 年内，而 10 年以后才发生的尚有 15%[12]。

（三）肿瘤的数目

同时多原发结直肠癌的癌灶数目多为 2～5 个，其中以 2 个病灶最为多见，占 60%～90%。5 个以上病灶者罕见[38]。复旦大学附属肿瘤医院 1985～2000 年收治的 54 例同时多原发结直肠癌中，2 个病灶者占 87%，5 个以上的只有 1 例，为 9 个病灶[12]。同样，异时多原发结直肠癌也以首次发生异时癌多见，连续多次发生者少见。上述复旦大学附属肿瘤医院同期 55 例异时多原发结直肠癌，异时癌为首次发现者占 80%，最多一例为连续 4 次发生异时癌[12]。

（四）肿瘤的位置分布

多原发结直肠癌可分布于整个结直肠，多数研究发现同时多原发结直肠癌更常发生在右半结肠[9,26]，然而，国内也有文献报道在同时多原发结直肠癌中，直肠和乙状结肠所占比例更高，达 65.7%[12]。

多数研究报道，异时多原发结直肠癌好发于右半结肠。Leggett 报道了 10 例异时多原发大肠癌，首发癌 40% 分布于右半结肠，无发生于乙状结肠和直肠者[39]。Chen 等[9]报道了 13 例异时多原发癌，首发癌 38% 发生于右半结肠，第二原发癌中右半结肠癌占 31%，而对照组单发癌中右半结肠仅占 16%。

复旦大学附属肿瘤医院 1985～2000 年的资料显示，同时多原发结直肠癌中直肠和乙状结肠占 67%。而在异时多原发结直肠癌中，首发癌中直肠

和乙状结肠比例下降至 40%，而盲肠、升结肠和肝曲所占比例则达 43%，第二原发癌中直肠和乙状结肠占 43%，盲肠、升结肠和肝曲占 37%。该组数据不包括 Lynch 综合征，如果把 Lynch 综合征的多原发结直肠癌包括在内，则后者所占比例应该更高。

关于同时多原发结直肠癌的位置分布是否具有趋向性的规律存在着很大的争议。Evers BM 将大肠按手术范围分为 5 个肠段：升结肠及肝曲、横结肠、降结肠及脾曲、乙状结肠和直肠，则 62% 的同时多原发结直肠癌位于这 5 个肠段中的同一肠段[7]。Latournerie 等[24] 和 Kaibara 等[38] 的报道也显示同时性多原发结直肠癌患者中病灶位于同一肠段者的比例超过 50%。按照 Evers BM 的划分标准，复旦大学附属肿瘤医院 1985～2000 年的资料显示 68% 的同时多原发结直肠癌分布在同一肠段[12]，支持前者的结论。但也有持不同观点者。Passman 等[26] 报道，63.8% 的同时性多原发结直肠癌的病灶位于不同肠段。

（五）病理组织学类型、分化程度

文献报道，同时性多原发结直肠癌的病理组织学类型和单发结直肠癌没有显著差别[10]，异时性多原发结直肠癌的病理组织学类型和单发结直肠癌没有显著差别[9]。

文献报道，同时性多原发结直肠癌的不同癌灶之间分化程度显著不同[10]，但也有不同报道者。王宏志等报道同时癌和异时癌各个肿瘤之间病理组织学类型相同的分别达 79% 和 64%[21]。房殿春等[40] 也报道了 36 例同时多原发结直肠癌，24 例（67%）病理组织学类型相同。

（六）合并肠外肿瘤

作为多原发结直肠癌其中一种类型的 Lynch 综合征，好发肠外肿瘤是该疾病的一个重要特征。而散发性多原发结直肠癌同样具有合并肠外肿瘤的倾向。国内张胜本[41] 报道的 67 例多原发结直肠癌中，18% 合并肠外恶性肿瘤，其中同时（47 例）和异时（20 例）多原发结直肠癌分别有 13% 和 30%

合并肠外恶性肿瘤。

四、多原发结直肠癌的诊断

虽然随着纤维结肠镜的广泛应用,多原发结直肠癌的检出率较以前明显提高,但临床上仍不乏漏诊、误诊者。同时多原发结直肠癌漏诊和误诊的原因归结起来有两个主要原因:一是术前未行纤维结肠镜检查或未能行内镜的全结肠检查,二是纤维结肠镜检查时对于较小的病灶漏诊或误诊。具体情况包括:① 外科医生对某些以腹块为主诉的患者直接行剖腹探查,未考虑到结肠来源的可能性而未行肠镜检查;② 由于患者无法耐受或肠道准备不佳而导致未能完成全结肠的仔细检查;③ 癌肿导致的肠腔狭窄使肠镜无法通过而未能观察肿块近端肠段的情况;④ 某些结直肠癌患者就诊时发生急性肠梗阻、出血或穿孔,只能急诊行剖腹探查术;⑤ 临床医生满足于一处肿瘤的发现。对于结直肠癌多原发倾向观念不强;⑥ 伴存癌灶较小,或刚好位于肠镜检查的"盲点"而影响检出;⑦ 肠镜检查医生对伴存的腺瘤的性质判断错误,未行活检,导致某些早期的腺瘤癌变的漏诊;⑧ 术前未能完成全结肠检查者,术后也未能尽快复查肠镜。而异时多原发结直肠癌的漏诊主要原因是患者未能定期进行肠镜随访检查,特别是在术后 5 年以后过度放松了警惕。

多原发结直肠癌的症状、体征与单发的结直肠癌无多大差别,本节不再进一步展开。临床上应注意的是必须详细询问有关的危险因素,如既往的结直肠癌手术史和家族史等。除了病史和症状体征外,主要依靠以下几种诊断方法:

(一)内镜

通过纤维结肠镜行全结肠的检查,可以发现伴存的腺瘤或同时多原发癌。纤维结肠镜既可用于术前的诊断,对于术前未能完成肠镜的全结肠检查者,也可行术中肠镜检查,或者在术后 3～6 个月内尽快复查肠镜。对于术后患者的随访,肠镜更是发现异时癌的最重要手段。

(二)钡剂灌肠检查

与纤维结肠镜相比,钡剂灌肠检查的漏诊率较高。Chen 等报道,在 46 例术前行钡剂灌肠检查的同时多原发结直肠癌患者,钡灌肠只发现其中的 14 例,灵敏度仅为 30%[9]。Reilly 等对一组结直肠癌患者术后随访 8 年的研究显示,7.7%发生异时多原发结直肠癌,而其中钡灌肠的漏诊率高达 2/3。

(三)B 超、CT 和 MRI

这 3 种检查对发现多原发结直肠癌的帮助不大,但对于无法完成肠镜的全结肠检查者,可以作为辅助手段。

(四)CT 仿真内镜

对于无法行纤维结肠镜的全结肠检查者,CT 内镜是一个可供选择的诊断手段。一项 Meta 分析表明,对于直径≥1 cm 的结直肠病灶,CT 仿真肠镜的敏感度为 93%,特异度为 97%,对于直径 6～9 mm 的结直肠病灶,CT 仿真肠镜的敏感度下降至 86%,特异度也下降至 86%[42]。但是对于那些由于癌性梗阻导致无法完成全结肠镜检查的患者,CT 仿真肠镜是否能够适用的问题也有一些研究。文献报道 67 例结直肠癌患者由于肿瘤梗阻无法完成全结肠镜检查,用 CT 仿真肠镜成功地发现了全部 3 例近端同时多原发结直肠癌[43]。另外一篇文献报道,29 例术前无法完成全结肠镜检查的结直肠癌患者(19 例由于肿瘤梗阻),CT 仿真肠镜发现了全部的 3 例同时多原发癌[44]。因此,CT 仿真肠镜是光学肠镜检查的一种重要补充方法,可以适用于由于癌性梗阻无法完成全结肠镜检查的患者。然而,文献也报道对于扁平状息肉、直径小于 5 mm 的结直肠息肉以及肠道扩张不佳者,CT 仿真肠镜的敏感性较差。

(五)PET - CT

近年来发展的 PET - CT 仿真肠镜将 PET 功能显像和 CT 仿真肠镜的优点结合起来,提高了检测的敏感性,同时对肠道准备的要求也较低,特别适用于由于癌性梗阻无法完成满意的肠道准备的结直肠癌患者。有数篇文献支持 PET‐CT 检查在发现同时多原发癌中的价值。文献报道 9 个无法完成全结肠检查的结直肠癌患者通过 PET‐CT 仿真肠镜发现了 1 例近侧的同时多原发直肠癌[45]。另外一篇文献报道了 13 例结直肠癌患者由于肿瘤梗阻无法完成全结肠镜检查,用 PET‐CT 仿真肠镜成功地发现所有 2 个近侧的同时多原发结直肠癌,并且无须特别的肠道准备[46]。还有两篇文献分别报道了 14 例结直肠癌患者由于肿瘤梗阻无法完成全结肠镜检查,用 PET‐CT 仿真肠镜分别成功地发现 1 个[47]和 4 个[48]近侧的同时多原发直肠癌。虽然病例数均较少,但都证实了 PET‐CT 发现同时多原发直肠癌的应用价值。

(六) 术中手法探查、术中肠镜和剖视标本

术中手法探查也是发现同时多原发直肠癌的一个有效手段。对于术前未行肠镜检查或未完成全结肠检查者,术中尤其需要全面仔细的探查。尽管术中仔细的探查有助于检出同时多原发癌,但对于较小的和主病灶不在同一肠段的多原发癌仍容易被遗漏。因此应该尽量在术前完成全结肠的检查,而不能过于依赖术中的探查。术中肠镜也是术中探查的另一个重要手段,其灵敏度高于手法探查,缺点在于从请求术中肠镜会诊到完成检查往往耗时较长,因此外科医生往往不愿采用;肠镜带入手术室是一个潜在的污染源,可能造成肠道胀气,影响手术操作。对于因结肠癌造成肠管狭窄或梗阻而在术前无法完成全结肠检查者,术中在切除肿瘤以后可对其近端的肠段进行内镜检查,也可选择在肿瘤切除之前在其近端邻近的肠壁切开一小孔,以对其近端肠段进行内镜检查。也有不少同时多原发癌是在肠管切除后剖视标本时发现。

五、 多原发结直肠癌的治疗和预防

同时多原发结直肠癌的根治性切除率与单发癌相差不大。复旦大学附属肿瘤医院 1958～1982 年的数据显示,同时多原发结直肠癌的根治性切除率为 68%,而同期的结直肠癌总体根治性切除率为 68.5%。同时多原发结直肠癌的手术范围应在综合考虑多个因素后作出决定。这些因素包括:年龄、肿瘤(包括伴存的腺瘤)的数目、大小、部位、肿瘤之间的距离、肿瘤的病理学类型、病期的早晚、肠段的血供等。关于全大肠切除和次全大肠切除(保留部分直肠)这些扩大的根治性手术的必要性尚存在很大争议。主张对同时多原发结直肠癌行次全大肠切除甚至全大肠切除学者的理由是防止多原发癌的漏治、避免异时癌的发生以及可免去内镜的监测随访。但这种兼具治疗性和预防性的手术术后患者生活质量有较大程度的降低,限制了这些手术的开展。许多学者质疑这类手术的必要性。作者认为只要能够切除所有的肿瘤并对每一个肿瘤都做到根治性的要求,保留一定长度的结肠根治性手术完全可以获得和次全大肠切除或全大肠切除同样的疗效,而术后生活质量明显提高。但须辅于术后定期的肠镜随访,及早发现和治疗新发腺瘤,可以在一定程度上减少异时癌的发生。即使发生了异时癌,再次手术也能够取得令人满意的结果。当然,在某些情况下,次全大肠切除和全大肠切除也是必要的。如对于 Lynch 综合征同时多原发大肠癌或者同时多原发结直肠癌伴多发、散在的较大腺瘤者。具体的术式选择如下[4]:多原发癌位于相邻肠段,可以主癌灶为主适当扩大切除范围,以力求使各个肿瘤都达到单发癌的根治性手术要求。

(1) 多原发癌相距甚远,且只有 2 个,可根据具体情况选择各自按照单发癌的根治性手术规范切除,或选择次全大肠切除或全大肠切除。

(2) 多原发癌超过 2 个且相距甚远,原则上应行次全大肠切除或全大肠切除。

(3) 多原发癌伴多发散在腺瘤,视腺瘤的多少和分布,尽量使多原发癌按照根治术要求切除并且能够同时切除腺瘤,小的腺瘤可以考虑结合纤维结肠镜摘除。如果腺瘤为数较多,分散于各个距离较远的肠段,且直径较大,无法经纤维结肠镜切除,可

行次全大肠切除或全大肠切除。

（4）多原发癌患者有大肠癌家族史，特别是Lynch综合征患者，倾向于行次全大肠切除或全大肠切除。

异时多原发癌多数仍可以行手术治疗。国外有报道其根治性切除率达61%。国内报道一组31例异时多原发结直肠癌的根治性切除率达72.4%。异时多原发结直肠癌的手术原则和首发癌相同，均应力求行根治性切除，必要时可行次全大肠切除或全大肠切除，如对于两次发病间隔时间较短的Lynch综合征异时癌患者。但再次手术由于腹腔粘连以及正常解剖结构的破坏，手术的难度往往较大。术者术前应有充分的心理准备，并让患者做好细致的术前准备以减少手术风险和术后并发症的发生。

基于多原发结直肠癌和腺瘤的密切相关性，及时发现新发腺瘤并予以摘除是预防多原发结直肠癌发生的重要途径，而兼具诊断和治疗功能的纤维结肠镜则是预防多原发结直肠癌的重要手段。近来发现口服某些化学制剂如阿司匹林和其他非甾体类抗炎药等可以抑制甚至逆转结直肠腺瘤的进展和腺瘤癌变的过程，从而起到预防结直肠癌的作用[49]，因此Pinol提出临床上对于具有多原发结直肠癌倾向的高危人群，可以采用化学预防的干预措施[2]。

六、多原发结直肠癌的预后

尽管有研究显示，同时性多原发结直肠癌的预后比单发癌差[25]，然而更多的研究表明，如果分期相近并且都接受根治性手术，同时多原发结直肠癌的预后并不比单发结直肠癌差[9,14,18,24,26]（表16-5）。Oya的研究显示同时多原发癌的总体术后生存时间比单发癌短，但如果只比较两者行根治性切除的病例则发现两者的根治术后生存时间没有差别[10]。

表16-5　多原发结直肠癌的预后

文　献	发表年份	样本量	5年生存率		
			单发癌	同时性多原发癌	异时性多原发癌
Chen 等[9]	2000	1 780	54%	60%	62%
Papadopoulos 等[14]	2004	1 160	46%	46%	47%
Latournerie 等[24]	2008	15 562	39%	39%	
Passman 等[26]	1996	4 878	0/I期-83% II期-71% III期-53% IV期-9%	0/I期-87% II期-67% III期-50% IV期-14%	

复旦大学附属肿瘤医院1958～1982年的数据表明同时多原发癌根治性切除术后5年生存率为60%[12]，同期总体的结直肠癌根治性切除术后5年生存率为70%。

异时多原发结直肠癌的预后也不比单发癌差[9,14]。St. Mark医院一组异时多原发结直肠癌行根治性切除术后的5年生存率达66%，来自日本的一篇报道为66.5%，其他的多数报道也在50%～60%。多数报道表明异时癌和首发癌的预后也无明显差别。但Fante等的报道显示第二原发癌的预后要差于首发癌[18]。日本Ueno[50]的研究表明异时多原发结直肠癌患者首发癌的预后比单发癌好，但也发现第二原发癌的预后要差于首发癌。王宏志报道的异时多原发癌中首发癌和第二原发癌根治术后5年生存率分别为71%（15/21），和39%（7/18）[21]。也有学者认为异时癌与首发癌相比反而病期较早，预后较好。Chen的研究发现第二原发癌46%为Dukes A期，而首发癌无一例属于Dukes A期[9]。原因之一可能是由于患者发生首发癌后警惕性增高，多数能定期行肠镜随访检查，因而往往能够在未出现症状之前较早发现异时癌，而相比之下，首发癌常常在患者出现症状以后才得以发现,因此早期诊断者较少。无论如何,对于异时癌不可轻言放弃,如果能够得到根治性切除,仍有望取得较好的预后和生存。

七、 多原发结直肠癌的随访

由于结直肠癌具有较高的多原发倾向,因此对于每一个大肠癌患者,术后需终身定期随访。随访包括很多方面,对于发现异时癌而言,除了参照结直肠癌的术后随访常规的检查外,粪隐血试验、钡灌肠和肠镜检查是最重要的几项检查。其中纤维结肠镜尤为重要,并且应该行剩余肠段的全结肠检查。第一次肠镜检查的时间通常应该从手术后 1 年内开始,如果发现结直肠腺瘤,则 1 年后重复肠镜检查;如果未发现结直肠腺瘤,3 年后复查肠镜,以后每 5 年复查肠镜。如果是术前未行肠镜检查或未能完成全结肠检查者,则应该考虑将全结肠镜检查提前至术后 3~6 个月。

定期的肠镜检查有助于发现新发腺瘤,并及时摘除,以防这些腺瘤日后发展成异时结直肠癌。在肠镜随访中首先应强调在患者无症状时仍应定期随访。另外还应强调应行剩余肠段的全结肠检查,因为异时癌具有好发于右半结肠的特点。

关于 MSI 检测在随访中的应用价值尚存有争议。不少研究发现异时癌和首发癌的 MSI 检测结果一致[51],因此提出 MSI 可以作为异时多原发大肠癌的一个预测因子,对于 MSI 阳性的结直肠癌患者,术后肠镜的随访应该更加频繁。Shitoh[31]也认为癌合并腺瘤以及 MSI 阳性是异时多原发结直肠癌的两个独立危险因素,因此建议术后肠镜随访的间隔时间应该少于 3 年。Bethesda 指南推荐对同时和异时多原发结直肠癌患者均进行 MSI 的检测[52],一方面有助于发现 LYNCH 综合征患者,另一方面对于制定术后随访计划有一定的参考价值。但 Leggett[39]认为在除外 LYNCH 综合征后,MSI 作为散发性异时多原发结直肠癌的预测因子并不具有很大的价值,也不推荐将 MSI 作为决定肠镜随访频率的重要参考指标。

八、 结直肠癌合并其他器官原发性恶性肿瘤

(一)结直肠癌合并其他器官原发性恶性肿瘤的概念和分类

结直肠癌合并其他器官原发性恶性肿瘤是指患者在发现结直肠癌的同时或前后,合并其他脏器组织的原发性恶性肿瘤。结直肠癌合并其他器官多原发恶性肿瘤需与结直肠癌的浸润、复发和转移相鉴别。如直肠癌合并膀胱癌应排除直肠癌浸润侵犯至膀胱或转移至膀胱才能诊断直肠癌合并原发性膀胱癌。目前普遍接受的多原发恶性肿瘤的诊断标准为 1932 年 Warren 和 Gates 提出的标准[53]:

(1)每个肿瘤必须均为恶性。

(2)每个肿瘤具有独特的病理形态。

(3)各个肿瘤发生在不同部位或器官,彼此不互相连接。

(4)排除相互之间的转移关系。

结直肠癌合并其他器官恶性肿瘤同样可以按照各个肿瘤的诊断时间分为同时和异时性多原发恶性肿瘤。异时性多原发恶性肿瘤又可分为先发性和后发性两种。其他器官恶性肿瘤的发现早于结直肠癌者,称为先发性多原发恶性肿瘤;反之,其他器官恶性肿瘤的发现在结直肠癌之后则称为后发性多原发恶性肿瘤。文献上关于结直肠癌合并同时和异时多原发恶性肿瘤的诊断时间间隔的标准没有明确的界定,多数仍以 6 个月为准[54],即诊断时间间隔 6 个月内谓之同时性,相距 6 个月以上者谓之异时性。也有文献以 12 个月作为时间间隔标准[55]。

(二)结直肠癌合并其他器官原发性恶性肿瘤的发生率

文献报道,大肠癌患者中,有 3.9%～5.5%合并其他器官恶性肿瘤(表 16-6)。异时性多原发恶性肿瘤中,先发和后发的比例见表 16-7。

表 16-6 合并其他器官恶性肿瘤的多原发结直肠癌发生率

文 献	发表年份	样本量	多原发结直肠癌发生率(%)		
			同时性	异时性	同时+异时
莫善兢等[57]	1986	949	0.2	3.7	
Ueno 等[11]	2003	2 812			5.5
Lee WS 等[55]	2010	1 063	2.3	3.1	
Sun 等[54]	2014	1 679	1.0	4.3	
Lee JW 等[56]	2014	718	1.7	2.9	

表 16-7 合并其他器官恶性肿瘤的异时性多原发结直肠癌分类

文 献	发表年份	样本量	结直肠癌发生时间(%)	
			先发性	后发性
莫善兢等[57]	1986	949	59.5	35.1
Lee WS 等[55]	2014	718	78.8	21.2
Sun 等[54]	2014	1 679	30.1	69.9

(三) 肠外恶性肿瘤的好发器官和发生时间

国内报道结直肠癌合并其他器官恶性肿瘤的好发部位包括胃肠道、泌尿生殖道和乳腺等。国外文献报道,结直肠癌的肠外多原发癌以胃癌最多见[11,54,55,58]。肠外恶性肿瘤的发生时间见表16-8。复旦大学附属肿瘤医院报道的 37 例结直肠癌合并其他器官恶性肿瘤者,先发癌中以宫颈癌最常见,高达 50%(11/22),结直肠癌发生在先发癌治疗后 1~31 年,诊断时间的中位间隔时间为 8 年。同时癌仅 2 例,一例为胃癌,另一例为白血病。后发性癌中则以胃癌最多见,后发癌发生在结直肠癌根治性切除后 2~19 年,中位间隔时间为 7 年[57]。

表 16-8 多原发肠外恶性肿瘤的发生时间

文 献	发表年份	样本量	中位间隔时间
莫善兢等[57]	1986	949	8 年
Lee WS 等[55]	2010	1 063	1.1~10.8 年
Lee JW 等[56]	2014	718	4.3 年
Sun 等[54]	2014	1 679	先发性 2.9 年;后发性 8.7 年

(四) 结直肠癌合并其他器官原发性恶性肿瘤的危险因素

1. 年龄和性别 文献报道,合并其他脏器多原发癌患者的肠癌发病年龄大于单纯结直肠癌患者[56,58]。合并其他脏器多原发癌的结直肠癌患者,有文献报道男性比例高于女性[55,56]。然而和单纯结直肠癌相比没有显著性差异。

2. 结直肠癌部位 有文献报道,合并其他脏器多原发癌结直肠癌患者,右半结肠癌的比例高于单纯结直肠癌[56]。

3. 首发癌的预后 首发癌预后较好者,治愈后由于其存活时间长,显然也有更大的机会发生其他脏器的多原发癌。

4. 宫颈癌盆腔放疗 文献报道宫颈癌经盆腔放疗后,再患直肠癌的风险为一般人群的 4 倍。而如果宫颈癌行手术切除,则术后再发生直肠癌的风险和一般人群没有区别。

5. 结直肠癌家族史 文献认为具有结直肠癌家族史的肠外恶性肿瘤患者更容易发生异时结直肠癌。合并肠外恶性肿瘤是 Lynch 综合征的一个重要临床病理特征,Lynch 综合征患者更容易发生多原发结直肠癌和肠外多原发恶性肿瘤。

(五) 结直肠癌合并其他器官原发性恶性肿瘤的诊断和治疗

结直肠癌合并其他器官恶性肿瘤的诊断与各个器官的单发性恶性肿瘤的诊断原则和方法无明显差别。值得提出的是,结直肠癌合并其他器官恶性肿瘤在临床上并非极少见的情况,临床医生应警惕该种可能,不能满足于发现一个器官的恶性肿瘤而完全忽略了全身其他脏器发生恶性肿瘤的可能。大肠癌合并其他器官恶性肿瘤漏诊和误诊的原因包括:① 临床医生对多原发癌的认识不足,没有想到其可能性;② 第二原发癌的临床表现与首发癌相混淆或被首发癌的临床症状所掩盖,故仅注意首发癌的存在而忽略了第二原发癌;③ 异时癌也可在原发癌术后 5 年内发生,在时间上和原发癌的复发和转移重叠,因此诊断时往往只考虑癌的复发或转移,而不考虑多原发癌的可能性;④ 对异时性多原发癌在首发癌治愈后,在排除了复发或转移的情况后,临床医生多考虑非肿瘤性疾病的诊断。

结直肠癌合并其他器官恶性肿瘤的治疗原则是力求使各个肿瘤都得到根治性治疗,分别按照结直肠癌和其他器官恶性肿瘤的治疗原则进行,或采取根治性手术切除,如胃癌、结直肠癌和乳腺癌等;或选择放疗,如鼻咽癌等;或选择化疗,如白血病和恶性淋巴瘤等。

(六) 结直肠癌合并其他器官原发性恶性肿瘤的预后

关于结直肠癌合并其他器官恶性肿瘤的预后文献报道较少,也没有一致的有说服力的结论。一般认为如果能够得到及时的诊断和积极的治疗,无论是结直肠癌还是肠外恶性肿瘤在根治性治疗后相当一部分仍可以获得长期生存,与这些器官的单发性恶性肿瘤的预后没有明显差别。文献报道合并其他器官恶性肿瘤的结直肠癌的 5 年生存率为 63.8%,和单纯结直肠癌的预后没有显著差别[55]。Weir 认为,结直肠癌患者因肠外恶性肿瘤而死亡的可能性,较因再发异时性结直肠癌而死亡的可能性更大[42]。

(蔡国响 蔡三军)

◇ 参 ◇ 考 ◇ 文 ◇ 献 ◇

[1] Arenas RB,Fichera A,Mhoon D,et al. Incidence and therapeutic implications of synchronous colonic pathology incolorectal adenocarcinoma[J]. Surgery,1997,122:706-709.

[2] Pinol V,Andreu M,Castells A,et al. Synchronous colorectal neoplasms in patients with colorectal cancer:predisposing individual and familial factors[J]. Dis Colon Rectum,2004,47:1192-1200.

[3] Nah BK,Kim SM,Lee YS,et al. Patterns of metachronous adenoma after colorectal cancer surgery[J]. Korean J Gastroenterol,2004,44:212-216.

[4] 刘宝善,许玉成,王辉,等.大肠肛门肿瘤学[M].成都:四川科学技术出版社,1998,183-194.

[5] 莫善兢.多原发大肠癌[J].大肠肛门病外科杂志,1996,2:23-25.

[6] Fajobi O,Yiu CY,Sen-Gupta SB,et al. Metachronous colorectal cancers[J]. Br J Surg,1998,85:897-901.

[7] Evers BM. Multiple adenocarcinomas of the colon and rectum. An analysis of incidences and current trends[J]. Dis Colon Rectum,1988,31:518-522.

[8] Takeuchi H. Synchronous multiple colorectal adenocarcinomas[J]. J Surg Oncol,1997,64:304-307.

[9] Chen HS. Synchronous and "early" metachronous colorectal adenocarcinoma:analysis of prognosis and current trends[J]. Dis Colon Rectum,2000,43:1093-1099.

[10] Oya M. Synchronous colorectal carcinoma:clinico-pathological features andprognosis[J]. Jpn J Clin Oncol,2003,33:38-43.

[11] Ueno M. Multiple primary cancer:an experience at the Cancer Institute Hospital with special reference to colorectal cancer[J]. Int J Clin Oncol,2003,8:162-167.

[12] 董瑞增,莫善兢,王亚农,等.散发性多原发大肠癌临床及微卫星不稳定研究[J].硕士学位论文,2004.

[13] Lan YT,Lin JK,Li AF,et al. Metachronous colorectal cancer:necessity of post-operative colonoscopic surveillance[J]. Int J Colorectal Dis,2005,20(2):121-125.

[14] Papadopoulos V. Synchronous and metachronous colorectal carcinoma[J]. Tech Coloproctol,2004,8(suppl1):s97-s100.

[15] Latournerie M. Epidemiology and prognosis of synchronous colorectal cancers[J]. Br J Surg,2008,95:1528-1533.

[16] Yoon JW. Clinical Characteristics of Multiple Primary Colorectal Cancers[J]. Cancer Res Treat,2008,40(2):71-74.

[17] Lee SY,Su Young,Kim,et al. Incidence and risk factors of metachronous colorectal neoplasm after curative resection of colorectal cancer in Korean patients[J]. Journal of Digestive Diseases,2014,15(7):367-376.

[18] Fante R,Roncucci L,Di Gregorio C,et al. Frequency and clinical features of multiple tumors of the large bowel in the general population and in patients with hereditary colorectal carcinoma[J]. Cancer,1996,77:2013-2021.

[19] Passman MA. Synchronous colon primaries have the same prognosis as solitary colon cancers[J]. Dis Colon Rectum,1996,39:329-334.

[20] Dykes SL. Evidence of a preferred molecular pathway in patients with synchronous colorectal cancer[J]. Cancer,2003,98:48-54.

[21] 王宏志,黄信孚,王怡,等.多原发大肠癌 37 例临床分析[J].中华普通外科杂志,2003,18:588-590.

[22] Nikoloudis N. Synchronous colorectal cancer[J]. Tech Coloproctol,2004,8(suppl 1):s177-s179.

[23] Fukatsu H. Clinical characteristics of synchronous colorectal cancer are different according to tumour location[J]. Dig Liver Dis,2007,39:40-46.

[24] Latournerie M. Epidemiology and prognosis of synchronous colorectal cancers[J]. Br J Surg,2008,95:1528-1533.

[25] Nosho K. A prospective cohort study shows unique epigenetic,genetic and prognostic features of synchronous colorectal cancers[J]. Gastroenterology,2009,137:1609-1620.

[26] Passman MA. Synchronous colon primaries have the same prognosis as solitary colon cancers[J]. Dis Colon Rectum,1996,39:329-334.

[27] Wang HZ. Clinical features,diagnosis,treatment and

prognosis of multiple primary colorectal carcinoma [J]. World J Gastroenterol, 2004, 10: 2136 - 2139.

[28] Kaibara N. Synchronous and metachronous malignancies of the colon and rectum in Japan with special reference to a coexisting early cancer [J]. Cancer, 1984, 54: 1870 - 1874.

[29] Tziris N. Synchronous and metachronous adenocarcinomas of the large intestine [J]. Hippokratia, 2008, 12: 150 - 152.

[30] 黄继胜. 同时多原发大肠癌与大肠腺瘤 [J]. 中国癌症杂志, 1998, 8: 251 - 252.

[31] Shitoh K, Konishi F, Miyakura Y, et al. Microsatellite instability as a marker in predicting metachronous multiplecolorectal carcinomas after surgery: a cohort-like study [J]. Dis Colon Rectum, 2002, 45: 329 - 333.

[32] Wheeler JM, Bodmer WF, Mortensen NJ. DNA mismatch repair genes and colorectal cancer [J]. Gut, 2000, 47: 148 - 153.

[33] Senba S, Konishi F, Okamoto T, et al. Clinicopathologic and genetic features of nonfamilial colorectalcarcinomas with DNA replication errors [J]. Cancer, 1998, 82: 279 - 285.

[34] Norrie MW, Hawkins NJ, Todd AV, et al. The role of hMLH1 methylation in the development of synchronous sporadiccolorectal carcinomas [J]. Dis Colon Rectum, 2002, 45: 674 - 680.

[35] Masubuchi S, Konishi F, Togashi K, et al. The significance of microsatellite instability in predicting the development of metachronous multiple colorectal carcinomas in patientswith nonfamilial colorectal carcinoma [J]. Cancer, 1999, 85: 1917 - 1924.

[36] de Silva WM. Developing a molecular marker for metachronous colorectal cancer [J]. Ceylon Med J, 1999, 44: 162 - 165.

[37] Welch JP. Multiple colorectal tumors. An appraisal of natural history and therapeutic options [J]. Am J Surg, 1981, 142: 274 - 280.

[38] Kaibara N, Koga S, Jinnai D. Synchronous and metachronous malignancies of the colon and rectum in Japan with special reference to a coexisting early cancer [J]. Cancer, 1984, 54: 1870 - 1874.

[39] Leggett BA, Cornwell M, Thomas LR, et al. Characteristics of metachronous colorectal carcinoma occurring despitecolonoscopic surveillance [J]. Dis Colon Rectum, 1997, 40: 603 - 608.

[40] 房殿春, 刘为纹, 王代科, 等. 多原发大肠癌 51 例分析 [J]. 中华内科杂志, 1995, 34: 116 - 117.

[41] 张胜本, 黄显凯, 张连阳, 等. 多原发大肠癌 67 例临床分析 [J]. 中华普通外科杂志, 1999, 14: 364 - 366.

[42] Halligan S. CT colonography in the detection of colorectal polyps and cancer: systematic review, meta-analysis, and proposed minimum data set for study level reporting [J]. Radiology, 2005, 237(3): 893 - 904.

[43] Kim JH. Incomplete colonoscopy in patients with occlusive colorectal cancer: usefulness of CT colonography according to tumor location [J]. Yonsei Med J, 2007, 48 (6): 934 - 941.

[44] Neri E. Colorectal cancer: role of CT colonography in preoperative evaluation after incomplete colonoscopy [J]. Radiology, 2002, 223(3): 615 - 619.

[45] Veit-Haibach P. Diagnostic accuracy of colorectal cancer staging with whole-body PET/CT colonography [J]. JAMA, 2006, 296 (21): 2590 - 2600.

[46] Nagata K, Ota Y, Okawa T, et al. PET/CT colonography for the preoperative evaluation of the colon proximal to the obstructive colorectal cancer. Diseases of the Colon & Rectum, 2008, 51(6): 882 - 890.

[47] Veit P, Kuhle C, Beyer T, et al. Whole body positron emission tomography/computed tomography (PET/CT) tumour staging with integrated PET/CT colonography: technical feasibility and first experiences in patients with colorectal cancer [J]. Gut, 2006, 55(1): 68 - 73.

[48] Llamas-Elvira JM. Fluorine - 18 fluorodeoxyglucose PET in the preoperative staging of colorectal cancer [J]. Eur J Nucl Med Mol Imaging, 2007, 34(6): 859 - 867.

[49] Janne PA, Mayer RJ. Chemoprevention of colorectal cancer [J]. N Engl J Med, 2000, 342: 1960 - 1968.

[50] Ueno M, Muto T, Oya M, et al. Multiple primary cancer: an experience at the Cancer Institute Hospital with special reference to colorectal cancer [J]. Int J Clin Oncol, 2003, 8: 162 - 167.

[51] Sengupta SB, Yiu CY, Boulos PB, et al. Genetic instability in patients with metachronous colorectal cancers [J]. Br J Surg, 1997, 84: 996 - 1000.

[52] Umar A, Boland CR, Terdiman JP, et al. Revised Bethesda Guidelines for hereditary nonpolyposis colorectal cancer(Lynch syndrome) and microsatellite instability [J]. J Natl Cancer Inst, 2004, 96: 261 - 268.

[53] 徐忠法, 左文述, 刘奇. 现代肛肠肿瘤外科学 [M]. 济南: 山东科学技术出版社, 1993.

[54] Sun LC. Clinical characteristics of second primary cancer in colorectal cancer patients: the impact of colorectal cancer or other second cancer occurring first [J]. World J Surg Oncol, 2014, 12: 73.

[55] Lee WS. Multiple primary malignancies involving colorectal cancer — clinical characteristics and prognosis with reference to surveillance [J]. Langenbecks Arch Surg, 2010, 395(4): 359 - 364.

[56] Lee JW. Clinical characteristics of colorectal cancer patients with a second primary cancer [J]. Ann Coloproctol, 2014, 30(1): 18 - 22.

[57] 莫善兢. 大肠癌 [M]. 上海: 上海科学技术文献出版社, 1986.

[58] Yamamoto S. The risk of multiple primary malignancies with colorectal carcinoma [J]. Dis Colon Rectum, 2006, 49 (10 Suppl): s30 - s36.

[59] 郝希山, 王殿昌. 腹部肿瘤学 [M]. 北京: 人民卫生出版社, 2003.

第十七章
结直肠癌的外科治疗

结直肠癌的治疗方式包括外科治疗、放射治疗、药物治疗、生物医学治疗、中医药治疗,其中外科治疗是所有治疗方式中最主要的、决定性的手段,在结直肠癌的预防、诊断、治疗各个方面都发挥着重要作用。

结直肠癌的外科治疗始于一百多年前,是最早开展的几种肿瘤外科治疗之一。在一百多年的发展过程中,无数学者做出了贡献,随着外科手术技术进步、手术辅助器械的发展、对器官胚胎学发生的再认识,结直肠癌手术的规范性也有了更明确的界定。近年来结直肠癌多学科治疗模式的建立,不仅使得外科手术在结直肠癌预防、诊断、治疗中的作用更加突出,尤其对于转移复发的患者,多学科治疗模式下的外科治疗为更多患者提供了治愈的机会。

一、 外科治疗在结直肠癌 预防和诊断中的价值

(一) 外科治疗与结直肠癌预防

多数结直肠癌的发生发展是一个相对漫长的过程,从正常黏膜-腺瘤-恶性肿瘤一般需要 5~10 年[1],给结直肠癌的早诊早治提供了时机,特别是腺瘤等癌前病变的发现和治疗,可以有效减少结直肠癌的发生。在结直肠癌筛查已经广泛开展的欧美国家,结直肠癌的发生率已开始下降[2-3]。国内部分地区结直肠癌筛查已纳入政府的实事工程项目,临床上将会看到越来越多的结直肠腺瘤患者,需要给予这些患者合理的治疗。

结直肠腺瘤的外科治疗大多采用局部治疗,局部治疗的方式包括:肠镜下灼除、内镜下黏膜切除技术(endoscopic mucosal resection,EMR)、内镜黏膜下剥离术(endoscopic submucosal dissection,ESD)、传统扩肛切除、经肛内镜下微切除(transanal endoscopic microdissection,TEM)。根据腺瘤的位置、大小、形态、是否带蒂以及经治医生的水平等,决定局部治疗的可行性,并选择合适的治疗方式。需要强调的是,治疗前的病理活检非常重要,对于病理报告为高级别瘤变的患者,最好给予腔内超声等术前分期,甚至再取活检,以排除浸润性癌的可能性[4-8](表 17-1)。此外,无论是何种内镜下切除,都有局部复发的可能性,需要在术前与患者充分沟通。

表 17-1　结直肠癌的局部治疗

作 者	EMR		ESD	
	整块切除率(%)	复发率(%)	整块切除率(%)	复发率(%)
Y Saito(2010)	33	14	84	2
N Kobayashi(2012)	37.5	21.4	92.9	0
YJ Kim(2013)	61.5	/	96.6	/
M Tajika(2011)	48.1	15.4	83.5	1.2
EJ Lee(2012)	42.9	25.9	92.7	0.8

腺瘤切除后要将标本摊平、固定后再送病理,以方便病理科医生对手术的切缘和基底做出明确

的评价。如果术后病理为 T_1 肿瘤,考虑到 T_1 肿瘤有 11%～21% 的淋巴结转移可能,应当告知患者和家属补充行根治性手术的必要性;如果术后病理为 T_2 以上肿瘤,须行根治性手术[9-15](表 17 - 2)。

表 17 - 2 T_1、T_2 肿瘤的淋巴结转移率、脉管神经侵犯率及局部切除后复发率

作 者	淋巴结转移率(%)		脉管神经侵犯率(%)		局部切除后 5 年内复发率(%)	
	T_1	T_2	T_1	T_2	T_1	T_2
HC Chang (2012)[9]	11.7	23.1	4.5	9.5	/	/
HM Salinas (2011)[10]	11	28	/	/	/	/
S Ganai (2006)[11]	/	/	/	/	19.0	50
YN You (2007)[12]	/	/	5.2	14.6	12.5	22.1
BM Tsai (2010)[13]	/	/	/	/	9.8	23.5
DJ Bentrem (2005)[14]	11		18		15	
D Gopaul (2004)[15]	/	/	/	/	13	24

(二)外科手术与结直肠癌诊断

肿瘤的确诊需要组织学或细胞学证据,而结直肠癌组织标本通常情况下可以通过肠镜下活检获得。但是限于肠镜活检钳大小的限制,取材往往较小,较浅表,加上肿瘤的异质性,经常造成临床诊断为癌而病理诊断却不支持的情况。如果不涉及保肛问题或术前治疗(如新辅助化疗或新辅助放疗),在征得患者及家属的同意后可以直接手术;但是一旦涉及保肛问题,或需要给予新辅助化疗或放疗,则必须有明确的病理诊断才可以实施。笔者曾经历一位低位直肠癌患者在多家医院累计 9 次肠镜活检都诊断为腺瘤,本院扩肛切取活检病理报告仍为腺瘤,本院经骶旁切口完整切除肿瘤后,最终诊断为腺癌而行腹会阴联合切除术。

通过外科手段获得组织标本的手术也被称为诊断性手术。对于中下段直肠癌患者,通过扩肛切除或切除活检可以获得足量的组织做病理诊断,也可以通过 TEM 获得距肛缘距离较远的肿瘤组织;会阴部复发的患者,则可通过 CT 引导下粗针穿刺获得组织。

(三)外科在治疗方面的应用

根治性手术切除结直肠癌目前仍是结直肠癌唯一的治愈方式,在治疗中的价值无可替代。结直肠癌的外科治疗可分治愈性切除和姑息性切除,治愈性切除多用于早中期肿瘤。姑息性切除主要用于中晚期和晚期肿瘤,由于多学科综合治疗水平的不断提高,特别是转化性治疗概念的引入,使得过去不能切除或无法达到根治性切除的原发灶或转移灶变得能够根治性切除。这对外科医生提出了更高的要求:综合患者病理、影像等资料,根据化疗、放疗等各种辅助治疗手段可能带来的获益,明确治疗的总体目标,进一步确定手术的目的、范围或根治程度。

1. 结直肠癌的治愈性切除 结直肠癌的治愈性切除是外科治疗的目标,它是指完整切除肿瘤、部分周围正常组织以及区域淋巴结。根治性切除一般用 R_0 切除来表示,指的是在手术中肉眼和术后的病理检查均未发现切缘阳性,同时切除区域淋巴结。肿瘤切除后的满意度目前用 Residual Classfication 来表示[16](表 17 - 3)。R_0 切除是外科切除的目标,随着医学的发展,新辅助放疗、新辅助化疗、新辅助放化疗的应用均可以提高 R_0 切除的机会,从而提高结直肠癌治疗效果。

表 17 - 3 肿瘤切除满意度

分级	满意度评估
R_X	是否残存肿瘤无法估价
R_0	术中无肉眼残留,术后无病理切缘阳性
R_1	标本显微镜下肿瘤残存
R_2	术中肉眼肿瘤残留

2. 结直肠癌的姑息性治疗　结直肠癌的姑息性治疗是指肿瘤局部晚期或全身性转移,无法达到治愈性切除的目的,而进行的肿瘤切除或肠造瘘等缓解肿瘤临床症状的各种手段。但是在临床上实际有两种情况:① 肿瘤局部晚期或远处广泛转移无法达到治愈的目标,姑息性治疗的目的是减少肿瘤负荷或缓解肿瘤出血梗阻等症状,达到提高生活质量、延长生命的作用。② 尽管肿瘤局部晚期,但通过化疗或放化疗可以使肿瘤获得根治性切除;或者已远处有多发转移,但所有转移灶都仍有根治性切除的可能,这种情况下切除原发灶或转移灶时名义上仍属姑息性切除,实际上手术方式却应当是根治性的。

3. 晚期结直肠癌转化性治疗后的根治性切除　有效化疗药物和靶向药物的研发以及放化疗技术的进步,使得外科手术以外的治疗手段的疗效迅速提高,在结直肠癌的治疗中扮演越来越重要的角色,也深刻改变了晚期结直肠癌患者的治疗理念,使以往认为不可治愈的晚期结直肠癌患者中相当一部分患者获得了治愈性手术的机会。

初始不可切除肿瘤通过化疗等手段治疗后成为可根治性切除的病灶,被称为转化性治疗[17-26]。尽管转化性治疗实际上属于姑息性治疗的一部分,但转化性治疗的目标是治愈,与传统意义上以延长生命为目标的姑息性治疗有本质的区别,也是晚期结直肠癌治疗领域的重大进步。尤其对于转移灶仅限于肝脏的患者。但是,转移灶是否属于不可切除,往往由所在多学科小组的技术水平决定,没有明确的标准,因此转化性化疗的成功率不同报道间相差较大。尽管如此,转移灶根治性切除后多数报道术后 5 年生存达到 30%～50%[17,19,25](表 17-4)。

表 17-4　结直肠癌肝转移的转化性治疗

作　者	研究性质	不可切除标准	方　案	肝切除率（%）	手术死亡率	中位 OS	5 年 OS
Giacchetti(1999)[17]	回顾性	有	5-FU+LV+OXal	45.0		48	50
Riviore(2002)[18]	回顾性	无	5-FU+LV+OXal	43.5	2	39	/
Adam(2004)[19]	回顾性	无	5-FU±Oxal±CPT	12.5	0.7	/	33
Albert(2005)[20]	前瞻性	无	FOLFOX	35.7	0	/	/
Baize(2006)[21]	回顾性	无	5-FU+LV+OXal	28.2		60	/
Capussotti(2006)[22]	前瞻性	无	Oxal-based	32.6	0	45.9	/
Nuzzo(2007)[23]	回顾性	无	FOLFIRI	35.7	0	46	/
Ychou(2008)[24]	前瞻性	有	FOLFORINOX	82.3	0	36	/
Masi(2009)[25]	前瞻性	有	FOLFOXIRI	21.4	0	40	42
Garufi(2010)[26]	前瞻性	有	Cet+FOLFOX	65.1	0	/	/

二、结直肠癌手术治疗的原则

结直肠癌的外科治疗原则除了普通外科需要遵循的无菌原则,尚有一些特殊性,主要包括 4 个方面:① 无瘤原则;② 规范性淋巴结清扫;③ 主干血管根部结扎;④ 全系膜切除。

(一) 无瘤原则

肿瘤手术和非肿瘤手术的操作原则最主要的差别是无瘤操作原则,这个概念最早由美国的 Turnbull 提出。他回顾性研究了 896 个肠癌患者的 5 年生存与手术方式,发现采用无瘤操作的患者 5 年生存率为 68.85%,而传统手术的患者为 52.13%[27]。尽管目前仅有的一项前瞻性随机对照研究并没有能够证明无瘤操作手术优于传统手术(5 年生存率: 56.3% vs. 59.8%),但仍然发现传统手术的患者更早出现转移,肝转移发生率也明显升高[28]。Hayashi 等研究发现,无瘤操作有助于减少术中由于挤压肿瘤,造成肿瘤通过静脉回流而播散的机会[29]。

实际工作中,无瘤操作的概念并不是单单手术中不直接接触肿瘤就足够,还包括了诊断和治疗的整个过程。肿瘤外科医生是在"无瘤思想"指导下贯穿整个手术中的每一步。

总体而言结直肠癌手术的无瘤操作主要有以下几个方面。

(1)切口保护:一旦完成切口操作,迅速使用切口保护器或纱布垫保护切口。

(2)探查原则:在进行腹腔和肿瘤探查时,坚持先探查远离部分腹腔脏器、重要脏器,最后探查肿瘤本身。注意在某些情况下,可以不直接接触肿瘤完成探查。对肿瘤较大、明显外侵的肿瘤探查后,最好能够更换手套。

(3)肿瘤保护:当完成暴露后,最好将肿瘤侵犯的浆膜区保护起来,临床上主要采用多层干纱布将侵犯区完全覆盖并四周缝线固定,或使用各种蛋白保护胶敷在肿瘤表面,以减少肿瘤细胞的播散。

(4)不接触或少接触肿瘤:虽然不接触肿瘤是不可能的,但少接触是完全可能的。最少的接触次数和尽量短的接触时间可以避免肿瘤黏附在手套上的机会和量。

(5)先结扎血管:在手术操作中,肿瘤非常可能受到挤压,脱落的肿瘤细胞沿血管、淋巴管播散,因此明确切除范围后,尽可能先结扎主要的动静脉,对减少肿瘤血行播散有益。

(6)直肠癌前切除前远端冲洗:直肠手术操作过程中不可避免的挤压可以造成肿瘤组织或细胞的脱落,在低位保肛的患者中有时还可以看到脱落的肿瘤组织随肠管内的黏液被挤压到肛门外,而脱落的结直肠癌细胞极可能在肠腔的创面形成复发转移。因此在手术过程中前切除手术远端闭合前有必要冲洗远端肠管。

(7)更换手套:在明显接触肿瘤或污染物后,常需更换手套。在肿瘤标本切下后,冲洗创面时更换手套是非常必要的。

(8)清洗和更换手术器械:在手术过程中,对于接触过肿瘤的器械要清洗,以免播散肿瘤。在肿瘤标本切下后,使用未接触过肿瘤的器械进行随后

的操作是减少肿瘤播散的一个手段。

(9)重建前清洗创面:清洗手术野是普通外科关腹前的常规,但是在恶性肿瘤手术过程中,如果仅在关腹前清洗,那么手术切除过程中脱落的或血管淋巴管流出的肿瘤细胞在重建过程中可能缝入吻合口或包裹在间隙里,因此在标本切下后即进行清洗是最恰当的时机。

(二)规范地清扫淋巴结

1. 结肠癌的淋巴结清扫规范

(1)淋巴的流向和淋巴结的分布:结直肠癌的主要转移方式是淋巴道转移,淋巴道转移的最佳治疗方式是规范性淋巴清扫术。熟悉和掌握结肠淋巴流向和转移规律对于结肠癌的手术治疗是极其重要的。

结肠的淋巴管起源与胃不同,胃的黏膜层有淋巴管,可以发生淋巴道转移,而结直肠的黏膜层是没有淋巴管的,不会产生淋巴道转移。根据结肠淋巴的部位可分为4类。① 结肠上淋巴结:位于肠壁,常沿肠脂垂分布;② 结肠旁淋巴结:沿着结肠管旁、边缘动脉弓及其分支分布的淋巴结;③ 中间淋巴结:位于结肠动脉弓与结肠血管起始部之间的淋巴结;④ 主淋巴结:在结肠主干起始部的淋巴结。

结肠淋巴结的分站是两个概念的结合。① 纵向沿淋巴流向由肠管向血管根部分为三站:第一站为结肠上和结肠旁淋巴结;第二站为中间淋巴结;第三站为主淋巴结。② 横向沿肠管分布,自肿瘤由近及远每5 cm为一站,即自肿瘤缘向近侧和远侧5 cm以内为第一站淋巴结,5～10 cm为第二站淋巴结,以此类推[30]。因此结肠肠管的切除除了考虑肿瘤肠管浸润范围,更重要的是考虑淋巴结清除的范围。③ 除了上述的纵向和横向规律性淋巴结分站,尚有特殊解剖部位的淋巴转移有特殊的引流途径:如结肠肝区癌引流的胃大弯和幽门下淋巴结,是为第三站淋巴结;结肠脾区癌引流的胃大弯、胃短血管旁、脾门淋巴结,是其第三站淋巴结;横结肠癌引流的胃大弯、幽门下、脾门胰尾淋巴结,是其第三站淋巴结。

（2）结肠癌治愈性切除和扩大治愈性切除，具体操作如下。

1）结肠癌的治愈性切除：要求切除整块肿瘤以及其上下两端的 10 cm 以上的肠管，所回流的1、2、3 站淋巴结。在临床上，一般肠管的切除长度不要求太长，虽然 10 cm 相当于第二站清扫，但结肠癌淋巴结转移很少超过 10 cm，不必过多地切除肠管，造成重建困难、并发症增多、肠功能影响。至于治愈性切除要求清除几支主干血管未有规范，实际切除时可能有多种情况：① 横结肠中份肿瘤位于结肠中动脉扇形供血区的中部，根部清扫结肠中动脉根部淋巴结即可达到根治的目的，这里结肠中动脉左右支为一根主供血管，乙状结肠的各分支也并称为一支主供血管。② 结肠肿瘤位于两支主干血管供血区的交界处，这时切除两支主干血管是必要的。

2）结肠癌的扩大治愈性切除：结肠癌的扩大治愈性切除是在标准治愈性切除的基础上，扩大切除范围。扩大切除范围主要在以下几点：① 将淋巴结清除的范围从第三站扩大到第四站，也就是肠系膜上血管供血区清扫至肠系膜上血管根部淋巴结；肠系膜下血管供血区淋巴清扫至肠系膜下血管根部淋巴结。② 切除肿瘤主干血管上下各一根主干血管并清扫其所属淋巴结。③ 肠管切除的范围达到 10 cm 以上即可。④ 肿瘤侵犯周围组织的扩大切除。

2. 直肠癌的淋巴结清扫规范

（1）直肠癌的上方淋巴结清扫：直肠癌的上方转移是最主要的转移方向。无论是上、中、下段直肠癌和肛管癌，都以上方淋巴结转移为主，文献报道淋巴结转移率为 35.3%～47.6%[31-33]。因此，直肠癌的上方淋巴结清扫是直肠癌根治术重点之一。肠系膜下动脉起始部周围的淋巴结是直肠癌的根治术的第三站淋巴结，是多数临床医生的上方清扫重点。

直肠癌的上方淋巴结清扫有 3 种做法：① Miles 推荐的方法，在肠系膜下血管的左结肠动脉分支以下清扫并结扎血管。其清扫的上界是左结肠动脉分叉处。② Grinnell 推荐使用的方法，清扫肠系膜下动脉根部淋巴结并于根部结扎、切断肠系膜下动静脉。日本手术规范规定在肠系膜下血管根部清扫、结扎，称之为 R₃。③ 清扫肠系膜下动脉起始部周围淋巴结，并将其根部周围淋巴脂肪组织向下清扫直至左结肠分支下方，在左结肠动脉下方结扎、切断。理论上，第二种方法比较规范，相对较彻底，但临床上多数医生担心由于结扎在肠系膜下动脉的根部，左结肠动脉缺如，可能会影响降结肠、乙状结肠的血供，造成吻合口缺血，增加吻合口瘘的机会。较多医生选择第三种方法，即清扫了肠系膜下动脉根部的淋巴结，又保留了左结肠动脉，减少了过多切除肠管和影响肠管血供的机会。对于第一种方法，多数学者认为上界清扫的范围不够，仅达到 R₂ 的水平[34,35]。

（2）直肠癌的侧方淋巴结清扫：腹膜返折以下的直肠癌，其的淋巴回流除了向上以外，向侧方淋巴转移概率为 5%～10%，特别是腹膜返折以下的低位直肠癌转移率较高，文献报道侧方淋巴结转移率为 15%～25%[36,37]。以日本东京癌症研究院为代表的日本结直肠癌外科研究认为：直肠癌，特别是腹膜返折以下的直肠癌侧方淋巴转移率较高，有必要清扫肠系膜下动脉以下的腹主动脉和腔静脉周围淋巴结、髂血管周围淋巴结以及闭孔周围淋巴结，可以减少局部复发，提高治愈率[36-39]。国内在 20 世纪 80 年代初亦开展了直肠癌扩大清扫的研究，如国内董新舒报道的侧方淋巴转移率为 9.6%[14]。在进行扩大清扫的直肠癌与常规清扫的比较中，扩大清扫的 5 年生存率为 68%，而常规清扫的仅为 42.9%，两者差别明显[40,41]。

但是随着直肠癌全系膜切除理念的推广和放化疗等综合治疗手段的发展，大量的多中心随机对照研究已经证实，全系膜切除联合术前新辅助放化疗可以使直肠癌局部复发率大幅降低，而侧方淋巴结清扫相关的研究多为单组、回顾性分析，缺乏前瞻性随机分组的研究，比较两者的局部复发和长期生存，没有发现侧方清扫具有优势。目前大多数学者认为不必常规进行侧方清扫。当然，侧方淋巴清扫对某些的患者可能是有价值的，但哪些患者需要侧方清扫值得研究[42,43]（表 17-5）。

表 17-5 直肠癌不用治疗模式的研究

作者	治疗模式	5 年局部复发率(%)		局部复发时间(月)
		总　计	侧　方	
德国研究(2004)[44]	新辅助 CRT + TME	6		/
	TME + 辅助	13		/
荷兰研究(2001)[45]	新辅助(短程)CRT + TME	5.8	1.4	30
	TME	11.3	2.0	18
Heald(1998)[46]	TME	6		/
Takahashi(2000)[38]	TEM + LLD	7.8		/
Guillem (2005)[47]	新辅助 + TEM	4.3		23
	TEM + 辅助 CRT	6.3		24
Kim(2007)[48]	TEM + LLD	12.7		18
Kusters (2009)[49]	单侧 LLD	15.4	6.2	/
	双侧 LLD	8.3	3.3	/
	TME + LLD	6.9	2.2	/
Kusters (2009)[50]	新辅助 + TME	5.8	0.8	/
	TME	12.1	2.7	/

(3) 直肠癌的下方淋巴结清扫：直肠肛管部的淋巴可以向 3 个方向引流，即向上、向侧和向下方引流。以齿状线为界限，其上方的淋巴主要向上方引流，其下方的淋巴主要向下方引流。日本高桥孝报道 601 例直肠癌腹股沟淋巴结转移率研究：肿瘤下缘在齿状线上 2.1 cm 以上，仅 0.4% 腹股沟淋巴结转移；肿瘤下缘在齿状线 1.1～2.0 cm，腹股沟淋巴结转移率为 7.7%；肿瘤靠近齿状线，转移率达 12.5%；肿瘤越过齿状线，转移率达 40.0%。肿瘤下缘越低，腹股沟淋巴结转移率越高[38,51,52]。

对侵犯肛管的肿瘤，同时合并有腹股沟转移者，可同时或分期进行直肠癌根治术和腹股沟或髂腹股沟淋巴结清扫术；没有合并腹股沟淋巴结转移的患者，有学者建议进行预防性腹股沟淋巴结清扫术，但是多数学者考虑淋巴下方转移概率<20%、手术创伤大、治疗效果差，认为预防性清扫的价值不大；针对经过多学科治疗的异时的腹股沟淋巴结转移，建议腹股沟淋巴清扫术加术后化疗，是否使用放疗，需结合以前放射治疗的照射野和放射剂量[51,53]。

（三）全系膜切除

1. 直肠癌的全系膜切除　上段直肠癌的治疗与结肠癌相似，但中下段直肠癌由于其解剖位置以及与周围组织的关系密切，手术治疗比较困难、并发症较多、功能性损伤较常见、复发率较高，治疗上有其特殊性。

直肠系膜指由盆筋膜脏层包绕的直肠后及侧方的血管、淋巴、脂肪组织类系膜结构。在临床病理上，直肠肠壁的向下方侵犯一般不超过 2 cm，但病理大切片研究显示：肿瘤在系膜中的癌灶可以超过肿瘤下方 4 cm，因此进行全系膜切除非常重要。

全系膜切除(total mesorectal excision，TME)的概念最早由英国的 Heald 提出。Heald 的 TME 概念包括：① 不论直肠癌距肛缘距离，直肠系膜全切除；② 重视周边缘大切除；③ 直肠远切缘可减少 0.5 cm；④ 肿瘤的分化不太重要；⑤ 强调直视下锐性分离，保留盆腔自主神经；⑥ 不需要术前术后放疗；⑦ 前切除保肛概率达 90%。直肠全系膜切除的方法提出后，临床治疗的结果非常令人满意，大大地降低了直肠手术后的局部复发率。在多个国家进行了相关的临床研究，均取得了较好的结果，局部复发率为 2.2%～7.3%[46,54]。

全系膜切除概念在国内得到许多医生的承认

和积极的推广,但在认识上也有许多争论。一些肿瘤专科医生认为:① 直肠癌的全系膜切除只是概念的提出,而不是手术内涵的改变。直肠癌的根治性手术一直是沿腹下神经浅面的骶前间隙向下分离的,任何一本手术学教科书都是这样写的,如果不在这个间隙分离是很难分离的;肿瘤下缘的系膜切除在规范的前切除也是要求达肿瘤下缘 5 cm。② 直肠手术在电刀直视下分离,早已是国内许多肿瘤专科医院普遍使用的基本技术。③ TME 手术的结果尚未有严格的循证医学的大组前瞻性随机分组的研究证实,目前的结果多是与过去的结果进行比较,特别是有些报道前切除的术后复发率高于经腹会阴切除,明显不符合一般规律。④ 全系膜切除后的低位前切除容易发生吻合口瘘,主要是由于全系膜切除后的直肠残端血供不佳,多需进行横结肠造瘘,二期回纳。即使这样 Heald 在 1997 年报道了 15% 的吻合口瘘的发生率[55]。⑤ 部分文章报道全系膜切除可以增加保肛概率,直肠手术能不能保肛是由按肿瘤原则切除后,所残留的直肠能否与结肠吻合,吻合后的肛门有没有完整的肛门识别、控制功能来决定的,与全系膜切除关系不大。无论怎样,直肠全系膜切除的提出,对正确进行直肠癌的规范手术有一定的指导意义[54,55]。

(1)肿瘤的切缘:肿瘤的手术切除一直是以三维的广泛切除作为切除的基础。对于肠道肿瘤手术来说,它的三维是指上切端、下切端、肿瘤区的环行切缘。

1)肿瘤的上切缘:直肠癌手术切除的上切端由于一般距离肿瘤较远,几乎不可能会出现切缘肿瘤阳性的机会,所以一直未受到足够的重视。但是这里需要强调的是:肿瘤上切端的切除距离不可以参照结肠,因为直肠癌的淋巴回流是向上的,直肠癌治愈性切除要求切除至主干血管根部,在此即乙状结肠血管,如果考虑做扩大切除,要清扫肠系膜下血管根部。血管切除的范围决定了肠管切除的范围,如果仅仅切除 5 cm 肠管,不可能符合治愈性切除淋巴结的要求[30]。

2)肿瘤切除的下切缘:直肠癌手术中,下切缘的距离一直是直肠癌手术的关注重点,也是争取提高保肛的最关键问题。关于直肠癌手术切除的下切缘需超过 5 cm,这一概念最早由 Handley 提出,此标准应用了半个世纪以上。直到 20 世纪 50 年代早期,Goligher 做了 1 500 例的直肠癌标本分析,研究结果认为肿瘤向远端扩散少见,70%扩散小于 0.6 cm,极少超过 2 cm。中国结直肠癌专家委员会建议癌远端切除为 3 cm。目前大多数学者认为:肿瘤下切缘为 2~3 cm,极少数作者甚至建议下切端 1 cm 即可[56,58]。

但是下切端距离的判定差异很大,一般研究均明确指出测量时应无张力拉直,但临床上非常困难,牵拉时的张力误差极大,同样的标本不同张力下测量距离可差别 1 cm 甚至更多。此外,肿瘤切下后有不同程度的收缩。复旦大学附属肿瘤医院曾做过直肠下切缘测量研究,结果显示:比较术中测量长度,标本切下后即刻测量下切缘收缩 25%~30%;手术结束后再测量标本收缩 30%~40%;标本固定后根据时间不同可收缩 40%~60%。国外 Weese 所做研究与本院研究结果相似[59]。因此肿瘤下切缘的判断和测量是很难准确的,需要有丰富的临床经验才能保证肿瘤下切缘的可靠性。建议标本切下后即测量距离,若切缘小于 1~1.5 cm,需送病理检查。

不同的肿瘤类型需要不同的肿瘤下切端距离:研究显示肿瘤的不同类型和生长方式,其向下侵犯的距离是不同的,因而所需求的切除距离也是不同的。① 对于肿瘤较小、分化良好、病期较早、有蒂的、内生型生长为主的肿瘤,下切缘要求 2~3 cm 即可。② 对于分化较差的、恶性程度较高的,如印戒细胞癌、低分化腺癌、浸润型生长的肿瘤,下切端距离要求 5 cm。

3)中低位直肠癌的环行切缘:肿瘤是一个立体的肿块,会向任何方向侵犯而不是仅向下方侵犯。肿瘤切除的切缘不应仅是下切缘,而应是上切缘、下切缘和任一接近肿瘤的切缘。环形切缘(circumferential resection margin,CRM)是指包绕受到肿瘤最深浸润处肠壁的肠周围组织切缘,近年来越来越受到重视。研究显示:CRM<1 mm,局部复发率为 25%;而 CRM≥1 mm,局部复发率

仅为 3%[60,61]。DUTCH 的一组报道：CRM≥2 mm，局部复发率为 6%；CRM<2 mm，局部复发率为 16%；CRM<1 mm，局部复发率 38%[45]。

（2）肛门的保留：保肛的适应证一直是临床争论的焦点。从解剖角度讲，肛门内括约肌有 1/3 位于齿状线以上，因此术后最少保留齿状线上 1 cm 肠管才能保留较满意的肛门控制功能。保肛的目标不仅仅是保住形态上的肛门，更重要的是要始终把根治放在第一位，在获得满意的下切缘和环切缘的前提下，尽可能保留肛门的功能。

影响保肛手术的因素包括：肿瘤的位置和大小、患者全身情况和骨盆类型、医生的手术技巧。手术技巧可以在临床实践中改善，但患者自身条件和肿瘤情况常常限制了保肛手术的实施。对于中低位直肠癌，肠镜下肿瘤与肛门的距离不能作为保肛与否的主要参考因素，术前通过肛指和 MRI 测量与肛缘距离准确度相对较高。

（3）膀胱和性功能损伤：直肠癌手术可能损伤到盆腔的自主神经。直肠癌根治术和直肠癌扩大根治术在骶前分离和侧韧带切断时非常容易损伤盆自主神经，造成膀胱和性功能的损害，这主要与手术损伤支配膀胱和性功能的神经所致，部分膀胱功能的障碍还与手术切除造成的周围支持丧失、膀胱颈成角有关。文献报道直肠手术造成的排尿功能障碍为 8%～65%、男性勃起功能障碍为 20%～90%、丧失射精功能占 17%～61%[3]。直肠癌术后的排尿功能障碍和性功能障碍给患者造成了极大的生理和心理痛苦，影响了患者的生活[62-64]。

国际上 20 世纪 80 年代初开始了保留盆自主神经的临床研究。涉及保留的盆自主神经有：上方下腹上神经丛、腹下神经、盆内脏神经、侧方骨盆神经丛。根据自主神经的保留情况分为完全性保留和部分性保留，决定以何种方式保留自主神经主要与肿瘤情况有关。肿瘤侵犯神经或肿瘤与神经关系密切均需切除该部神经，保留神经的前提是保证手术的根治性。盆自主神经的保留在手术操作过程中，使用电刀的锐性分离，保持术野的无血状态和良好的层次是保留神经的重要条件；同时丰富的经验、娴熟的技术是保留神经的基础。有研究显示：保留腹下神经和盆内脏神经的术后 1 个月排尿障碍为 9%，勃起功能障碍为 0，射精功能障碍为 30%；而同时总的 5 年生存率为 82%，局部复发率为 15%[63-66]。

2. 结肠癌的全系膜切除 从胚胎发生角度讲，在后肠的脏层和壁层筋膜间有一个潜在的无血管胚胎性解剖间隙，在直肠被 Heald 称为"神圣平面"（holy plane）。而上述胚胎学层面在左侧继续向上延续，经乙状结肠、降结肠，达胰腺背侧及包绕脾脏，右侧由盲肠向上经升结肠，达胰头十二指肠，终于系膜根部，使得结肠的淋巴引流被结肠脏层筋膜像"信封"（envelope）一样包被局限于系膜内，而开口于血管根部[46,55]。

2009 年 Hohenberger 等于是提出了全结肠系膜切除（complete mesocolic excision，CME）概念，手术关键在于直视下锐性游离脏壁层间筋膜间隙，保持脏层筋膜的完整性，并根部充分暴露营养血管结扎（central vascular ligation，CVL）。对右半结肠肿瘤，需要在肠系膜上动静脉发出回结肠血管和右结肠血管处做清扫和结扎；对左半结肠肿瘤，需在肠系膜下动脉根部清扫和结扎。通过 CME 手术，可最大限度地减少腹腔肿瘤播散和获得最大限度的区域淋巴结清除，从而获得更低的局部复发和更好的生存受益。根据 Hohenberger 的报道，CME 治愈性手术 5 年生存率达到 89.1%[67-68]。

CME 手术范围较大，是否会导致更多的并发症和死亡尚没有足够的证据回答，但是就 Hohenberger 所在 Erlangen 大学医学中心的资料，80% 的患者术后恢复顺利，围手术期死亡率为 3%。对于有严重合并症的患者和晚期患者，CME 可能并不合适。此外有研究提出左半结肠手术 CVL 增加泌尿生殖系统的并发症的发生率。

（四）直肠肿瘤的局部切除

直肠中下段肿瘤（包括恶性与良性肿瘤），特别是距肛 7 cm 下的较小的肿瘤、良性肿瘤、恶性早期的肿瘤，有时可以进行局部切除术治疗。对于上述肿瘤的治疗，局部切除的适应证由以下两个因素决定。

1. 切除方法的可行性　局部切除的方法有两种,即经肛切除和经骶旁切口的局部切除,这是保肛手术的一个重要部分。经肛门的局部切除术的应用范围是:切除的上界为距肛 7 cm 以下肿瘤,肿瘤的基底直径要求＜3 cm。如果肿瘤下界高于 7 cm,经肛切除十分困难;另外,切除一旦控制不好,造成肠壁切穿或术后切除区瘘,将污染腹腔。部分肿瘤位置较高,但肿瘤蒂部较长或肠黏膜脱垂明显者,也可经肛切除。肿瘤的基底部＞3 cm,经肛切除较困难,主要因为对于 3 cm 的肿瘤切除要求距离肿瘤＞1 cm,这样切除后重建非常困难。一般来讲,对于肿瘤基底＞3 cm 者,建议使用经骶旁切口切除。骶旁切口的局部切除适宜肿瘤位于腹膜返折以下,较大的良性或恶性早期肿瘤。

2. 局部切除的合理性　对于能够进行保肛切除的中低位直肠较大的良性肿瘤和早期恶性肿瘤仍然是以经腹前切除为好。对于位置较低的不能经腹切除并保留肛门的中低位直肠肿瘤,无法确定肿瘤性质和程度时,最好是经肛或经骶旁进行肿瘤的局部广泛切除(距肿瘤 1 cm),然后对切除的标本进行详细的病理检查,了解肿瘤的大小、生长方式、侵犯深度、肿瘤细胞类型、腺瘤类型、血管淋巴管神经有无肿瘤侵犯,最后决定是否需要进行肛门改道的大手术。局部的切除适应于直肠腺瘤、早期直肠类癌和部分早期直肠癌[69]。

对于直肠癌,要注意两个方面的问题:① 部分外科医生只要看到病理报告是癌即进行大手术,这种盲目扩大手术使一部分早期癌症患者进行了不必要的大手术,造成患者生活质量的下降。② 对不适宜进行局部切除的肿瘤实施了不合适的局部切除术,造成了癌症患者的局部复发和区域转移,使可以治愈的癌症丧失了机会。

我院莫善兢教授总结了我院的经验及结合国内外文献提出了对直肠腺瘤癌变局部切除的观点:① 对有蒂的管状腺瘤癌变侵犯至黏膜下层时,其区域淋巴结转移约为 4%,一般局部广泛切除即可,但如果有肿瘤距切缘较近、肿瘤侵犯血管和淋巴管、肿瘤细胞属高度恶性,如低分化腺癌、印戒细胞癌,仍需行标准的根治术。② 对广基的绒毛状腺瘤,恶变侵犯黏膜下层时,其区域淋巴结转移约为 27%,一般均需行大的根治性手术。③ 对于混合型腺瘤癌变,有蒂的治疗与管状腺瘤,广基的与绒毛状腺瘤癌变相同[16]。④ 对于侵犯肌层的癌症均需进行行大的根治性切除[70,71]。

2005 肿瘤临床实践指南(National Comprehensive Cancer Network,NCCN)关于直肠癌经肛切除标准如下。

(1) 肿瘤直径＜肠管周径 30%。

(2) 肿瘤直径＜3 cm。

(3) 切缘满意(＞3 mm)。

(4) 肿瘤未固定,可推动。

(5) 肿瘤在距肛缘 8 cm 以内。

(6) T_1 或 T_2 肿瘤(在 T_2 使用时需注意,较高的复发率)。

(7) 破碎的腺瘤合并癌或不确定的病理学诊断(如果局部切除证实浸润性癌,需进行根治手术)。

(8) 无血管淋巴管、周围神经侵犯。

(9) 中高分化肿瘤。

(10) 术前影像学检查未见淋巴结肿大。

(五) 直肠癌切除后重建中结肠袋的价值

直肠癌切除后的重建基本是端-端吻合术,但端-端吻合没有直肠原有的储袋功能,术后肛门控制功能往往恢复不佳。Parc 首创结肠袋直肠残断吻合术,将近端结肠折叠使吻合由端端吻合改为端侧吻合。该方法优点有:① 建立了结肠储袋功能,增加了肛门的控制;② 减少了吻合口瘘的发生率。但该方法在结肠储袋过大时容易发生储袋结肠炎,目前研究显示:结肠储袋以 5～8 cm 为宜[16,72,73]。

三、关于微创手术

手术对机体来说是一种创伤,这是不可避免的。但是自从外科发展起来的那一天起,怎样减少手术的创伤一直是外科发展的大方向。人们通过轻柔操作、准确分离、止血、结扎减少创伤;通过改变手术范围减少创伤,如乳腺癌的手术范围从根治术到扩大根治术,到改良根治术,到保乳手术,到局部切除术加综合治疗。

伴随着人们的不断追求和医疗设备的不断发展,以内窥镜和腔镜技术为主体的微创外科近20年来得到了迅速的发展。在结直肠癌领域内窥镜诊治技术和腹腔镜手术技术已逐渐成熟,成为临床应用的常规技术。

(徐烨　蔡三军)

◇ 参 ◇ 考 ◇ 文 ◇ 献 ◇

[1] Chang HC, Huang SC, Chen JS, et al. Risk Factors for Lymph Node Metastasis in pT1 and pT2 Rectal Cancer: A Single-Institute Experience in 943 Patients and Literature Review[J]. Annals of Surgical Oncology, 2012, 19(8): 2477 - 2484.

[2] Ganai S, Kanumuri P, Rao RS, et al. Local recurrence after transanal endoscopic microsurgery for rectal polyps and early cancers[J]. Ann Surg Oncol, 2006, 13(4): 547 - 556.

[3] You YN, Baxter NN, Stewart A, et al. Is the increasing rate of local excision for stage I rectal cancer in the United States justified? A Nationwide Cohort Study From the National Cancer Database[J]. Ann Surg, 2007, 245(5): 726 - 733.

[4] Salinas HM, Dursun A, Klos CL, et al. Determining the need for radical surgery in patients with T1 rectal cancer[J]. Arch Surg, 2011, 146(5): 540 - 543.

[5] Tsai BM, Finne CO, Nordenstam JF, et al. Transanal endoscopic microsurgery resection of rectal tumors: outcomes and recommendations[J]. Dis Colon Rectum, 2010, 53(1): 16 - 23.

[6] Bentrem DJ, Okabe S, Wong WD, et al. T1 adenocarcinoma of the rectum: transanal excision or radical surgery? [J]. Ann Surg, 2005, 242: 472 - 479.

[7] Gopaul D, Belliveau P, Vuong T, et al. Outcome of local excision of rectal carcinoma[J]. Dis Colon Rectum, 2004, 47: 1780 - 1788.

[8] Ortiz AM, Bhargavi P, Zuckerman MJ, et al. Endoscopic mucosal resection recurrence rate for colorectal lesions[J]. South Med J, 2014, 107(10): 615 - 621.

[9] Tajika M, Niwa Y, Bhatia V, et al. Comparison of endoscopic submucosal dissection and endoscopic mucosal resection for large colorectal tumors [J]. Eur J Gastroenterol Hepatol, 2011, 23(11): 1042 - 1049.

[10] Lee EJ, Lee JB, Lee SH, et al. Endoscopic treatment of large colorectal tumors: comparison of endoscopic mucosal resection, endoscopic mucosal resection-precutting, and endoscopic submucosal dissection[J]. Surg Endosc, 2012, 26: 2220 - 2230.

[11] Saito Y, Fukuzawa M, Matsuda T, et al. Clinical outcome of endoscopic submucosal dissection versus endoscopic mucosal resection of large colorectal tumors as determined by curative resection[J]. Surg Endosc, 2010, 24(2): 343 - 352.

[12] Kobayashi N, Yoshitake N, Hirahara Y, et al. Matched case-control study comparing endoscopic submucosal dissection and endoscopic mucosal resection for colorectal tumors [J]. J Gastroenterol Hepatol, 2012, 27 (4): 728 - 733.

[13] Kim YJ, Kim ES, Cho KB, et al. Comparison of clinical outcomes among different endoscopic resection methods for treating colorectal neoplasia[J]. Dig Dis Sci, 2013, 58(6): 1727 - 1736.

[14] Daniel ES, Gibbs P, Guerrieri M, et al. The role of tissue diagnosis prior to neoadjuvant chemoradiotherapy for locally advanced rectal cancer[J]. Colorectal, 2014, 16 (10): 783 - 787.

[15] Steup WH, Moriya Y, van de Velde CJ. Patterns of lymphatic spread in rectal cancer. A topographical analysis on lymph node metastases[J]. Eur J Cancer, 2002, 38: 911 - 918.

[16] Kusters M, Beets GL, van de Velde CJ, et al. A comparison between the treatment of low rectal cancer in Japan and the Netherlands, focusing on the patterns of local recurrence[J]. Ann Surg, 2009, 249(2): 229 - 235.

[17] Kusters M, van de Velde CJ, Beets-Tan RG, et al. Patterns of local recurrence in rectal cancer: a single-center experience[J]. Ann Surg Oncol, 2009, 16: 289 - 296.

[18] Takahashi T, Ueno M, Azekura K, et al. Lateral node dissection and total mesorectal excision for rectal cancer[J]. Dis Colon Rectum, 2000, 43(10 Suppl): s59 - s68.

[19] Kim JC, Takahashi K, Yu CS, et al. Comparative outcome between chemoradiotherapy and lateral pelvic lymph node dissection following total mesorectal excision in rectal cancer[J]. Ann Surg, 2007, 246(5): 754 - 762.

[20] Heald RJ, Moran BJ, Ryall RD, et al. Rectal cancer: the Basingstoke experience of total mesorectal excision, 1978 - 1997[J]. Arch Surg, 1998, 133: 894 - 899.

[21] Guillem JG, Chessin DB, Cohen AM, et al. Long-term oncologic outcome following preoperative combined modality therapy and total mesorectal excision of locally advanced rectal cancer[J]. Ann Surg, 2005, 241: 829 - 836.

[22] Sauer R, Becker H, Hohenberger W, et al. Preoperative versus postoperative chemoradiotherapy for rectal cancer[J]. N Engl J Med, 2004, 351: 1731 - 1740.

[23] Kapiteijn E, Marijnen CA, Nagtegaal ID, et al. Preoperative radiotherapy combined with total mesorectal excision for resectable rectal cancer[J]. N Engl J Med, 2001, 345: 638 - 646.

[24] Turnbull RB Jr, Kyle K, Watson FR, et al. Cancer of the colon: the influence of the no-touch isolation technic on survival rates[J]. Ann Surg, 1967, 166: 420 - 427.

[25] Wiggers T, Jeekel J, Arends JW, et al. No-touch isolation technique in colon cancer: a controlled prospective trial [J]. Br J Surg, 1988, 75: 409 - 415.

第十八章
结直肠癌手术治疗

第一节 结直肠癌手术发展历史

外科手段治疗结直肠癌的历史已有近 200 余年，18 世纪早期，著名的意大利外科医生 Morgagni 就提出直肠癌的手术治疗方案。第一例直肠切除手术是 1739 年由法国医生 Jean Faget[1] 完成的，手术是将严重感染的会阴切除，但并未成功地切除肿瘤，结果导致了无法控制的骶瘘，患者死亡。第一例结肠造瘘术是 1776 年由法国医生 Henry Pillore[2] 为一位梗阻性直肠癌患者实施的，由于医疗条件有限，患者死亡，手术失败。

1826 年 2 月 15 日，在无麻醉、无抗生素及无输血的条件下，法国的 Jacques Lisfranc[2] 医生为一位 45 岁的低位直肠肿瘤患者实施了经肛门直肠肿瘤切除手术，手术记录这样记载："他在牵开肛门后，将涂抹了润滑油的亚麻纱布垫塞进直肠，然后向外拉出纱布，希望把直肠从肛门外翻出来，但没有成功，于是他用左手示指伸进肛门，拉出部分直肠，用剪刀直接将肿瘤远端的直肠剪开，这样他可以更好地抓住肿瘤并将直肠外翻出肛门，直视下切除了肿瘤及周围大约 5 cm 的直肠黏膜"。术中出血较多，他使用纱布压迫直肠创面，到午夜后才得以止血。患者于 4 月 12 日康复出院。这个手术是人类历史上有记录的第一例成功的直肠癌切除术，Lisfranc 医生的手法看似粗暴，但以当时的医疗条件而言，这个手术显示出来的是外科医师真正的勇气与智慧，具有里程碑的意义。

1874 年，瑞士的 Kocher 医生[3] 引入了经骶尾部入路的直肠外科手术。他先缝闭肛门以减少粪便溢出和感染，然后切除部分尾骨，经后路达直肠，切除肿瘤后直视下行结肠和肛门吻合，术中保留了肛门括约肌的完整。1885 年，德国医生 Paul Kraske[4] 将此手术进一步改进，他在结肠造口术完成后，从骶骨中央到肛门做切口，用凿子将左侧的尾骨和骶骨关节移除，游离直肠至肿瘤缘外 1 cm 以上，然后按 Koeher 的方法完成手术。此后该术式被称为 Kraske 手术。目前已较少采用。

1917 年 Bevan[5] 介绍了经肛门括约肌入路的直肠手术，1970 年英国的 York Mason[6] 医生对自己 1961 年以来手术的 18 例病例及同期其他医生的 6 例进行了总结，其中直肠膀胱瘘 4 例、位置较高或较大的直肠绒毛状腺瘤 10 例、不愿接受造瘘的直肠癌 10 例，该手术对直肠前壁的暴露很好，术后未出现肛门失禁。他强调对括约肌的缝合修补，认为这样可减少直肠皮肤瘘的发生，并可保证良好的肛门括约功能，此后该术式被称为 York-Mason 手术。目前已较少采用。

在 19 世纪末期，随着全身麻醉技术和无菌原则的问世，外科手术也得以进步。1879 年，奥地利 Carl Gussenbauer 医生[2] 在维也纳首次实施了经腹腔入路切除近端直肠，将远端直肠缝闭后留置原位的手术。此后，法国著名医生 Henri Hartmann[1] 将该术式逐渐应用于乙状结肠癌和上段直肠癌手术中，并于1921年在第30届法国外科年会上予以介绍。该手术与当时的Miles手术相比，手术并发症发生率和死亡率明显降低，得到许多外科医生的认可，此后该式式被命名为Hartmann手术。Hartmann医生以手术数量闻名，超过20年每年手术1 000例以上，他的诊所是当时全世界外科医生的麦加，手术以乳腺、胃、胆道为主，也涉及妇科、创伤及肿瘤，正是他关于梗阻性直肠癌的处理（短短的两段描述）使他名垂青史。该手术至今仍被用于急诊情况下伴肠梗阻的直肠癌手术，或晚期直肠癌患者的姑息性手术。

19世纪末期，大多数的直肠癌手术是经会阴、经肛门入路进行局部切除，因此局部复发率很高，Vogel[7]总结了当时最主要的12个外科医生的1 500例直肠切除资料，发现了20.9%的手术死亡率及80%的复发率，这也引发外科医生重新思考。即使有一些外科医生选择了经腹会阴联合切除的手术（1884年，德国的Vincenz Czerny[7]医生是第一位采用经腹和会阴入路的医生，主要原因是直肠肿瘤经骶骨入路无法切除，但这次手术未能成功，患者死亡），但是忽略了直肠癌向上方淋巴结转移的特点，由于直肠癌上方淋巴结转移范围超出了当时的手术切除范围，因此造成术后复发率居高不下的情况。英国圣马可医院（St. Marks）的William Ernest Miles[3]医生为57例直肠癌患者实施了经会阴入路的手术切除，术后有54例复发，于是他研究了尸检标本中的复发部位和直肠上方的淋巴播散区域。经过研究发现，复发是因为没有清扫肿瘤的淋巴转移区域。Miles根据该研究结果认为，Dimitri Gerota在1895年提出的直肠癌淋巴转移方向存在不足，直肠癌的淋巴转移存在向上方、侧方及下方的三种方向，其中以向上方转移最为重要。Miles提出了经腹会阴联合切除术（abdominoperineal resection，APR）。他提出的手术五原则为：① 腹部结肠造瘘；② 切除直肠，乙状结肠及其供应血管；③ 切除直肠系膜；④ 清扫髂总动脉分叉上方的淋巴结；⑤ 清除提肛肌的扩大会阴部切除。切除范围应该包括肿瘤本身（以及尽可能宽的会阴切口）、病变的肠管、系膜和肿瘤周围的淋巴结，而且应该实施整块切除。这就是大家广为熟知的Miles手术。Miles在当时提出这种手术具有划时代的意义，因为他引进了癌细胞经淋巴管转移的概念，并建议在行外科手术切除肿瘤时，应该连同上行的区域淋巴结进行整块切除。该技术将R_2的手术变为了R_0的切除，大大降低了患者的局部复发率，提高了患者的长期生存率，这在直肠癌外科手术的发展历程中具有里程碑的意义。1908年，Miles医生[8]结合解剖学、麻醉学以及肿瘤的生物学行为方面的知识，在柳叶刀杂志（Lancet）上发表了直肠癌根治性手术的文章。在最初12例手术经验中，手术死亡率为41.7%（5例）。随着输血和麻醉的发展，至1926年，该手术的手术死亡率下降到9%，局部复发率降至29.5%，该手术也成为距肛门15 cm以内直肠癌的"经典手术"。

从解剖层面来分析，低位直肠肿瘤因缺乏高位肿瘤那样较厚的直肠系膜的保护，更易发生直接浸润和淋巴结转移。另外，经腹盆底操作的手术难度大，加之手术视野暴露不佳，使得APR术中穿孔率明显高于AR，这些不利条件导致了APR手术存在较高的环周切缘阳性率及局部复发率。2007年，瑞典的Holm医生[9]报道了一种比传统APR手术根治性更好的术式，即柱状APR（cylindrical abdominoperineal resection，CAPR）。与传统APR技术的不同在于，柱状APR在俯卧位下行广泛的会阴部切除，使标本成为无狭窄腰部的圆柱状，增加远端直肠癌周组织的切除量，降低CRM阳性率和术中肠穿孔率，从而降低肿瘤局部复发率。但柱状APR较多地切除了直肠周围的肛提肌，盆底缺损较大，不修复盆底可能导致会阴疝；Holm采用了臀大肌皮瓣移植进行盆底修复。在28例新辅助治疗后的患者中出现4例会阴切口并发症，2例复发。该手术较为复杂，臀大肌皮瓣移植需要整形医生完成，单侧皮瓣移植需要80 min，双侧皮瓣移植需要110 min。目前有学者采用补片进行修补，可节省部分操作时间。该手术尚未被普遍接受，病例的选择仍需谨慎。

在Miles开展APR手术的同一时期，根治性保肛手术也开始被初步尝试。1910 年，美国的 Balfour 医生完成了经腹直肠前切除，并以端端吻合重建消化道，进行经腹的结肠-直肠重建往往带来吻合口漏高发，这在当时的医疗条件下则意味着很高的死亡率；而且不经会阴切口进行联合的直肠癌切除，很难保证手术的根治性。1948 年，Mayo Clinic 的 Claude F. Dixon 医生报道了经腹前切除术对中上段直肠癌的治疗结果，1930～1947 年一共治疗了 426 例，最初的手术分三期完成：一期行横结肠造口以转流肠内容物，二期切除直肠肿瘤并吻合，三期再进行横结肠造口还纳。此后他发现术前使用磺胺类、链霉素等药物可以降低肠道的大肠杆菌数量，因此他将一二期手术合并，并于 3～4 周后行横结肠造口还纳。12 例患者发生吻合口瘘，围手术期死亡率 5.9%。在行根治性前切除术的 272 例中，总 5 年生存率为 67.7%。

Dixon 术实现了中高位直肠癌的保肛要求，对低位直肠癌的保肛尝试也未曾停止。早在 1888 年，奥地利的 Hochenegg 医生[3] 就报道了直肠拖出术，他将上端直肠套入远端直肠，再二期切除肿瘤所在的肠段，由于认识有限，手术的根治性不足。Babcock（1939 年）、Black（1948 年）、Turnbull（1961 年）、Cutait（1961 年）、Bacon（1971 年）等均对这一术式进行了深入的探索和改良。其中英国的 Bacon 医生所实施的拖出式手术得到了大家的公认，他通过腹腔将直肠完全游离后，经肛门于齿线远端切断直肠，肛管外翻；将近端结肠经肛管拖出体外，切断病变的肠段，结肠与会阴缝合固定，7～10 d 后再切除体外多余的结肠，吻合结肠断端和外翻的肛管。

在没有吻合器的年代，拖出术实现了低位保肛，但手术需要分二期实施，1982 年，英国的 Parks 医生[10] 将拖出术改良，一期行结肠肛管吻合，他将肛管黏膜剥除后，将结肠经肛管拉出并吻合，考虑到盆底结肠的血供不佳，他认为这种"套袖式"吻合相对安全。

1973 年以来 St. Mark 医院实施的 76 例该手术的患者，在保证肿瘤根治性的前提下，患者肛门功能基本正常，仅 2 例出现吻合口瘘，取得了满意的效果，此后人们将这种手术称为 Parks 手术。随着手术器械的发展，手工吻合的手术已经较少采用。

1969 年，美国的 Arthur Localio 医生报道了经腹-骶尾部直肠癌切除术（abdomino-transsacral resection，ASR）。ASR 可被视为经腹的 Kraske 术（左下腹斜切口，骶尾部横切口），可在肛提肌平面直视下进行吻合，主要用于中位直肠癌。患者始终右侧卧位，腹部和骶部同时进行操作，切除尾骨，切断肛提肌的后附着，进入骶前间隙，将乙状结肠、直肠连同肿瘤从此拖出，切除肿瘤肠段，在骶部行端端吻合，然后送入腹腔。1973 年，Localio[11] 报道的 50 例 ASR 患者 5 年生存率和与其 139 例 Dixon 患者相似，但吻合口瘘发生率为后者 10 倍（14% vs. 1.4%）。此方法创伤大，操作复杂，目前已趋淘汰。

解剖学研究表明，末端直肠增厚形成肛门内括约肌，其与属于盆底骨骼肌的肛门外括约肌之间存在可游离的平面，这是内括约肌切除术（intersphincteric resection，ISR）的理论基础。1992 年，Braun[12] 报道了 63 例 ISR 的病例，与对照组的 APR 病例相比，局部复发降低、5 年生存率术提高，85% 的 ISR 患者可获得满意的肛门功能。但真正引起重视的是 1994 年奥地利医生 Schiessel 的报道[13]。ISR 的腹部操作按 TME 原则游离直肠到盆底，然后经肛门将直肠末端的肛门内括约肌部分或全部切除，结肠经肛门拖出与残余肛管吻合。该手术是保肛手术的极限，操作相对复杂，在特定病例中能保证肿瘤的根治性和相对满意的肛门功能。但对于内括约肌全部切除的患者，肛门功能不理想，需要谨慎选择使用。

2008 年，英国医生 Norman S·Williams[14] 报道了经前会阴超低位直肠切除术（anterior perineal plane for ultra-low anterior resection，APPEAR），其经腹部分与普通的前切除术相同，会阴部的操作与 APR 的前方操作类似，由前会阴路径进入，切开会阴浅深横肌后，将直肠前壁与阴道或前列腺后壁分离，可以游离出平均长约 3 cm 的被盆底肌和耻骨直肠肌包裹的以往手术无法显露的下端直肠（Williams 称之为"直肠无人区"），从前会阴切口将已游离的结直肠从盆腔拖出，在体外使用双吻合技术，将直肠残端或肛管同近端结肠吻合。理论上讲，该术式应该属于部分内括约肌切除术，只不过手术入路不同，可以提供直视下的手术野。尽管术后患者的肛门功能仍然满意，但局部感染导致肛瘘（50%）等问题还有待改善。

第二节　现代结直肠癌手术的进展

自 20 世纪 90 年代以来，现代结直肠外科手术治疗有许多进展，主要体现在 6 个方面：① 新概念：主要有 TME（直肠全系膜切除）、CME（结肠全系膜切除）、CRM（环切缘）。上述概念的提出，前两者规范了切除的范围和方法，减少了肿瘤播散，改善了局部复发，后者在指导综合治疗、手术切除和判断预后方面具有极大价值。② 新术式和术式的改进，如传统右半结肠癌术式发展成根治性切除术式，直肠癌的低位、超低位保肛术式、直肠癌部分或全内括约肌切除保肛术式，增加切除的根治性，增加了保肛的机会。③ 新技术的发展：包括电刀的改进、超声刀的发展、吻合器闭合器的出现和改进，减少了手术出血，增加手术的安全性，简化了手术操作。④ 新方法：主要是微创技术引导下的腹腔镜手术、内镜手术、双镜联合手术以及机器人手术的发展。这些手术的发展，减少了创伤，改善了手术安全性。⑤ 新认识：主要包括直肠癌下切缘再认识、肝肺切除的再认识。前者提高了直肠癌的保肛概率，后者极大地提高了可切除肝肺转移的生存率，是大肠癌近 20 年改善生存率的最主要手段之一。⑥ 新模式：主要表现在围手术期治疗，包括结肠癌的新辅助化疗和辅助化疗、直肠癌的新辅助放化疗和辅助放化疗、肠癌肝转移的转化性化疗等。提高围手术期的化疗、放化疗，增加了手术切除率、R_0 切除率，提高了 5 年生存率。

一、新概念的提出

（一）直肠癌的 TME 概念

1997 年 Slanetz 等[15]报道，结直肠癌手术中高位结扎切除更多的系膜淋巴引流组织可提高术后生存率，减少复发率。2005 年 Guillou 等[16]提出，依据结肠癌标本情况从病理学角度系统地对结肠癌手术质量进行分级，其中质量最高的为完整系膜切除联合结肠血管高位结扎术。

全系膜切除（total mesorectal excision，TME）的概念最早由英国的 Heald 提出，并于 1978 年开始用全系膜切除的方式来进行直肠肿瘤的切除，于 1982 年报道了治疗的结果[17]。Hida 等[18]的研究也证实了这一观点。TME 概念包括：① 不论直肠癌距肛缘距离，直肠系膜全切除；② 重视肛周边缘的切除；③ 直肠远切缘可减少 0.5 cm；④ 肿瘤的分化不太重要；⑤ 保留盆腔自主神经；⑥ 不需要术前术后放疗；⑦ 前切除保肛率达 90%。直肠在原有的教科书中是没有系膜的，但有潜在的由盆筋膜脏层包绕直肠后及侧方的血管、淋巴、脂肪组织类系膜结构。Heald 从局部解剖上和肿瘤复发的机制上阐述了全系膜的概念和临床价值。在解剖上，直肠系膜是指直肠周围组织与盆壁之间存在着直肠周围间隙，其分别被脏层和壁层筋膜包绕，其中脏层筋膜包绕在直肠侧后方的脂肪组织、血管、淋巴管称为直肠系膜。在临床病理上，直肠肠壁向下方侵犯一般不超过 2 cm，但病理大切片研究显示：肿瘤在系膜中的癌灶可以超过肿瘤下方 4 cm，因此进行全系膜切除是非常重要的。直肠的全系膜切除的概念在临床手术上有两种含义：① 完整的切除盆筋膜脏层包绕的直肠及其周围淋巴、脂肪和血管，这里强调切除时保持盆筋膜脏层的完整性；② 切除的直肠系膜达提肛肌水平或超过肿瘤下缘 5 cm，前者是狭义的全系膜切除，后者是广义的全系膜切除。

除了概念意义上的全系膜切除,Heald还提出了临床切除的锐性分离的方法,强调电刀直视下锐性分离的重要性,为全系膜切除提供了方法学保障,减少了肿瘤的播散以及出血造成的视野破坏以保证系膜切除的完整性和自主神经的保留。全系膜切除方法主要优点是:切除了存在于直肠系膜中的肿瘤结节,这种结节可以存在于肿瘤上下5 mm范围,超过肿瘤向上下沿肠管侵犯的距离;切除保持完整的直肠系膜,避免撕裂包绕直肠的盆筋膜脏层,减少肿瘤的术中播散。直肠全系膜切除的方法提出后,临床治疗的结果非常令人满意,大大减少了直肠手术后的局部复发率,在多个国家进行了相关的临床研究,同样取得了较好的结果,局部复发率为2.2%~7.3%。全系膜切除概念在国内近年也得到许多医生的承认和积极的推广,但在认识上也有许多争论。部分肿瘤专科医生认为:① 直肠癌的全系膜切除只是概念的提出,而不是手术内涵的改变,直肠癌的根治性手术一直是沿腹下神经浅面的骶前间隙向下分离的,任何一本手术学教科书都是这样写的,如果不在这个间隙分离是很难分离的;肿瘤下缘的系膜切除在规范的前切除术也是要求达肿瘤下缘5 cm。② 直肠手术在电刀直视下分离,早已是国内许多肿瘤专科医院普遍使用的基本技术。③ TME手术的结果尚未有严格的循证医学的大组前瞻性随机分组的研究证实,目前的结果多是与过去的结果进行比较,特别是有些报道前切除的术后复发率高于经腹会阴切除,明显不符合一般规律。④ 全系膜切除后的低位前切除容易发生吻合口漏,主要是由于全系膜切除后的直肠残端血供不佳,多需进行横结肠造瘘,二期回纳。即使这样,Heald在1997年报道了15%的吻合口漏的发生率。⑤ 部分文章报道全系膜切除可以增加保肛率。直肠手术能不能保肛是由按肿瘤原则切除后,所残留的直肠能否与结肠吻合,吻合后的肛门有没有完整的肛门识别、控制功能来决定的,与全系膜切除关系不大。无论怎样,直肠全系膜切除的提出对于正确进行直肠癌的规范手术有一定的指导意义。

(二)结肠癌的CME概念

2009年Hohenberger等[19]的大样本回顾性研究结果显示,实施完整结肠系膜切除后,结肠癌的手术治疗效果明显改善,结肠癌5年局部复发率从6.5%降低到3.6%,而5年生存率则从82.1%提高到89.1%,并首次提出了全结肠系膜切除术(complete mesocolic excision,CME)的理念,以期待规范结肠癌的手术治疗。2010年West等[20]回顾性分析了1997~2003年399例结肠癌患者接受不同质量手术的预后情况,结果显示接受高质量CME手术的患者总生存期较长,尤以Ⅲ期结肠癌患者受益较多。

与直肠周围存在的解剖平面相似,结肠周围也存在由胚胎发育形成的明确的解剖学平面,即位于脏层筋膜与壁层筋膜间的Toldt间隙,目前认为它与直肠周围存在的解剖平面是相互延续的。与后腹膜不同,脏层筋膜无间皮细胞覆盖,但保留有筋膜结构,它由直肠向上延伸,在背侧覆盖左侧的乙状结肠和降结肠,直至胰腺的后方,包被十二指肠、胰头、盲肠、升结肠及右侧肠系膜根部[20]。如此脏层筋膜和后腹膜一起像信封一样将结肠及其系膜(包括结肠系膜内的血管、淋巴组织)包裹。脏层筋膜背侧即为壁层筋膜,后者是覆盖在肾脏、输尿管前的一层纤维结缔组织膜。脏层筋膜与壁层筋膜间有一个没有血管走行的潜在间隙,该间隙由胚胎发育形成,是天然的外科手术操作平面。CME手术要求在直视下进行连续锐性分离,将位于结肠系膜背侧的脏层筋膜层从壁层分离,从而获得被脏层筋膜层包裹的完整的结肠系膜,确保供应血液动脉的起始部位充分暴露并将其结扎,然后清扫相应的引流淋巴组织。另外,如术中发现结肠肿瘤累及周围组织、脏器时,需要在下一个胚胎平面进行分离,将病灶以整块切除,以免发生肿瘤腹腔内播散。所以,术中应根据肿瘤的具体位置、程度及潜在淋巴结转移模式决定手术的范围。CME手术认为在该平面进行手术可避免自主神经、血管及腹膜后脏器的损伤,并可保证结肠系膜的完整性。

CME是一种观念的更新,从胚胎发育解剖学层面进行手术切除,具有科学性,符合临床发展方向(精细外科),为结肠癌手术质量控制奠定了基础。目前的循证医学证据谨慎乐观地支持了该项术式对于改善结肠癌患者预后的积极作用,可降低局部复发率,不增加术后并发症发生率,且可以提高癌症相关存活率。尽管目前对于 CME 疗效研究均为单中心回顾性研究,尚需多中心前瞻性研究证实,但确实为结肠癌规范化手术提出了合理的方案,有可能成为继直肠癌 TME 手术后,结直肠癌手术又一新的手术典范。

(三)直肠癌切除的环周切缘

20 世纪 90 年代以前,直肠癌手术主要关心下切缘,下切缘 5 cm 在很长一段时间都是直肠癌切除的金标准。英国的 Williams 等[21]于 1983 年对直肠癌远端浸润的"5 cm"原则提出了质疑。他们经过系列研究发现,直肠癌在肠壁内的浸润极少超过肿瘤远端 2 cm,这一结果也得到了其他学者研究的证实。1986 年,Wolmark 等[22]所负责的NSABP 临床试验结果也表明 2 cm 可以作为直肠癌的安全远切缘。"2 cm 远端肠管切缘"原则在提出后逐渐为广大外科医生所采用,并完全取代了既往的"5 cm"法则,这对保肛手术的贡献无疑是巨大的。在此期间,又有学者提出了直肠癌术后病理学检查中的一项重要指标——环周切缘。在此期间,又有学者提出了直肠癌术后病理学检查中的一项重要指标——环周切缘。在 20 世纪 80 年代,英国利兹大学的病理学家 Quirke 等[23, 24]系统地研究直肠癌环周浸润与术后局部复发的关系,并提出了"环周切缘"的 circumferential redial margin (CRM)概念,是指包绕受到肿瘤最深浸润处肠壁的肠周围组织切缘,认为环周切缘阳性(<1 mm)是影响直肠癌术后局部复发的主要因素。肿瘤是一个立体的肿块,其会向任何方向侵犯而不是仅向下方侵犯。肿瘤切除的切缘不应仅是下切缘而应是上切缘、下切缘和任一接近肿瘤的切缘。NCCTG 的研究显示:CRM<1 mm,局部复发率是 25%;而 CRM≥1 mm,局部复发率仅为 3%。DUTCH 的一组报道:CRM≥2 mm,局部复发率

为 6%;CRM<2 mm,局部复发率为 16%;CRM<1 mm,局部复发率 38%。临床上直肠的前方和后方均有间隙可作判断,而侧方切除主要是侧韧带处,多数医生在处理时均过多地考虑直肠中动脉的处理以及盆神经丛的保护,未能最大限度地切除侧韧带,而靠近肠壁切除。值得极大重视的是:我们不能对下切缘要求 2~5 cm 而对侧方切缘只要求切除肠壁。在这里存在着矛盾的是侧韧带处是自主神经主要通道,从肿瘤学角度讲,应靠近盆壁切除,但那样切除会损伤自主神经,同时手术时侧韧带中的直肠中动脉处理不便。我们建议根据肿瘤情况最大限度切除肿瘤侵犯侧的侧韧带,同时用电刀切除,避免钳夹结扎侧韧带,以减少自主神经损伤。

二、 新术式的改进

进入 20 世纪 90 年代后,在直肠癌手术方面有不少改进术式,主要体现在低位直肠癌手术治疗方面,如经内外括约肌间切除术(intersphincteric resection,ISR)、柱状切除术(柱状 APR)。

在直肠癌患者的肛门功能可以得到很大程度的保留后,又开始致力于扩大保留功能范围的研究,即保留盆腔自主神经(pelvic autonomic nerve preservation,PANP)的直肠癌手术[25-30]。这使得外科医生在实施直肠癌根治性手术时,不但要考虑手术的根治性,同时还要兼顾患者功能的保留。现今的功能保留,不仅停留在肛门和括约肌功能的保留,性功能和排尿功能的保留也越来越多地受到学者重视。

1992 年,Braun 等人[12]首先应用经内外括约肌间切除术(intersphincteric resection,ISR)治疗超低位直肠癌,该术式是建立在 TME 基础上的极限直肠癌保肛手术,通过切除部分或全部肛门内括约肌以获取足够的远端切缘,因而在提高了低位直肠癌保肛率的同时,也降低了局部复发率,可以称作是直肠癌治疗历史上具有重要意义的术式。

ISR 术与 APR 术在腹腔操作部分基本一致,其区别体现在:ISR 保留肛门及肛门外括约肌,并

行结肠肛门吻合。一般认为 ISR 的手术指征为：① 肿瘤在直肠壁内或仅浸润肛门内括约肌；② 术前良好的括约肌功能及排便功能；③ 无肿瘤远处转移；④ 对于 $T_3 \sim T_4$ 及淋巴结阳性可通过新辅助放化疗实现直肠癌降级、降期后再行 ISR[31]。但对于侵袭外括约肌、肛提肌、耻骨直肠肌及 T_4 的直肠癌，新辅助放化疗不敏感，或术前肛门功能差，或病理类型为未分化癌的病例则为 ISR 禁忌证。

ISR 术根据肛门内括约肌的切除范围可分完全切除、次全切除及部分切除 3 种：当肿瘤侵犯齿状线，远切缘在括约肌间沟时，内括约肌被完整切除，即为完全 ISR；当肿瘤远端距齿状线>2 cm，远切缘在齿状线和括约肌间沟之间时，即为次全 ISR；若肿瘤距齿状线较远，远切缘距离齿状线较远，则为部分 ISR。见图 18-1。

ISR 术后常见并发症包括吻合口瘘、吻合口狭窄、直肠阴道瘘、盆腔感染、出血、直肠脱垂等。Tadao[32] 报道了 30 例 ISR 患者，无残端切缘阳性，有 2 例环周切缘阳性，并发症为 33.3%：吻合口狭窄 7 例，其中结肠 J 型储袋脱垂 2 例，肛管阴道瘘 1 例。Zhang YJ 等[33] 报道了 60 例患者并发症发

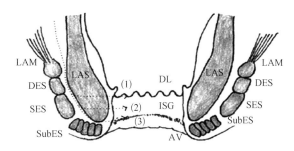

图 18-1　ISR 术肛门内括约肌的切除范围
1. 部分 ISR；2. 次全 ISR；3. 完全 ISR
AV：肛缘；SubES：外括约肌皮下部；SES：外括约肌浅部；DL：齿状线；DES：外括约肌深部；LAM：肛提肌；ISG：括约肌间沟；IAS：肛门内括约肌

生率仅为 8%，其中 3 例为吻合口瘘，2 例为吻合口狭窄。Yoshito 等[34] 对 124 名低位直肠癌患者实施了 ISR 手术，术后并发症发生率为 12%，其中吻合口瘘为 5.6%。吻合口瘘是需要重视的并发症，因其导致盆腔感染和直肠阴道瘘，并且和心肌梗死、急性肺栓塞是患者术后死亡的重要原因[31]。有资料认为，术中输血及肺部疾病是吻合口瘘的独立危险因素[35]。目前并发症发生率各家报道不一，ISR 术后 30 天病死率一般<1%，在可接受范围内，与失去肛门相比，手术风险值得承担（表 18-1）。

表 18-1　ISR 术后并发症发生率研究（%）

研 究 者	吻合口瘘	吻合口狭窄	直肠阴道瘘	盆腔感染	肠梗阻	直肠脱垂	死亡率
Akasu[35]	13.0	0.8	NR	NR	5.0	0.8	0.8
Krand[36]	4.0	2.0	0	2.0	2.0	NR	0
Weiser[37]	5.0	16.0	5.0	0	16.0	NR	0
Yamada[38]	4.7	8.4	0	0	8.4	3.7	0
Bennis[39]	7.0	NR	NR	NR	2.7	NR	0.4
Tokoro[32]	23.3	23.3	3.3	NR	NR	6.7	0
Park[40]	6.2	1.3	NR	NR	2.5	NR	1.3

NR：未记录。

ISR 复发率及预后：大部分数据表明 ISR 与 APR 的生存率和局部复发率近似[41]，ISR 术后直肠癌局部复发率在 2%～13.3%，T_3 的复发率通常高于 Tis-T_2[32]，而 ISR 术并不增加直肠癌术后局部复发率[41]。Yamada 等[38] 报道了 107 例距齿状线 3.5 cm 的低位直肠癌行 ISR（部分 ISR 69 例；次全 ISR 16 例；完全 ISR 19 例）手术，肿瘤未侵犯

肛门外括约肌或提肛肌，所有病例未行新辅助放化疗，其远端切缘距离 T_2/T_3 肿瘤为 2 cm，T_1 期为 1 cm，其术后 5 年局部复发率为 2.5%。Ito[42] 等统计了该术式中 Ⅰ、Ⅱ、Ⅲ 期肿瘤局部复发率分别为 4.7%、4.9% 和 5.0%，5 年无病生存率分别为 92%、81% 和 69%，5 年生存率分别为 90.5%、91.0% 和 83.6%，与 APR 术相似；Zhang YJ

等[33]对 60 例患者随访发现局部复发 6 例,远处转移 4 例,5 年总生存率 90%,无病生存率 83%。Martin[31]总结了 14 个研究包括 1 289 例实行 ISR 的低位直肠癌患者,平均随访时间为 56 个月,局部复发率平均 6.7%,平均 5 年总生存率和无病生存率分别为 86.3% 和 78.6%。Satio 等[41]甚至认为 ISR 的根治性效果更好,其研究显示 ISR 术后 5 年整体生存率为 80.0%,高于 APR 的 61.5%。临床发现复发多在术后 2 年内出现,一般认为局部复发的原因包括:未完整切除直肠系膜、远切缘癌累及、癌肿侵及外括约肌、盆腔淋巴结转移、癌细胞脱落、肿瘤分化差等[43-45](表 18-2)。

表 18-2　ISR 局部复发及预后

研 究 者	时间	病例数	中位随访时间(月)	局部复发率(%)	5 年 OS(%)	5 年 DFS(%)
Krand[36]	2009	47	68	2.0	85	82
Yamada[38]	2009	107	41	2.5	92	87
Saito[41]	2009	132	40	10.6	80	69
Han[46]	2010	310	84	11.6	66	NR
Kuo[47]	2011	162	55	7.7	83	76
Reshef[48]	2012	986	60	3.0	71	69
Akagi[34]	2013	124	65	4.9	88.4	81.2

手术治疗低位直肠癌必须兼顾根治切除和生活质量两方面的需求,ISR 术提供低位直肠癌保肛的可能。术前必须对低位直肠癌患者进行仔细评估,一般认为术前肛门外括约肌受侵犯、肛门功能差、低分化或未分化癌不宜行 ISR 术。目前 ISR 术和 APR 术的比较研究尚少,但如果能获得足够的远切缘,ISR 术后肿瘤复发率、并发症率、病死率及生存时间均可接受,甚至优于 APR 术(表 18-3)。ISR 术可能是低位直肠癌手术治疗的又一选择。

表 18-3　ISR 和 APR 疗效比较

研究者	病例数		并发症发生率(%)		局部复发率(%)		5 年 OS(%)		5 年 DFS		中位随访时间(月)
	ISR	APR	ISR	APR	ISR	APR	ISR	APR	ISR	APR	
Saito[41]	132	70	30.3	28.6	10.6	15.7	80	61	69	63	48
Weiser[37]	44	63	38.6	34.9	0	9.5	96	59	83	47	47
Kuo[47]	26	23	NR	NR	0	3.8	83	46	76	42	55

NR:未记录。

自从 1908 年 Miles 提出经腹会阴联合切除术 APR 以来,该术式一直是中低位直肠癌的标准术式。最近 30 多年来,一些新的技术如直肠全系膜切除术(TME)和新辅助化疗的应用使得直肠癌的治疗效果得到了进一步提高。然而即使在低位直肠癌手术中采用了 TME 或新辅助化疗,与前切除术相比,APR 手术的环周切缘(CRM)阳性率、肿瘤局部复发率仍然很高,5 年生存率仍相对较低[49,50],另外 APR 术中穿孔的发生率高,也是影响疗效的一个因素[51]。

从目前的研究看,传统 APR 术后局部复发率较高的主要原因是肿瘤 CRM 阳性率高。在 APR 的手术操作中,盆腔解剖平面随直肠系膜内收到达肛管上方;会阴部操作则切除紧贴直肠的肛提肌而与盆腔手术平面汇合,在标本上形成狭窄的腰部,而不能保肛的直肠癌恰恰好发于该狭窄部位。由于此部位缺少直肠系膜覆盖,术中肿瘤周围组织切除量容易不足,导致肿瘤 CRM 阳性率升高,甚至在解剖过程中发生直肠或肿瘤穿孔。而 CRM 阳性和术中肿瘤穿孔是直肠癌术后局部复发的重要原因[52]。于是一些学者尝试通过改变手术技巧，使用扩大的 APR 代替"标准"的 APR 手术，以降低 APR 术中穿孔率和 CRM 阳性率。2007 年，Holm 等[9]报道了柱状 APR（cylindrical APR，CAPR）的手术方法，又被称为经肛提肌外腹会阴切除术（extra-levator abdominoperineal excision，ELAPE），目的是通过会阴部扩大切除，使切除的标本无狭窄腰部，切面呈现为圆柱状以达到增加癌周组织切除量、降低 CRM 阳性率和术中肠穿孔率，从而降低局部复发率，改善生存率的目的，近年来这种术式已在国内外逐渐开展（图 18-2）。

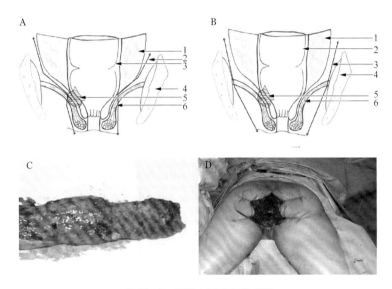

图 18-2　传统 APR 与柱状 APR

A. 传统 APR；B. 柱状 APR；C. 柱状切除标本；D. 柱状切除手术野
1. 直肠系膜，2. 直肠，3. 切缘，4. 髂骨，5. 肿瘤，6. 提肛肌

目前对于 ELAPE 手术的近远期疗效仍存在一定的争议，Leeds 大学医学院对 148 例低位直肠癌患者手术的研究显示，ELAPE 与传统 APE 相比，内括约肌/固有肌层外的切除面积增加 70%，CRM 阳性率从 40.6% 降低至 14.8%，手术穿孔率从 22.8% 降至 3.7%，提示 ELAPE 有助于降低局部复发率和提高存活率[53]。Stelzner 等[54]实施了 28 例 ELAPE 手术，与传统 APR 相比，ELAPE 显著降低了肿瘤穿孔率，CRM 阳性率和伤口感染率也有一定程度的降低，同时他等对 5 244 名直肠癌患者（其中类似柱状 APR 切除术 1 097 例，传统 APR 手术 4 147 例）回顾性研究发现：柱状 APR 与传统 APR 术中肠管穿孔发生率、CPR 累及率和局部复发率分别为 4.1%、10.4%、9.6% 和 15.4%、6.6%、11.9%[55]。Jia Gang[56]等人在一项前瞻性的研究中纳入了 67 例低位直肠癌患者，其中 32 例行传统的 APR 手术，35 例行 ELAPE 术，并评估了术后的并发症及短期预后情况，研究结果认为相比传统的 APR 手术，ELAPE 有着相近的手术时间，更少的术中出血，更大的切除范围，术后的复发率更低（$P = 0.048$），但是术后会阴部疼痛较多。最近的欧洲多中心研究纳入 176 例 ELAPE 患者，与传统手术相比，ELAPE 可以明显降低 CRM 阳性率（20.3% vs. 49.6%）和术中肿瘤穿孔率（8.2% vs. 28.2%），但会阴部伤口的并发症发生率增加（38% vs. 20%），其伤口并发症可能与采用臀大肌重建盆底有关[57]。然而亦有研究者提出不同意见 Asplund 等[58]比较了传统 APE 和 ELAPE 两组患者，结果发现两组患者的 CRM 阳性率、术中肿瘤穿孔率和局部复发率均无显著差别，而 ELAPE 手术会阴伤口感染率明显增加、住院时间明显延长，因此，认为 ELAPE 在肿瘤学预后和术后并发症方面无任何优势。该研究因术前采用了 5×5 Gy 的短程放疗，放疗后 3～5 d 即接受手术，因此可能会增加 CRM 的阳性率和术中肿瘤穿孔率。此外 2012 年 A. Krishna 等人总结了既

往研究结果,并对标准的 APR 手术及 ELAPE 进行比较,数据表明与 APR 手术相比,ELAPE 并没有显著地降低术中穿孔及 CRM 阳性率。总体而言,多数文献结果显示 ELAPE 可以降低直肠癌手术的 CRM 阳性率和肿瘤穿孔率,降低术后局部复发率,但仍需要前瞻性多中心的研究以明确该类手术的长期预后(表 18 - 3)。

扩大根治手术意味着较大的手术创伤,欧洲的多中心研究指出,除会阴部伤口并发症外,ELAPE 术后盆腔相关并发症的发生率是传统 APE 的 2 倍,主要以性功能障碍和排尿障碍为主[57]。术后男性患者有明显的勃起功能障碍,所有患者综合分析存在中度排尿频率增加。国内王振军的研究也显示[59],ELAPE 术后的性功能障碍发生率达 74%,尿潴留发生率达 40%。这说明该手术在切除更多组织的同时,有可能增加盆腔自主神经损伤的发生率。此外,术后会阴部慢性疼痛是手术后最常见的并发症,发生率高达 51.4%,显著高于传统 APE 术后 6.3% 的发生率。Wille-Jorgensen 等[60]利用生物补片修补传统 APE 术后的盆底缺损,发现长期慢性会阴疼痛的发生率高达 54.5%。ELAPE 术后会阴部慢性疼痛的主要原因可能为:骶尾骨切除、补片致使炎性因子激活、会阴部神经损伤、肛提肌和坐骨直肠窝脂肪广泛切除以及将补片缝合至盆壁有关,而骶尾骨切除可能是最主要的原因之一。所以如何减少 ELAPE 手术后的并发症亦是未来需要研究的主要方向。

ELAPE 沿盆壁完整切除肛提肌,使得切除的直肠癌周围有更多的正常组织包绕,可能降低 CRM 阳性率和术中穿孔率,所以可能解决传统 APE 局部复发率高、存活率低的问题,未来前瞻性的研究及如何减少术后并发症是该术式发展的方向,该术式可能成为无法保肛的直肠癌患者一种新的标准术式。见表 18 - 4。

表 18 - 4　ELAPE *vs.* APR CRM 阳性率及术中穿孔率

研　　究	手术类型	CRM 阳 性		术 中 穿 孔	
		数　　目	百分比(%)	数　　目	百分比(%)
Bulow[61]	APR	168 / 933	18.0	108 / 1 125	9.6
Messenger[62]	APR	18 / 105	17.1	7 / 115	6.1
Nagtegaal[63]	APR	113 / 373	30.3	51 / 373	13.7
Wibe[64]	APR	95 / 821	11.6	131 / 821	16.0
West[57]	APR	59 / 119	49.6	35 / 124	28.2
West[57]	ELAPE	29 / 143	20.3	14 / 171	8.2
Holm[9]	ELAPE	2 / 26	8.0	1 / 28	4.0

目前低位直肠癌保肛术的手术方式除了以上介绍的 ISR 手术,还有传统 Parks 术——在肛管内完成结肠与肛管手工缝合(经括约肌间隙切除术 ISR 实质上也属于此类型手术);改良 Bacon 术:结肠经肛管拉出术(未经改良的原始 Bacon 术已被淘汰)。2008 年 Norman S. Williams 报道 APPEAR 术(anterior perineal plane for ultra-low anterior resection of the rectum),手术的技术特点是经会阴前方做弧形切口,向上游离与盆腔贯通;并经此切口移除标本,完成吻合。直肠癌保肛术中的一个关键技术难点是如何将结肠与肛管连接。Parks 手术是会阴组医生在肛管内完成结肠与肛管手工缝合;而 APPEAR 手术可通过会阴前方弧形切口,将结肠与肛管手工缝合或双吻合技术完成结肠与肛管连接。APPEAR 手术与 Parks 手术相比,在术中吻合方面更具优势。为更好地预防和处理吻合口瘘,直肠癌保肛超低位吻合原则上须同时做保护性回肠造口。同样,APPEAR 手术的超低位吻合也需同时做保护性回肠造口。但即使做了保护性回肠造口,超低位吻合(包括 APPEAR 手术吻合)也无法完全避免吻合口瘘这个问题。APPEAR 手术的超低位吻合较严重的并发症为吻合口会阴

皮肤瘘,一旦出现则处理起来比较困难。

三、 新技术及新方法的出现

1. 吻合器和闭合器 在 20 世纪 60 年代后期逐步有直线型吻合器和带切割刀的吻合器诞生,苏联的 Kalinina 和美国的 Mark Ravitch 开始进行这种吻合器械的研发并进行了动物实验。1975 年 Fain[65] 报道了苏联的数据,吻合口瘘发生率仅为 3.6%。1977 年 Ravitch[66] 在 6 例直肠癌手术中使用吻合器进行结肠-直肠端端吻合,无吻合口瘘发生。1980 年 Knight[67] 又提出了双吻合器技术(double stapling technique,DST),即用闭合器闭合远端直肠,经肛门置入吻合器后与近端结肠进行端端吻合,相比单吻合器,操作更简单,更加符合无菌操作原则。吻合器的诞生给直肠外科的发展带来了划时代的推动作用,使低位直肠的吻合变得操作简便、可靠和安全,很大程度上提高了保肛率。

20 世纪 90 年代,在钉式吻合器的基础上又出现的加压吻合技术。其中代表产品是以色列发明的镍钛合金加压吻合环 CAR。复旦大学附属肿瘤医院在亚洲率先开展此项技术的临床研究[68]。CAR27 是由记忆金属镍钛合金制成,具有超级弹性,在冰水中冷却 10 s 后,可自由塑型,以利于放置;利用 CAR27 在体温时恢复其预定形状的形状记忆功能,吻合口的肠壁组织被 CAR27 加压固定在一起;镍钛合金弹簧条利用其恒定持续压力特性,无论肠壁厚薄均能保持持续稳定的压力,致使组织逐渐坏死,又能确保肠道断端的愈合有充足的血供支持,吻合环不至于过早或过晚脱落,从而引起肠壁局部坏死。肠壁组织坏死的同时伴随有肠壁愈合的形成,一旦肠壁组织完全坏死,加压吻合环将脱离到肠腔中随粪便排出,约在术后 8～16 d 排出体外,从而达到无缝肠管吻合,最终形成 1 个均匀一致的吻合口。与金属钉吻合器相比,CAR27 进行结直肠吻合有以下优势[7]:① 相对于金属钉吻合器切割肠壁后在缝合钉附近形成一个新的粗糙创口,CAR27 加压吻合后,浆膜与浆膜的自然吻合,炎症反应轻,组织愈合良好,黏膜覆盖切

缘形成一个完整光滑、均匀一致的吻合口。同时 CAR27 形成的吻合口大小是由其外径所决定的,金属钉吻合器吻合口大小由其内径所决定,导致 CAR27 形成的吻合口比强生金属钉吻合器 29 mm 的更大,后者最终吻合口径为 20.4 mm。因此,CAR27 加压吻合更不易出现肠腔狭窄和梗阻。② 实现连续性吻合,避免吻合口出血。我们的研究和国际研究都未发现吻合口出血的发生。③ 常规使用的金属钉吻合器吻合口是直接暴露于污染的肠道;而 CAR27 采用“无接触”的操作技术,由于吻合环的保护作用,有利于防止肠腔内容物的污染,减少了吻合口感染的发生,从而可能降低吻合口瘘的发生概率。④ 无异物残留,在不影响术后影像学检查的同时,还有可能减少吻合口复发的概率。⑤ 由于实际操作与钉式吻合器相似,很容易掌握,同时更简单。吻合完毕无须倒旋操作把手,就可轻松直接退出肠管。对于部分肠管较细的病例,加压吻合环 27 mm 直径更容易操作,同时有吻合口径更大的优势。

2. 超声刀和能量平台 超声刀及能量平台的出现,极大地推动腹腔镜技术在胃肠外科的应用。1990 年美国佛罗里达州的 Jacobs 等[69] 完成了首例经腹腔镜结直肠手术。随着腹腔镜技术迅速而广泛的开展,经腹腔的经典直肠手术均可在腹腔镜下完成[70-73],如 Dixon 手术、Miles 手术、Hartmann 手术等。虽然目前支持腹腔镜直肠癌根治术的循证医学证据还不充分,但根据现有的临床研究结果,表明无论是近期的手术相关并发症,还是远期的肿瘤治疗效果,腹腔镜直肠癌根治术均可以达到传统开腹手术的效果,其突出的优势在于创伤小、术后恢复快、缩短住院时间和节约医疗经费。因此,我们可以看到腹腔镜技术以及机器人手术在直肠外科领域有着非常光明的前景[27, 74-86]。

3. 机器人 近年来微创领域又引入了达·芬奇机器人手术系统。机器人手术系统起始于 20 世纪 90 年代。最早具有现代意义的机器人操作系统是 Computer motion 公司发明的 AESOP(伊索)机器人手术操作系统。伊索机器人手术操作系统是由医师通过语言或脚踏板来控制镜头,调整视角

与视野,主要优点在于克服了扶镜手疲劳所带来的镜头不稳定因素,但是其功能单一,未能实现机械手进入手术区域操作。国内包括复旦大学附属中山医院曾购买该系统,但仅应用于心脏外科。1998年 Computer motion 公司研发的 Zeus(宙斯)操作系统,具有独立的外科操作平台以及手术操作用机械臂,成为具有现代意义的机器人外科手术系统。该系统最有名的临床应用是 2001 年 Marescaux 使用宙斯系统在纽约远程操作为远在法国的患者实行了胆囊切除术。国内有数家单位也曾引进该系统[87, 88]。目前接近成熟且已得到广泛临床应用的是 2001 年由 Intuitive Surgical 公司收购 Computer Motion 公司后,在宙斯系统基础上研制成功的 Da Vinci(达·芬奇)手术操作系统[89]。达·芬奇机器人问世后不久就在结直肠手术中得到了应用[90]。目前全球达·芬奇机器人系统总数超过 2 000 台,国内 11 台,达·芬奇机器人辅助下的结直肠癌手术已经在全球各个国家得到广泛应用,在结肠癌和直肠癌根治术均有机器人手术应用报道[91]。全球开展机器人手术病例众多,2010 年总共有 27 万例手术,但是未能获得各类手术的具体例数。从达·芬奇的实践过程中可以看到它的学习曲线非常短,更接近于开腹手术,对于没有腹腔镜技术基础的医师同样非常容易学习。从目前的手术效果看,机器人手术的安全性与可行性得到了全面的肯定,术后恢复时间与腹腔镜手术相似,同时对比腹腔镜手术的优势在于中转开腹率较低。当然病例数的不足、费用昂贵而使得术者在选择病例方面有倾向性等原因会导致结果的偏差,所以机器人手术的更大益处有待于广泛地开展后才能发现。同样由于达·芬奇机器人问世时间仅有 10 年左右,对于手术病例缺乏足够长的随访时间,从而缺乏长期疗效方面的报道。目前发展的单孔腹腔镜技术对达·芬奇机器人手术提出了挑战,进一步的发展就是利用达·芬奇机器人在单孔的情况下来完成结直肠手术,同样这方面的发展也给了 Intuitive Surgical 公司提出了发展下一代达·芬奇机器人的蓝图。虽然相对于腹腔镜手术而言,达·芬奇手术系统的特点突出,如图像的清晰立体、操作的便捷顺利和人员的专业化,但是同样它也存在突出的缺点:① 触觉反馈体系的缺失:达·芬奇手术系统无法提供触觉反馈,因此术者只能通过视觉来弥补触觉反馈的不足。② 系统技术的复杂性:虽然目前还没有在使用过程中发生机械故障导致危险的报道,但是一个庞大系统本身就会带来潜在的机械问题。③ 手术前及手术中的规划和准备耗时较长:在各类手术中都需要预先装配机器人,装配时间是 30~45 min,将传统手术准备时间提高很多,导致整个手术时间被延长,由于手术时间延长所导致的创伤应激的时长增加。④ 达·芬奇手术系统的特殊性决定了只有特定的医生才能操作器械。因此可能对其使用率造成一定的影响。⑤ 费用问题:一是使用成本昂贵,每台机器的售价 1 700 万元,而每次使用的器械及无菌套的费用是 500 美元/把,在机器的折旧费未包括的情况下,每台手术器械的费用就增加了 2 万元左右,使常规手术的成本增加;二是维修费用昂贵,为防止达·芬奇手术系统出现问题,每 4 个月进行一次预防性维修,维修保养费每年约是购置费用的 10%。⑥ 作为先进的技术而言,目前我国的主流趋势是先进性加上适用性,更注重高的临床价值,机器人手术系统与我国现阶段国情并不完全相符。

达·芬奇系统的高额耗材手术费用使其技术难以普遍应用于临床。国外文献报道,施行达·芬奇机器人直肠癌根治术的总医疗费用较常规腹腔镜手术高 1.5 倍[92]。此外,由于术前装机准备时间较长,使整体手术时间延长,降低了手术室的使用效率[93]。同时,因镜头臂活动角度有限,对腹腔内部涉及多向限区域的手术操作需要中途重置主机位置,这会导致手术时间进一步延长。近年,3D 腹腔镜系统的开发,使得传统的 2D 腹腔镜手术的操作定位、空间感、立体感都发生了变化[94]。3D 腹腔镜系统利用人眼仿生学原理,具有双摄像收集技术,术者及助手通过佩戴一副左右眼与屏幕偏振状态一致的无源偏振眼镜,使双眼接受来自不同的系统图像,获得物体的空间立体感,纵深感达到视觉放大 4~5 倍的三维视觉效果[95]。目前,国内 3D 腹腔镜技术主要还在试用阶段,各领域应用的累计报告并不多。3D 腹腔镜的应用中最大限度地还原了真实视觉中的三维立体手术视野,三维图像呈现了腹腔脏器的立体化图像,组织自然解剖间隙清晰,层次感明显。各种术中器械的应用能较好并适度把握组织器官间的钳夹、分离、缝合及结扎等操作。3D 腹腔镜的视野放大能力较传统腹腔镜更为明显,最大限度地提高了手术精准度,可较好地避免重复的操作动作,能够较好地避免术中损伤发生。Wagner 等[96]研究显示,3D 腹腔镜操作可以提高手术效率,显著降低操作难度、缩短手术时间。特别是针对初学者,3D 腹腔镜能缩短腔镜手术学习曲线,较 2D 常规腹腔镜更容易把控。国外的研究显示,3D 腹腔镜系统能够显著提高初学者的微创学习能力,且 3D 的手术画面与 2D 高清画面可以自由转换切割,对于暂时不适应立体视野的操作者来说,可以立即进行转换[97, 98](表18-5,表18-6)。

表 18-5　腹腔镜和机器人直肠癌手术的肿瘤学效果

作者	淋巴结获取数(n)		P	下切缘距离(cm)		P	环切缘阳性率(%)		P
	ROB	LAP		RBO	LAP		ROB	LAP	
Park[93]	17.3	14.2	0.06	2.1	2.3	Ns	4.9	3.7	0.5
Kim[99]	14.7	16.6	Ns	2.7	2.6	0.09	3	2	Ns
Kwak[100]	20	21	0.7	2.2	2.8	0.8	1.7	0	>0.9
Baek[101]	13	16	0.07	3.6	3.8	0.6	2.4	4.9	1
Bianchi[102]	18	17	0.7	2	2	1.0	0	4	0.9
Baik[103]	18.4	18.7	0.8	4	3.6	0.4	7	8	0.7
Patriti[104]	10.3	11.2	>0.05	2.1	4.5	>0.05	0	0	Ns

表 18-6　腹腔镜和机器人直肠癌手术的临床效果

作者	中转开腹率(%)		P	住院时间(天)		P	并发症率(%)		P
	ROB	LAP		RBO	LAP		ROB	LAP	
Park[93]	0	0	1	9.9	9.4	0.5	29.3	23.2	0.4
Kim[99]	2	3	1	11.7	14.4	0.006	20	27	0.4
Kwak[100]	0	3.4	0.4	NA	NA		32	27	Ns
Baek[101]	7.3	22	0.116	6.5	6.6	0.8	22	27	1
Bianchi[102]	0	4	NA	6.5	6	0.4	16	24	0.5
Baik[103]	0	10.5	0.013	5.7	7.6	0.001	10.7	19.3	0.025
Patriti[104]	0	19	<0.05	11.9	9.6	>0.05	30.6	18.9	>0.05

为了进一步追求微创的效果,在传统腹腔镜结直肠手术的基础上,外科医生们又开展减孔手术,在保证手术安全性与根治性的前提下以尽可能少的穿刺孔来完成手术。其中最具有挑战性的就是单孔腹腔镜手术。单孔腹腔镜手术是在常规微创手术技术基础之上的又一次飞跃,在充分保持腹腔镜微创优势的同时,进一步从美容和提高心理满意度的角度开创了新的微创理念[105-107],应被看做微创技术上的又一场革新。它不但将手术需在腹壁建立大切口入路的陈旧观念彻底改变,也让认为常规腹腔镜技术已经达到微创治疗顶点的观念得以纠正,尤其是在结直肠的手术中,这种接近于"无瘢痕"的手术应是很多患者的首选治疗方法,但是这种技术对术者的操作技术提出了更高的要求,并且具有其独有的特点[108-117]:① 单孔腹腔镜手术最大的特点是只有 1 个小切口,且切口通常选择在脐部等不易暴露的部位,也可选择在预先计划的造瘘口处,连同脐窝凹陷内部分,切口一般也不超过 3～5 cm。这种入路决定了各器械并列操作的模式,各种杆状的手术器械只能进行同轴方向的运动,此被

称为"同轴效应"。结直肠手术的操作范围相对广阔，但腹腔镜镜头在同轴效应的限制下，无法像常规腹腔镜手术那样随意运动，这就要求持镜助手在与术者配合时，也要有意识地保持与主操作器械的同轴运动，术者在进行主操作器械运动时，助手的镜杆必须如同一体般地同轴联动，以及时跟进术者主操作器械的运动轴线。同时再利用镜头前端30°的斜面旋转，进行视野的角度调整。② 结直肠组织经游离后，其活动度较大，肠管位置不固定，且肠周组织堆积而影响观察。解决办法是首先调整合适的患者体位，利用重力作用使术区堆积的肠管离开操作区域。如行横结肠肝曲处的手术时，可采用头高左倾位；行直肠手术时可采用头低右倾位；行

全结肠切除术时，则根据操作区域的变化随时调整体位。同时应适当降低手术台高度，以缓解术者操作疲劳。对于术野内妨碍操作的松弛组织，必要时可以利用缝线进行悬吊牵拉，以配合显露。如行横结肠手术时，可将肝圆韧带进行悬吊提拉；而行直肠手术时，可以将盆底返折的松弛腹膜组织进行悬吊。③ 单孔腹腔镜条件下放置引流管的问题曾引起质疑，认为从脐部引出的引流管，无法满足低位就近的原则，可能导致引流不良的后果。鉴于此顾虑，有学者[118]采用了拔管前常规复查腹部超声和早期多次调整引流管的措施，当发现引流不畅时，可将引流管旋转并外提1 cm后密切观察。见表18-7和表18-8。

表 18-7 单孔腹腔镜结直肠癌手术学指标

作 者	年份	病例数	手术时间 (min)	失血量 (ml)	并发症率 (%)	中转开腹率 (%)	死亡率 (%)	再手术率 (%)
Gash[119]	2011	20	110		30	10	0	0
Boni[120]	2010	36	145		5.6	0	0	0
Ross[121]	2011	39	120	67(0~250)	7.7	12.8	0	0
Geisler[122]	2011	102	99	140(0~750)	38.2	18.6	1	0
Morales[123]	2012	38	117.42		13	2.6	0	5.2
Tommie[124]	2012	24	88~202	0~50	12.5	16.7	0	0
Vestweber[125]	2013	224	166.4		10.7	6.25	0	0.8
Al Sabah[126]	2012	20	120	100(50~600)	15	15	0	5
Hopping[127]	2013	20	156.5	25(25~250)	15	10	0	0
Waters[128]	2012	100	105	50(5~3 000)	13	6	1	1
Park[129]	2013	48	168.2	76.6±63.4	35.4	14.6	0	0
Miller[130]	2013	31	164	80±83	22.6	12.9	0	6.5
总计		702			17.7	9.5	0.3	1.1

表 18-8 单孔腹腔镜与传统多孔腹腔镜结直肠癌手术的比较

作 者	年份	病例数 (单孔：传统)	住院时间 (天)	切口长度 (cm)	排气时间 (天)	口服液体时间(天)	近侧切缘距离(cm)	远侧切缘距离(cm)	淋巴结获取数(n)
Kim[131]	2011	73：106	9.6：15.5，P<0.000 1	NA	2.5：3.2 (P=0.004)	1.8：2.6 (P<0.000 1)	结肠 19.7：33.4 (P=0.001) 直肠 9.3：12.3 (P=0.13)	结肠 13：17.2 (P=0.081) 直肠 4.3：4.1 (P=0.837)	23.2：29.3 (P=0.488)
Huscher[132]	2011	16：16	6：7 (P：NS)	NA	NA	1：1 (P：NS)	NA	8：6 (P：NS)	18：16 (P：NS)

作　者	年份	病例数（单孔：传统）	住院时间（天）	切口长度（cm）	排气时间（天）	口服液体时间（天）	近侧切缘距离（cm）	远侧切缘距离（cm）	淋巴结获取数（n）
Fujii[133]	2012	27：85	8.2：12.7（$P=0.138$）	3.3：5.5（$P<0.001$）	NA	NA	8.8：8.5（$P=0.799$）	9.5：7.6（$P=0.152$）	19.9：23.3（$P=0.246$）
Papaconstantinou[134]	2011	26：26	3.6：5.0（$P=0.013$）	3.4：7.3（$P<0.01$）	NA	NA	9.3：9.3（$P=0.94$）	10.5：9.3（$P=0.45$）	18：17（$P=0.88$）
Kwag[135]	2013	24：48	7.1：8.1（P：NS）	3.4：7.3（$P=0.01$）	1.7：2.2（$P=0.043$）	2.8：3.6（$P=0.015$）	11.2：11.4（$P=0.758$）	7.5：9.2（$P=0.072$）	19.6：20.8（$P=0.63$）
Lu[136]	2011	27：68	7：7（$P=0.322$）	4.07：4.77（$P=0.011$）	NA	NA	NA	7：6（$P=0.494$）	8.8±6.6（P：NS）

经自然腔道内镜手术（natural orifice transluminalendoscopic surgery，NOTES）是指使用软式内镜经口腔、食管、胃、结（直）肠、阴道、膀胱等自然腔道进入腹腔、胸腔等各种体腔，进行各种内镜下操作，包括腹腔探查活检、胃肠手术、胰腺尾部切除术、肾切除、脾脏切除、阑尾切除、胆囊切除、输卵管结扎、子宫部分切除等。

1994 年 Wilk 在一项专利中首次提出 NOTES 的概念。2000 年美国 Johns Hopkins 医院的 Kalloo 等于 1998 年创建阿波罗小组（Apollo group），开始 NOTES 的初期研究，并于 2004 年在美国消化病周上报道了经胃内镜下肝脏活检和腹腔探查术的实验研究，这一最终成果于 2004 年发表。2003 年，Rao 等报道了首例在人体行经胃阑尾切除术。此后，NOTES 的研究逐步成为国内外微创领域的热点之一。2005 年，美国自然腔道内镜手术评估与研究协会（Natural Orifice Surgery Consortium for Assessment and Research，NOSCAR）发布了关于 NOTES 的第一份白皮书，介绍了 NOTES 面临的挑战和未来的发展方向等一系列问题。Lacy 等和 Burghardt 等分别在 2008 年经阴道实施了乙状结肠癌根治术和右半结肠切除术。在 NOTES 手术的基础上又提出经自然腔道的标本取出的类 NOTES 手术。作为一项新兴微创技术，也面临许多挑战。

作为真正意义上的无瘢痕手术，NOTES 源自患者对微创治疗的需求，尤其是对美观要求较高的患者。同时，对某些特定人群（如有高度手术危险）和肥胖患者的手术会是较好的选择。NOTES 发展面临的首要挑战是患者安全性的问题。目前的临床应用多数都是个案报道，大部分的经验可能还没有严格的验证。作为新技术还需要进行多中心、大规模研究来证实其安全性。其次是效益问题。NOTES 的使用的内镜微创器械如 ERCP 切开刀、黄斑马导丝甚至止血夹等，目前的费用是比较高的。受制于没有适合的器械平台，目前的内镜和器械尚不足以实施复杂的手术。如何预防感染也是 NOTES 手术面对的挑战。NOTES 的通路器官如口腔及胃肠道都存在大量菌群，无疑是感染的潜在来源。NOTES 的出现是软式内镜技术的突破性应用。如同许多新技术一样，NOTES 技术早期阶段存在各种技术上和观念上的障碍，因此，推广 NOTES 的应用，需要多领域专家的通力合作。

1984 年，德国的 Buess 医生[137]开展了经肛门内镜下的微创手术（transanal endoscopic microsurgery，TEM）。该手术可以被视为器械辅助下的经肛局切术，可提供更清晰的术野和更远的切除距离，对距离肛缘 20 cm 以内的直肠腺瘤或早期直肠癌（Tis 或 T_1），该手术均可直视下进行全层的完整切除和缝合，使患者避免了不必要的经腹手术。但该手术也需要专用器械和一定的培养时间，对于距肛门较近的病灶，由于器械安置不便，反而不如传统经肛切除简单。与 ESD 相比，TEM 可以全层切除肠壁，有利于术后病理诊断（尤其是黏膜下浸润深度的判断）。

20 世纪中后期，内镜治疗设备的发展导致了新的内镜治疗方法的出现,1993 年日本医生 Inoue[138] 报道了内镜黏膜切除术(endoscopic mucosal resection,EMR)对结直肠肿瘤的治疗, EMR 对于直径不足 2 cm 的侧向发育型肿瘤可以完整切除。目前在日本,EMR 已经成为早期浅表结直肠肿瘤的标准治疗手段,但对于直径超过 2 cm 的肿瘤的完整切除仍存在困难。2001 年 Ohkuwa[139] 使用 IT 刀整块切除黏膜,治疗早期胃癌,这一技术被命名为内镜黏膜下剥离术 (endoscopic submucosal dissection,ESD)。2007 年 Saito[140] 报道了 200 个结直肠病变的 ESD 治疗结果,包括 51 个腺瘤,99 个 Tis,22 个 SM1,28 个 SM2。穿孔率 5%,术后出血率 2%,仅一例需要急诊手术处理,证明了 ESD 对结直肠早期肿瘤切除的有效性和安全性,但缺乏长期随访数据。对于外科医生来说,ESD 治疗早期结直肠癌的最大隐患是其只能切除病变的黏膜,而无法切断肿瘤细胞转移的途径,包括血管和淋巴管,也无法切除转移淋巴结。目前对于癌前病变和 Tis 期结直肠癌已经达成共识,内镜下切除可以达到根治的目的;而对于侵犯黏膜下层的病变,各国学者仍存在很大争议。文献报告黏膜下层浅层(SM1 层)肿瘤,如无局部淋巴血管浸润或分化不良表现,其淋巴结转移风险小,可考虑内镜下局部治疗。

四、新 认 识

1. 直肠癌 下切缘直肠癌手术中下切缘的距离一直是直肠癌手术的焦点,也是争取提高保肛率的最关键问题。关于直肠癌手术切除的下切缘最早由 Handley 提出,下切缘需超过 5 cm 以上,此标准应用了半个世纪以上。直到 20 世纪 50 年代早期 Goligher 做了 1 500 例的直肠癌标本分析,结论认为肿瘤向远端扩散少见,70%扩散小于 0.6 cm,极少超过 2 cm。Wolmark 等[22] 所负责的 NSABP 临床试验结果提出"2 cm 远端肠管切缘"原则在提出后逐渐为广大外科医生所采用,并完全取代了既往的"5 cm"法则,极大地提高保肛手术概率。目前日本结直肠癌研究会癌远端切缘为 2 cm;中国大肠癌专家委员会建议癌远端切除为 3 cm;目前大多数学者认为:肿瘤下切缘在 2～3 cm,极少数作者甚至建议下切缘 1 cm 即可。关于下切缘距离的判定主要考虑以下 3 方面:① 手术时肿瘤下切缘的判定,作者曾做过检测,在手术时确定肿瘤下缘后即在该处缝线标记,待术后剖开标本检查术中确定的下缘是否准确,结果发现两者之间误差明显,为 0.5～1.5 cm,说明手术时的肿瘤下缘的判断不是非常准确的,存在着判断误差。② 肿瘤下切缘的距离测量。一般研究均明确指出测量时应无张力拉直,但临床上非常困难,牵拉时的张力误差极大,标准很难统一。③ 肿瘤切下后的收缩。临床上测定收缩率可在以下三个时间测量:手术标本切下时、手术结束后、手术标本固定后。复旦大学附属肿瘤医院曾做过上述标本的测量研究,结果显示:肿瘤标本切下后即刻测量下切缘收缩为 25%～30%;手术结束后测量标本收缩为 30%～40%;标本固定后根据时间不同可收缩 40%～60%。国外 Weese 所做研究与此研究结果相似[141]。许多文章在报道肿瘤侵犯距离时没能讲清楚怎样测量下切缘距离的,大多报道下切缘的测量是标本固定后的测量,而这时标本已较手术时距离收缩了约 50%。根据上述分析我们可以得出一个结论:肿瘤下切缘的判断和测量是很难准确的,需要有丰富的临床经验才能保证肿瘤下切缘的可靠性。作者采用的是标本切下时的及时检查标本,如肿瘤距离切缘小于 1～1.5 cm,送病理检查确定。同样通过临床研究对肝转移病灶切缘要求由最初的≥1 cm 阴性切缘,改变为 R₀ 切除≥1 mm 即可,使肝转移病灶的切除率提高了 5%～10%。

2. 肝肺转移的切除 结直肠癌肝肺转移一直被认为是晚期肿瘤,不可治愈的,但自 20 世纪 80 年代以来的临床研究及实践均证明了切除肝肺转移仍可取得治愈的效果。近 20 余年的发展充分证明了积极地争取肝肺转移的切除和转化后切除是近 20 年来结直肠癌治疗领域最重要的进展,可改善结直肠癌的 5% 左右的 5 年生存率(详见相关章节)。

五、 新模式的出现——多学科综合治疗模式

长期以来,结直肠癌的治疗有外科手术、放射治疗和化疗药物三大手段,其中外科手术是最主要的治疗手段。但 20 世纪 90 年代,美国 M. D. Anderson 肿瘤中心率先提出了"多学科综合治疗"的概念。对患者而言,这一模式不仅避免了因往返于各科室而贻误最佳治疗的时机,还能获得更好的治疗效果。最新研究显示,结直肠癌患者采取多学科治疗模式,其术后 5 年生存率可提升 20% 左右,达到 50%～70%。

直肠癌是一种全身性疾病,尤其是近 20 年来,越来越多的结直肠癌化疗药物问世,使直肠癌的治疗从以前单一的外科手术模式逐步转变为多学科相关的综合治疗模式,其中包括术前的新辅助治疗和术后的辅助治疗[142]。关于直肠癌术前放疗的早期文献[143-147]报道中,患者的生存率得以提高,但是随后进行的大批多中心随机研究[148-156]均未发现术前放疗对患者生存率方面的改善。目前,对中低位直肠癌进行术前新辅助治疗,其目的在于降期、提高保肛率和降低局部复发率。术前新辅助治疗-手术-术后辅助化疗已经成为进展期直肠癌的综合治疗模式。同时多学科综合治疗模式使越来越多潜在可切除的合并肝肺转移的结直肠患者,获得手术切除机会。

外科新技术、新术式、新方法的发展及应用,的确起到提高保肛率、减少并发症,加快围手术期的恢复,并提高术后的生活质量等优势。但对于结直肠癌手术 5 年生存率的提高,其作用有限。而多学科治疗模式的应用,恰恰弥补手术的局限性,降低局部复发率,改善远期的生存。

第三节　腹腔镜结直肠癌手术的循证医学证据

8 项Ⅲ期临床随机对照试验[16, 142, 157-170]和 5 项 meta 分析[171-175]比较腹腔镜和开腹手术治疗结肠癌;9 项Ⅲ期临床随机对照试验[16, 142, 164, 176-186]和 7 项 meta 分析[171, 172, 186-190]比较腹腔镜和开腹手术治疗直肠癌。结肠癌和直肠癌每项随机对照临床试验的主要设计特征见表 18-9 和表 18-10。

一、 结肠癌的肿瘤学结果

1. Ⅲ期随机对照临床试验 2009 年,Buunen 等[157]报道了结肠癌腹腔镜和开放手术非劣效临床试验(COLOR)的长期结果。其主要指标为 3 年无疾病生存率,腹腔镜组为 74.2%,开放手术组为 76.2%。3 年总生存率腹腔镜组和开放手术组分别为 81.8% 和 84.2%($P = 0.45$)。2004 年,手术治疗临床结果的非劣效临床试验(COST)远期结果[160]显示腹腔镜手术不差于开放手术($P = 0.83$),累积复发率两组无显著差异($P = 0.32$),总生存和无疾病生存两组间均无显著差异($P = 0.51$ 和 $P = 0.70$)。2007 年,Fleshman 等[161]发表了 5 年随访的更新数据,证实腹腔镜手术在手术后至复发时间及累积复发率方面均无劣势($P = 0.75$ 和 $P = 0.25$)。2007 年,Jayne 等[142]报道了结直肠癌行开放和腹腔镜手术的远期疗效临床试验(CLASICC)结果,研究目标评估 3 年总生存、无疾病生存和局部复发。对结肠癌,腹腔镜手术和开放手术局部复发率分别为 7.3% 和 6%($P = 0.68$)。两组患者的 3 年总生存和无疾病生存无显著差异($P = 0.51$ 和 $P = 0.75$)。更新数据[164]显示两组的 5 年总生存率分别为 55.7% 和 62.7%($P = 0.25$)和无疾病生存率分别为 57.6% 和 64%($P = 0.40$)。在 2002 年初始研究的基础上[166],2008 年 Lacy 等[165]更新数据报告了一项Ⅲ期随机对照临床试验(西班牙 Barcelona 研究),研究主要结果是肿瘤相关死亡率。经过 3.5 年随访,腹腔镜组和开放手术组肿瘤相关死亡率分别为 9% 和 21%($P =$

表 18-9 结肠癌每项随机对照临床试验的主要设计特征

变量·测量	COLOR[10,14]	COST[16,17]	CLASICC[11,20,21]	LAPKON II[26]	ALCCaS[27]	Barcelona[22,23]	Liang[24]	LAFA study[25]
研究设计·Ⅲ期	多中心	多中心	多中心	多中心	多中心	单中心	单中心	多中心
中位随访时间(月)	53	60	37	§	§	43	40	—
主要结果	3年DFS	至复发时间	3年DFS和3年OS及局部复发	§	§	肿瘤相关生存	至复发时间	总的术后住院时间
患者数								
开放手术	542	428	140	222	298	102	134	108
腔镜手术	534	435	273	250	294	106	135	110
肿瘤分期								
Ⅰ期	24%	26%(开放) 35%(腔镜)	NA	28%(开放) 35%(腔镜)	23%	22%	—	NA
Ⅱ期	43%	34%(开放) 31%(腔镜)	NA	38%(开放) 32%(腔镜)	40%	43%	49%	NA
Ⅲ期	33%	28%(开放) 26%(腔镜)	NA	33%(开放) 33%(腔镜)	30%	35%	51%	NA
Ⅳ期	—	4%(开放) 2%(腔镜)	NA	—	2%	—	—	NA
术后化疗	由外科医生决定 (P=0.99)	由外科医生决定	29%(开放) 28%(腔镜)	NA	NA	55%(开放) 61%(腔镜)	仅用于Ⅲ期	NA
手术方式								
右半	47%	54%	45%	29%	58%	45%	—	48%
左半	11%	7%	13%	¶	4%	2%	70%	49%
乙状结肠	38%	38%	21%	¶	—	45%	30%	—
前切除	—	—	11%	—	38%	5%	—	—
中转开放率	19%	21%	25%	11%	15%	11%	3%	11%
外科医生经验	≥20台腔镜结肠切除	≥20台腔镜结肠切除	≥20台腔镜下切除	≥20台腔镜结肠切除	52%的医生治疗超过10名患者	有经验的治疗团队	有经验外科医生	≥20腔镜良性疾病治疗

CLASICC：开放和腹腔镜辅助手术治疗结直肠；COST：手术治疗结直肠癌；COLOR：结肠癌腹腔镜和开放手术；DFS：无疾病生存；OS：总生存；NA：not available；§：仅有短期结果；
¶：左半和直乙结肠手术占71%。

表18-10 直肠癌每项随机对照临床试验的主要设计特征

变量	Liang[33]	COREAN[34]	CLASICC[11,20,21]	Lujan[36]	Ng[37,38]	Ng[39]	Pechlivanides[40]	Braga[41]	Zhou[42]
研究设计·III期	单中心	多中心	多中心	单中心	单中心	单中心	多中心	单中心	单中心
中位随访时间(月)	44	NA	37	34(开放) 33(腔镜)	113(开放) 109(腔镜)	91(开放) 87(腔镜)	NA	54	NA
主要结果	3年OS	DFS	5年DFS和5年OS及局部复发	淋巴结获取数;TME标本完整性	远期并发症	术后恢复	淋巴结获取数	短期术后并发症	短期结果
患者数									
开放手术	174	170	128	103	77	48	39	89	89
腔镜手术	179	170	253	101	76	51	34	82	82
肿瘤分期									
I期	NA	NA	NA	15%(开放) 11%(腔镜)	15%(开放) 17%(腔镜)	NA	NA	NA	NA
II期	NA	NA	NA	38%(开放) 35%(腔镜)	38%(开放) 38%(腔镜)	NA	NA	NA	NA
III期	NA	NA	NA	43%(开放) 45%(腔镜)	26%(开放) 36%(腔镜)	NA	NA	NA	NA
IV期	NA	NA	NA	5%(开放) 10%(腔镜)	21%(开放) 9%(腔镜)	NA	NA	NA	NA
术后化疗	NA	推荐化疗4月	29%(开放) 28%(腔镜)	用于III期和IV期	33%(开放) 14%(腔镜)	NA	NA	NA	NA
肿瘤距肛距离(cm)	NA	5.3(开放) 5.6(腔镜)	NA	6.2(开放) 5.5(腔镜)	12~15	≥5	8(开放) 6(腔镜)	8.6(开放) 9.1(腔镜)	NA
中转开放率	<1%	1%	34%	8%	30%	10%	3%	7%	NA
外科医生经验	有经验外科医生	28~150台腔镜手术	≥20台腔镜下切除	有经验的治疗团队	有经验外科医生	有经验外科医生	有经验外科医生	有经验的治疗团队	有经验外科医生

CLASICC:开放和腹腔镜辅助手术治疗结直肠癌;COREAN:中低位直肠癌新辅助放化疗后开放与腹腔镜手术比较;DFS:无疾病生存;OS:总生存;NA:not available。

0.03);中位随访 8 年后,分别为 16% 和 27%($P=$ 0.07)。腹腔镜组和开放手术组复发率分别为 18% 和 28%($P=0.07$)。2007 年,Liang 等[167] 报道了在中国台湾地区进行的单中心随机对照临床试验结果,腹腔镜组和开放手术组在结肠癌手术后至复发时间无显著差异($P=0.36$),两组累积复发率分别为 17% 和 21.6%。

在上述 6 项临床试验中,手术范围包括切缘和淋巴结获取数目,腹腔镜组和开放手术组无显著差异;淋巴结获取数目为 10~17[16,157,158,160,161,166,167,169];研究中所报告的切口复发率无显著差异[157,161,166]。

2. Meta 分析研究 Ma 等[172]进行了一项比较腹腔镜和开放手术治疗结直肠癌的 meta 分析。6 项关于结肠癌的研究(1 800 例患者)显示腹腔镜组和开放手术组肿瘤相关死亡率分别为 17.7% 和 19.7%($P=0.20$),无统计学差异。Bai 等[173]报道了一项包括 3 个结肠癌腹腔镜和开放手术的临床试验 meta 分析结果(2 147 例患者)[157,161,165],腹腔镜组和开放手术组的总生存率分别为 24.9% 和 26.4%($P=0.41$),总复发率分别为 19.3% 和 20%($P=0.66$),远处转移率分别为 12.8% 和 14%($P=0.41$)。2008 年,Kuhry 等[174]进行了一项比较结直肠癌行腹腔镜和开放手术生存率和复发率的 meta 分析,共纳入 12 项临床试验。4 项临床试验(938 例患者)报道了结肠癌患者术后复发结果。腹腔镜组和开放手术组局部复发率分别为 5.2% 和 5.6%($P=0.57$),远处转移率分别为 11.3% 和 13.6%($P=0.32$)。5 项临床试验(1 575 例患者)中,腹腔镜组和开放手术组肿瘤相关死亡率分别为 14.6% 和 16.4%($P=0.12$)。4 项临床试验(1 162 例患者)中,腹腔镜组和开放手术组的总死亡率分别为 20.4% 和 23.6%($P=0.17$)。2007 年,Bonjer 等[175]在 meta 分析中报道了腹腔镜组和开放手术组 3 年总生存率分别为 82.2% 和 83.5%($P=0.56$),无疾病生存率分别为 75.8% 和 75.3%,该 meta 分析包括 2000 年 3 月前入组的 COLOR、COST、CLASICC 和 Barcelona 研究中患者资料。近期一项 meta 分析[171]显示腹腔镜和开腹手术治疗结肠癌,淋巴结获取数两组相仿($P=0.82$)。

二、直肠癌的肿瘤学结果

1. Ⅲ 期随机对照临床试验 2011 年,Liang 等[176]报道了一项在中国进行的单中心随机临床试验,评估腹腔镜和开腹手术治疗直肠癌的 3 年总生存率,中位随访大约 44 个月,腹腔镜组和开放手术组总生存率分别为 76% 和 82.8%($P=0.46$),而且两组低位直肠前切除患者在淋巴结获取数(7.1 个 *vs*. 7.4 个,$P=0.47$)和下切缘距离(3.2 cm *vs*. 3.1 cm,$P=0.15$)方面无统计学差异。2010 年,Kang 等[177]报道了一项腹腔镜和开腹手术治疗新辅助放化疗后中低位直肠癌的近期肿瘤学结果(COREAN 研究),肿瘤距离肛缘 9 cm 以内。结果显示腹腔镜组和开放手术组在 TME 标本质量(完整 72.4% *vs*. 74.7%;几乎完整 19.4% *vs*. 13.5;不完整 4.7% *vs*. 6.5%;$P=0.41$)、获取的中位淋巴结数(17 个 *vs*. 18 个,$P=0.09$)、环切缘阴性率(97.1% *vs*. 95.5%,$P=0.77$)和近、远侧切缘阴性率($P=0.44$ *vs*. $P=0.54$)方面无统计学差异。2010 年,Jayne 等[164]报道了 CLASICC 临床试验的更新结果,中位随访 56.3 个月,腹腔镜组和开放手术组在总生存率(60.3% *vs*. 52.9%,$P=0.13$)、无疾病生存率(53.2% *vs*. 52.1%,$P=0.95$)、局部复发率和远处转移率(两组均为 21.9%)方面无显著差异。然而,腹腔镜和开放行腹会阴联合切除手术远处转移率分别为 35.7% 和 40.8%;腹腔镜和开放行直肠前切除手术局部复发率分别为 9.4% 和 7.6%。腹腔镜组较开放手术组切缘阳性率更多见(12.4% *vs*. 6.3%,$P=0.01$);而腹会阴联合切除两组无差异(20% *vs*. 26%)。2009 年,Lujan 等[179]报道了一项腹腔镜和开腹手术治疗中低位直肠癌的非劣效随机临床试验结果,腹腔镜组和开腹组 5 年无疾病生存率(84.8% *vs*. 81%,$P=0.90$)、总生存率(72.1% *vs*. 75.3%,$P=0.98$)和局部复发率(4.8% *vs*. 5.3%,$P=0.78$)相仿,腹腔镜组平均获取淋巴结数较开腹组多(13.6 个 *vs*. 11.6 个,$P=0.03$),切缘完整率两组相似(2.8% *vs*. 4%,$P=0.42$)。2009 年,Ng

等[180]报道了一项在中国香港地区进行的单中心随机临床试验,该研究评估近段直肠癌(距肛缘12~15 cm)腹腔镜手术的远期肿瘤学效果。中位随访110个月后,腹腔镜和开放手术治疗Ⅰ~Ⅲ期直肠癌在总生存($P = 0.30$)、肿瘤相关生存($P = 0.60$)和无疾病生存($P = 0.70$)无显著差异,对Ⅳ期直肠癌平均生存相仿($P = 0.16$)。10年随访期间,腹腔镜组37.3%的患者和开腹组38.8%的患者死亡;15.3%和16.4%的患者为直肠癌相关死亡,18.6%和19.4%的患者为其他肿瘤相关死亡。腹腔镜组和开腹组在复发率(局部复发率7.1% *vs.* 4.9%,$P = 0.68$;远处转移率12.3% *vs.* 18.1%,$P = 0.37$)、平均淋巴结获取数(11.5个 *vs.* 12个,$P = 0.70$)和切缘阳性率(2.6% *vs.* 1.3%,$P = 0.62$)方面相似。2008年,Ng等[182]报道了在中国香港地区进行的一项腹腔镜手术治疗远端直肠癌(距肛缘5 cm以内)的单中心随机临床试验,中位随访90个月后腹腔镜组和开腹组治疗Ⅰ~Ⅲ期直肠癌在5年生存率(75.2% *vs.* 76.5%,$P = 0.20$)和无疾病生存率(78.1% *vs.* 73.6%,$P = 0.55$)方面无差异,对Ⅳ期直肠癌,腹腔镜组和开腹组平均生存时间分别为32.6个月和13.9个月($P = 0.05$)。随访期间,腹腔镜组有30%的患者和开腹组47.2%的患者死亡;其中,分别15%和22.2%的患者为肿瘤相关死亡。腹腔镜组和开腹组复发率($P = 0.60$)、平均淋巴结获取数目(12.4个 *vs.* 13个,$P = 0.72$)、切缘阳性率(6.3% *vs.* 3.9%)相似。2007年,Pechlivanides等[183]报道了一项由单个外科医生进行的随机临床研究,比较腹腔镜和开放手术治疗距肛缘12 cm以下直肠癌效果,两组患者平均淋巴结获取数目均为19.2个($P = 0.2$),未报告生存和复发数据。2007年,Braga等[184]报道了在意大利由单个团队完成的随机临床试验,中位随访53.6个月后,腹腔镜组和开腹组在5年生存率(Ⅰ期:$P = 0.93$,Ⅱ期:$P = 0.37$,Ⅲ期:$P = 0.98$,Ⅳ期:$P = 0.95$)3年局部复发率(4% *vs.* 5.2%,$P = 0.97$)和平均淋巴结获取数目(12.7个 *vs.* 13.6个)方面无差异,所有患者远侧切缘均为阴性,然而,腹腔镜组有1例

(1.3%)和开腹组2例(2.4%)环切缘阳性。

2. Meta分析研究　2011年Huang等[186]报道了一项包括6个临床试验(1 033例患者)的meta分析,评估腹腔镜直肠癌手术疗效。3年总生存率($P = 0.11$,4个临床试验)和无疾病生存率($P = 0.11$,3个临床试验)在腹腔镜组和开腹组无显著差异。随访32.8~112.5个月后,腹腔镜组和开腹组局部复发率无统计学差异($P = 0.21$,4个临床试验),平均淋巴结获取数目($P = 0.43$,5个临床试验)和环切缘阳性率(7.9% *vs.* 5.4%,$P = 0.63$)相似。2011年,Ohtani等[187]在一项比较腹腔镜和开放手术治疗直肠癌的肿瘤学效果的meta分析(纳入12项临床研究,2 095例患者)中,报道两组治疗肿瘤学结果无统计学差异(表18-11)。

表18-11　腹腔镜和开放手术治疗直肠癌的肿瘤学效果比较

结　果	OR(95%CI)	P值
无进展生存率		
3年生存率	0.90(0.66~1.24)	0.53
5年生存率	1.17(0.85~1.61)	0.35
复发率		
总体	0.93(0.68~1.25)	0.61
局部	0.83(0.52~1.31)	0.41
伤口	1.34(0.07~24.10)	0.84
远处转移	0.89(0.63~1.27)	0.52
死亡率		
总体	0.80(0.60~1.07)	0.13
肿瘤相关	0.71(0.45~1.12)	0.14

CI:置信区间;OR:比值比。

2011年,Ma等[172]进行了一项腹腔镜和开放手术治疗结直肠癌的meta分析研究,纳入5个临床试验(991例患者),肿瘤相关死亡率腹腔镜组和开腹组分别为13.1%和15.3%($P = 0.16$)。2008年,Anderson等[188]报道了一项纳入22个临床试验关于腹腔镜手术治疗直肠癌效果的meta分析。随访4.4年(13个临床试验)后,腹腔镜组和开腹组总生存率分别为72%和65%($P = 0.5$)。中位随访35个月后,腹腔镜组和开腹组局部复发率分别为7%和8%(16个临床试验),然而远处转移率分别为12%和14%($P = 0.54$,9个临床试验)。平

均淋巴结获取数目腹腔镜组较开腹组少（10 个 *vs.* 12 个，$P = 0.001$，17 个临床试验），然而，3 个临床试验表明腹腔镜组获取淋巴结数目更多。切缘阳性率腹腔镜组和开腹组相似（5% *vs.* 8%，10 个临床试验）。另有 3 项 meta 分析[171,189,190] 比较腹腔镜和开腹治疗直肠癌的近期肿瘤学效果，在平均淋巴结获取数目和切缘阳性率方面无显著差异。

24 项研究关于直肠癌行全直肠系膜切除［直肠前切除（AR）和经腹会阴联合切除（APR）］术的患者资料和肿瘤学效果（表 18 - 12 和表 18 - 13）。

表 18 - 12　24 项研究关于直肠癌行直肠前切除和经腹会阴联合切除术的患者资料

研　　究	年份	患者数		年龄 APR *vs.* AR	性别 APR *vs.* AR	肿瘤距肛距离 APR *vs.* AR
		APR	AR			
Bonadeo[191]	2001	65	341	NA	NA	NA
Chambers[192]	2009	42	81	NA	NA	NA
Chiappa[193]	2005	61	92	NA	NA	APR 平均距离更短（$P<0.001$）
Chuwa[194]	2006	93	677	NA	NA	APR 平均距离更短（$P<0.001$）
den Dulk[195]	2007	363	499	NA	女性较少行 APR（$P = 0.03$）	距离越长越可能行 AR（$P<0.001$）
Garcia-Granero[196]	2001	33	75	NA	NA	APR 平均距离更短（$P<0.001$）
Heald[197]	1997	31	105	NA	NA	NA
Hohenberger[198]	2006	285	158	NA	NA	NA
Konn[199]	1993	100	203	NA	NA	APR 距离更短（$P<0.001$）
Law[200]	2004	69	419	NA	NA	APR 中位距离短（$P<0.001$）
Nakagoe[201]	2004	68	116	NA	NA	APR 平均距离短（$P<0.0001$）
Nagtegaal[63]	2005	373	846	NA	NA	APR 距离更短（$P<0.001$）
Nymann[202]	1995	101	74	平均 64.9 岁 *vs.* 68.7 岁（$P = 0.03$）	NA	APR 平均距离更短（$P<0.00001$）
Okaro[203]	2006	76	54	NA	NA	NA
Tilney[204]	2007	521	794	NA	NA	NA
Ptok[205]	2007	956	601	中位 67 岁 *vs.* 65 岁（$P = 0.001$）	NA	APR 距离更短（$P<0.001$）
Ross[206]	1999	99	120	NA	NA	APR 距离更短（$P<0.001$）
Rullier[207]	1997	52	54	NA	NA	APR 平均距离更短（$P = 0.003$）
Saito[41]	2009	70	132	NA	NA	NA
Shihab[208]	2010	72	81	NA	NA	APR 平均距离更短（$P<0.001$）
Tschmelitsch[209]	1995	52	84	NA	NA	APR 距离更短（$P<0.0001$）
Weiser[37]	2009	63	85	APR 组年龄明显偏大（$P = 0.0006$）	NA	APR 中位距离更短（$P<0.001$）
Wibe[64]	2004	821	1 315	APR 组年龄明显偏大（$P = 0.001$）	NA	APR 距离更短（$P<0.001$）
Youssef[210]	2008	28	121	NA	NA	NA

表 18 - 13　24 项研究中直肠前切除和经腹会阴联合切除术患者的病理分期、肿瘤分化、化疗和放疗的使用以及肿瘤相关效果的差异

研　　究	病理分期	肿瘤分化	新辅助和辅助治疗	肿瘤相关效果的差异
Bonadeo[191]	NA	NA	NA	肿瘤穿孔率 APR（13.8%）*vs.* AR（1.7%）；APR 的局部复发率更高（$P<0.001$）；AR 的 DFS 更高（$P = 0.03$）
Chambers[192]	AR 组 T_0 更多（$P = 0.02$）；APR 组 T_3 更多（$P = 0.004$）	NA	APR 组辅助放疗更多（$P = 0.0004$）	生存和局部复发无显著差异

续 表

研　　究	病理分期	肿瘤分化	新辅助和辅助治疗	肿瘤相关效果的差异
Chiappa[193]	NA	NA	AR 组新辅助和辅助放疗（$P = 0.003$）以及辅助化疗（$P = 0.028$）更多	生存无显著差异，AR 组局部复发率更高（$P = 0.005$）
Chuwa[194]	NA	NA	NA	生存和局部复发无显著差异
den Dulk[195]	NA	NA	所有患者均接受治疗	APR 组局部复发率更高（$P = 0.007$）；AR 组总生存率更高（$P = 0.001$）
Garcia-Granero[196]	NA	NA	NA	APR 组局部复发率更高（$P < 0.0001$）
Heald[197]	NA	NA	NA	APR 组局部复发率更高（$P < 0.0001$）
Hohenberger[198]	NA	NA	APR 组 66% vs. AR 组 47%（$P = 0.135$）	局部复发率和肿瘤特异性生存率无显著差异
Konn[199]	NA	APR 组 较 低（$P = 0.0171$）	NA	APR 组局部复发率更高（$P < 0.001$）；AR 组肿瘤特异性生存率更高（$P < 0.05$）
Law[200]	NA	NA	APR 组新辅助和辅助放疗更多 45% vs. 7.1%（AR 组）；化疗无显著差异（$P = 0.517$）	APR 组局部复发率更高（$P = 0.01$）；远处转移率无显著差异；AR 组肿瘤特异性生存率更高（$P = 0.041$）
Nakagoe[201]	APR 组局部进展期更多（$P = 0.016$）	NS	辅助化疗无显著差异（$P = 0.88$）	生存和复发无显著差异
Nagtegaal[63]	NA	NA	所有均接受新辅助放疗	APR 组低位（$P = 0.002$）和中位（$P = 0.03$）直肠癌的环切缘阳性率更高
Nymann[202]	NA	NA	NA	局部复发和远处转移无显著差异
Okaro[203]	NA	NA	无显著差异（$P = 0.122$）	复发无显著差异；生存资料未行统计学分析
Tilney[204]	NA	NA	NA	APR 组环切缘阳性率更高（$P < 0.001$）
Ptok[205]	APR 组局部进展期更多（$P < 0.001$）	NA	新辅助治疗无显著差异	APR 组肿瘤穿孔率更高和环切缘阳性率更高（$P = 0.014$ 和 0.003）；APR 组局部复发率更高（$P = 0.022$）；AR 组 DFS 更长（$P < 0.001$）
Ross[206]	NA	NA	NA	局部复发率无显著差异
Rullier[207]	NA	NA	无显著差异	局部复发率无显著差异
Saito[41]	NA	NA	NA	局部复发和远处转移无显著差异；APR 组切缘复发更多（$P = 0.017$）；AR 组总生存率更高（$P = 0.033$）；DFS 无差异
Shihab[208]	APR 组局部进展期更多（$P < 0.001$）	NA	APR 组新辅助治疗更多（$P = 0.004$）	APR 组标本穿孔率更高（$P = 0.013$）；AR 组环切缘阳性率更高（$P = 0.003$）和标本质量更好（$P < 0.001$）
Tschmelitsch[209]	NA	NA	NA	APR 组局部复发率更低（$P < 0.05$）
Weiser[37]	NA	APR 组分化更差（$P = 0.003$）	所有患者均接受治疗	AR 组无病生存率更高（$P = 0.001$）
Wibe[64]	APR 组局部进展期更多（$P < 0.001$）	APR 组分化更差（$P = 0.002$）	APR 组较 AR 组更多使用新辅助和辅助放疗，16% vs. 6%（$P < 0.001$）	APR 组环切缘阳性率更高（$P < 0.001$）；APR 组局部复发率更高（$P = 0.008$）；AR 组总生存率更高（$P < 0.001$）
Youssef[210]	NA	NA	NA	APR 组较 AR 组环切缘阳性率更高（26% vs. 5%，$P = 0.0011$）

三、结直肠癌腹腔镜和开放手术近期疗效

结直肠癌腹腔镜和开放手术近期疗效见表 18 - 14。

表 18 - 14　结直肠癌腹腔镜和开放手术近期疗效

临床研究	类 型	手术方式	入组病例数	平均淋巴结数(个)	环切缘阳性数(%)	TME完整程度	中转开腹(%)	手术时间(min)	出血量(ml)	住院时间(天)	(30天)并发症率(%)	(30天)死亡率(%)
LACY[166]	单中心西班牙	开腹 vs. 腹腔镜	108 vs. 111	NA	NA	NA	0	118 vs. 142	193 vs. 105	7.9 vs. 5.2	31 vs. 12	0 vs. 0
COST[160]	多中心美国	开腹 vs. 腹腔镜	437 vs. 435	NA	NA	NA	21	95 vs. 150	NA	6 vs. 5	0.9 vs. 0.4	20 vs. 21
COLOR[158]	多中心欧洲	开腹 vs. 腹腔镜	551 vs. 544	NA	2 vs. 2	NA	17	115 vs. 145	175 vs. 100	8.2 vs. 9.3	21 vs. 20	1 vs. 2
CLASICC[16]	多中心英国	开腹 vs. 腹腔镜	254 vs. 127	NA	14 vs. 16	NA	34	135(O) vs. 180(L)	NA	13 vs. 11	40 vs. 37	NA
Leung 等[181]	单中心中国香港	开腹 vs. 腹腔镜	200 vs. 203	11.1 vs. 12.1	22.5 vs. 19.7	NA	23.2	142.2 vs. 189.9	238 vs. 169	8.7 vs. 8.2	7 vs. 2	23.5 vs. 22.8
COLOR II[211]	多中心欧洲	开腹 vs. 腹腔镜	364 vs. 739	14 vs. 13	10 vs. 10 (切缘2mm)	92 vs. 88	17	188 vs. 240	400 vs. 200	9 vs. 8	37 vs. 40	2 vs. 1
COREAN[177]	多中心韩国	开腹 腹腔镜	170 vs. 170	18 vs. 17	4.1 vs. 2.9 (切缘1mm)	74.7 vs. 72.4	1.2	197 vs. 245	217 vs. 200	9 vs. 8	23.5 vs. 21.2	0 vs. 0
Lujan 等[179]	单中心西班牙	O vs. L	103 vs. 101	11.6 vs. 13.6	2.9 vs. 4.0 (切缘1mm)	NA	7.90%	172.9 vs. 193.7	234.2 vs. 127.8	9 vs. 8	33.0 vs. 33.7	2.9 vs. 1.9
Ng 等[182]	单中心中国香港	O vs. L APR	48 vs. 51	13 vs. 12.4	4.2 vs. 5.9	NA	9.8%	163.7 vs. 213.5	555.6 vs. 321.7	11.5 vs. 10.8	52.1 vs. 42.1	2.8 vs. 2.5

四、手术切口种植问题

腹腔镜结直肠手术发展初期对腹腔镜手术切口种植问题、是否会造成肿瘤细胞播散等存在争议。早期报道肿瘤切口种植的发生率较高,其主要原因是早期不规范的手术操作引起肿瘤细胞脱落污染切口。在 Lacy 研究[59]中,111 例也仅有一例出现穿刺孔转移。越来越多的报道证实,只要术中严格按照无瘤原则操作腹腔镜手术,并不会明显造成术后切口种植率的升高。Stocchi[109] 等报道有腹腔镜手术经验的外科医师施行的 2 858 例腹腔镜结肠癌病例的术后切口种植发生率仅为 0.7%。经规范手术操作,富有经验的国外腹腔镜治疗中心的腹腔镜结直肠癌手术术后切口肿瘤复发率为 0～1.3%,与开腹结直肠癌手术术后切口肿瘤复发率差异无显著性[110-113]。规范手术操作可以降低术后切口种植率,并最大限度地防止术后切口种植的发生,具体操作规范包括以下几项。① 在手术中要严格遵循肿瘤根治的无瘤原则,避免超声刀直接切割肿瘤。② 自腹壁取出肿瘤标本时不应盲目追求过小切口以避免牵拉时肿瘤细胞脱落,应动作轻柔并辅以切口保护器或标本袋以保护切口,重视切口冲洗。③ 手术结束拔出套管前,先通过 Trocar 套管的排气孔让气体慢慢排出。

五、手术安全性的问题

由于腹腔镜的视野是二维的,手术时对解剖结构及组织的辨别缺少空间感;再则,腹腔镜手术时由于是器械操作,没有手的自由度及手感,所以腹腔镜结直肠手术操作较普通的腹腔镜胆囊手术难

度高。早期腹腔镜结直肠手术的并发症还是较高的，一般报道为 $10\%\sim17\%$。但随着"学习曲线"的不断推进，手术技术与经验的不断提高，目前文献报道超过 30 例以后，其并发症的发生率逐渐降低。在 2010 年 SAGES 年会上公布了对全美 183 家医院的 21 083 名患者的回顾性分析研究结果，显示腹腔镜结直肠手术的并发症发生率比传统的开腹结直肠手术少。特有的并发症包括气体栓塞、皮下气肿等。穿刺套管针有关的腹腔镜手术特有的并发症包括：① 戳孔的感染，但是非常少见，它不延长住院天数，一般在门诊局部换药即可；② 戳口疝，亦是较少见的，避免的方法是仔细关闭戳孔。腹腔镜结直肠切除手术的不会增加死亡率，一般均由全身合并症所致，而非手术本身引起，只有极少数死于手术并发症。Aziz 等[189] 对 2000 年后发表的腹腔镜与开腹结直肠癌手术比较的随机前瞻性

研究结果进行了系统评价，结果表明，腹腔镜下手术所需时间普遍比开腹手术长，但腹腔镜手术患者术后恢复较传统开腹患者快。此外，在术后并发症发生率上两种手术方式之间无显著性差异，表明腹腔镜结直肠癌手术同样是一种安全的手术治疗方式。

Alberto Arezzo 等[217] 系统分析 $2000\sim2011$ 年 Medline and Embase 数据库中腹腔镜与开腹直肠癌手术的随机以及前瞻性对照研究。23 项研究符合标准，共 4 539 名患者；其中 8 项为 RCT 研究，共 1 746 患者。分析显示在术后 30 天内，腹腔镜组死亡率为 1.0%，开腹组为 2.4%（95% CI：$0.21\sim0.99$，$P=0.048$）；总并发症腹腔镜组死亡率为 31.8%，开腹组为 35.4%（95% CI：$0.76\sim0.91$，$P<0.001$）。荟萃分析的结果再次显示，腹腔镜手术比开腹手术具有更少的并发症和更低的死亡率。

第四节　结直肠癌手术方式

一、开放手术[218-224]

1. 右半结肠切除术　手术要点：取右侧经腹直肌切口，逐层切开腹壁，探查如上述，向上延长切口至右侧肋缘下 2 cm，下方达髂前上棘稍下方，放置切口保护器。将胃结肠韧带切断后，在结肠中动脉左、右支之间系膜无血管处切开，向下方直至横结肠系膜、小肠系膜、升结肠系膜三者交汇处。将回肠距离回盲部 15 cm 处小肠系膜切开，切断小肠系膜并予以结扎。紧贴肠系膜动、静脉向上解剖分离，清扫血管旁淋巴结。在回结肠动脉汇入肠系膜上动、静脉的根部结扎，切断回结肠动脉。切开小肠系膜至横结肠系膜、升结肠系膜和小肠系膜的交汇处。分别解剖出右结肠动、静脉，根部结扎。显露结肠中动脉根部，保留左支切断结肠中动脉右支。将右结肠外侧腹膜切开，沿腰大肌前向内侧解剖，完全游离右半结肠和回盲

部。然后切断回肠、横结肠，0.05% 洗必泰冲洗腹腔。回肠和横结肠端-侧吻合（28 号国产）并加强，闭合器关闭横结肠残端，用丝线将浆肌层加强，并关闭系膜，清点器械无误后逐层关闭切口（图 18 - 3 和图 18 - 4）。

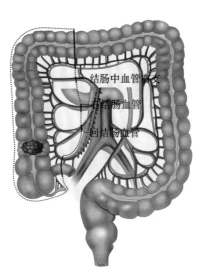

图 18 - 3　原发肿瘤位于右半结肠的标准右半结肠切除术

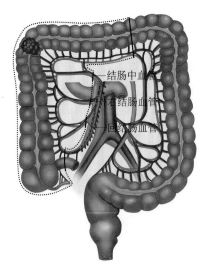

结肠中血管

右结肠血管

回结肠血管

图 18－4　原发肿瘤位于结肠肝曲的扩大右半结肠切除术

2. 横结肠癌根治术　手术要点：取上腹部正中切口，逐层切口腹壁，探查如上述，延长切口上方至剑突，下方绕脐至其下方 3～5 cm，置切口保护器。在胃网膜血管胃侧切断大网膜，根部清扫切断胃网膜右血管。向左切开大网膜至脾结肠韧带，向右切开大网膜至肝结肠韧带。剥离胰背膜，在胰背横结肠系膜根部清扫结肠中动脉根部淋巴结。在左右两侧距肿瘤 10 cm 处分别切断肠管边缘血管弓，扇形切开肠系膜。于预定处切断肠管，用 0.05% 洗必泰液清洗术野，更换手套，严格止血，行横结肠端端吻合。将系膜间隙间断缝合关闭。清点器械无误后逐层关闭切口（图 18－5 和图 18－6）。

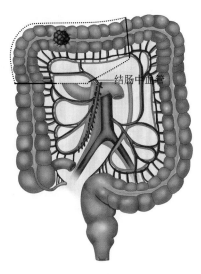

结肠中血管

图 18－5　原发肿瘤位于近侧横结肠的横结肠癌根治术

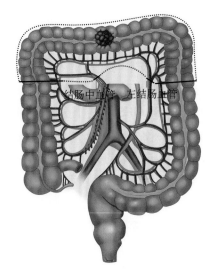

结肠中血管　左结肠血管

图 18－6　原发肿瘤位于横结肠中段的标准横结肠癌根治术

3. 左半结肠切除术　手术要点：取左侧经腹直肌切口，逐层切口腹壁，探查如上，延长切口上至肋缘下至髂前上棘，置切口保护器。在胃网膜血管胃侧切开大网膜，在横结肠右 1/3 处切开大网膜，切断脾结肠韧带。打开横结肠系膜，中结肠血管的左支根部清扫切断，自降结肠、乙状结肠交界处，扇形切开肠管边缘血管弓，切开系膜。至左结肠血管根部，清扫、切断左结肠血管。沿腹主动脉左侧向上切开系膜，与横结肠系膜切开处连接，至此全部切断左半结肠血管及系膜。自内上或内下而外游离左半结肠，于预定处切断肠管，标本取下，更换手套，0.05% 洗必泰冲洗腹腔。行横结肠、乙状结肠端端吻合，关闭系膜间隙。清点器械无误后逐层关闭切口（图 18－7 和图 18－8）。

4. 乙状结肠癌根治术　手术要点：取下腹部正中切口，逐层切开腹壁，探查如上，延长切口上至脐上 5 cm，下至耻骨联合。切开乙状结肠外侧先天性融合。提起乙状结肠，自肿瘤上方 10 cm 处扇形切开肠系膜至肠系膜下血管根部。于肠系膜下血管根部清扫、切断血管或清扫肠系膜下血管根部，向下清扫至左结肠血管分叉以下，切断血管。沿乙状结肠及直肠两侧腹膜系膜交界处切开后腹膜，分离至肿瘤下方 5 cm 以上，保持直肠系膜完整。于肿瘤下方 5 cm 处切断结扎系膜血管，乙状结肠游离，于预定切断处切断肠管，行降结肠、直肠端端吻

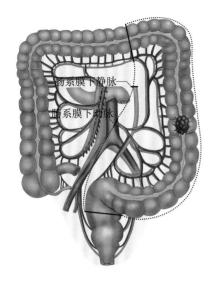

图 18-7 原发肿瘤位于左半结肠的扩大的左半结肠切除术,肠系膜下动脉于主动脉起始处结扎,肠系膜下静脉于胰体尾下缘处结扎

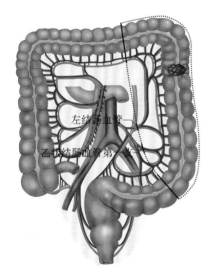

图 18-8 原发肿瘤位于结肠脾曲的左半结肠切除术

合术,关闭肠系膜。清点器械无误后逐层关闭切口。

5. 直肠前切除术 手术要点:取下腹部正中切口,逐层切开腹壁,探查如上,延长切口上至脐上 3 cm,下至耻骨联合。切开乙状结肠外侧先天性融合,切开乙状结肠两侧及直肠上段系膜,游离乙状结肠和直肠至肿瘤下方 5 cm 以上或达提肛肌水平。后方自骶前间隙腹下神经浅面向下分离,注意保护双侧腹下神经;两侧沿直肠系膜疏松间隙内行走,前方分离直肠和输精囊前列腺间隙或直肠阴道间隙,于直肠上动脉和乙状结肠动脉

分支根部切断结扎血管,并清扫其根部淋巴脂肪组织。于预定处切断直肠,乙状结肠下段切断乙状结肠,标本取下。吻合器行乙状结肠、直肠端端吻合术,0.01%稀碘伏水冲洗盆腔,严格止血,关闭盆底腹膜和后腹膜缺损。清点器械无误后逐层关腹(图 18-9)。

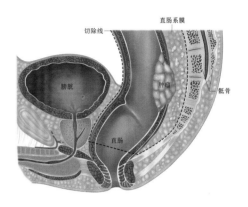

图 18-9 原发肿瘤位于乙状结肠下段或高、中位直肠的直肠前切除术

6. 腹会阴联合直肠癌切除术(APR 术) 手术要点:下腹部正中切口,逐层切开腹壁,探查腹盆腔及病灶如上所述,延长切口上至脐上 3 cm,下至耻骨联合。切开乙状结肠外侧先天性融合。切开乙状结肠两侧及直肠上段系膜,游离乙状结肠和直肠至提肛肌水平,后方自骶前间隙腹下神经浅面向下分离;两侧沿直肠系膜疏松间隙内行走,前方分离直肠和输精囊前列腺间隙或直肠阴道间隙。于直肠上动脉和乙状结肠动脉分支根部切断结扎血管,并清扫其根部淋巴脂肪组织。于乙状结肠下段切断乙状结肠。腹组继续于左髂前上棘和脐孔连线中内 1/3 处腹壁造口,并关闭腹膜和造瘘的乙状结肠旁间隙,待会阴组标本下后,洗必泰冲洗盆腔和会阴,关闭盆底腹膜和后腹膜,清点器械无误后逐层关腹。将造瘘肠管固定于四周腹壁皮肤。

会阴部取肛晕旁椭圆形切口,两侧至坐骨结节内侧,后至尾骨尖,切除皮肤和皮下组织至臀大肌表面,清扫坐骨直肠窝脂肪淋巴组织,结扎两侧肛动脉,切开肛提肌进入盆腔,切断肛尾韧带,分离直肠前壁和后尿道(阴道)间隙,完整切除标本,标本下。洗必泰冲洗盆腔和会阴,严格止血,留置引流

管一根于骶前切口旁并缝合会阴伤口或会阴部伤口敞开(图 18 - 10)。

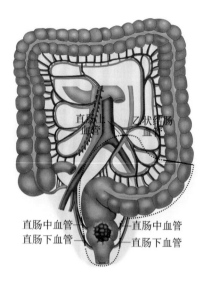

直肠上血管 乙状结肠血管

直肠中血管 —— 直肠中血管
直肠下血管 —— 直肠下血管

图 18 - 10 原发肿瘤位于低位直肠、肛管的腹会阴联合切除术

二、腹腔镜手术[220,221,223-227]

1. 腹腔镜结肠切除术　　自 1991 年首次文献报道腹腔镜结肠切除术以来,腹腔镜和腹腔镜辅助的结肠切除术已在世界各地逐渐得到应用推广。腹腔镜结肠切除术涉及 3 种基本操作技能:① 系膜游离技术;② 血管裸化及淋巴结清扫技术;③ 肠管吻合技术。在腹腔镜下行全结肠系膜切除术是该术式的优势,难度较低。肿瘤切除及肠道重建可以在体外进行;该技术吻合确切、操作方便,对经济困难的患者还可手工吻合,以减少吻合器的应用。

结肠恶性肿瘤的腹腔镜手术应严格按照外科肿瘤学原则及各术式的标准实施,需要施术者具备娴熟的专业知识。本部分主要介绍腹腔镜右半结肠切除术及左半结肠根治性切除术。

腹腔镜结直肠手术的设备与普通腹腔镜手术设备相似,包括腹腔镜摄(录)像系统、监视器、25°或 30°腹腔镜、CO₂ 气体和气腹机等。而腹腔镜结肠手术的器械包括常规器械和特殊器械。常规器械有套管 4～5 枚,其中 2～3 枚直径为 10 mm,供连于摄像头的腹腔镜、10 mm 的 Babcock 钳、肠钳使用;12 mm 套管 1 枚供腔内切割缝合器使用。此

外,还有左弯钳、左弯剪、常规抓钳、钛夹、施夹钳、电刀、腹腔镜冲吸器等。特殊器械主要有 10 mm 的 Babcock 钳、肠钳、超声止血刀、12 mm 腔内切割缝合器以及双极电凝、氩气刀等,因医院的条件和手术者的习惯不同而异。

腹腔镜结肠手术的术中体位应根据不同部位结肠的解剖游离而进行调整,一般的规律为抬高手术操作区域,以获得显露。如盆腔操作,臀腿侧应抬高,以使小肠、大网膜等游离内脏受重力移向头侧,显露盆腔;游离结肠脾曲体位应反向调节,同时向右侧倾斜,显露降结肠,以利脾曲和降结肠的游离。

(1)腹腔镜根治性右半结肠切除术

1)适应证:主要适用于盲肠、升结肠、结肠肝曲部位的肿瘤。

2)麻醉和体位:采用气管内插管全身麻醉。取平卧位两腿分开,气腹完成后手术台向左侧倾斜 15°～30°,以免小肠阻挡视野。

3)常见有 2 种布局和站位:① 术者位于患者左侧,第一助手位于患者两腿之间,第二助手位于患者右侧,由第一助手持镜。患者头侧偏右安置监视器、气腹和光源系统。② 术者位于患者两腿之间,第一助手与第二助手位于患者左侧,由第一助手持镜。患者右侧安置监视器、气腹和光源系统。

4)手术步骤

A. 建立气腹:脐孔穿刺,建立气腹,维持腹内压在 15 mmHg。

B. 戳孔选择:通常需 5 个戳孔。

a. 脐孔行 10 mm 戳孔用于放置镜头,最好选用 30°镜,这样在分离肝曲时可获得更好的视野。

b. 脐平面行 5 mm 戳孔。

c. 脐上 5 cm 左锁骨中线行 10 mm 戳孔,作为主操作孔。

d. 脐平面右锁骨中线行 5 mm 戳孔。

e. 脐上 5 cm 右腋前线行 5 mm 戳孔。

f. 标本取出切口。

C. 手术操作:包括以下 6 项内容。

a. 探查腹腔:确定病变部位、淋巴结转移及腹腔转移等情况。必要时可用腹腔镜超声探查肝有

无转移结节。检查有无穿刺孔出血及腹腔内脏器有无损伤,腹腔内有无粘连。探查腹腔内其他脏器无异常后,再检查相应肠段,以确定病变的部位及大小。在确定病灶以后,于腹腔侧的肠系膜上标记病灶的位置,并确定相应的切除范围。如果是肿瘤且病灶太小,难以发现,可行术中纤维结肠镜检查定位,用缝线做出近远端切除线的标记。

b. 系膜血管处理:回结肠血管束像一条带状穿行于结直肠系膜,助手将其提起,应用 5 mm 或 10 mm 超声刀解剖其根部,在其起始部被钳夹、切断。继续向上分离直到显露出结肠右动、静脉的根部,用金属夹或可吸收钛夹夹闭后,于金属夹之间将其切断。继续向上分离至横结肠系膜,可在腹腔镜下夹闭、切断结肠中动脉的右支,也可待将标本拉出腹腔外后在体外离断。

c. 游离右半结肠:助手将末端回肠的阑尾及其系膜钳夹提起,分离盲肠及其粘连于后腹部的系膜。注意保护解剖部位的下方即是输尿管和性腺血管,避免损伤。切开升结肠与后腹壁粘连的腹膜,从盲肠向上分离升结肠达肝曲。分离升结肠、后腹壁及右肾,随之可以见到十二指肠水平部中段。将升结肠放回原处,辨认出横结肠,助手将其拉向外下方,显露出胃结肠韧带,切断右侧的胃结肠韧带,使结肠和胃分离直到再次看到下面的十二指肠,继续解剖横结肠直到肝曲。

d. 切断肠管:取上腹正中与病灶的大小相当的切口。在切口周围套上一个塑料袖套,保护切口不与肿瘤组织接触,然后轻轻地拉出病灶,待整个病灶被拖出后,用两条棉纱带绑住标本的上端和下端,封闭病灶,这样做是因为可以隔离从病灶中分散出来的细胞,这样就可在体外直视下行肠管切断。

e. 吻合:对于右半结肠切除,在体外吻合比在体内吻合要容易。吻合方式的选择根据远端存留游离肠管长度以及患者的经济情况而定,可选择手工吻合或器械吻合。手工缝合法吻合同常规开腹手术,可采取单层或双层,根据术者的经验和习惯而定,吻合完毕将吻合肠段还纳腹腔。器械吻合可选择端侧(端端)的环状吻合器或侧侧的钉合器吻

合,同样因经验、习惯以及是否做储袋而定。关于是否关闭系膜裂孔仍存在争议,早期外科医师都认为结肠切除后应关闭系膜裂孔。如系膜缺损,尤其是右半结肠切除后,可引起小肠襻嵌入形成内疝而引起肠管的嵌顿、绞窄、坏死、肠梗阻。系膜的缝合可在腹内进行,也可在腹外进行。肠道吻合完毕后,可以扩大切口修补大肠及小肠系膜之间的缺损。万一切口太小无法修补,可将肠管全部退回到腹腔,用腹腔镜钉合器的金属夹修补肠系膜。随着经验增多,认识到当系膜缺损足够大时,并不增加小肠疝发生率。目前越来越多腹腔镜手术不关闭系膜裂孔。

f. 关腹:用 1 000～2 000 ml 生理盐水冲洗腹腔,确认无活动性出血,吻合口无张力、无扭转后,放置引流管一条,也可不放置引流。拔除器械及套管鞘,关闭切口。常规关腹。

(2)腹腔镜左半结肠根治性切除术

1)适应证:主要适用于结肠脾曲、降结肠、乙状结肠的良恶性肿瘤及溃疡性结肠炎等炎症性病变。

2)麻醉与体位:气管内插管全麻;取平卧位,气腹完成后手术台向右侧倾斜 15°～30°,以免小肠阻挡视野。

3)布局和站位:术者和第一助手均位于患者右侧,由第一助手持镜。第二助手位于患者左侧。患者左侧安置监视器、气腹和光源系统。

4)手术步骤

A. 建立气腹:脐孔穿刺,建立气腹,维持腹内压在 15 mmHg。

B. 戳孔选择:腹腔镜左半结肠切除术一般也要用 4 或 5 个 5～12 mm 的套管鞘。先在脐部做 1 个 10 mm 穿刺孔,由此插入腹腔镜行腹腔探查,然后在腹腔镜直视下根据具体情况在左侧腹部各做 1 个 10 mm 或 12 mm 穿刺孔。腹腔镜通过位于右上腹或脐部套管鞘插入,左侧的套管鞘是做牵引用的。通过脐上或右下腹的穿刺孔插入超声刀完成分离。

C. 手术操作:包括以下 6 项内容。

a. 探查腹腔:同右半结肠切除术。

b. 系膜血管处理：认清肠系膜上的血管弓，依据原标记的切除范围，在准备切断的横结肠与乙状结肠处的系膜缘穿个洞用布带结扎结肠，这也是肿瘤根治的无瘤技术之一，再分离相应的系膜血管，其近心端双重结扎或双重施夹后连同系膜一并切断，同时注意保留肠段的血液供应，以确保吻合口肠段的良好血运。如系恶性肿瘤还需处理肠系膜上的动脉分支，在其根部切断，同时清除其周围的脂肪及淋巴结，以达到清扫的目的。

c. 游离左半结肠：助手将降结肠、乙状结肠用一无创伤肠钳抓持牵向右边。随着结肠牵向右边，术者用超声刀或电刀，钝性和锐性相结合切开左侧侧腹膜，游离降结肠外侧腹膜，上至脾曲，下至乙状结肠与直肠交界处。要注意辨认左输尿管，防止损伤。分离接近脾曲时，手术台头侧抬高 20°以方便暴露，同时注意力应转到左半横结肠，通过助手器械的牵引暴露出横结肠，术者用超声刀或者电刀分离切断胃结肠韧带的左侧部分，接着分离脾结肠韧带膈结肠韧带，注意止血，2～5 mm 的血管可用超声刀反复凝固切断，也可以用可吸收夹、钛夹或缝线结扎后切断。横结肠游离要充分，确保吻合无张力，要时可游离至右半横结肠。

d. 切断肠腔：根据肿瘤位置，在其上方做一小切口（根据标本大小决定，典型者长 4～7 cm），将左半结肠段拉出腹壁外，假如标本内含恶性肿瘤，用一个塑料标本袋隔离标本，再将其拖出切口，可避免癌细胞播散和腹壁小切口处的肿瘤种植转移。在腹腔外用常规手法切除病变肠段。

e. 吻合：在体外将两个肠断端行端端或端侧吻合，再将吻合后的肠管送回腹腔，缝合关闭腹壁小切口，重新建立气腹，在腹腔镜下用丝线或者可吸收线缝合关闭肠系膜裂口。也可以用线型切割吻合器切断远端（在乙状结肠或者直肠与乙状结肠交界处），通过腹壁小切口拉出病变肠管，在体外切除病变的左半结肠，近端横结肠导入环形吻合器的钻头，并荷包缝合，送回腹腔后闭合腹壁小切口，重建气腹。然后自肛门插入环形吻合器的主体，行近端横结肠与乙状结肠或者直肠的端端吻合。

f. 关腹：同右半结肠切除术。

（3）腹腔镜次全和全结肠切除术

1）适应证：主要适用于家族性遗传性结直肠癌（Lynch 综合征）、家族性腺瘤性息肉病（FAP）和多原发结直肠癌。

2）麻醉与体位：气管内插管全麻，患者取改良的膀胱截石位，双手平伸向外侧置于放臂板上，双腿外展放于 Allen 凳上，以利经肛置入腹腔镜和钉合器，并为术者或助手提供有利位置。在腹腔镜结肠全切或次全切除术的过程中，术者可站于患者任意一侧，或站于两腿之间；经常需要在术中多次更改手术术野，故该手术需要 2 台可移动的监视器。

3）布局和站位：行右半结肠手术时术者位于患者两腿之间，第一助手与第二助手位于患者左侧，由第一助手持镜。患者右侧安置监视器、气腹和光源系统。行左半结肠手术时术者和第一助手均位于患者右侧，由第一助手持镜。第二助手位于患者左侧。患者左侧安置监视器、气腹和光源系统。

4）手术步骤

A. 建立气腹：脐孔穿刺，建立气腹，维持腹内压在 15 mmHg。

B. 戳孔选择：通常需 5 个戳孔。

a. 脐孔行 10 mm 戳孔，用于放置镜头，最好选用 30°镜，这样在分离肝曲时可获得更好的视野。

b. 脐上 2 cm 平面右锁骨中线行 5 mm 戳孔。

c. 脐下 5 cm 平面右锁骨中线行 10 mm 戳孔，作为主操作孔。

d. 脐下 2 cm 平面左锁骨中线行 5 mm 戳孔。

e. 脐上 5 cm 右腋前线行 10 mm 戳孔。

C. 手术操作：手术要点为全结肠切除，通常需 5 个套管。游离结肠多按解剖顺序逐段进行，依次为回盲部、升结肠、肝曲和横结肠、脾曲和降结肠、乙状结肠、直肠。整个游离过程应保持整体解剖操作，游离完一段再处理另一段。解剖游离每一肠段时，可根据具体情况调整腹腔镜的位置、术者及助手的位置。

a. 探查腹腔：同右半及左半结肠手术。

b. 回盲部和升结肠：术者及助手均站在患者左侧，监视器位于患者右侧的头或肩部。通过腹部左侧套管置入的抓钳，可将盲肠向前或向内牵拉。

采用中间入路,系膜血管处理手法参照腹腔镜右半结肠切除术,外侧腹膜返折沟(Toldt)白线可用剪刀或超声刀切开,从盲肠一直延至结肠肝曲。升结肠系膜用钝性操作技术游离。熟悉结肠的血供对于腹腔镜结肠全切或次全切除术系膜的断离非常重要,要做到心中有数。

c. 肝曲和横结肠:术者可在患者右侧操作,助手站于患者两腿之间,监视器置于患者头端。通过脐部套管放入腹腔镜,提供视野,左腹部及下腹中线套管放入抓钳提供显露。右结肠系膜切断后,结肠肝曲在切断其上方的腹膜附着后,可获得游离,分离是从右至左进行的。右半横结肠可从胆囊及腹膜后十二指肠游离开来,随即进入到网膜囊,沿肝曲到脾曲断开胃结肠韧带,断离后横结肠及其肝曲、脾曲处于游离状态,仅有肠系膜附着。如前所述,系膜的游离及其血管的断离可采用超声刀加施夹法断离,或再加少量切割缝合器的方法,根据术中情况和患者经济承受能力而定。在切断中结肠动脉前,必须确认 Treitz 韧带并保护好近端空肠。

d. 脾曲和降结肠:由于结肠脾曲韧带厚而致密,腹膜后解剖毗邻关系复杂,脾脏组织脆弱,易因牵拉撕裂大出血,所以脾曲是结肠中最难游离的部分。显露脾曲时,患者体位应为反截石位,身体向右倾斜,术者可立于患者两腿之间,助手立于患者右侧,腹腔镜由脐部套管置入获取图像,监视器可置于患者头部左侧。从右侧腹的套管使用肠钳抓住横结肠远端及降结肠中部提供牵拉,以暴露横结肠和脾曲;游离横结肠和降结肠,将外侧的腹膜返折从降结肠与乙状结肠交界处向脾曲方向分离。将 25°或 30°腹腔镜置于脾曲上方脾曲和脾之间,牵引横结肠左端及降结肠中部,以获得良好显露;随后切开脾曲浅面腹膜,切断膈结肠韧带和脾结肠韧带。脾曲游离后,脾曲及降结肠的系膜的断离参照前述方法。

e. 乙状结肠:此处操作时患者于截石位,使小肠留于上腹部不进入盆腔,应将监视器移至患者脚端;腹腔镜仍置于脐部,术者位于患者右侧,助手位于左侧。经左腹部及下腹正中套管伸入抓钳,牵拉乙状结肠,术者通过右腹部套管操作。牵引乙状结

肠中部,切开乙状结肠韧带及其外侧腹膜返折,游离乙状结肠向下至盆腔。如果不需要切除直肠,乙状结肠系膜游离至乙状结肠远端即乙状结肠直肠交界处即可。在游离过程中,应确认系膜外下方的输尿管,慎防误伤;同时应注意保护位于肠系膜下血管根部的腹下神经丛,保护呈"人"字状向下走行的下腹下神经左、右干,避免损伤引起的术后性功能障碍。乙状结肠直肠系膜及其血管的断离参见前述方法。肠管的断离可在腔外进行,如果远断端在盆腔位置较低,也可选择在腔内,经右下腹 12 mm 套管放入 30 mm 切割闭合器行肠管的切割断离。用抓钳夹住要取出的乙状结肠,以便下一步在此钳子引导下顺利地将乙状结肠拖出切口。在耻骨联合上方做 3～4 cm 长的横切口,用切口保护膜隔离切口,经切口保护膜将肠管取出。断离近端肠管,移去标本,完成结肠的全切或次全切除。

f. 吻合:吻合方式的选择根据远端存留游离肠管长度以及患者的经济情况而定,可选择手工吻合或器械吻合。手工缝合法吻合同常规开腹手术,可采取单层或双层,根据术者的经验和习惯而定,吻合完毕将吻合肠段还纳腹腔。器械吻合可选择端侧(端端)的环状吻合器或侧侧的钉合器吻合,也可依经验和习惯,以及是否做储袋而定。对于较瘦患者的回肠-直肠吻合,可经腹壁切口,在直视下,用直的 Kocher 钳引导钉砧尖端套入由肛-直肠放入的吻合器砧座内完成吻合;或将带钉砧头的末端回肠回纳腹腔,关闭切口,重新建立气腹,腹腔镜下用专用钳引导钉砧头尖端套入吻合器砧座内完成吻合。吻合完成后,必须检查吻合口是否可靠,盆腔注入生理盐水,经肛快速注入气体,在腹腔镜直视下观察盆腔水面,确认是否有气泡逸出;或插入乙状结肠镜了解吻合口是否严密。检查吻合口无渗漏后,用腹腔镜疝钉合器或手工缝合关闭肠系膜缺损,防止内疝的发生。最后用稀释碘伏水和生理盐水冲洗腹、盆腔,常规于吻合口附近低位放置双套管一根引流。分层关闭戳口(切口),用 0 号可吸收线缝合筋膜,用 4-0 可吸收线缝合皮下,以对合皮肤。

2. 腹腔镜直肠手术　1992 年 Kokerling 进行

了世界上首例腹腔镜 Miles 手术。Patrick Leahy 于同年 11 月完成了第 1 例腹腔镜超低位 Dixon 术。腹腔镜直肠癌 TME 手术与开腹手术相比有以下优势。① 具有创伤小、术中出血少、术后痛苦少、胃肠道功能恢复快等优点,还可因腹腔镜的放大作用,手术视野好,对盆筋膜脏、壁两层之间疏松结缔组织间隙的判断和入路的选择更为准确。② 腹腔镜可抵达狭窄的小骨盆而使直肠超低位吻合成为可能,同时放大局部视野,对盆腔自主神经丛的识别和保护作用更确切,术中可有效保护盆腔神经,有助于患者术后保留良好的排尿和性功能,从而大大提高了术后患者的生活质量。③ 腹腔镜下超声止血刀可达狭窄的小骨盆各部,能以锐性分离和极少的出血沿盆筋膜间隙更完整地切除含脏层盆筋膜的直肠系膜。超声刀具有良好的止血功能,在入路的选择更为准确的情况下,腹腔镜直肠癌 TME 手术术中出血较传统手术更少。

(1)腹腔镜下直肠癌 TME 根治术

1)麻醉及体位:气管内插管全麻,取头低足高改良截石位。

2)建立气腹:脐孔穿刺,建立气腹,维持腹内压在 15 mmHg。

3)戳孔选择:脐孔行 10 mm 戳孔,用于安置 30°镜头。左、右脐旁腹直肌外缘行 5 mm 戳孔,安置器械,右下腹行 12 mm 戳孔,作为主操作孔。左下腹行一个 5 mm 戳孔。对操作熟练及经验丰富者,可减少一个操作孔。施术者可位于手术台右侧或左侧,依施术者习惯而定。主操作孔的位置多选择右侧麦氏点,男性患者由于骨盆狭小,在选择主操作孔的时候,可在右麦氏点位置适当靠近中线,要考虑到超声刀可能由于骨盆侧壁阻挡无法进入盆腔操作。

4)手术步骤:具体步骤如下。

A. 用 25°或 30°腹腔镜经脐部入腹常规探查,明确腹内脏器有无明显转移及腹腔种植,是否侵及浆膜。整个手术过程应严格遵循无瘤技术及恶性肿瘤的手术原则,可结合术中纤维结肠镜进一步明确肿瘤所在部位,排除直肠、结肠多原发癌。探查腹腔:步骤同右半结肠切除术。女性患者需用缝线缝合子宫角后将子宫向腹腔外方向牵拉。

B. 腹腔探查完毕后,术者和助手交替把盆腔内的小肠及网膜组织拨向头侧腹腔,暴露盆腔内的直肠和乙状结肠,助手用无损伤抓钳向上、向左牵拉乙状结肠和直肠。此时,明确骶骨岬部,肠系膜下血管根部的走形位置。在右侧侧腹膜下,可以看到右侧髂血管的位置,在大多情况可以看到右侧输尿管的位置和走行方向。术中注意保护右侧输尿管。右侧侧腹膜的切口位置的选择:由于在骶骨岬部前方切开侧腹膜容易损伤下腹神经,因此选择在右侧输尿管内侧、骶骨岬部和肠系膜下血管根部的位置的中间,用超声刀切开右侧侧腹膜。此处侧腹膜张力较小,易于分离钳向上提拉右侧侧腹膜,可安全地进行分离,并逐渐游离直肠和乙状结肠系膜,找到盆腔脏层和壁层筋膜两层之间疏松结缔组织。找到正确的间隙后,助手用无损伤抓钳向上、向左提起乙状结肠和直肠的系膜组织,或用无损伤抓钳在此间隙间撑起乙状结肠和直肠,充分暴露此间隙,并保持足够的张力,有利于术者在正确的平面进行分离。在盆腔脏层和壁层筋膜两层之间,从右侧向左侧在乙状结肠和直肠后面进行分离,盆腔脏层和壁层筋膜两层之间为无血管的疏松结缔组织,因此很容易分离,在分离的过程中,可见左侧的下腹神经、输尿管和生殖血管。避免损伤壁层筋膜,可较好地保护左侧的下腹神经、输尿管和生殖血管。在明确了看到壁层筋膜下的左侧的下腹神经、输尿管和生殖血管后,可以进行肠系膜血管的处理。

C. 助手用无损伤抓钳推开肠系膜血管根部周围组织的小肠和网膜后,向上提起乙状结肠和直肠系膜,术者用超声刀分离肠系膜血管根部周围的侧腹膜。解剖清扫肠系膜下血管周围脂肪和淋巴结。进一步分离暴露出肠系膜血管和腹主动脉,用切割缝合器或钛夹高位断离肠系膜下血管,肠系膜下血管分出数支乙状结肠分支和直肠上动静脉。在根部用钛夹夹闭血管需要分离出动静脉后,分别予以夹闭,用切割缝合器则较快捷,简化了手术步骤。如果处理肠系膜血管时,发现血管分支较多,则说明分离的部位尚未到达肠系膜血管根部,顺着各个血管分支向上分离,找到肠系膜血管根部后断离血管。在断离血管的过程中,特别要注意保护左侧的输尿管,在牵拉乙状结肠和直肠系膜时,输尿管受到牵拉提起,容易受到损伤。因此在断离血管过程中,明确暴露左侧输尿管的位置和走行是必要的。在处理肠系膜血管的过程中,可以采用超声刀分离,也可以用分离钳等分离出血管后进一步分离,可以使肠系膜血管的骨骼化。自分离血管的过程中,完成血管根部淋巴结的清扫。术中注意避免损伤左结肠动脉,以免出现吻合口血供不足。

D. 进行直肠的骶前分离,助手用无损伤抓钳在乙状结肠和直肠系膜下间隙向上、向左撑起乙状结肠和直肠,并保持足够的张力,有利于术者在正确的平面进行分离,充分暴露此间隙,术者在直视下沿盆筋膜脏、壁两层之间的疏松结缔组织间隙锐性分离,用超声刀沿着直肠固有筋膜(Waldeyer筋膜)和骶前筋膜进行锐性分离,由于该间隙为疏松的结缔组织,可用超声刀刀头推开平面,保持该平面的正确,可保持直肠系膜的完整性,避免损伤盆筋膜壁层,并保留自主神经丛;勿损伤骶前的静脉丛,在盆筋膜壁层可看到盆腔支配生殖神经的盆腔神经丛。充分进行直肠骶前分离,低位的直肠癌分离要超过尾骨尖部。左右侧方要充分的分离,使左右侧方仅保留侧韧带。先进行直肠的骶前分离,后分离直肠的侧方韧带,可有利于骶前平面充分地暴露,并使侧方分离更加容易和快捷。

E. 直肠的骶前分离后,分离直肠的侧方韧带。在右侧分离时,助手用无损伤抓钳向左牵拉直肠。术者用超声刀或者电钩可方便地分离侧腹膜和右侧侧韧带,在分离侧韧带时,注意要沿着直肠系膜分离,不要过多地分离侧韧带,以免损伤侧韧带内的神经丛,以免术后排尿和生殖障碍。分离松解直肠右侧方后,继续向前分离,用超声刀打开直肠前腹膜返折,沿着右侧的Denovillier筋膜间隙进行分离,Denovillier筋膜是男性精囊腺以及女性阴道后层与直肠间的间隙,这层筋膜是从腹膜返折至尿生殖膈,是直肠腹膜返折以下的前间隙。操作时应在此间隙内进行,避免损伤阴道后壁,造成直肠阴道瘘,男性更应避免损伤前列腺和精囊腺。自

此,右侧方已完全松解。分离直肠左侧方,由于之前已经完全游离直肠的后方,在分离和游离侧方时,下面已被淘空,因此可容易地游离侧方,左侧侧方游离时,注意左侧输尿管的走行,术者用辅助操作钳向右牵拉直肠,用超声刀分离侧韧带,并继续向前沿着Denovillier筋膜间隙进行分离左侧的直肠前间隙。

F. 充分游离左右侧方后,可再次进行直肠的骶前分离,后方应沿骶前间隙分离并超过尾骨尖;剪开直肠骶骨筋膜、肛尾韧带、部分耻骨尾骨肌,直肠系膜的切除范围应超过直肠断离部2～3 cm。断离直肠系膜于远端肛尾附着处,完全切除直肠系膜,保留肛门内外括约肌复合体;用腹腔镜切割缝合器于肿瘤下缘2.5～5 cm处断离直肠。对经济困难、直肠肥厚,1～2把腔内切割缝合器难以闭合者,则在耻骨上做一小切口,并由此切口放入1把开腹手术闭合器行远端直肠断离闭合。低位或超低位直肠肿瘤保肛术后,直肠远端断离-吻合部应见纵肌层"裸化"。盆侧壁应达到"肌化"状,仅留壁层盆筋膜覆盖;远端应清晰显示壁层盆筋膜覆盖的肛提肌。术中避免损伤盆筋膜壁层,并保留自主神经丛。

G. 在左下腹延长左麦氏点穿刺孔切口至4～6 cm,作为肿瘤取出孔。大小和肿瘤大小相一致,用套状消毒塑料袋保护切口、隔离肿瘤,经套内取出带肿瘤的肠段,取出肿瘤后,用套状消毒塑料袋绑住肿瘤所在的肠段。在距肿瘤10 cm以上的位置切除肠段,近端乙状结肠腔内置入吻合器钉头,将圆形管状吻合器钉头置入,荷包缝合。荷包缝合后还纳腹腔;缝合切口,重建气腹。在腹腔镜直视下经肛门放入29～33号管状吻合器,穿刺锥经直肠远端闭合线中点刺入,对合并拧紧钉仓,击发吻合器后,小心拉出吻合器,仔细检查吻合是否完整满意,完成超低位盆内端端吻合。结肠、直肠或结-肛吻合,肠段应可以进行无张力的吻合,如果张力较大,这需要游离降结肠和结肠脾曲,以保证吻合的无张力。吻合时,还要注意吻合的肠管有无扭转,要避免吻合时周围组织嵌入吻合口内。在腹腔镜直视下进行吻合。

H. 吻合后,检查腹腔是否有出血,彻底止血,蒸馏水冲洗腹腔,检查吻合口是否有吻合口瘘。经右麦氏点穿刺孔放入 10 mm 乳胶管置于盆腔吻合口侧方和后方。术中严格遵循无瘤技术及肿瘤根治的原则,尽量避免牵拉恶性肿瘤。肿瘤侵犯浆膜者,术后可用 5 - FU 冲洗腹腔。或考虑采取腹腔温热化疗。术中注意保护自主神经(autonomic nerve preservation, ANP),并避免牵拉挤压肿瘤。对于结-肛吻合术,经肛门可检查吻合口。

(2) 腹腔镜经腹会阴联合直肠癌切除术(Miles术):腹腔镜经腹会阴联合切除适合于距肛 5 cm以下的直肠肿瘤。该手术腹内部分包括麻醉、体位、气腹、戳孔和手术操作相同于腹腔镜直肠前切除术(Dixon 术),术中用切割关闭器切断肠管人工造瘘和会阴部分的手术与常规手术相同。

3. 直肠癌经肛腔内局部切除手术　尽管经腹会阴联合切除术在直肠癌中的应用降低了低位直肠癌术后复发率,使远期生存率有了一定的提高,但其并发症发生率及死亡率仍然是一个不可忽视的问题。据报道,该类手术死亡率可高达 6.5%,并发症总的发生率为 7%~68%,同时永久性人工肛门严重影响了患者的生存质量。直肠癌采用肿瘤腔内局部切除的报道始于 20 世纪后期,由于其创伤小,并发症少,可保留肛门功能,最初用于那些不适合或不愿意行根治性手术的患者中,随着术前肿瘤分期准确性的提高,以根治为目的的直肠癌腔内局部切除逐渐在早期直肠癌中得到应用。

不同研究报道早期直肠癌局部切除术后其复发率及远期生存率之间存在较大差别,其重要原因之一在于患者的选择上,这就要求医生在决定实施该手术方案时必须重视选择合适的患者。

T_1 直肠癌仍有高达 10% 的淋巴结转移,由于局部切除不能清除肿瘤相关的引流淋巴结,因此术前必须明确患者是否有淋巴结转移。迄今为止,多种检查手段,如直肠腔内超声、MRI、CT 等对淋巴结的评估准确性仍不甚满意。但有研究发现,肿瘤肠壁浸润深度与淋巴结转移、局部切除术后复发率以及术后生存率密切相关,因此,术前肿瘤浸润程度的评估可帮助了解肿瘤发生淋巴结转移的可能

性,以及判断实施肿瘤局部切除的可行性。此外,组织学分级、淋巴脉管侵犯、肿瘤大小及年龄等也是决定是否行局部切除时需考虑的因素。其远期疗效方面,局部切除术后局部复发率为 0~32% 不等,其复发率差异主要受患者的选择、手术方式和时间等因素的影响。Blair 等也认为患者的选择是影响术后复发的关键因素,在直肠原位癌和 T_1 期患者中,经肛局部切除无一人复发。此外,迄今为止的 3 项局部切除与根治性切除治疗 T_1 期直肠癌的疗效比较研究结果表明,局部切除复发率均较根治性切除高,但局部切除通过补救治疗后,两者生存率差异无显著性意义。另外,研究发现,对 T_2 期直肠癌,局部切除组的局部复发率及生存率均较差,说明 T_2 期患者单纯用局部切除是不够的。尽管不少研究指出,局部切除联合辅助治疗可减低局部复发率,远期生存率也得到改善,但该结果尚需大量的研究证实。NCCN 建议早期直肠癌进行局部切除的标准为: $T_1N_0M_0$ 直肠癌,组织学分类为 G_1 或 G_2,肿块小于 3 cm,并且肿块位置必须在局部切除可操作范围之内。

目前直肠癌腔内局部切除的方法主要有经肛局部切除、经肛内镜下微创手术、经骶骨切除、经肛电灼法等。传统的经肛切除由于并发症较低,肿瘤治疗疗效较好得到了广泛应用。近年来,经肛内镜下微创手术也越来越受到人们的重视。

(1) 经肛局部切除(TAE):传统经肛局部切除通常适用于距肛 10 cm 以内的低位直肠病灶。术中体位选择取决于肿瘤的部位,原则上要尽量保证病灶在视野的正下方。如肿瘤位于前壁,多采用伏卧位;如在后壁,多为膀胱截石位。术前肠道准备及抗生素使用同根治性手术。通常全麻下对病灶做全层切除,术中应避免损伤阴道或前列腺。术中局部可注射肾上腺素以减少出血。我们体会是使用超声刀会极大减少出血,保证手术视野清晰,彻底止血后,可横向缝合缺损。术后根据需要给予镇痛剂,一般情况下,第二天即可正常饮食,术后住院天数通常在 2 天左右。手术相关并发症如出血、局部感染、尿路感染、直肠阴道瘘等发生率较低,总并发症发生率为 0~22%。

（2）经肛内镜下微创手术（transanal endoscopic microsurgery，TEM）[228-230]：TEM 是一种经肛门切除肿瘤的微创保肛手术方法，由德国医生 Buess 和 Mentges 于 1980～1983 年研发，1983 年首次应用于临床。TEM 通过一种特殊设计的直肠镜（richard wolf medical instruments corporation，knitting，Germany），把高质量的视觉系统和压力调节充吸气装置结合起来，直肠镜直径 4 cm，轴长分 12 cm 和 20 cm 两种，以适应不同部位的病灶。通过固定装置固定于手术台，直肠镜面板上有 4 个用特制的橡胶袖套密闭的操作孔，各式特殊的内镜器材包括组织抓钳、剪刀、直的和弯的针状尖头电凝器等，通过操作孔进行手术操作，另有一通道供立体视镜使用并可连接图像监视系统，低压（15 mmHg）CO_2 持续充气扩张直肠，使直肠及病灶充分暴露。

TEM 和传统的经肛门手术相比，能达到直肠中上段部位，直肠和病灶经放大及充气以后视野暴露清晰，组织结构辨认准确，器械操作不受阻碍，针头样电刀能进行精确的无血分离和肿瘤切除，切缘暴露良好，直肠壁的止血缝合精确，能避免由于重叠缝合引起的肠腔狭窄。另一个优点是肿块完整切除不破碎，避免了肿瘤的污染，更有利于病理的准确分析，对进一步的手术或放射治疗的决定都有帮助。TEM 避免了大手术引起的并发症和腹部伤口，术后无痛，活动不受限，恢复快，手术时间、出血量、术后镇痛、平均住院时间显著小于经腹手术。

TEM 可切除直肠高位的病灶以及位于中上 1/3 直肠的后壁病灶。一般来说，腹膜外，即后壁距肛 20 cm、侧壁 15 cm、前壁 12 cm 的病灶，TEM 均可全层切除。但如果肿瘤位于前壁，且高于 12 cm，由于直肠壁破损可导致直肠内充气进入腹腔内，因此该类病灶不主张行 TEM。此外，如病灶过低，靠近肛缘，由于无法在直肠形成密闭的系统，因此也无法进行 TEM。

目前 TEM 主要用于治疗以下两类直肠癌患者：① 作为根治性切除治疗直肠癌，通常是病理分期为 T_1 期直肠癌中高分化组织学类型，无血管、神经、脉管侵犯等高危因素，属于 Hermanek-Gall 分期中的低危直肠癌，有高危手术风险的可潜在根治的患者。② 用于姑息治疗，仅限于高危手术风险的患者，或全身转移无根治机会的患者。迄今为止，有关 TEM 的初期结果表明其病灶完整切除率为 92%，与传统手术相比，TEM 可减轻术后疼痛，缩短手术时间及住院时间，术后恢复快。其并发症通常为出血、腹腔内穿孔、缝合处裂开、盆腔脓肿、直肠阴道瘘等。腹腔穿孔通常发生在高位病灶中，且以直肠前壁多见。总并发症发病率比传统经肛手术明显降低（4% vs. 0～14%）；在病死率上，TEM 也明显低于直肠前切除术（0 vs. 1%～7%）。TEM 的关键问题是局部复发率，与传统经肛手术比较，TEM 局部复发率较低（6% vs. 18%）。Langer 等研究发现，TEM 术后局部复发率及 2 年生存率均优于传统经肛局部切除。与根治性手术比较，目前仅有的一项前瞻性研究表明，在 T_1 肿瘤中，TEM 与根治性手术后局部复发率及生存率无统计学差异。

（3）经骶骨或经括约肌径路直肠肿瘤局部切除术：该法的优点是可切除直肠周围的淋巴结，但由于该手术技术要求高，创伤性大，并发症发生率可高达 40% 以上，复发率为 12%～25%，目前已很少采用。

（4）其他：主要包括射频治疗、激光治疗等，但由于这些方法无法获得正常组织进行肿瘤分期，目前仅用于姑息性治疗中。

（蔡三军　李心翔　施德兵）

◇ **参 ◇ 考 ◇ 文 ◇ 献** ◇

［1］　Corman ML. Contributions of eighteenth and nineteenth century French medicine to colon and rectal surgery[J]. Dis Colon Rectum，2000，43(6 Suppl)：S1 - S29.

［2］　Galler AS，Petrelli NJ，Shakamuri SP. Rectal cancer

surgery: a brief history[J]. Surg Oncol, 2011, 20(4): 223 – 230.

[3] Lange MM, Rutten HJ, van de Velde CJ. One hundred years of curative surgery for rectal cancer: 1908 – 2008[J]. Eur J Surg Oncol, 2009, 35(5): 456 – 463.

[4] Classic articles in colonic and rectal surgery. Paul Kraske 1851 – 1930. Extirpation of high carcinomas of the large bowel[J]. Dis Colon Rectum, 1984, 27(7): 499 – 503.

[5] Gall FP, Hermanek P. Cancer of the rectum — local excision [J]. Surg Clin North Am, 1988, 68 (6): 1353 – 1365.

[6] Mason AY. Surgical access to the rectum — a transsphincteric exposure[J]. Proc R Soc Med, 1970, 63: 91 – 94.

[7] Graney MJ, Graney CM. Colorectal surgery from antiquity to the modern era[J]. Dis Colon Rectum, 1980, 23(6): 432 – 441.

[8] Corman ML. A method of performing abdominoperineal excision for carcinoma of the rectum and of the terminal portion of the pelvic colon [J]. Lancet, 1908, 2: 4637 – 4642.

[9] Holm T, Ljung A, Häggmark T, et al. Extended abdominoperineal resection with gluteus maximus flap reconstruction of the pelvic floor for rectal cancer[J]. Br J Surg, 2007, 94(2): 232 – 238.

[10] Parks AG, Percy JP. Resection and sutured colo-anal anastomosis for rectal carcinoma[J]. Br J Surg, 1982, 69(6): 301 – 304.

[11] Localio SA, Baron B. Abdomino-transsacral resection and anastomosis for mid-rectal cancer[J]. Ann Surg, 1973, 178(4): 540 – 546.

[12] Braun J, Treutner KH, Winkeltau G, et al. Results of intersphincteric resection of the rectum with direct coloanal anastomosis for rectal carcinoma[J]. Am J Surg, 1992, 163(4): 407 – 412.

[13] Schiessel R, Karner-Hanusch J, Herbst F, et al. Intersphincteric resection for low rectal tumours[J]. Br J Surg, 1994, 81(9): 1376 – 1378.

[14] Williams NS, Murphy J, Knowles CH. Anterior Perineal PlanE for Ultra-low Anterior Resection of the Rectum (the APPEAR technique): a prospective clinical trial of a new procedure[J]. Ann Surg, 2008, 247(5): 750 – 758.

[15] Slanetz CA Jr, Grimson R. Effect of high and intermediate ligation on survival and recurrence rates following curative resection of colorectal cancer [J]. Dis Colon Rectum, 1997, 40(10): 1205 – 1218.

[16] Guillou PJ, Quirke P, Thorpe H, et al. Short-term endpoints of conventional versus laparoscopic-assisted surgery in patients with colorectal cancer (MRC CLASICC trial): multicentre, randomised controlled trial [J]. Lancet, 2005, 365(9472): 1718 – 1726.

[17] Heald RJ, Husband EM, Ryall RD. The mesorectum in rectal cancer surgery — the clue to pelvic recurrence? [J]. Br J Surg, 1982, 69(10): 613 – 616.

[18] Hida J1, Yasutomi M, Maruyama T, et al. Lymph node metastases detected in the mesorectum distal to carcinoma of the rectum by the clearing method: justification of total mesorectal excision[J]. J Am Coll Surg, 1997, 184(6): 584 – 588.

[19] Hohenberger W, Weber K, Matzel K, et al. Standardized surgery for colonic cancer: complete mesocolic excision and central ligation — technical notes and outcome[J]. Colorectal Dis, 2009, 11 (4): 354 – 364, discussion 364 – 365.

[20] West NP, Hohenberger W, Weber K, et al. Complete mesocolic excision with central vascular ligation produces an oncologically superior specimen compared with standard surgery for carcinoma of the colon [J]. J Clin Oncol, 2010, 28(2): 272 – 278.

[21] Williams NS, Dixon MF, Johnston D. Reappraisal of the 5 centimetre rule of distal excision for carcinoma of the rectum: a study of distal intramural spread and of patients' survival[J]. Br J Surg, 1983, 70(3): 150 – 154.

[22] Wolmark NFB. An analysis of survival and treatment failure following abdominoperineal and sphincter-saving resection in Dukes' B and C rectal carcinoma. A report of the NSABP clinical trials. National Surgical Adjuvant Breast and Bowel Project[J]. Ann Surg, 1986, 204(4): 480 – 499.

[23] Quirke P, Durdey P, Dixon MF, et al. Local recurrence of rectal adenocarcinoma due to inadequate surgical resection. Histopathological study of lateral tumour spread and surgical excision[J]. Lancet, 1986, 2(8514): 996 – 999.

[24] Quirke P, Dixon MF. The prediction of local recurrence in rectal adenocarcinoma by histopathological examination [J]. Int J Colorectal Dis, 1988, 3(2): 127 – 131.

[25] Hojo K, Vernava AM 3rd, Sugihara K, et al. Preservation of urine voiding and sexual function after rectal cancer surgery[J]. Dis Colon Rectum, 1991, 34(7): 532 – 539.

[26] Lee DK, Jo MK, Song K, et al. Voiding and sexual function after autonomic-nerve-preserving surgery for rectal cancer in disease-free male patients[J]. Korean J Urol, 2010, 51(12): 858 – 862.

[27] Asoglu O, Matlim T, Karanlik H, et al. Impact of laparoscopic surgery on bladder and sexual function after total mesorectal excision for rectal cancer [J]. Surg Endosc, 2009, 23(2): 296 – 303.

[28] Kim NK, Aahn TW, Park JK, et al. Assessment of sexual and voiding function after total mesorectal excision with pelvic autonomic nerve preservation in males with rectal cancer[J]. Dis Colon Rectum, 2002, 45(9): 1178 – 1185.

[29] Maas CP, Moriya Y, Steup WH, et al. A prospective study on radical and nerve-preserving surgery for rectal cancer in the Netherlands [J]. Eur J Surg Ocol, 2000, 26 (8): 751 – 757.

[30] Moriya Y, Sugihara K, Akasu T, et al. Nerve-sparing surgery with lateral node dissection for advanced lower rectal cancer [J]. Eur J Cancer, 1995, 31A (7 – 8): 1229 – 1232.

[31] Martin ST, Heneghan HM, Winter DC. Systematic review of outcomes after intersphincteric resection for low rectal cancer[J]. Br J Surg, 2012, 99(5): 603 – 612.

[32] Tokoro T, Okuno K, Hida J, et al. Analysis of the clinical factors associated with anal function after intersphincteric resection for very low rectal cancer[J]. World J Surg Oncol, 2013, 11: 24.

[33] Zhang YJ, Yin L, Huang L, et al. Long-term results of intersphincteric resection for low rectal cancer[J]. J Invest Surg, 2013, 26(4): 217 – 222.

[34] Akagi Y, Shirouzu K, Ogata Y, et al. Oncologic outcomes of intersphincteric resection without preoperative chemoradiotherapy for very low rectal cancer[J]. Surg Oncol, 2013, 22(2): 144 – 149.

[35] Akasu T, Takawa M, Yamamoto S, et al. Risk factors for anastomotic leakage following intersphincteric resection for very low rectal adenocarcinoma[J]. J Gastrointest Surg,

2010，14(1)：104－111.

[36] Krand O，Yalti T，Tellioglu G，et al. Use of smooth muscle plasty after intersphincteric rectal resection to replace a partially resected internal anal sphincter：long-term follow-up[J]. Dis Colon Rectum，2009，52(11)：1895－1901.

[37] Weiser MR，Quah HM，Shia J，et al. Sphincter preservation in low rectal cancer is facilitated by preoperative chemoradiation and intersphincteric dissection[J]. Ann Surg，2009，249(2)：236－242.

[38] Yamada K，Ogata S，Saiki Y，et al. Long-term results of intersphincteric resection for low rectal cancer[J]. Dis Colon Rectum，2009，52(6)：1065－1071.

[39] Bennis M，Parc Y，Lefevre JH，et al. Morbidity risk factors after low anterior resection with total mesorectal excision and coloanal anastomosis：a retrospective series of 483 patients[J]. Ann Surg，2012，255(3)：504－510.

[40] Park JS，Choi GS，Jun SH，et al. Laparoscopic versus open intersphincteric resection and coloanal anastomosis for low rectal cancer：intermediate-term oncologic outcomes[J]. Ann Surg，2011，254(6)：941－946.

[41] Saito N，Sugito M，Ito M，et al. Oncologic outcome of intersphincteric resection for very low rectal cancer[J]. World J Surg，2009，33(8)：1750－1756.

[42] Ito M，Saito N，Sugito M，et al. Analysis of clinical factors associated with anal function after intersphincteric resection for very low rectal cancer[J]. Dis Colon Rectum，2009，52(1)：64－70.

[43] Cipe G，Muslumanoglu M，Yardimci E，et al. Intersphincteric resection and coloanal anastomosis in treatment of distal rectal cancer[J]. Int J Surg Oncol，2012，2012：581258.

[44] Sang WL，Huh JW，Kim YJ，et al. Laparoscopic intersphincteric resection for low rectal cancer[J]. World J Surg，2011，35(12)：2811－2817.

[45] Fujita S，Yamamoto S，Akasu T，et al. Risk factors of lateral pelvic lymph node metastasis in advanced rectal cancer[J]. Int J Colorectal Dis，2009，24(9)：1085－1090.

[46] Han JG，Wei GH，Gao ZG，et al. Intersphincteric resection with direct coloanal anastomosis for ultralow rectal cancer：the experience of People's Republic of China[J]. Dis Colon Rectum，2009，52(5)：950－957.

[47] Kuo LJ，Hung CS，Wu CH，et al. Oncological and functional outcomes of intersphincteric resection for low rectal cancer[J]. J Surg Res，2011，170(1)：e93－e98.

[48] Reshef A，Lavery I，Kiran RP. Factors associated with oncologic outcomes after abdominoperineal resection compared with restorative resection for low rectal cancer：patient- and tumor-related or technical factors only？[J]. Dis Colon Rectum，2012，55(1)：51－58.

[49] Marr R，Birbeck K，Garvican J，et al. The modern abdominoperineal excision：the next challenge after total mesorectal excision[J]. Ann Surg，2005，242(1)：74－82.

[50] Wibe A，Møller B，Norstein J，et al. A national strategic change in treatment policy for rectal cancer—implementation of total mesorectal excision as routine treatment in Norway. A national audit[J]. Dis Colon Rectum，2002，45(7)：857－866.

[51] Eriksen MT，Wibe A，Syse A，et al. Inadvertent perforation during rectal cancer resection in Norway[J]. Br J Surg，2004，91(2)：210－216.

[52] Birbeck KF，Macklin CP，Tiffin NJ，et al. Rates of circumferential resection margin involvement vary between surgeons and predict outcomes in rectal cancer surgery[J]. Ann Surg，2002，235(4)：449－457.

[53] West NP，Finan PJ，Anderin C，et al. Evidence of the oncologic superiority of cylindrical abdominoperineal excision for low rectal cancer[J]. J Clin Oncol，2008，26(21)：3517－3522.

[54] Stelzner S，Hellmich G，Schubert C，et al. Short-term outcome of extra-levator abdominoperineal excision for rectal cancer[J]. Int J Colorectal Dis，2011，26(7)：919－925.

[55] Stelzner S，Koehler C，Stelzer J，et al. Extended abdominoperineal excision vs. standard abdominoperineal excision in rectal cancer—a systematic overview[J]. Int J Colorectal Dis，2011，26(10)：1227－1240.

[56] Han JG，Wang ZJ，Wei GH，et al. Randomized clinical trial of conventional versus cylindrical abdominoperineal resection for locally advanced lower rectal cancer[J]. Am J Surg，2012，204(3)：274－282.

[57] West NP，Anderin C，Smith KJ，et al. Multicentre experience with extralevator abdominoperineal excision for low rectal cancer[J]. Br J Surg，2010，97(4)：588－599.

[58] Asplund D，Haglind E，Angenete E. Outcome of extralevator abdominoperineal excision compared with standard surgery：results from a single centre[J]. Colorectal Dis，2012，14(10)：1191－1196.

[59] Wang ZJ，Han JG. Research progress of cylindrical abdominoperineal resection/extralevator abdominoperineal excision for advanced low rectal cancer[J]. Zhonghua Wei Chang Wai Ke Za Zhi，2012，15(10)：1013－1016.

[60] Wille-Jorgensen P，Pilsgaard B，Moller P. Reconstruction of the pelvic floor with a biological mesh after abdominoperineal excision for rectal cancer[J]. Int J Colorectal Dis，2009，24(3)：323－325.

[61] Bülow S，Christensen IJ，Iversen LH，et al. Intra-operative perforation is an important predictor of local recurrence and impaired survival after abdominoperineal resection for rectal cancer[J]. Colorectal Dis，2011，13(11)：1256－1264.

[62] Messenger DE，Cohen Z，Kirsch R，et al. Favorable pathologic and long-term outcomes from the conventional approach to abdominoperineal resection[J]. Dis Colon Rectum，2011，54(7)：793－802.

[63] Nagtegaal ID，van de Velde CJ，Marijnen CA，et al. Low rectal cancer：a call for a change of approach in abdominoperineal resection[J]. J Clin Oncol，2005，23(36)：9257－9264.

[64] Wibe A，Syse A，Andersen E，et al. Oncological outcomes after total mesorectal excision for cure for cancer of the lower rectum：anterior vs. abdominoperineal resection[J]. Dis Colon Rectum，2004，47(1)：48－58.

[65] Fain SN，Patin CS，Morgenstern L. Use of a mechanical suturing apparatus in low colorectal anastomosis[J]. Arch Surg，1975，110：1079－1082.

[66] Ravitch MM，Steichen FM. A stapling instrument for end-to-end inverting anastomoses in the gastrointestinal tract[J]. Ann Surg，1979，189：791－797.

[67] Knight CD，Griffen FD. An improved technique for low anterior resection of the rectum using the EEA stapler[J]. Surgery，1980，88：710－714.

[68] 李心翔，蔡三军，高瑾，等. 镍钛记忆合金加压吻合环(CAR27)应用于结直肠术后肠道重建的前瞻性研究[J]. 中华胃肠外科杂志，2011，14(5)：330－332.

[69] Jacobs M，Verdeja JC，Goldstein HS. Verdeja，and H. S.

Goldstein. Minimally invasive colon resection (laparoscopic colectomy) [J]. Surg Laparosc Endosc, 1991, 1(3): 144 – 150.

[70] Vennix S, Pelzers L, Bouvy N, et al. Laparoscopic versus open total mesorectal excision for rectal cancer [J]. Cochrane Database Syst Rev, 2014, 4: CD005200.

[71] Keller DS, Champagne BJ, Reynolds HL Jr, et al. Cost-effectiveness of laparoscopy in rectal cancer[J]. Dis Colon Rectum, 2014, 57(5): 564 – 569.

[72] Jin K, Wang J, Lan H, et al. Laparoscopic surgery for colorectal cancer in China: an overview[J]. Int J Clin Exp Med, 2014, 7(12): 4635 – 4645.

[73] Chan DK, Chong CS, Lieske B, et al. Laparoscopic resection for rectal cancer: what is the evidence? [J]. Biomed Res Int, 2014, 2014: 347810.

[74] Kim YS, Kim MJ, Park SC, et al. Robotic versus laparoscopic surgery for rectal cancer after preoperative chemoradiotherapy: case-matched study of short-term outcomes[J]. Cancer Res Treat, 2015.

[75] Zhao JK, Chen NZ, Zheng JB, et al. Laparoscopic versus open surgery for rectal cancer: Results of a systematic review and meta-analysis on clinical efficacy[J]. Mol Clin Oncol, 2014, 2(6): 1097 – 1102.

[76] Zeng WG, Zhou ZX. Mini-invasive surgery for colorectal cancer[J]. Chin J Cancer, 2014, 33(6): 277 – 284.

[77] Vettoretto N, Cirocchi R, Randolph J, et al. Single incision laparoscopic right colectomy: a systematic review and meta-analysis[J]. Colorectal Dis, 2014, 16(4): o123 – o132.

[78] Trinh BB, Hauch AT, Buell JF, et al. Robot-assisted versus standard laparoscopic colorectal surgery[J]. JSLS, 2014, 18(4).

[79] Theophilus M, Platell C, Spilsbury K. Long-term survival following laparoscopic and open colectomy for colon cancer: a meta-analysis of randomized controlled trials[J]. Colorectal Dis, 2014, 16(3): o75 – o81.

[80] Theodoropoulos GE, Karantanos T. Quality of life after laparoscopic colectomy for cancer[J]. JSLS, 2014, 18(2): 225 – 235.

[81] Tanis PJ, Buskens CJ, Bemelman WA. Laparoscopy for colorectal cancer[J]. Best Pract Res Clin Gastroenterol, 2014, 28(1): 29 – 39.

[82] Peterson CY, Weiser MR. Robotic colorectal surgery[J]. J Gastrointest Surg, 2014, 18(2): 398 – 403.

[83] Papanikolaou IG. Robotic surgery for colorectal cancer: systematic review of the literature [J]. Surg Laparosc Endosc Percutan Tech, 2014, 24(6): 478 – 483.

[84] Ng AT, Tam PC. Current status of robot-assisted surgery [J]. Hong Kong Med J, 2014, 20(3): 241 – 250.

[85] Mak TW, Lee JF, Futaba K, et al. Robotic surgery for rectal cancer: A systematic review of current practice[J]. World J Gastrointest Oncol, 2014, 6(6): 184 – 193.

[86] Liao G, Zhao Z, Lin S, et al. Robotic-assisted versus laparoscopic colorectal surgery: a meta-analysis of four randomized controlled trials [J]. World J Surg Oncol, 2014, 12: 122.

[87] Hashizume M, Konishi K, Tsutsumi N, et al. A new era of robotic surgery assisted by a computer-enhanced surgical system[J]. Surgery, 2002, 131(1 Suppl): S330 – S333.

[88] Hashizume M, Shimada M, Tomikawa M, et al. Early experiences of endoscopic procedures in general surgery assisted by a computer-enhanced surgical system[J]. Surg Endosc, 2002, 16(8): 1187 – 1191.

[89] Lanfranco AR, Castellanos AE, Desai JP, et al. Robotic surgery: a current perspective [J]. Ann Surg, 2004, 239(1): 14 – 21.

[90] Weber PA, Merola S, Wasielewski A, et al. Telerobotic-assisted laparoscopic right and sigmoid colectomies for benign disease[J]. Dis Colon Rectum, 2002, 45(12): 1689 – 1694.

[91] Delaney CP, Lynch AC, Senagore AJ, et al. Comparison of robotically performed and traditional laparoscopic colorectal surgery[J]. Dis Colon Rectum, 2003, 46(12): 1633 – 1639.

[92] Baek SJ, Kim SH, Cho JS, et al. Robotic versus conventional laparoscopic surgery for rectal cancer: a cost analysis from a single institute in Korea[J]. World J Surg, 2012, 36(11): 2722 – 2729.

[93] Park JS, Choi GS, Lim KH, et al. Robotic-assisted versus laparoscopic surgery for low rectal cancer: case-matched analysis of short-term outcomes [J]. Ann Surg Oncol, 2010, 17(12): 3195 – 3202.

[94] Tanagho YS, Andriole GL, Paradis AG, et al. 2D versus 3D visualization: impact on laparoscopic proficiency using the fundamentals of laparoscopic surgery skill set[J]. J Laparoendosc Adv Surg Tech A, 2012, 22(9): 865 – 870.

[95] Smith R, Day A, Rockall T, et al. Advanced stereoscopic projection technology significantly improves novice performance of minimally invasive surgical skills[J]. Surg Endosc, 2012, 26(6): 1522 – 1527.

[96] Wagner OJ, Hagen M, Kurmann A, et al. Three-dimensional vision enhances task performance independently of the surgical method[J]. Surg Endosc, 2012, 26(10): 2961 – 2968.

[97] Lusch A, Bucur PL, Menhadji AD, et al. Evaluation of the impact of three-dimensional vision on laparoscopic performance[J]. J Endourol, 2014, 28(2): 261 – 266.

[98] 刘铜军,于威,李春生,等. 3D腹腔镜手术治疗直肠癌30例临床体会[J]. 中华胃肠外科杂志, 2014, 5: 505 – 506.

[99] Kim NK, Kang J. Optimal total mesorectal excision for rectal cancer: the role of robotic surgery from an expert's view [J]. J Korean Soc Coloproctol, 2010, 26(6): 377 – 387.

[100] Kwak JM, Kim SH, Kim J, et al. Robotic vs. laparoscopic resection of rectal cancer: short-term outcomes of a case-control study[J]. Dis Colon Rectum, 2011, 54(2): 151 – 156.

[101] Baek JH, Pastor C, Pigazzi A. Robotic and laparoscopic total mesorectal excision for rectal cancer: a case-matched study[J]. Surg Endosc, 2011, 25(2): 521 – 525.

[102] Bianchi PP, Ceriani C, Locatelli A, et al. Robotic versus laparoscopic total mesorectal excision for rectal cancer: a comparative analysis of oncological safety and short-term outcomes[J]. Surg Endosc, 2010, 24(11): 2888 – 2894.

[103] Baik SH, Kwon HY, Kim JS, et al. Robotic versus laparoscopic low anterior resection of rectal cancer: short-term outcome of a prospective comparative study[J]. Ann Surg Oncol, 2009, 16(6): 1480 – 1487.

[104] Patriti A, Ceccarelli G, Bartoli A, et al. Short-and medium-term outcome of robot-assisted and traditional laparoscopic rectal resection [J]. JSLS, 2009, 13(2): 176 – 183.

[105] Remzi FH, Kirat HT, Kaouk JH, et al. Single-port laparoscopy in colorectal surgery [J]. Colorectal Dis, 2008, 10(8): 823 – 826.

[106] Waters JA, Guzman MJ, Fajardo AD, et al. Single-port

laparoscopic right hemicolectomy：a safe alternative to conventional laparoscopy[J]. Dis Colon Rectum，2010，53(11)：1467－1472.

[107] Bucher P，Pugin F，Morel P. Single port access laparoscopic right hemicolectomy[J]. Int J Colorectal Dis，2008，23(10)：1013－1016.

[108] Ceppa EP，Park CW，Portenier DD，et al. Single-incision laparoscopic right colectomy：an efficient technique[J]. Surg Laparosc Endosc Percutan Tech，2012，22(2)：88－94.

[109] Boone BA，Wagner P，Ganchuk E，et al. Single-incision laparoscopic right colectomy in an unselected patient population[J]. Surg Endosc，2012，26(6)：1595－1601.

[110] Hopping JR，Bardakcioglu O. Single-port laparoscopic right hemicolectomy：the learning curve[J]. JSLS，2013，17(2)：194－197.

[111] Makino T，Milsom JW，Lee SW. Single-incision laparoscopic surgeries for colorectal diseases：early experiences of a novel surgical method[J]. Minim Invasive Surg，2012，2012：783074.

[112] Makino T，Milsom JW，Lee SW. Feasibility and safety of single-incision laparoscopic colectomy：a systematic review[J]. Ann Surg，2012，255(4)：667－676.

[113] Lai CW，Edwards TJ，Clements DM，et al. Single port laparoscopic right colonic resection using a 'vessel-first' approach[J]. Colorectal Dis，2012，14(9)：1138－1144.

[114] Cho YB，Park CH，Kim HC，et al. Single-incision laparoscopic surgery in a survival animal model using a transabdominal magnetic anchoring system[J]. Surg Endosc，2011，25(12)：3934－3938.

[115] Ramos-Valadez DI，Patel CB，Ragupathi M，et al. Single-incision laparoscopic colectomy：outcomes of an emerging minimally invasive technique[J]. Int J Colorectal Dis，2011，26(6)：761－767.

[116] Chen WT，Chang SC，Chiang HC，et al. Single-incision laparoscopic versus conventional laparoscopic right hemicolectomy：a comparison of short-term surgical results[J]. Surg Endosc，2011，25(6)：1887－1892.

[117] Ramos-Valadez DI，Patel CB，Ragupathi M，et al. Single-incision laparoscopic right hemicolectomy：safety and feasibility in a series of consecutive cases[J]. Surg Endosc，2010，24(10)：2613－2616.

[118] 吴硕东，苏洋，田雨，等. 经脐单孔腹腔镜下经肛辅助直肠癌切除术 1 例报告[J]. 中国实用外科杂志，2010，30(10)：905－906.

[119] Gash KJ，Goede AC，Chambers W，et al. Laparoendoscopic single-site surgery is feasible in complex colorectal resections and could enable day case colectomy [J]. Surg Endosc，2011，25(3)：835－840.

[120] Law W，Poon J，Fan J，et al. Single incision laparoscopic right colectomy[J]. Surg Endosc，2010，24(12)：3233－3236.

[121] Ross H，Steele S，Whiteford M，et al. Early multi-institution experience with single-incision laparoscopic colectomy[J]. Dis Colon Rectum，2011，54(2)：187－192.

[122] Geisler D，Garrett T. Single incision laparoscopic colorectal surgery：a single surgeon experience of 102 consecutive cases[J]. Tech Coloproctol，2011，15(4)：397－401.

[123] Morales-Conde S，Barranco A，Socas M，et al. Improving the advantages of single port in right hemicolectomy：analysis of the results of pure transumbilical approach with intracorporeal anastomosis[J]. Minim Invasive Surg，2012，2012：874172.

[124] Mynster T，Hammer J，Wille-Jorgensen P. Preliminary results after single-port laparoscopic colonic surgery[J]. Dan Med J，2012，59(12)：A4551.

[125] Vestweber B，Galetin T，Lammerting K，et al. Single-incision laparoscopic surgery：outcomes from 224 colonic resections performed at a single center using SILS[J]. Surg Endosc，2013，27(2)：434－442.

[126] Al Sabah S，Liberman AS，Wongyingsinn M，et al. Single-port laparoscopic colorectal surgery：early clinical experience[J]. J Laparoendosc Adv Surg Tech A，2012，22(9)：853－857.

[127] Hopping JR，Bardakcioglu O. Single-port laparoscopic right hemicolectomy：intermediate results[J]. JSLS，2013，17(1)：5－8.

[128] Waters JA，Rapp BM，Guzman MJ，et al. Single-port laparoscopic right hemicolectomy：the first 100 resections[J]. Dis Colon Rectum，2012，55(2)：134－139.

[129] Park JW，Sohn DK，Park S，et al. Safety and efficacy of single-port colectomy for sigmoid colon cancer：a phase II clinical trial[J]. J Laparoendosc Adv Surg Tech A，2013，23(9)：745－750.

[130] Miller S，Causey MW，Damle A，et al. Single-incision laparoscopic colectomy：training the next generation[J]. Surg Endosc，2013，27(5)：1784－1790.

[131] Kim SJ，Ryu GO，Choi BJ，et al. The short-term outcomes of conventional and single-port laparoscopic surgery for colorectal cancer[J]. Ann Surg，2011，254(6)：933－940.

[132] Huscher CG，Mingoli A，Sgarzini G，et al. Standard laparoscopic versus single-incision laparoscopic colectomy for cancer：early results of a randomized prospective study[J]. Am J Surg，2012，204(1)：115－120.

[133] Fujii S，Watanabe K，Ota M，et al. Single-incision laparoscopic surgery using colon-lifting technique for colorectal cancer：a matched case-control comparison with standard multiport laparoscopic surgery in terms of short-term results and access instrument cost[J]. Surg Endosc，2012，26(5)：1403－1411.

[134] Papaconstantinou HT，Thomas JS. Single-incision laparoscopic colectomy for cancer：assessment of oncologic resection and short-term outcomes in a case-matched comparison with standard laparoscopy[J]. Surgery，2011，150(4)：820－827.

[135] Kwag SJ，Kim JG，Oh ST，et al. Single incision vs. conventional laparoscopic anterior resection for sigmoid colon cancer：a case-matched study[J]. Am J Surg，2013，206(3)：320－325.

[136] Lu CC，Lin SE，Chung KC，et al. Comparison of clinical outcome of single-incision laparoscopic surgery using a simplified access system with conventional laparoscopic surgery for malignant colorectal disease[J]. Colorectal Dis，2012，14(4)：e171－e176.

[137] Buess G，Hutterer F，Theiss J，et al. A system for a transanal endoscopic rectum operation[J]. Chirurg，1984，55(10)：677－680.

[138] Inoue H，Takeshita K，Hori H，et al. Endoscopic mucosal resection with a cap-fitted panendoscope for esophagus，stomach，and colon mucosal lesions[J]. Gastrointest Endosc，1993，39(1)：58－62.

[139] Ohkuwa M，Hosokawa K，Boku N，et al. New endoscopic treatment for intramucosal gastric tumors

using an insulated-tip diathermic knife[J]. Endoscopy, 2001, 33(3): 221 - 226.

[140] Saito Y, Uraoka T, Matsuda T, et al. Endoscopic treatment of large superficial colorectal tumors: a case series of 200 endoscopic submucosal dissections (with video)[J]. Gastrointest Endosc, 2007, 66(5): 966 - 973.

[141] Weese JL, O'Grady MG, Ottery FD. How long is the five centimeter margin? [J]. Surg Gynecol Obstet, 1986, 162: 101 - 104.

[142] Jayne DG, Guillou PJ, Thorpe H, et al. Randomized trial of laparoscopic-assisted resection of colorectal carcinoma: 3 - year results of the UK MRC CLASICC Trial Group [J]. J Clin Oncol, 2007, 25(21): 3061 - 3068.

[143] Bauer TW, Spitz FR. Adjuvant and neoadjuvant chemoradiation therapy for primary colorectal cancer[J]. Surg Oncol, 1998, 7(3 - 4): 175 - 181.

[144] Valentini V, Coco C, Cellini N, et al. Preoperative chemoradiation with cisplatin and 5 - fluorouracil for extraperitoneal T3 rectal cancer: acute toxicity, tumor response, sphincter preservation[J]. Int J Radiat Oncol Biol Phys, 1999, 45(5): 1175 - 1184.

[145] Improved survival with preoperative radiotherapy in resectable rectal cancer. Swedish Rectal Cancer Trial[J]. N Engl J Med, 1997, 336(14): 980 - 987.

[146] Marsh RD, Chu NM, Vauthey JN, et al. Preoperative treatment of patients with locally advanced unresectable rectal adenocarcinoma utilizing continuous chronobiologically shaped 5 - fluorouracil infusion and radiation therapy[J]. Cancer, 1996, 78(2): 217 - 225.

[147] Van Den Brink M, Van Den Hout WB, Stiggelbout AM, et al. Cost-utility analysis of preoperative radiotherapy in patients with rectal cancer undergoing total mesorectal excision: a study of the Dutch Colorectal Cancer Group [J]. J Clin Oncol, 2004, 22(2): 244 - 253.

[148] Wong RK, Tandan V, De Silva S, et al. Pre-operative radiotherapy and curative surgery for the management of localized rectal carcinoma [J]. Cochrane Database Systematic Reviews, 2007(2): CD002102.

[149] van Gijn W, Marijnen CA, Nagtegaal ID, et al. Preoperative radiotherapy combined with total mesorectal excision for resectable rectal cancer: 12 - year follow-up of the multicentre, randomised controlled TME trial[J]. Lancet Oncol, 2011, 12(6): 575 - 582.

[150] Tsujinaka S, Kawamura YJ, Konishi F, et al. Long-term efficacy of preoperative radiotherapy for locally advanced low rectal cancer [J]. Int J Colorectal Dis, 2008, 23(1): 67 - 76.

[151] Pasetto LM. Preoperative versus postoperative treatment for locally advanced rectal carcinoma [J]. Future Oncol, 2005, 1(2): 209 - 220.

[152] Ortholan C, Francois E, Thomas O, et al. Role of radiotherapy with surgery for T3 and resectable T4 rectal cancer: evidence from randomized trials[J]. Dis Colon Rectum, 2006, 49(3): 302 - 310.

[153] Minsky BD, Guillem JG. Multidisciplinary management of resectable rectal cancer. New developments and controversies [J]. Oncology (Williston Park), 2008, 22(12): 1430 - 1437.

[154] Koukourakis GV. Role of radiation therapy in neoadjuvant era in patients with locally advanced rectal cancer[J]. World J Gastrointest Oncol, 2012, 4(12): 230 - 237.

[155] Bosset JF, Calais G, Mineur L, et al. Fluorouracil-based adjuvant chemotherapy after preoperative chemoradiotherapy in rectal cancer: long-term results of the EORTC 22921 randomised study [J]. Lancet Oncol, 2014, 15 (2): 184 - 190.

[156] Benson AB 3rd, Guillem JG, Minsky BD. Have the changes in treatment of rectal cancer made a significant difference to our patients? [J]. Oncology (Williston Park), 2011, 25(14): 1323 - 1329.

[157] Buunen M, Veldkamp R, Hop WC, et al. Survival after laparoscopic surgery versus open surgery for colon cancer: long-term outcome of a randomised clinical trial [J]. Lancet Oncol, 2009, 10(1): 44 - 52.

[158] Veldkamp R, Kuhry E, Hop WC, et al. Laparoscopic surgery versus open surgery for colon cancer: short-term outcomes of a randomised trial[J]. Lancet Oncol, 2005, 6(7): 477 - 484.

[159] Janson M, Lindholm E, Anderberg B, et al. Randomized trial of health-related quality of life after open and laparoscopic surgery for colon cancer[J]. Surg Endosc, 2007, 21(5): 747 - 753.

[160] Clinical Outcomes of Surgical Therapy Study Group. A comparison of laparoscopically assisted and open colectomy for colon cancer [J]. N Engl J Med, 2004, 350 (20): 2050 - 2059.

[161] Fleshman J, Sargent DJ, Green E, et al. Laparoscopic colectomy for cancer is not inferior to open surgery based on 5 - year data from the COST Study Group trial [J]. Ann Surg, 2007, 246(4): 655 - 662, discussion 662 - 664.

[162] Weeks JC, Nelson H, Gelber S, et al. Short-term quality-of-life outcomes following laparoscopic-assisted colectomy vs. open colectomy for colon cancer: a randomized trial [J]. JAMA, 2002, 287(3): 321 - 328.

[163] Stucky CC, Pockaj BA, Novotny PJ, et al. Long-term follow-up and individual item analysis of quality of life assessments related to laparoscopic-assisted colectomy in the COST trial 93 - 46 - 53 (INT 0146) [J]. Ann Surg Oncol, 2011, 18(9): 2422 - 2431.

[164] Jayne DG, Thorpe HC, Copeland J, et al. Five-year follow-up of the Medical Research Council CLASICC trial of laparoscopically assisted versus open surgery for colorectal cancer[J]. Br J Surg, 2010, 97(11): 1638 - 1645.

[165] Lacy AM, Delgado S, Castells A, et al. The long-term results of a randomized clinical trial of laparoscopy-assisted versus open surgery for colon cancer[J]. Ann Surg, 2008, 248(1): 1 - 7.

[166] Lacy AM1, García-Valdecasas JC, Delgado S, et al. Laparoscopy-assisted colectomy versus open colectomy for treatment of non-metastatic colon cancer: a randomised trial[J]. Lancet, 2002, 359(9325): 2224 - 2229.

[167] Liang JT, Huang KC, Lai HS, et al. Oncologic results of laparoscopic versus conventional open surgery for stage Ⅱ or Ⅲ left-sided colon cancers: a randomized controlled trial[J]. Ann Surg Oncol, 2007, 14(1): 109 - 117.

[168] Vlug MS, Wind J, Hollmann MW, et al. Laparoscopy in combination with fast track multimodal management is the best perioperative strategy in patients undergoing colonic surgery: a randomized clinical trial (LAFA-study) [J]. Ann Surg, 2011, 254(6): 868 - 875.

[169] Neudecker J, Klein F, Bittner R, et al. Short-term outcomes from a prospective randomized trial comparing laparoscopic and open surgery for colorectal cancer[J]. Br J Surg, 2009, 96(12): 1458 - 1467.

[170] Hewett PJ, Allardyce RA, Bagshaw PF, et al. Short-term outcomes of the Australasian randomized clinical study comparing laparoscopic and conventional open surgical treatments for colon cancer: the ALCCaS trial[J]. Ann Surg, 2008, 248(5): 728 - 738.

[171] Wu Z, Zhang S, Aung LH, et al. Lymph node harvested in laparoscopic versus open colorectal cancer approaches: a meta-analysis[J]. Surg Laparosc Endosc Percutan Tech, 2012, 22(1): 5 - 11.

[172] Ma Y, Yang Z, Qin H, et al. A meta-analysis of laparoscopy compared with open colorectal resection for colorectal cancer [J]. Med Oncol, 2011, 28 (4): 925 - 933.

[173] Bai HL, Chen B, Zhou Y, et al. Five-year long-term outcomes of laparoscopic surgery for colon cancer[J]. World J Gastroenterol, 2010, 16(39): 4992 - 4997.

[174] Kuhry E, Schwenk W, Gaupset R, et al. Long-term outcome of laparoscopic surgery for colorectal cancer: a cochrane systematic review of randomised controlled trials [J]. Cancer Treat Rev, 2008, 34(6): 498 - 504.

[175] Bonjer HJ, Hop WC, Nelson H, et al. Laparoscopically assisted vs. open colectomy for colon cancer: a meta-analysis[J]. Arch Surg, 2007, 142(3): 298 - 303.

[176] Liang X, Hou S, Liu H, et al. Effectiveness and safety of laparoscopic resection versus open surgery in patients with rectal cancer: a randomized, controlled trial from China [J]. J Laparoendosc Adv Surg Tech A, 2011, 21(5): 381 - 385.

[177] Kang SB, Park JW, Jeong SY, et al. Open versus laparoscopic surgery for mid or low rectal cancer after neoadjuvant chemoradiotherapy (COREAN trial): short-term outcomes of an open-label randomised controlled trial[J]. Lancet Oncol, 2010, 11(7): 637 - 645.

[178] Jayne DG, Brown JM, Thorpe H, et al. Bladder and sexual function following resection for rectal cancer in a randomized clinical trial of laparoscopic versus open technique[J]. Br J Surg, 2005, 92(9): 1124 - 1132.

[179] Lujan J, Valero G, Hernandez Q, et al. Randomized clinical trial comparing laparoscopic and open surgery in patients with rectal cancer[J]. Br J Surg, 2009, 96(9): 982 - 989.

[180] Ng SS, Leung KL, Lee JF, et al. Long-term morbidity and oncologic outcomes of laparoscopic-assisted anterior resection for upper rectal cancer: ten-year results of a prospective, randomized trial[J]. Dis Colon Rectum, 2009, 52(4): 558 - 566.

[181] Leung KL, Kwok SP, Lam SC, et al. Laparoscopic resection of rectosigmoid carcinoma: prospective randomised trial[J]. Lancet, 2004, 363(9416): 1187 - 1192.

[182] Ng SS, Leung KL, Lee JF, et al. Laparoscopic-assisted versus open abdominoperineal resection for low rectal cancer: a prospective randomized trial [J]. Ann Surg Oncol, 2008, 15(9): 2418 - 2425.

[183] Pechlivanides G, Gouvas N, Tsiaoussis J, et al. Lymph node clearance after total mesorectal excision for rectal cancer: laparoscopic versus open approach[J]. Dig Dis, 2007, 25(1): 94 - 99.

[184] Braga M1, Frasson M, Vignali A, et al. Laparoscopic resection in rectal cancer patients: outcome and cost-benefit analysis[J]. Dis Colon Rectum, 2007, 50(4): 464 - 471.

[185] Zhou ZG, Hu M, Li Y, et al. Laparoscopic versus open total mesorectal excision with anal sphincter preservation for low rectal cancer[J]. Surg Endosc, 2004, 18(8): 1211 - 1215.

[186] Huang MJ, Liang JL, Wang H, et al. Laparoscopic-assisted versus open surgery for rectal cancer: a meta-analysis of randomized controlled trials on oncologic adequacy of resection and long-term oncologic outcomes [J]. Int J Colorectal Dis, 2011, 26(4): 415 - 421.

[187] Ohtani H, Tamamori Y, Azuma T, et al. A meta-analysis of the short- and long-term results of randomized controlled trials that compared laparoscopy-assisted and conventional open surgery for rectal cancer [J]. J Gastrointest Surg, 2011, 15(8): 1375 - 1385.

[188] Anderson C, Uman G, Pigazzi A. Oncologic outcomes of laparoscopic surgery for rectal cancer: a systematic review and meta-analysis of the literature[J]. Eur J Surg Oncol, 2008, 34(10): 1135 - 1142.

[189] Aziz O, Constantinides V, Tekkis PP, et al. Laparoscopic versus open surgery for rectal cancer: a meta-analysis[J]. Ann Surg Oncol, 2006, 13(3): 413 - 424.

[190] Gao F, Cao YF, Chen LS. Meta-analysis of short-term outcomes after laparoscopic resection for rectal cancer [J]. Int J Colorectal Dis, 2006, 21(7): 652 - 656.

[191] Bonadeo FA, Vaccaro CA, Benati ML, et al. Rectal cancer: local recurrence after surgery without radiotherapy [J]. Dis Colon Rectum, 2001, 44(3): 374 - 379.

[192] Chambers W, Hancock L, McKenzie R, et al. Changes in the management and outcome of rectal cancer over a 10 - year period in Oxford[J]. Colorectal Dis, 2011, 13(9): 1004 - 1008.

[193] Chiappa A, Biffi R, Bertani E, et al. Surgical outcomes after total mesorectal excision for rectal cancer[J]. J Surg Oncol, 2006, 94(3): 182 - 193; discussion 181.

[194] Chuwa EW, Seow-Choen F. Outcomes for abdominoperineal resections are not worse than those of anterior resections [J]. Dis Colon Rectum, 2006, 49(1): 41 - 49.

[195] den Dulk M, Collette L, van de Velde CJ, et al. Quality of surgery in T3 - 4 rectal cancer: involvement of circumferential resection margin not influenced by preoperative treatment. Results from EORTC trial 22921 [J]. Eur J Cancer, 2007, 43(12): 1821 - 1828.

[196] García-Granero E, Martí-Obiol R, Gómez-Barbadillo J, et al. Impact of surgeon organization and specialization in rectal cancer outcome[J]. Colorectal Dis, 2001, 3(3): 179 - 184.

[197] Heald RJ, Smedh RK, Kald A, et al. Abdominoperineal excision of the rectum — an endangered operation. Norman Nigro Lectureship[J]. Dis Colon Rectum, 1997, 40(7): 747 - 751.

[198] Hohenberger W, Merkel S, Matzel K, et al. The influence of abdomino-peranal (intersphincteric) resection of lower third rectal carcinoma on the rates of sphincter preservation and locoregional recurrence[J]. Colorectal Dis, 2006, 8(1): 23 - 33.

[199] Konn M, Morita T, Hada R, et al. Survival and recurrence after low anterior resection and abdominoperineal resection for rectal cancer: the results of a long-term study with a review of the literature[J]. Surg Today, 1993, 23(1): 21 - 30.

[200] Law WL, Chu KW. Abdominoperineal resection is associated with poor oncological outcome[J]. Br J Surg, 2004, 91(11): 1493 - 1499.

[201] Nakagoe T, Ishikawa H, Sawai T, et al. Survival and recurrence after a sphincter-saving resection and

abdominoperineal resection for adenocarcinoma of the rectum at or below the peritoneal reflection: a multivariate analysis[J]. Surg Today, 2004, 34 (1): 32 - 39.

[202] Nymann T, Jess P, Christiansen J. Rate and treatment of pelvic recurrence after abdominoperineal resection and low anterior resection for rectal cancer[J]. Dis Colon Rectum, 1995, 38(8): 799 - 802.

[203] Okaro AC, Worthington T, Stebbing JF, et al. Curative resection for low rectal adenocarcinoma: abdomino-perineal vs. anterior resection[J]. Colorectal Dis, 2006, 8(8): 645 - 649.

[204] Tilney HS, Tekkis PP, Sains PS, et al. Factors affecting circumferential resection margin involvement after rectal cancer excision[J]. Dis Colon Rectum, 2007, 50 (1): 29 - 36.

[205] Ptok H, Marusch F, Kuhn R, et al. Influence of hospital volume on the frequency of abdominoperineal resection and long-term oncological outcomes in low rectal cancer [J]. Eur J Surg Oncol, 2007, 33(7): 854 - 861.

[206] Ross A, Rusnak C, Weinerman B, et al. Recurrence and survival after surgical management of rectal cancer[J]. Am J Surg, 1999, 177(5): 392 - 395.

[207] Rullier E, Laurent C, Carles J, et al. Local recurrence of low rectal cancer after abdominoperineal and anterior resection[J]. Br J Surg, 1997, 84(4): 525 - 528.

[208] Shihab OC, Brown G, Daniels IR, et al. Patients with low rectal cancer treated by abdominoperineal excision have worse tumors and higher involved margin rates compared with patients treated by anterior resection[J]. Dis Colon Rectum, 2010, 53(1): 53 - 56.

[209] Tschmelitsch J, Kronberger P, Prommegger R, et al. Survival and local recurrence after anterior resection and abdominoperineal excision for rectal cancer[J]. Eur J Surg Oncol, 1995, 21(6): 640 - 643.

[210] Youssef H, Collantes EC, Rashid SH, et al. Rectal cancer: involved circumferential resection margin - a root cause analysis[J]. Colorectal Dis, 2009, 11(5): 470 - 474.

[211] van der Pas MH, Haglind E, Cuesta MA, et al. Laparoscopic versus open surgery for rectal cancer (COLOR Ⅱ): short-term outcomes of a randomised, phase 3 trial[J]. Lancet Oncol, 2013, 14(3): 210 - 218.

[212] Stocchi L, Nelson H. Minimally invasive surgery for colorectal carcinoma[J]. Ann Surg Oncol, 2005, 12(12): 960 - 970.

[213] Berends FJ, Kazemier G, Bonjer HJ, et al. Subcutaneous metastases after laparoscopic colectomy[J]. Lancet,

1994, 344(8914): 58.

[214] Pearlstone DB, Mansfield PF, Curley SA, et al. Laparoscopy in 533 patients with abdominal malignancy [J]. Surgery, 1999, 125(1): 67 - 72.

[215] Hartley JE, Mehigan BJ, MacDonald AW, et al. Patterns of recurrence and survival after laparoscopic and conventional resections for colorectal carcinoma[J]. Ann Surg, 2000, 232(2): 181 - 186.

[216] Reilly WT, Nelson H, Schroeder G, et al. Wound recurrence following conventional treatment of colorectal cancer. A rare but perhaps underestimated problem[J]. Dis Colon Rectum, 1996, 39(2): 200 - 207.

[217] Arezzo A, Passera R, Scozzari G, et al. Laparoscopy for rectal cancer reduces short-term mortality and morbidity: results of a systematic review and meta-analysis[J]. Surg Endosc, 2013, 27(5): 1485 - 1502.

[218] 蔡三军. 结直肠癌肛管癌[M]. 北京: 北京大学医学出版社, 2005: 322.

[219] 高桥孝. 腹腔镜下大肠癌手术[M]. 韩方海, 译. 北京: 人民卫生出版社, 2003: 134.

[220] ASCRS Clinical Practice Guidelines. Management of Colon Cancer[J]. ASCRS, 2012.

[221] ASCRS Clinical Practice Guidelines. Management of Rectal Cancer (Revised) [J]. ASCRS, 2013.

[222] National Comprehensive Cancer Network. NCCN Clinical PracticeGuidelines in Oncology[J]. Colon Cancer, 2015.

[223] National Comprehensive Cancer Network. NCCN Clinical PracticeGuidelines in Oncology[J]. Rectal Cancer, 2015.

[224] ESMO Clinical Practice Guidelines. Gastrointestinal Cancers[J]. ESMO, 2013.

[225] 三毛牧夫. 腹腔镜下大肠癌手术[M]. 张宏, 刘金刚, 译. 沈阳: 辽宁科学技术出版社, 2015: 20.

[226] NICE[EB/OL]. https://www.nice.org.uk/guidance/cg131/resources/guidance-colorectal-cancer-pdf. 2015.

[227] 中华医学会外科学分会腹腔镜与内镜外科学组. 腹腔镜结直肠癌根治手术操作指南(2008 版)[J]. 中华胃肠外科杂志, 2009, 12(3): 310 - 313.

[228] Buess GF, Raestrup H. Transanal endoscopic microsurgery [J]. Surgical Oncology Clinics of North America, 1985, 15(6): 271 - 279.

[229] Middleton PF, Sutherland LM, Maddern GJ. Transanal endoscopic microsurgery: a systematic review [J]. Diseases of the Colon & Rectum, 2005, 48(2): 270 - 284.

[230] Amann M, Modabber A, Burghardt J, et al. Transanal endoscopic microsurgery in treatment of rectal adenomas and T1 low-risk carcinomas[J]. World Journal of Surgical Oncology, 2012, 10(225): 1 - 8.

第十九章
结直肠肛管癌常见手术并发症及处理

第一节 副 损 伤

输尿管损伤

一、概 论

输尿管位于腹膜后,沿腰大肌前面下降,在小骨盆入口处,右侧者跨过髂外动脉起始部的前面,左侧者在乙状结肠系膜根处,跨过左髂总动脉末端的前方入盆。男性盆段输尿管走行于直肠膀胱韧带外上方,向下沿直肠前侧壁与膀胱后壁之间走行,经输精管壶腹及精囊到达膀胱底,斜行穿入膀胱。女性盆段输尿管则走行于直肠子宫韧带外上方,于卵巢的后下方经子宫阔韧带、子宫主韧带、子宫动脉后下方到达膀胱底进入膀胱。骶生殖襞是盆腔腹膜形成的皱襞,男性称为骶膀胱襞,自骶骨至膀胱两侧,内含有骶骨膀胱韧带,女性称为骶子宫襞,自骶骨至子宫颈两侧,内含骶子宫韧带。盆段输尿管在骶生殖襞的外侧盆腔侧壁的腹膜外结缔组织走行直至进入膀胱。部分学者提出骶生殖襞是识别盆段输尿管的重要解剖学标志[1-2]。

盲肠、直肠及乙状结肠手术输尿管损伤的发生率较高。总体发生率在0.2%～7.6%[3-4]。表19-1为文献报道的输尿管损伤发生情况[5]。损伤部位多见于输尿管盆段及乙状结肠、盲肠后方的输尿管腰部段。其中盆段发生率为91%,下腰段为7%,上腰段为2%[6]。3个主要容易损伤部位包括肠系膜下动脉根部,入盆段和直肠侧韧带水平。同时左侧输尿管损伤的概率大于右侧,主要因为右侧输尿管在下腹部和入盆区域没有脏器覆盖于其上方,容易显露,而左侧输尿管表面有乙状结肠及其系膜跨过,在乙状结肠或直肠的手术中,左侧输尿管与手术区域的关系密切,加之有时肿瘤会侵犯到腹膜后组织,故容易损伤。

表 19 - 1 输尿管损伤发生率的研究

作 者	年 份	病例数	输尿管损伤(病例数)	并发症发生率	结 果
Kramhoft J 等	1975	569	9	1.6	APR 和 LAR 手术,术前 IVP
Anderson A 和 Bergdahl L	1976	111	5	4.5	APR 手术
Leff EI 等	1982	198	4	2	预防性放置输尿管支架
Kyzer S and Gordon PH	1994	120	1	0.8	预防性放置输尿管支架

续 表

作　者	年　份	病例数	输尿管损伤（病例数）	并发症发生率	结　果
Hughes ESR 等	1984	2 570	5	0.2	结肠癌
Chahin F 等	2002	66	1	1.5	腹腔镜结肠手术
Redan JA and McCarus SD	2009	151	0	0	腹腔镜结直肠、妇科手术

二、输尿管损伤原因

手术损伤输尿管的主要原因多见于：① 输尿管与病变部位广泛粘连或移位，术野有出血，术野较深、显露困难等情况，术中解剖不清、发生大出血等意外时盲目钳夹或缝扎止血时易损伤输尿管；② 术中游离输尿管过长，损伤了输尿管的鞘膜，引起输尿管缺血坏死而形成瘘管或手术剥离时损伤输尿管的神经，使输尿管蠕动无力，管腔扩张，内压增大导致缺血而形成尿瘘；③ 术者经验不足或操作不规范，术中采用电凝、电切割方法处理血管及组织，热能传导可引起输尿管血供的损伤，导致术后输尿管瘘；④ 部分学者认为腹腔镜广泛开展增加了输尿管损伤的概率[7,8]，但荟萃分析显示腹腔镜与开腹手术输尿管损伤无明显差异[9-11]；⑤ 有文献分析认为，骨盆病理情况和术者经验是导致输尿管损伤最主要的因素[12]。

三、诊　　断

术中发现输尿管损伤主要表现为：① 术中见输尿管明显扩张，提示输尿管存在被结扎的可能；② 发现腹膜后管状物的断端，并无明显出血或仅少量出血；③ 术中有清亮液体从创面不间断流出。对于怀疑可能的损伤，可以术中静脉注射亚甲蓝，如在 10～20 min 后术野出现蓝染则可证实。

术后发现输尿管损伤的主要表现：① 患者出现发热、腰痛、腹胀、腰部包块、术后早期少尿或无尿等症状；引流管中出现大量清亮或淡血性液体，肌酐异常；② B 超检查提示患侧肾盂、输尿管积水、大量盆腔积液，或盆腹腔巨大液性囊肿；③ 静脉肾盂造影或磁共振尿路显像提示肾盂、输尿管积水，肾盂不显影或造影剂外溢出泌尿系统；④ 膀胱镜下输尿管插管逆行造影时插管受阻，造影可见输尿管梗阻或造影剂溢出输尿管外。

四、治　　疗

输尿管损伤的治疗原则为恢复其连续性或完整性，避免局部狭窄或尿瘘，尽可能保留患肾功能。输尿管修补吻合口应遵循无张力、双 J 管越过吻合口、吻合口周围充分引流的原则。

30%输尿管损伤为术中发现。术中对输尿管误扎，应拆除缝线，经膀胱内置双 J 支架管。对剪刀误伤小于 1/2 管径的损伤可用可吸收线间断横行缝合，可不用放置双 J 支架管，严重的电灼伤可能会出现术后的输尿管狭窄或坏死，应切除损伤部分，4-0 或 5-0 可吸收缝线行端端吻合，内置双 J 支架管，这种处理特别适用于输尿管中段小于 3 cm 缺损的输尿管损伤。对输尿管游离过长、怀疑有输尿管瘘的可能时，可留置双 J 支架管 2～4 周，预防吻合口狭窄。输尿管损伤部位距膀胱 5 cm 之内的远端输尿管损伤，无法进行输尿管端-端吻合者需行输尿管膀胱吻合。直接进行输尿管膀胱吻合常会出现尿液反流，因此应将输尿管在膀胱壁内做隧道吻合以避免反流等并发症的出现。当远端输尿管损失较多，无法进行输尿管膀胱吻合时，可考虑进行与对侧输尿管行端侧吻合。如果以上各种方法均无法实施或患者病情不允许时，可行输尿管造口术或回肠代输尿管与膀胱吻合进行重建[13-15]。

如术后 2 周内发现的损伤，可考虑手术探查修复；如损伤已超过 2 周，但缺损不重，亦可试行输尿管镜下放置双 J 管。对于患者一般情况差、发热、局部组织炎性反应重、有脓性分泌物、腰痛等梗阻症状，以及尿瘘时间长、腹膜后有尿性囊肿等，宜先行穿刺肾造瘘及尿囊肿的引流，3 个月后再行输尿管修复术[16]。

五、预　防

为了预防医源性的输尿管损伤,外科医生要熟悉输尿管的解剖位置,术前应充分了解输尿管与病变的关系。对于复发或局部晚期病变,肿瘤与输尿管关系密切的病例,术前可通过腹盆腔 CT 检查以了解是否有局部结构的异常,同时术前行静脉尿路造影可以了解双肾功能和输尿管的位置、形态。

目前对术前行预防性输尿管支架置入的价值仍存在争议,部分学者主张对憩室炎、肥胖、盆腔既往放疗或手术等患者应行预防性输尿管支架置入,但可能带来输尿管损伤、血尿等不良反应[17-19]。王锡山等学者认为对 CT 显示肿瘤与盆壁界限不清,B 超或 IVP 显示肾盂、上段输尿管扩张,输尿管下段移位狭窄,直肠癌术后复发或巨大盆腔肿瘤者为高危因素,有必要术前或术中行输尿管插管,确认输尿管的位置[16]。在一项前瞻性随机分组研究中,Chou MT 等分析了接受盆腔手术的 1583 名行双侧预防性输尿管支架置入和 1588 名对照患者,发现两组出现输尿管损伤发生率分别为 1.2% 和 1.09%,两组无明显差异,而术中的仔细操作和对输尿管的辨识可能具有更大意义[20]。

笔者认为术中注意辨认输尿管,可通过以下 4 个解剖学标志帮助识别输尿管。① 生殖血管:生殖动脉自腹主动脉发出后与同名静脉伴行,在腹膜后隙斜向下向外越过输尿管的腹面,继续向下行于输尿管的外侧,男性最终进入腹股沟管深环,女性则进入卵巢悬韧带。在小骨盆入口之上,若以生殖血管为标志,则输尿管应在其内侧。② 腰大肌腱膜:解剖学上输尿管于肾前筋膜下方紧贴腰大肌表面下行。在多数体形稍瘦的患者中,左侧腰大肌腱膜常常能清晰显示,为一宽约 1 cm 的白色腱膜,输尿管从其外上向内下走行。③ 髂血管:左侧输尿管越过左侧髂总动脉末端的前方,右侧输尿管越过右侧髂外动脉起始部的前方。④ 骶生殖襞:骶生殖襞位于盆段输尿管与直肠系膜之间,解剖位置固定,可以作为预防盆段输尿管损伤的重要解剖标志。对于肿瘤外侵、与侧盆壁关系密切、局部解剖关系不清的病例,可通过首先辨认以上 4 个解剖学标志确认病变切除范围与输尿管的空间关系。

同时术中操作应注意:① 输尿管不容易辨认时,不要盲目钳扎,可静脉注入亚甲蓝以确认输尿管。游离输尿管时应尽量保护血供。② 术后常规检查双侧输尿管有无损伤。

膀　胱　损　伤

一、概　论

结直肠癌手术引起膀胱损伤发生率为 1%～4.5%[21,22]。van Goor H 等根据程度将膀胱损伤分为五级。1 级:挫伤,壁内血肿,非全层裂伤。2 级:腹膜外膀胱壁裂伤小于 2 cm。3 级:腹膜外膀胱壁裂伤大于 2 cm,或经腹膜膀胱壁裂伤小于 2 cm。4 级:经腹膜膀胱壁裂伤大于 2 cm。5 级:损伤累及膀胱三角或膀胱颈[23]。

二、膀胱损伤原因

损伤常见的原因包括:① 既往有慢性膀胱炎或感染、盆腔放疗或盆腔手术,可导致膀胱壁炎症改变和损伤风险增加;② 病灶与膀胱形成炎性浸润或粘连,分离导致膀胱壁损伤;③ 不恰当术中操作导致膀胱损伤。

三、诊　断

膀胱损伤后,术中或术后即刻会出现手术切口尿外渗、血尿、腹痛、腹胀、下腹部和会阴部及肛周部坠胀。可排出少许血尿或排不出尿,有腹部胀满和腹膜刺激症状等,腹腔穿刺抽出尿液或血性液体。难以明确是否有膀胱损伤时,导尿管灌注亚甲蓝即可诊断。B 超、膀胱造影等检查可以协助诊断。

四、治 疗

膀胱损伤的处理原则：① 留置导尿管，充分引流；② 膀胱周围及其他尿外渗部位充分引流；③ 闭合膀胱壁缺损。

术中发现膀胱损伤可用可吸收线分层缝合修补。术后发现的 2 级损伤，可留置 Foley 尿管 2 周。3 级以上损伤，应手术修补。当损伤发生在膀胱颈部或三角区时，可行耻骨上膀胱切开，仔细探查有无输尿管损伤，特别注意勿将输尿管末端

缝合。切开膀胱使用细导管逆向行输尿管插管，可有效减少这种并发症。建议局部修补后留置引流[24]。

五、预 防

膀胱损伤主要预防措施为：① 术前留置导尿，保持膀胱空虚；② 熟悉解剖，直视下逐层分离操作；③ 切开腹膜前将膀胱腹膜返折轻柔推开；④ 术中遇到盆腔囊性包块应考虑是否为充盈的膀胱，切忌贸然切开。

尿 道 损 伤

直肠 APR 手术是引起尿道损伤最常见的原因，主要见于会阴部手术操作时损伤尿道前列腺部或膜部。常见于：① 肿瘤浸润粘连盆壁，失去正常解剖结构，或术前放疗后局部组织水肿结构不清，手术分离粘连时不慎损伤后尿道。② 在前列腺区使用了过强的电凝。肿瘤侵犯前列腺而强行切除，也会损伤尿道前列腺部。如果在行直肠切除术时发现尿道损伤，应直接修补或行尿道成形术，并放

置 Foley 尿管 2～4 周。大的或术后发现的缺损，需行临时耻骨上膀胱穿刺引流，并请泌尿科医生会诊完成尿道修复。若发生尿道狭窄可行尿道扩张、尿道内切开或尿道成形术[24]。

预防损伤的方法仍是解剖时仔细、轻柔，对于炎症水肿明显，局部解剖结构不清者，应术中注意参照留置尿管的位置和走行，减少损伤尿道的风险。

第二节 出 血

骶前静脉损伤大出血

一、概 论

骶前大出血是指骶前静脉丛或椎体静脉破裂引起的大出血，是直肠癌根治术的严重并发症之一，处理困难，处理不当会导致严重后果。国内报道其在直肠癌根治术中发生率为 2%～4.1%[25]，国外报道为 3%[26]。Barras 报道并发骶前大出血患者平均出血量达 4 750 ml[27]。

骶前静脉解剖特点：骶前区静脉是指位于两

侧骶前孔内侧的骶骨与直肠后壁之间的一个狭长区域中的静脉支，包括骶前静脉丛和骶椎椎体静脉两个部分。该区域内的静脉血管丛实际上是整个椎静脉系统最末端的部分，该系统的静脉支缠绕于从颅底至尾骨的整个脊椎椎管内外。以椎管为界，分脊椎内静脉系统（internal vertebral venous system，IVVS）和脊椎外静脉系统（external vertebral venous system，EVVS），EVVS 又以横突为界分为前、后两组。骶前静脉丛出血主要是骶前静脉丛和椎体静脉。骶前静脉丛位于骶前筋膜前

方与直肠固有筋膜之间的直肠后间隙内,由两侧的骶外侧静脉、骶中静脉以及两者间的交通静脉组成的静脉网。骶椎椎体静脉丛以静脉窦形式存在于远侧骶椎椎体,其前方引出骶椎椎骨孔后汇入骶前静脉丛属支,其后侧的静脉窦发出的众多分支,伸入骨松质与组成骶管内静脉丛的骶椎静脉相连接。正是由于上述解剖学特点,骶前区静脉一旦损伤,其出血可来自整个脊椎静脉系统,而且骶前区静脉经两侧骶外侧静脉或骶中静脉连接髂总静脉,最终汇入下腔静脉。由于脊椎静脉系统和腔静脉系统均无静脉瓣膜,两者具有广泛交通支。手术麻醉时血管扩张,骶前静脉丛形成位置最低、容量最大的静脉血池,远侧骶前区静脉的最大静水压可达下腔静脉压力的 2～3 倍,即使在中心静脉压 CVP 为 0 的情况下,其静脉压也在 8 cmH_2O 左右[28,29]。因此,一旦发生出血,处理非常困难。

二、原 因

骶前大出血常见原因包括:① 肿瘤因素:病灶较大,压迫筋膜下骶前静脉丛或直接侵犯 Waldeyer 筋膜,由于放疗或肿瘤因素导致直肠系膜与骶前筋膜间形成炎性水肿,并形成较牢固的粘连或束带,使手术者不能按解剖层次分离,在游离直肠后壁时造成骶前筋膜撕裂,损伤静脉丛造成难以控制的出血。② 手术操作因素:术者对直肠周围及盆底解剖层次认识不清,术中未能进入正确的解剖层次,未找到盆腔脏层筋膜和壁层筋膜之间的间隙(即 Holy plane),术中采用钝性手法非直视下盲目分离骶前间隙,损伤骶前筋膜,导致骶前静脉丛破裂。在骶前渗血或小血管出血发生时,若术者处理不当,盲目钳夹、结扎,会导致骶前静脉撕裂。③ 局部解剖因素:患者肥胖、肠系膜较为肥厚及男性骨盆较狭小、肿瘤部位深等因素均会增加骶前出血的风险。在上述因素的影响下,操作空间小、部分操作不能在直视下完成,在钝性分离直肠后间隙时盲目钝性分离,易将骶前筋膜连同骶骨膜一起撕脱而导致出血。从会阴侧分离肛门和直肠时,沿骶骨前面分离过深,撕脱直肠骶骨筋膜及

其深面的骶前静脉丛。

有学者提出骶前大出血的危险部位应在骶 3～5 末端这一三角区域,这是因为:① 该区域的静脉是整个椎静脉的最末梢、压力最高的部位。② 位于骶 4～5 椎体的椎体静脉口径较粗,直肠固有筋膜有可能在此增厚形成肥厚的直肠骶骨筋膜,分离较困难,易损伤骶前静脉丛。③ 该区域为盆腔底部,生理弯曲大,显露困难[30]。

三、治 疗

一旦发生骶前大出血,要求外科医生具有扎实的解剖基础、娴熟的手术技术和良好的心理素质。切忌盲目钳夹和强行缝扎,盲目钳夹和缝扎会引起更广泛的撕裂和出血,加重损伤。术者以手指或纱布压迫出血处,快速吸尽积血,保持术野清楚,准确判断出血部位。先积极有效地维持患者的全身血容量,待血压平稳、一般情况稳定时,在术野充分显露的情况下,根据具体情况采用以下方法:① 压迫法:吸净出血后判断出血类型。对出血量不大、压力不高的骶前出血,可用干纱布或止血海绵压迫 30 min 左右,大部分可有效止血。② 纱布填塞压迫法:对于难以控制的大出血或多处弥漫出血,应果断行止血海绵、纱布依次填塞压迫骶前间隙,填塞要求紧而可靠,纱布末端置于会阴切口,缝合盆底腹膜。术后 5～7 天分次拔出,填塞压迫法止血效果确实可靠,但有导致骶前感染的风险[29]。③ 图钉止血法:应用时显示出血点,迅速将普通图钉、不锈钢图钉或特制钛钉钉在出血部位的骶骨上,适用于椎静脉来源的椎骨孔出血和骶前静脉点状出血,但会留置异物在体内。④ 游离肌片止血法或游离肌片电凝止血法:适用于较大面积的出血,取适当大小的腹直肌片(2～3 cm)外加止血海绵压迫出血处,将肌片与出血点处缝合,使肌片与损伤的血管黏合止血[31]。Harrison JL 报道压迫腹直肌肌片于止血点,再用高能量电凝作用于腹直肌肌片,高温加热后造成肌片与出血静脉凝固粘连而达到有效止血[32,33]。⑤ 其他止血方法:骨蜡填塞止血,但对于出血量大者效果欠佳。⑥ 笔者曾

尝试应用 4 - 0 Prolene 血管缝合线缝扎出血点,之后应用止血纱布压迫,也取得良好效果。

四、预　防

骶前大出血重在预防。术前应通过影像学充分评估肿瘤与骶前空间关系,对手术难易程度有充分认识。对于肿瘤较大、与周围组织关系密切、估计手术难度较大者应制定相应措施。术中应熟悉盆腔解剖,按照全系膜切除原则在直视下用电刀或超声刀锐性分离骶前间隙,仔细辨认位于骶3～骶4水平的直肠骶骨筋膜,切开该筋膜进提肛肌上间隙后应沿着直肠筋膜背向前上分离,避免进入骶前筋膜深面层次。手术操作动作要轻柔,避免吸引器过度刮吸及血管钳、缝针损伤骶前血管。

吻合口出血

一、概　论

结直肠癌术后吻合口出血发生率为 0.7%～6.4%[34,35],其中直肠癌低位吻合术后出血相对较常见。Cirocco 等报道 775 例行结肠直肠吻合术的病例,其中 17 例(1.8%)术后发生吻合口出血,而直肠吻合口出血者占其中的 69.0%(11/17)[36]。Lustosa 等分析应用吻合器吻合和手工吻合的结直肠癌根治术的两组患者,两种吻合方式术后出血的发生率分别为 3.1%(10/326)和 5.4%(18/336),无统计学差异,提示吻合口出血可能与吻合方式无关[37]。池畔等的研究发现腹腔镜组与开腹组吻合口出血分别为 5.8% 与 3.5%,两者无统计学差异[38]。表 19 - 2 为文献报道的结直肠癌手术后吻合口出血的发生率[39]。吻合口出血增加吻合口瘘的风险,严重出血可引起低血容量性休克,是术后早期严重并发症之一。

表 19 - 2　文献报道的吻合口出血发生率

作　者	年　份	病例数	吻合口出血(病例数)	出血并发症发生率(%)	结　　果
Malik AH 等	2008	777	6	0.8	吻合器吻合后出血,3 例再次手术,3 例内镜下止血
Cochrane review(开腹对比腹腔镜)	2001	662	28	4.2	吻合器/手工吻合,出血发生率分别为 5.4%和 3.1%
Ishihara S 等	2008	73	7	9.6	均为术中结肠镜发现的吻合口出血,无术后出血病例
Martinez-Serrano MA 等	2009	1 389	7	0.5	1 例再次手术,6 例内镜下止血

二、原　因

吻合口出血的原因主要包括[40,41]:① 术者因素:裸化肠管切缘时脂肪垂、系膜处理不彻底,有较大直径血管进入吻合口;肠管切缘组织厚薄不均,使用圆形吻合器吻合时组织过厚,部分压榨程度不够,缝钉不能完全形成 B 形钉合,未能起到压迫止血的作用,组织过薄部分压迫不紧,引起缝合部位出血;手法缝合针距过大、结扎不牢靠、线结滑脱等引起吻合口出血。② 器械因素:使用直线切割闭合器在盆腔深部空间操作,如连续数次切割闭合时吻合钉不在同一平面上形成双排吻合钉,吻合器多次击发或击发不彻底易导致黏膜血管闭合不完全。③ 肠管因素:吻合肠管水肿,缝合时黏膜撕裂出血;吻合口周围血肿,常见盆腔血肿经吻合口壁破入出血。④ 术后因素：肛门括约肌痉挛、肠麻痹导致肛管静息压增高，导致吻合钉脱落引起出血；术后盆腔脓肿，局部炎症环境刺激腐蚀引起小血管破裂出血。

三、诊　断

吻合口出血临床表现差异较大，多数以隐匿性出血居多，患者表现为术后反复排鲜红或暗红色血便，有血凝块流出，出血量 50～300 ml/天，可伴有直肠刺激症状，如里急后重感、肛门坠胀。严重者表现为吻合口持续排新鲜血，或由于肠管内大量积血，患者出现明显腹胀，同时伴有尿少、脉弱、心率快等失血性休克症状。吻合口出血多发生于术后早期，通常在第一个 48 h 内出现。如由于吻合口血肿导致吻合口破裂出血或吻合钉脱落出血，在术后 7 天或更长的时间内都有可能出现。

四、治　疗

吻合口出血患者大部分可经过保守治疗后止血，少部分患者需再次手术止血。

（一）保守治疗

① 对于少量的吻合口出血首选非手术治疗，通过静脉应用止血药物、输血等措施达到止血目的。对于吻合口位置较低的直肠低位吻合病例可通过局部填塞压迫止血。如经肛门局部填塞含去甲肾上腺素或凝血酶的止血纱布，部分学者认为可经肛门注入冰盐水、去甲肾上腺素保留灌肠，或应用气囊导尿管或三腔二囊管压迫止血，因这几种方法如使用不当易造成吻合口张力增加、肠黏膜压迫、缺血坏死致吻合口瘘，故临床应慎重使用[40]。② 对于较高位的吻合口出血，DSA 超选择性动脉栓塞是一种可选择的治疗方法，既能明确出血部位，同时可以达到止血的目的，超选择性动脉栓塞止血治疗主要的并发症为肠管坏死、心肌梗死及再次出血[42]。DeBarros 等报道其治疗结肠出血的肠管坏死发病率为 7.4%，再次出血率为 22.2%，但也有导致肠管坏死的可能[43]。③ 内镜下止血：如吻合口位置较高，可行内镜下止血，主要包括喷洒止血药物、电凝止血及钛夹止血 3 种方法。其优点是直视下寻找出血位置，评估出血量，止血牢靠，对吻合口张力的影响较小，但止血后可引起吻合口黏膜坏死，增加吻合口瘘的风险。

（二）手术治疗

对于局部止血困难、活动性大的出血患者，应在维持血流动力学稳定的基础上及时采取手术治疗。较低位（吻合口距肛缘<7 cm）直肠吻合口出血，在麻醉条件下充分扩肛，可经肛门直视下缝合止血。对于结肠或较高位的直肠吻合口，应开腹探查止血，必要时需重建吻合口。

五、预　防

多数吻合口出血是可以预防的，预防措施包括：① 术前纠正患者的凝血异常；② 术前做好肠道准备，纠正低蛋白血症、贫血，对于慢性梗阻病例应延长肠道准备时间，减轻肠壁水肿及炎症反应；③ 术中仔细清除切缘处肠管的脂肪垂及系膜，结扎边缘血管，必要时可吸收线加固缝合；④ 从肛门置入吻合器前要充分扩肛，吻合器击发前要确认无周围组织嵌入，击发后要停顿数秒再退出吻合器；⑤ 吻合后检查吻合口情况，注意有无血肿、吻合不全等情况，必要时使用结肠镜检查吻合口情况，低位直肠吻合后常规扩肛观察有无活动性出血及指套染血；⑥ 保持吻合口周围引流通畅，减少局部积液感染的风险，术后定期扩肛，减轻肠腔压力。

第三节 吻 合 口 瘘

一、概 论

吻合口瘘为结直肠或结肠肛管吻合口处出现肠壁的不完整,导致肠内与肠外组织相通,接近吻合口的盆腔脓肿、直肠阴道瘘也可归为吻合口瘘。肠吻合术后出现高热、腹胀、会阴部坠胀感、外周血白细胞计数升高,盆腔引流出粪液、气体或混浊脓液,阴道流出粪便和气体,可诊断为临床吻合口瘘,而隐性吻合口瘘则常无临床症状,诊断则依靠对比造影 X 线检查或直肠镜检查证实造影剂渗漏到肠腔外或吻合口破损。Rahbari NN 提出吻合口瘘可根据临床症状、严重程度及处理方法分为三级[44](表 19 - 3)。

表 19 - 3　Rahbari NN 吻合口瘘分级方法

项　目	Grade A	Grade B	Grade C
临床状态	良好	轻中度不适	严重损害
临床症状	无	腹痛,盆腔胀痛,发热,浑浊、脓性或粪汁样引流液	腹膜炎,腹腔脓肿
引流物	清亮,可有少量浑浊或渣滓样引流液	浑浊、脓性或粪汁样引流液	脓性或粪渣样引流液
实验室检查	正常	白细胞升高,C 反应蛋白升高	白细胞升高,C 反应蛋白升高,脓血症表现
影像学检查	小的瘘口	出现瘘的并发症表现,如盆腔脓肿	出现瘘的并发症表现,如腹膜炎
特殊处理	无	抗炎治疗、经肛或盆腔引流	再次开腹探查

吻合口瘘在早期导致严重的脓毒症,是结直肠手术最严重和常见的并发症,是围手术期死亡的主要原因之一,可能导致术后近期和远期并发症及局部复发率的升高,长期生活质量的下降。由于吻合口瘘定义的差别导致文献报道的吻合口瘘发生率差异较大。表 19 - 4 为文献报道的结直肠癌手术后吻合口瘘的相关分析。其中报道的回结肠吻合口瘘发生率在 1%～3%,结肠肛管吻合口瘘 10%～20%,低位前切除吻合口瘘 2%～26%[45]。吻合口瘘一般发生在术后 14 天内,以 4～8 天常见,部分延迟吻合口瘘可在术后 30 天后发生。

表 19 - 4　结直肠癌手术后吻合口瘘的相关分析

作　者	年份	病例数	瘘(例数)	瘘(发生率)	结　论
Vignali A, Fazio V 等(Cleveland clinic series)	1997	1 014	29	2.9%	距肛缘<7 cm vs. >7 cm 的吻合口瘘发生率分别为 7.7% 和 1%
Cochrane review（器械吻合 vs. 手工吻合）（包含 9 项 RCT 研究）	2001	1 233(9 项研究) 825(6 项研究)	83 63	6.7% 7.6%	环形吻合器/手工吻合,临床诊断瘘发生率分别为 6.3% 和 7.1% 影像学诊断瘘发生率分别为 7.8% 和 7.2%
CLASIC 研究(结直肠癌,腹腔镜 vs. 开腹)	2005	794	48	6.0%	结肠癌/直肠癌吻合口瘘发生率分别为 3.1% 和 9.2%
COLOR 研究(结肠癌,腹腔镜 vs. 开腹)	2005	1 082	25	2.3%	开腹/腹腔镜吻合口瘘发生率分别为 2.8% 和 1.8%

续 表

作　者	年份	病例数	瘘（例数）	瘘（发生率）	结　论
Tan WS 等（meta 分析 LAR，非 RCT 研究）	2009	10 157	1 212	11.9%	无造口转流/有造口转流的吻合口发生率分别为 13.9%和 9.3%
Cochrane review 转流肠造口 LAR（6 项 RCT 研究）	2010	648	83	12.8%	无造口转流/有造口转流的吻合口发生率分别为 19.6%和 6.3%

吻合口瘘对 CRC 术后肿瘤的远期疗效如局部复发、异时远处转移及远期生存的影响目前存在争议[46]。Docherty 等在一项多中心随机对照研究中比较了手工吻合及吻合器吻合对吻合口瘘的影响以及吻合口瘘对肿瘤复发的影响，共纳入了 732 例结肠间吻合术，结果显示吻合口瘘是影响结直肠癌局部复发最重要的独立因素[47]。Eriksen MT 分析了 1 958 例直肠癌手术病人，发现吻合口瘘（11.6%）与局部复发无明显相关[48]。Mirnezami 等对 21 项随机对照和回顾性研究的 21 902 例患者进行荟萃分析，发现吻合口瘘增加直肠癌保肛术局部复发的可能，而且可能降低了结直肠癌患者肿瘤特异生存率，但与远处转移无关[49]。一组来自英国的数据在纳入 1 834 例 CRC 患者手术后分析得出吻合口瘘者出现局部复发率为 19.9%，非吻合口瘘者为 9.8%，两者具有显著差异，分层分析发现直肠癌术后吻合口瘘的局部复发率会更高[50]。5 个欧洲随机对照研究（Swedish 直肠癌研究、Dutch TME 研究、CAO/ARO/AIO‐94 研究、EORTC22921 研究、Polish 直肠癌研究）总体反映，吻合口瘘会降低直肠癌患者的总生存率及无病生存率，总生存率降低 8%左右[51]。Smith JD 对 1 127 例患者的回顾性分析显示，预防性造口/无预防性造口的吻合口瘘发生率分别为 2.2%和 6.3%（$P = 0.005$），而与局部复发、无病生存和总体生存率无显著相关[52]。

吻合口瘘引起的长期局部炎症反应可能通过某些炎性因子及基质金属蛋白酶等刺激了肿瘤细胞的生长转移；术后辅助放化疗的延迟或放弃导致对微小肿瘤细胞或播散灶不能有效杀灭。尽管现有数据下多数学者支持吻合口瘘对局部复发具有影响，但由于吻合口瘘和 CRC 术后复发之间的高危因素存在着明显的重叠，包括高龄、肿瘤局部分

期晚、接受了术前新辅助放化疗、低位保肛切缘不足等，导致两种因素之间可能存在天然相关性，而产生对结果解读的客观偏倚。是否存在某种未知的因素增加吻合口瘘，而这个因素本身又预示肿瘤的预后不佳，仍然需要前瞻性研究和循证医学的证据。

二、原　　因

对于导致结直肠吻合口瘘发生的相关因素的研究很多，主要包括以下几点。

1. 全身因素　高龄患者，术前基础条件差（如体弱、肥胖、营养状况不良等），合并有血管硬化、低蛋白血症、糖尿病、尿毒症等疾病，以及长期应用糖皮质激素等均可对吻合口愈合造成不良影响。

2. 术前治疗因素　尽管部分学者认为新辅助放化疗增加直肠癌吻合口瘘发生率[53]，但目前仍然存在争议[46]。Chang JS 报道术前放疗的直肠癌患者吻合口瘘发生率为 7.5%，未行术前放疗者为 5.9%，吻合口瘘的发生率并没有显著升高[54]。在一项包含 1 350 例直肠癌病例的前瞻性随机对照研究也发现，术前放化疗组与术后放化疗组患者相比，吻合口瘘的发生率差异无统计学意义[55]。

3. 吻合口张力过大　切除病变肠管时，近端肠管切除过多或肠管游离不够，导致吻合口张力过大，这是肠吻合术后吻合口瘘的主要原因。因此要根据吻合口的位置设计好肠管的长度，术中要注意保证吻合处无张力，必要时游离结肠脾曲，减少吻合口张力。

4. 吻合口血运不良　影响吻合口血运的因素主要有：① 缝合针距过密；② 低位或超低位吻合，直肠上动脉及直肠下动脉已完全分离结扎，周围血管之间的吻合支已完全切断，导致远端肠管血供

差;③ 全直肠系膜切除术要求完整切除的直肠系膜应距肿瘤≥5 cm,而肠管仅需≥2 cm,导致远端直肠缺乏系膜血管的血供。

5. 吻合平面　结直肠吻合口瘘的发生率与结直肠吻合平面密切相关,吻合平面愈低,吻合口瘘发生率愈大。主要原因可能有:① 右半结肠因其肠腔大、肠壁厚、扩张性大,且其内容物为含水分较多的半流状物,故梗阻概率较低;左半结肠血运较差、肠壁薄、肌层欠发达,直肠及肛管无弓状血管供血,血供差。② 位于腹膜外的中下段直肠缺乏浆膜层,对张力的耐受性较差,因此吻合口越低,发生吻合口瘘的机会越多。③ 直肠癌低位吻合术中显露及吻合操作困难。④ 左半结肠和直肠癌性肿块容易引起肠管狭窄梗阻,梗阻后肠壁高度扩张,存在不同程度的水肿,粪便和细菌大量堆积,容易导致术后吻合口感染和吻合口瘘。

6. 肿瘤分期　肿瘤不同的病理分期与吻合口瘘的发生率之间存在一定相关性,研究发现 Dukes B 期患者吻合口瘘发生率与 Dukes C、D 期患者有显著差异,其原因可能与 Dukes C 和 D 期患者全身条件相对较差、用于吻合的肠段肠壁水肿以及需要切除的肠系膜较多,导致吻合口血供较差和吻合口张力较大有关。

7. 局部感染　术前肠道准备不充分、术中细菌污染、术后引流不畅导致盆腔积液,容易引起吻合口及盆腔感染,引起吻合口瘘。

8. 肠道内压力增高　肠道蠕动功能恢复后,由于肠管痉挛或耻骨直肠肌肥厚等原因导致远端梗阻,肠腔内压力增高,使肠腔内的内容物不能经肛门排出,引起肠道内容物的潴留及肠道内压力增高,导致吻合口瘘,因此,在直肠癌低位前切除术中放置肛管减压管是减少吻合口瘘的有效措施[56,57]。

三、诊　　断

吻合口瘘一般出现在术后 4～10 天,临床表现各异,早期的临床症状主要有体温升高,持续性的肠麻痹,引流管引流量减少后突然增加,颜色由淡红转为脓性或有粪汁样液体。腹腔内的吻合口瘘可出现腹痛、腹胀、局部压痛、反跳痛,同时患者出现发热、白细胞和中性粒细胞比例升高,进一步发展,脓肿扩散形成弥漫性腹膜炎,患者出现中毒性休克症状和体征。直肠癌行低位前切除后出现吻合口瘘,位于腹膜外,患者主要表现为局部疼痛、发热,引流管有气体、脓液或粪便流出,如脓肿破裂到腹腔可出现腹膜炎症状和体征。部分吻合口瘘临床症状不明显,给临床诊断带来一定的困难。术中要正确放置引流管,术后通过对引流液、腹部体征、全身情况的观察,一般均能得到早期的诊断。另外可通过各种检查进行确诊。腹部 X 线平片表现为肠管扩张、肠腔内气液平面、肠腔外气体等;CT、超声检查可发现吻合口周围脓肿、腹腔积液等。若腹部有明显的腹膜刺激征,在局部压痛部位或在超声引导下穿刺抽吸有时可以帮助诊断,并有助于确定治疗措施。低位直肠瘘经直肠指诊可触及吻合口缺损,也可经肛门注入亚甲蓝后经盆腔引流管流出,或用泛影葡胺造影确诊。

1. 体格检查　腹腔内高位吻合口瘘,可有不同程度的腹膜刺激症状。腹膜外低位吻合,除大的裂开可有下腹部压痛和腹紧张外,一般无明显腹部体征。直肠前切除后,小的吻合口瘘虽可无明显症状,但肛门指检时可感知吻合口部位小的缺损或瘘口,指套染有脓血。在拔出手指时随即有脓血从肛门流出。拔出引流管后可从引流管口流出脓性、浑浊粪性液体。

2. 造影 X 线检查　经引流管进行碘水造影显示盆腔造影剂流入肠腔内,并可观察到瘘管走行及与其他脏器的关系。在手术 3 周后进行钡剂灌肠检查,发现吻合口附近有钡剂充盈或钡剂流入窦道,与盆腔及盆腔引流路径相通。

3. 直肠镜或乙状结肠镜检查　结肠镜检查可发现吻合口有红肿、裂口,有脓血性液附着或流出。

4. 实验室检查　白细胞和中性粒细胞呈不同程度的增高,Almeida 等发现 C 反应蛋白术后 3 天内持续升高(>190 mg/L)是吻合口瘘的重要预测指标[58]。

四、治　疗

吻合口瘘治疗应强调个体化,根据吻合口瘘出现的时间、患者的临床表现、引流量的大小及瘘口的位置等制订相应的治疗方案。对于瘘口周围脓肿局限、患者全身症状较轻者可选择保守治疗,治疗原则是保持引流管通畅,早期充分引流,根据引流情况调整引流管位置,必要时可在超声或 CT 引导下对脓腔进行穿刺引流。双腔引流管冲洗加负压引流效果更确切。如血常规及体温正常,不需使用抗生素。对于存在麻痹性肠梗阻的患者,应禁食、胃肠减压,同时加强全身支持治疗,早期采用全胃肠外营养(TPN),并根据具体情况尽早恢复进食。生长抑素能够有效抑制消化液的分泌,从而减少其由瘘口向外渗漏,生长激素能够调节氮平衡,促进蛋白质合成,从而加速瘘口的愈合及肠黏膜的生长,两者可联合使用。冲洗引流液较清亮后可每 2～3 天退管 2～3 cm,多数吻合口瘘经有效处理后 2～4 周后瘘口可愈合。出现下列情况应积极行手术治疗:① 吻合口瘘发生在术后早期(术后 3～5 天),全身中毒症状重,出现高热、急性弥漫性腹膜炎症状者。② 瘘口较大,营养状况差,估计短期内难以愈合。③ 年龄大,心肺功能减退,难以耐受较长时间的全胃肠道外营养。④ 原置引流管已拔出,局部处理有困难。对于出现弥漫性腹膜炎、中毒性休克患者,应在抗休克的同时,做好手术准备,一旦患者生命体征平稳,应马上手术。手术应开腹彻底清除感染灶,吻合口近端横结肠或回肠造口,转流粪便。同时术中放置引流管,确保术后腹腔、盆腔残余液体的通畅引流[59]。

五、预　防

吻合口瘘是结直肠癌术后最重要的并发症,引起吻合口瘘的因素较多,仅从手术方面预防是不够的,其预防应包括整个围术期准备。

1. 术前全身情况　要重视纠正患者围术期的贫血、低蛋白血症,控制高血压、糖尿病等基础病,对营养不良患者,术前应行肠外及肠内营养支持,改善营养状况,合理使用抗生素,为吻合口愈合提供良好的基础条件。

2. 肠道准备　术前良好的肠道准备可减少肠道内细菌感染,从而减少吻合口瘘的发生。但有研究表明,术前口服抗生素可引发术后肠道双歧杆菌/大肠杆菌比值倒置,肠道菌群出现微生态失调,从而使肠道生物屏障受损,这样就促进了肠道细菌易位的发生,易位的肠道细菌成为潜在的感染源,反而增加了术后吻合口瘘等感染并发症的发生。Pena-Soria MJ 报道随机分组行术前肠道准备与否两组患者的术后吻合口瘘发生率无显著差异[60]。因此结直肠手术前不行机械性肠道准备是安全的。但是择期结直肠手术前行机械性肠道准备仍被广泛应用,其对吻合口愈合的影响有待进一步研究。

3. 术中精细操作　良好的血供和无张力缝合是保证吻合口愈合的基本条件。要使吻合口具备良好的血运,吻合口断端肠管保留足够的血管支,吻合口处肠系膜缘游离不宜过长。注意防止肠管及系膜扭曲而影响吻合口血运。术中充分游离吻合口近端结肠,确保吻合口无张力,必要时游离结肠脾曲。手工缝合时针距约 0.5 cm,不能过密或过稀,打结松紧度适合。正确使用吻合器,吻合器与底钉座间不要夹入周围系膜组织,吻合时击发操作要快而准,尽量减少吻合器的晃动,以免发生吻合口撕裂。检查吻合器切除的近端、远端切割环是否完整,同时检查吻合口是否完整,若有缺损或吻合不满意处,应加以缝合修补,有的作者主张在吻合完成后常规注入气体检查吻合口是否漏气。

4. 放置引流　结直肠癌术后吻合口周围可有积血、积液,影响吻合口愈合,合理放置引流管是预防吻合口瘘的有效措施。通过对引流液的观察可早期诊断吻合口瘘,并且通过引流管的冲洗可治疗吻合口瘘,为吻合口愈合创造条件。直肠癌低位前切除术后吻合口周围及骶前淤积血液及组织细胞碎片等是导致吻合口瘘的重要因素,骶前放置双腔引流管进行骶前连续灌洗清除吻合口周围的淤积物是防止吻合口瘘的一项有效措施。

5. 保护性的肠造口　吻合平面在直肠中下段

手术近端行常规预防性肠造口（回肠或结肠造口术）能否减少吻合口瘘的发生率，多年来存在争议。一种观点认为，由于肠吻合口瘘发生的概率较低，未行预防性肠造瘘的患者中术后有 3%～7% 出现吻合口瘘，但大多可以通过保守或二次手术造瘘（治疗性肠造瘘）使瘘管闭合。Gastinger 等研究发现，行预防性肠造瘘和未行预防性肠造瘘的患者术后死亡率分别为 0.9% 和 2%，两者无显著差别，而吻合口瘘发生后及时行治疗性肠造瘘的择期手术患者死亡率可以降低到零[61]。这说明未行预防性肠造瘘的患者吻合口瘘的致死率和延迟行治疗性肠造瘘密切相关，而与是否行预防性肠造瘘关系不大。而预防性肠造瘘可增加患者的治疗和经济负担，且预防性肠造瘘也存在并发症风险，如造瘘段肠管坏死、退缩、脱出、吻合处的肠管废用性狭窄等。Ogivie 报道了 111 例行直肠前切除及预防性肠造口术的患者，1/3 患者预防性造口永久无法还纳[62]。在关于术前短程放疗的 Dutch 研究中，57% 的直肠前切除患者行预防性回肠或结肠造口（523/924），19% 最终无法还纳，其中患者年龄、术后严重并发症、复发是影响还纳的主要因素[63]。

而主张行预防性造口的学者认为，预防性造口可以减少瘘导致的术后严重并发症，并可能对减少瘘的发生具有一定价值。Hüser N 荟萃分析了 4 项随机对照试验结果后认为，保护性的肠造口可降低结直肠术后吻合口瘘发生率，改善吻合口瘘发生

后引起的不良后果，如弥漫性腹膜炎、中毒性休克及败血症等，预防性造口可以显著减少因吻合口瘘而再次手术的机会[64]。

因此笔者认为，临床上应根据患者基础条件、病灶肿瘤学特点、术中操作及探查情况等因素，综合判断吻合口瘘的高危因素，选择性行预防性肠造口术。如结直肠癌合并梗阻，肠管明显水肿，吻合口张力较大、血运差，高龄患者，合并严重糖尿病、低蛋白血症及长期使用激素；中下段直肠癌超低位吻合者、肥胖、盆腔狭窄致吻合不满意患者、术前接受放疗的患者，术中大量输血，应采用保护性肠造口。

保护性造口常用方式包括回肠襻式造口和结肠襻式造口。F·Rondelli 荟萃分析了包括 5 项随机对照研究，3 项非随机对照研究和 2 项回顾性研究的 1 592 例行保护性造口的直肠癌患者，发现回肠襻式造口的脱垂和感染发生率较结肠襻式造口有优势，而在造口还纳、造口疝、吻合口瘘、皮肤及伤口并发症方面无显著差异[65]。

结直肠癌术后吻合口瘘是最常见也是最危险的并发症，如处理不当，可以导致患者死亡。同时吻合口瘘增加结直肠癌手术后局部复发率，因此，应高度重视吻合口瘘的发生，根据患者个体情况进行针对性预防，减少吻合口瘘的发生，术后一旦发现及时处理，就可以将肠瘘给患者带来的痛苦减至最低。

第四节　排尿功能障碍和性功能障碍

一、概　论

排尿功能障碍和性功能障碍是直肠癌术后常见并发症，随着直肠癌根治性手术淋巴清扫范围的扩大，进展期直肠癌患者的术后生存率明显提高，但同时也增加了盆腔自主神经不同程度的损伤，导致术后排尿功能障碍和性功能障碍，发生率高达

30%～60%，严重影响患者的生活质量[66,67]。表 19-5 为文献报道的全直肠系膜切除（TME）手术相关的性功能障碍发生率[68]。TME 技术的应用使排尿功能障碍率降低至 5.6%，性功能障碍率降低至 27%[69,70]。部分患者在 TME 基础上加行了侧方淋巴结清扫（lateral pelvic node dissection，LPND）和保留盆腔自主神经（pelvic autonomic nerve preservation，PANP），术后排尿功能总障碍率为

$1.8\%\sim28\%$，术后 $63\%\sim96\%$ 的男性保留性功能，勃起障碍率为 $12.1\%\sim33.1\%$[71]。重视术中盆腔神经保护，对改善术后的生活质量及功能恢复具有重要意义，然而盆腔自主神经损伤仍然是临床上常见的并发症之一。

表 19-5　TME 相关性功能障碍发生率的研究

作　者	年份	病例数	勃起障碍（病例数）	射精障碍（病例数）
Enker	1992	42	13	24
Leveckis 等	1995	20	19	无
Havenga 等	1996	136	17	42
Maas 等	1998	47	11	42
Saito 等	1998	91	24	45
Nagawa 等	2001	22	45	45
Quah 等	2002	37	24	19
Pocard 等	2002	9	44	11
Kim 等	2002	68	25	38

二、原　因

盆腔内脏受交感神经、副交感神经和体神经支配[72]。交感神经从 T_{11} 到 L_2 神经节发出组成中央群神经纤维，左右 $L_2\sim L_4$ 神经纤维从左右侧的腰部交感神经干神经节发出神经纤维组成侧方群纤维，向腹主动脉两侧向前汇集于肠系膜下动脉根部到腹主动脉分叉部位形成上腹下神经丛，在腹主动脉分叉处形成左、右腹下神经，沿骨盆壁、髂内动脉内侧进入骨盆，与来自骶 $2\sim4$ 段的副交感神经纤维构成的骨盆内脏神经共同构成下腹下丛（盆神经丛）。盆神经丛位于腹膜后位，在直肠、精囊、前列腺及膀胱后部的两侧（"侧韧带"内）形成次级神经丛，包括直肠丛、膀胱丛和前列腺丛，分布于相应脏器。交感神经使精囊及射精管收缩，并在射精的同时使膀胱内括约肌收缩，阻止精液反流入膀胱，支配男性生殖器，使血管收缩，使阴茎疲软，使膀胱逼尿肌松弛，膀胱三角、膀胱括约肌收缩，完成储尿功能；副交感神经引起血管扩张即充血，使阴茎勃起，使膀胱逼尿肌收缩和内括约肌松弛，导致排尿。躯体神经：体神经从 S_2、S_3、S_4 发出，构成阴部神经，

阴部神经从骶骨孔发出，穿出坐骨大孔，经坐骨内侧的阴部神经管分布到肛门、会阴等处，其分支阴茎背神经分布于阴茎皮肤及尿道周围横纹肌，可压迫阴茎静脉，阻止血液回流，对勃起和排尿起辅助作用。贮尿和排尿、勃起和射精，都是在大脑皮质控制下，交感神经（腹下神经）、副交感神经（骨盆内脏神经）、体神经（阴部神经）协调完成。

直肠癌手术后排尿障碍主要有以下几方面原因：① 手术直接损伤了支配膀胱的神经，腹下神经损伤引起储尿障碍，盆神经损伤则导致排尿障碍。实验研究表明切断双侧盆内脏神经后，逼尿肌完全瘫痪，发生尿潴留和尿失禁，保留一侧盆神经丛就可保留自主排尿功能，而仅保留盆神经丛远侧部分有可能保留自主排尿功能。② 直肠切除后膀胱后方空虚，膀胱不稳定，失去支持而移位，造成膀胱颈部梗阻，引起排尿障碍。③ 创伤性、无菌性膀胱周围炎。④ 部分进展期直肠癌侵犯膀胱，手术切除部分膀胱组织导致膀胱容量缩小，术后出现排尿功能异常。⑤ 部分老年男性由于前列腺肥大导致流出道梗阻。其中最主要的原因还是和盆腔自主神经损伤有关。

发生性功能障碍的原因很多，但手术导致的自主神经损伤是其中的主要原因：① 直肠癌根治术中牵拉切断直肠及侧韧带过程中损伤盆神经丛，经会阴手术切除范围过大损伤阴部神经也可能导致勃起障碍。清扫肠系膜下血管根部时进入壁层筋膜间隙，损伤腹下神经导致射精障碍。② 年龄因素：年龄是影响术后性功能的重要因素之一，文献报道 60 岁以上组术后性功能障碍发生率为 66.7%，而 59 岁以下组发生率为 62.2%。这是由于随着年龄的增长性功能逐步减退，手术创伤对老年患者心理生理功能影响较大，常使性功能完全停止[73]。③ 手术方式的因素。有文献报道 Miles 术后性功能减退为 43%，Dixon 术后性功能减退为 14%[74]。Lim 荟萃分析了 876 例直肠癌（腹腔镜 468 例 vs. 开腹 408 例）患者的术后膀胱功能和性功能情况，发现腹腔镜和开腹组无差异。在一项包含 5 502 例直肠癌患者的荟萃分析中，是否行 LPND 与局部复发率、远处转移率、OS 和 DFS 均无显著相关性，但 LPND 带来的泌尿及性功能损

伤明显增加[75]。④ 术前新辅助放疗以及术后辅助放疗的广泛应用,放射线可以引起盆腔自主神经的脱髓鞘改变,导致神经纤维化而失去功能。尽管有学者认为术前放疗对患者性功能影响不大[76,77],但 Dctch 研究发现,短程放疗＋手术组男性患者术后半年性功能减退为 34%,单纯手术组20%;女性患者 2 年后性功能减退分别为 27.8%和 10%[78]。

女性直肠癌手术后性功能障碍的发生受多因素影响,其中盆腔神经及血管的结构功能改变与之关系尤为密切。手术因素包括:① 术中损伤盆丛神经或宫颈、阴道后壁。② 后盆清除术时两侧卵巢有时一并切除,以及阴道后壁整块切除后致性激素水平下降和阴道短小、缩窄造成性交疼痛。③ 新辅助放化疗对神经功能的影响。这些因素均可直接影响女性患者性生活中盆腔充血及性快感的出现。

三、诊　　断

术后 2 周不能自行排尿为近期排尿功能障碍,术后 6 周不能恢复排尿功能为远期排尿功能障碍。排尿功能障碍主要包括尿潴留、尿失禁和排尿困难。临床表现为无尿排出、排尿无力、尿急、尿频、尿液淋漓不尽等,主要通过超声测定膀胱残余尿量的方法诊断。应用尿动力学检查显示膀胱的顺应性降低、逼尿肌收缩无力、膀胱颈没有节制功能。在长期排尿功能障碍的患者中,以尿失禁为主要临床表现。目前评价直肠癌术后排尿功能障碍大多是按严重程度分为 4 级:① 一级,功能正常,无排尿障碍。② 二级,轻度排尿障碍,残余尿量＜50 ml。③ 三级,中度排尿障碍,极少情况下需导尿治疗,残余尿量＞50 ml。④ 四级,重度排尿障碍,因尿失禁或尿潴留需行导尿治疗。

直肠癌手术后 1 个月,具有勃起或射精功能障碍两者之一视为性功能障碍。① 勃起功能:Ⅰ级是能够完全勃起,与术前无差别,为勃起功能正常;Ⅱ级是不同程度的勃起功能下降,但是能够部分勃起,与术前比较勃起硬度下降;Ⅲ级是完全无勃起,

勃起功能丧失。Ⅱ级和Ⅲ级为勃起功能障碍。② 射精功能:Ⅰ级有射精,射精量正常或减少;Ⅱ级有射精功能障碍,可能出现逆行射精;Ⅲ级完全无射精。Ⅱ级和Ⅲ级为射精功能障碍[79,80]。

四、治　　疗

直肠癌术后排尿功能障碍主要为尿潴留和尿失禁,大部分通过留置导尿管及膀胱功能锻炼恢复,一般 1～2 周后待膀胱残余尿量恢复正常后拔出尿管。对于需要较长时间留置导尿的患者,经耻骨上膀胱引流比经尿道留置尿管感染率低,患者的疼痛和不适感也较轻。直肠癌手术后性功能障碍多因自主神经损伤所致,阴部神经不易受损,所以阴茎皮肤的感觉正常,其运动纤维所支配的球海绵体肌、坐骨海绵体肌及尿道周围其他横纹肌收缩功能基本正常,患者的大部分性功能存在。对于有性功能障碍者,尤其是阳痿患者,可采用酚妥拉明等药物阴茎海绵体注射[72],Lindsey 报道 80%勃起功能障碍直肠癌患者可通过西地那非药物治疗恢复[81]。联合心理治疗、加强性伙伴之间的理解与合作可以使多数患者的症状得到缓解。对性功能障碍的早期诊断非常重要,多可通过药物治疗恢复,避免成为永久的性功能障碍。

五、预　　防

由于直肠癌术后排尿功能障碍和性功能障碍主要是由于神经损伤引起,因此合理的手术方式在保证根治的前提下,对降低直肠癌患者泌尿功能及性功能障碍起到重要作用。

长期以来,对于直肠癌的淋巴清扫,一直以来存在两种观点。一种是欧美主张的 TME,其清扫的范围也是完全保留盆腔自主神经的范围,对术前分期为 T_3、T_4 或(和)淋巴结阳性的 T_3,4N＋的患者,给予新辅助放化疗或辅助放化疗。一种是日本学者主张对于Ⅱ、Ⅲ期腹膜返折以下低位直肠癌行 TME＋侧方淋巴结清扫,术后给予辅助化疗。一般认为,直肠癌侧方淋巴结转移率在 15%左右,

其中高位直肠癌和低位直肠癌分别为 7.5% 和 14.5%（以腹膜返折处为界）。T_1、T_2、T_3、T_4 直肠癌患者侧方淋巴结转移率分别为 5.4%、8.2%、16.5% 和 37.2%[82-84]。日本 JCOG2012 研究提示对于临床判断侧方淋巴结阴性的病例，实际病理检出侧方淋巴结阳性率为 7%。女性患者、分化差、肠周系膜淋巴结阳性是侧方淋巴结转移的高危因素[85]。Ueno 报道 T_3、T_4 伴有侧方淋巴结阳性的直肠癌患者，术后复发率为 44%，而阴性患者术后复发率为 11.7%[86]，因此，日本学者认为侧方淋巴结清扫可提高淋巴结清扫率，降低盆腔复发风险[87]。目前东西方两种治疗方式的盆腔复发率均在 10% 左右。Yano 等总结对比多年文献后发现，双方结果的差异很可能由于各自评估判断理念的差异，东西方可能具有相似的侧方转移率，其中低位直肠癌、系膜内淋巴结阳性、浸润深度 T_3、T_4，肿瘤大于 4 cm、低分化为侧方转移的高危因素[88]。

新辅助/辅助放疗能否替代侧方淋巴结清扫，减少盆腔自主神经损伤风险，仍然需要前瞻性研究数据证实。Kim 比较了Ⅲ期直肠癌患者行 TME + 术后辅助放疗或 TME + 侧方淋巴结清扫，发现前者的复发风险减低了 50%（7.5% vs. 16.7%）[89]。在关于术前短程放疗的 Dutch 研究中，行 TME 术后侧方淋巴结复发率为 3%，与日本常规行 TME + LPND 的侧方淋巴结复发率相近[90]。Georgiou P 报道 5 502 例直肠癌患者的荟萃分析，是否行 LPND 与局部复发率、远处转移率、OS 和 DFS 均无显著相关性[91]。

对于局部晚期低位直肠癌，新辅助放化疗后是否还需要行 LPND，亦缺少循证医学证据。Hirokazu Nagawa 分析了新辅助放化疗后随机分组行 TME 和 TME + LPND 的低位局部进展期直肠癌患者，发现两组的局部复发率无显著差异，但本研究的局限为小样本 RCT 研究[92]。Kim TG 分析了 443 例行新辅助放化疗 + TME 的直肠癌病人，发现局部复发率为 11.9%，其中盆腔侧方复发占局部复发患者的 52.8%。术前可疑侧方淋巴结转移数目（大于 2 个）及术后病理检测系膜内阳性淋巴结比例（大于 0.3）是术后盆腔侧方复发的不良预后因素[93]。因此，笔者认为，侧方淋巴结清扫对于减少新辅助放化疗直肠癌病人的术后盆腔侧方复发仍具有较重要价值，如何根据术前分期和影像学评估筛选盆腔侧方复发的高危病人显得尤为重要。

Oh HK 分析了 66 例临床诊断侧方淋巴结转移（MRI 评估）的局部进展期直肠癌，根据新辅助放化疗后侧方淋巴结退缩是否小于 5 mm 分为放疗抵抗组和敏感组。两组患者均行 TME + LPND，术后病理提示抵抗组侧方淋巴结阳性率为 61.1%（22/36），敏感组侧方淋巴结阳性率为零，两组局部复发率 31.3% 和 4.6%，5 年 OS 和 DFS 显著差异[94]。MRI 评估是否可在未来研究中遴选侧方淋巴结高危阳性、复发风险较高的亚组患者，进而在保证肿瘤根治前提下优化直肠癌淋巴结扩大清扫的患者，尚需要进一步研究。虽然 TME 与 LPND 的选择仍然存在争议，但不可忽略的是，随着外科手术的规范化、精准化、个体化，以及新辅助放疗的广泛应用，真正需要行 LPND 的患者比例日趋减少，在保证手术肿瘤学根治的前提下，如何依据精准医学的理念，同时结合新辅助放化疗模式（如术前诱导化疗、延迟化疗等）的改变，术前 MRI 等影像学评估手段，术中导航、腹腔镜探查等技术，选择性地行低位直肠癌患者的侧方淋巴结清扫，还需要在未来临床实践中进一步探索。

同时在术中，还需按照解剖层次操作，注意保护神经：① 在肠系膜下动脉根部的无神经区游离出肠系膜下动脉进入正确的解剖平面，可减少损伤上腹下神经丛的机会。② 从腹下神经分叉处以下进入骶前间隙，分离骶前筋膜时应在骶前间隙锐性分离，保护骶前的上腹下神经丛及两侧的腹下神经。③ 在处理直肠侧韧带时应远离盆壁而近直肠，一般在直肠侧壁外 1～2 cm 范围处理直肠腹膜返折下直肠壶腹两侧的盆丛。④ 游离直肠前壁时注意精囊和前列腺包膜附近盆丛传出神经分支，沿 Denovellius 筋膜两层间隙分离。

第五节 直肠阴道瘘

一、概 论

直肠阴道瘘（rectovaginal fistula，RVF）是指直肠前壁和阴道后壁之间由上皮组织构成的病理性通道。临床上患者可出现阴道排气、排便，炎症刺激引起全身症状及性功能障碍，从而导致患者出现严重的心理负担。文献报道直肠癌术后 RVF 发生率为 1%～8%[95]。

RVF 目前无明确统一的分类方法。直肠阴道瘘可根据位置分为高位和低位两种类型，其中低位直肠阴道瘘位于直肠下 1/3 和阴道下 1/2，高位直肠阴道瘘位于直肠中 1/3、阴道上 1/2 及阴道后穹窿。目前较为公认的是根据瘘口在阴道内的位置、大小及病因，将 RVF 分为单纯型和复杂型。低位、直径小于 2.5 cm 及既往无手术史一般认为是简单瘘；相对高位、直径大于 2.5 cm、存在两个或者以上瘘管、既往修补失败，由炎性肠病、放疗或肿瘤引起的瘘及修补失败的 RVF，称为复杂瘘。文献报道低位直肠阴道瘘约占 78%，瘘口小于 0.5 cm 者约占 47.8%，大于 1 cm 者约占 16.3%[96,97]。

二、病 因

成人 RVF 的常见原因包括创伤（产伤、手术、外伤及暴力行为）、感染、炎性肠病、肿瘤和放射性损伤等。其中炎性肠病（包括 Crohn 病、溃疡性结肠炎）约占 45.6%，妇科损伤占 24%，手术损伤占 16%。其中与直肠手术相关的原因可能为：① 肿瘤位于直肠前壁，游离时电刀热传导损伤或因肿瘤浸润需切除部分阴道后壁。② 吻合口暴露不清或对阴道后壁游离不充分，吻合器闭合时包含部分阴道后壁是导致 RVF 的重要原因。Kosugi 等报道使用吻合器后直肠阴道瘘总发病率高达

9.9%，双吻合器为 15.2%[98]。Rex 等对 300 名美国结直肠外科医师协会会员进行的调查显示，在 57 例 LAR 术后发生 RVF 的患者中，使用环型吻合器者达 53 例（93%）[99]。③ 放疗后盆腔组织水肿、脆性增加，组织病理学也证实直肠壁会出现嗜酸细胞和浆细胞炎性浸润，纤维组织增生、肠壁充血、黏膜坏死脱落等，远期影响则包括纤维化所致的细动脉狭窄、内皮变性、血小板栓塞等，这些因素对直肠吻合部位组织的修复能力产生影响。④ 吻合口周围感染性积液、吻合口瘘等均可诱发阴道炎性改变，Kosugi 等报道的 16 例 RVF 患者中，有 6 例被确诊为由吻合口瘘引起[98]。保护性造口可能减少直肠癌 TME 术后吻合口瘘的发生，但保护性造口是否可减少 RVF 发生目前无充分证据支持。⑤ 既往盆腔手术、产伤史等都可能导致盆腔局部结构改变或组织粘连，增加手术难度和 RVF 风险。

三、诊 断

RVF 最常见的症状为经阴道排气或排少量粪样液体。对于可疑有直肠阴道瘘的患者，自肛门内置入干净纱布，在阴道内擦拭亚甲蓝向纱布上轻轻按压，纱布沾染亚甲蓝即可确诊直肠阴道瘘。同时应注意全面评估直肠阴道瘘类型及病因，排除肿瘤复发因素。影像学检查包括经直肠超声、阴道造影、钡剂灌肠、CT、MRI 等。其中直肠超声最常用，瘘管在超声下显示为低回声或无回声。直肠内 MRI 亦被广泛使用对 RVF 进行评估，Stoker 等认为直肠内 MRI 对 RVF 评估的准确程度与直肠内超声相近。

四、治 疗

由于 RVF 特殊的解剖及病理结构，自行痊愈

的概率很小，一般诊断明确，均采用手术治疗。目前手术方法、辅助手段及围手术管理差异较大，尚无治疗各类直肠阴道瘘的最佳手术方式，应根据瘘类型、患者基础条件和疾病因素等综合考虑和个体化选择。根据不同病因一般修复成功率约为60%。文献报道初次手术修复、二次修复和多次修复的复发率分别为66.9%、52.9%和50%[100,101]。由于 RVF 的形成是从高压的直肠（25～80 cm H_2O）到低压的阴道（大气压），因而修补 RVF 的关键在于重建直肠前壁的完整性，以恢复直肠及肛管部位的高压力区。手术基本原则为充分分离瘘口周围炎性不健康组织，彻底切除瘘管及周围瘢痕，保证修补组织良好血供和无张力缝合修补。治疗直肠阴道瘘的方法包括经腹、经肛门、经会阴、经阴道或经肛门括约肌途径修补术。表 19 - 6 为文献报道的 AVF 不同修补方式的成功率[101]。

表 19 - 6　AVF 不同修补方式的成功率

作　者	年份	病例数	病　因	包含复发 AVF（是/否）	修补类型	成功率(%)
Baig 等	2000	19	多种因素	否	ERAF＋/－括约肌成型	74
Penninckx 等	2001	32	Crohn 病	是	ERAF＋会阴切开＋括约肌修补成型	75
Halverson 等	2001	35	多种因素	否	ERAF，纤维蛋白胶，回肠造口，直肠切开及结肠脱出	90（不包括 Crohn 病）
Sonoda 等	2002	37	多种因素	是	ERAF	43.2
Tsujinaka 等	2006	23	储袋—阴道瘘	是	ERAF，挂线，纤维蛋白胶，观察	73.9（总体）42.9（Crohn 病）
Fürst 等	2008	12	Crohn 病	是	股薄肌间置	91.6
Wexner 等	2008	9（Crohn 病）8（非 Crohn 病）	多种因素	是	股薄肌间置	75（非 Crohn 病）33（Crohn 病）
Rodrigo A. Pinto 等	2009	125	多种因素	是	ERAF＋/－括约肌成型，纤维蛋白胶，股薄肌间置，挂线，经会阴修复，经阴道，经腹	88

1. 单纯切除缝合修补术　单纯低位直肠阴道瘘可以采用直接手工缝合方法修补，可通过经直肠侧或阴道侧，或双侧结合直视下切除窦道及瘘口周围瘢痕组织，强调分层缝合以实现解剖对位。术前发现有肛门功能不全或者直径 2.5 cm 以上较大瘘口应同时行肛门括约肌重建，预防术后控便能力下降或失禁。一般要求手术与瘘发生时间间隔至少 3 个月以上，早期可通过局部引流换药或转流性肠造口等方法减轻局部炎症水肿，同时控制好基础疾病，如糖尿病和自身免疫性疾病等，设法改善全身营养状况。对直径大、高位、复发及炎性肠病引起的瘘，由于失败率较高不建议采用直接缝合修补术。

2. 经肛门直肠推移瓣术（endorectal advancement flap，ERAF）　目前是经肛门修补的主要术式。主要手术原则为切除关闭瘘管，用血运较好的直肠黏膜覆盖直肠侧缺损，重建直肠壁的连续性。手术从齿状线开始在内括约肌表面向头侧游离黏膜及黏膜下层 4～5 cm，保证缝合后无张力。推移瓣基底部（头侧）的宽度至少是顶部（肛侧）的 2 倍，以保证有良好的血供。剪掉瘘口周围推移瓣，间断横向重叠缝合内括约肌数针，关闭瘘口。将推移瓣与齿状线缝合覆盖瘘口。首次手术成功率78%～95%。推移瓣可以用含少量内括约肌的部分层瓣，也可选择不含肌层的直肠黏膜。治疗单纯性直肠阴道瘘具有以下优点：① 不需切开会阴体，疼痛轻、愈合快。② 不需切断肛门括约肌，不会引起肛门失禁。③ 避免了锁眼畸形。④ 不需作保护性造口[102-104]。

3. 自体组织转移填塞修补术　应用较普遍的是 Martius 术式，即经大阴唇切口分离直肠阴道隔，建立适宜手术操作空间，游离带蒂脂肪瓣或球海绵体肌瓣,经皮下所建立隧道转移,填充于瘘管区域,从而达到修补直肠阴道瘘的目的。Martius 术治疗效果较好,但手术操作较复杂、创伤较大,主要应用在修补复发的复杂直肠阴道瘘或克罗恩病引起的直肠阴道瘘,成功率较高,为 70%~100%[105,106]。

4. 带血管蒂的全层肠片修补术 经腹分离直肠阴道间隔,分离出 RVF 瘘口,切除瘘口边缘瘢痕组织,可吸收线间断缝合关闭阴道瘘口。取一段可以拉至盆底而无张力回肠肠襻,离断保留血运的 4~6 cm 回肠,供肠两端端-端吻合恢复肠襻的连续性。沿对系膜缘纵行切开截取的肠管,形成一带系膜血管供应的肠片。用 3-0 Vicryl 沿瘘口边缘间断缝合浆肌层肠片与直肠壁一圈。全层肠片修补法不但具有推进瓣技术的优点,而且可以改善局部的血供,主要用于高位瘘。

5. 经肛门括约肌途径修补术(Mason 术) 采用直接切断直肠和阴道间的会阴体直达直肠阴道瘘管,分别缝合直肠壁、提肛肌和外括约肌,最后缝合阴道壁的手术方式。其最大的优点是手术视野开阔,径路直达,可以完全显露会阴区,并能够获得充分的会阴体重建,是一种整体的修复和加强术式,具有较高的成功率和术后较低的并发症发生率。Soriano D 报道治疗直肠阴道瘘的成功率为 87%~100%,缺点为需全层切开外括约肌,有可能导致肛门损伤,增加大便失禁的风险[107,108]。

6. 人工合成材料修补术 将纤维蛋白胶、生物网塞或补片等人工材料注入瘘管或放置在直肠阴道隔,治疗直肠阴道瘘。文献报道成功率差异较大,效果有待进一步验证。

7. Parks 术式 最早由 Parks 在 1972 年提出,用于低位直肠癌保肛手术。要求自齿状线上方剥离直肠黏膜,保留内外括约肌,经腹肛门切除直肠瘘管,经肛门行结肠-肛管全层吻合。Nowacki MP 报道应用于 23 例放疗后 AVF 患者,18 例术后肛门功能良好[109]。

手术时机的正确选择对 RVF 治疗同样重要。RVF 确诊后不建议立即手术,急性期瘘口周边组织充血水肿、解剖易出血、组织结构不清、炎症明显,应采用抗感染、坐浴等,待局部炎症消退后再行手术。Halverson 等报道手术间隔小于 3 个月的成功率明显低于超过 3 个月的成功率(45% vs. 71%)[110]。Lowry 认为 3~6 个月间隔待炎症和感染消退后手术成功率高[111]。因此,对于急性期 RVF 应先采用至少 3 个月的非手术治疗,待局部炎症消退,为修补创造有利条件。

在治疗 RVF 中是否行末端回肠或结肠转流性造口仍存在争议。有文献报道造瘘与治愈率无明显相关,但目前缺少随机对照研究的数据支持。一般认为行转流性造口能减少局部炎症刺激和粪便污染,改善局部组织愈合条件,为成功修补 RVF 创造有利条件。Piekarski 报道单纯肠转流性造口可以治愈 18% 因放疗引起 AVF 的患者[112]。Bauer 认为对于合并伤口愈合能力差、既往使用激素、复发或顽固性瘘等因素,应行保护性造口。笔者认为对合并复杂疾病状态如放疗后、糖尿病、既往长期使用激素、Crohn 病、复发瘘的患者,应先肠转流性造口,待局部组织条件改善后行确定性 RVF 修补手术[113]。

五、预 防

直肠阴道瘘临床处理困难,严重影响患者生活质量,与操作者术中的技术及处理关系密切,因此围手术期及术中预防非常重要。应注意以下几点:① 女性直肠癌,尤其是直肠前壁肿瘤,术前应通过体检及影像学检查明确肿瘤与阴道子宫的关系。如果阴道或子宫被肿瘤浸润,则应术前常规行阴道准备。② 术中分离过程中注意保护阴道后壁,沿 Denonvilliers 筋膜前后层间无血管间隙分离,避免高功率电刀带来的热损伤。使用吻合器时注意不要把阴道后壁夹在其中,关闭盆腔腹膜时避免连带阴道后壁。③ 肠道吻合确保安全、可靠,尽量减少吻合口瘘的发生。同时要重视术后的引流,减少盆腔感染、脓肿形成的机会。④ 围手术期纠正贫血、低蛋白血症等引起的局部水肿改变,改善组织愈合能力。

(顾卫列 李大卫)

◇ 参 ◇ 考 ◇ 文 ◇ 献 ◇

[1] 孙轶，卢永刚，梁天伟，等.全直肠系膜切除术中预防盆段输尿管损伤的解剖标志[J].世界华人消化杂志.2011，18（32）：3489‐3491.

[2] 渠浩，杜燕夫，李敏哲，等.腹腔镜结直肠癌手术中输尿管的保护[J].中华外科杂志.2009，47：1915‐1916.

[3] AU Halabi WJ，Jafari MD，Nguyen VQ，et al. Ureteral injuries in colorectal surgery：an analysis of trends，outcomes，and risk factors over a 10‐year period in the United States[J]. Dis Colon Rectum. 2014，57（2）：179‐186.

[4] Burks FN，Santucci RA. Management of iatrogenic ureteral injury[J]. Ther Adv Urol，2014，6（3）：115‐124.

[5] David S. Tichansky，John Morton，Daniel B. Jones. The SAGES Manual of Quality［J］. Outcomes and Patient Safety：287.

[6] Selzman A，Spirnak JP. Iatrogenic ureteral injuries：a 20‐year experience in treating 165 injuries[J]. J Urol，1996，155（3）：878‐881.

[7] Andersen P，Andersen LM，Iversen LH. Iatrogenic ureteral injury in colorectal cancer surgery：a nationwide study comparing laparoscopic and open approaches［J］. Surg Endosc，2015，29（6）：1406‐1412.

[8] Palaniappa NC，Telem DA，Ranasinghe NE，et al. Incidence of iatrogenic ureteral injury after laparoscopic colectomy[J]. Arch Surg，2012，147（3）：267‐271.

[9] Kang J，Yoon KJ，Min BS，et al. The Impact of Robotic Surgery for Mid and Low Rectal Cancer. A Case-Matched Analysis of a 3‐Arm Comparison—Open，Laparoscopic，and Robotic Surgery［J］. Ann Surg，2013，257（1）：95‐101.

[10] Zhou ZG，Hu M，Li Y，et al. Laparoscopic vs. open total mesorectal excision with anal sphincter preservation for low rectal cancer[J]. Surg Endosc，2004，18：1211‐1215.

[11] Jiang JB，Jiang K，Dai Y，et al. Laparoscopic Versus Open Surgery for Mid-Low Rectal Cancer：a Systematic Review and Meta-Analysis on Short- and Long-Term Outcomes[J]. J Gastrointest Surg，2015，19（8）：1497‐1512.

[12] Sakellariou P，Protopapas AG，Voulgaris Z，et al. Management of ureteric injuries during gynecological operations：10 years experience[J]. Eur J Obstet Gynecol Reprod Biol，2002，101（2）：179‐184.

[13] 王锡山.直肠癌手术中输尿管损伤的预防措施[J].中华胃肠外科杂志，2012，15（4）：320‐322.

[14] Delacroix SE Jr，Winters JC. Urinary tract injures：recognition and management[J]. Clin Colon Rectal Surg，2010，23（2）：104‐112.

[15] 李世拥.实用结直肠癌外科学[M].北京：人民卫生出版社，2012.

[16] 王锡山.直肠癌手术致使输尿管损伤的控制及对策[J].消化肿瘤杂志(电子版)，2009，1（2）：85‐87.

[17] Tsujinaka S，Wexner SD，DaSilva G，et al. Prophylactic ureteric catheters in laparoscopic colorectal surgery［J］. Tech Coloproctol，2008，12（1）：45‐50.

[18] Tsujinaka S，Wexner SD，DaSilva G，et al. Prophylactic ureteral catheterization in gynecologic surgery：a 12‐year randomized trial in a community hospital ［J］. IntUrogynecol J Pelvic Floor Dysfunct，2009，20（6）：689‐693.

[19] da Silva G，Boutros M，Wexner SD. Role of prophylactic ureteric stents in colorectal surgery［J］. Asian J Endosc Surg，2012，5（3）：105‐110.

[20] Chou MT，Wang CJ，Lien RC. Prophylactic ureteral catheterization in gynecologic surgery：a 12‐year randomized trial in a community hospital ［J］. Int Urogynecol J Pelvic Floor Dysfunct，2009，20（6）：689‐693.

[21] AU Rose J，Schneider C，Yildirim C，et al. Tech Coloproctol［J］. Complications in laparoscopic colorectal surgery：results of a multicentre trial，2004，8（Suppl 1）：s25.

[22] Rosenstein DI，Alsikafi NF. Diagnosis and classification of urethral injuries ［J］. Urol Clin North Am，2006，33（1）：73.

[23] van Goor H. Consequences and complications of peritoneal adhesions[J]. Colorectal Dis，2007，9（Suppl 2）：25‐34.

[24] David E. Beck，Patricia L. Roberts，Theodore J. Saclarides，et al. The ASCRS Textbook of Colon and Rectal Surgery[M]. 2nd ed.，2011.

[25] van der Vurst TJ，Bodegom ME，Rakic S. Tamponade of presacral hemorrhage with hemostatic sponges fixed to the sacrum with endoscopic helical tackers：report of two cases [J]. Dis Colon Rectum，2004，47（9）：1550‐1553.

[26] 武正炎.普通外科手术并发症预防及处理[M].北京：人民军医出版社，2000.

[27] Barras JP，Fellmann T. Massive hemorrhage from presacral veins during resection of the rectum[J]. Helv Chir Acta，1992，59（2）：335‐339.

[28] 楼征，张卫.直肠癌手术中骶前大出血的原因及处理策略[J].中华胃肠外科杂志，2013，16（7）：691‐693.

[29] 王锡山，关旭.骶前大出血的解剖学基础及预防治疗措施[J].中华胃肠外科杂志，2013，16（11）：1118‐1120.

[30] 李世拥.实用结直肠癌外科学[M].北京：人民卫生出版社，2012.

[31] 徐惠绵，韩硕.直肠癌术中骶前静脉丛大出血的防治对策[J].中国实用外科杂志，2005，25（9）：528‐530.

[32] Harrison JL，Hooks VH，Pearl RK，et al. Muscle fragment welding for control of massive presacral bleeding during rectal mobilization：a review of eight cases[J]. Dis Colon Rectum，2003，46（8）：1115‐1117.

[33] Ayuste E Jr，Roxas MF. Validating the use of rectus muscle fragment welding to control presacral bleeding during rectal mobilization ［J］. Asian J Surg，2004，27（1）：18‐21.

[34] Davis B，Rivadeneira DE. Complications of colorectal anastomoses：leaks，strictures，and bleeding[J]. Surg Clin North Am，2013，93（1）：61‐87.

[35] Golda T，Zerpa C，Kreisler E，et al. Incidence and management of anastomotic bleeding after ileocolic anastomosis[J]. Colorectal Dis，2013，15（10）：1301‐1308.

[36] Cirocco WC，Golub RW. Endoscopic treatment of postoperative hemorrhage from a stapled colorectal anastomosis[J]. Am Surg，1995，61（5）：460‐463.

[37] Lustosa SA，Matos D，Atallah AN，et al. Stapled versus handsewn methods for colorectal anastomosis surgery：a systematic review of randomized controlled trials[J]. Sao Paulo Med J，2002，120（5）：132‐136.

[38] 池畔，林惠铭，徐宗斌.腹腔镜与开腹结直肠癌根治术围手术期并发症发生率比较[J].中华胃肠外科杂志，2006，9（3）：

221 - 224.

[39] David S. Tichansky, John Morton, Daniel B. Jones. The SAGES Manual of Quality, Outcomesand Patient Safety [M]. 2011.

[40] 刘小野,陆爱国.腹腔镜直肠前切除术后吻合口出血研究进[J].外科理论与实践,2009,14(5):576 - 578.

[41] Smith LE. Anastomosis with EEA stapler after anteriorcolonic resection[J]. Dis Colon Rectum, 1981, 24(4):236 - 242.

[42] 高健,金龙,陈雷.血管造影和栓塞在消化道出血诊治中的应用[J].中国医学影像技术,2008,24(6):920 - 923.

[43] DeBarros J, Rosas L, Cohen J, et al. The changing paradigm for the treatment of colonic hemorrhage: superselective angiographic embolization[J]. Dis Colon Rectum, 2002, 45(6):802 - 808.

[44] Rahbari NN, Weitz J, Hohenberger W, et al. Definition and grading of anastomotic leakage following anterior resection of the rectum: a proposal by the International Study Group of Rectal Cancer[J]. Surgery, 2010, 147(3): 339 - 351.

[45] David S. Tichansky, John Morton, Daniel B. Jones. The SAGES Manual of Quality, Outcomesand Patient Safety [M]. 2011.

[46] Shogan BD, Carlisle EM, Alverdy JC, et al. Do we really know why colorectal anastomoses leak? [J]. Gastrointest Surg, 2013, 17(9):1698 - 1707.

[47] Docherty JG, McGregor JR, Akyol AM, et al. Comparison of manually constructed and stapled anastomoses in colorectal surgery[J]. West of Scotland and Highland Anastomosis Study Group. Ann Surg, 1995, 221(2):176 - 184.

[48] Eriksen MT, Wibe A, Norstein J, et al. Anastomotic leakage following routine mesorectal excision for rectal cancer in a national cohort of patients[J]. Colorectal disease: the official journal of the Association of Coloproctology of Great Britain and Ireland, 2005, 7(1): 51 - 57.

[49] Mirnezami A, Mirnezami R, Chandrakumaran K, et al. Increased local recurrence and reduced survival from colorectal cancer following anastomotic leak: systematic reviewand meta-analysis[J]. Annals of surgery, 2011, 253(5):890 - 899.

[50] Branagan G, Finnis D, Wessex Colorectal Cancer Audit Working Group. Prognosis after anastomotic leakage in colorectal surgery[J]. Dis Colon Rectum, 2005, 48(5): 1021 - 1026.

[51] den Dulk M, Marijnen CA, Collette L, et al. Multicentre analysis of oncological and survival outcomes following anastomotic leakage after rectal cancer surgery[J]. Br J Surg, 2009, 96(9):1066 - 1075.

[52] Smith JD, Paty PB, Guillem JG, et al. Anastomotic leak is not associated with oncologic outcome in patients undergoing low anterior resection for rectal cancer[J]. Ann Surg, 2012, 256(6):1034 - 1038

[53] Alves A, Panis Y, Trancart D, et al. Factors associated with clinically significant anastomotic leakage after large bowel resection: multivariate analysis of 707 patients[J]. World journal of surgery, 2002, 26(4):499 - 502.

[54] Chang JS, Keum KC, Kim NK, et al. Preoperative chemoradiotherapy effects on anastomotic leakage after rectal cancer resection: a propensity score matching analysis[J]. Ann Surg, 2014, 259(3):516 - 521.

[55] Sebag-Montefiore D, Stephens RJ, Steele R, et al. Preoperative radiotherapy versus selective postoperative chemoradiotherapy in patientswith rectal cancer (MRC CR07 and NCIC-CTG C016): a multicentre, randomised trial[J]. Lancet, 2009, 373(9666):811 - 820.

[56] Xiao L, Zhang WB, Jiang PC, et al. Can transanal tube placement after anterior resection for rectal carcinoma reduce anastomotic leakage rate? A single-institution prospective randomized study[J]. World J Surg, 2011, 35(6):1367 - 1377.

[57] Nishigori H, Ito M, Nishizawa Y, et al. Effectiveness of a transanal tube for the prevention of anastomotic leakage after rectal cancer surgery[J]. World J Surg, 2014, 38(7): 1843 - 1851.

[58] Almeida AB, Faria G, Moreira H, et al. Elevated serum C-reactive protein as a predictivefactor for anastomotic leakage in colorectal surgery[J]. Int J Surg, 2012, 10(2): 87 - 91.

[59] 李世拥.实用结直肠癌外科学[M].北京:人民卫生出版社,2012.

[60] Pena-Soria MJ, Mayol JM, Anula R, et al. Single-blinded randomized trial of mechanical bowel preparation for colon surgery with primary intraperitoneal anastomosis[J]. J Gastrointest Surg, 2008, 12(12):2103 - 2108.

[61] Gastinger I, Marusch F, Steinert R. Protective defunctioning stoma in low anterior resection for rectal carcinoma[J]. Br J Surg, 2005, 92(9):1137 - 1142.

[62] Ogilvie JW, Jr., Dietz DW, Stocchi L. Anastomotic leak afterrestorative proctosigmoidectomy for cancer: what are the chances of a permanent ostomy? [J]. International journal of colorectal disease, 2012, 27(10):1259 - 1266.

[63] Wong NY, Eu KW. A defunctioning ileostomy does not preventclinical anastomotic leak after a low anterior resection: a prospective, comparative study[J]. Diseases of the colon and rectum, 2005, 48(11):2076 - 2079.

[64] Hüser N, Michalski CW, Erkan M, et al. Systematic review and meta-analysis of the role of defunctioning stoma in low rectal cancer surgery[J]. Ann Surg, 2008, 248(1): 52 - 60.

[65] Rondelli F, Reboldi P, Rulli A, et al. Loop ileostomy versus loop colostomy for fecal diversion after colorectal or coloanal anastomosis: a meta-analysis[J]. Int J Colorectal Dis, 2009, 24(5):479 - 488.

[66] Balslev I, Harling H. Sexual dysfunction following operation forcarcinoma of the rectum[J]. Dis Colon Rectum, 1983, 26(12):785 - 788.

[67] Santangelo ML, Romano G, Sassaroli C. Sexual function afterresection for rectal cancer[J]. Am J Surg, 1987, 154: 502 - 504.

[68] Nagpal K, Bennett N. Colorectal surgery and its impact on male sexual function[J]. Curr Urol Rep, 2013, 14(4): 279 - 284.

[69] Morino M, Parini U, Allaix ME, et al. Male sexual and urinary function after laparoscopic total mesorectal excision[J]. Surg Endosc, 2009, 23(6):1233 - 1240.

[70] Nagpal K, Bennett N. Colorectal surgery and its impact on male sexual function[J]. Curr Urol Rep, 2013, 14(4): 279 - 284.

[71] Akasu T, Sugihara K, Moriya Y. Male urinary and sexual functions after mesorectal excision alone or in combination with extended lateral pelvic lymph node dissection for rectal cancer[J]. Ann Surg Oncol, 2009, 16(10): 2779 - 2786.

[72] Eveno C, Lamblin A, Mariette C, et al. Sexual and

urinary dysfunction after proctectomy for rectal cancer[J]. J Visc Surg, 2010, 147(1): e21 – e30.

[73] Havenga K, Enker WE, McDermott K, et al. Male and female sexual and urinary function after total mesorectal excision with autonomic nerve preservation for carcinoma of the rectum[J]. J Am Coll Surg, 1996, 182: 495 – 502.

[74] Chorost MI, Weber TK, Lee RJ, et al. Sexual dysfunction, informed consent and multimodality therapy for rectal cancer[J]. Am J Surg, 2000, 179: 271 – 274.

[75] Lim RS, Yang TX, Chua TC. Postoperative bladder and sexual function in patients undergoing surgery for rectal cancer: a systematic review and meta-analysis of laparoscopic versus open resection of rectal cancer[J]. Tech Coloproctol, 2014, 18(11): 993 – 1002.

[76] Lange MM, Maas CP, Marijnen CA, et al. Cooperative Clinical Investigators of the Dutch Total Mesorectal Excision Trial. Urinary dysfunction after rectal cancer treatment is mainly caused by surgery[J]. Br J Surg, 2008, 95: 1020 – 1028.

[77] Bonnel C, Parc YR, Pocard M, et al. Effects of preoperative radiotherapy for primary resectable rectal adenocarcinoma on male sexual and urinary function[J]. Dis Colon Rectum, 2002, 45: 934 – 939.

[78] Marijnen CA, van de Velde CJ, Putter H, et al. Impact of short-term preoperative radiotherapy on health-related quality of life and sexual functioning in primary rectal cancer: report of a multicenter randomized trial[J]. J Clin Oncol, 2005, 23(9): 1847 – 1858.

[79] 李世拥.实用结直肠癌外科学[M].北京:人民卫生出版社,2012.

[80] 韩方海.直肠癌保肛手术[M].北京:人民卫生出版社,2009.

[81] Lindsey I, George B, Kettlewell M, et al. Randomized, double-blind, placebo-controlled trial of sildenafil (Viagra) for erectile dysfunction after rectal excision for cancer and inflammatory bowel disease[J]. Dis Colon Rectum, 2002, 45(6): 727 – 732.

[82] Kobayashi H, Mochizuki H, Kato T, et al. Outcomes of Surgery Alone for Lower Rectal Cancer With and Without Pelvic Sidewall Dissection[J]. Dis Colon Rectum, 2009, 52(4): 567 – 576.

[83] Morita T, Murata A, Koyama M, et al. Current status of autonomic nerve -preserving surgery for mid and lower rectal cancers: Japanese experience with lateral node dissection[J]. Dis Colon Rectum, 2003, 46(10 Suppl): S78 – S87.

[84] Kinugasa T, Akagi Y, Ochi T, et al. Lateral lymph-node dissection for rectal cancer: meta-analysis of all 944 cases undergoing surgery during 1975 – 2004[J]. Anticancer Res, 2013, 33(7): 2921 – 2927.

[85] Fujita S, Akasu T, Mizusawa J, et al. Colorectal Cancer Study Group of Japan Clinical Oncology Group. Postoperative morbidity and mortality after mesorectal excision with and without lateral lymph node dissection for clinical stage II or stage III lower rectal cancer (JCOG0212): results from a multicentre, randomised, controlled, non-inferiority trial[J]. Lancet Oncol, 2012, 13(6): 616 – 621.

[86] Ueno H, Yamauchi C, Hase K, et al. Clinicopathological study of intrapelvic cancer spread to the iliac area in lower rectal adenocarcinoma by serial sectioning[J]. Br J Surg, 1999, 86(12): 1532 – 1537.

[87] Sugihara K, Kobayashi H, Kato T, et al. Indication and benefit of pelvic sidewall dissection for rectal cancer[J].

Dis Colon Rectum, 2006, 49(11): 1663 – 1672.

[88] El-Khoury T, Solomon MJ, Young JM. The incidence of lateral pelvic side-wall nodal involvement in low rectal cancer may be similar in Japan and the West[J]. Br J Surg, 2008, 95(6): 801 – 802.

[89] Kim JH, Chang TY, Park SC, et al. Neoadjuvantchemoradiotherapy affects the indications for lateral pelvic node dissection in mid/low rectal cancer with clinically suspected lateral node involvement: a multicenter retrospective cohort study[J]. Ann Surg Oncol, 2014, 21(7): 2280 – 2287.

[90] Kusters M, Beets GL, van de Velde CJ, et al. A comparison between the treatment of low rectal cancer in Japan and the Netherlands, focusing on the patterns of local recurrence[J]. Ann Surg, 2009, 249(2): 229 – 235.

[91] Georgiou P, Tan E, Gouvas N, et al. Extended lymphadenectomy versus conventional surgery for rectal cancer: a meta-analysis[J]. Lancet Oncol, 2009, 10(11): 1053 – 1062.

[92] Nagawa H, Muto T, Sunouchi K, et al. Randomized, controlled trial of lateral node dissection vs. nerve-preserving resection in patients with rectal cancer after preoperative radiotherapy[J]. Dis Colon Rectum, 2001, 44(9): 1274 – 1280.

[93] Kim TG, Park W, Choi DH, et al. Factors associated with lateral pelvic recurrence after curative resection following neoadjuvant chemoradiotherapy in rectal cancer patients[J]. Int J Colorectal Dis, 2014, 29(2): 193 – 200.

[94] Oh HK, Kang SB, Lee SM, et al. Neoadjuvantchemoradiotherapy affects the indications for lateral pelvic node dissection in mid/low rectal cancer with clinically suspected lateral node involvement: a multicenter retrospective cohort study[J]. Ann Surg Oncol, 2014, 21(7): 2280 – 2287.

[95] Watanabe J, Ota M, Kawaguchi D, et al. Incidence and risk factors for rectovaginal fistula after low anterior resection for rectal cancer[J]. Int J Colorectal Dis, 2015 Aug 7.

[96] Lowry AC. Rectovaginal fistula. In: Beck DE, Wexner SD[M]//Fundamentals of anorectal surgery. 2nd. Philadelphia: Saunders, 1998. 174 – 186.

[97] 折占飞,吕毅.直肠阴道瘘临床研究进展[J].中华胃肠外科杂志,2014,17(12): 1250 – 1253.

[98] Kosugi C, Saito N, Kimata Y, et al. Rectovaginal fistulas after rectal cancer surgery: incidence and operative repair by gluteal-fold flap repair[J]. Surgery, 2005, 137: 329 – 336.

[99] Rex JC Jr, Khubchandani IT. Rectovaginalfistula: complication of low anterior resection[J]. Dis Colon Rectum, 1992, 35: 354 – 356.

[100] Tebeu PM, Fomulu JN, Khaddaj S, et al. Risk factors for obstetric fistula: a clinical review[J]. Int Urogynecol J, 2012, 23(4): 387 – 394.

[101] Pinto RA, Peterson TV, Shawki S, et al. Are There Predictors of Outcome Following Rectovaginal Fistula Repair[J]. Dis Colon Rectum, 2010, 53(9): 1240 – 1247.

[102] 邵万金,孙桂东,陈邑歧,等.推移瓣修补治疗直肠阴道瘘的初步经验[J].中华胃肠外科杂志,2007,10(4): 393.

[103] Schouten WR, Oom DM. Rectal sleeve advancement for the treatment of persistent rectovaginal fistulas[J]. Tech Coloproctol, 2009, 13(4): 289 – 294.

[104] 陈纲,杜峻峰,李世拥,等.直肠癌术后直肠阴道瘘诊治进展[J].临床军医杂志,2012,40(4): 978 – 980.

[105] 林谋斌,尹路,李亚芬,等.复发性直肠阴道瘘的治疗[J].中华普通外科杂志,2009,24(2):1111-1113.

[106] Pitel S,Lefevre JH,Parc Y,et al. Martius advancement flap for low rectovaginal fistula: short- and long-term results[J]. Colorectal Dis, 2011, 13(6): e112-e115.

[107] 王振峰,赵传杰,李秀阳,等.分期应用 Mason 术治疗复发性直肠阴道瘘[J].中华胃肠外科杂志,2010,13(1):75.

[108] Soriano D,Lemoine A,Laplace C,et al. Results of recto-vaginal fistula repair: retrospective analysis of 48 cases[J]. Eur J Obstet Gynecol Reprod Biol, 2001, 96(1): 75-79.

[109] Nowacki MP. Ten years of experience with Parks' coloanal sleeve anastomosis for the treatment of post-irradiation rectovaginal fistula[J]. Eur J Surg Oncol, 1991, 17(6): 563-566.

[110] Halverson AL,Hull TL,Fazio VW,et al. Repair of recurrent rectovaginal fistulas[J]. Surgery, 2001, 130(4): 753-758.

[111] Lowry AC. Rectovaginal fistula. In: Beck DE,Wexner SD[M]//Fundamentals of anorectal surgery. 2nd. Philadelphia: Saunders. 1998: 174-186.

[112] Piekarski JH,Jereczek-Fossa BA,Nejc D,et al. Does fecal diversion offer any chance for spontaneous closure of the radiation-induced rectovaginal fistula? [J]. Int J Gynecol Cancer, 2008, 18(1): 66-70.

[113] Bauer JJ,Sher ME,Jaffin H, et al. Transvaginal approach for repair of rectovaginal fistulae complicating Crohn's disease[J]. Ann Surg, 1991, 213: 151-158.

第二十章
结直肠肛管癌的化学治疗

第一节 结直肠癌的辅助治疗

一、前　言

毫无疑问,手术切除是目前结肠癌患者获得根治的主要治疗手段,特别是对肿瘤局限于原发病灶的患者。但是即使进行了根治性手术,仍然有一定比例的患者出现复发或远处转移,例如在术后病理分期为ⅢA期的患者5年生存率为83%、ⅢB期为64%,而ⅢC期患者仅为44%[1],因此,对于根治性术后患者,肿瘤的复发或者转移可能更多地是来自手术时即潜伏在体内的微小转移灶,而术后给予辅助化疗的目的即在于清除术后残留的微小转移灶,从而最终提高手术治愈的机会。相对于直肠癌而言,结肠癌的复发转移模式有很大的不同,前者存在较高的局部复发机会,特别是中低位直肠癌,而结肠癌以远处转移模式为主,因此本章节所讨论的辅助治疗主要是基于结肠癌的相关辅助治疗临床研究。

对结直肠辅助化疗的地位和作用的认识,经历了一段历史发展的进程,本章就结直肠癌术后化疗的发展历史、Ⅲ期结肠癌术后辅助化疗的必要性及常用化疗方案、Ⅱ期患者辅助化疗的获益、目前进展和争议以及临床辅助决策的分子标记物进行综述。

二、结直肠癌术后辅助治疗历史的时间线

(一) 早期临床试验

早在20世纪50年代就已经开始了对结肠癌辅助治疗的探索,由于早期在辅助治疗中可以采用的化疗药物及其疗效都颇为有限,而且在1950～1980年代中期进行的辅助治疗的临床研究,按照今天的标准评判都显得规模较小,因此难以从中得到明确的临床获益。直到1988年发表的一项荟萃分析表明,手术以后采用辅助化疗的患者,总生存期有延长的趋势,并且死亡风险的降低更偏向于术后治疗的患者,但是没有统计学的显著性差异[2]。因此,当时的实际情况是需要进行一些大规模的临床研究来证实辅助治疗的切实获益。

(二) 大规模临床研究的开始

第一项大规模开展结直肠癌辅助治疗临床试验的是NSABP - C01研究[3],该研究自1977年11月至1983年2月,共入选1 166例Dukes B期和C期的结肠癌术后患者,患者随机分配到3个试验组之一:单独手术组、卡介苗(BCG)治疗组和MOF方案(司莫司汀、长春新碱和氟尿嘧啶)治疗组,结果显示在单独手术和BCG治疗组,没有明显的生存差异,

但是 MOF 方案组和对照组相比,前者有更好的无病生存期(disease free survival,DFS)和总生存期(overall survival,OS)(P 值分别为 0.02 和 0.05),这项临床研究第一次证实了在可手术切除的局限期结肠癌患者,术后辅助化疗能够带来生存获益。

(三)氟尿嘧啶联合左旋咪唑

左旋咪唑(levamisole,Lev)作为一种抗寄生虫药物,过去认为能够增强机体的免疫功能,因此在早期就被给予结肠癌术后的辅助治疗,20 世纪 80 年代末期一些初步结果显示氟尿嘧啶(5 - Fluorouracil,5 - FU)联合 Lev 能够改善结肠癌患者的术后生存[4],因此后续开展了一项大型的Ⅲ期确证性临床研究来证实 5 - FU 联合 Lev 的疗效,即 INT 0035 研究。

INT 0035 研究是一项Ⅲ期随机对照的大型临床试验,共入选 1 296 名患者,其中Ⅲ期患者为 929 名,Ⅱ期患者为 318 名,随机分配到单独手术、术后给予 1 年的 5 - FU 联合 Lev 以及术后 1 年单纯给予 Lev 3 个治疗组[5],结果显示Ⅲ期患者术后不给予任何治疗的 5 年生存率为 44%,而 5 - FU 联合 Lev 组为 61%,在单纯给予 Lev 治疗的患者没有任何治疗效应。随访 6.5 年,5 - FU 联合 Lev 组能够降低 33% 的死亡机会以及 40% 的复发率(P 值分别为 0.007 和 0.001)[6]。故此这项研究的意义在于确定了结肠癌术后淋巴结阳性的Ⅲ期患者辅助化疗的地位,在没有任何医学或者心理禁忌证情况下,应该将术后辅助化疗作为此类患者的标准治疗。

(四)氟尿嘧啶联合亚叶酸

转移性结直肠癌患者证明亚叶酸(leucovorin,LV)和 5 - FU 联合应用能够起到生化调节的作用,随之也开始了对结肠癌辅助治疗的两药联合研究。至少有两项大型研究回答了对此问题的探索。第一项研究是Ⅲ期随机对照的 NSABP C - 03 研究[7],承接了在 C - 01 研究中证实最优的联合化疗组 MOF 方案对比 5 - FU 联合进行生化调节的 LV。该研究纳入了 1 081 例 Dukes B 期和 C 期患者,随机接受 MOF 方案或者 5 - FU 联合 LV 治疗。结果显示 3

年总生存 5 - FU/LV 组优于 MOF 方案组(P = 0.003),3 年的 DFS 率也显示出 5 - FU/LV 组更优(73% *vs.* 64%;P = 0.000 4)。另一项大型研究是国际多中心结肠癌试验汇集分析(International Multicenter of Colon Cancer Trials,IMPACT)[8],旨在评价Ⅱ期和Ⅲ期结肠癌中 5 - FU/LV 辅助治疗的有效性。此研究汇集了 3 个几乎相同的采用 5 - FU 370~400 mg/m² 联合 LV 200 mg/m²,连用 1~5 天,28 天重复、共 6 周期方案的临床试验,最终来自 1 493 例患者的研究数据显示,在 Dukes C 期患者,术后接受 5 - FU/LV 联合治疗,3 年无事件生存率为 62%,而单独手术组为 44%。因此这两项研究也证实了 LV/5 - FU 的辅助化疗能够延长生存。

有鉴于此,5 - FU 联合 LV 是有效的术后辅助化疗方案,而 5 - FU 联合 Lev 在之前的研究也显示出辅助治疗的意义,到底何种方案是这类患者的优选方案呢? NSABP C - 04 研究入组了 2 151 例结肠癌术后 Dukes B 期和 C 期患者[9],随机分配到周方案 5 - FU/高剂量 LV、相同的 5 - FU/LV 方案联合 Lev 以及 5 - FU + Lev 3 组,所有患者接受为期 1 年的治疗。5 年 DFS 在 5 - FU/LV 组为 65%,而在 5 - FU/左旋咪唑组为 60%(P = 0.04),5 年 OS 也显示出 5 - FU/LV 组有优于 5 - FU/Lev 组的趋势,但是 P 值无统计学意义,此外,在 5 - FU/LV 基础上加用 Lev 未显示出任何临床获益。

因此通过上述临床研究,逐步证实了辅助化疗对局限性结肠癌根治术后能够带来生存获益,此外也显示了 LV 能够对 5 - FU 进行生化调节,5 - FU/LV 和 5 - FU/Lev 相比,前者能够进一步提高疗效,延长患者生存。因此,在之后的临床实践中,5 - FU 联合 LV 成为Ⅲ期结肠癌患者术后的标准辅助化疗方案,直至出现了三药联合方案,改变了临床实践。

三、Ⅲ期结肠癌常用的辅助化疗药物及用法

(一)单药氟尿嘧啶类药物

1. 推注氟尿嘧啶联合亚叶酸 临床前研究显示 LV 联合 5 - FU 能够起到生化调节作用,形成

协同效应,因此早期的多项临床研究对此联合应用在辅助治疗中进行了研究(表 20-1)。

如前文所述,有三项Ⅲ期 RCT 研究对推注 5-FU/LV 作为Ⅲ期结肠癌术后的标准辅助治疗进行了研究,分别是 NSABP C-03[7]、NCCTG[18] 以及 IMPACT 研究[8],此三项研究分别证实了 5-FU 联合高剂量 LV 优于 MOF 方案;5-FU 联合低剂量 LV(20 mg/m² ×5 天)优于术后观察;5-FU 联合高剂量 LV(200 mg×5 天)优于术后观察。在证实辅助治疗中 LV 对 5-FU 的生化调节作用之后,后续的临床研究则着重探索了亚叶酸的最佳剂量。

2. 亚叶酸的剂量水平　有多项临床研究对亚叶酸的剂量水平优化进行了研究[19, 20],其中最大规模研究为美国的 INT 0089 研究,共纳入了 3 759 例术后Ⅱ期或Ⅲ期的结肠癌患者,随机分配到 12 个月 5-FU/Lev、6~8 个月的 Mayo 方案(FU 425 mg/m² + 低剂量 LV 每天 20 mg/m²,连续 5 天,4~5 周重复)、4 个周期的 5-FU 联合高剂量 LV(两者皆为 500 mg/m²,每周 1 次,连续 6 周,8 周重复,也称之为 Roswell Park 方案)或者 5-FU/Lev 联合低剂量 LV 4 组进行术后辅助治疗,研究结果显示在 INT 0089 研究的 4 个组别中,DFS 和 OS 没有明显差别,因此这个研究说明低剂量或者高剂量 LV 对 5-FU 的协同增效的作用是等同的。

3. 推注还是滴注 FU　PETACC-02 研究比较了 24 周的 Mayo 方案和 24 周的高剂量滴注的 5-FU 联合或不联合 LV[21],随访 42 个月的结果显示,在高剂量滴注和推注 5-FU 组中,没有观察到无复发生存(relapse free survival, RFS)和 OS 的差别,相对于推注的 5-FU/LV,高剂量滴注 5-FU 在黏膜毒性和中性粒细胞降低发生率更低,相似的腹泻发生,但是手足综合征更明显。

和 PETACC-02 研究中持续滴注 5-FU 用法相比,在法国逐步发展起来的 de Gramont 方案缩短了持续滴注 5-FU 的时间,因为此方案在临床应用过程中耐受性较好,在结肠癌的辅助治疗中也对此方案和推注 5-FU 进行了头对头的Ⅲ期 RCT 研究。在 GERCOR C96.1 研究中[22],采用了标准的 de Gramont 方案即 LV 200 mg/m² 静滴

2 h d1~2 + 5-FU 400 mg/m²,继之以 600 mg/m² 持续静脉滴注 22 h,连续 2 天,2 周重复,比较高剂量 LV 联合推注 5-FU 方案,为 LV 200 mg/m² 静滴后给予 15 min 5-FU 400 mg/m² 推注,连续 5 天,4 周重复,该研究共入组 905 例Ⅱ或Ⅲ期结肠癌术后患者,随机分配到上述两个治疗组。中位随访 6 年的结果显示两组在 DFS 以及 OS 上没有统计学上的显著差别,但是中性粒细胞降低、腹泻以及黏膜炎等不良反应发生率在 de Gramont 组中明显下降,因此说明持续滴注的 FU 安全性更佳,且疗效并不比推注的 5-FU 差[23]。

4. 口服氟尿嘧啶类药物　口服的氟尿嘧啶类药物主要包括卡培他滨、替吉奥(S-1)和优福定(UFT)。口服药物在临床应用中有其独特优势,主要体现在口服使用给患者提供了便利,免去了静脉注射以及为持续静滴提供静脉通道的中央静脉留置导管,减少了日后发生导管相关性感染或者血栓的风险,因此,在临床治疗特别是在辅助治疗中,口服氟尿嘧啶类药物得到了临床医生的认可。

卡培他滨口服后经过肠道吸收,通过三步酶的催化作用转化为 5-FU,最后一步所需活化酶为胸苷磷酸化酶,该酶在肿瘤组织中的浓度显著高于正常组织,因此对肿瘤细胞内具有高度选择性,对正常组织的影响小,具有很好的耐受性。

S-1 是一种包含有三种组分的口服氟尿嘧啶类药物,由替加氟、DPD 酶抑制剂吉美嘧啶和奥替拉西钾(抑制肠道内 5-FU 磷酸化过程,从而减少治疗相关性腹泻)以 1∶0.4∶1 摩尔比合成。

UFT 是由替加氟和氟尿嘧啶以 4∶1 摩尔比合成。尿嘧啶能竞争性抑制 5-FU 的降解,从而使 5-FU 在血浆和肿瘤中有稳定的药物浓度。

卡培他滨是否能够在辅助治疗中取得和持续滴注 5-FU 相似的疗效,是在临床应用中需要关注的问题。X-ACT 研究是在欧洲/加拿大开展的一项Ⅲ期 RCT 研究,该研究以 3 年的 DFS 非劣效性设计,旨在评价卡培他滨是否起到持续滴注 5-FU 相似的临床疗效,1 987 例Ⅲ期结肠癌术后患者随机分配到单药卡培他滨或者推注 5-FU 的 Mayo 方案治疗,共治疗 24 周。3.8 年随访研究结

果证实,卡培他滨和 FU/LV 在疗效上相当(ITT 分析 $P<0.001$,非劣效性边界上限为 1.2),在 3 年的 DFS 和 OS 卡培他滨似有更优的趋势,分别为 64% $vs.$ 61%($P=0.045$)和 81% $vs.$ 78%($P=0.07$)。尽管在卡培他滨组有一半的患者需要进行药物剂量调整,但是不良反应的发生率仍然要低于 FU/LV 组,手足综合征除外。因此 X - ACT 临床研究证实了卡培他滨是结肠癌辅助治疗患者不适合静脉应用 FU/LV 方案的可靠替代方案,但是在出现奥沙利铂之后的时代,静脉 FU/LV 方案已不再是 Ⅲ 期结肠癌术后的标准化疗方案,因此,单药卡培他滨的辅助化疗也不能完全替代之后讨论的联合辅助治疗方案。

UFT/S - 1 是另外一种类型的口服氟尿嘧啶类药物。NSABP C - 06 是一项旨在评价口服 UFT 联合亚叶酸在结肠癌术后辅助化疗中的地位的 Ⅲ 期 RCT 研究[24],共入组 1 608 例 Ⅱ 期(47%)和 Ⅲ 期(53%)术后的结肠癌患者,随机分配到口服 UFT/LV 或者静脉用 5 - FU/LV 方案组,随访 62.3 个月的结果显示,在两个治疗组中 DFS 和 OS 没有显著性差别,毒性和主要的生活质量在两组中也是相似的。鉴于此,口服 UFT/LV 方案在一定程度上也可以替代静脉用 5 - FU/LV 方案。

在日本进行了一项 S - 1 直接比较口服 UFT/LV 方案辅助治疗临床研究[25],共纳入了 1 535 例 Ⅲ 期结肠癌术后者,研究结果发现 S - 1 非劣效于 UFT/LV(DFS 的 HR 为 0.85,95% CI 0.70~1.03),不良反应的发生率基本类似。

表 20 - 1 以 5 - FU 为基础的结肠癌辅助治疗发展的关键临床试验

发表时间(年)	试验名称	阐明的辅助治疗问题
1988	早期小规模临床研究荟萃分析	辅助治疗有改善 OS 的趋势
1988	NSABP C - 01	辅助化疗(MOF 方案)带来 OS 获益
1990	INT 0035	5 - FU + 左旋咪唑(Lev)优于 MOF 方案,确定 Ⅲ 期患者的治疗获益
1993	NSABP C - 03;IMPACT	LV 能够对 5 - FU 进行生化调节,增强后者疗效
1998	INT 0089;NCCTG 研究	6 个月和 12 个月辅助化疗等效;高剂量和低剂量 LV 等效,但前者毒性更大
1999	NSABP C - 04	5 - FU/LV 优于 5 - FU/Lev,Lev 不是必须
2007	GERCOR C96.1	持续滴注的 5 - FU 优于推注

(二) 联合化疗

药物的临床发展路线是先证明在晚期患者有效,然后再在辅助治疗的情况下判断是否能够将转移性患者中存在的优势转换到可切除患者,在转移性结直肠癌证明有效的联合治疗药物包括奥沙利铂、伊立替康、贝伐珠单抗、西妥昔单抗和帕尼单抗,也进行了相关辅助治疗临床研究以判断是否能够增加术后的治愈机会(表 20 - 2),但在实际情况中往往并不能够理想地将转移性患者的获益转换到术后患者。目前,只有含奥沙利铂方案辅助化疗证明能够得到临床获益,而其他药物在结肠癌辅助治疗的研究中面临着失败的困境。

表 20 - 2 含卡培他滨、奥沙利铂和伊立替康关键性辅助临床研究结果

药物	试验名称及时间	对照组 $vs.$ 治疗组	试验终点及设计	首要研究终点及结果(试验组 $vs.$ 对照组)
奥沙利铂	MOSAIC	LV5FU2 FOLFOX	DFS 优效性	5 年 DFS:73.3% $vs.$ 67.4% HR = 0.80;$P=0.003$
	NSABP C - 07	5 - FU/LV(Roswell Park) FLOX	DFS 优效性	5 年 DFS:69.4% $vs.$ 64.2% HR = 0.82;$P=0.02$
	CALGB 89803	5 - FU/LV(Roswell Park) IFL	DFS 优效性	5 年 DFS,61% 和 59%,未达到差异;$P=0.85$
伊立替康	PETACC - 3	LV5FU2 FOLFIRI	DFS 优效性	5 年 DFS,56.7% 和 54.3%,HR = 0.89;$P=0.106$
	ACCORD 2	LV5FU2 FOLFIRI	DFS 优效性	3 年 DFS,51% 和 60%,HR = 1.19;$P=0.22$

续　表

药　物	试验名称及时间	对照组 *vs.* 治疗组	试验终点及设计	首要研究终点及结果（试验组 *vs.* 对照组）
卡培他滨	X－ACT	5－FU/LV（Mayo 方案）卡培他滨	DFS 非劣效性	3 年 DFS,70.9%和 66.5%,HR＝0.80;P＝0.045
	NO16968	5－FU/LV（Mayo）XELOX	DFS 优效性	5 年 DFS,66.1%和 59.8%,HR＝0.80;P<0.001

1. 奥沙利铂联合方案　有三项大规模的多中心Ⅲ期 RCT 研究证实奥沙利铂联合化疗方案在结肠癌术后患者辅助治疗的价值。

MOSAIC 研究是第一项多中心评价奥沙利铂联合化疗方案在结肠癌辅助治疗中的应用价值的Ⅲ期 RCT 研究[26]。共计 2 246 例Ⅱ期（40%）和Ⅲ期结肠癌术后患者随机分配到 LV/5－FU2 方案,即双周的推注和滴注 5－FU 联合方案,或者奥沙利铂联合 LV/5－FU2 即 FOLFOX4 方案治疗,治疗为期半年 12 个周期。中位随访时间为 82 个月的结果显示[27],在 FOLFOX4 组 5 年的 DFS 显著优于 De Gramont 组,分别为 73.3%和 67.4%（HR 0.80; 95% CI, 0.68 to 0.93; P＝0.003）。此外,6 年的总生存率在 FOLFOX4 组明显高于 De Gramont 方案组（78.5% *vs.* 76.0%,HR 0.84, P＝0.046）,在Ⅲ期患者人群中,6 年的 OS 率提高了 4.2%（72.9% *vs.* 68.7%,HR 0.80; P＝0.023）,但是在整个Ⅱ期人群中,没有发现奥沙利铂联合方案能带来生存获益（分别为 85.0%和83.3%,P＝0.65）。

从治疗毒性的层面来看,FOLFOX4 方案组毒性整体可控,但是高于对照组[27],前 60 天所有原因导致的死亡率两组都是 0.5%。在 FOLFOX4 和 de Gramont 组,3/4 度中性粒细胞减低分别为 41%和 5%,发热性粒缺分别为 1.8%和 0.2%,3/4 度腹泻分别为 10.8%和 6.6%,而奥沙利铂相关的外周神经毒性,在 FOLFOX 组更为常见,92%的患者可以发生,32%的患者为 2 度神经毒性,13%的患者为 3 度,大部分患者的神经毒性皆为可逆并且能够恢复,但是有很小部分患者持续很长时间,在治疗结束后 48 个月,仍然存在 1、2、3 度神经毒性的患者比例为 12%、3%和 0.7%。

NSABP C－07 研究是第二项评价奥沙利铂联合氟尿嘧啶辅助治疗临床研究[28],随机对照的两组分别为试验组奥沙利铂联合推注的 5－FU 周方案（FLOX）,对照组为 Roswell Park 方案,在这项研究中,1 207 例患者随机接受 FLOX 方案治疗,1 200 患者接受 Roswell Park 方案,其中Ⅱ期患者为 29%,71%为Ⅲ期患者。8 年的随访结果显示,FLOX 组 5 年 DFS 显著优于对照组,分别为 69.4%和 64.2%（HR＝0.82）,但是 5 年的 OS 在两组间的差别没有统计学意义（80% *vs.* 78%,HR＝0.88）。从治疗相关毒性层面,FLOX 组有 15 例患者在治疗期间死亡,对照组有 14 例患者,其中 FLOX 组 5 例患者的死亡直接归因于化疗诱导的肠道毒性,而对照组为 1 例。因为腹泻或脱水导致的住院在两组间分别为 51 例和 28 例（5.5% *vs.* 3%,P＝0.08）,3/4 度的呕吐毒性在两组分别为 13%和 9%,3/4 度神经毒性分别为 8.2%和 0.2%,因此从总体而言,两组治疗的相关毒性都较明显。

卡培他滨作为口服氟尿嘧啶类药物,临床应用方便,第三项临床研究（NO16968）评价了奥沙利铂联合卡培他滨比较推注氟尿嘧啶/LV 在辅助治疗中的疗效差别,该研究纳入 1 886 例Ⅲ期术后患者,采用 XELOX 方案比较标准的 Mayo Clinic 或 Roswell Park 推注 5－FU 方案[29]。74 个月的随访结果显示,XELOX 组的 7 年 DFS 率明显高于对照组,分别为 63%和 56%（HR＝0.80）,7 年 OS 分别为 73%和 67%（HR＝0.83）。从治疗相关毒性层面,XELOX 方案的毒性反而低于推注的 FU/LV 方案,3/4 度中性粒细胞减少分别为 9%和 16%,发热性粒缺分别为<1%和 4%,口腔炎分别为<1%和 9%,但是神经毒性在 XELOX 组中高

于对照组,3/4 度神经毒性分别为 11% 和＜1%,3/4 度手足综合征分别为 5% 和＜1%,3/4 度血小板减少分别为 5% 和＜1%,3/4 度腹泻和脱水发生率在 65 岁以上的患者中以 XELOX 组明显为高[30]。

上述的几项Ⅲ期随机对照临床研究都证实了奥沙利铂和氟尿嘧啶联合方案在结肠癌辅助治疗中的优势地位,FOLFOX、FLOX 和 XELOX 方案在不同的时间点和 5－FU/LV 方案相比,疗效类似,在一定程度上可以互换应用,但是从毒性角度来讲,FLOX 方案显示出更严重的安全性问题,例如 FLOX 组有治疗相关性死亡和发生率较高的严重腹泻。尽管缺乏和 FOLFOX 方案的头对头比较,但是含有推注 FU 的 FLOX 方案显然存在较严重的毒性。FOLFOX4 因需要进行两天的静脉注射,在临床中应用更多的是改良的 FOLFOX6方案,后者只需要第一天注射 LV 和推注 5－FU即可。XELOX 方案以其输液简单、口服便利的特点,在临床实践中应用较广泛,但是由于其固有毒性的问题,存在着一定的缺点,例如需要患者遵从医嘱,定时口服药物;在治疗过程中,容易出现较为严重的血小板减少,患者往往需要中断治疗,从而造成药物用药剂量的不足;有部分患者,对卡培他滨导致的腹泻不能耐受,往往需要进行剂量调整。因此,在临床对不同方案进行选择时,需要根据患者的病情特点、体质状况、生活便利各方面情况作出综合分析,从而选择对患者最优最适合的辅助治疗方案。

2. 伊立替康联合方案　伊立替康是一种拓扑异构酶Ⅰ抑制剂,多项研究证实含伊立替康在转移性结直肠癌的一线、二线治疗能够延长患者的 PFS及 OS,改善生活质量。因此,将伊立替康的应用范围外推至结肠癌患者的辅助治疗,证实其是否能够延长术后患者的 DFS 及 OS,是以下三项临床研究试图证实的推测,但是最后的研究结果却显示含有伊立替康的方案在辅助治疗中是失败的。

第一项较早的研究是美国 CALGB 89803 研究,它研究了伊立替康联合推注 5－FU 周方案(IFL 方案)在结肠癌辅助治疗中的价值[31],共随机 1 264 患者进入 IFL 方案治疗组或 Mayo Clinic

方案组,研究早期的安全性分析警示在研究的前 4个月内,试验组出现了 18 例患者死亡,而在对照组为 6 例死亡(2.8% vs. 1%,P＝0.008),2.1 年的随访结果显示 DFS 及 OS 在 IFL 组都没有明显的获益,并且毒性在 IFL 组明显升高,包括 3/4 度中性粒细胞减少(43% vs. 5%)以及发热性粒缺。

另外两项Ⅲ期 RCT 研究都是比较 FOLFIRI 方案和持续滴注 5－FU/LV 在结肠癌术后患者的辅助治疗作用。分别是 PETACC－3 和 ACCORD－02研究,在 ACCORD－02 研究中,共 400 名高危Ⅲ期(4 个或以上的淋巴结转移或原发肿瘤导致穿孔或梗阻)患者随机分配到接受 FOLFIRI 方案组或LV5－FU2 组,在高危患者中,FOLFIRI 组没有观察到任何获益,3 年的 DFS 分别为 51% 和 60%,反而似乎在 LV5－FU2 获益更多,但是在该研究中,基线水平状态下显著的不良预后因素在 FOLFIRI组更明显,也可能是含伊立替康方案疗效更差的可能因素之一[32]。PETACC－3 研究入选患者则更有代表性,共入组 3 278 例术后结肠癌患者,其中2 094例为Ⅲ期患者。随机分配接受 LV5－FU2 或FOLFIRI 方案组,6.5 年中位随访结果显示在FOLFIRI 组 5 年的 DFS 和 OS 没有明显的获益,FOLFIRI 组和 LV5－FU2 组 PFS 分别为 56.7%vs. 54.3%(P＝0.1),OS 分别为 73.6% vs. 71.3%(P＝0.94),且在 FOLFIRI 组的 3/4 度的胃肠道毒性及中性粒细胞减少发生率更高[33]。

因此,三项研究的结果都一致显示出在氟尿嘧啶方案的基础上加用伊立替康,不能给结肠癌术后患者带来生存获益,因此,不应在辅助治疗中应用于这类患者,不仅不能给患者带来生存获益,反而有可能带来严重的毒性。尽管 CALGB 89803 研究提示 MSI－H 的患者可能从伊立替康的辅助治疗中获益[34],但是大规模 PETACC－3 研究的亚组分析中没有发现 MSI－H 的患者能够有类似的获益[35]。

四、Ⅱ期结肠癌患者的化疗

与Ⅱ期结肠癌不同的是,辅助化疗对Ⅲ期淋巴结阳性的可切除结肠癌患者,清除微小转移灶,降低术后复发的机会,无论是单药氟尿嘧啶类药物,还是联合奥沙利铂方案,都能够起到一致的效应,DFS 的获益在 7% 左右。而 Ⅱ 期结肠癌辅助化疗的地位一直存在争议,主要可能囿于以下原因:① 在各项临床研究中,Ⅱ 期患者的获益存在较大变异度,疗效不肯定;② Ⅱ 期患者群体的异质性较强,既存在预后好的表达 MSI-H 的 T₃ 患者,也存在预后差的表达 MSS 的 T₄ 患者,而这两者复发风险的差别可以高达 40%;③ 目前没有很好的风险分级方法将真正能从辅助化疗中获益的 Ⅱ 期患者筛选出来。

目前针对 Ⅱ 期结肠癌术后辅助化疗的依据都来自回顾性或者是亚组分析的数据,因此,对这些数据的解读存在一定的不确定性。

(一) 单药氟尿嘧啶

Ⅱ 期患者单药氟尿嘧啶辅助治疗的研究主要集中在两类临床试验,一种是和 Ⅲ 期患者纳入到同一临床研究,二是单独对 Ⅱ 期患者进行辅助治疗研究。

在和 Ⅲ 期患者同时进行的临床研究,大都局限于早期的辅助治疗研究,因在奥沙利铂开始引入到辅助治疗以后,所有和 Ⅲ 期患者合并的临床研究,多采用含奥沙利铂的联合化疗。在一些早期的临床研究中,尽管和 Ⅲ 期患者合并研究,但是肯定的临床获益大多见于 Ⅲ 期患者,Ⅱ 期患者中可能显示 OS 或 DFS 有改善趋势,因此这类患者的获益往往存在争议。例如有一项在荷兰开展的研究[43],对 Ⅱ 期和 Ⅲ 期患者合并研究,发现在 Ⅱ 期患者中氟尿嘧啶辅助治疗患者 OS 获益有统计学差异,1 029 例 Ⅱ 期和 Ⅲ 期患者中,Ⅱ 期患者为 468 例,随机分配到接受 1 年 FU/Lev 治疗组或观察组,在辅助化疗组,Ⅱ 期患者的 4 年生存率明显优于对照组,分别为 78% vs. 70%,但是在此研究中有一半的患者为直肠癌患者,且接受了放射治疗,且在入组结束前过早关闭了该研究,因此对于此临床研究,因入组患者异质性较强,并且没有完成规定入组数量而得出的研究结果,对其结论的解读需要非常

谨慎。

QUASAR 是一项以 Ⅱ 期患者为主的辅助治疗研究[44],在入组的 3 239 名患者中,91% 为 Ⅱ 期且 71% 为结肠癌,患者随机分配到结束 5-FU/LV 治疗或观察,任何原因导致的相对死亡风险在治疗组和观察组对比为 0.82(P = 0.008),相对复发风险则为 0.78(P = 0.001),相对死亡风险的降低转化为 5 年总生存的绝对获益率为 3.6%。在 Ⅱ 期结肠癌患者中,治疗组的总生存有改善的趋势(HR 为 0.86,5 年生存率分别为 83.9% vs. 81.5%)。因此对此临床研究解读需要注意的是,该研究并没有将 Ⅱ 期患者中的具有高危或低危因素的患者分开,因为在多数的大规模研究中,辅助化疗对预后较好的 Ⅱ 期患者其价值仍然未定。

除了一些大型的临床研究之外,更多的 Ⅱ 期患者辅助治疗的数据来自荟萃分析。IMPACT-B2 研究是一项对从 5 个相类似的临床试验中汇集了 1 016 例 T3N0 的 Ⅱ 期术后患者数据[8],给予 5-FU/LV 的治疗或随访观察,尽管在化疗组的无事件生存优于观察组,分别为 76% 和 73%,但未达到统计学意义。同样在 OS 指标上,两组分别为 83% 和 81%,5 年生存率的绝对差异在 2%,两组结果非常接近但没有统计学意义。

Intergroup 分析汇集了入组 7 项比较 LV 或左旋咪唑调节 5-FU 或仅手术的临床研究中 3 302 例 Ⅱ 或 Ⅲ 期结肠癌术后患者的数据[45],在进行了 T 分期、组织学类型和淋巴结状态调整后的多因素分析显示,30% 复发风险和 26% 死亡风险的降低和辅助化疗显著相关,在所有分析的亚组中,治疗效应的表现是一致的,并且在 Ⅱ 期和 Ⅲ 期患者中风险的降低相似。Ⅱ 期患者风险降低,意味着辅助化疗能够将此获益转换到 5 年 DFS 从 72% 上升到 76%,但是 OS 的 5%(81% vs. 76%)差异仍然未显示出统计学意义。

安大略组分析-加拿大安大略癌症治疗机构对 1987 年之后发表的 37 项临床试验和 11 项荟萃分析的 Ⅱ 期结肠癌辅助治疗进行了系统回顾[46]。其中的一项亚组分析包含了 12 项临床试验(4 187 名患者),有仅进行手术治疗的对照组和至少含有 5-

FU 化疗的试验组,结果显示化疗带来了 5% ~ 10% 的 DFS 显著的绝对获益,但是仍然没有将 DFS 的获益转换到显著的生存差异(RR = 0.87, P = 0.07)[47]。

(二) 含奥沙利铂方案

如前文所述,MOSAIC 研究证实了 Ⅲ 期结肠癌的患者能够从 FOLFOX 方案的辅助化疗中获益,但是在整个 Ⅱ 期人群中,没有发现奥沙利铂联合方案能带来生存获益(分别为 85.0% 和 83.3%, P = 0.65),Ⅱ 期患者 5 年的 DFS 在 FOLFOX 组略优(分别为 84% 和 80%, P = 0.26),5 年的 OS 率两组是等同的,皆为 87%。在探索性分析中,发现 Ⅱ 期高危患者的获益程度更加明显,但是由于该亚组的样本量较小的原因,FOLFOX 治疗组和 5 - FU/LV 治疗组相比,7% 的 DFS 绝对获益(82% 和 77%)和 2% 的 OS 绝对获益(85.0% 和 83.3%)没有显示出统计学差异[48]。

在另一项含奥沙利铂联合辅助化疗的 NSABP C - 07 研究中,在根据分期进行的亚组分析中,Ⅱ 期患者 DFS 的获益略低于 MOSAIC 研究,在奥沙利铂联合组和 5 - FU 组相比,4 年的 DFS 分别为 84% 和 81%,同样因为样本量较小的关系,差异没有统计学意义[28]。

从这两项研究可以看出,加入奥沙利铂之后,对 Ⅱ 期患者的 DFS 有比较微小的改善,但是这种改善不能转换到总生存。包括 MOSAIC 以及 NSABP C - 07 临床研究并不是以明确 Ⅱ 期结肠癌患者获益为目的而设计的,Ⅱ 期结肠癌患者作为研究亚组,样本量往往比较小,因此,在 Ⅱ 期结肠癌辅助化疗中含奥沙利铂的联合方案其意义仍然不是非常确定。如果联合化疗有益的话,可能是 Ⅱ 期患者中具有不良预后因素或者是高危复发风险的这类群体获益。因此,在临床实践中,需要确定相关的参数来帮助临床医生判断具有何种特征的 Ⅱ 期患者需要接受联合化疗。

(三) Ⅱ 期患者的高危因素

目前比较一致公认的 Ⅱ 期结肠癌高危因素包括:原发肿瘤 T4,组织学类型为分化差(包括印戒细胞癌和黏液腺癌),淋巴管和血管侵犯,周围神经侵犯,肠梗阻或穿孔,切缘过近、可疑或者阳性,淋巴结取样数目≤12 个,术前血清 CEA 水平高,其他还包括通过分子或免疫组化的方法检测到的微转移病变(表 20 - 3)。

表 20 - 3 对高危因素的确定主要来源于以下研究

临床研究	入组患者	独立预后因素
CALGB 9581[49]	1 738 例 Ⅱ 期术后结肠癌患者	种族、性别、年龄、组织学分化差、血管/淋巴管侵犯、肿瘤病灶侵犯到 T4、周围神经侵犯
MSKCC 研究[50]	448 例 Ⅱ 期术后结肠癌患者	原发灶为 T4 病变、术前 CEA＞5 ng/ml、脉管阳性和周围神经侵犯

从前述的研究可以看出,辅助化疗对整个 Ⅱ 期患者的获益并不是很确定,通过采用临床病理参数确定的 Ⅱ 期高危人群和非高危患者相比,这部分患者的获益是不是类似于 Ⅲ 期患者,显得更切实一些呢? 有几项研究中的亚组分析试图对此问题作了一些初步回答(表 20 - 4),NCCTG 的辅助治疗临床研究[18]同时纳入了 Ⅱ 期和 Ⅲ 期患者,对入选的 Ⅱ 期患者限定于具有高危因素者,研究结果显示对整个入选患者给予辅助化疗有明确的获益,但是结果没有按照术后分期进行分层分析;第二项研究还是对 MOSAIC 研究中的高危 Ⅱ 期患者进行亚组分析[27],发现给予 FOLFOX 方案的高危患者,DFS 有改善趋势(82% vs. 75%),但是总生存在两组中基本是类似的(85% vs. 83%, P = 0.65)。在 Intergroup 的汇集分析中[45],对分化差的 T4 高危患者分析,没有发现和单纯手术相比,术后给予化疗能够改善患者的生存结局(5 年生存率为 72% vs. 69%),但是此研究并没有评估肠梗阻、术前 CEA 水平及送检淋巴结数目的影响。最后一项大的回顾性研究数据来自美国 SEER 数据库中对 24 847 例年龄超过 65 岁以上的结肠癌术后辅助化疗分析[51],在这项研究中,Ⅲ 期患者仍然能从辅助化疗中获益,辅助化疗能改善 5 年生存(HR = 0.64),但是辅助化疗不能改善 Ⅱ 期伴或者不伴高

危因素患者的生存,无高危因素Ⅱ期患者,辅助化疗和观察相比,HR 为 1.02,有高危因素患者 HR 为 1.03。因此,研究结果认为辅助化疗对于年龄大于 65 岁的Ⅱ期老年患者,在进行辅助治疗决策时应该充分考虑其获益情况。

表 20 - 4　各大指南对Ⅱ期高危复发风险患者的定义

临床病理参数	ASCO (2004)	NCCN (2015)	ESMO (2014)
原发肿瘤 T₄	+	+	+
淋巴结送检数目	+(<13)	+(<12)	+(<12)
组织学分化差*		+	+
穿孔		+	+(局部)
梗阻		+	
脉管侵犯		+	+
周围神经侵犯		+	+
切缘过近、可疑或者阳性		+	
术前血清 CEA 水平升高		+	

*组织学分化差一般情况下都视为预后不良因素,但是在原发肿瘤高度微卫星不稳定(MSI - H)的情况下,不作为预后不良因素。

尽管缺乏直接的Ⅲ期随机对照研究数据证实Ⅱ期高危复发风险患者,能够从辅助化疗中获益,但是大多数临床指南还是认为对Ⅱ期肠癌患者进行辅助治疗决策时,应该将高危因素考量在内,并充分征求患者的意见以决定辅助化疗的实施与否。

五、 生物标记物在决定Ⅱ期患者辅助化疗中的参考价值

近年来关于生物标记物在Ⅱ期结肠癌的预后及辅助化疗预测因素研究进行了较为广泛的研究,包括 18q 染色体缺失、胸苷酸合成酶过表达或者基因型 KRAS、BRAF 和 P53 突变,微卫星不稳定性/错配修复基因,过甲基化以及基因表达谱等。但是目前在临床实践中对Ⅱ期结肠癌术后辅助化疗有一定指导意义的仅有微卫星不稳定性检测,以及 BRAF 基因突变的参考作用。

(一) 微卫星不稳定性

在Ⅱ期结肠癌中,有 15%～20% 的患者存在

散发性或者遗传性错配修复蛋白表达缺陷,大多是为 MLH1 或 MSH2,高度微卫星不稳定性是 DNA 错配修复(mismatch repair,MMR)基因缺陷的表现。MMR 缺陷在不同分期的结肠癌中比例不同,比如Ⅱ期结直肠癌大约有 20%,Ⅲ期患者约为 12%,而Ⅳ期肠癌相对少见,只有 4%[52]。MMR 缺陷的肿瘤患者,好原发于近端结肠,组织学常为黏液腺癌,且伴有淋巴细胞浸润,预后常较微卫星稳定的患者好[53]。越来越多的证据表明 MMR 缺陷是Ⅱ期结肠癌患者的预后因素,这类患者长期生存较好,复发风险低,并且可以作为预测标记物预示这类患者对氟尿嘧啶单药辅助化疗缺乏临床获益。

大多数研究发现在 MMR 缺陷(deficient MMR,dMMR)的患者,单药氟尿嘧啶类药物治疗缺少临床获益,甚至在某种程度上是潜在有害的。例如早期的一项研究发现未治疗的 dMMR 患者预后较 MMR 正常的患者预后好[54],但是不能从 5 - FU 的辅助化疗中获益。如果从 OS 上来看,甚至存在着损害效应,而这一点在其后对 32 项研究荟萃分析研究中所证实,此研究的分层分析显示高度微卫星不稳定的患者从含 5 - FU 的辅助化疗中没有任何获益(死亡的 HR = 1.24)[55]。另一项研究对 NCCTG、GIVIO 和 ECOG 等进行的辅助治疗研究中,对 570 例Ⅱ期或Ⅲ期患者进行了 MMR 蛋白表达的检测[54],发现 16.7% 患者表现为 MSI - H,10.5% 患者为 MSI - L 以及 72.8% 患者为 MSS,在 287 例未接受术后辅助化疗的患者中,MSI - H 的肿瘤患者的 5 年生存明显优于 MSI - L 或 MSS 的患者(HR 0.31, $P = 0.004$);在接受辅助化疗的患者中,MSI - H 和非 MSI - H 的患者生存相比没有明显差异,而在 MSI - L 或 MSS 患者中,接受化疗的生存要好于非接受辅助化疗的患者(HR 0.72, $P = 0.04$),但是在 MSI - H 的患者中,化疗没有改善患者的生存。也有一些研究发现,dMMR 的意义更多地体现在预后因素上,而不是预测 5 - FU 的疗效因素。例如 QUASAR 研究入组了 1 913 例Ⅱ期结肠癌术后患者[56],随机接受 5 - FU 治疗或者支持治疗,该研究证实了 dMMR

的预后意义,但是不能证实其疗效预测能力。dMMR 肿瘤患者复发风险和 pMMR 相比,只有后者的一半(RR=0.53),而 pMMR 肿瘤患者也能很明确地从辅助化疗中获益(复发风险的 OR=0.59)。和之前的研究结果相比,认为 dMMR 患者能够从化疗中获得非常小的获益(复发风险的 OR=0.81),如果折算为 2 年的绝对复发风险减低,大概是 1.6%。另一项纳入了 2 141 例 II 期或 III 期结肠癌术后患者[57],接受了 5-FU 为基础的辅助化疗研究,也同样未能重复出 dMMR 肿瘤患者从 5-FU 辅助化疗获益。和 pMMR 患者相比,dMMR 患者的肿瘤复发率降低,复发时间延迟并且生存率得到改善,在 III 期患者中,5-FU 的治疗能够明显减少远处转移(分别为 11% 和 29%,$P=0.01$)。

如前所述,III 期患者的标准辅助化疗为含有奥沙利铂的化疗方案,如果在 dMMR 患者中加用奥沙利铂是否能够克服单用 5-FU 的辅助化疗带来的疗效欠佳现状呢?目前,没有前瞻性的随机对照研究比较 dMMR 肿瘤患者中奥沙利铂和非奥沙利铂方案的辅助化疗研究,但是从一些回顾性研究中得到的数据仍然是令人鼓舞的。对几项大型的辅助化疗临床研究进行 dMMR 亚组分析显示奥沙利铂的加入能够带给这些患者生存获益,在 NSABP C-07 研究中,II 期或 III 期患者采用奥沙利铂联合 5-FU 为基础的联合化疗[58],无论 MMR 的表达状态,都能够给患者带来获益;MOSAIC 研究中[59],有 986 例患者能够获得组织样本进行 MMR 状态检测,分析显示 III 期 dMMR 患者能够从 FOLFOX 方案辅助化疗中获益,但是 45 例 II 期 dMMR 患者,5 年 OS 在 FOLFOX 或 FU/LV 两组中基本类似(分别为 91.3% vs. 95.5%),因此对于 II 期患者由于其预后较好而难以检测出疗效差别。在 2014 年 ASCO 年会中,法国的多中心回顾性研究[60],纳入了 433 例的 II 期(57%)或 dMMR 的 III 期结肠癌术后患者,17% 的 II 期患者和 70% 的 III 期患者接受了术后辅助化疗,结果显示,单纯手术患者 3 年 RFS 为 70%,单用 5-FU 患者为 66%,而给予 FOLFOX 患者为 84%,亚组分析显示,相比于单纯手术或术后 5-FU 辅助化疗,III 期患者更能从 FOLFOX 辅助化疗中获益,而 II 期的患者其生存有改善的趋势(复发的 HR=0.14,$P=0.05$)。

(二) BRAF

尽管 dMMR 是结肠癌术后患者的良好预后因素,但是在存在 BRAF 突变的情况下,则成为不良预后因素的标记。越来越多的证据也显示 BRAF 突变是 II 期 pMMR 术后患者预后不良因素。例如一项研究纳入 II 期或 III 期结肠癌术后辅助治疗患者[61],发现 BRAF 不是 RFS 的预后因素,但是对 MSI-L 和 MSS 的肿瘤患者是不良预后因素(死亡的 HR 为 2.2)。在另一项更大规模的以患者人群为基础的分析中[62],纳入了所有期别的结肠癌患者,在 MSS 肿瘤患者中,BRAF 突变率为 5%,而 MSI-H 的患者为 52%;并且在所有期别的患者中,不论 BRAF V600E 突变与否,MSI-H 预示着良好的 5 年生存率(76% vs. 75%),而对于 MSS 的肿瘤患者,存在 V600E 突变的情况下,5 年生存率明显更差(分别为 17% vs. 60%);而在 II 期的 MSS 肿瘤患者,死亡的风险在 BRAF 突变情况下显著升高(24% vs. 5.3%,死亡的 HR 为 4.88)。

对 NSABP 两项辅助治疗研究 2 299 患者进行集合分析[58],以确定在 II 期或 III 期结肠癌中 BRAF 突变对辅助治疗价值的影响。结果显示尽管 BRAF 突变的患者总生存较差,但是和 MMR 状态存在明显的交互影响,例如 dMMR 且 BRAF 野生型患者,5 年生存率最高(90%);pMMR 且 BRAF 突变的患者 5 年生存最差(69%);而 dMMR-BRAF 突变患者(84%)和 pMMR-BRAF 野生型患者(82%)居中。在 PETACC-3 辅助治疗研究中[63],BRAF V600E 突变是左侧结肠癌 MSS 患者的 RFS 及 OS 预后差的标记物,但是对于右侧结肠癌或 MSI-H 的患者并不是预后不良标记物。对于 MSS 且为左侧肿瘤患者,存在 BRAF 突变情况下,死亡的 HR 为 6.4。因此,综上所述,尽管 BRAF V600E 突变可能作为不良预后因素有助于我们判断 II 期结肠癌术后患者的生存,但是并不能成为我们对临床治疗的判断,即使是患者存在 pMMR 的情况。

基于以上综述,和Ⅲ期患者不同的是,Ⅱ期结肠癌术后患者辅助化疗不是术后标准治疗,对于Ⅱ期结肠癌患者,应该充分评估化疗的风险和获益而决定是否给予患者辅助化疗,在决策的过程中,评估其复发风险应该考虑到以下因素:淋巴结取样数目、T_4、术前肠梗阻或穿孔、组织学分化差、脉管或神经侵犯、MMR 基因状态、BRAF V600E 突变情况,以及患者的合并疾病和期望寿命等。例如,在临床决策中有高危因素的Ⅱ期患者,如果肿瘤为 dMMR,可以考虑奥沙利铂联合氟尿嘧啶类药物辅助化疗,而不是单药治疗;而如果患者没有高危因素,并且肿瘤为 pMMR,可能单药氟尿嘧啶类辅助治疗已经足够,联合化疗未必适合此类患者。因此,在决定辅助治疗以及选择治疗方案时,需要充分兼顾各方面的因素,结合患者的治疗意愿,给予患者最合适的治疗。

六、靶向治疗在肠癌辅助治疗中失败的结局

1. 贝伐珠单抗 贝伐珠单抗是一种人源化单克隆抗体,其针对的靶点是血浆中游离的 VEGF,因此其抗肿瘤的作用机制是通过抑制肿瘤血管生成来达到治疗目的。作为第一个被批准用于转移性结直肠癌治疗的靶向药物,在标准化疗方案的基础上加用贝伐珠单抗,已经得到了广泛的临床研究及实践所证实[36,37],因此,在晚期患者的成功应用也推进了结肠癌辅助治疗的相关研究。

分别在北美和欧洲为主进行了两项贝伐珠单抗联合 FOLFOX 方案辅助治疗的大型Ⅲ期 RCT 研究,分别是 NSABP C-08 和 AVANT 研究。

NSABP C-08 研究共纳入 2 672 例患者,其中 25% 是Ⅱ期患者,随机分配到贝伐珠单抗联合 FOFLOX6 治疗组的患者,先接受该治疗 6 个月,随后再另外给予贝伐珠单抗单药治疗 6 个月,总共为期 1 年,而在 FOLFOX6 方案辅助治疗组的患者,只接受 6 个月的化疗[38]。预先设定的首要研究终点是 3 年 DFS,研究结果显示,在贝伐珠单抗联合

组为 78%,而单用化疗组为 75%(HR=0.93),没有达到研究终点,5 年的 OS 分别为 83% 和 81%(HR=0.95),因此这个临床试验的结果是阴性,没有显示在标准辅助化疗的基础上加用贝伐珠单抗带来生存获益[39]。在该研究中还观察到一个有趣的现象,生存曲线在 1 年的时候分离很好,但是这种情况在几个月后即慢慢开始消除,在第 3 年时则完全缺失,这个发现提示贝伐珠单抗能够延迟某些患者的微转移病灶进展,但前提可能是必须持续用药。而从患者群体而言,贝伐珠单抗不能完全清除微转移病灶,故此未必能改善辅助治疗患者的治愈率。如果在临床实践中,需要通过长期持续用药来改善此治疗结局,可能还面临着这种应用方式所带来的生理、心理和社会以及经济学上的顾虑。因此,对于这类辅助治疗患者,仅仅是一小部分患者可能从抗血管生成治疗中获益,而目前对这些患者并没有生物标记物可以富集或者优选出来,而将贝伐珠单抗应用于辅助治疗的患者显然并不合适。

另一项主要在欧洲进行的Ⅲ期 RCT 研究为 AVANT 研究[40],该研究纳入 3 451 例术后患者,其中Ⅲ期患者占多数,为 2 867 例(83%),这些患者以 1:1:1 随机分配到接受 FOLFOX4 方案、贝伐珠单抗 + FOLFOX4 方案或贝伐珠单抗 + XELOX 方案治疗组,所有组别患者的治疗为期 6 个月,首要研究终点为 DFS。48 个月研究结果显示,DFS 的 HR 比分别为贝伐珠单抗 + FOLFOX4 对比 FOLFOX4 为 1.27(P=0.02),贝伐珠单抗 + XELOX 对比 FOLFOX4 为 1.15(P=0.21),实际上,在总生存数据上提示贝伐珠单抗联合含奥沙利铂的辅助治疗方案反而有损害效应,因此该研究结果和 NSABP C-08 的研究一致证实了在标准辅助化疗的基础上加用贝伐珠单抗治疗不能给患者带来生存获益,因此,在目前的证据下,建议在Ⅱ期和Ⅲ期结肠癌术后患者的辅助治疗中不能应用贝伐珠单抗。

2. 西妥昔单抗 西妥昔单抗靶向于血管内皮生长因子受体(EGFR),是一种人鼠嵌合性单克隆抗体,转移性结直肠癌成功的治疗经验也促使临床肿瘤学家对其在辅助治疗中的作用开始了探索,但

是遗憾的是,和贝伐珠单抗的结果相似,西妥昔单抗的辅助治疗临床研究没有成功地将转移性患者的获益外推到辅助治疗。两项在美国和欧洲的临床试验都以失败而告终,分别是在美国进行的Intergroup N0147 和在欧洲进行的 PETACC-8研究。

N0147 研究纳入了术后的Ⅲ期结肠癌患者共2 686 例[41],其中 KRAS 野生型患者为 1 760 例,突变型患者为 658 例,入组的突变型患者是由于在试验开始早期 KRAS 并没有作为疗效预测标记物筛选西妥昔单抗治疗人群,受试者随机分配到接受FOLFOX6 或 FOLFOX6 联合西妥昔单抗治疗组。研究的中期分析显示加入西妥昔单抗之后,在试验组没有观察到患者从西妥昔单抗治疗中获益,从而过早地关闭了该临床研究。初步结果显示 3 年的DFS,在野生型患者试验组和对照组分别为 74.6%和 71.5%(HR = 1.21,$P = 0.08$),突变型患者分别为 67.1% 和 65.0%(HR = 1.12,$P = 0.38$),在联合西妥昔单抗治疗组,毒性明显高于对照组,而且在 70 岁以上的患者,加入西妥昔单抗治疗后毒性增加导致的损害效应反而影响到最终的治疗结局更差。

同样的研究结果在欧洲进行的 PETACC8 得到了进一步重复[42],该研究共计入组了 2 559 例术后Ⅲ期结肠癌患者,其中 1 602 例为 KRAS 2 号外显子野生型,791 随机分配接受 FOLFOX4 + 西妥昔单抗治疗组,811 例分配到 FOLFOX4 治疗组。中位随访时间为 3.3 年的结果显示,总体患者 DFS 在试验组和对照组类似,HR 为 1.05($P = 0.66$),其中KRAS 野生型患者,两组 DFS 的 HR 为 0.99,KRAS突变型患者 HR 为 1.06。治疗相关毒性在加用西妥昔单抗治疗组更加明显,特别是 3/4 度痤疮样皮疹、腹泻、黏膜炎以及输注相关反应。

七、 辅助化疗的时机和时限

(一)辅助治疗时机

一般而言,辅助化疗应在术后 6～8 周内开始,

实际上,这个时间框的界定在一定的程度上具有随意性,主要是基于在大多数临床研究中规定的是此期限。目前并没有前瞻性的临床试验来阐明术后延迟化疗是否导致生存受到影响,有几项回顾性临床研究对此问题进行了阐述,例如有两项临床研究发现术后 8 周之后开始辅助化疗[10, 11],一项研究发现术后 12 周后导致生存期缩短[12],然而也有研究发现在术后 45～56 天开始化疗,对 DFS 和总生存期没有任何影响[13],但是这些临床研究存在一定的局限性,主要是大部分临床研究主要纳入Ⅱ期患者,并且没有应用含奥沙利铂的辅助化疗方案。因此,目前对于术后化疗应该何时开始进行,仍然存在争议。但是有多项荟萃分析发现延迟术后辅助化疗时间对生存还是有一定影响,例如一项包含13 158 例Ⅱ期和Ⅲ期患者的荟萃分析显示,延迟化疗时间和患者的生存缩短相关[14]。2011 年发表的两项荟萃分析也得到了类似的结论,一项研究证实在术后 8 周以后化疗,最终的治疗结局显示出较差的趋势[11],特别是在年龄相对较轻(<66 岁)的患者,如果术后 9～10 周开始辅助化疗,生存期明显较差。最近的一项荟萃分析回顾了 10 项研究[15],纳入 15 410 例患者,对根治术后开始辅助化疗的时机对疗效的影响进行了研究。结果表明在术后8 周之后辅助化疗每延迟 4 周,总生存就降低14%,提示一旦患者医学上可行,术后辅助化疗应该尽早开始。

(二)辅助化疗的时限

早期大规模的Ⅲ期 RCT 研究,往往将辅助化疗的时限设置在 1 年时间,但是至少有 3 项临床研究在 5-FU/LV 辅助治疗的时代,比较了 6～8个月的辅助化疗和 12 个月的疗效,但是并没有发现延长到 1 年的辅助化疗对生存有任何获益,例如其中一项为美国 NCCTG 研究者的研究,比较了 5-FU/LV 联合左旋咪唑 6 个月和 12 个月的辅助化疗疗效,结果显示 12 个月的辅助化疗没有获得更长的总生存期[16]。

也有研究试图回答将辅助化疗期限缩短至 3个月是否能够达到 6 个月同样的疗效,这项研究纳

入了 716 名术后 Dukes B 期和 C 期的结直肠癌患者[17]，随即分配到采用 5-FU 推注的 Mayo 方案连续治疗 6 个月或者持续静脉滴注（protracted venous infusion，PVI）的 5-FU（每日 300 mg/m²）连续 12 周的方案，在 Mayo 方案组，无复发生存 68.6%，而在 PVI 5-FU 组为 80%（P=0.023），3 年的 OS 率分别为 83.2% 和 87.9%（P=0.76），尽管从结果来看，缩短至 3 个月的辅助化疗在此研究中显示出一定的优势，但是该研究的样本量也很难得到非劣效性的肯定结论，而且这也是目前唯一一项评价 12 周辅助化疗时限的研究，所以在缺乏大规模Ⅲ期 RCT 研究或荟萃分析的结果来证实 3 个月能够达到 6 个月辅助化疗同样的疗效之前，在临床实践中不能轻易缩短化疗时限。而 NCCN 或者 ESMO 对辅助化疗时间的建议仍然是 6 个月的时间。

八、小　结

综上所述，辅助治疗在可切除的结直肠癌患者综合治疗中的地位至关重要，对于提高术后患者的无复发生存时间和总生存时间获益颇大，特别是对于Ⅲ期结直肠癌术后患者。对以上内容作简单总结如下。

（1）结肠癌辅助化疗地位的确定经历了历史发展过程，从早期临床研究结果的不确定性，到应用随机对照临床研究进行了不同辅助治疗方法的探索，最终证实了氟尿嘧啶类药物辅助治疗的地位、左旋咪唑的免疫增强以及亚叶酸对氟尿嘧啶的生化调节作用。

（2）对于Ⅲ期肠癌患者，术后辅助化疗具有绝对适应证的地位，患者在没有任何医学或者心理禁忌证情况下，应该将术后辅助化疗作为此类患者的标准治疗；Ⅱ期肠癌患者的异质性较强，对于此类患者是否都需要进行辅助治疗仍存有争议，但是具有高危因素的患者建议进行术后辅助化疗。目前公认的术后高危因素包括：原发肿瘤 T₄，组织学类型为分化差（包括印戒细胞癌和黏液腺癌）、淋巴管和血管侵犯、周围神经侵犯、肠梗阻或穿孔、切缘过近、可疑或者阳性、淋巴结取样数目≤12 个。

（3）Ⅲ期肠癌患者术后推荐的辅助化疗方案主要是含奥沙利铂的联合化疗方案，包括 FOLFOX 和 XELOX，而有三项大规模的Ⅲ期 RCT 研究证实含伊立替康的方案辅助化疗无获益，因此在临床实践中不应采用含伊立替康方案进行辅助化疗。对于不能耐受联合化疗或者有禁忌应用奥沙利铂的患者，单用氟尿嘧啶类药物进行辅助化疗也是可行的。

（4）Ⅱ期肠癌患者的辅助化疗仍存在争议，可依据患者情况选用单药或者联合化疗方案，但是如果进行单药氟尿嘧啶类药物辅助治疗时，建议进行 MMR 蛋白或微卫星不稳定性检测，如患者为 pMMR 或 MSS，可考虑单药氟尿嘧啶类药物治疗。

（5）目前的研究数据表明，抗 EGFR 单抗-西妥昔单抗和抗 VEGF 单抗-贝伐珠单抗都不应在辅助治疗中应用，因为目前的循证医学证据表明患者不能从靶向辅助治疗中得到长期的生存获益。

（6）一般而言，辅助化疗应在术后 6～8 周内开始，如在术后 8 周之后辅助化疗每延迟 4 周，总生存就降低 14%。辅助治疗的时限目前推荐为 6 个月，缩短辅助化疗时间目前无循证医学证据。

第二节　晚期结直肠癌的化学治疗

转移性结直肠癌患者都不能治愈，姑息性化疗是主要的治疗手段，通过化疗达到提高生活质量、延长生存的目的。不过仅存在肝和（或）肺转移灶、局部复发或局限性腹腔内转移的患者亚组或许可

通过手术治愈。对于晚期结直肠癌患者的化疗，需要根据不同的患者类型及治疗目的，选择合适的治疗方案，并进行全程治疗策略管理，才能真正做到个体化的最佳治疗模式。本章节主要针对大部分

转移性晚期结直肠癌的化学治疗,生物治疗和靶向治疗将在其他章节另外详述。

一、治 疗 目 标

根据 ESMO 指南,将晚期转移性结直肠癌分为 4 组。

1. 伴有临床症状的不可切除的晚期转移患者 这部分患者虽已无根治手术的机会,但存在临床症状影响生活质量,急需有效的化疗短期控制症状,但总体的治疗目标仍为姑息性。

2. 不伴有临床症状的不可切除的晚期转移患者 这部分患者已无手术切除机会,但不伴有临床症状,以姑息性治疗为原则,可选择单药序贯或两药联合方案化疗。

3. 潜在可切除的转移性患者 这部分患者初诊时转移灶或原发灶无法手术切除,但有望通过强有效的治疗退缩肿瘤从而获得手术的机会。采用多药联合化疗,结合靶向治疗有助于尽快获得手术切除的机会。

4. 可切除的转移性患者 这部分患者初诊时虽有转移灶或复发病灶,但可以通过手术完整切除,对于这部分患者围手术期化疗可能提高无疾病进展时间。

二、 化疗药物和方案

数十年来,5-氟尿嘧啶(fluorouracil,5-FU)是晚期结直肠癌唯一的活性药物。但是自 2000 年以来,下列药物获批使这种局面大为改观:包括伊立替康、奥沙利铂、三种针对血管内皮生长因子(贝伐珠单抗 bev)和表皮生长因子受体(西妥昔单抗 C225、帕尼单抗)的人源化单克隆抗体,以及最近获批的阿柏西普静脉剂型(全人源化的重组融合蛋白,人 VEGF 受体-1 和 2 的 VEGF 结合部分融合至人免疫球蛋白 G1 的 Fc 段),还有瑞格非尼(VEGF 受体 1~3 激酶、间质激酶和致癌性激酶的活性抑制剂)。另外,临床上也能使用口服用活性氟尿嘧啶类药物,如卡培他滨和 S-1。

(一)氟尿嘧啶类药物

5-FU 作为晚期结直肠癌的基础药物在过去 40 多年中一直是重要的化疗主体。作为细胞毒性药物,它通过抑制胸苷酸合成酶(TS)破坏 DNA 合成,而静注 5-FU 还具有抑制 RNA 合成的作用[64]。FU 在体内快速代谢成不具活性的代谢产物,有极小部分患者(约 1.8%)存在二氢嘧啶脱氢酶(DPD)缺乏,因无法正常代谢可能导致致命性的毒副作用[65]。

5-FU 有静推和静滴两种给药方式,前者有效率在 10%左右,后者有效率更高,但两者对长期生存差异不显著[66, 67]。静推给药出现 3 度或 4 度中性粒细胞缺乏比例更高(31% vs. 4%),而静滴出现手足综合征更多(34% vs. 13%)[68]。

亚叶酸钙(LV)可以与 TS 结合成更稳定的结构,通过延长对酶的抑制起到增强 FU 细胞毒性的作用[69]。相比单用 5-FU 静推,FU/LV 能够提高一倍的疗效(两篇 meta 分析数据分析提示:21% vs. 11%)[70, 71],甚至提高了 10%的一年生存率[70]。在奥沙利铂和伊立替康未问世前,FU/LV 方案一直是晚期结直肠癌的标准一线治疗,甚至在新药问世后,对于不可耐受联合化疗毒性反应的患者 FU/LV 仍是值得推荐的治疗方案。

5-FU 和 LV 联合治疗具有几种组合模式,临床中应用较多的有如下几种。

静脉推注:Mayo 方案(5-FU 425 mg/m² iv,LV 20 mg/m²,d1~5,q4~5w)和改良的 Mayo 方案(5-FU 370 mg/m² iv, LV 200 mg/m², d1~5,q4~5w)[72];Roswell Park 方案(5-FU 500 mg/m² iv, LV 500 mg/m², 每周给药,连续 6 周,休 2 周)[73]。每月给药的方案发生中性粒细胞缺乏和口腔黏膜炎事件更多,而每周给药出现腹泻比例更高,5 天静脉推注的方案在女性患者中毒性反应大于男性,因此相对而言,每周用药的 Roswell Park 方案更为广泛应用[73-75]。

短程静脉滴注:de Gramont 方案(LV 200 mg/m², 5-FU 400 mg/m² iv, 600 mg/m² civ 22 h, d1~2, q2w),相比静推方案,静脉滴注具有

更好的疗效和无进展生存期(PFS),中位总生存时间(OS)有延长趋势(62 周 vs. 57 周,$P = 0.067$)[76]。静脉滴注方案出现血液学毒性和胃肠道反应的比例都相对更低,因此,在之后的联合奥沙利铂或伊立替康为基础的方案中多选择了静脉滴注的FU/LV。

虽然 5-FU 用药持续时间不同的机制尚不完全明确,但持续静滴有益于疗效和降低毒性反应可能与以下几个因素有关[77]:① 药物代谢、吸收及消除通常具有昼夜节律;② 绝大多数细胞内解毒周期与休息-活动周期相关联;③ 靶细胞对药物的暴露受到了昼夜节律以及细胞内解毒机制的影响,干扰了药物的药代动力学。因此对于超过 24 h 用药的 5-FU 持续静脉滴注具有更好的疗效[78]。目前在常用的联合化疗方案中 FU/LV 常用:LV 400 mg/m²,5-FU 400 mg/m² iv,2 400 mg/m²,civ,46 h,q2w。

除了静脉用药的 5-FU 外,氟尿嘧啶类药物还有一些新型的口服制剂,如卡培他滨。卡培他滨本身无细胞毒性,但在体内经羧酸酯酶、胞苷脱氨酶和胸苷酸磷酸化酶(TP)转变为具有细胞毒性的5-FU。它利用肿瘤组织中 TP 的活性比在正常组织中高的特性,达到选择性肿瘤内激活的目的,从而最大限度地降低了 5-FU 对正常人体细胞的损害[79]。研究表明口服卡培他滨单药(1 250 mg/m²,bid,d1~14,q3w)与静脉推注 FU/LV(Mayo 方案)具有相似的疗效[80,81],甚至客观有效率更高(25% vs. 16%)[80]。目前没有随机临床试验比较卡培他滨单药与 5-FU/LV 静脉滴注的方案。高胆红素血症和手足综合征是常见的卡培他滨的毒副反应。

雷替曲塞是一种叶酸抑制剂,也是 TS 抑制剂[82]。可以作为 DPD 缺乏患者的 FU 代替物。虽然尚未在美国上市,但有研究报道对于伊立替康或奥沙利铂失败的二线治疗中可以考虑采用[83-86]。

(二)奥沙利铂

奥沙利铂是二氨基环己烷的铂类复合物,阻断DNA 的复制和转录,是唯一一个被证明在晚期肠癌中联合 FU 治疗有效的铂类药物[87]。早年有Ⅱ期临床研究曾报道奥沙利铂单药一线治疗有效率在 20%~25%[88],但之后的随机对照临床研究显示单药治疗疗效极低[89]。因而,单药奥沙利铂不作为晚期肠癌的一线选择。

奥沙利铂联合 FU/LV 具有协同作用,3 个欧洲的Ⅲ期临床研究比较了奥沙利铂联合 5-FU/LV(FOLFOX)与单用 5-FU/LV 的一线治疗的疗效结果[90-92],均提示 L-OHP 联合 5-FU/LV有效率提高一倍,PFS 较单用 5-FU/LV 延长约 3个月,但 OS 均无差别。而 3 项研究中患者治疗失败后大多接受了后续奥沙利铂或伊立替康化疗。对照组的生存期比 5-FU 时代有了显著的改进,间接提示后续治疗具有生存益处。3 个试验总的生存期的改善显而易见,可能与先后接受过所有 3个有效药物治疗的患者比例高有关。

在 de Gramont 开展的Ⅲ期研究中,420 例晚期初治的结直肠癌患者随机进入 FU/LV 组(de Gramont 方案:LV 200 mg/m² d1~2,5-FU 400 mg/m² d1~2,5-FU 600 mg/m²,civ,22 h,d1~2)和 FOLFOX4 组(奥沙利铂 85 mg/m² d1 + de Gramont 方案),两组客观有效率分别是 51% 和 22%,PFS 为 9 个月和 6.2 个月,OS 为 16.2 个月和 14.7 个月。加用奥沙利铂后 3/4 度粒细胞缺乏(42% vs. 5%)和腹泻(12% vs. 5%)发生率相对更为多见[27]。此研究奠定了 FOLFOX4 方案在晚期结肠癌中一线治疗的地位。

随后法国 FFCD2000-05 研究对奥沙利铂和FU/LV 的剂量做了改良,采用奥沙利铂 100 mg/m²联合 simplified LV5FU2(LV 400 mg/m²,5FU 400 mg/m² iv,2 400 mg,civ,46 h)的 FOLFOX6 方案对比 simplified LV5FU2,联合用药组客观有效率(58% vs. 24%)和 PFS(7.6 个月 vs. 5.3 个月)显著提高,中位 OS 两者相似(16.2 个月 vs. 16.4 个月)。这种改良的 FOLFOX6 方案也在临床上广为应用。

奥沙利铂联合口服卡培他滨(XELOX)也是常用的结肠癌一线、二线治疗方案。根据Ⅱ期研究结果[93-95]:采用奥沙利铂 130 mg/m²,d1,卡培他滨 1 000 mg/m²，bid，d1～14，每 3 周重复的方案，患者客观有效率在 36%～55%，中位 OS 在 19.5 个月左右。在超过 70 岁的老年患者也有采用低剂量起始奥沙利铂（85 mg/m²）联合卡培他滨的方案[33]，如果患者能耐受，后续第 2、3 个疗程时奥沙利铂剂量可以升高到 110 mg/m² 和 130 mg/m²，该方案客观有效率达到 41%，中位 OS 接近初始即为 130 mg/m² 奥沙利铂高剂量方案（14.4 个月），该研究中仅 5% 患者出现 3 或 4 度血液学毒性，8% 患者出现外周神经毒性，13% 患者出现严重的手足综合征，对老年患者耐受性良好。

联合两种氟尿嘧啶类药物制剂，究竟 FOLFOX 方案好还是 XELOX 方案更优？多项随机对照研究显示 XELOX 方案与 FOLFOX 方案疗效和耐受性基本相当，但两者毒副反应谱有所不同[96-101]。

TREE-1 研究[97]：作为一项 Ⅱ 期研究，随机 150 例患者进入 FOLFOX6 组、XELOX 组或 bFOL 组（奥沙利铂 85 mg/m²，d1～15 + LV 20 mg/m²，qw 连续 3 周休 1 周 + 5-FU 500 mg/m²，iv qw，连续 3 周休 1 周），研究发现 FOLFOX 与 XELOX 方案在有效率、TTP 和 OS 上无显著性差异。但 XELOX 组患者出现手足综合征、3/4 度恶心、呕吐和神经毒性（38% vs. FOLFOX 21%）比例更高，也因毒性反应终止治疗；而 FOLFOX 组患者出现 3/4 度中性粒细胞缺乏的比例更高（53% vs. XELOX 15%），而两组在 3/4 度腹泻发生率上基本一致，均为 31%。

AIO 研究[98]：入组 474 例患者随机进入 XELOX 组（奥沙利铂用法较为特殊：70 mg/m² d1、8）和 FUFOX 组（奥沙利铂 50 mg/m² + 5-FU 2 000 mg/m²，civ，24 h + LV 500 mg/m²，均为 d1、8、15、22，每 5 周重复）。结果显示 XELOX 和 FUFOX 组在客观有效率（54% vs. 48%）、PFS（8 个月 vs. 7.1 个月）和 OS（18.8 个月 vs. 16.8 个月）上无显著性差异。

系统综述[102]回顾性分析了 6 项 Ⅱ 期或 Ⅲ 期 XELOX 对比 FOLFOX 方案一线治疗的临床研究数据，结果发现 XELOX 方案相对有效率更低，但有效率的下降并未转化为生存的影响，两者在 PFS

和 OS 上无差别，XELOX 组患者出现血小板下降和手足综合征反应更多，而 FOLFOX 组出现中性粒细胞缺乏比例更高。

综上所述，XELOX 和 FOLFOX 在疗效上基本相似，但口服卡培他滨不需要静脉置管，用药相对便捷，但出现血小板下降和手足综合征的副作用大。在美国，更多患者会考虑采用卡培他滨低剂量（850 mg/m²）联合奥沙利铂（TREE-2 研究中方案[99]），而亚洲和欧洲国家往往采用卡培他滨 1 000 mg/m² 联合奥沙利铂（TREE-1 方案[97]）。对老年患者，可以考虑低剂量奥沙利铂（850 mg/m²）联合卡培他滨（850～1 000 mg/m²）方案，耐受性相对良好[90]。

S1 也是口服氟尿嘧啶类药物，包含有替加氟、吉美嘧啶和奥替拉西钾 3 种成分。S1 联合奥沙利铂的方案（SOX）也有在晚期结肠癌中探讨，在韩国开展的一项非劣效性随机多中心 Ⅲ 期研究中，入组了 340 例晚期一线结肠癌患者接受 SOX 方案或 XELOX 方案，结果发现 SOX 方案不劣于 XELOX 方案（PFS：HR 0.79，95%CI 0.6～1.04），而且有效率高于 XELOX（48% vs. 36%），但 3/4 度中性粒细胞缺乏、血小板下降和腹泻反应更多见[94]。SOFT 研究[30]中在 SOX 方案的基础上加用 bev，结果发现在 512 例日本一线晚期结肠癌患者中 SOX/bev 不劣于 FOLFOX/bev，两组中位 PFS 分别为 11.5 个月和 11.7 个月，客观有效率相似，分别为 61% 和 62%。因此，SOX 也可以作为亚洲人群中晚期结肠癌一线治疗的选择，但 S1 在美国尚未批准上市。

奥沙利铂为主的方案也可以应用于一线伊立替康治疗失败的晚期结直肠癌。有 4 项临床研究就此做了探讨。

（1）随机 Ⅲ 期 GERCOR 临床研究中，FOLFOX 和 FOLFIRI 两组在 PD 后交叉互换，一线 FOLFIRI 方案治疗失败后采用 FOLFOX6 二线治疗患者的有效率为 15%，PFS 为 4.2 个月[103]。

（2）一项在美国和加拿大开展的大规模随机 Ⅲ 期临床研究中[95]，812 例伊立替康治疗失败的晚期结肠癌患者随机分为三组，一组接受奥沙利铂单药(85 mg/m^2,每2周重复),一组采用de Gramont FU/LV方案（LV 200 mg/m^2，5-FU 400 mg/ m^2，iv，600 mg/m^2，civ，22 h，d1～2），另一组为 FOLFOX4方案。研究数据报告显示FOLFOX4 组客观有效率显著高于奥沙利铂单药和FU/LV 组（9.6% *vs.* 1.1% 和 0.7%）；中位TTP时间 FOLFOX4组显著高于FU/LV（4.2个月 *vs.* 2.1 个月），同时更多的患者从FOLFOX4方案获得症状好转（28% *vs.* 15%），中位OS分别为9.8个月 和8.7个月。虽然FOLFOX4组出现3/4度毒性 反应（如腹泻、恶心呕吐、中性粒细胞缺乏等）比例 更高，但并未因此导致治疗提前终止率或治疗相关 死亡率的升高[33]。

（3）另一项美国的随机Ⅱ期临床研究也发现了 类似的结果，214例伊立替康和FU单药序贯治疗失 败后的患者随机分组接受de Gramont FU/LV方案 或FOLFOX4方案化疗。FOLFOX4组患者客观有 效率更高（13% *vs.* 2%）、TTP时间更长（4.8个月 *vs.* 2.4个月），但两者总生存时间接近[97]。

（4）另一项Ⅲ期非劣效性研究入组627例一 线伊立替康/FU治疗失败后的晚期结肠癌患者， 随机入组FOLFOX4或XELOX组，观察奥沙利 铂二线治疗的疗效，发现XELOX方案在有效率、 TTP和中位OS上均不劣于FOLFOX4[35]。

因此，奥沙利铂联合FU/LV（FOLFOX）在美 国被批准用于一线伊立替康治疗失败后治疗结束 6个月内复发进展的晚期结直肠癌。奥沙利铂联 合卡培他滨的方案可用于不愿意接受中心静脉置 管的患者，但鉴于奥沙利铂存在外周神经毒性，中 心静脉置管可以减少奥沙利铂引起的输注疼痛。

神经毒性是奥沙利铂的主要毒性反应，可分为 可逆性蓄积性感觉神经病变和急性感觉神经综合 征，前者以远端感觉缺失和感觉障碍为主要表现， 累积剂量达到850 mg/m^{2}后，出现3度感觉神经 病变的发生率为10%～15%，并会随着剂量进一 步累积症状加重；后者以突发的手足、口周区域感 觉缺失和感觉障碍为主要表现，可伴有下颌关节僵 硬，咽喉麻痹虽罕有发生，但一旦出现往往十分严 重。在奥沙利铂输注期间应避免口服冰冷液体、触

碰金属或冰冷物品。可通过延长静脉输注的时间 （从2 h延长至6 h）避免急性感觉神经综合征的再 次发生。

急性输注反应也是奥沙利铂的一个重要毒性 反应，约25%接受奥沙利铂治疗的患者可能会出 现皮疹、发热、视觉以及呼吸系统症状。轻、中度反 应患者可以考虑予以苯海拉明和激素对症处理，待 症状缓解后继续用药，并延长静滴时间或减少 剂量。

（三）伊立替康

伊立替康是拓扑异构酶Ⅰ抑制剂，破坏DNA 的双链结构。无论是单药，还是联合FU或其他靶 向药物在晚期结肠癌中均有效。

伊立替康单药可用于5-FU治疗失败的患 者，相比最佳支持治疗，单药伊立替康提高一年生 存率（36% *vs.* 14%）和生活质量[104]。

有四项Ⅲ期临床试验证实伊立替康联合FU/ LV相比单用FU/LV具有更好的生存优势，具体 如下。

（1）欧洲Douillard研究[105]入组387例初治 的晚期结直肠癌患者，随机进入FU/LV组（5- FU 2 600 mg/m^2，24 h，LV 500 mg/m^2，qw或 LV 200 mg/m^2，5-FU 400 mg/m^2，iv，600 mg/ m^2 civ，22 h，d1～2，q2w）和伊立替康联合FU/ LV组（伊立替康 80 mg/m^2 + 5-FU 2 300 mg/m^2 24 h，LV 500 mg/m^2，qw或伊立替康180 mg/m^2 d1 + LV 200 mg/m^2，5-FU 400 mg/m^2 iv， 600 mg/m^2，civ，22 h，d1～2，q2w）。联合用药 组有效率（49% *vs.* 31%）、至疾病进展时间（TTP， 6.7个月 *vs.* 4.4个月）和OS（17.4个月 *vs.* 14.1 个月）均获得显著提高。联合用药组中出现伊立替 康相关的毒性反应更多，如3/4度的腹泻（44% *vs.* 27%）和中性粒细胞缺乏（29% *vs.* 2%～ 4%），但均可控，不具有蓄积性。

（2）另一项欧洲EORTC 40986研究[106]入组 430例晚期结肠癌患者，随机分为单周FU/LV静 滴组和伊立替康联合FU/LV组，研究也发现加入 伊立替康后有效率和PFS明显提高，OS虽也有提

高(20.1 个月 *vs.* 16.9 个月),但未达到统计学差异。

(3)美国 Saltz 等学者开展的研究[44]采用的是静脉推注的 FU/LV 联合伊立替康(IFL 方案:伊立替康 125 mg/m², 5 - FU 500 mg/m², iv, LV 20 mg/m², iv,每周重复,连续 4 周,休 2 周),虽然 IFL 方案相比静脉推注 FU/LV(5 - FU 425 mg/m², iv, LV 20 mg/m², iv,连续 5 天,每 4 周重复)具有更好的疗效优势,但 IFL 方案毒性反应较静脉滴注 FU/LV 联合伊立替康(FOLFIRI 方案)更为严重[107-110]。因此,IFL 方案已不作为伊立替康联合 FU/LV 的优选给药方案。

(4)BICC - C 研究[45]比较了 3 种不同的含 CPT - 11 和氟尿嘧啶类药物的方案,患者随机进入 5 - FU 静脉滴注联合 CPT - 11(FOLFIRI)组、改良的 IFL(mIFL)组或卡培他滨联合 CPT - 11(CapeIRI)组。FOLFIRI 组 PFS 比 mIFL 组(7.6 个月和 5.9 个月,$P = 0.004$)和 CapeIRI 组(7.6 个月和 5.8 个月,$P = 0.015$)明显延长,OS 在 FOLFIRI 组达到 23.1 个月,mIFL 组 17.6 个月($P = 0.087$),CapeIRI 组 18.9 个月($P = 0.27$)。Ⅲ度以上不良反应 CapIRI 组最多,FOLFIRI 组最少。该研究显示 FOLFIRI 在疗效和安全性方面优于 mIFL 或 CapIRI。FOLFIRI 方案应作为晚期结直肠癌一线治疗的选择。

伊立替康能否与卡培他滨联合获得与 FU/LV 同样的疗效呢?早年两项Ⅲ期研究因为伊立替康联合卡培他滨的毒性反应较大而提早终止了这样的组合。BICC - C 研究[108]中,CAPIRI 组患者在腹泻和脱水的发生率上显著高于 FOLFIRI 和 mIFL 组,而且未带来疗效上的优势;EORTC 41005 研究[111]直接比较 FOLFIRI 方案和 CapIRI 方案的疗效和安全性,研究早期即有 8 例患者发生了治疗相关性死亡,其中 6 例在 CapIRI 组,而 2 例发生在 FOLFIRI 组,CapIRI 组有 61% 的患者需要减量,而在 FOLFIRI 组仅有 7%,因而提前终止了该项研究。然而最新的一篇 Meta 分析同时纳入了 6 项临床研究[108, 111-115]探讨了 CAPIRI(加或不加 bev)与 FOLFIRI 方案(加或不加 bev)的疗效和毒性,其中包括了以上两项Ⅲ期研究,也加入了新近开展的同时联合 bev 用药的几项研究,Meta 分析结果提示,CAPIRI 与 FOLFIRI 具有相似的疗效和安全性[116]。复旦大学附属肿瘤医院牵头国内多中心也探索了伊立替康联合卡培他滨单周治疗方案(wXELIRI:伊立替康 90 mg/m², d1 + 卡培他滨 1 200 mg/m², bid d1~5, qw)的可行性,结果显示 3/4 度腹泻发生率为 7.7%,粒缺 17.3%,一线 PFS 8.5 个月,二线 PFS 为 5 个月[117]。目前,CAPIRI 方案可以作为 FOLFIRI 方案的一种替代,但仍未作首选推荐,如何选择更为合适的剂量提高疗效和耐受性,尤其是对老年患者,需要进一步的探索。

伊立替康也可用于奥沙利铂失败后的二线治疗,汇总三项临床试验,FOLFIRI 方案二线治疗有效率在 4%~20%,PFS 在 2.5~7.1 个月[103, 118, 119]。

SN - 38 是伊立替康的活性代谢产物,通过尿苷二磷酸葡糖醛酰转移酶(UGT1A1)代谢。个体存在 UGTA1A 的多态性,现已发现 UGT1A1 多态性与伊立替康的毒性反应相关。北美人群中 10% 的患者存在 UGT1A1 * 28 等位基因纯合子突变(UGT1A1 7/7),这些患者出现伊立替康引起的胃肠道反应和中性粒细胞缺乏风险高;但中国人群中 UGT1A1 7/7 型比例仅 4.3%[120],但亚洲人群中存在有 UGT1A1 * 6 突变,UGT1A1 * 6 G/A 或 A/A 型患者酶活性较低,出现 3/4 度腹泻和粒缺的风险也增高[121]。有研究提示可以根据 UGT1A1 基因突变检测的结果选择伊立替康使用的剂量[122]。

究竟先用奥沙利铂为基础的方案还是伊立替康为基础的方案尚无明确定数,两者在毒性反应上各有差异,可以根据患者的意愿和肿瘤的特性做个体化选择。尽可能地让患者接受到所有有效的化疗药物和方案,相比用药先后的选择对患者的整体获益更为关键[123, 124]。

(四)奥沙利铂为基础的化疗对比伊立替康为基础的化疗

鉴于奥沙利铂和伊立替康均具有良好的疗效,

两者联合 FU/LV 究竟孰优孰劣？如下几项研究对这一问题进行了探索。

1. N9741 研究 该研究入组了 795 例患者，随机进入 IFL、FOLFOX4 或 IROX（奥沙利铂 85 mg/m²，d1，伊立替康 200 mg/m²，d1，q3w）方案组[87]。由于 FOLFOX 组较 IFL 组显示出显著的疗效优势且毒性反应小，该研究被提早揭盲[88]。FOLFOX4 组无论是在客观有效率（45% vs. 31%）、TTP（8.7 个月 vs. 6.9 个月）还是 OS（20 个月 vs. 15 个月）上均优于 IFL。接受 IFL 治疗患者出现脱发、腹泻、呕吐、恶心以及粒缺发热比例更高；接受 FOLFOX4 治疗患者因出现蓄积性感觉神经毒性而停止治疗比例较高[110]。而在之后的更新数据中[89]，FOLFOX 也较 IROX 方案显示在有效率（43% vs. 36%）、TTP（9.2 个月 vs. 6.7 个月）和 OS（19.5 个月 vs. 17.3）个月的优势。超过 70 岁的患者接受 IROX 方案出现 3 度及以上血液学毒性反应明显升高。

2. 欧洲和亚洲的研究 较之 N9741 中伊立替康联合的是静脉推注的 5‑FU/LV，可能造成对后续疗效的影响，因此之后 2 项欧洲研究和 1 项日本研究采用了一线 bev 联合 FOLFOX 或 bev 联合 FOLFIRI 方案对比研究[91, 92, 103]，结果发现改用静脉滴注的 5‑FU/LV 后，FOLFOX 和 FOLFIRI 方案疗效相当。

3. GERCOR 研究 采用的是 FOLFOX6 的方案随机对比 FOLFIRI（伊立替康 180 mg/m²，LV 200 或 400 mg/m²，5‑FU 400 mg/m²，iv，5‑FU 2 400～3 000 mg/m²，civ，46 h，q2w）方案，226 例初治患者允许在随机方案治疗失败后交替到另一试验方案。两组患者治疗有效率（54% vs. 56%）、PFS（8 个月 vs. 8.5 个月）和 OS（20.6 个月 vs. 21.5 个月）结果都很相近。入组至二线治疗后 PFS 分别为 14.2 个月和 10.9 个月（P = 0.64）；OS 分别为 21.5 个月和 20.6 个月（P = 0.99）。该研究主要终点是 PFS，两种用药顺序在 PFS 和 OS 方面差别无统计学意义。先用 FOLFIRI 组Ⅲ、Ⅳ度的黏膜炎和恶性呕吐发生率高，先用 FOLFOX4 组Ⅲ、Ⅳ度的中性粒细胞减少

和神经毒性发生率高[90]。

4. 意大利的研究 随机 360 例初治一线患者，接受 Douilard 方案（伊立替康 180 mg/m²，d1，LV 100 mg/m²，d1～2，5‑FU 400 mg/m²，iv，600 mg/m²，civ，22 h，d1～2）或 FOLFOX4 方案化疗，两组有效率（31% vs. 34%）、PFS（均为 7 个月）、OS（14 个月 vs. 15 个月）相似，毒性反应差别也不大[91]。

5. 日本开展的 WJOG 4407 研究 该研究中，进行 bev 联合 FOLFOX 或 bev 联合 FOLFIRI 两组的非劣效分析，2014 年 ASCO 大会上报告的数据显示两组的 PFS 分别为 10.7 个月和 12 个月，OS 为 28.9 个月和 31.8 个月，有效率为 62% 和 64%[92]。

可以发现，N9741 研究中由于伊立替康联合组（IFL）采用了静脉推注 5‑FU，导致了疗效劣于 FOLFOX，而当伊立替康和奥沙利铂均联合静脉滴注 5‑FU/LV 后两者之间未见显著差异。无论是 FOLFOX 还是 FOLFIRI 都是标准的一线治疗方案，方案的选择可给予患者对两者不同毒副反应的侧重考量以及个人选择。

（五）奥沙利铂联合伊立替康的方案

奥沙利铂和伊立替康都是晚期肠癌有效的治疗药物，两者强强联手在一线和二线治疗中也显示出了不错的疗效。

有一项Ⅱ期研究探索了奥沙利铂联合伊立替康（IROX）二线治疗的疗效，入组 62 例 FU 治疗失败的患者，随机进入 IROX 组（伊立替康 200 mg/m² + 奥沙利铂 85 mg/m²，每 3 周重复）或 FC/FO 组（伊立替康与奥沙利铂替换联合 FU/LV：伊立替康 180 mg/m²，d1，奥沙利铂 85 mg/m²，d15，每 4 周重复 + de Gramont FU/LV 每 2 周重复），IROX 组客观有效率更高（23% vs. 6%），中位 OS 相对较长（12.3 个月 vs. 9.8 个月），耐受性相对更好[125]。由于临床一线大多已采用了奥沙利铂或伊立替康为主的方案，因此此项研究对临床应用的意义有限。

IROX 方案以及三药联合 FOLFOXIRI 方案

（奥沙利铂＋伊立替康＋FU/LV）在一线治疗中的研究报道相对更多[126-129]：N9741研究更新结果发现IROX方案劣于一线FOLFOX4方案，尤其在老年患者中毒性反应大[128]；同样，FIRI研究中比较FOLFIRI与IROX一线治疗的疗效，发现两者客观有效率（均为41%）和OS（22个月 vs. 19个月）无显著差异[130]。

值得注意的是三药联合方案由于短期内有效率较高，对初始无法手术切除的肝转移患者可能带来争取手术切除的机会，从而获得长期的获益[126, 131]。然而，FOLFOXIRI方案是否一定优于FOLFIRI方案尚不明确，有两项Ⅲ期临床研究对比FOLFOXIRI与FOLFIRI方案的疗效，但两者结果并不一致，但在另一项FOLFOXIRI联合bev对比FOLFIRI联合bev的Ⅲ期临床研究中，显示FOLFOXIRI联合bev在客观有效率、PFS上都优于FOLFIRI，但两组后续肝转移接受手术切除率无显著差别。

意大利的研究对比FOLFOXIRI（伊立替康165 mg/m^2，奥沙利铂85 mg/m^2，LV 200 mg/m^2，5-FU 3 200 mg/m^2，civ，48 h，每2周重复）和FOLFIRI治疗6个月的疗效，发现FOLFOXIRI客观有效率更高（66% vs. 41%），同时更多的患者接受了肝转移的根治性切除（36% vs. 12%）[126]；在中位随访了60个月后，FOLFOXIRI组显示出了更长的PFS（9.8个月 vs. 6.8个月）和OS（23.4个月 vs. 16.7个月），5年生存率为分别为15%和8%[127]。FOLFOXIRI方案较FOLFIRI方案出现2～3度外周神经毒性（19% vs. 0）和3～4度中性粒细胞缺乏（58% vs. 28%）比例更高，但两者在粒缺发热（5% vs. 3%）和3/4度腹泻（20% vs. 12%）发生率上无显著性差异[126]。

TRIBE研究则在上述研究的基础上都加用了bev，同样发现FOLFOXIRI＋bev组在有效率和PFS上较FOLFIRI＋bev更具优势，但未能发现FOLFOXIRI＋bev在肝转移切除率上有更高的提升[132]。中位随访32.2个月后，客观有效率（65% vs. 53%）和PFS（12.1个月 vs. 9.7个月）的获益更为显著，但OS（31个月 vs. 25.8个月）未能获得

统计学差异，肝转移切除率无明显差异（15% vs. 12%）[133]。FOLFOXIRI组3/4度腹泻（19% vs. 11%）、口腔炎（9% vs. 4%）、中性粒细胞缺乏（50% vs. 21%）和外周神经毒性（5% vs. 0%）发生率更高。

与以上两项研究结果不同，Hellenic Oncology Group开展一项纳入了283例一线晚期结肠癌患者的研究，未能发现FOLFOXIRI对比FOLFIRI在疗效上的优势，两者OS分别为21.5个月和19.5个月，TTP为8.4个月和6.9个月，有效率为43%和34%。但值得注意的是，在这项研究中FOLFOXIRI方案中药物剂量较之前研究中要低（奥沙利铂65 mg/m^2，伊立替康150 mg/m^2）[129]。

尽管三药联合方案显示出了较好的疗效，但目前并未能作为晚期肠癌的标准一线推荐方案，对于需要短期内争取较高有效率获得转移灶切除机会且机体状况良好的患者可以考虑采用，但对于老年患者三药方案需要慎用。

（六）其他新的细胞毒性药物

TAS-102是一种新型的口服细胞毒性药物，包含两种活性药物成分：核苷类似物三氟尿苷和TP抑制剂tipiracil。在日本开展的一项随机对照Ⅱ期研究中，入组了172例晚期难治性肠癌患者，TAS-102较安慰剂能延长中位OS（9个月 vs. 6.6个月），其中主要的3/4度副作用为血液学毒性[134]。基于这项研究结果，启动了Ⅲ期CONCOURSE临床研究，入组800例难治性或对FU、伊立替康、奥沙利铂、bev和抗EGFR药物失败的晚期肠癌患者，一组接受TAS-102治疗（35 mg/m^2，bid，d1～5，d8～12，q4w），另一组接受安慰剂，2014年大会报告了初步结果显示TAS-102显著提高了中位OS（7.1个月 vs. 5.3个月，HR 0.68，95%CI 0.58～0.81），且这一生存获益与是否接受过瑞格非尼（regorafenib）无关[135]。尽管TAS-102疾病控制率有所提高（44% vs. 16%），但只有8例患者客观有效。2014年ESMO GI会议报道了该研究的安全性结果，TAS-102最常见的毒性为胃肠道反应和血液学毒性[136]。但目前为止，TAS-102仍在临

床研究阶段,尚无法通过商业途径获得。

(七)"打打停停"与维持治疗

对于病灶无法切除但也并未进展的患者,初始化疗的最佳持续时间尚存在争议。总体来讲,化疗期间能否中断治疗必须因人而异,其决定因素包括对化疗的耐受情况、化疗的疗效、肿瘤体积和部位以及症状。对于疾病发展缓慢或因联合用药后毒性反应较大的患者,可以在疾病稳定后考虑采用"打打停停"的治疗策略。

奥沙利铂可导致蓄积性感觉神经毒性,这也是奥沙利铂引起的剂量限制性毒性。因此,有多项临床试验针对是否可以暂停奥沙利铂用药来减轻神经毒性进行了探讨。

OPTIMOX-1 试验[137]:该研究入组 620 例初治的晚期肠癌患者,随机分为两组,一组接受FOLFOX4 方案化疗,每 2 周 1 次直至病情进展(A组);另一组接受 FOLFOX7 方案化疗,仅行 6 个周期,之后予 12 个周期的无奥沙利铂维持治疗,待病情进展再重新给予奥沙利铂。维持治疗方案包括第 1 日静脉输注 400 mg/m² 的亚叶酸钙(LV)持续2 h,再输注 3 000 mg/m² 的 FU、持续输注 46 h,每2 周 1 个周期(B组)。FOLFOX4 和 FOLFOX7方案的初始缓解率(58.5% vs. 59.2%)、无进展生存时间(9.0 个月 vs. 8.7 个月)和中位生存期(19.3 个月 vs. 21.2 个月)均相似。B组患者在第7 个周期后出现 3 度或 4 度毒性反应的概率明显更低。3 度感觉神经毒性在 A 组和 B 组分别是17.9% 和13.3%(P = 0.12)。该研究提示 6 个疗程后奥沙利铂"打打停停"的方式也能获得较好的疗效,但由于研究中 B 组中多达 60% 的患者并未按计划重新接受奥沙利铂化疗,因此掩盖了不含奥沙利铂的维持化疗对生存的益处[138]。

OPTIMOX-2 试验[139]:一项原本计划招募600 例患者的Ⅲ期试验,但贝伐珠单抗获批后该试验便停止了招募,最后入组 202 例患者。随机分组,一组接受 mFOLFOX7 方案治疗 6 个周期后5-FU/LV 维持至疾病进展,另一组接受 mFOLFOX7方案治疗 6 个周期后彻底停止治疗,直至进展后再

次使用 mFOLFOX7 方案治疗。该研究结果提示完全停止治疗不利于预后:自随机分组时计算,维持治疗组具有明显更长的中位疾病控制持续时间(13.1 个月 vs. 9.2 个月,P = 0.046)和中位 PFS(8.6 个月和 6.6 个月);还表现出中位总体生存期改善的趋势(24 个月 vs. 20 个月,P = 0.42)。因此,疾病控制后建议维持 5-FU/LV 用药,而非完全停止化疗。

MRC COIN 试验[140]:MRC COIN 试验也显示了停用化疗的疗效不及持续奥沙利铂联合氟尿嘧啶类药物的一线化疗。该试验共纳入 1 630 例患者,随机分为两组,一组持续化疗直至病情进展、有毒性反应或患者拒绝继续治疗,另一组在化疗 12周后进入无化疗间期直至病情进展。该试验为非劣效性研究。持续治疗组的中位生存期并未明显优于间歇治疗组(19.6 个月 vs. 18 个月,HR 1.087,95%CI 0.986~1.198);但是可信区间上限超过了为生存期预设的非劣效性边界区间(1.162)。

CONcePT 试验[141]:CONcePT 也是一项多中心试验,它将受试者随机分为持续使用mFOLFOX7 方案联合 bev 组和间歇使用奥沙利铂组(每 8 个周期为一个时间段交替使用和停用奥沙利铂),该试验证实,间歇使用奥沙利铂比持续使用更能延长一线治疗的持续时间(HR = 0.581,P = 0.0026)。

鉴于以上研究结果,目前针对奥沙利铂联合氟尿嘧啶类药物为主的治疗方案推荐采用"打打停停"的治疗模式,而不推荐彻底停用化疗。之后的问题是化疗间隙期究竟采用氟尿嘧啶类(或联合靶向药物,如 bev)维持治疗好还是停用一切化疗药物好呢,下面几项研究做了相应的探讨。

NO16966[142]:NO16966 试验发现,接受以奥沙利铂为基础的化疗的患者在病情进展前停用bev,可能会对结局产生不利影响;NO16966 是一项随机试验,设置两个基于奥沙利铂的方案(XELOX 和 FOLFOX),随着 bev 在晚期肠癌批准应用后对试验方案进行了修改,以将患者进一步2×2 随机分为 bev 组和无 bev 组。贝伐珠单抗的加入显著提高了两种方案的 PFS,但获益程度明显

低于其他试验,且对缓解率无影响。虽然该研究设定治疗持续至疾病进展,但只有29% bev组患者接受治疗直至进展。根据患者在病情进展时正在治疗与否重新分析结果,研究者认为,为优化加用贝伐珠单抗带来的获益有必要持续治疗直至病情进展。

CAIRO3试验:荷兰的CAIRO3试验共纳入558例接受6周期XELOX联合bev治疗后病情稳定或改善的患者,这些患者都不适合行潜在治愈性转移灶切除术,将其随机分为持续性卡培他滨(625 mg/m², bid)联合bev(7.5 mg/kg,每3周1次)组或单纯观察组。按照试验方案,在出现第1次进展(PFS1)时,两组患者均接受XELOX方案联合贝伐珠单抗治疗,直至出现第二次进展(PFS2)。试验的主要终点是PFS2,从随机分组时开始计算。2014年ASCO胃肠道癌症研讨会上发表的初步报告显示[143],维持治疗组的PFS1(中位时间:8.5个月 vs. 4.1个月,HR 0.43,P<0.000 1)、PFS2(11.7个月 vs. 8.5个月,HR 0.67,P<0.000 1)、二次进展时间(TTP2PD,定义为从PFS1到病情再次进展或死亡的时间)均明显长于单纯观察组(19.8个月 vs. 15.0个月,HR 0.67,P<0.000 1),并表现出总体生存期更长的趋势(中位21.7个月 vs. 18.2个月,HR 0.87,P=0.16)。提示氟尿嘧啶类药物联合bev可能用于维持治疗。

西班牙的MACRO试验[144]:将接受过6周期XELOX联合bev一线化疗的患者随机分为持续治疗组或bev单药维持治疗组,直至病情进展或患者不耐受治疗。试验未设不维持治疗组。bev单药维持组的中位PFS和总体生存期并没出现显著缩短,而严重的神经毒性、手足综合征及乏力的发生率显著下降。但是,该试验未能在95%可信区间预设上限内达到主要非劣效性终点。

三、 治疗期间的评估

化疗期间通常会进行间期放射影像学评估(通常每8~12周1次)以及定期血清癌胚抗原(carcino embryonic antigen,CEA)水平测定(每1~3个月)以评价是否缓解。通常采用实体肿瘤疗效评价标准(Response Evaluation Criteria In Solid Tumors,RECIST)来量化放射影像学肿瘤缓解情况[145]。

CEA水平持续升高(尤其快速上升[146])与疾病进展高度相关[147, 148]。但是,ASCO 2006年的指南建议,在这种情况下,应在改变治疗策略前行确证性放射学检查[149]。在行新治疗方案的最初4~6周里,解释逐渐升高的CEA水平时应当谨慎,因为早期可能会出现血清CEA水平的假性升高,尤其是在使用奥沙利铂后[150-152]。

四、 总结与推荐

转移性结直肠癌(mCRC)不可切除的患者在仅接受最佳支持治疗(BSC)的情况下,中位生存期为5~6个月。全身化疗使患者的生存期出现有意义的改善,使用所有活性药物的患者中最为明显。

目前可用的药物包括:奥沙利铂、伊立替康、氟尿嘧啶的胃肠外剂型和口服剂型,靶向血管生成的治疗(贝伐珠单抗、阿柏西普和瑞格非尼)以及靶向表皮生长因子受体的治疗(西妥昔单抗或帕尼单抗)。

对于无法得到治愈的患者,治疗目标是尽可能地延长总体生存期和维持生活质量。使用所有活性药物进行治疗可得到最佳结局;对于部分Ⅳ期的患者(尤其是仅有肝转移的患者)能通过手术治愈,一些肝转移患者起初无法切除,不过如果化疗后能够充分缓解,这些患者也有行手术切除的机会,选择具体治疗方案的关键就不是延长生存期和改善生活质量,而是早期退缩和客观有效率。

化疗期间能否中断治疗必须因人而异,其决定性因素包括:对化疗的耐受情况、化疗的疗效、肿瘤体积和部位,以及症状。对于接受奥沙利铂为基础化疗的患者,若出现严重的神经毒性,可在获得缓解后停用奥沙利铂改善神经毒性,继续氟尿嘧啶类药物联合或不联合贝伐珠单抗进行维持治疗,并在疾病进展后重新使用奥沙利铂。

(张文　陈治宇　李文桦)

◇ 参 ◇ 考 ◇ 文 ◇ 献 ◇

[1] O'Connell JB, Maggard MA, Ko CY. Colon cancer survival rates with the new American Joint Committee on Cancer sixth edition staging[J]. J Natl Cancer Inst, 2004, 96: 1420 - 1425.

[2] Buyse M, Zeleniuch-Jacquotte A, Chalmers TC. Adjuvant therapy of colorectal cancer. Why we still don't know[J]. JAMA, 1988, 259: 3571 - 3578.

[3] Wolmark N, Fisher B, Rockette H, et al. Postoperative adjuvant chemotherapy or BCG for colon cancer: results from NSABP protocol C - 01[J]. J Natl Cancer Inst, 1988, 80: 30 - 36.

[4] Laurie JA, Moertel CG, Fleming TR, et al. Surgical adjuvant therapy of large-bowel carcinoma: an evaluation of levamisole and the combination of levamisole and fluorouracil. The North Central Cancer Treatment Group and the Mayo Clinic[J]. J Clin Oncol, 1989, 7: 1447 - 1456.

[5] Moertel CG, Fleming TR, Macdonald JS, et al. Levamisole and fluorouracil for adjuvant therapy of resected colon carcinoma[J]. N Engl J Med, 1990, 322: 352 - 358.

[6] Moertel CG, Fleming TR, Macdonald JS, et al. Fluorouracil plus levamisole as effective adjuvant therapy after resection of stage III colon carcinoma: a final report [J]. Ann Intern Med, 1995, 122: 321 - 326.

[7] Wolmark N, Rockette H, Fisher B, et al. The benefit of leucovorin-modulated fluorouracil as postoperative adjuvant therapy for primary colon cancer: results from National Surgical Adjuvant Breast and Bowel Project protocol C - 03 [J]. J Clin Oncol, 1993, 11: 1879 - 1887.

[8] Efficacy of Adjuvant Fluorouracil and Folinic Acid in Colon Cancer. International Multicentre Pooled Analysis of Colon Cancer Trials (IMPACT) investigators[J]. Lancet, 1995, 345: 939 - 944.

[9] Wolmark N, Rockette H, Mamounas E, et al. Clinical trial to assess the relative efficacy of fluorouracil and leucovorin, fluorouracil and levamisole, and fluorouracil, leucovorin, and levamisole in patients with Dukes' B and C carcinoma of the colon: results from National Surgical Adjuvant Breast and Bowel Project C - 04 [J]. J Clin Oncol, 1999, 17: 3553 - 3559.

[10] Dahl O, Fluge O, Carlsen E, et al. Final results of a randomised phase III study on adjuvant chemotherapy with 5 FU and levamisol in colon and rectum cancer stage II and III by the Norwegian Gastrointestinal Cancer Group[J]. Acta Oncol, 2009, 48: 368 - 376.

[11] Czaykowski PM, Gill S, Kennecke HF, et al. Adjuvant chemotherapy for stage III colon cancer: does timing matter? [J] Dis Colon Rectum, 2011, 54: 1082 - 1089.

[12] Lima IS, Yasui Y, Scarfe A, et al. Association between receipt and timing of adjuvant chemotherapy and survival for patients with stage III colon cancer in Alberta, Canada [J]. Cancer, 2011, 117: 3833 - 3840.

[13] Ahmed S, Ahmad I, Zhu T, et al. Early discontinuation but not the timing of adjuvant therapy affects survival of patients with high-risk colorectal cancer: a population-based study[J]. Dis Colon Rectum, 2010, 53: 1432 - 1438.

[14] Des Guetz G, Nicolas P, Perret GY, et al. Does delaying adjuvant chemotherapy after curative surgery for colorectal cancer impair survival? A meta-analysis[J]. Eur J Cancer, 2010, 46: 1049 - 1055.

[15] Biagi JJ, Raphael MJ, Mackillop WJ, et al. Association between time to initiation of adjuvant chemotherapy and survival in colorectal cancer: a systematic review and meta-analysis[J]. JAMA, 2011, 305: 2335 - 2342.

[16] O'Connell MJ, Laurie JA, Kahn M, et al. Prospectively randomized trial of postoperative adjuvant chemotherapy in patients with high-risk colon cancer [J]. J Clin Oncol, 1998, 16: 295 - 300.

[17] Saini A, Norman AR, Cunningham D, et al. Twelve weeks of protracted venous infusion of fluorouracil (5 - FU) is as effective as 6 months of bolus 5 - FU and folinic acid as adjuvant treatment in colorectal cancer[J]. Br J Cancer, 2003, 88: 1859 - 1865.

[18] O'Connell MJ, Mailliard JA, Kahn MJ, et al. Controlled trial of fluorouracil and low-dose leucovorin given for 6 months as postoperative adjuvant therapy for colon cancer [J]. J Clin Oncol, 1997, 15: 246 - 250.

[19] Haller DG, Catalano PJ, Macdonald JS, et al. Phase III study of fluorouracil, leucovorin, and levamisole in high-risk stage II and III colon cancer: final report of Intergroup 0089[J]. J Clin Oncol, 2005, 23: 8671 - 8678.

[20] Comparison of fluorouracil with additional levamisole, higher-dose folinic acid, or both, as adjuvant chemotherapy for colorectal cancer: a randomised trial. QUASAR Collaborative Group[J]. Lancet, 2000, 355: 1588 - 1596.

[21] Kohne CH, Bedenne L, Carrato A, et al. A randomised phase III intergroup trial comparing high-dose infusional 5 - fluorouracil with or without folinic acid with standard bolus 5 - fluorouracil/folinic acid in the adjuvant treatment of stage III colon cancer: the Pan-European Trial in Adjuvant Colon Cancer 2 study [J]. Eur J Cancer, 2013, 49: 1868 - 1875.

[22] Andre T, Colin P, Louvet C, et al. Semimonthly versus monthly regimen of fluorouracil and leucovorin administered for 24 or 36 weeks as adjuvant therapy in stage II and III colon cancer: results of a randomized trial [J]. J Clin Oncol, 2003, 21: 2896 - 2903.

[23] Andre T, Quinaux E, Louvet C, et al. Phase III study comparing a semimonthly with a monthly regimen of fluorouracil and leucovorin as adjuvant treatment for stage II and III colon cancer patients: final results of GERCOR C96.1[J]. J Clin Oncol, 2007, 25: 3732 - 3738.

[24] Lembersky BC, Wieand HS, Petrelli NJ, et al. Oral uracil and tegafur plus leucovorin compared with intravenous fluorouracil and leucovorin in stage II and III carcinoma of the colon: results from National Surgical Adjuvant Breast and Bowel Project Protocol C - 06[J]. J Clin Oncol, 2006, 24: 2059 - 2064.

[25] Yoshida M, Ishiguro M, Ikejiri K, et al. S - 1 as adjuvant chemotherapy for stage III colon cancer: a randomized phase III study (ACTS - CC trial)[J]. Ann Oncol, 2014, 25: 1743 - 1749.

[26] Andre T, Boni C, Mounedji-Boudiaf L, et al. Oxaliplatin, fluorouracil, and leucovorin as adjuvant treatment for colon cancer[J]. N Engl J Med, 2004, 350: 2343 - 2351.

[27] Andre T, Boni C, Navarro M, et al. Improved overall

survival with oxaliplatin, fluorouracil, and leucovorin as adjuvant treatment in stage Ⅱ or Ⅲ colon cancer in the MOSAIC trial[J]. J Clin Oncol, 2009, 27: 3109 – 3116.

[28] Kuebler JP, Wieand HS, O'Connell MJ, et al. Oxaliplatin combined with weekly bolus fluorouracil and leucovorin as surgical adjuvant chemotherapy for stage Ⅱ and Ⅲ colon cancer: results from NSABP C – 07[J]. J Clin Oncol, 2007, 25: 2198 – 2204.

[29] Haller DG, Tabernero J, Maroun J, et al. Capecitabine plus oxaliplatin compared with fluorouracil and folinic acid as adjuvant therapy for stage Ⅲ colon cancer[J]. J Clin Oncol, 2011, 29: 1465 – 1471.

[30] Schmoll HJ, Cartwright T, Tabernero J, et al. Phase Ⅲ trial of capecitabine plus oxaliplatin as adjuvant therapy for stage Ⅲ colon cancer: a planned safety analysis in 1, 864 patients[J]. J Clin Oncol, 2007, 25: 102 – 109.

[31] Saltz LB, Niedzwiecki D, Hollis D, et al. Irinotecan fluorouracil plus leucovorin is not superior to fluorouracil plus leucovorin alone as adjuvant treatment for stage Ⅲ colon cancer: results of CALGB 89803[J]. J Clin Oncol, 2007, 25: 3456 – 3461.

[32] Ychou M, Raoul JL, Douillard JY, et al. A phase Ⅲ randomised trial of LV5FU2 + irinotecan versus LV5FU2 alone in adjuvant high-risk colon cancer (FNCLCC Accord02/FFCD9802) [J]. Ann Oncol, 2009, 20: 674 – 680.

[33] Van Cutsem E, Labianca R, Bodoky G, et al. Randomized phase Ⅲ trial comparing biweekly infusional fluorouracil/leucovorin alone or with irinotecan in the adjuvant treatment of stage Ⅲ colon cancer: PETACC – 3[J]. J Clin Oncol, 2009, 27: 3117 – 3125.

[34] Bertagnolli MM, Niedzwiecki D, Compton CC, et al. Microsatellite instability predicts improved response to adjuvant therapy with irinotecan, fluorouracil, and leucovorin in stage Ⅲ colon cancer: Cancer and Leukemia Group B Protocol 89803 [J]. J Clin Oncol, 2009, 27: 1814 – 1821.

[35] Tejpar S BF, Delorenzi M, et al. Microsatellite instability (MSI) in stage Ⅱ and Ⅲ colon cancer treated with 5FU – LV or 5FU – LV and irinotecan (PETACC 3 – EORTC 40993 – SAKK 60/00 trial)[J]. Presented at the J Clin Oncol, 2009.

[36] Hurwitz H, Fehrenbacher L, Novotny W, et al. Bevacizumab plus irinotecan, fluorouracil, and leucovorin for metastatic colorectal cancer[J]. N Engl J Med, 2004, 350: 2335 – 2342.

[37] Saltz LB, Clarke S, Diaz-Rubio E, et al. Bevacizumab in combination with oxaliplatin-based chemotherapy as first-line therapy in metastatic colorectal cancer: a randomized phase Ⅲ study[J]. J Clin Oncol, 2008, 26: 2013 – 2019.

[38] Allegra CJ, Yothers G, O'Connell MJ, et al. Initial safety report of NSABP C – 08: A randomized phase Ⅲ study of modified FOLFOX6 with or without bevacizumab for the adjuvant treatment of patients with stage Ⅱ or Ⅲ colon cancer[J]. J Clin Oncol, 2009, 27: 3385 – 3390.

[39] Allegra CJ, Yothers G, O'Connell MJ, et al. Bevacizumab in stage Ⅱ–Ⅲ colon cancer: 5 – year update of the National Surgical Adjuvant Breast and Bowel Project C – 08 trial[J]. J Clin Oncol, 2013, 31: 359 – 364.

[40] de Gramont A, Van Cutsem E, Schmoll HJ, et al. Bevacizumab plus oxaliplatin-based chemotherapy as adjuvant treatment for colon cancer (AVANT): a phase 3 randomised controlled trial[J]. Lancet Oncol, 2012, 13: 1225 – 1233.

[41] Alberts SR, Sargent DJ, Nair S, et al. Effect of oxaliplatin, fluorouracil, and leucovorin with or without cetuximab on survival among patients with resected stage Ⅲ colon cancer: a randomized trial[J]. JAMA, 2012, 307: 1383 – 1393.

[42] Taieb J, Tabernero J, Mini E, et al. Oxaliplatin, fluorouracil, and leucovorin with or without cetuximab in patients with resected stage Ⅲ colon cancer (PETACC – 8): an open-label, randomised phase 3 trial[J]. Lancet Oncol, 2014, 15: 862 – 873.

[43] Taal BG, Van Tinteren H, Zoetmulder FA. Adjuvant 5FU plus levamisole in colonic or rectal cancer: improved survival in stage Ⅱ and Ⅲ[J]. Br J Cancer, 2001, 85: 1437 – 1443.

[44] Gray R, Barnwell J, McConkey C, et al. Adjuvant chemotherapy versus observation in patients with colorectal cancer: a randomised study[J]. Lancet, 2007, 370: 2020 – 2029.

[45] Gill S, Loprinzi CL, Sargent DJ, et al. Pooled analysis of fluorouracil-based adjuvant therapy for stage Ⅱ and Ⅲ colon cancer: who benefits and by how much? [J] J Clin Oncol, 2004, 22: 1797 – 1806.

[46] Figueredo A, Charette ML, Maroun J, et al. Adjuvant therapy for stage Ⅱ colon cancer: a systematic review from the Cancer Care Ontario Program in evidence-based care's gastrointestinal cancer disease site group[J]. J Clin Oncol, 2004, 22: 3395 – 3407.

[47] Benson AB, 3rd, Schrag D, Somerfield MR, et al. American Society of Clinical Oncology recommendations on adjuvant chemotherapy for stage Ⅱ colon cancer[J]. J Clin Oncol, 2004, 22: 3408 – 3419.

[48] Tournigand C, Andre T, Bonnetain F, et al. Adjuvant therapy with fluorouracil and oxaliplatin in stage Ⅱ and elderly patients (between ages 70 and 75 years) with colon cancer: subgroup analyses of the Multicenter International Study of Oxaliplatin, Fluorouracil, and Leucovorin in the Adjuvant Treatment of Colon Cancer trial [J]. J Clin Oncol, 2012, 30: 3353 – 3360.

[49] Niedzwiecki D, Bertagnolli MM, Warren RS, et al. Documenting the natural history of patients with resected stage Ⅱ adenocarcinoma of the colon after random assignment to adjuvant treatment with edrecolomab or observation: results from CALGB 9581[J]. J Clin Oncol, 2011, 29: 3146 – 3152.

[50] Quah HM, Chou JF, Gonen M, et al. Identification of patients with high-risk stage Ⅱ colon cancer for adjuvant therapy[J]. Dis Colon Rectum, 2008, 51: 503 – 507.

[51] O'Connor ES, Greenblatt DY, LoConte NK, et al. Adjuvant chemotherapy for stage Ⅱ colon cancer with poor prognostic features[J]. J Clin Oncol, 2011, 29: 3381 – 3388.

[52] Koopman M, Kortman GA, Mekenkamp L, et al. Deficient mismatch repair system in patients with sporadic advanced colorectal cancer[J]. Br J Cancer, 2009, 100: 266 – 273.

[53] Kim H, Jen J, Vogelstein B, et al. Clinical and pathological characteristics of sporadic colorectal carcinomas with DNA replication errors in microsatellite sequences[J]. Am J Pathol, 1994, 145: 148 – 156.

[54] Ribic CM, Sargent DJ, Moore MJ, et al. Tumor microsatellite-instability status as a predictor of benefit from fluorouracil-based adjuvant chemotherapy for colon

cancer[J]. N Engl J Med，2003，349：247 - 257.

[55] Popat S，Hubner R，Houlston RS. Systematic review of microsatellite instability and colorectal cancer prognosis [J]. J Clin Oncol，2005，23：609 - 618.

[56] Hutchins G，Southward K，Handley K，et al. Value of mismatch repair，KRAS，and BRAF mutations in predicting recurrence and benefits from chemotherapy in colorectal cancer[J]. J Clin Oncol，2011，29：1261 - 1270.

[57] Sinicrope FA，Foster NR，Thibodeau SN，et al. DNA mismatch repair status and colon cancer recurrence and survival in clinical trials of 5 - fluorouracil-based adjuvant therapy[J]. J Natl Cancer Inst，2011，103：863 - 875.

[58] Gavin PG，Colangelo LH，Fumagalli D，et al. Mutation profiling and microsatellite instability in stage Ⅱ and Ⅲ colon cancer：an assessment of their prognostic and oxaliplatin predictive value[J]. Clin Cancer Res，2012，18：6531 - 6541.

[59] Flejou JF AT，Chibaudel B. Effect of adding oxaliplatin to adjuvant 5 - fluorouracil/leucovorin (5FU/LV) in patients with defective mismatch repair (dMMR) colon cancer stage Ⅱ and Ⅲ included in the MOSIAC study[J]. J Clin Oncol，2013，31：abstr.

[60] Tougeron D SG，Le Comte T，et al. Impact of adjuvant chemotherapy with 5 - FU or FOLFOX in colon cancers wih microsatellite instability：An AGEO multicenter study [J]. J Clin Oncol，2014，32：abstr.

[61] Roth AD，Tejpar S，Delorenzi M，et al. Prognostic role of KRAS and BRAF in stage Ⅱ and Ⅲ resected colon cancer：results of the translational study on the PETACC - 3，EORTC 40993，SAKK 60 - 00 trial[J]. J Clin Oncol，2010，28：466 - 474.

[62] Samowitz WS，Sweeney C，Herrick J，et al. Poor survival associated with the BRAF V600E mutation in microsatellite-stable colon cancers[J]. Cancer Res，2005，65：6063 - 6069.

[63] Popovici VC BE，Roth A，et al. BRAF and KRAS mutations as additional risk factors in the context of clinical parameters of patients with colorectal cancer[J]. J Clin Oncol，2013，31：abstr.

[64] Sobrero AF，Aschele C，Bertino JR. Fluorouracil in colorectal cancer — a tale of two drugs：implications for biochemical modulation[J]. Journal of clinical oncology：official journal of the American Society of Clinical Oncology，1997，15(1)：368 - 381.

[65] van Kuilenburg AB，Muller EW，Haasjes J，et al. Lethal outcome of a patient with a complete dihydropyrimidine dehydrogenase (DPD) deficiency after administration of 5 - fluorouracil：frequency of the common IVS14 + 1G＞A mutation causing DPD deficiency [J]. Clinical cancer research：an official journal of the American Association for Cancer Research，2001，7(5)：1149 - 1153.

[66] O'Dwyer PJ，Manola J，Valone FH，et al. Fluorouracil modulation in colorectal cancer：lack of improvement with N-phosphonoacetyl-l-aspartic acid or oral leucovorin or interferon，but enhanced therapeutic index with weekly 24-hour infusion schedule — an Eastern Cooperative Oncology Group/Cancer and Leukemia Group B Study[J]. Journal of clinical oncology：official journal of the American Society of Clinical Oncology，2001，19(9)：2413 - 2421.

[67] Piedbois P，Rougier P，Buyse M，et al. Efficacy of intravenous continuous infusion of fluorouracil compared with bolus administration in advanced colorectal cancer[J]. Journal of clinical oncology：official journal of the American Society of Clinical Oncology，1998，16(1)：301 - 308.

[68] Levy E，Piedbois P，Buyse M，et al. Toxicity of fluorouracil in patients with advanced colorectal cancer：effect of administration schedule and prognostic factors [J]. Journal of clinical oncology：official journal of the American Society of Clinical Oncology，1998，16(11)：3537 - 3541.

[69] Mini E，Trave F，Rustum YM，et al. Enhancement of the antitumor effects of 5 - fluorouracil by folinic acid[J]. Pharmacology & therapeutics，1990，47(1)：1 - 19.

[70] Thirion P，Michiels S，Pignon JP，et al. Modulation of fluorouracil by leucovorin in patients with advanced colorectal cancer：an updated meta-analysis[J]. Journal of clinical oncology：official journal of the American Society of Clinical Oncology，2004，22(18)：3766 - 3775.

[71] Buyse M，Thirion P，Carlson RW，et al. Relation between tumour response to first-line chemotherapy and survival in advanced colorectal cancer：a meta-analysis. Meta-Analysis Group in Cancer[J]. Lancet，2000，356(9227)：373 - 378.

[72] Poon MA，O'Connell MJ，Moertel CG，et al. Biochemical modulation of fluorouracil：evidence of significant improvement of survival and quality of life in patients with advanced colorectal carcinoma [J]. Journal of clinical oncology：official journal of the American Society of Clinical Oncology，1989，7(10)：1407 - 1418.

[73] Jager E，Heike M，Bernhard H，et al. Weekly high-dose leucovorin versus low-dose leucovorin combined with fluorouracil in advanced colorectal cancer：results of a randomized multicenter trial. Study Group for Palliative Treatment of Metastatic Colorectal Cancer Study Protocol 1[J]. Journal of clinical oncology：official journal of the American Society of Clinical Oncology，1996，14(8)：2274 - 2279.

[74] Buroker TR，O'Connell MJ，Wieand HS，et al. Randomized comparison of two schedules of fluorouracil and leucovorin in the treatment of advanced colorectal cancer[J]. Journal of clinical oncology：official journal of the American Society of Clinical Oncology，1994，12(1)：14 - 20.

[75] Wang WS，Lin JK，Chiou TJ，et al. Randomized trial comparing weekly bolus 5 - fluorouracil plus leucovorin versus monthly 5-day 5 - fluorouracil plus leucovorin in metastatic colorectal cancer[J]. Hepato-gastroenterology，2000，47(36)：1599 - 1603.

[76] de Gramont A，Bosset JF，Milan C，et al. Randomized trial comparing monthly low-dose leucovorin and fluorouracil bolus with bimonthly high-dose leucovorin and fluorouracil bolus plus continuous infusion for advanced colorectal cancer：a French intergroup study[J]. Journal of clinical oncology：official journal of the American Society of Clinical Oncology，1997，15(2)：808 - 815.

[77] Lincoln DW，2nd，Hrushesky WJ，Wood PA. Circadian organization of thymidylate synthase activity in normal tissues：a possible basis for 5 - fluorouracil chronotherapeutic advantage[J]. International journal of cancer Journal international du cancer，2000，88(3)：479 - 485.

[78] Levi F，Zidani R，Misset JL. Randomised multicentre trial of chronotherapy with oxaliplatin，fluorouracil，and folinic acid in metastatic colorectal cancer. International Organization for Cancer Chronotherapy[J]. Lancet，1997，350(9079)：681 - 686.

[79] Schuller J，Cassidy J，Dumont E，et al. Preferential

activation of capecitabine in tumor following oral administration to colorectal cancer patients[J]. Cancer chemotherapy and pharmacology, 2000, 45(4): 291 - 297.

[80] Hoff PM, Ansari R, Batist G, et al. Comparison of oral capecitabine versus intravenous fluorouracil plus leucovorin as first-line treatment in 605 patients with metastatic colorectal cancer: results of a randomized phase Ⅲ study [J]. Journal of clinical oncology: official journal of the American Society of Clinical Oncology, 2001, 19 (8): 2282 - 2292.

[81] Van Cutsem E, Twelves C, Cassidy J, et al. Oral capecitabine compared with intravenous fluorouracil plus leucovorin in patients with metastatic colorectal cancer: results of a large phase Ⅲ study[J]. Journal of clinical oncology: official journal of the American Society of Clinical Oncology, 2001, 19(21): 4097 - 4106.

[82] Jackman AL, Taylor GA, Gibson W, et al. ICI D1694, a quinazoline antifolate thymidylate synthase inhibitor that is a potent inhibitor of L1210 tumor cell growth in vitro and in vivo: a new agent for clinical study [J]. Cancer Research, 1991, 51(20): 5579 - 5586.

[83] Aparicio J, Vicent JM, Maestu I, et al. Multicenter phase Ⅱ trial evaluating a three-weekly schedule of irinotecan plus raltitrexed in patients with 5 - fluorouracil-refractory advanced colorectal cancer [J]. Annals of oncology: official journal of the European Society for Medical Oncology/ ESMO, 2003, 14(7): 1121 - 1125.

[84] Comella P, Casaretti R, Crucitta E, et al. Oxaliplatin plus raltitrexed and leucovorin-modulated 5 - fluorouracil i. v. bolus: a salvage regimen for colorectal cancer patients [J]. British Journal of Cancer, 2002, 86(12): 1871 - 1875.

[85] Cortinovis D, Bajetta E, Di Bartolomeo M, et al. Raltitrexed plus oxaliplatin in the treatment of metastatic colorectal cancer[J]. Tumori, 2004, 90(2): 186 - 191.

[86] Laudani A, Gebbia V, Leonardi V, et al. Activity and toxicity of oxaliplatin plus raltitrexed in 5 - fluorouracil refractory metastatic colorectal adeno-carcinoma [J]. Anticancer research, 2004, 24(2C): 1139 - 1142.

[87] deBraud F, Munzone E, Nole F, et al. Synergistic activity of oxaliplatin and 5 - fluorouracil in patients with metastatic colorectal cancer with progressive disease while on or after 5 - fluorouracil[J]. American Journal of Clinical Oncology, 1998, 21(3): 279 - 283.

[88] Becouarn Y, Ychou M, Ducreux M, et al. Phase Ⅱ trial of oxaliplatin as first-line chemotherapy in metastatic colorectal cancer patients. Digestive Group of French Federation of Cancer Centers [J]. Journal of clinical oncology: official journal of the American Society of Clinical Oncology, 1998, 16(8): 2739 - 2744.

[89] Rothenberg ML, Oza AM, Bigelow RH, et al. Superiority of oxaliplatin and fluorouracil-leucovorin compared with either therapy alone in patients with progressive colorectal cancer after irinotecan and fluorouracil-leucovorin: interim results of a phase Ⅲ trial[J]. Journal of clinical oncology: official journal of the American Society of Clinical Oncology, 2003, 21(11): 2059 - 2069.

[90] de Gramont A, Figer A, Seymour M, et al. Leucovorin and fluorouracil with or without oxaliplatin as first-line treatment in advanced colorectal cancer[J]. Journal of clinical oncology: official journal of the American Society of Clinical Oncology, 2000, 18(16): 2938 - 2947.

[91] Giacchetti S, Perpoint B, Zidani R, et al. Phase Ⅲ multicenter randomized trial of oxaliplatin added to chronomodulated fluorouracil-leucovorin as first-line treatment of metastatic colorectal cancer[J]. Journal of clinical oncology: official journal of the American Society of Clinical Oncology, 2000, 18(1): 136 - 147.

[92] Grothey A DB, Kroening H. Phase Ⅲ study of bolus 5 - fluorouracil (5 - FU)/folinic acid (FA) (Mayo) vs. weekly high-dose 24h 5 - FU infusion/FA + oxaliplatin in advanced colorectal cancer (abstract)[J]. Proc Am Soc Clin Oncol, 202, 21: 129a.

[93] Cassidy J, Tabernero J, Twelves C, et al. XELOX (capecitabine plus oxaliplatin): active first-line therapy for patients with metastatic colorectal cancer[J]. Journal of clinical oncology: official journal of the American Society of Clinical Oncology, 2004, 22(11): 2084 - 2091.

[94] Feliu J, Salud A, Escudero P, et al. XELOX (capecitabine plus oxaliplatin) as first-line treatment for elderly patients over 70 years of age with advanced colorectal cancer[J]. British Journal of Cancer, 2006, 94(7): 969 - 975.

[95] Scheithauer W, Kornek GV, Raderer M, et al. Randomized multicenter phase Ⅱ trial of two different schedules of capecitabine plus oxaliplatin as first-line treatment in advanced colorectal cancer[J]. Journal of clinical oncology: official journal of the American Society of Clinical Oncology, 2003, 21(7): 1307 - 1312.

[96] Comella P, Natale D, Farris A, et al. Capecitabine plus oxaliplatin for the first-line treatment of elderly patients with metastatic colorectal carcinoma: final results of the Southern Italy Cooperative Oncology Group Trial 0108[J]. Cancer, 2005, 104(2): 282 - 289.

[97] Hochster HS, Hart LL, Ramanathan RK, et al. Safety and efficacy of oxaliplatin and fluoropyrimidine regimens with or without bevacizumab as first-line treatment of metastatic colorectal cancer: results of the TREE Study [J]. Journal of clinical oncology: official journal of the American Society of Clinical Oncology, 2008, 26 (21): 3523 - 3529.

[98] Porschen R, Arkenau HT, Kubicka S, et al. Phase Ⅲ study of capecitabine plus oxaliplatin compared with fluorouracil and leucovorin plus oxaliplatin in metastatic colorectal cancer: a final report of the AIO Colorectal Study Group [J]. Journal of clinical oncology: official journal of the American Society of Clinical Oncology, 2007, 25(27): 4217 - 4223.

[99] Diaz-Rubio E, Tabernero J, Gomez-Espana A, et al. Phase Ⅲ study of capecitabine plus oxaliplatin compared with continuous-infusion fluorouracil plus oxaliplatin as first-line therapy in metastatic colorectal cancer: final report of the Spanish Cooperative Group for the Treatment of Digestive Tumors Trial[J]. Journal of clinical oncology: official journal of the American Society of Clinical Oncology, 2007, 25(27): 4224 - 4230.

[100] Cassidy J, Clarke S, Diaz-Rubio E, et al. Randomized phase Ⅲ study of capecitabine plus oxaliplatin compared with fluorouracil/folinic acid plus oxaliplatin as first-line therapy for metastatic colorectal cancer[J]. Journal of clinical oncology: official journal of the American Society of Clinical Oncology, 2008, 26(12): 2006 - 2012.

[101] Ducreux M, Bennouna J, Hebbar M, et al. Capecitabine plus oxaliplatin (XELOX) versus 5 - fluorouracil/ leucovorin plus oxaliplatin (FOLFOX - 6) as first-line treatment for metastatic colorectal cancer [J]. International journal of cancer Journal international du cancer, 2011, 128(3): 682 - 690.

[102] Arkenau HT, Arnold D, Cassidy J, et al. Efficacy of oxaliplatin plus capecitabine or infusional fluorouracil/leucovorin in patients with metastatic colorectal cancer: a pooled analysis of randomized trials[J]. Journal of clinical oncology: official journal of the American Society of Clinical Oncology, 2008, 26(36): 5910-5917.

[103] Tournigand C, Andre T, Achille E, et al. FOLFIRI followed by FOLFOX6 or the reverse sequence in advanced colorectal cancer: a randomized GERCOR study [J]. Journal of clinical oncology: official journal of the American Society of Clinical Oncology, 2004, 22(2): 229-237.

[104] Cunningham D, Pyrhonen S, James RD, et al. Randomised trial of irinotecan plus supportive care versus supportive care alone after fluorouracil failure for patients with metastatic colorectal cancer[J]. Lancet, 1998, 352 (9138): 1413-1418.

[105] Douillard JY, Cunningham D, Roth AD, et al. Irinotecan combined with fluorouracil compared with fluorouracil alone as first-line treatment for metastatic colorectal cancer: a multicentre randomised trial [J]. Lancet, 2000, 355(9209): 1041-1047.

[106] Kohne CH, van Cutsem E, Wils J, et al. Phase Ⅲ study of weekly high-dose infusional fluorouracil plus folinic acid with or without irinotecan in patients with metastatic colorectal cancer: European Organisation for Research and Treatment of Cancer Gastrointestinal Group Study 40986[J]. Journal of clinical oncology: official journal of the American Society of Clinical Oncology, 2005, 23 (22): 4856-4865.

[107] Saltz LB, Cox JV, Blanke C, et al. Irinotecan plus fluorouracil and leucovorin for metastatic colorectal cancer. Irinotecan Study Group[J]. The New England journal of medicine, 2000, 343(13): 905-914.

[108] Fuchs CS, Marshall J, Mitchell E, et al. Randomized, controlled trial of irinotecan plus infusional, bolus, or oral fluoropyrimidines in first-line treatment of metastatic colorectal cancer: results from the BICC - C Study[J]. Journal of clinical oncology: official journal of the American Society of Clinical Oncology, 2007, 25(30): 4779-4786.

[109] Van Cutsem E, Douillard JY, Kohne CH. Toxicity of irinotecan in patients with colorectal cancer[J]. The New England journal of medicine, 2001, 345(18): 1351-1352.

[110] Goldberg RM, Sargent DJ, Morton RF, et al. A randomized controlled trial of fluorouracil plus leucovorin, irinotecan, and oxaliplatin combinations in patients with previously untreated metastatic colorectal cancer[J]. Journal of clinical oncology: official journal of the American Society of Clinical Oncology, 2004, 22(1): 23-30.

[111] Kohne CH, De Greve J, Hartmann JT, et al. Irinotecan combined with infusional 5 - fluorouracil/folinic acid or capecitabine plus celecoxib or placebo in the first-line treatment of patients with metastatic colorectal cancer. EORTC study 40015 [J]. Annals of oncology: official journal of the European Society for Medical Oncology/ESMO, 2008, 19(5): 920-926.

[112] Souglakos J, Ziras N, Kakolyris S, et al. Randomised phase-Ⅱ trial of CAPIRI (capecitabine, irinotecan) plus bevacizumab vs. FOLFIRI (folinic acid, 5 - fluorouracil, irinotecan) plus bevacizumab as first-line treatment of patients with unresectable/metastatic colorectal cancer (mCRC)[J]. British Journal of Cancer, 2012, 106(3): 453-459.

[113] Pectasides D, Papaxoinis G, Kalogeras KT, et al. XELIRI-bevacizumab versus FOLFIRI-bevacizumab as first-line treatment in patients with metastatic colorectal cancer: a Hellenic Cooperative Oncology Group phase Ⅲ trial with collateral biomarker analysis[J]. BMC Cancer, 2012, 12: 271.

[114] Skof E, Rebersek M, Hlebanja Z, et al. Capecitabine plus Irinotecan (XELIRI regimen) compared to 5 - FU/LV plus Irinotecan (FOLFIRI regimen) as neoadjuvant treatment for patients with unresectable liver-only metastases of metastatic colorectal cancer: a randomised prospective phase Ⅱ trial [J]. BMC Cancer, 2009, 9: 120.

[115] Ducreux M, Adenis A, Pignon JP, et al. Efficacy and safety of bevacizumab-based combination regimens in patients with previously untreated metastatic colorectal cancer: final results from a randomised phase Ⅱ study of bevacizumab plus 5 - fluorouracil, leucovorin plus irinotecan versus bevacizumab plus capecitabine plus irinotecan (FNCLCC ACCORD 13/0503 study)[J]. Eur J Cancer, 2013, 49(6): 1236-1245.

[116] Guo Y, Shi M, Shen X, et al. Capecitabine plus irinotecan versus 5 - FU/leucovorin plus irinotecan in the treatment of colorectal cancer: a meta-analysis [J]. Clinical Colorectal Cancer, 2014, 13(2): 110-118.

[117] Li W, Xu J, Shen L, et al. Phase Ⅱ study of weekly irinotecan and capecitabine treatment in metastatic colorectal cancer patients [J]. BMC Cancer, 2014, 14: 986.

[118] Recchia F, Saggio G, Nuzzo A, et al. Multicentre phase Ⅱ study of bifractionated CPT - 11 with bimonthly leucovorin and 5 - fluorouracil in patients with metastatic colorectal cancer pretreated with FOLFOX[J]. British Journal of Cancer, 2004, 91(8): 1442-1446.

[119] Bidard FC, Tournigand C, Andre T, et al. Efficacy of FOLFIRI - 3 (irinotecan D1, D3 combined with LV5 - FU) or other irinotecan-based regimens in oxaliplatin-pretreated metastatic colorectal cancer in the GERCOR OPTIMOX1 study [J]. Annals of oncology: official journal of the European Society for Medical Oncology/ESMO, 2009, 20(6): 1042-1047.

[120] 王岩, 徐建明, 沈琳, 等. 中国人尿苷二磷酸葡糖苷酸转移酶1A 基因多态性与伊立替康毒性的相关性[J]. 中华肿瘤杂志, 2007, 29(12): 913-918.

[121] Cheng L, Li M, Hu J, et al. UGT1A1 * 6 polymorphisms are correlated with irinotecan-induced toxicity: a system review and meta-analysis in Asians [J]. Cancer Chemotherapy and Pharmacology, 2014, 73(3): 551-560.

[122] Kim KP, Hong YS, Lee JL, et al. A Phase I Study of UGT1A1 * 28/ * 6 Genotype-Directed Dosing of Irinotecan (CPT - 11) in Korean Patients with Metastatic Colorectal Cancer Receiving FOLFIRI [J]. Oncology, 2014, 88(3): 164-172.

[123] Grothey A, Sargent D, Goldberg RM, et al. Survival of patients with advanced colorectal cancer improves with the availability of fluorouracil-leucovorin, irinotecan, and oxaliplatin in the course of treatment [J]. Journal of clinical oncology: official journal of the American Society of Clinical Oncology, 2004, 22(7): 1209-1214.

[124] Meyerhardt JA, Mayer RJ. Systemic therapy for colorectal cancer[J]. The New England journal of medicine, 2005, 352(5): 476-487.

[125] Becouarn Y, Gamelin E, Coudert B, et al. Randomized multicenter phase II study comparing a combination of fluorouracil and folinic acid and alternating irinotecan and oxaliplatin with oxaliplatin and irinotecan in fluorouracil-pretreated metastatic colorectal cancer patients[J]. Journal of clinical oncology: official journal of the American Society of Clinical Oncology, 2001, 19(22): 4195-4201.

[126] Falcone A, Ricci S, Brunetti I, et al. Phase III trial of infusional fluorouracil, leucovorin, oxaliplatin, and irinotecan (FOLFOXIRI) compared with infusional fluorouracil, leucovorin, and irinotecan (FOLFIRI) as first-line treatment for metastatic colorectal cancer: the Gruppo Oncologico Nord Ovest[J]. Journal of clinical oncology: official journal of the American Society of Clinical Oncology, 2007, 25(13): 1670-1676.

[127] Masi G, Vasile E, Loupakis F, et al. Randomized trial of two induction chemotherapy regimens in metastatic colorectal cancer: an updated analysis[J]. Journal of the National Cancer Institute, 2011, 103(1): 21-30.

[128] Sanoff HK, Sargent DJ, Campbell ME, et al. Five-year data and prognostic factor analysis of oxaliplatin and irinotecan combinations for advanced colorectal cancer: N9741[J]. Journal of clinical oncology: official journal of the American Society of Clinical Oncology, 2008, 26(35): 5721-5727.

[129] Souglakos J, Androulakis N, Syrigos K, et al. FOLFOXIRI (folinic acid, 5-fluorouracil, oxaliplatin and irinotecan) vs. FOLFIRI (folinic acid, 5-fluorouracil and irinotecan) as first-line treatment in metastatic colorectal cancer (MCC): a multicentre randomised phase III trial from the Hellenic Oncology Research Group (HORG)[J]. British Journal of Cancer, 2006, 94(6): 798-805.

[130] Fischer von Weikersthal L, Schalhorn A, Stauch M, et al. Phase III trial of irinotecan plus infusional 5-fluorouracil/folinic acid versus irinotecan plus oxaliplatin as first-line treatment of advanced colorectal cancer[J]. Eur J Cancer, 2011, 47(2): 206-214.

[131] Masi G, Loupakis F, Pollina L, et al. Long-term outcome of initially unresectable metastatic colorectal cancer patients treated with 5-fluorouracil/leucovorin, oxaliplatin, and irinotecan (FOLFOXIRI) followed by radical surgery of metastases[J]. Annals of Surgery, 2009, 249(3): 420-425.

[132] Loupakis F, Cremolini C, Masi G, et al. Initial therapy with FOLFOXIRI and bevacizumab for metastatic colorectal cancer[J]. The New England Journal of Medicine, 2014, 371(17): 1609-1618.

[133] Falcone A CC, Masi G, et al. FOLFOXIRI/Bevacizumab versus FOLFIRI/bevacizumab as first-line treatment in unresectable metastatic colorectal cancer patients: Results of the phase III TRIBE trial by GONO group (abstract)[J]. Journal of clinical oncology: official journal of the American Society of Clinical Oncology, 2013, 31(suppl: abstr 3505).

[134] Yoshino T, Mizunuma N, Yamazaki K, et al. TAS-102 monotherapy for pretreated metastatic colorectal cancer: a double-blind, randomised, placebo-controlled phase 2 trial[J]. The Lancet Oncology, 2012, 13(10): 993-1001.

[135] Van Cutsem E OA, Falcone A, et al. Phase III RECOURSE trial of TAS-102 vs. placebo, with best supportive care, in patients with metastatic colorectal cancer (mCRC) refractory to standard therapies (abstract LBA13)[J]. Data presented at the 2014 ESMO Congress, September 27, 2014, Madrid, Spain 2014.

[136] Yoshino T MR, Falcone A, et al. Results of a multicentger, randomised, double-blind, phase III study of TAS-102 vs. placebo, with best supportive care, in patients with metastatic colorectal cancer (mCRC) refractory to standard therapies (RECOURSE). (abstract O-022)[J]. Data presented at the 16th ESMO World Congress on Gastrointestinal Cancer, June 28, 2014, Barcelona, Spain 2014.

[137] Tournigand C, Cervantes A, Figer A, et al. OPTIMOX1: a randomized study of FOLFOX4 or FOLFOX7 with oxaliplatin in a stop-and-Go fashion in advanced colorectal cancer — a GERCOR study[J]. Journal of clinical oncology: official journal of the American Society of Clinical Oncology, 2006, 24(3): 394-400.

[138] de Gramont A, Buyse M, Abrahantes JC, et al. Reintroduction of oxaliplatin is associated with improved survival in advanced colorectal cancer[J]. Journal of clinical oncology: official journal of the American Society of Clinical Oncology, 2007, 25(22): 3224-3229.

[139] Chibaudel B, Maindrault-Goebel F, Lledo G, et al. Can chemotherapy be discontinued in unresectable metastatic colorectal cancer? The GERCOR OPTIMOX2 Study[J]. Journal of clinical oncology: official journal of the American Society of Clinical Oncology, 2009, 27(34): 5727-5733.

[140] Adams RA, Meade AM, Seymour MT, et al. Intermittent versus continuous oxaliplatin and fluoropyrimidine combination chemotherapy for first-line treatment of advanced colorectal cancer: results of the randomised phase 3 MRC COIN trial[J]. The Lancet Oncology, 2011, 12(7): 642-653.

[141] Hochster HS, Grothey A, Hart L, et al. Improved time to treatment failure with an intermittent oxaliplatin strategy: results of CONcePT[J]. Annals of oncology: official journal of the European Society for Medical Oncology/ ESMO, 2014, 25(6): 1172-1178.

[142] Saltz LB, Clarke S, Diaz-Rubio E, et al. Bevacizumab in combination with oxaliplatin-based chemotherapy as first-line therapy in metastatic colorectal cancer: a randomized phase III study[J]. Journal of clinical oncology: official journal of the American Society of Clinical Oncology, 2008, 26(12): 2013-2019.

[143] Koopman M. Final results and subgroup analyses of the phase 3 CAIRO3 study: Maintenance treatment with capecitabine and bevacizumab versus observation after induction treatment with chemotherapy and bevacizumab in metastatic colorectal cancer (mCRC)[J]. Journal of clinical oncology: official journal of the American Society of Clinical Oncology, 2014, 32(suppl 3): abstr LBA388.

[144] Diaz-Rubio E, Gomez-Espana A, Massuti B, et al. First-line XELOX plus bevacizumab followed by XELOX plus bevacizumab or single-agent bevacizumab as maintenance therapy in patients with metastatic colorectal cancer: the phase III MACRO TTD study[J]. The Oncologist, 2012, 17(1): 15-25.

[145] Eisenhauer EA, Therasse P, Bogaerts J, et al. New response evaluation criteria in solid tumours: revised RECIST guideline (version 1. 1)[J]. Eur J Cancer, 2009, 45(2): 228-247.

[146] Iwanicki-Caron I, Di Fiore F, Roque I, et al. Usefulness of the serum carcinoembryonic antigen kinetic for chemotherapy monitoring in patients with unresectable metastasis of colorectal cancer[J]. Journal of clinical oncology: official journal of the American Society of Clinical Oncology, 2008, 26(22): 3681-3686.

[147] Shani A, O'Connell MJ, Moertel CG, et al. Serial plasma carcinoembryonic antigen measurements in the management of metastatic colorectal carcinoma [J]. Annals of internal medicine, 1978, 88(5): 627-630.

[148] Trillet-Lenoir V, Chapuis F, Touzet S, et al. Any clinical benefit from the use of oncofetal markers in the management of chemotherapy for patients with metastatic colorectal carcinomas? [J] Clin Oncol (R Coll Radiol), 2004, 16(3): 196-203.

[149] Locker GY, Hamilton S, Harris J, et al. ASCO 2006 update of recommendations for the use of tumor markers in gastrointestinal cancer[J]. Journal of clinical oncology: official journal of the American Society of Clinical Oncology, 2006, 24(33): 5313-5327.

[150] Sorbye H, Dahl O. Carcinoembryonic antigen surge in metastatic colorectal cancer patients responding to oxaliplatin combination chemotherapy: implications for tumor marker monitoring and guidelines[J]. Journal of clinical oncology: official journal of the American Society of Clinical Oncology, 2003, 21(23): 4466-4467.

[151] Ailawadhi S, Sunga A, Rajput A, et al. Chemotherapy-induced carcinoembryonic antigen surge in patients with metastatic colorectal cancer[J]. Oncology, 2006, 70(1): 49-53.

[152] Strimpakos AS, Cunningham D, Mikropoulos C, et al. The impact of carcinoembryonic antigen flare in patients with advanced colorectal cancer receiving first-line chemotherapy[J]. Annals of oncology: official journal of the European Society for Medical Oncology/ ESMO, 2010, 21(5): 1013-1019.

第二十一章
结直肠癌放射治疗

第一节 直肠癌的放射治疗

一、局部晚期直肠癌的放疗

近年来,多学科综合治疗的理念在直肠癌的治疗中越来越受到重视。在根治性手术的基础上,化放疗已成为局部晚期直肠癌不可或缺的治疗部分。而随着多项大型临床Ⅲ期直肠癌术前放疗研究结果的报道,局部进展期直肠癌的规范化治疗指南已由术前新辅助化放疗取代术后辅助化放疗。

(一) 术后放疗

术后辅助放疗最初的应用开始于 20 世纪 70 年代后期和 80 年代早期,开始的目标是放疗对局控的影响,随后的研究除了放疗对局控的影响外,还着重于放疗与化疗的联合应用,包括应用方法及同期放化疗时,放疗的并发症。北美在 20 世纪 80 年代后期发表的单中心研究显示,Ⅱ/Ⅲ期直肠癌术后单纯放疗的局控失败率在 15%～22%,无病生存率在 50%～57%。放疗的剂量为 45 Gy,1.8 Gy/次,缩野加量的剂量为 5～9 Gy。见表 21 - 1。

20 世纪 80 年代起,在单中心研究的基础上,开始了多中心随机临床试验,这些试验确立了术后辅助治疗的标准治疗方式。所有试验的病例选择均为肿瘤完全切除的 T_3、T_4 和(或)N＋患者。

表 21 - 1 直肠癌术后放疗的单中心研究 5 年结果

作　者	剂量(Gy)	局部失控(%)	无病生存(%)
Tepper[1]	45 + 5 boost	19	50
Vigliotti[2]	40～50 + 6～10 boost	15	57
Schild[3]	45 + 5 boost	22	56
Wiggenraad[4]	45	19	57

美国胃肠道肿瘤研究组(Gastrointestinal Tumor Study Group,GITSG)进行的试验,术后患者被随机分成 4 组:无术后辅助治疗、术后化疗(5 - FU + MeCCNU)、术后放疗(40～48 Gy),或术后放化疗[5]。试验结果显示,与单纯手术比较,术后放化疗联合治疗明显提高无病生存率($P<0.009$);术后放疗可提高局控(80% 术后放疗,76% 单纯手术),但术后放化疗对局控的提高更好,为 89%。

以 Mayo 北部中心组为首,与 RTOG、SWOG、CALGB 合作,进行了多中心合作试验(NCCTG 79 - 47 - 51),比较术后放疗(45～50.4 Gy)与术后放化疗(化疗为 5 - FU + MeCCNU)的疗效[6]。此试验证实了 GITSG 的结果。放化疗联合较单纯放疗明显提高了生存率(48%～58%),局控率(86%～75%)。此研究发现,在联合了化疗后,明显降低了远处转移($P=0.011$),提高了总生存率($P=0.025$)。同时在此研究中还观察到有放疗剂量响应,因此,在能避开小肠的情况下,给予肿瘤床加量 5.4 Gy,增加的剂量显示可提高局控。

北美进行的 NSABP(National Surgical Adjuvant Breast Project)R01 研究[7],555 例 DUKE's B-C 期直肠癌患者被分为 3 组:单纯手术组、术后放疗组、术后化疗组。与术后观察相比,放疗降低了局部复发率(25%~16%),而术后化疗则改善了 DFS(30%~42%)和 OS(43%~53%)。

随后进行的 NSABP R02 研究是在 Ⅱ/Ⅲ 期直肠癌中比较术后化疗与术后放化疗联合的效果[8],694 例 DUKE B~C 期直肠癌患者接受手术-术后化疗(5-FU/LV vs. MOF)加同期放疗。术后放疗降低了 5 年局部复发率(14%~8%),而未能改善 DFS 和 OS。

Intergroup0114 研究[9],共 1 695 例 $T_{3\sim4}$ 或 N+ 直肠癌随机进入术后静脉团注 5-FU、5-FU+亚叶酸、5-FU+左旋咪唑或 5-FU+亚叶酸+左旋咪唑 4 组,结果显示 7 年的 OS 和 DFS 在各组之间均未显示出差异。进一步分析显示在有经验的医生和医院接受治疗的患者疗效较好[10]。对于 N_0 的患者,淋巴结检出数和 OS 相关,推荐至少要检测 14 枚淋巴结。

Intergroup/NCCTG 研究纳入 660 例 Ⅱ/Ⅲ 期直肠癌[11],随机分为术后放疗同期联合 PVI 或 Bolus 5-FU 组,PVI 5-FU 组显示出更好的 4 年 OS(70% vs. 60%)和无复发率(63% vs. 53%)。

而在 INT0144 研究中[12],患者随机分为 3 组:Bolus 5-FU/PVI 5-FU+RT/Bolus 5-FU、PVI 5-FU/PVI 5-FU+RT/PVI 5-FU 和 Bolus 5-FU-LV-左旋咪唑/Bolus 5-FU-LV-左旋咪唑+RT/Bolus 5-FU-LV-左旋咪唑。同期 PVI 5-FU 组没有显示出生存的获益,但有较低的 3 度以上血液学毒性发生率。基于此,当 5-FU 用于联合放疗时,PVI 应优先考虑采用。

Gunderson 的 Pool Analysis[13]:病例来源于 NCCTG、Int 0144、NSABP R-01 和 R-02 研究的 3 791 例患者。结果显示,对于 T_3N_0 以及 $T_{1\sim2}N_1$ 亚组,术后化疗增加 OS,但术后化放疗相对于术后化疗未能进一步提高 OS。而在更高危的亚组中,术后放化疗相对于术后化疗,显示出更好的 DFS、OS 和 LF,见表 21-2。

表 21-2　3 791 例直肠癌患者风险分级

风 险 组 别	~5 年 OS	~5 年 DFS	LR	DM
低风险 $T_{1\sim2}N_0$	90%	90%	<5%	10%
中风险 $T_{1\sim2}N_1$,T_3N_0	80%(75%~85%) 手术+化疗+/-放疗	75%(65%~80%)	5%~10%	15%~20%
中高风险 $T_{1\sim2}N_2$,T_3N_1,T_4N_0	60%(40%~80%)	55%(45%~60%)	10%~20% 术后化疗>15% 术后化放疗 10%~15%	30%~35%
高风险 T_3N_2,T_4N+	40%(25%~60%)	30%~35%	15%~20% 术后化疗>20% 术后化放疗<20%	>40%

(二)术前放疗

进入 20 世纪(2005 年前后),随着一系列临床Ⅲ期研究结果的报道,术前化放疗取代了术后化放疗,成为局部晚期直肠癌的标准治疗模式。

相对于术后化放疗,术前放疗有其临床和生物学上的优点。主要包括:放疗后肿瘤降期退缩,可提

高切除率;对低位直肠肿瘤,肿瘤的退缩可能增加保留肛门括约肌的机会;降低术中播散的概率;肿瘤乏氧细胞少,对放疗较术后放疗敏感;小肠的蠕动度较术后大,未坠入盆腔,治疗的毒性反应较低。

但术前放疗也有其不足之处。放疗后产生的肿瘤退缩可能会影响疾病的最初分期,而分期又是预测判断治疗疗效的主要预后指标。但瑞典的多

中心试验结果提示,术前放疗与单纯手术比较,对所有期别的肿瘤均有好处[14],因此可能肿瘤的最初分期重要性没有以往所认为的高。另一缺点是,术前分期的不准确性造成治疗过度或治疗不足。虽然目前影像学的发展使得对术前肿瘤分期确定较以往容易且准确,但仍有分期过高或过低的可能性。德国 Sauer 的研究中,直接手术组中,18%经腔内超声诊断为 T_3 和(或)N+的病例,在术后的病理诊断为 $T_{1\sim2}$,术前分期过高[15];而 Guillem 的报道则显示,22%术前被诊断为 T_3N_0 的患者直接手术显示 LN+[16]。

1. 术前放疗的方式 术前放疗的方式主要有两种,一为短程快速大分割放疗,多采用 5 Gy/次,25 Gy/5 次,放疗结束后一周内手术。另一种为常规分割,45~50.4 Gy,1.8 Gy/次,手术在放疗结束后 6~8 周进行。

术前短程放疗:北欧进行的多项随机临床研究,多数采用短程快速放疗。以瑞典斯德哥尔摩研究为代表的一系列研究,确立了术前放疗、短程放疗方式的有效性。斯德哥尔摩研究 I,比较单纯手术与 25 Gy/5 次术前放疗,手术在一周内进行[17]。研究显示术前放疗明显提高了无病生存率和局控率,但未观察到有生存率的差异。有学者认为早期的斯德哥尔摩试验虽证实了他们的放疗分割方式和术前放疗的有效性,但由于放射野过大,并发症的发生率太高。

瑞典研究 II,共 1 168 例,重复了瑞典研究 I 的随机分组,为 25 Gy/5 次,主要的不同是放疗范围缩小,不包括腹主动脉旁淋巴引流区,采用多野照射技术。研究证实了术前放疗可明显提高局控率(12%比 27%)以及无病生存率,最重要的是显示有总生存率(58%比 48%)的提高[18]。更新数据显示 13 年总生存率 2 组分别为 38%和 30%[19]。分层分析显示各期的直肠癌,包括 I 期的局控均有提高。此研究是目前唯一证实有生存提高的术前放疗的临床研究。但此研究中,全系膜切除术(TME)尚未被广泛接受,直接手术组复发率高达 27%,由此存在有对手术质控的质疑。除这 2 项研究,TME 前期还有一系列研究分析了术前短程放疗的效果,总结见表 21-3。

表 21-3 在 TME 手术时代前的术前放疗研究

研 究 项 目	总剂量(Gy)	分割次数	总生存获益	局部复发率获益	局部复发率	
					对照组	研究组
Stearns[20],1974	20	10	No	Yes		
VASOG I[21],1975	20~25	12		Yes	37%	29%
VASOG II[22],1986	31.5	8	No		22%	21%
EORTC[23,24],1988	5/20	1/10	No	No		
Stockholm I[25],1990	25	5	No	Yes	28%	15%
Stockholm II[26,27],1993	25	5	Yes	Yes	27%	12%

当 TME 成为直肠癌的手术规范后,术前短程放疗是否还能有相同的疗效呢?我们来看荷兰研究和 MRC CR07 研究(表 21-4)。首先是荷兰的术前放疗随机研究(CKVO 95-04),是比较有手术质控的 TME 的情况下术前放疗的作用[28]。患者被随机分成 TME 或术前快速短程放疗(25 Gy/5 次)+TME 两组,在 TME 组,术后如切缘阳性,则接受 50 Gy/25 次的术后放疗。所有参加试验的外科手术医生均接受有关全系膜切除术的培训,且

在可以对进入随机试验患者进行手术之前,需要先在有经验医师指导的情况下行 5 例全系膜切除术。2 年的局部复发率,TME 组为 8.4%,术前放疗+TME 为 2.4%。经过 12 年的随访,2 组的 10 年局部复发率分别为 11%和 5%[29]。在 III 期切缘阴性的患者中 2 年的局部复发率,TME 为 15%,术前放疗+TME 为 4%(P<0.001)。结果显示了 TME 仍需联合辅助放疗的必要性,尤其对于 III 期和直肠中下段的肿瘤,可从放疗中有较大的得益。

表 21-4 在 TME 手术年代的术前短程放疗研究

研 究 项 目	总剂量(Gy)	分割次数	总生存获益	局部复发率获益	局部复发率	
					对照组	研究组
Dutch[32,33],2001	25	5	No	Yes	8.4%	2.4%
					11%*	5%*
MRC CR07[34],2009	25	5	No	Yes	10.6%	4.4%

* 10 年局部复发率。

MRC CR07/NCIC-CTG C016 研究[30]：1 350 例可切除直肠癌被随机分入术前短程放疗(25 Gy/5 Fx)＋手术或手术＋选择性术后化放疗(对于环切缘阳性患者,45 Gy/5-FU)。术前短程放疗组具有更低的局部复发率(4.4% vs. 10.6%)。但 OS 没有显示出差异。Quirke 等按照环切缘情况对手术质量分为了 3 级[31]：好(直肠系膜)、中(内直肠系膜)及差(固有肌层)。3 年局部复发率分别为 4%、7% 和 13%。在不同的手术质量分组中,术前短程放疗组都显示出更低的局部复发,而在手术质量较好又接受了术前放疗的亚组中,3 年局部复发率低至 1%。

2. 术前长程化放疗 在长程放疗方面,里程碑研究是德国 CAO/ARO/AIO-94 研究,823 例 T3/4 或 N＋的直肠癌患者随机进入术前或术后化放疗组。两组的化放疗都是采用 50.4 Gy 和同期 5-FU 化疗,术后组还有 5.4 Gy 的局部加量。术前化放疗提高了保肛率(39% vs. 19%),5 年局控率(6% vs. 13%);更低的 3～4 度毒性反应(含急性和后期反应);以及吻合口狭窄。手术病理显示,术前化放疗组的病理淋巴结阳性率为 25%,而术后组为 40%,另外,术前组还获得了 8% 的病理完全缓解率(pCR)。在术后组,约 18% 的患者手术病理显示为 $pT_{1\sim2}N_0$,这也提示术前化放疗有过渡分期和治疗的可能性。在长期生存方面,2 组未能显示出生存差异[35]。局控率的获益一直延续到 11 年的长期随访,10 年局部复发率分别为 7.1% 和 10.1%,而 DFS 和 OS 无差异[36]。

3. 术前短程放疗 vs. 长程化放疗 波兰 Bujko 报道了术前采用不同分割剂量的随机研究[37,38]。临床Ⅲ期研究,共 312 例患者,$T_{3\sim4}$ 可切除直肠癌,随机分为短程快速放疗组(25 Gy/5 Fx,中位 8 d 后手术)和常规术前化放疗组(50.4 Gy/28 Fx,5-FU/LV 周 1～5 给药,第 1,5 周,中位 78 d 后手术)。阳性环切缘在常规化放疗明显较低(4% vs. 13%, P=0.017)。经过术前化放疗后肿瘤最大径明显减小(2.6 cm vs. 4.5 cm, P<0.001)。但 2 组具有相同的保肛率(58% vs. 61%),作者认为这可能是由于外科医生在手术后更多考虑了术前肿瘤边界而选择了手术方式所致。另外,长程放化疗也没有提高局控、生存和后期毒性反应。

另一项头对头比较术前短程放疗和长程化放疗的临床Ⅲ期研究,澳大利亚 Trans-Tasman Radiation Oncology Group Trial 01.04 研究报道[39],326 例 $T_3N_0-2M_0$ 的直肠腺癌患者进入研究,随机分为短程组(25 Gy/5 Fx,1 周内手术,术后 6 程化疗)和长程组(50.4 Gy/28 Fx,同期 civ 5-FU 给药,放疗后 4～6 周手术,术后行 4 程化疗)。3 年局部复发率在 2 组分别为 7.5% 和 4.4% (P=0.24)。5 年远处转移率、OS 以及毒性反应在 2 组中均未显示出差异(表 21-5)。

总体来看,短程放疗和长程化放疗在局部控制、长期生存方面并未显示出明显的差异,但长程放疗由于放疗与化疗联合,并且放疗与手术的间隔时间较长,肿瘤可获得足够的退缩时间,近期疗效相对更好。对低位直肠,初始不可切除,推荐常规分割放化疗,可有更多的肿瘤降期,提高 R_0 切除率,降低局部复发,提高保肛率。而短程大分割放疗由于其放疗费用低、治疗时间短,能够较好地节省卫生资源,因此,对于患者年龄较大、期望寿命较短或初始病灶可切除时可考虑。

表 21 - 5 术前短程放疗 *vs.* 术前长程化放疗

项　目	波　兰　研　究		澳大利亚研究	
	25 Gy+TME	50.4 Gy/Bolus 5 - FU+TME	25 Gy+TME +6 程化疗	50.4 Gy/Civ 5 - FU+TME +4 程化疗
病例数	155	157	163	163
局部复发率	9%	14.2%	7.5%	4.4%
DFS	58%	55%	73%	70%
OS	67%	62%	74%	70%
3~4 度肠道反应			3.2%	5.1%
3~4 度后期毒性反应	10.1%	7.1%	5.8%	8.2%

4. 术前化放疗中同期化疗方案的选择

(1) 氟尿嘧啶单药：术前长程放疗结合同期化疗的早期临床Ⅲ期随机对照研究主要有以下两项：EORTC22921 和 FFCD9203 研究，对比术前放疗加或不加氟尿嘧啶是否能提高疗效。

EORTC22921 研究是一项 2×2 设计的临床Ⅲ期研究，共入组了 1 011 例临床分期为 $T_{3\sim4}/N_xM_0$ 的患者，根据术前接受单纯放疗还是联合化放疗、术后是否接受辅助化疗分为 4 组：术前放疗 + 手术、术前放化疗 + 手术、术前放疗 + 手术 + 术后化疗、术前放化疗 + 手术 + 术后化疗 4 组。结果显示，接受术前放化疗的患者，病理完全消退较术前放疗多，分别是 14% 和 5.3%（$P<0.000\ 1$）。术前放化疗较术前放疗急性毒性反应有所增加，主要是Ⅱ度及以上腹泻的发生率，分别是 34.3% 和 17.3%（$P<0.005$）。单纯放疗未加用任何化疗组复发率为 17.1%，而只要加用了化疗，无论术前化疗还是术后化疗，复发率都下降至 8% 左

右。对于 DFS 和 OS，4 组之间均未显示出差异[40]。进一步的亚组分析显示，术前化放疗中肿瘤退缩理想的病例能够从术后化疗中得到更好的生存获益[41]。

FFCD9203 研究共入组 762 例 $T_{3\sim4}$ 患者，随机分为术前单纯放疗组和术前联合化放疗组。化放疗剂量选择与 EORTC22921 相同。两组 pCR 率分别为 3.6% 和 11.4%（$P<0.05$），3 度以上毒性反应分别为 2.7% 和 14.6%（$P<0.05$），5 年局部复发率为 16.5% 和 8.1%（$P=0.004$），而在 DFS 和 OS 方面，同样未能观察到 2 组的差异[42]。

(2) 联合奥沙利铂：奥沙利铂曾被寄予厚望来提高新辅助化放疗的疗效，在早期的临床Ⅱ期研究中，奥沙利铂 + 氟尿嘧啶用于新辅助化放疗取得了理想的病理完全缓解率（pCR）。为了进一步证实奥沙利铂的新辅助治疗价值，目前共有 5 项临床Ⅲ期研究对新辅助治疗中加用奥沙利铂是否提高疗效进行了分析（表 21 - 6）。

表 21 - 6 奥沙利铂在术前化放疗的临床Ⅲ期研究汇总

研　究	近　期　疗　效		毒　性	长　期　预　后		
	pCR	CRM≤1 mm		3 年局部复发率	3 年 DFS	3 年 OS
STAR - 01 研究	16% *vs.* 16%	7% *vs.* 4%	奥沙利铂毒性大			
ACCORD 12/0405 研究	14% *vs.* 19%	13% *vs.* 8%	奥沙利铂毒性大	6.1% *vs.* 4.4%	67.9% *vs.* 72.7%	87.6% *vs.* 88.3%
CAO/ARO/AIO - 04 研究	12.8% *vs.* 16.5%	6% *vs.* 5%	未增加毒性反应	7.6% *vs.* 4.6%	71.2% *vs.* 75.9%	88.0% *vs.* 88.7%
NSABP R - 04 研究	19% *vs.* 21%		奥沙利铂毒性大	12.1% *vs.* 11.2%	64.2% *vs.* 69.2% (5y)	79.0% *vs.* 81.3% (5y)
PETCC - 6 研究	11% *vs.* 13%	2% *vs.* 2%	奥沙利铂毒性大	7.6% *vs.* 4.6%	74.5% *vs.* 73.9%	89.5% *vs.* 87.4%

法国的 ACCORD12/0405 研究[43]：对比了盆腔放疗 45 Gy 联合卡培他滨（800 mg/m²，bid，d1～5，qw）增敏和盆腔放疗 50 Gy 联合卡培他滨 + 奥沙利铂（50 mg/m²，qw）的直肠癌术前化放疗方案。共入组 598 例患者。结果显示，剂量强度的增加造成了 3 度以上毒性反应明显增加（10.9% $vs.$ 25.4%），但主要研究指标 pCR 却未能获益（13.9% $vs.$ 19.2%，$P = 0.09$）。

意大利 STAR - 01 研究[44]：共 747 例患者随机分入 5 - FU 单药增敏组（每日 225 mg/m²）和奥沙利铂（60 mg/m²，qw）+ 5 - FU 联合增敏组。但研究结果同样令人失望，2 组 pCR 率均为 16%，而毒性反应尤其是腹泻却明显增加。

美国 NSABP R - 04 研究[45]：这是一项 2×2 设计的研究，1 608 例局部晚期直肠癌患者被随机分为 5 - FU 或卡培他滨联合或不联合奥沙利铂。结果显示联合奥沙利铂组在 pCR（20.9% $vs.$ 19.1%，$P = 0.28$）、手术降期率（19.2% $vs.$ 23%，$P = 0.48$）、保肛率（60.4% $vs.$ 63.6%，$P = 0.28$）、手术淋巴结阳性率（29.5% $vs.$ 29%，$P = 0.85$）方面均无差别，但有更多的 3～4 度腹泻反应（15.4% $vs.$ 6.6，$P < 0.001$）。

德国 CAO/ARO/AIO - 04 研究[46]：1 236 例 $T_{3～4}$ 的患者随机分入 5 - FU 组（放疗增敏时 5 - FU 1 000 mg/m² d1～5，d29～33）或奥沙利铂 + 5 - FU 组（放疗增敏时奥沙利铂 50 mg/m²，d1/8/22/29，5 - FU 250 mg/m² d1～14/22～35）。结果显示加用奥沙利铂总的 3～4 度毒性反应并未增加（23% $vs.$ 22%）；手术 R_0 切除率、环切缘 CRM 方面 2 组也类似；而在 pCR 方面，加用奥沙利铂组明显优于 5 - FU 单药组（17% $vs.$ 13%，$P = 0.038$）。

荷兰 PETACC - 6 研究[47]：1 094 例 Ⅱ/Ⅲ 期直肠癌患者随机分入放疗联合卡培他滨单药或卡培他滨 + 奥沙利铂组，结果也令人失望，在加入奥沙利铂后，pCR 未能得到提升（12% $vs.$ 14%，$P = $ NS），但毒性反应显著增加，总的 3～4 度毒性反应由 15% 增加到 38%，胃肠道反应由 8% 增加到 22%。

综合这 5 项研究，奥沙利铂在新辅助治疗中的价值令人遗憾，除了德国 CAO/ARO/AIO - 04 研究外，其余 4 项研究均认为奥沙利铂显著增加了毒性反应尤其是腹泻的发生，而近期疗效 pCR 没有明显提高。而远期疗效上，目前有 4 项研究报道了 3 年局控率、DFS 和 OS 的结果，从数据上看，长期的随访结果也难以令人满意。因此，在目前的证据基础上，奥沙利铂并不被推荐用于局部晚期直肠癌新辅助化放疗中。

（3）联合伊立替康：作为结直肠癌化疗的 3 种有效药物之一，伊立替康和放疗的结合也受到关注。从细胞生物学角度来看，放疗会造成肿瘤细胞的 S 期阻滞，而伊立替康却能对 S 期细胞造成特异性的杀灭。因此，伊立替康和放疗结合，理论上能够起到良好的协同作用。然而，伊立替康在局部晚期直肠癌的术前化放疗研究中却并不顺利，欧美早期进行了一系列的临床Ⅰ、Ⅱ期研究，来摸索伊立替康联合氟尿嘧啶增敏放疗的最佳剂量强度，研究显示伊立替康的周剂量强度为 50 mg/m²[48,49]。这样的剂量强度和标准 FOLFIRI 方案相比，剂量强度明显偏低。究其原因，伊立替康和盆腔放疗具有相同的靶器官毒性——腹泻，是限制其剂量强度提升的重要因素。

RTOG0247 临床Ⅱ期研究对伊立替康和奥沙利铂究竟谁是放疗最佳增敏剂进行了比较，将 104 例局部晚期直肠癌患者随机分为两组：伊立替康组（盆腔放疗 50.4 Gy，伊立替康 50 mg/m²，qw×4，卡培他滨 600 mg/m²，bid，M - F，qw）或奥沙利铂组（盆腔放疗 50.4 Gy，奥沙利铂 50 mg/m²，qw×4，卡培他滨 825 mg/m²，bid，M - F，qw），4～8 周后接受根治性手术，再以 FOLFOX 方案进行辅助化疗。由于考虑到毒性反应问题，伊立替康组的剂量强度明显弱于奥沙利铂，该研究的近期疗效也似乎印证了这一点，两组的毒性反应类似，但伊立替康组的 pCR 率仅为 10%，明显弱于奥沙利铂组的 21%[50]。但有意思的是，在该研究的长期随访结果中，伊立替康组的 4 年 DFS 和 OS 分别为 66% 和 85%，均比奥沙利铂组高出 10%（56% 和 75%）[51]。这样一个长期结果的逆转该如何解释？是由于小样本研究偶然性所致？还是和晚期肠癌一样,较早地使用三种有效化疗药物可显著延长生存?目前还不得而知,需要进一步的研究来加以解释。

而在 UGT1A1 基因被认识后,其对于伊立替康的毒性预测性有了逐渐的认识。基于此,复旦大学肿瘤医院进行了一项基于 UGT1A1 基因引导下的术前化放疗伊立替康增量的 I 期研究,结果显示在 UGT1A1 基因引导下,伊立替康剂量可显著提升,研究结果将在近期报道。

5. 辅助化疗前移的探索　有两种模式,一种是诱导化疗,一种是间隔期化疗。诱导化疗又称为"新辅助化疗",是指在局部治疗(手术或放疗)开始之前先使用的化疗,目的是希望化疗后局部肿瘤缩小,减小手术范围及清除或抑制微小转移灶,目前已有一些小样本研究结果报道。在西班牙进行的一项临床 II 期随机对照研究中[52],108 例局部进展期直肠癌患者随机分为辅助化疗组:术前化放疗(放疗＋卡培他滨＋奥沙利铂)-手术- 4 程 Capox 化疗;诱导化疗组:4 程 Capox 化疗-术前化放疗-手术。结果显示 2 组的 pCR 分别为 13.5% 和 14.3%,在降期、肿瘤退缩和 R_0 切除方面,2 组都没有统计学差异。但在毒性反应方面,诱导化疗组的 3 度以上毒性反应发生率为 19%,远低于辅助化疗组的 54%($P = 0.000\ 4$),方案完成度也显著领先(91% *vs*. 54%,$P < 0.000\ 1$)。

另一项 MSKCC 的单中心回顾性研究显示,61 例患者首先接受 FOLFOX4 方案诱导化疗,57 例完成了此后的化放疗,另有 4 例因化疗敏感拒绝行化放疗而直接手术。12 例患者没有接受手术:9 例获得 cCR 而没有手术,1 例拒绝手术,1 例由于并发症延迟手术,1 例在手术之前发展为远处转移。49 例患者接受了 TME 手术,全部实现 R_0 切除,23(47%)例肿瘤存在缓解,13(27%)例实现了 pCR 没有出现因诱导化疗所致 SAE 引发的治疗延迟。因此作者推断,FOLFOX 方案诱导化疗可以降期,提高 pCR 率,提高治疗的完成率。

而在长程化放疗后,有 6~8 周的手术间隔期,复旦大学附属肿瘤医院在间隔期尝试加入化疗从而提高疗效。系列研究共分为 3 个阶段[54,55]:第

一阶段,放疗采用三维适形技术(3DCRT),全盆腔 45 Gy/25 Fx,同期联合奥沙利铂＋卡培他滨;第二阶段放疗改为束流调强技术(IMRT),全盆腔 44 Gy/20 Fx,同期联合奥沙利铂＋卡培他滨,放疗结束 2 周后加用一疗程希罗达单药口服;第三阶段 IMRT 技术,全盆腔 50 Gy/25 Fx,可见病灶同期增量至 55 Gy,联合奥沙利铂＋卡培他滨,放疗结束 2 周后加用一疗程奥沙利铂＋希罗达联合化疗。病理完全缓解率(pCR)在 3 个阶段分别为 10%、18% 和 23%,而放疗期间的毒性反应并未明显增高。

将辅助治疗前移,可期待更好的肿瘤退缩和 PCR;同时,毒性更低,患者耐受性好,整体治疗的完成度更高;全身系统治疗的强化也有利于早期控制潜在的远处转移灶。

6. 延长放疗-手术间隔期的摸索　术前放疗除局控外,另一个主要的目标为肿瘤的退缩和降期,从而增加保肛的机会。术前快速短程放疗,手术与放疗间隔时间短,未给予肿瘤足够的时间产生退缩,斯德哥尔摩的两项研究,1 316 例病例分析,肿瘤的退缩降期主要发生在手术与放疗结束后的间期大于 10 d 的病例中[56]。荷兰 CKVO95 - 04 研究,短程术前放疗,没有观察到有肿瘤的降期。里昂 R90 - 01 研究观察到,当术前放疗与手术的间隔时间 > 2 周时,可增加肿瘤降期的机会[57]。

因此,为了弥补短程放疗在肿瘤降期上的不足,近年来对短程放疗的模式也有一定的优化,包括短程 5×5 放疗后延期手术(6~8 周)或在其中进一步加入化疗来强化治疗。Bujko K 的一项系统综述显示,短程放疗后延期手术相对于立即手术,严重放疗并发症减少,pCR 明显提高约 10%,但在保肛率和 R_0 切除率方面,延期手术未能显示优势[58]。

而在接受长程化放疗的患者中,同样观察到了间隔期延长带来的肿瘤退缩。Tulchinsky 的一项回顾性研究显示,化放疗-手术间隔期 ≤7 周的患者 pCR 发生率为 16.7%,而 >7 周的患者,pCR 达到 34.5%[59]。Kalady 的研究得到了类似的结果,间隔期以 8 周为界,pCR 率分别为 16% 和 31%[60]。另一项非随机对照前瞻性研究中,手术

前加两周期 mFOLFOX6 化疗,治疗组(SG2)间隔 11 周,较对照组(SG1)间隔 6 周。治疗组显著提高 pCR 率(25% *vs*. 18%, $P = 0.02$),且未增加手术并发症,接受治疗的累积剂量显著高于对照组[61]。

由此可见,无论术前放疗采用长程还是短程放疗,至手术的间隔期被延长,都有增加肿瘤退缩的机会,减轻毒性反应,从而使患者能够更好地完成全程治疗。

(三) 局部切除＋放疗

1. **局切＋术后辅助治疗**　对于局部晚期直肠癌来说,局部切除的意义在于可避免低位直肠癌的 APR 手术,但对于距肛距离＞8 cm 的直肠癌来说,局部切除的意义就变得非常有限了。

对于分化高级别、脉管癌栓阳性、印戒细胞癌,或者≥T_2,局部复发率达到 15%,盆腔淋巴结转移率达到 10%～20%,因此,单纯的局部切除(WLE)是不合适的。

对于采用局切＋辅助治疗的患者在 5 年内需要密切随访。大约有一半的局部失败患者可接受挽救性手术从而提高疗效。

RTOG 89 - 02 研究[62]:是一项临床 Ⅱ 期研究,共 65 例低位直肠癌(距肛≤4 cm)、环周≤ 40%、可推动、N_0 的患者接受保肛局部切除术。其中 51 例相对高危的患者(T_2、T_3、高级别、脉管侵犯、肿瘤＞3 cm 以及 CEA 升高)还接受了术后化放疗。放疗剂量为 45～50 Gy,并局部加量至 50～65 Gy。5 年 OS 78%。局部复发率和 T 分期密切相关(T_1 4%,T_2 16%,T_3 23%),也和环周情况相关。远处转移率和 T 分期相关。

CALGB 8894 研究[63]:一项局切＋辅助化放疗的临床Ⅱ期研究,110 例患者接受了局切,其中 59 例 T_1 和 51 例 T_2。T_1 患者采用观察的策略,T_2 患者则接受了辅助 54 Gy 的放疗和同期 5 - FU 化疗。经过中位 7.1 年的随访后,局部复发率和 10 年生存率分别为:pT_1 8% 和 84%,pT_2 18% 和 66%。

这些结果和其他一些单中心的回顾性研究类似(表 21 - 7)。因此,尽管目前尚缺乏高循证级别的研究,辅助化放疗还是会被推荐局部切除后的高危病例,以改善局部复发率、DFS 和 OS。另外,局部切除术选择病例时,需特别注意术前正确评估肿瘤的浸润情况。如果行全层切除时,经过瘤体处,将造成医源性的肠外种植,在此种情况下即使给予挽救性的手术和(或)放疗也影响疗效。对术前正确估计肿瘤的浸润的检查,推荐行经直肠腔内超声或腔内 MRI,以降低局切术不彻底的可能性。

表 21 - 7　局切＋放疗研究汇总

作　者	病例数	分　期	辅助治疗方案	中位随访时间(月)	局部复发率	远处转移率	总生存率
Fortunato L[64]	21	T_1(2),T_2(15),T_3(4)	术前 5 Gy 15 例,术后 50 Gy,其中 5 - FU 化疗 2 例	56	T_1 50% T_2 13% T_3 25%	19%	77%(5y)
Bleday R[65]	26	T_2(21),T_3(5)	术后 54 Gy 联合 5 - FU	40.5	T_2 0% T_3 40%	NS	NS
Taylor RH[66]	23	T_1(12),T_2(9),T_3(2)	术后 50 Gy	52	T_1 8% T_2 11% T_3 50%	NS	77%(5y)
Wagman R[67]	39	T_1(6),T_2(25),T_3(8)	术后 47 Gy,其中 5 - FU 化疗 20 例	41	T_1 0% T_2 24% T_3 25%	15%	70%(5y)
Varma MG[68]	19	Tis(1),T_1(3),T_2(9),T_3(6)	术前化放疗 4 例,放疗 1 例 术后化放疗 9 例,放疗 4 例	72	T_1 0% T_2 0% T_3 0%	5%	88%(5y)
Steele GD[69]	51	T_2(51)	术后 54 Gy 联合 5 - FU	48	13.70%	9.80%	85%(6y)

续 表

作　者	病例数	分　期	辅助治疗方案	中位随访时间(月)	局部复发率	远处转移率	总生存率
Chakravarti A[70]	47	T_1(14)，T_2(33)	术前放疗 2 例,术后放疗 45 例(54 Gy),26 例联合 5 - FU	51	T_1 0% T_2 15%	NS	72%(5y)
Russell AH[71]	51	T_1（13），T_2（25），T_3(13)	术后 50～65 Gy 联合 5 - FU	73	T_1 4% T_2 16% T_3 23%	13.70%	75%(5y)

2. 术前治疗＋局切　术前化疗后序贯局切的经验也不多,绝大多数患者为不适合手术或拒绝手术的 cT_3 患者。报道的局部复发率为 0～20%,5 年 OS 在 78%～90%。在新辅助化放疗后,如何选择合适的局部切除病例是减少复发风险的关键。到目前为止,并没有一个很准确的答案,但一般来说,如果局部切除的病理标本显示为阳性切缘或者降期不理想,那么后续的开腹手术就可能很重要。

MDACC 研究[72]: 26 例 T_3 的直肠癌患者在新辅助化放疗后,拒绝行 APR 术而行了 WLE 术。54%病理达到了 pCR,35%有极少量癌细胞残留,12%见到明显肿瘤残留。中位 42 个月随访只有 2 例患者随访显示盆腔失败。

Kim CJ 等报道了 26 例患者(初始分期 cT_2 5 例,cT_3 20 例,1 例不详)在新辅助化放疗后接受局部切除[73],病理 CR 17 例、PR 9 例。其中 2 例 PR 患者进行了后续的 APR 手术,但另 7 例不适宜或拒绝手术,经过中位 19 个月随访,仅 1 例拒绝行 APR 的患者出现了复发。

Mohiuddin M 等进行了一项研究,患者在照射 45～55 Gy 后接受全层局切,48 例患者由 3 组人构成:① 15 例,cT_3 或者>3 cm,但不适合根治性手术;② 18 例,cT_2 并且<3 cm;③ 15 例,cT_3 或者>3 cm,但在放疗后降期,达到了第 2 组的标准。中位 40 个月随访,3 组的复发率分别为 20%、11% 和 0%,5 年生存率为 74%、92%和 88%。

在新辅助治疗后,疗效越好的患者出现局部复发的风险越低,Bujko K 等通过对 11 项研究的总结(共 311 例患者),新辅助治疗后为 pCR 的患者,其复发率为 1/83,ypT_1/ypT_2/ypT_3 复发率依次为

8%(3/40)、11%(4/37)和 33%(3/9)[74]。

二、 复发性直肠癌的放疗

(一) 复发初次放疗

与原发的局部晚期肿瘤不同,复发的直肠癌中,以往所接受过的放疗情况各不相同,有已接受过放疗,有接受低剂量放疗或未照射过。对于影响局控和生存的因素,不同的研究者有不同的结果。一般来说,局部复发性肠癌预后较差,中位生存时间为 1～2 年。通常伴有疼痛、出血、盆腔感染以及肠道梗阻。

Bagatzounis 等对 155 例患者的复发部位进行了分析,在接受 APR 和 LAR 的患者中未发现复发部位的差异[75]。

Mayo Clinic 肿瘤中心对 106 例局部复发病例接受单纯切除或加上术中放疗和(或)外照射。按照盆腔浸润程度分为 4 个亚组[76]:F_0,没有盆腔浸润;F_1,肿瘤浸润到一个盆腔部位;F_2,浸润到两个盆腔部位;F_3,浸润超过两个盆腔部位。生存率在不同组间有明显的差异。意大利一项研究参考 Mayo Clinic 的标准对 47 例局部复发、非转移性直肠癌接受术前化放疗以及术中放疗进行分类[77],并在其基础上进一步设置了 F_4:即肿瘤浸润到小肠或骨组织。分类和 R_0 切除率及生存率显著相关[78]。

在麻省总院,49 例复发患者的 5 年局部控制率和总生存率为 35%和 27%,阴性切缘具有更高的局控率和生存率(56% vs. 13%,40% vs. 12%)[79]。

MSKCC 的 74 例复发直肠癌治疗结果相似。5 年的局控率为 39%,切缘阴性患者为 43%,阳性

的为 26%。5 年总生存率是 23%,切缘阴性者有 36%,而阳性者仅为 11%[80]。

Haddock 等报道一项回顾性研究[81],共 607 例复发性结直肠癌患者,接受术中放疗,全组的 5 年生存率为 30%。在多因素分析中,肿瘤完全切除、既往未行化疗以及 1996 年之后接受的治疗可导致更好的生存率。对于 R_0、R_1 和 R_2 切除的患者,5 年 OS 分别为 46%、27% 和 16%。

但也有研究显示,阳性切缘的患者不能从 IORT 中获益。在奥斯陆研究中,107 例单侧盆腔复发者接受 46~50 Gy 术前放疗序贯手术切除 + / - IORT,结果显示,不论残留病灶体积多大,局控率和生存率都未能从 IORT 中获益[82]。因此,和 R_0/R_1 切缘的患者相比,R_2 切除患者是否能够从积极治疗中获益尚不肯定。

Kusters 等报道了 170 例复发性直肠癌,接受新辅助放疗伴或不伴化疗,序贯手术切除[83]。局部复发率在阴性切缘患者为 32%,阳性切缘为 71%。在接受术中放疗的 154 例患者,局部复发率为 47%。综合一些研究的结果显示,相对于吻合口复发,骶前复发更易导致阳性切缘(72% vs. 23%),5 年 OS 仅有 19%。

复旦大学附属肿瘤医院蔡钢等报道了一项前瞻性临床 Ⅱ 期研究,共 71 例局部复发患者,接受盆腔放疗 45 Gy 后加量 10~16 Gy,同期联合伊立替康及卡培他滨。在 14 例接受手术的患者中,有 7 例获得 pCR,另有 4 例患者获得 CCR。5 例患者治疗期间或治疗后即出现疾病进展。

(二)复发再次放疗

关于盆腔复发再次放疗的研究较少,Mohiuddin 等报道 103 例患者,首次盆腔放疗剂量 30~74 Gy(中位 50.4 Gy),复发后接受再次放疗和同期 5 - FU 增敏,剂量为 15~49.2 Gy(中位 34.8 Gy)。再次放疗后,34 例接受手术切除。总的中位生存期为 26 个月,5 年 OS 为 19%。接受手术切除的患者有更好的中位生存(44 个月 vs. 14 个月)和 5 年 OS(22% vs. 15%)。22 例患者出现后期并发症,并且和放疗剂量无关[84]。

意大利进行的一项多中心研究,59 例患者,初始放疗剂量低于 55 Gy,再次放疗剂量 30 Gy(1.2 Gy, bid),GTV 外放 4 cm 边界,联合同期静脉滴注 5 - FU。而对于 GTV 外放 2 cm 给予局部加量 10.8 Gy。3 度以上急性反应发生率 5%,后期反应发生率 12%。83% 的盆腔疼痛得到明显缓解,经过中位 36 个月的随访,局部失败率为 48%,中位生存期 42 个月 5 年 OS 为 39%(R_0 切除为 67%,$R_{1\sim2}$ 切除为 22%)。

复旦大学附属肿瘤医院蔡钢等研究显示,22 例既往放疗的复发患者给予 39 Gy/30 Fx,1.3 Gy, bid 照射,经过 30 个月中位随访,9 例患者获得局部缓解,12 例稳定,1 例进展。

第二节 结肠癌的放射治疗

手术是结肠癌的主要治疗手段。由于解剖结构,肿瘤的自然病程及在生物学特性上存在的不同,结肠癌的辅助放疗与直肠癌很难比较。结肠癌根治性手术后的局部失败部位常在盆腔外,多位于腹腔,如肝脏的转移。对结肠癌术后辅助放疗/放化疗的研究报道较少,多为早期单中心回顾性分析。相比直肠癌,结肠癌的局部失控率低,局部失控的主要危险因素是分期,如 T_4 或 T_3N+ 的肿瘤局部失控率可达 35%[86],有关肿瘤发生部位对局控的影响尚无一致的看法,有学者认为局部失控有随结肠远端而增加的趋势,但多数学者认为位于后腹膜的升结肠、肝曲、脾曲和降结肠等相对移动度较小部位发生的肿瘤,有较高的局部复发危险[87]。此外,多因素分析显示肿瘤的病理特征对局部或远处失败也有影响,但辅助治疗策略的决定主要取决于分期。

一、局部区域性放射治疗

有关结肠癌局部放疗的报道多为回顾性分析，其中最全面的是 MGH(Massachusetts General Hospital)的回顾性分析[88,89]。在 $T_{3\sim4}N_{0\sim2}M_0$ 接受根治性手术后的结肠癌患者中，203 例接受了术后辅助放疗，病例选择的标准为：结肠任何部位的 T_4M_0、位于结肠移动度较小部位的 $T_3N_{1\sim2}M_0$ 以及肿瘤切缘距离近的高危 $T_3N_0M_0$。放疗的范围和剂量是：肿瘤床外放 5 cm 及周围的淋巴引流区给予 45 Gy，然后缩野加量，根据高剂量区内小肠的容积，使总剂量达 50.4～55 Gy。在 203 例中，63 例接受了同期 5-FU 推注化疗，但剂量和疗程并不统一。将此组病例与同时期单纯手术的 395 例对照比较，3 个亚组患者显示辅助治疗后，局控和无病生存率方面有明显提高，第一类为 $T_4N_0M_0$ 或 $T_4N_{1\sim2}M_0$ 患者，无病生存率分别为 80% 和 53%；第二类为 T_4N_0，但手术时已有肿瘤穿孔发生；第三为肿瘤部分切除有残留的患者，接受挽救性局部放疗后 5 年无病生存率为 37%，而对于分期为 $T_3N_0M_0$ 或 $T_3N_{1\sim2}M_0$ 的患者，未显示有局控或生存的得益，但此结果可能有治疗选择的偏差影响，因为大部分高危患者接受了放疗。10 年长期随访结果，T_4N_0 切缘阴性的局控率为 78%，切缘阳性的局控率为 53%。在 42 例切缘阳性的患者中，30 例镜下残留的局控率为 56%，12 例明显残留的局控率为 42%。

其他研究结果也显示了在高危结肠癌中放疗可提高局控。Mayo 研究中心的 Schild 报道 103 例局部晚期结肠癌的 5 年局部复发率，术后无残留的病例为 10%，镜下残留的为 54%，明显残留的为 74%[90]。Amos 总结了佛罗里达大学治疗的局部晚期但手术完全切除的结肠癌接受术后放疗的结果[91]，局控率为 88%，与 Mayo 研究中肿瘤无残留的 90% 局控相似。另外，此研究发现有局控-剂量效应关系，5 年局控率在接受 50～55 Gy 的病例中为 96%，而放疗剂量低于 50 Gy 的病例中，则为 76%($P=0.009\,5$)。

在 MGH 回顾性分析的基础上，为评价在选择性结肠癌病例中术后辅助放疗的作用，开展了Ⅲ期的随机性研究试验($INT_0$130)。病例的选择为 T_4 或 $T_3N_{1\sim2}$，随机分组，治疗采用 12 疗程的 5-FU(推注)/左旋咪唑±局部区域性放疗，化疗的第二疗程开始同期放疗，剂量为 45.0～50.4 Gy/25～28 次。但此项随机性研究因病例累积速度慢而提前结束，预计入组 400 例，实际入组 222 例，其中可分析病例为 189 例，两组间未显示有生存差异，但未报道治疗失败原因。Ⅲ度以上的治疗毒性反应在放化疗组较高，为 43% 比 35%，但未达到统计学差异。

因此，在结肠癌治疗中，辅助性术后区域性放疗的常规应用虽仍值得探讨，但在下列临床情况中的应用目前认为是合理的。如按严格的定义，有镜下或明显残留的情况并不属术后辅助放疗，但因其有高危复发的可能，故对于切缘阳性或切缘离肿瘤非常近，可考虑行辅助放疗；T_4 肿瘤与周围组织结构有粘连而无法完全切除时，应采用综合治疗的手段，包括 6 疗程以5-FU 为基础的化疗结合同期肿瘤床的放疗。但需注意，此种情况时治疗需个体化，放疗仅应用于手术后明确的高危患者。

二、全腹腔放疗

鉴于在局部晚期的结肠癌中，肝和腹膜转移发生率高，因此有尝试采用全腹腔放疗，目的是治疗腹腔内弥散病灶和肝脏病灶。然而，由于腹腔内正常组织的耐受性，使放疗的剂量受到很大的限制。如欲根治镜下残留病灶，放疗的剂量需达 45 Gy。较小的局限腹部放射野有可能耐受此剂量，但全腹腔放疗，常规分割的耐受量为 30 Gy。在多数的研究中，采用的是全腹腔 20～30 Gy 后 ± 肿瘤床加量，同时应用 5-FU 化疗。严重的治疗毒性反应发生率在 5%～38%。

结肠癌的全腹腔放疗研究，仅有一项Ⅲ期前瞻性随机研究，由美国胃肠道肿瘤研究组(gastrointestinal tumor study group, GITSG)进行[92]。在此研究中，300 例手术完全切除，肿瘤侵犯肠壁全层或淋巴结阳性的结肠癌,随机分成两组:一组观察;另一组同期5-FU化疗和放疗,21 Gy(1.5 Gy/次,共14次)。没有观察到两组在总生存、无复发生存或肝转移率上有差异。

SWOG 8572[93]是一项Ⅱ期研究,采用了30 Gy全腹腔放疗,16 Gy瘤床加量,同时5-FU(200 mg/m² · 24 h)持续静脉滴注化疗,随后9个月5-FU维持治疗的综合治疗方式,共有41例$T_3N_{1\sim2}$患者入组。在淋巴结转移数多于4个的病例中显示有较好的疗效,5年的无病生存和总生存率分别是55%和74%。整组的无病生存和总生存率分别为58%和67%。与其他研究不同的是,此研究的治疗毒性反应较低,3度:17%;4度:7%,但这些研究结果还需进一步随访。目前,结肠癌的全腹腔放疗价值并未得到肯定。

三、小　　结

结肠癌术后,主要的失败部位在腹腔。MGH的回顾性分析提示,选择性的T_4病例中,区域性放疗可能提高局控和无病生存率。Ⅲ期的INT0130研究未显示5-FU/左旋咪唑联合局部放疗有生存得益。与局部晚期直肠癌中放化疗已成为标准的辅助治疗模式不同,放疗(区域或全腹腔)在结肠癌治疗中的辅助作用未得到明确,也不作为常规进行推荐。

（章真　朱骥　孙文洁）

◇参◇考◇文◇献◇

[1] Tepper JE, Cohen AM, Wood WC, et al. Postoperative radiation therapy of rectal cancer[J]. Int J Radiat Oncol Biol Phys, 1987, 13(1): 5 - 10.

[2] Vigliotti A, Rich TA, Romsdahl MM, et al. Postoperative adjuvant radiotherapy for adenocarcinoma of the rectum and rectosigmoid[J]. Int J Radiat Oncol Biol Phys, 1987, 13(7): 999 - 1006.

[3] Schild SE, Martenson JA Jr, Gunderson LL, et al. Postoperative adjuvant therapy of rectal cancer: an analysis of disease control, survival, and prognostic factors[J]. Int J Radiat Oncol Biol Phys, 1989, 17(1): 55 - 62.

[4] Wiggenraad R, Raming M, Hermans J, et al. Postoperative local radiotherapy in rectal cancer: treatment results with limited radiation fields[J]. Int J Radiat Oncol Biol Phys, 1993, 27(4): 785 - 790.

[5] Gastrointestinal Study Group. Prolongation of the disease free interval in surgically treated rectal carcinoma[J]. N Eng J Med, 1985, 312: 1465 - 1472.

[6] Krook JE, Moertel CG, Gunderson LL, et al. Effective surgical adjuvant therapy for high-risk rectal carcinoma[J]. N Engl J Med, 1991, 324: 709 - 715.

[7] Fisher B, Wolmark N, Rockette H, et al. Postoperative radiation therapy for rectal cancer: results from NSABP protocol R-01[J]. J Natl Cancer Inst, 1988, 80: 21 - 29.

[8] Wolmark N, Wieand HS, Hyams DM, et al. Randomized trial of postoperative adjuvant chemotherapy with or without radiotherapy for carcinoma of the rectum: National Surgical Adjuvant Breast and Bowel Project Protocol R-02[J]. J Natl Cancer Inst, 2000, 92: 388 - 396.

[9] Tepper JE, O'Connell M, Niedzwiecki D, et al. Adjuvant therapy in rectal cancer: analysis of stage, sex, and local control-final report of Intergroup 0114[J]. J Clin Oncol, 2002, 20: 1744 - 1750.

[10] Meyerhardt JA, Tepper JE, Niedzwiecki D, et al. Impact of hospital procedure volume on surgical operation and long-term outcomes in high-risk curatively reseced rectal cancer: findings from the Intergroup 0114 Study[J]. J Clin Oncol, 2004, 22(1): 166 - 174.

[11] O'Connell MJ, Martenson JA, Wieand HS, et al. Improving adjuvant therapy for rectal cancer by combining protracted-infusion fluorouracil with radiation therapy after curative surgery[J]. N Engl J Med, 1994, 331: 502 - 507.

[12] Smalley SR, Benedetti JK, Williamson SK, et al. Phase Ⅲ trial of fluorouracil-based chemotherapy regimens plus radiotherapy in postoperative adjuvant rectal cancer: GI INT 0144[J]. J Clin Oncol, 2006, 24(22): 3542 - 3547.

[13] Gunderson LL, Sargent DJ, Tepper JE, et al. Impact of T and N stage and treatment on survival and relapse in adjuvant rectal cancer: a pooled analysis[J]. J Clin Oncol, 2004, 22: 1785 - 1796.

[14] Improved survival with preoperative radiotherapy in resectable rectal cancer. Swedish Rectal Cancer Trial[J]. N Engl J Med, 1997, 336(14): 980 - 987.

[15] Sauer R, Becker H, Hohenberger W, et al. Preoperative versus postoperative chemoradiotherapy for rectal cancer[J]. N Engl J Med, 2004, 351(17): 1731 - 1740.

[16] Guillem JG, Diaz-Gonzalez JA, Minsky BD, et al. cT3N0 rectal cancer: potential overtreatment with preoperative chemoradiotherapy is warranted[J]. J Clin Oncol, 2008, 26(3): 368 - 373.

[17] Group SRCS Preoperative short-term radiation therapy in operable rectal carcinoma. A prospective randomized trial[J]. Cancer, 1990, 66(1): 49 - 55.

[18] Pahlman L, Glimelius B, et al. Improved survival with

preoperative radiotherapy in resectable rectal cancer: Swedish Rectal Cancer Trial[J]. N Engl J Med, 1997, 336: 980 - 987.

[19] Folkesson J, Birgisson H, Pahlman L, et al. Sweedish Rectal Cancer Trial: long lasting benefits from radiotherapy on survival and local recurrence rate[J]. J Clin Oncol, 2005, 23: 5644 - 5650.

[20] Stearns Jr MW, Deddish MR, Quan SH, et al. Preoperative roentgen therapy for cancer of the rectum and rectosigmoid[J]. Surg Gynecol Obstet, 1974, 138: 584 - 586.

[21] Higgins GA, Conn JH, Jordan PH, et al. Preoperative radiation therapy for rectal cancer[J]. Ann Surg, 1975, 181: 624 - 631.

[22] Higgins GA, Humphrey EW, Dwight RW, et al. Preoperative radiation and surgery for cancer of the rectum. Veterans Administration Surgical Oncology Group Trial Ⅱ[J]. Cancer, 1986, 58: 352 - 359.

[23] Gérard A, Berrod JL, Pene F, et al. Interim analysis of phase Ⅲ study on preoperative radiation therapy in resectable rectal carcinoma. Trial of the Gastrointestinal Tract Cancer Cooperative Group of the European Organization for Research and Treatment of Cancer (EORTC)[J]. Cancer, 1985, 55(10): 2373 - 2379.

[24] Gérard A, Buyse M, Nordlinger B, et al. Preoperative radiation therapy as adjuvant treatment inrectal cancer. Final results of a randomized study of the European Organization for Research and Treatment of Cancer (EORTC)[J]. Ann Surg, 1988, 208: 606 - 614.

[25] Stockholm Rectal Cancer Study Group. Preoperative short-term radiation therapy in operable rectal carcinoma. A prospective randomised trial[J]. Cancer, 1990, 66: 49 - 55.

[26] Initial report from a Swedish multicentre study examiningthe role of preoperative irradiation in the treatment of patients with resectable rectal cancer. Swedish Rectal Cancer Trial[J]. Br J Surg, 1993, 80: 1333 - 1337.

[27] Pahlman L, Glimelium B. Improved survival with preoperative radiotherapy in resectable rectal cancer[J]. N Engl JMed, 1997, 336(14): 980 - 987.

[28] Kapiteijn E, Marijnen CA, Nagtegaal ID, et al. Preoperative radiotherapy combined with total mesorectal excision for resectable rectal cancer[J]. N Engl J Med, 2001, 345(9): 638 - 646.

[29] Van Gijn W, Marijnen CA, Nagtegaal ID, et al. Preoperative radiotherapy combined with total mesorectal excision for resectable rectalcancer: 12 year follow-up of the multicenter, randomized controlled TME trial[J]. Lancet Oncol, 2011, 12(6): 575 - 582.

[30] Sebag-Montefiore D, Stephens R, Monson J, et al. Preoperative radiotherapy versus selective postoperative chemoradiotherapy in patients with rectal cancer (MRC CR07 and NCICCTG C016): a multicentre, randomized trial[J]. Lancet, 2009, 373: 811 - 820.

[31] Quirke P, Steele R, Monson J, et al. Effect of the plane of surgery achieved on local recurrence in patients with operable rectal cancer: a prospective study using data from the MRC CR07 and NCIC - CTG C016 randomized clinical trial[J]. Lancet, 2009, 373: 821 - 828.

[32] Kapiteijn E, Marijnen CA, Nagtegaal ID, et al. Preoperative radiotherapy combined with total mesorectal excision for resectable rectal cancer[J]. N Engl J Med,

2001, 345: 638 - 646.

[33] Van Gijn W, Marijnen CA, Nagtegaal ID, et al. Preoperative radiotherapycombined with total mesorectal excision for resectable rectalcancer: 12 year follow-up of the multicenter, randomizedcontrolled TME trial[J]. Lancet Oncol, 2011, 12(6): 575 - 582.

[34] Sebag-Montefiore D, Stephens RJ, Steele R, et al. Preoperative radiotherapy versus selective postoperative chemoradiotherapy in patients with rectal cancer (MRC CR07 and NCIC - CTG C016): a multicentre, randomised trial[J]. Lancet, 2009, 373(9666): 811 - 820.

[35] Sauer R, Becker H, Hohenberger W, et al. Preoperative versus postoperative chemoradiotherapy for rectal cancer[J]. N Engl J Med, 2004, 351: 1731 - 1740.

[36] Sauer R, Liersch T, Merkel S, et al. Preoperative versus postoperative chemoradiotherapy for locally advanced rectal cancer: results of the German CAO/ARO/AIO - 94 randomized phase Ⅲ trial after a median follow-up of 11 years[J]. J Clin Oncol, 2012, 30(16): 1926 - 1933.

[37] Bujko K, Nowacki MP, Nasierowska-Guttmejer A, et al. Long-term results of a randomized trial comparing preoperative short-course radiotherapy with preoperative conventionally fractionated chemoradiation for rectal cancer[J]. Br J Surg, 2006, 93: 1215 - 1223.

[38] Bujko K, Nowacki MP, Nasierowska-Guttmejer A, et al. Sphincter preservation following preoperative radiotherapy for rectal cancer: report of a randomised trial comparing short-term radiotherapy vs. conventionally fractionated radiochemotherapy[J]. Radiother Oncol, 2004, 72(1): 15 - 24.

[39] Ngan SY, Burmeister B, Fisher RJ, et al. Randomized trial of short-course radiotherapy versus long-course chemoradiation comparing rates of local recurrence in patients with T3 rectal cancer: Trans-Tasman Radiation Oncology Group trial 01.04[J]. J Clin Oncol, 2012, 30(31): 3827 - 3833.

[40] Bosset J, Collette L, Calais G, et al. Chemotherapy with preoperative radiotherapy in rectal cancer[J]. N Engl J Med, 2006, 355: 1114 - 1123.

[41] Collette L, Bosset JF, den Dulk M, et al. Patients with curative resection of cT$_{3\sim4}$ rectal cancer after preoperative radiotherapy or radiochemotherapy: does anybody benefit from adjuvant fluorouracil-based chemotherapy? A trial of the European Organisation for Research and Treatment of Cancer Radiation Oncology Group[J]. J Clin Oncol, 2007, 25(28): 4379 - 4386.

[42] Gérard JP, Conroy T, Bonnetain F, et al. Preoperative radiotherapy with or without concurrent fluorouracil and leucovorin in T$_{3\sim4}$ rectal cancers: results of FFCD 9203 [J]. J Clin Oncol, 2006, 24(28): 4620 - 4625.

[43] Gerard JP, Azria D, Gourgou-Bourgade S, et al. Clinical outcome of the ACCORD 12/0405 PRODIGE 2 randomized trial in rectal cancer[J]. J Clin Oncol, 2012, 30(36): 4558 - 4565.

[44] Aschele C, Cionini L, Lonardi S, et al. Primary tumor response to preoperative chemoradiation with or without oxaliplatin in locally advanced rectal cancer: pathologic results of the STAR - 01 randomized phase Ⅲ trial[J]. J Clin Oncol, 2011, 29(20): 2773 - 2780.

[45] O'Connell MJ, Colangelo LH, Beart RW, et al. Capecitabine and oxaliplatin in the preoperative multimodality treatment of rectal cancer: surgical end points from National Surgical Adjuvant Breast and Bowel

Project trial R - 04[J]. J Clin Oncol, 2014, 32(18): 1927 - 1934.

[46] Rodel C, Liersch T, Becker H, et al. Preoperative chemoradiotherapy and postoperative chemotherapy with fluorouracil and oxaliplatin versus fluorouracil alone in locally advanced rectal cancer: initial results of the German CAO/ARO/AIO - 04 randomised phase 3 trial[J]. Lancet Oncol, 2012, 13(7): 679 - 687.

[47] Schmoll HJ, Haustermans K, Price TJ, et al. Preoperative chemoradiotherapy and postoperative chemotherapy with capecitabine and oxaliplatin versus capecitabine alone in locally advanced rectal cancer: Disease-free survival results at interim analysis[J]. J Clin Oncol, 32: 5s, 2014 (suppl: abstr 3501).

[48] Hofheinz RD, von GB, Wenz F, et al. Phase I trial of capecitabine and weekly irinotecan in combination with radiotherapy for neoadjuvant therapy of rectal cancer[J]. J Clin Oncol, 2005, 23(7): 1350 - 1357.

[49] Mehta VK, Cho C, Ford JM, et al. Phase II trial of preoperative 3D conformal radiotherapy, protracted venous infusion 5 - fluorouracil, and weekly CPT - 11, followed by surgery for ultrasound-staged T_3 rectal cancer [J]. Int J Radiat Oncol Biol Phys, 2003, 55(1): 132 - 137.

[50] Wong SJ, Winter K, Meropol NJ, et al. Radiation Therapy Oncology Group 0247: A Randomized Phase II Study of Neoadjuvant Capecitabine and Irinotecan or Capecitabine and Oxaliplatin With Concurrent Radiotherapy for Patients With Locally Advanced Rectal Cancer[J]. Int J Radiat Oncol Biol Phys, 2012, 82(4): 1367 - 1375.

[51] Wong SJ, Moughan J, Meropol NJ, et, al. Efficacy endpoints of RTOG 0247: A randomized phase II study of neoadjuvant capecitabine (C) and irinotecan (I) or C and oxaliplatin (O) with concurrent radiation therapy (RT) for locally advanced rectal cancer[J]. J Clin Oncol, 2011, 29: (suppl: abstr 3517).

[52] Fernandez-Martos C, Pericay C, Aparicio J, et al. Phase II, randomized study of concomitant chemoradiotherapy followed by surgery and adjuvant capecitabine plus oxaliplatin (CAPOX) compared with induction CAPOX followed by concomitant chemoradiotherapy and surgery in magnetic resonance imaging-defined, locally advanced rectal cancer: Grupo cancer de recto 3 study[J]. J Clin Oncol, 2010, 28(5): 859 - 865.

[53] Cercek A, Goodman KA, Hajj C, et al. Neoadjuvant chemotherapy first, followed by chemoradiation and then surgery, in the management of locally advanced rectal cancer[J]. J Natl Compr Canc Netw, 2014, 12 (4): 513 - 519.

[54] Zhu J, Gu W, Lian P, et al. A phase II trial of neoadjuvant IMRT-based chemoradiotherapy followed by one cycle of capecitabine for stage II/III rectal adenocarcinoma[J]. Radiat Oncol, 2013, 8: 130.

[55] Zhu J, Liu F, Gu W, et al. Concomitant boost IMRT-based neoadjuvant chemoradiotherapy for clinical stage II/III rectal adenocarcinoma: results of a phase II study[J]. Radiat Oncol, 2014, 9: 70.

[56] Graf W, Dahlberg M, Osman MM, et al. Short-term preoperative radiotherapy results in down-staging of rectal cancer: a study of 1316 patients[J]. Radiother Oncol, 1997, 43(2): 133 - 137.

[57] Francois Y, Nemoz CJ, Baulieux J, et al. Influence of the interval between preoperative radiation therapy and surgery on downstaging and on the rate of sphincter-sparing surgery for rectal cancer: the Lyon R90 - 01 randomized trial[J]. J Clin Oncol, 1999, 17(8): 2396.

[58] Bujko K, Partycki M, Pietrzak L. Neoadjuvant radiotherapy (5×5 Gy): immediate versus delayed surgery [J]. Recent Results Cancer Res, 2014, 203: 171 - 187.

[59] Tulchinsky H, Shmueli E, Figer A, et al. An interval >7 weeks between neoadjuvant therapy and surgery improves pathologic complete response and disease-free survival in patients with locally advanced rectal cancer[J]. Ann Surg Oncol, 2008, 15(10): 2661 - 2667.

[60] Kalady MF, de Campos-Lobato LF, Stocchi L, et al. Predictive factors of pathologic complete response after neoadjuvant chemoradiation for rectal cancer [J]. Ann Surg, 2009, 250(4): 582 - 589.

[61] Garcia-Aguilar J, Smith DD, Avila K, et al. Optimal timing of surgery after chemoradiation for advanced rectal cancer: preliminary results of a multicenter, nonrandomized phase II prospective trial [J]. Ann Surg, 2011, 254 (1): 97 - 102.

[62] Russell AH, Harris J, Rosenberg PJ, et al. Anal sphincter conservation for patients with adenocarcinoma of the distal rectum: long term results of Radiation Therapy Oncology Group Protocol 89 - 02[J]. Int J Radiat Oncol Biol Phys, 2000, 46: 313 - 322.

[63] Steele GD, Herndon JE, Bleday RR, et al. Sphincter-sparing treatment for distal rectal adenocarcinoma [J]. Annals of Surgical Oncology, 1999, 6(5): 413 - 415.

[64] Fortunato L, Ahmad NR, Yeung RS, et al. Long term follow up of local excision and radiation therapy for invasive rectal cancer [J]. Disease of the Colon and Rectum, 1995, 38(11): 1193 - 1199.

[65] Bleday R, Breen E, Jessup M, et al. Prospective evaluation of local excison for small rectal cancers [J]. Disease of the Colon and Rectum, 1997, 40(4): 388 - 392.

[66] Taylor RH, Hay JH, Larsson SN. Transanal local excision of selected low rectal cancers [J]. American Journal of Surgery, 1998, 175: 360 - 363.

[67] Wagman R, Minsky BD, Cohen AM, et al. Conservative management of rectal cancer with local excision and post operative adjuvant therapy [J]. International Journal of Radiation and Oncology, 1999, 44(4): 841 - 846.

[68] Varma MG, Rogers SJ, Schrock TR, et al. Local excision of rectal carcinoma[J]. Archives of Surgery, 1999, 134: 863 - 868.

[69] Steele GD, Herndon JE, Bleday RR, et al. Sphincter-sparing treatment for distal rectal adenocarcinoma [J]. Annals of Surgical Oncology, 1999, 6(5): 413 - 415.

[70] Chakravarti A, Compton CC, Shellito PC, et al. Longterm follow-up of patients with rectal cancer managed by local excision with and without adjuvant irradiation[J]. Annals of Surgery, 1999, 230(1): 49 - 54.

[71] Russell AH, Harris J, Rosenberg PJ, et al. Anal sphincter conservation for patients with adenocarcinoma of the distal rectum: long term results of Radiation Therapy Oncology Group Protocol 89 - 02[J]. Int J Radiat Oncol Biol Phys, 2000, 46: 313 - 322.

[72] Bonnen M, Crane C, Vauthey JN, et al. Long-term results using local excision after preoperative chemoradiation among selected T_3 rectal cancer patients [J]. IJROBP, 2004, 60(4): 1098 - 1105.

[73] Kim JC, Yeatman TJ, Coppola D, et al. Local excision of T2 and T3 rectal cancers after downstaging chemoradiation [J]. Annals of Surgery, 2001, 234(3): 352 - 359.

[74] Bujko K, Sopylo R, Kepka L. Local excision after radio (chemo)therapy for rectal cancer: is it safe[J]. Clin Oncol (R Coll Radiol), 2007, 19(9): 693 - 700.

[75] Bagatzounis A, Kolbl O, Muller G, et al. The locoregional recurrence of rectal carcinoma. A computed tomographic analysis and a target volume concept for adjuvant radiotherapy[J]. Strahlenther Onkol, 1997, 173: 68 - 75.

[76] Suzuki K, Gunderson LL, Devine RM, et al. Intraoperative irradiation after palliative surgery for locally recurrent rectal cancer[J]. Cancer, 1995, 75: 939 - 952.

[77] Valentini V, Morganti AG, De Franco A, et al. Chemoradiation with or without intraoperative radiation therapy in patients with locally recurrent rectal carcinoma. Prognostic factors and long term outcome[J]. Cancer, 1999, 86: 2612 - 2624.

[78] Valentini V, Morganti AG, De Franco A, et al. Chemoradiation with or without intraoperative radiation therapy in patients with locally recurrent rectal carcinoma [J]. Prognostic factors and long term outcome, Cancer, 1999, 86: 2612 - 2624.

[79] Lindel K, Willett CG, Shellito PC, et al. Intraoperative radiation therapy for locally advanced recurrent rectal or rectosigmoid cancer [J]. Radiother Oncol, 2001, 58: 83 - 87.

[80] Alekitar KM, Zelefsky MJ, Paty PB, et al. High dose rate intraoperative brachytherapy for recurrent colorectal cancer[J]. Int J Radiat Oncol Biol Phys, 2000, 48: 219 - 226.

[81] Haddock MG, Miller RC, Nelson H, et al. Combined modality therapy including intraoperative electron irradiation for locally recurrent colorectal cancer[J]. Int J Radiat Oncol Biol Phys, 2011, 79: 143 - 150. Epub 2010 Apr 13.

[82] Wiig JN, Tveit KM, Poulsen JP, et al. Preoperative irradiation and surgery for recurrent rectal cancer. Will intraoperative radiotherapy (IORT) be of additional benefit? [J]. Radiother Oncol, 2002, 62: 207 - 213.

[83] Kusters M, Dresen RC, Martijn H, et al. Radicality of resection and survival after multimodality treatment is influenced by subsite of locally recurrent rectal cancer[J]. Int J Radiat Oncol Biol Phys, 2009, 75: 1444 - 1449.

[84] Mohiuddin M, Marks G, Marks J. Long-term results of reirradiation for patients with recurrent rectal carcinoma [J]. Cancer, 2002, 95: 1144 - 1150.

[85] Valentini V, Morganti AG, Gambacorta MA, et al. Preoperative hyperfractionated chemoradiation for locally recurrent rectal cancer in patients previously irradiated to the pelvis. A multicentric phase II study[J]. Int J Radiat Oncol Biol Phys, 2006, 64: 1129 - 1139.

[86] Willett CG, Tepper JE, Cohen AM, et al. Failure patterns following curative resection of colonic carcinoma[J]. Ann Surg, 1984, 200: 685 - 690.

[87] Gunderson LL, Sosin H, Levitt S. Extrapelvic colon-areas of failure in a reoperation series: in a reoperation series: implications for adjuvant therapy[J]. Int J Radiat Oncol Biol Phys, 1985(11): 731 - 741.

[88] Willett CG, Fung CY, Kaufman DS, et al. Postoperative radiation therapy for high-risk colon cancer[J]. J Clin Oncol, 1993. 11: 1112 - 1117.

[89] Willett CG, Goldberg S, Shellito PC, et al. Dose postoperative irradiation play a role in the adjuvant therapy of stage T4 colon cancer[J]. Cancer J Sci Am, 1999, 5: 242 - 247.

[90] Schild SE, Gunderson LL, Haddock MW, et al. The treatment of locally advanced colon cancer[J]. Int J Radiat Oncol Biol Phys, 1997, 37: 51 - 58.

[91] Amos EH, Mendenhall WM, McCarty PJ, et al. Postoperative radiotherapy for locally advanced colon cancer[J]. Ann Surg Oncol, 1996, 3: 431 - 436.

[92] The Gastrointestinal Tumor Study Group. Adjuvant therapy with hepatic irradiation plus 5 - Fu in colon carcinoma[J]. Int J Radiat Oncol Biol Phys, 1991, 21: 1151 - 1156.

[93] Fabian C, Shankar S, Estes N, et al. Adjuvant continuous infusion 5 - Fu, whole-abdominal radiation, and tumor bed boost in high-risk stage III colon carcinoma: a Southwest Oncology Group pilot study[J]. Int J Radiat Oncol Biol Phys, 1995, 32: 457 - 464.

第二十二章
肛管癌的治疗

肛管癌是一种较少见的恶性肿瘤，近年来在全球范围内均呈增高趋势。我国肛管癌与国外相比发病率较低[1,2]。国外研究显示肛管癌发病和HIV感染、HPV感染、器官移植及吸烟相关[1]。目前原发性肛管癌的标准治疗是同期放化疗，患者可获得与腹会阴联合切除术（abdomen perineal resection，APR）相当的生存率，同时可以获得肛门保留的机会，明显改善了患者的生活质量，而手术目前仅作为常规综合治疗无效或疾病复发的挽救手段[3]。

一、流行病学

虽然肛管癌属于一种少见病种，但是其发病率在全球范围内呈现逐渐上升趋势。根据 SEER（surveillance epidemiology and end results）数据库的资料显示，肛管癌的发病率大约为男性 1.4/10 万例，女性 1.7/10 万例[4]。在超过 50 岁的患者中，女性的发生率高于男性，而在 20~49 岁的患者中，男性占多数。肛管癌发生的危险随年龄而增加，诊断时的平均年龄为 60~65 岁。

二、危险因素

肛管癌发生的相关危险因素较为复杂，目前认为主要的危险因素有人类乳头状瘤病毒（HPV）感染、肛门性交史、性传播疾病史、宫颈癌、免疫抑制和吸烟等。

HPV 是一种嗜黏膜和皮肤上皮的 DNA 病毒，根据致癌性分为高危型和低危型两大类，导致宫颈癌和肛管癌的主要高危型有 HPV 16 型、18型、31 型和 45 型。Frisch 的一项 388 例的分析中，高危的 HPV 亚型可在 89% 的女性和 65% 男性肛管癌患者中检出[5]。

研究发现男性同性恋者中患肛管癌的危险明显增加，多个性伙伴、肛交、生殖器疣等因素均提示明显增加肛门癌患病的风险性[6,7]。与美国白种人男性的肛管癌总体发病率 0.7/10 万相比，HIV阴性的男性同性恋者肛管癌的发病率为 35/10 万，而 HIV 阳性的更高，是其 2 倍[7]。

艾滋病和肛管癌的发生、发展之间的关系并未得到明确证实。不论性生活的方式，在 HIV 阳性的患者中，HPV 感染的危险增加。美国进行的一项对艾滋病患者的回顾分析发现，在艾滋病患者发病的前后 5 年间，无论男性或女性，与 HPV 相关的原位和浸润性癌症的发生率都明显增加，包括肛管癌的发生率[8]。在意大利和非洲也进行了类似的研究，但未能证实 HIV/艾滋病与肛管癌的相关性，可能是由于在他们的研究中，HIV 感染人群中的同性或双性恋人数较低有关。由于 HIV 和HPV 感染与肛管癌发生间可能存在的相关性，建议对同性恋或双性恋者，尤其是 HIV 阳性者，每隔2~3 年进行筛选检查。

由各种原因引起的免疫抑制的患者中，如接受器官移植的患者，其肛管癌的发生率也明显升高。研究发现在接受移植的患者中，普遍有较高的

HPV 感染发生,肛管和外阴癌的发生危险增加 100 倍,但未观察到有宫颈癌的发生[9]。

虽然没有直接的证据,病例对照研究显示,吸烟也是肛管癌的危险因素,发病的危险要增加 2～3 倍[10-11]。但香烟中可能与肛管癌发病有关的成分尚不清楚。

肛管的良性疾病,如肛瘘、肛裂和痔,并未发现会增加肛管癌发生的风险[12]。丹麦的健康调查资料显示,对 9 000 例克罗恩病或溃疡性结肠炎患者随访 18 年,没有发现肛管癌发病率增加[13]。

三、解 剖 特 点

根据美国癌症联合会给出的定义,肛门是指由肛管和肛周共同构成的解剖学区域[14]。肛缘是肛管鳞状上皮黏膜与皮肤交界处,其特征是具有毛囊的角化鳞状上皮。肛周是指肛门周围半径 6 cm 以内的区域。

肛管的定义本身存在争议,有外科肛管和病理学肛管之分。外科肛管的上界是以内括约肌为标志,包括远侧的直肠并一直延伸到肛缘;其平均长度男性约为 4.4 cm,女性 4.0 cm。外科肛管从上部的直肠黏膜、中部肛管移行区黏膜到下部的非角化鳞状上皮。病理学的肛管是指从肛管上皮移行区至肛缘的范围。国内学者对于肛管的定义多数是以病理学肛管为标准。因为在外科肛管的范围中包括了直肠远端的腺癌,其治疗应该按照直肠癌的规范进行,这里肛管按照病理学肛管的范围定义。

肛管以齿状线为界分为肛管移行区和肛梳,齿状线上方的肛管移行区有肛柱,肛柱近齿状线处有肛乳头和肛窦。肛管移行区包括齿状线区,由移行上皮和鳞状上皮覆盖,在此区域内可以见到内分泌细胞和黑色素细胞。肛梳由非角化的鳞状上皮所覆盖。

在齿状线以上,动脉的血供来自直肠上、中动脉,静脉回流至门脉系统。在齿状线以下,动脉血供来自直肠中、下动脉,静脉回流至直肠下静脉。

肿瘤的淋巴引流在一定程度上也取决于原发肿瘤的部位。肛周皮肤、肛缘和肛管的远端至齿状线,主要引流到腹股沟浅淋巴结,齿状线区域的肿瘤通过直肠下和直肠中血管引流至髂血管周围淋巴结。齿状线上的肛管和远端直肠的淋巴引流,主要转移到肛管直肠、直肠周围和椎体旁淋巴结。

四、病 理

肛管直肠部位的组织起源于两种胚胎组织,在直肠发展成腺癌,在肛管为鳞状上皮癌[15]。直肠的腺上皮和肛管区的鳞状上皮之间是移行带,移行带区域的长度为 6～20 mm,混合了直肠、尿道和鳞状上皮的成分。因此,肛管的近端区域覆盖的黏膜有 3 种组织类型,从近端向远端依次为:腺上皮、移行上皮和鳞状上皮。另一移行区为位于肛管的鳞状上皮与肛门皮肤间的区域。肛管的移行带往下至远端,鳞状上皮逐渐过渡,与肛周上皮(皮肤)融合。在组织学上,肛管的黏膜和皮肤交界处称为肛缘。

由此可见,角化的鳞状细胞癌是肛管癌最常见的类型。在移行带齿状线处发生的肿瘤,介于鳞状上皮和柱状上皮之间,多为非角化的鳞状细胞癌。

WHO 肛管癌的病理分类:鳞状细胞癌、腺癌、黏液腺癌、小细胞癌和未分化癌[16]。在北美和欧洲,鳞癌占 80%。然而,病理类型有地域的变化,例如,在日本仅 20% 的肛管癌是鳞癌[17]。在 WHO 分类中,除了 80% 的鳞癌外,剩下的 20% 上皮肿瘤主要为结直肠黏膜型的腺癌,以及少见的、来自肛管腺体或肛窦的黏液腺癌,及小细胞癌和未分化癌。肛周皮肤癌的分类归在皮肤癌中。

有学者研究建议对上皮肿瘤,应按肿瘤的位置和病因分成两组。第一组为肛管内,以小细胞、基底细胞为特征,无角化,在几乎所有的病例中 HPV 阳性反应;第二组包括肛周癌,通常是大细胞角化型,2/3 的病例有 HPV 阳性反应[18]。

五、转 移 途 径

肛管上皮性癌的播散方式主要是直接浸润和淋巴转移,血液转移较少见。早期即可有括约肌和肛周组织的直接侵犯。约有半数患者肿瘤侵犯到直肠和（或）肛周区域[19]，进展期的肿瘤可浸润骶骨或骨盆壁。女性常浸润至阴道，然而男性的前列腺浸润则不常见。进展期肿瘤的局部转移较盆腔外转移更常见，仅10%的患者在诊断时已发现有远处转移，发生远处转移的常见部位是肝脏和肺。

齿状线以上肿瘤的淋巴主要引流到直肠周围、髂外、闭孔、髂内。Boman的报道显示，在经腹会阴切除术中，发现30%的肛管癌有盆腔淋巴结转移，16%有腹股沟淋巴结转移[20]。位于远端肛管的肿瘤可引流至腹股沟区域、髂外和髂总淋巴结。有15%～20%的患者在就诊时已有腹股沟淋巴结转移，通常是单侧腹股沟转移，而10%～20%是在以后的检查时发现的[21]。约30%淋巴结转移浅表，60%可为深部，或为分化差的肿瘤[22]。

六、临床表现及诊断

肛管癌的症状无特异性，因此常导致就诊和诊断的延误。便血和肛门不适为最常见的症状，约有半数患者有此类症状发生。其他的主诉可有肛门区的异物感、瘙痒和排液。近端的肿瘤可发生大便习惯改变或梗阻，但远端肿瘤发生梗阻并不多见。因括约肌破坏而导致的大便失禁，阴道或其他瘘相对较少见。

询问病史时需要注意患者是否有HPV、HIV感染史，HPV相关恶性肿瘤史（如宫颈癌、外阴癌等），性传播疾病史，肛交、吸烟、多个性伴侣等病史。体格检查应包括直肠指检、肛门镜检、双侧腹股沟触诊。直肠指检简单易行，可清楚了解肿瘤的位置、大小、活动度以及和肛门括约肌的关系。肛门镜检操作方便，可直接观察肿瘤，并可同时完成病理活检，可以明确诊断。腹股沟淋巴结是肛管癌常见转移部位，故双侧腹股沟的触诊是肛管癌不可缺少的查体项目。如果发现腹股沟淋巴结肿大，可行穿刺活检明确病理。

结肠镜和胸部、腹部、盆腔CT或MRI扫描是肛管癌必要的辅助检查。由于15%的肛管癌合并结直肠癌[23]，结肠镜的检查可除外这类情况，而且

肠镜下病理活检是确诊肛管癌的金标准。胸部、腹部和盆腔CT有助于确定有无区域淋巴结转移、腹股沟淋巴结转移和远处转移。盆腔MRI以及腔内超声在明确肿瘤和周围组织器官的关系，以及区域淋巴结情况等方面具有重要参考价值。研究指出PET/CT在肛管癌诊断中具有良好的应用价值[24-25]，但目前仍不是肛管癌的常规诊断方法。

七、TNM分期

最常应用的是AJCC/UICC分期，在AJCC/UICC的临床分期中，区域淋巴结为直肠旁、髂内和腹股沟淋巴结。其他所有的盆腔淋巴结组，包括髂外、髂总和乙状结肠淋巴结均归类为转移淋巴结[26]，见表22-1和表22-2。

表22-1 TNM分期

TNM分期（AJCC 7版）

T（原发灶）

T_x 原发肿瘤不能评估
T_0 无原发肿瘤证据
T_{is} 原位癌
T_1 肿瘤最大径≤2 cm
T_2 肿瘤最大径>2 cm，但≤5 cm
T_3 肿瘤最大径>5 cm
T_4 任何大小的肿瘤，但侵犯至邻近器官，如阴道、尿道、膀胱*
＊注：直接侵犯直肠壁、肛周皮肤、皮下组织或括约肌，不归于T_4

N（区域淋巴结）

N_x 区域淋巴结不能评估
N_0 无区域淋巴结转移
N_1 直肠旁淋巴结转移
N_2 同侧髂内和（或）腹股沟淋巴结转移
N_3 直肠旁和腹股沟淋巴结转移和（或）双侧髂内和（或）腹股沟淋巴结转移

M（远处转移）

M_x 远处转移不能评估
M_0 无远处转移
M_1 有远处转移

表22-2 TNM临床分期

0期	Tis	N_0	M_0
I期	T_1	N_0	M_0
II期	T_2	N_0	M_0
	T_3	N_0	M_0

			续表
	T_1	N_1	M_0
ⅢA 期	T_2	N_1	M_0
	T_3	N_1	M_0
	T_4	N_0	M_0
	T_4	N_1	M_0
ⅢB 期	任何 T	N_2	M_0
	任何 T	N_3	M_0
Ⅳ 期	任何 T	任何 N	M_1

八、预后因素

肛管癌的预后主要取决于肿瘤的大小、分化程度、淋巴结转移情况等。Frost 等报道了 132 例接受腹会阴切除术的患者,结果显示肿瘤大小为 1～2 cm 的患者 5 年生存率为 78%,3～5 cm 为 55%,大于 6 cm 的患者生存率仅 40%[27]。接受放疗或放化疗治疗的患者中同样也发现随着肿瘤大小的增加,患者生存率出现明显下降[28]。Hung 等也得出了类似的结论[29],回顾性分析了 92 例无远处转移的肛管鳞癌患者,局控率随 T 分期而不同,T_1 为 100%,T_2 为 88%,T_3 为 75%,T_4 为 60%。同样,无病生存率(disease-free survival,DFS)也与肿瘤分期相关,T_1 为 100%,T_2 为 81%,T_3 为 71%,T_4 为 50%。淋巴结转移状态也影响生存,RTOG 98-11 研究的多因素分析显示淋巴结阳性是预测肛管癌 DFS 和总生存率(overall survival,OS)的独立预后因素[30]。来自最近的 ACT-Ⅰ 研究也指出淋巴结阳性预示着较低的局控率和总生存率,而较低的血红蛋白水平和较高的白细胞水平也提示较差的预后[31]。另一方面,Goldman 的研究[32]指出分化差的肿瘤生存较低,分化好的患者 5 年生存率为 75%,而分化差的仅为 24%。

九、非转移性肛管癌的治疗

20 世纪 80 年代前,腹会阴联合切除术及永久性的结肠造瘘(abdominoperineal resection,APR)是肛管癌的标准治疗模式,然而,其局部复发率仍然较高,5 年生存率仅 40%～70%[33-38]。1974 年,

Nigro 等的研究发现术前给予 5-FU 联合丝裂霉素的同期放疗可明显减低手术失败率[39,40]。由于 Nigro 的放化疗方案可获得较高的病理完全缓解率(pathological complete remission,pCR),因此 Nigro 提出在初始的放化疗后,仅针对放疗后活检有肿瘤残留的患者施行 APR 手术治疗,其余患者均观察随访[41]。随后也有多项前瞻性及回顾性的研究支持 Nigro 的结论[41-49],因此目前 5-FU 联合丝裂霉素的同期放化疗联合挽救性的手术的治疗模式已经成为肛管癌的标准治疗,但目前仍缺乏直接比较放化疗治疗与手术治疗的随机临床试验。

(一)手术

20 世纪 80 年代前,根治性手术一直被认为是肛管癌的标准治疗模式,包括伴或不伴腹股沟淋巴结清扫的腹会阴联合切除。总体 5 年生存率为 30%～70%,手术死亡率 2.5%～5%,术后局部复发率 18%～45%[50]。自 1974 年 Nigro 的研究[39]对于肛管鳞癌术前行放化疗的综合治疗后,手术已逐渐转变为辅助治疗措施。虽然外科手术不再是肛管癌的主要治疗手段,但目前仍发挥重要作用。① 根治性手术:根治性手术主要适用于局部复发和放化疗抵抗的肛管癌患者。复发是指治疗结束 6 个月后出现的疾病进展,而放化疗抵抗是指肿瘤对于放化疗反应差,不能缓解。复发和放化疗抵抗的肛管癌预后较差,即使接受 APR 手术后,5 年局部控制率仅为 30%～77%,5 年总生存率仅为 24%～69%[51,52]。② 局部手术:肛管癌淋巴结转移与肿瘤的大小及浸润程度有关,直径<2 cm 的肿瘤很少出现淋巴结转移,也很少侵犯肛门外括约肌[22,53]。因此,局部切除可适用于局部病灶直径<2 cm 的肿瘤患者,但仍然有 8%～11%的患者会出现局部复发,术后辅助放化疗值得推荐[54,55]。③ 腹股沟淋巴结清扫:肛管癌经联合放化疗后,10%～20%的患者会出现异时性腹股沟淋巴结转移,多发生于治疗结束后的 6 个月内。对于这些腹股沟淋巴结转移的患者,放化疗仍然可达到满意的疗效[56]。而腹股沟淋巴结清扫术创伤大、并发症多,仅选择性用于放化疗抵抗的肿瘤患者。

总的来说，对于局部复发的肛管癌患者，腹会阴联合切除术是主要的治疗手段，如果腹股沟淋巴结阳性，应加做腹股沟淋巴结清扫。异时性腹股沟淋巴结转移的患者，应先行放化疗，如果疗效不佳则行腹股沟淋巴结清扫。

（二）化疗及分子靶向治疗

自 Nigro 的研究[39]之后，后续开展了多项随机及非随机临床试验，逐渐确定了 5-FU/丝裂霉素同步放化疗成为肛管癌的标准治疗模式。

1. 5-FU/丝裂霉素同期放化疗与单纯放疗（表 22-3）　英国联合肿瘤研究会（United Kingdom Coordinating Committee for Cancer Research，UKCCCR）试验[49]，将 585 例患者随机分为单纯放疗及同期放化疗两组。两组放疗的总剂量均为 45 Gy/20~25 次，4~5 周。化疗为 5-FU 每天 1 000 mg/m²，持续 4 天，或每天 750 mg/m²，持续 5 天，在放疗开始的第 1 周和最后 1 周同时应用，静脉持续滴注；丝裂霉素 12 mg/m²，静脉推注，在放疗的第 1 天应用。疗效评估在放疗结束后 6 周进行，对于疗效较好的患者（肿瘤退缩至少 50%）给予局部加量 15 Gy（分 6 次）或¹⁹²Ir 组织间插植 25 Gy（分 2~3 天），对于疗效欠佳的患者（肿瘤退缩低于 50%）给予手术切除。研究结果显示肿瘤反应率达到 92%，大多数患者均接受了放疗局部加量。约 65% 放化疗疗效不佳的患者接受了 APR 手术，其余患者接受了其他治疗。在可评估的 562 例患者中共有 265 例患者局部失败，包括治疗结束后肿瘤持续存在、进行了直肠肛门手术或者治疗结束后 6 个月进行了永久性结肠造瘘。单纯放疗组及联合放化疗组的 3 年局部复发率分别为 61% 和 39%，肛管癌相关的死亡率中单纯放疗组也明显高于放化疗组（39% vs. 28%，P<0.05）。然而，虽然放化疗组的 3 年总生存率高于单纯放疗组（65% vs. 58%），但两者未见统计学差异。最近发表的这项研究的 13 年的长期随访更新结果显示[57]，联合放化疗组的长期生存获益明显优于单纯放疗组，包括总生存率，单纯放疗组的中位生存时间为 5.4 个月，而放化疗组可达 7.6 个月。

表 22-3　肛管癌同期放化疗与单纯放疗的对比

项　目	UKCCCR(n=585)		EORTC(n=110)	
	RT	5-FU/MMC+RT	RT	5-FU/MMC+RT
临床特点				
T₁~₂	48%	41%	15%	15%
T₃~₄	51%	56%	81%	84%
N+	17%	23%	48%	55%
M+	2%	3%		
治疗结果				
局部复发	13年：53.4%	13年：32%	5年：48%	5年：29%
总生存	13年：20%	13年：28%	5年：56%	

UKCCCR：英国联合肿瘤研究会；EORTC：欧洲肿瘤治疗组织；RT：放射治疗；5-FU：氟尿嘧啶；MMC：丝裂霉素。

另一项来自欧洲肿瘤治疗组织（European Organization for Research on the Treatment of Cancer，EORTC）的研究[47]，共收治 110 例局部进展期的肛管癌患者，试验设计与 UKCCCR 类似，同样比较同步放化疗组与单纯放疗组，两组的放疗剂量均为 45 Gy/25 次，共 5 周，同期化疗采用 5-FU 每天 750 mg/m²（第 1~5 天及第 29~33 天持续静脉滴注）以及丝裂霉素 15 mg/m²（静脉推注，5-FU 化疗的第 1 天给予）。45 Gy 的初始放疗结束后 6 周评估疗效，对于肿瘤完全退缩的患者放疗加量 15 Gy，而对于肿瘤部分缓解的患者加量 20 Gy。加量放疗后 6 周评估总治疗疗效，肿瘤完全退缩的患者在联合放化疗组明显高于单纯放疗组（80% vs. 54%）。随访 5 年的结果，联合放化疗组的局控率（P=0.02）和无结肠造瘘率（P=0.002）也明显高于对照组，5 年总生存率虽未达到统计学差异，也相比于对照组有升高的趋势（P=0.17）。

由此可见，以上这两项研究结果均显示出放疗同期联合 5-FU/丝裂霉素化疗可以明显提高肿瘤局部控制率，同时减低结肠造瘘率，具有良好的长期生存获益。

2. 同期化疗 5-FU/丝裂霉素与 5-FU（表 22-4）　1991 年的一项 meta 分析比较了单纯放疗、同期 5-FU 化疗、同期 5-FU/丝裂霉素化疗的疗效,结果显示同期 5－FU/丝裂霉素化疗相比于其他组,明显提高了局控率和 5 年总生存率[44]。随后,美国放疗协会(Radiation Therapy Oncology Group,RTOG)和东部肿瘤合作治疗组(Eastern Cooperative Oncology Group,ECOG)联合进行的一项Ⅲ期随机临床研究[20],明确了 5－FU/丝裂霉素＋放疗的疗效优于 5FU 单药＋放疗。310 例肛管癌患者随机分组,对放疗＋5－FU 和放疗＋5－FU/丝裂霉素联合方案进行了比较。放疗为 45～50.4 Gy/25～28 次。在所有病例中,5－FU 的剂量为每天 1 000 mg/m²,连续 4 天静脉滴注,放疗的第 1 和第 5 周应用。在联合化疗组,丝裂霉素的剂量为 10 mg/m²,5－FU 化疗疗程的第 1 天注射。在放化疗结束后 4～6 周进行肿瘤活检,如果发现肿瘤残留就进行挽救性放化疗,包括 9 Gy/5 次的残留部位局部加量放疗,同时 5－FU(每天 1 000 mg/m²,连续 4 天)及顺铂(100 mg/m²,5－FU 化疗的第 2 天)化疗。共有 291 例患者疗效可评估,其中 262 例患者进行了活检。活检的阴性率在单药 5－FU 组和联合组中分别为 86% 和 92.2%,两组未见统计学差异。联合丝裂霉素组的 4 年结肠造口率明显低于单药组(9% vs. 23%,P＝0.002)。同样,4 年无病生存率在联合丝裂霉素组明显优于单药组(73% vs. 51%,P＝0.000 3)。然而,这些结果并不能转化为生存率的获益,虽然联合丝裂霉素组在随访 18 个月后总生存率有明显提高的趋势。结果还显示挽救性放化疗的作用非常有限,共有 28 例患者在初始放化疗后活检阳性,其中 25 例患者接受了挽救性放化疗,经过挽救性治疗后最终有 12 例患者再次活检阴性,其中 4 例患者在之后 4 年的随访中无病生存。

表 22－4　同期化疗 5－FU/丝裂霉素 vs. 5－FU 的研究(RTOG87－04/ECOG1289 研究)

项　　目	5－FU＋RT	5－FU/MMC＋RT
临床特点		
T$_{1～2}$	50%	56.5%
T$_{3～4}$	50%	43%
N＋	17%	17%

续　表

项　　目	5－FU＋RT	5－FU/MMC＋RT
治疗结果(4 年)		
结肠造瘘率	22%	9%
无造瘘生存	59%	71%
局部复发率	34%	16%
总生存	67%	76%
无病生存	51%	73%

5－FU：氟尿嘧啶；MMC：丝裂霉素；RT：放射治疗。

目前尚未知有关放疗与 5－FU/丝裂霉素化疗的最佳方案,但 5－FU/丝裂霉素的化疗组合基本保持一致。

3. 放疗同期化疗 5－FU/顺铂对比 5－FU/丝裂霉素(表 22－5)　几项Ⅱ期临床研究结果显示放疗同期联合 5－FU/顺铂化疗在肛管癌中具有较好的疗效[58,59],同时由于丝裂霉素明显的毒性反应,因此之后进行了Ⅲ期临床研究探究顺铂是否可替代丝裂霉素化疗。RTOG 98－11 研究[30,60]共入组 682 例 T$_{2～4}$M$_0$ 的肛管癌患者,随机分为两组：① 丝裂霉素组：丝裂霉素/5－FU 联合同步放化疗,其中丝裂霉素 10 mg/m²,第 1、29 天,5－FU 每天 1 000 mg/m²,第 1～4 天和第 29～32 天。② 顺铂组：先进行 5－FU/顺铂的诱导化疗 2 个疗程,再进行 5－FU/顺铂联合同步放化疗,顺铂 75 mg/m²,每次诱导化疗第 1 天以及放疗第 1、28 天应用,5－FU 持续静脉输注每天 1 000 mg/m²,每次诱导化疗第 1～4 天以及放疗第 1、5 周,连续应用 4 天。需要指出的是,顺铂组由于同步放化疗之前应用诱导化疗 2 个疗程,因此总治疗时间延长 56 天,也就意味着开始进行放疗的时间延迟 57 天。放疗剂量给予至少 45 Gy/25 次,射野范围包括盆腔、肛管、会阴、腹股沟淋巴结,上界为 L$_5$～S$_1$,下界距离肛管肿瘤边缘至少 2.5 cm。对于 T$_{3～4}$、淋巴结阳性或 45 Gy 放疗后仍有肿瘤残留的患者给予 10～14 Gy/5～7 次的局部加量。丝裂霉素组和顺铂组的 5 年局部复发率分别为 25% 和 33%,5 年远处转移率分别为 15% 和 19%,未见统计学差异。丝裂霉素组 3 年及 5 年的结肠造瘘率明显低于顺铂组(3 年:10% *vs*. 16%;5 年:10% *vs*. 19%)。然而,丝裂霉素组的 5 年无病生存率(disease free survival,DFS)及总生存率(overall survival,OS)均明显高于顺铂组(DFS:57.8% *vs*. 67.8%,*P* = 0.006;OS:70.7% *vs*. 78.3%,*P* = 0.026)。5 年的无结肠造瘘生存也显示丝裂霉素组优于顺铂组,接近统计学差异(65% *vs*. 71.9%,

P = 0.05)。毒性反应方面,虽然顺铂组加入了诱导化疗,但丝裂霉素组的血液学毒性反应仍然明显高于顺铂组。顺铂组由于加入了诱导化疗,因此该项研究不能对丝裂霉素与顺铂的作用进行直接比较。新辅助化疗在肛管癌中的作用尚未明确,是否 57 天的延迟放疗会影响疗效也不得而知,尤其是对于新辅助化疗不敏感的患者。

表 22 - 5　放疗同期化疗 5 - FU/顺铂 *vs*. 5 - FU/丝裂霉素

项　　目	RTOG 98 - 11		ACT - Ⅱ	
	5 - FU/MMC+RT	5 - FU/DDP+RT	5 - FU/MMC+RT	5 - FU/DDP+RT
临床特点				
$T_{1\sim2}$	63%	66%	52%	52%
$T_{3\sim4}$	37%	33%	42%	42%
N +	26%	26%	29%	29%
治疗结果				
6 个月 CR 率			94%	95.4%
	3 年　　5 年	3 年　　5 年	3 年	3 年
结肠造瘘率	10%　　10%	16%　　19%	13.7% (*P* = 0.26)	11.3%
总生存	84%　　75%	76%　　70%		
无病生存	67%　　60%	61%　　54%		
局部复发率	25%	33%	18%	25%

5 - FU:氟尿嘧啶;MMC:丝裂霉素;DDP:顺铂;RT:放射治疗;CR:完全缓解。

另一项是来自英国的 ACT - Ⅱ研究[61],940 例 $T_{1\sim4}$ 的肛管癌患者随机分为两组,分别接受 5 - FU/顺铂或 5 - FU/丝裂霉素的同步放化疗,这两组患者又再随机分为两组,分别接受 2 个疗程的 5 - FU/顺铂辅助化疗(巩固治疗)或者观察治疗。接受巩固治疗是在放化疗结束后 4 周开始。该研究放疗剂量采用 50.4 Gy/28 次。丝裂霉素组同期化疗包括 5 - FU 每天 1 000 mg/m^2,持续静脉滴注,第 1~4 天和第 29~32 天,丝裂霉素 12 mg/m^2,第 1 天。顺铂组同期化疗包括 5 - FU 每天 1 000 mg/m^2,持续静脉滴注,第 1~4 天和第 29~32 天,顺铂 60 mg/m^2,第 1 天和第 29 天。丝裂霉素组和顺铂组 6 个月的肿瘤完全缓解率相似(94.5% *vs*. 95.4%),3 年的结肠造瘘率也相近(13.7% *vs*. 11.3%,*P* = 0.26),两组的局部复发率也未见统计学差异(11% *vs*. 13%)。非血液学毒性两组相近,

但血液学毒性方面,丝裂霉素组明显高于顺铂组。因此,ACT - Ⅱ研究结果显示顺铂联合同步放化疗并不能明显提高肿瘤完全缓解率,降低疾病复发率,尚不能证明其由于传统的丝裂霉素的联合化疗,当然有待于更长期的随访结果。

4. 诱导化疗/巩固化疗的作用　以上 RTOG 98 - 11 研究[30,60]结果指出 5 - FU/顺铂同期放化疗前加入诱导化疗,其疗效反而劣于 5 - FU/丝裂霉素同期放化疗组,虽然由于顺铂组加入了诱导化疗,而丝裂霉素组没有加入诱导化疗,很难对两组进行直接比较,但是由于 ACT - Ⅱ研究[61]直接比较 5 - FU/顺铂同期放化疗及 5 - FU/丝裂霉素同期放化疗,而两组具有相似的疗效,因此认为同期放化疗前应用诱导化疗可能对疗效并无帮助,甚至可能因为诱导化疗延误了初始放疗的时间,反而降低了疗效,尤其对于诱导化疗不敏感的患者。

这一结论在 ACCORD - 03 研究中进一步得到证实[62],患者随机分为两组,给予 5 - FU/顺铂同期放化疗,之前加或不加 2 个疗程的 5 - FU/顺铂诱导化疗。诱导化疗包括顺铂 80 mg/m²,第 1 天,5 - FU 每天 800 mg/m²,第 1~4 天,每 4 周 1 次,同期化疗剂量相同,从放疗第 1 天开始,第 1、5 周进行化疗。放疗剂量为 45 Gy/25 次,随机再分为两组,分别给予 15 Gy 的加量或 20~25 Gy 的加量照射。结果显示无论诱导化疗还是之后的放疗剂量加量均未对疗效有所提高,无结肠造瘘生存、无事件生存、局部控制率、总生存率均无统计学差异。ACCORD 研究最新的更新结果也得出相同的结论[63],中位随访 50 个月,仍未发现诱导化疗的任何获益。然而,最近的一项回顾性研究[64]指出诱导化疗可能对 T₄ 的肛管癌患者有所获益,对于 T₄ 的患者,5 - FU/顺铂诱导化疗组的 5 年无结肠造瘘生存率明显高于无诱导化疗组(100% *vs.* 38%,$P = 0.000\,6$)。因此,对于诱导化疗的作用还有待进一步研究。

对于放化疗之后的巩固化疗的作用在 ACT - Ⅱ 研究中也得到了初步结论[61],在放化疗后患者随机被分为加或不加 2 个疗程的 5 - FU/顺铂巩固化疗,巩固化疗组的 3 年无病生存率及总生存率分别为 75% 和 85%,并未优于对照组(75% 和 84%)。因此,对于支持巩固化疗的确切证据目前还未证实。

5. 分子靶向治疗 大多数肛管鳞状细胞癌常强烈表达表皮生长因子受体(epidermal growth factor receptor,EGFR),而且 K - ras 突变现象在肛管癌中很少发生[65, 66],因此,EGFR 抑制剂如西妥昔单抗在肛管癌的治疗中具有良好的应用前景。在一些小样本的研究和病例报道中报道了单用西妥昔单抗或联合伊立替康在治疗远处转移和放化疗抵抗的肛管癌患者中取得了良好的疗效[67, 68],但是病例数太少,缺乏大规模的临床试验证据。2012 年 ASCO 会议上报道了一项Ⅱ期临床研究评估西妥昔单抗联合 5 - FU/顺铂同期放化疗的安全性和疗效[69],分别针对 HIV 阳性的患者(AMC - 045 研究)和免疫力正常的患者(E - 3205 研究)进

行分析,患者接受的放疗剂量为 45~54 Gy,同期给予 5 - FU(每天 1 000 mg/m²,第 1~4 天,静脉输注,每 28 天 1 个疗程,共 2 个疗程)、顺铂(75 mg/m²,每 28 天 1 次,共 2 次)以及西妥昔单抗(第 1 次 400 mg/m²,之后每周 250 mg/m²,共 6~8 周)。免疫力正常的患者在进行西妥昔单抗/5 - FU/顺铂/放疗之前,先进行 5 - FU/顺铂化疗 2 个疗程。结果令人可喜,HIV 阳性患者的结肠造瘘率、2 年的无病生存率及总生存率分别为 7%、80%、89%,而免疫力正常患者的结肠造瘘率、无病生存率和总生存率分别为 14%、92% 和 93%,同时研究中患者出现的毒性反应可以接受,Ⅳ度的皮肤反应或腹泻等消化道反应出现率在 HIV 阳性患者和免疫力正常患者中分别为 0 和 4%,因此认为该方案具有良好的应用价值。然而,之后进行的另一些研究却认为西妥昔单抗的加入会引起不可接受的毒性反应的出现,而提前终止了研究。Deutsch E 等进行的 ACCORD - 16 研究[70],放疗剂量采用 45 Gy/25 次/5 周,然后给予 20 Gy 局部加量,同期给予 5 - FU/顺铂化疗,西妥昔单抗首次剂量给予 400 mg/m²,之后每周给予 250 mg/m²,结果 15/16 例患者出现了严重的毒性反应,被迫提前终止了研究。Olivatto 等[71]也在 5 - FU/顺铂同期放化疗方案中加入西妥昔单抗,也因出现了严重的毒性反应如血栓形成、皮肤反应、腹泻、感染等而终止了研究。因此,对于西妥昔单抗在肛管癌同期放化疗中的地位还有待进一步研究。

(三) 放疗

放疗是肛管癌综合治疗中重要的组成部分,近年来针对肛管癌的放疗也开展了一系列的研究,也达成了一定的共识,当然还有许多方面需要进一步研究,如最佳的放疗剂量、个体化的靶区勾画、新技术的开展等。

1. 放疗剂量及照射范围 对于肛管癌最合适的放疗剂量目前还未达成共识,仍需要进一步进行探究。大多数的研究结果显示,肿瘤体积越大、分期越高,其肿瘤控制率越低,因此需要给予更高的放疗剂量,但具体的可控剂量仍未明确。Nigro

ND 等[40]前瞻性分析了 28 例肛管鳞癌患者，给予 30 Gy 剂量照射，同时给予 5 - FU/MMC 化疗，12 例患者接受 APR 手术切除，其中 7 例患者术后病理未发现肿瘤残留，另外 14 例患者在放化疗后评价为临床完全缓解，活检阴性，其余 2 例也评估为临床无肿瘤，但未进行活检。研究发现疗效较好的均为肿瘤负荷较小的患者，而肿瘤体积较大的患者则局部控制不佳。其他几项研究[72, 73]也指出肿瘤控制率与肿瘤分期具有良好的相关性，$T_{3\sim4}$ 的患者具有较低的肿瘤控制率，为 45%～60%。Ortholan 等[74]分析了 69 例早期肛管癌患者，包括≤1 cm 的 T_{is}、T_1 的患者，发现大多数的 T_{is} 分期的患者接受总剂量 40～50 Gy 可以得到有效的控制，而大多数的 T_1 分期的患者也可被总剂量 50～60 Gy 有效控制。放疗剂量可能与肿瘤控制率具有相关性，Ferrigno 等[75]回顾性分析了 43 例肛管癌的患者，其中大多数为Ⅱ～Ⅲ期的患者，发现接受放疗剂量超过 50 Gy 的患者相比于低剂量组，具有较高的肿瘤局部控制率（86.5% *vs.* 34%，$P = 0.012$）。Huang K 等[76]分析了 28 例 $T_{3\sim4}$ 或淋巴结阳性的肛管癌患者，发现放疗剂量超过 54 Gy 同时治疗中断时间不长（小于 60 天）的患者具有较高的局部无进展率（89% *vs.* 42%，$P = 0.01$）。然而，也有一些研究指出放疗剂量的提高不一定会改善放化疗的疗效。在 ACCORD - 03 研究[62]中比较了 45 Gy/25 次后局部加量 15 Gy（总剂量 60 Gy）与更高剂量的加量（总剂量达到 65～70 Gy）治疗，但是未发现剂量的提高能改善无结肠造瘘生存率。而之前的 RTOG 92 - 08 研究[77]也得出相似的结论，未发现剂量的增加能够提高治疗的疗效。因此，目前对于放疗的合适剂量还未能得出明确的结论，各研究结果之间的差异可能由于以下几方面的因素：不同的性别比例、不同的临床分期、中断放疗前初始的放疗剂量的差异、不同的总放疗剂量、挽救性手术实施的指征等。目前推荐的放疗剂量大致如下：原发灶部位至少应接受 45 Gy 的剂量照射；推荐的初始剂量为 30.6 Gy，照射范围包括盆腔、肛管、会阴以及腹股沟淋巴结，30.6 Gy 照射之后需调整放疗照射野，需将上界下移至骶髂关节

下缘；腹股沟淋巴结阴性的患者腹股沟淋巴结区域推荐照射剂量为 36 Gy，对于采用前后野照射而不是多野照射的患者，腹股沟区域需采用电子线前野照射，使得局部至少给予 36 Gy 的剂量；对于淋巴结阳性、$T_{3\sim4}$ 或 T_2 患者接受 45 Gy 剂量照射后仍有肿瘤残留的患者需接受 9～14 Gy 的局部加量治疗。

根据 RTOG 靶区勾画指南[78]，大致将临床靶区体积（clinical target volume，CTV）分为 3 个部分，即 CTV - A（包括直肠、肛管周围、骶前区、髂内淋巴结区域）、CTV - B（包括髂外淋巴结区域）、CTV - C（包括腹股沟淋巴结区域），对于肛管癌的照射范围需包括所有这 3 个部分。

2. 时间因素的影响　多项研究指出放疗总时间的长短对肛管癌的疗效具有重要影响作用，说明放疗期间肿瘤的再增殖现象对肿瘤的控制会产生不利的影响[79-81]。和头颈部肿瘤、肺癌、宫颈癌等许多肿瘤类似[79, 82]，放疗过程中的中断治疗现象，包括计划性中断和由于放疗毒性反应而造成的被迫中断，均会对肿瘤的局部控制产生极大的不利作用，引起肿瘤治疗失败或局部复发等。Weber 等[79]发现在肛管癌的治疗中，放疗中断时间超过 35 天会造成较低的局部控制率。在另一项法国研究[81]中也得出类似结论，共入组 305 例肛管癌患者，发现治疗中断时间超过 38 天会明显减低患者的无疾病生存率。RTOG 92 - 08 研究[77]中也发现无计划性放疗中断组的患者生存时间明显高于计划性治疗中断组（中断时间 2 周），虽然计划性中断组的放疗总剂量高于无计划性中断组，但其结肠造瘘率仍明显高于无计划性中断组。这些结果均表明治疗中断造成的总治疗时间的延长会引起治疗效果的不理想，即使增加放疗剂量也很难弥补由于治疗中断造成的不利影响。

需要指出的是，虽然理论上应尽量避免放疗过程中的治疗中断，但是在实际临床诊疗中，由于放化疗毒性反应造成的治疗中断现象非常常见[83]。有报道指出[84]约 1/3 的肛管癌患者在接受 30 Gy/3 周的同期放化疗后就出现了急性肛管直肠炎和肛周皮肤炎，当放疗第 6～7 周剂量增加至 54～

60 Gy 时,有 1/2～2/3 的患者出现毒性反应。因此,通过降低放化疗毒性反应的技术如调强放疗(intensity-modulated radiation therapy,IMRT)技术,可能最大限度地减少毒性反应而避免治疗中断。

3. IMRT 技术　如前所述,虽然传统的放疗技术联合 5 - FU/MMC 的治疗方案可以有效治疗肛管癌,但是所产生的毒性反应较大,如皮肤炎性反应、胃肠道毒性反应、骨髓抑制等,均会造成患者的耐受性下降及治疗的中断。UKCCCR、RTOG/ECOG、EORTC 等多项研究结果[20, 47, 49]显示有 48%～76% 的患者出现急性皮肤毒性反应,而胃肠道毒性反应、Ⅲ～Ⅳ度血液学毒性反应的发生率为 33%～45% 和 61%。随着同期化疗加入到治疗方案中,使减小正常组织损伤面临更大的挑战,IMRT 技术的引入可能使这一问题得到很好改善,能够更加精确地治疗肿瘤,同时更好地保护了周围正常组织,包括膀胱、骨髓、生殖系统、肠道等。

较早期的一项多中心研究入组了 53 例肛管癌患者,采用 IMRT 放疗联合同期 5 - FU/MMC 化疗,结果显示相比于采用传统放疗技术的 RTOG 98 - 11 研究,IMRT 技术明显降低了患者急性皮肤毒性反应,仅有 38% 的患者出现Ⅲ度毒性反应(RTOG 98 - 11 研究的Ⅲ度毒性反应为 48%),无患者出现Ⅳ度毒性反应。该研究给予的平均盆腔剂量明显高于 RTOG 传统放疗组,但其Ⅲ度以上胃肠道毒性反应仅为 15.1%,而 RTOG 组为 34%。因此,该研究认为 IMRT 技术不仅可以提高局部肿瘤的放疗剂量,同时还能降低毒性反应,通过长期随访结果该研究可获得与 RTOG 98 - 11 研究相似的局部控制率和总生存率[78, 85]。

由于传统放疗技术联合化疗引起的毒性反应而造成治疗的中断现象非常常见,而中断时间越长,对疾病的控制越为不利。IMRT 联合化疗造成的治疗中断比率在各研究中也不尽相同:Salama JK 等[85]报道有 41.5% 患者由于毒性反应需要中断治疗,平均中位时间 4 天,Pepek JM 等[86]报道约 18% 的患者需要中断治疗,中位时间 5 天,总体而言,采用 IMRT 放疗技术造成的治疗中断现象

明显低于传统放疗。

RTOG 0529 研究是一项采用 IMRT 技术的Ⅱ期临床研究,根据疾病处于低危还是高危调整照射野的范围,探究 IMRT 技术是否可明显降低 T_2 以上肛管癌患者的毒性反应。结果虽然未能达到主要研究终点,即相比于 RTOG 98 - 11 研究降低 15% 的Ⅱ度以上的胃肠道及泌尿生殖系统毒性反应,但是也明显降低了皮肤和Ⅲ度以上的毒性(皮肤:21% vs. 36%;胃肠道:23% vs. 49%)反应,同时也明显降低了Ⅱ度以上血液学毒性(73% vs. 85%),该研究中仅 49% 的患者因为毒性反应而需要中断治疗[30, 87]。

最新的一项 105 例患者的回顾性分析[88],其中包括 37 例接受三维适型放疗(3D - conformal radiation therapy,3D - CRT)的患者和 68 例接受 IMRT 放疗的患者,中位随访 41.4 个月,结果显示两组的无进展生存、局部控制率、总生存率、无结肠造瘘生存均无明显差异。毒性反应方面,两组均未发现Ⅳ度毒性反应,3D - CRT 组的Ⅱ～Ⅲ度的急性皮肤毒性反应及急性胃肠道毒性反应均明显高于 IMRT 组(皮肤:94.6% vs. 63.2%,$P <$ 0.001;胃肠道:67.6% vs. 47.1%,$P = 0.03$),也说明了 IMRT 技术不仅可以获得相当的疗效,同时明显降低毒性反应。

4. 放疗不良反应　肛管癌放化疗后的毒性反应很常见,包括早期和晚期的毒性反应。早期反应包括腹泻、直肠肛管炎症、皮肤红斑和脱屑、骨髓抑制等,而晚期毒性包括肛管溃疡、狭窄、肛瘘和坏死等,有些甚至需要进行手术治疗。多种因素均会影响患者放化疗后的毒性反应,主要包括放疗总剂量、单次照射剂量、放疗照射的总时间、是否联合化疗等。

对提高局控率而言,需要较高剂量放疗,无治疗中断,但治疗相关的毒性反应令人担忧[44, 77]。无间断给予 50 Gy/20 次,联合 5 - FU/丝裂霉素,可提高局控率,但急性和后期毒性反应也增加。降低分割剂量至 2 Gy,分段治疗,可明显降低治疗的毒性反应,但局控率也下降[40]。RTOG 试验中,给予 5 - FU/丝裂霉素联合同期放化疗,放疗剂量

59.4 Gy，36 Gy 后有 2 周的治疗间断，此治疗间断与 23% 的局部复发和结肠造口率相关。在后面的试验中，取消了计划的治疗间断，局部复发和结肠造口率下降到 11%，然而，有一半的患者因毒性反应而需中断治疗，中位中断时间为 11 天[20]。与 RTOG 试验结果显示的类似，在取消化疗联合方案中的丝裂霉素后，血液学毒性反应明显降低，但局控率也降低。放疗剂量≥54 Gy，总疗程时间<40 天可提高局控率。多因素分析中，放疗剂量是影响局部控制、无病生存率的独立因素[89]。

在老年患者中存在的治疗毒性反应尤其要注意。一项研究[90]评价了 47 例 75 岁及以上患者的治疗效果。42 例接受了放疗，其中一半为单纯放疗，一半为放化疗治疗。盆腔接受的总剂量相当于 39.6 Gy。在中位中断时间 43 天后，再给予 20 Gy 加量，组织间插植或会阴部外照射。化疗为丝裂霉素 9.5 mg/m²，5-FU 600 mg/m²，96 h 持续静脉滴注。有 95% 的患者完成了治疗，较低的放疗剂量使急性毒性反应仅有 2 例（1 例单纯放疗，1 例放化疗），11 例（4 例单纯放疗，7 例放化疗）中断治疗。54% 的患者有Ⅲ度毒性反应，32% 为单纯放疗，68% 为放化疗联合治疗。在放化疗组，Ⅱ～Ⅲ度的毒性反应包括 25% 的粒细胞下降和 58% 的乏力。5 年的总生存率为 54%，但单纯放疗（49%）和放化疗（59%）组无明显差异。局控率为 79%，单纯放疗组、放化疗组分别为 73% 和 83%。

肛管癌放化疗时要积极预防和处理预计可能出现的毒性反应，包括皮肤炎症、骨髓抑制、电解质紊乱、局部疼痛、营养状态失衡和乏力。支持治疗可防止治疗中断，提高疗效。积极的支持治疗不仅适用于治疗期间，而且在治疗结束后仍需要。在放化疗治疗结束后，需密切随访直至会阴部上皮完全再生。在此期间，需评估和观察患者的症状控制、感染、血象和电解质状态。

RTOG 研究中[77]，接受放化疗患者的 10 年随访结果显示其远期毒性反应率低，仅 4 例（12%）患者有Ⅲ或Ⅳ度毒性反应，29% 的患者无远期并发症，58% 的患者为Ⅰ或Ⅱ度毒性反应，这些毒性反应包括皮肤、肛门和肠道。对盆腔放疗后直肠肛门功能异常的原因有多种解释，已确定的有感觉和运动异常，肛肠区直肠容量降低和感觉功能受损，记录到的运动功能异常考虑与放疗对外括约肌造成的损伤有关。另一项研究评估了单纯放疗或同期放化疗后患者的生活质量，共分析了 41 例接受治疗后至少无瘤生存 3 年的肛管癌患者。结果显示：总体生活质量为 71 分，疾病部位相关的生活质量 85 分，形体质量 74 分，男性患者的性功能影响 66 分。其中 71% 的患者满意目前的功能状态，仅 7% 的患者希望通过手术改善目前的情况。此研究显示，就诊时症状局限、根治性放化疗后无瘤生存的患者，可达到相当好的生活质量的长期疗效[91]。

十、初治患者放化疗后的观察和评估

对于非转移性肛管癌患者放化疗后的疗效评估，目前推荐在治疗后 8～12 周进行。根据疗效评估结果，可将患者分为肿瘤完全缓解、肿瘤残留以及肿瘤进展。对于在放化疗后肿瘤仍然残留但并无疾病进展的患者，目前不推荐立即进行挽救性手术治疗，而需采用密切随访的方式，因为在随访观察期间肿瘤仍然可能进一步退缩。ACT-Ⅱ研究中，有 29% 的放化疗后 11 周未达到肿瘤完全缓解的患者在放化疗后 26 周达到了完全缓解[92]。基于这一结果，作者认为对于放化疗后未达到完全缓解的患者应该继续观察随访至 6 个月，除非期间出现疾病进展，因为在这 6 个月中肿瘤可能进一步退缩并且达到完全缓解，这样可以使得一部分患者避免接受 APR 手术治疗。如果放化疗治疗后 6 个月肿瘤仍然没有退缩，甚至出现疾病进展，则需要及时给予挽救性治疗。疗效评估内容主要包括直肠肛门指检、肛门镜、腹股沟淋巴结触诊、影像学检查（胸部、腹部和盆腔）等。

十一、持续存在肿瘤残留或复发患者的治疗

在放化疗的联合治疗后，可使得许多肛管癌患者得到有效的治疗。但是，仍然有一部分患者在综

合治疗后肿瘤持续残留或在治疗结束一段时间后出现局部复发,诊断临床复发需结合肛指检查、病理活检、腔内超声或 CT/MRI 等,确诊肿瘤复发后最有效的治疗方法是给予挽救性腹会阴联合切除术。

Schiller DE 等[52]报道了 40 例持续肿瘤残留或复发的肛管癌患者,均接受了挽救性手术切除,其中 24 例接受多脏器切除术,14 例接受 APR 手术,2 例局部切除。结果显示术后病死率 5%,术后并发症率 72%,5 年总生存和无病生存率分别为 39% 和 30%。Mullen JT 等[93]回顾性分析了 31 例行挽救性手术切除的患者,其中 11 例是放化疗后肿瘤持续残留的患者,20 例是放化疗后复发的患者,中位随访 29 个月,实际 5 年总生存率为 64%,其中 12 例患者在挽救性手术切除后出现复发。初始放疗剂量低于 55 Gy 的患者具有较差的预后,5 年生存率分别为 37.5% 和 75%,$P = 0.037$,淋巴结阳性的患者也提示预后较差。Nilsson PJ 等[94]报道了 35 例放化疗后行挽救性 APR 手术的患者,未发现术后死亡的患者,但是有 13 例患者出现了术后会阴感染,23 例患者出现伤口愈合延迟超过 3 个月。中位随访 33 个月,5 年生存率为 52%,肿瘤残留患者的生存明显低于局部复发患者(33% *vs.* 82%,$P < 0.05$)。Allal 等[95]分析的 185 例肛管癌患者中,42 例局部复发。其中 27 例仅有局部复发,15 例为局部和远处转移。在所有局部复发的病例中,16 例(38%)接受了支持治疗,23 例接受了 APR 手术,3 例接受局部切除。在中位随访近 11 个月后,未接受根治性切除的患者均死于疾病进展。26 例接受根治性切除的患者,11 例无瘤生存,复发后的总体生存率为 28%,而切除组的生存率为 45%。Klas 等[96]评估了 192 例肛管癌的疗效,其中 143 例为鳞癌。经腹会阴切除术作为初次治疗的有 21 例,5 年的生存率为 60%,局部复发率 23%。接受根治性放化疗的患者,5 年生存率为 55%,局部复发率为 34%。放化疗治疗后,42 例局部复发的患者中有 13 例接受了挽救性手术,中位随访 32 个月,62% 的患者生存。

一项近期的回顾性研究[97],对 14 例肛管癌患者在施行挽救性 APR 手术时同时进行术中放疗(intro-operative radiotherapy,IORT),并评估其疗效,但结果显示 IORT 并不能改善肿瘤的局部控制和长期生存,因此不建议在 APR 手术时给予术中放疗。

对于复发灶仅局限于腹股沟淋巴结的患者,可以给予腹股沟淋巴结清扫术,对于从未行腹股沟淋巴结放疗的患者也可以考虑给予局部区域放疗,同时结合全身化疗。

十二、 转移性肛管癌的治疗

肛管癌最常见的远处转移部位为肝脏、肺以及盆腔外淋巴结。由于肛管癌是一种罕见的恶性肿瘤,而其中仅有 10%～20% 的患者出现盆腔外转移[98],因此对于转移性肛管癌的研究资料较少。现有的资料显示 5-FU 联合顺铂的化疗方案对于转移性肛管癌患者有一定疗效[98-100]。Faivre C 等[100]对 19 例转移性肛管癌患者给予顺铂联合 5-FU 的化疗,19 例患者的转移部位包括 10 例肝转移、5 例主动脉旁淋巴结转移、4 例髂血管旁淋巴结转移、2 例腹股沟淋巴结转移以及 3 例肺转移。中位给予 4 个疗程的化疗后,治疗反应率为 66%,包括 1 例完全缓解和 11 例部分缓解,而治疗后疾病稳定和进展的患者分别为 4 例和 2 例。1 年和 5 年的生存率分别为 62.2% 和 32.2%,中位生存时间为 34.5 个月。目前没有证据支持切除远处转移灶可得到明显获益。虽然目前对于转移性肛管癌的治疗通常采用 5-FU/顺铂的方案,但是对于这部分患者的治疗应该更加个体化,参加临床试验可能是另一种选择。对于局部有症状的较大肿瘤患者,也可采用放疗对局部肿瘤进行控制,缓解一定的症状,同时联合化疗可能疗效更佳。对于顺铂为基础的化疗方案失败后的患者,目前并无有效的方法进行救治,需要今后进一步研究。

十三、 HIV 阳性患者的治疗

患有 HIV/AIDS 的患者发生肛管癌的概率也

会增加,因此对于这部分患者的治疗需要进行深入分析。较早期的一些小样本的研究[101-103]报道指出对于 CD4 计数小于 200 个/mm³ 以及未接受高效抗反转录病毒疗法(highly active antiretroviral therapy,HAART)的 HIV 阳性的肛管癌患者,显示出较差的生存预后,同时放化疗的毒性反应也较为明显。报道指出这些患者接受足量的放化疗剂量(5 - FU/丝裂霉素或者 5 - FU/顺铂同期化疗)仍然是可行的,但是期间发生Ⅲ度以上的毒性反应(血液学毒性、胃肠道毒性)也更为明显[101,102],治疗中断、剂量调整等现象也时有发生。

近年来随着放疗技术以及抗 HIV 病毒治疗的发展,认为接受 HAART 治疗后 CD4 计数达到较高水平,同时病毒拷贝数控制在一定范围内的 HIV 阳性患者可以很好地耐受足量放化疗剂量,说明早期研究中所描述的毒性反应至少部分是由于放疗技术水平较低以及未控的 HIV 感染造成[104]。

近年来一些研究对比了 HIV 阳性和阴性肛管癌患者的治疗结果。一项来自美国的较大样本量的研究[105]对比了 175 例 HIV 阳性的患者和 1 009 例 HIV 阴性的患者,并未发现两组的 2 年生存率存在明显差异(HIV 阳性组:77% *vs.* HIV 阴性组 75%)。多因素分析也未发现 HIV 阳性与否和治疗结果具有相关性。然而,需要指出的是,这项研究并未报道无肿瘤生存、结肠造瘘率以及局部复发情况,评估总生存时也未对肿瘤分期进行调整。Seo 等[106]的研究结果也得出类似的结论,比较了 19 例免疫功能正常的患者和 17 例免疫缺乏的患者,也显示两组的放化疗疗效和毒性反应相似。相比之下,一些研究给出了不同的观点,Hogg 等[107]报道了 87 例接受丝裂霉素同期放化疗的肛管癌患者,其中 HIV 阳性的患者有 21 例,结果显示 HIV 阳性的患者发生感染和胃肠道毒性反应明显增加,两组在放疗后均获得了良好的疗效,完全缓解率相似(HIV 阳性组 *vs.* HIV 阴性组:81% *vs.* 85%),然而,6 个月复发的比率 HIV 阳性组明显高于 HIV 阴性组(29% *vs.* 8%)。另一项多中心回顾性研究[108]比较了 40 例接受了 HAART 治疗

的 HIV 阳性患者和 81 例 HIV 阴性的患者,两组均给予 5 - FU/丝裂霉素同期放化疗,结果显示两组均可获得较高的完全缓解率(HIV 阳性:92% *vs.* HIV 阴性:96%),但是 HIV 阳性患者发生Ⅲ-Ⅳ级皮肤及血液学毒性反应也明显增加,HIV 阳性患者的局部复发率也高于阴性组(61% *vs.* 13%),5 年无肿瘤生存率 HIV 阳性组也低于阴性组(68% *vs.* 79%,*P* = 0.09)。

总体而言,在接受 HAART 治疗后的 HIV 阳性的患者采用足量的放化疗是可行的,同时可获得不错的长期生存。因此对于这部分患者仍然推荐采用常规的 5 - FU/丝裂霉素同期放化疗方案,然而,这部分患者在治疗期间需要密切地观察和随访其毒副反应,如血液学毒性、胃肠道毒性和皮肤反应。对于患有 HIV/AIDS 相关并发症的患者(如其他恶性肿瘤、机会性感染等)可能不能耐受足量的治疗,而需要进行剂量的调整。

十四、肛缘癌的治疗推荐

对于肛缘癌的治疗需要根据疾病的临床分期进行。临床分期 T_1N_0、分化程度好的肛缘癌患者可给予局部切除,但需要给予充分的切缘,如果切缘不足,需要再次手术以保证足够切缘。对于切缘不充分的患者也可以考虑给予局部放疗(结合或不结合同期 5 - FU 为基础的化疗)以降低复发的概率。对于其他各分期的肛缘癌的治疗同肛管癌(详见以上内容)。

十五、小　　结

近年来,肛管癌的治疗取得了明显进展,目前仍推荐 5 - FU/丝裂霉素联合放疗的治疗方案作为标准方案。IMRT 技术可以在不影响疗效的前提下明显降低患者的毒副反应,具有良好的应用前景。根治性放化疗后,大多数患者可获得较好的疗效,并且可保留肛门括约肌及其功能。放化疗后需要对患者的疗效进行密切观察和随访,在临床证实疾病进展后才考虑挽救性手术。对于转移性的肛

管癌,目前仍采用顺铂为基础的化疗方案或参加临床试验。HIV 阳性患者在接受 HAART 治疗后采用足量的放化疗仍然是可行的,但是需要对这部分患者的放化疗毒性反应进行密切观察,如出现相关的并发症则需要及时调整剂量。对于肛缘癌的治疗,除了 T_1N_0 并且分化好的患者可以采用局部切除的方法,其余分期的患者仍然沿用肛管癌的治疗方案。

(章真　朱骥　孙文洁)

◇ 参 ◇ 考 ◇ 文 ◇ 献 ◇

[1] Callister MD, Haddock MG, nartenson JA, et al. Anal carcinoma//Gunderson LL, Tepper JE [M]. Clinical Radiation Oncology. 3rd ed. Philadelphia: Saundrs Elsvier, 2012: 1017 - 1031.

[2] 赵平, 陈万青. 中国肿瘤登记地区合计发病和死亡结果[M]. 2010 中国肿瘤登记年报, 北京: 军事医学科学出版社, 2010: 80 - 192.

[3] Cummings BJ, Brierley JD. Anal cancer//Halprin EC [M]. In: Perex CA, Brady LW. Principles and Practice of Radiation Oncology. 5th ed. Philadelphia: Lippincott Williams & Wilkins, 2008: 1383 - 1397.

[4] Jemal A, Siegel R, Ward E, et al: Cancer statistics[J]. CA Cancer J Clin, 2009, 59: 225 - 249.

[5] Frisch M, Glimelius B, van den Brule AJ, et al. Sexually transmitted infection as a cause of anal cancer[J]. N Eng J Med, 1997, 337: 1350 - 1358.

[6] Melbye M, Rabkin CS, Frisch M, et al. Changing patterns of anal cancer incidence in the United States, 1940 - 1989 [J]. Am J Epidemiol, 1994, 139: 772 - 780.

[7] Goedert JJ, Cote TR, Virgo P, et al. Spectrum of AIDS - associated malignant disorders[J]. Lancet, 1998, 351: 1833 - 1839.

[8] Frisch M, Biggar M, Goedert JJ. Human papilloma virus-associated cancers in patients with human immunodeficiency virus infection and acquired immunodeficiency syndromes [J]. J Natl Cancer Inst, 2000, 92: 1500 - 1510.

[9] Arends MJ, Benton EC, McLaren KM, et al. Renal allograft recipients with high susceptibility to cutaneous malignancy have an increased prevalence of papilloma virus DNA in skin tumors and a greater risk of anogenital malignancy[J]. Br J Cancer, 1997, 75: 722 - 728.

[10] Frisch M, Glimelius B, Wohlfahrt J, et al. Tobacco smoking as a risk factor in anal carcinoma: an antiestrogenic mechanism? [J] J Natl Cancer Inst, 1999, 91: 708 - 715.

[11] Frisch M, Olsen JH, Melbye M. Malignancies that occur before and after anal cancer: clues to their etiology[J]. Am J Epidemiol, 1994, 140: 12 - 19.

[12] Lin AY, Gridley G, Tucker M. Benign anal lesions and anal cancer[J]. N Eng J Med, 1995, 332: 190 - 191.

[13] Frisch M, J ohansen C. Anal carcinoma in inflammatory bowel disease[J]. Br J Cancer, 2000, 83: 89 - 90.

[14] Gervasoni JE Jr, Wanebo HJ. Cancers of the Anal Canal and Anal Margin [J]. Cancer Invest, 2003, 21 (3): 452 - 464.

[15] Godlewski G, Prudhomme M. Embryology and anatomy of the anorectum. Basis of surgery[J]. Surg Clin North Am, 2000, 80: 319 - 343.

[16] Fenger C, Frisch M, Marti MC, et al. Tumors of the anal canal[M]. In: Hmilton SR, Aaltonen LA. World Health Organization Classification of Tumors: Pathology and Genetics of Tumors of the Digestive System. Lyon: IARC Press, 2000, 146.

[17] Ando H, Nishimura T, Nakamura T, et al. Chemoradiation therapy for squamous cell carcinoma of anal canal cancer: report of a case[J]. Rad Medicine, 2000, 18: 199 - 203.

[18] Fenger C, Frisch M, Jass JJ, et al. Anal cancer subtype reproducibility study[J]. Virchows Arch, 2000, 436: 229 - 233.

[19] Boman BM, Moertel CG, O'Connell, et al. Carcinoma of the anal canal: a clinical and pathological study of 188 cases[J]. Cancer, 1984, 54: 114 - 125.

[20] Flam M, John M, Pajak TF, et al. Role of mitomycin in combination with fluorouracil and radiotherapy and of salvage chemoradiation in the definitive non-surgical treatment of epidermoid carcinoma of the anal canal: Results of a phase III randomized intergroup study[J]. J Clin Oncol, 1996, 14: 2527 - 2539.

[21] Gerard JP, Chapet O, Samiei F, et al. Management of inguinal lymph node metastases in patients with carcinoma of the anal canal. Experience in a series of 270 patients treated in Lyon and review of the literature[J]. Cancer, 2001, 92: 77 - 84.

[22] Frost DB, Richards PC, Montague ED, et al. Epidermoid cancer of the anorectum [J]. Cancer, 1984, 53: 1285 - 1293.

[23] Wasvary HJ, Barkel DC, Klein SN. Is total colonic evaluation for anal cancer necessary[J]. Am Surg, 2000, 66(6): 592 - 594.

[24] Bhuva NJ, Glynne-Jones R, Sonoda L, et al. To PET or not to PET? That is the question. Staging in anal cancer[J]. Ann Oncol, 2012, 23(8): 2078 - 2082.

[25] Cotter SE1, Grigsby PW, Siegel BA, et al. FDG - PET/CT in the evaluation of anal carcinoma[J]. Int J Radiat Oncol Biol Phys, 2006, 65(3): 720 - 725.

[26] Edge SBB, Compton CC, Fritz AG, et al. AJCC Cancer Staging Manual[M]. 7th Ed. New York: Springer, 2010.

[27] Mitchell SE, Mendenhall WM, Zlotecki RA, et al. Squamous cell carcinoma of the anal canal[J]. Int J Radiat Oncol Biol Phys, 2001, 49: 1007 - 1013.

[28] Zelnick RS, Haas PA, Ajlouni M, et al. Results of abdominoperineal resections for failures after combination chemotherapy and radiation therapy for anal canal cancer [J]. Dis Colon Rectum, 1992, 35: 574 - 577.

［29］ Hung A，Crane C，Delclos M，et al. Cisplatin-based combined modality therapy for anal carcinoma［J］. Cancer，2003，97：1195－1202.

［30］ Ajani JA1，Winter KA，Gunderson LL，et al. Fluorouracil，mitomycin，and radiotherapy vs. fluorouracil，cisplatin，and radiotherapy for carcinoma of the anal canal：a randomized controlled trial［J］. JAMA，2008，299(16)：1914－1921.

［31］ Glynne-Jones R，Sebag-Montefiore D，Adams R，et al. Prognostic factors for recurrence and survival in anal cancer：generating hypotheses from the mature outcomes of the first United Kingdom Coordinating Committee on Cancer Research Anal Cancer Trial (ACT I)［J］. Cancer，2013，119(4)：748－755.

［32］ Goldman S，Auer G，Erhardt K，et al. Prognostic significance of clinical stage，histologic grade and nuclear DNA content in squamous cell carcinoma of the anus［J］. Dis Colon Rectum，1987，30：444－448.

［33］ Singh R，Nime F，Mittelman A. Malignant epithelial tumors of the anal canal［J］. Cancer，1981，48：411－415.

［34］ Schraut WH，Wang CH，Dawson PJ，et al. Depth of invasion，location，and size of cancer of the anus dictate operative treatment［J］. Cancer，1983，51：1291 1296.

［35］ Beahrs OH，Wilson SM. Carcinoma of the anus［J］. Ann Surg，1976，184：422－428.

［36］ Pintor MP，Northover JM，Nicholls RJ. Squamous cell carcinoma of the anus at one hospital from 1948 to 1984［J］. Br J Surg，1989，76：806－810.

［37］ Greenall MJ，Quan SH，Urmacher C，et al. Treatment of epidermoid carcinoma of the anal canal［J］. Surg Gynecol Obstet，1985，161：509－517.

［38］ Dougherty BG，Evans HL. Carcinoma of the anal canal：A study of 79 cases［J］. Am J Clin Pathol，1985，83：159－164.

［39］ Nigro ND，Vaitkevicius VK，Considine B Jr. Combined therapy for cancer of the anal canal：A preliminary report［J］. Dis Colon Rectum，1974，17：354－356.

［40］ Nigro ND，Seydel HG，Considine B，et al. Combined preoperative radiation and chemotherapy for squamous cell carcinoma of the anal canal［J］. Cancer，1983，51(10)：1826－1829.

［41］ Leichman L，Nigro N，Vaitkevicius VK，et al. Cancer of the anal canal. Model for preoperative adjuvant combined modality therapy［J］. Am J Med，1985，78：211－215.

［42］ Sischy B. The use of endocavitary irradiation for selected carcinomas of the rectum：Ten years experience［J］. Radiother Oncol，1985，4：97－101.

［43］ Flam MS，John MJ，Mowry PA，et al. Definitive combined modality therapy of carcinoma of the anus. A report of 30 cases including results of salvage therapy in patients with residual disease［J］. Dis Colon Rectum，1987，30：495－502.

［44］ Cummings BJ，Keane TJ，O'Sullivan B，et al. Epidermoid anal cancer：Treatment by radiation alone or by radiation and 5－fluorouracil with and without mitomycin C［J］. Int J Radiat Oncol Biol Phys，1991，21：1115－1125.

［45］ Glimelius B，Pahlman L. Radiation therapy of anal epidermoid carcinoma［J］. Int J Radiat Oncol Biol Phys，1987，13：305－312.

［46］ John MJ，Flam M，Lovalvo L，et al. Feasibility of non-surgical definitive management of anal canal carcinoma［J］. Int J Radiat Oncol Biol Phys，1987，13：299－303.

［47］ Bartelink H，Roelofsen F，Eschwege F，et al. Concomitant radiotherapy and chemotherapy is superior to radiotherapy alone in the treatment of locally advanced anal cancer：Results of a phase Ⅲ randomized trial of the European Organization for Research and Treatment of Cancer Radiotherapy and Gastrointestinal Cooperative Groups［J］. J Clin Oncol，1997，15：2040－2049.

［48］ Flam M，John M，Pajak TF，et al. Role of mitomycin in combination with fluorouracil and radiotherapy，and of salvage chemoradiation in the definitive nonsurgical treatment of epidermoid carcinoma of the anal canal：Results of a phase Ⅲ randomized intergroup study［J］. J Clin Oncol，1996，14：2527－2539.

［49］ Epidermoid Anal Cancer. Results from the UKCCCR randomised trial of radiotherapy alone versus radiotherapy，5－fluorouracil，and mitomycin. UKCCCR Anal Cancer Trial Working Party. UK Coordinating Committee on Cancer Research［J］. Lancet，1996，348：1049－1054.

［50］ Sabbo SS，Zukotynski K，Shinagare AB，et al. Anal carcinoma：FDG PET/CT in staging，response evaluation，and follow-up［J］. Abdominal Imaging，2013，38(4)：728－735.

［51］ Steele SR，Varma MG，Melton GB，et al. Practice parameters for anal squamous neoplasms［J］. Dis Colon Rectum，2012，55(7)：735－749.

［52］ Schiller DE，Cummings BJ，Rai S，et al. Outcomes of salvage surgery for squamous cell carcinoma of the anal canal［J］. Ann Surg Oncol，2007，14(10)：2780－2789.

［53］ Clark J，Petrelli N，Herrera L，et al. Epidermoid carcinoma of the anal canal［J］. Cancer，1986，57(2)：400－406.

［54］ Nigro ND，Vaitkevicius VK，Considine B. Combined therapy for cancer of the anal canal：a preliminary report［J］. Dis Colon Rectum，1993，36(7)：709－711.

［55］ Morson BC. Factors influencing the prognosis of early cancer of the rectum［J］. Proc R Soc Med，1966，59(7)：607－608.

［56］ Wright JL，Patil SM，Temple LK，et al. Squamous cell carcinoma of the anal canal：patterns and predictors of failure and implications for intensity-modulated radiation treatment planning［J］. Int J Radiat Oncol Biol Phys，2010，78(4)：1064－1072.

［57］ Northover J，Glynne-Jones R，Sebag-Montefiore D，et al. Chemoradiation for the treatment of epidermoid anal cancer：13－year follow-up of the first randomised UKCCCR Anal Cancer Trial (ACT I)［J］. Br J Cancer，2010，102(7)：1123－1128.

［58］ Peiffert D，Seitz JF，Rougier P，et al. Preliminary results of a phase Ⅱ study of high-dose radiation therapy and neoadjuvant plus concomitant 5－fluorouracil with CDDP chemotherapy for patients with anal canal cancer：A French cooperative study［J］. Ann Oncol，1997，8：575－581.

［59］ Martenson JA，Lipsitz SR，Wagner H Jr，et al. Initial results of a phase Ⅱ trial of high dose radiation therapy，5－fluorouracil，and cisplatin for patients with anal cancer (E4292)：An Eastern Cooperative Oncology Group study［J］. Int J Radiat Oncol Biol Phys，1996，35：745－749.

［60］ Gunderson LL，Winter KA，Ajani JA，et al. Long-term update of US GI intergroup RTOG 98－11 phase Ⅲ trial for anal carcinoma：survival，relapse，and colostomy failure with concurrent chemoradiation involving fluorouracil/mitomycin versus fluorouracil/cisplatin［J］. J Clin Oncol，2012，30(35)：4344－4351.

［61］ James R，Wan S，Glynne-Jones R，et al. A randomized trial of chemoradiation using mitomycin or cisplatin，with or without maintenance cisplatin/5FU in squamous cell carcinoma of the anus（ACT Ⅱ）(abstract LBA4009)［J］. J Clin Oncol，2009，27(15S)：170s.

［62］ Conroy T，Ducreux M，Lemanski C，et al. Treatment intensification by induction chemotherapy（ICT）and radiation dose escalation in locally advanced squamous cell anal canal carcinoma（LAAC）：Definitive analysis of the intergroup ACCORD 03 trial（abstract 4033）［J］. J Clin Oncol，2009，27(15S)：176s.

［63］ Peiffert D，Tournier-Rangeard L，Gérard JP，et al. Induction chemotherapy and dose intensification of the radiation boost in locally advanced anal canal carcinoma：final analysis of the randomized UNICANCER ACCORD 03 trial［J］. J Clin Oncol，2012，30(16)：1941-1948.

［64］ Moureau-Zabotto L，Viret F，Giovaninni M，et al. Is neoadjuvant chemotherapy prior to radio-chemotherapy beneficial in T_4 anal carcinoma? ［J］ J Surg Oncol，2011，104(1)：66-71.

［65］ Paliga A，Onerheim R，Gologan A，et al. EGFR and K-ras gene mutation status in squamous cell anal carcinoma：a role for concurrent radiation and EGFR inhibitors? ［J］ Br J Cancer，2012，107(11)：1864-1868.

［66］ Van Damme N，Deron P，Van Roy N，et al. Epidermal growth factor receptor and K-RAS status in two cohorts of squamous cell carcinomas［J］. BMC Cancer，2010，10：189.

［67］ Barmettler H，Komminoth P，Schmid M，et al. Efficacy of Cetuximab in Combination with FOLFIRI in a Patient with KRAS Wild-Type Metastatic Anal Cancer［J］. Case Rep Oncol，2012，5(2)：428-433.

［68］ Lukan N，Strbel P，Willer A，et al. Cetuximab-based treatment of metastatic anal cancer：correlation of response with KRAS mutational status［J］. Oncology，2009，77(5)：293-299.

［69］ Madhur G，Lee JY，Lisa A，et al. Phase Ⅱ trials of cetuximab（CX）plus cisplatin（CDDP），5-fluorouracil（5-FU）and radiation（RT）in immunocompetent（ECOG 3205）and HIV-positive（AMC045）patients with squamous cell carcinoma of the anal canal（SCAC）：Safety and preliminary efficacy results［J］. Journal of Clinical Oncology，2012 ASCO Annual Meeting Abstracts. Vol.30，No.15-suppl（May 20 Supplement），2012，30(15)：4030.

［70］ Deutsch E，Lemanski C，Pignon JP，et al. Unexpected toxicity of cetuximab combined with conventional chemoradiotherapy in patients with locally advanced anal cancer：results of the UNICANCER ACCORD 16 phase Ⅱ trial［J］. Ann Oncol，2013，24(11)：2834-2838.

［71］ Olivatto LO，Vieira FM，Pereira BV，et al. Phase 1 study of cetuximab in combination with 5-fluorouracil，cisplatin，and radiotherapy in patients with locally advanced anal canal carcinoma［J］. Cancer，2013，119(16)：2973-2980.

［72］ Doci R，Zucali R，La Monica G，et al. Primary chemoradiation therapy with fluorouracil and cisplatin for cancer of the anus：results in 35 consecutive patients［J］. J Clin Oncol，1996，14(12)：3121-3125.

［73］ Peiffert D，Bey P，Pernot M，et al. Conservative treatment by irradiation of epidermoid cancers of the anal canal：prognostic factors of tumoral control and complications［J］. Int J Radiat Oncol Biol Phys，1997，37(2)：313-324.

［74］ Ortholan C，Ramaioli A，Peiffert D，et al. Anal canal carcinoma：early-stage tumors < or = 10 mm（T_1 or T_{is})：therapeutic options and original pattern of local failure after radiotherapy［J］. Int J Radiat Oncol Biol Phys，2005，62(2)：479-485.

［75］ Ferrigno R，Nakamura RA，Dos Santos Novaes PE，et al. Radiochemotherapy in the conservative treatment of anal canal carcinoma：retrospective analysis of results and radiation dose effectiveness［J］. Int J Radiat Oncol Biol Phys，2005，61(4)：1136-1142.

［76］ Huang K，Haas-Kogan D，Weinberg V，et al. Higher radiation dose with a shorter treatment duration improves outcome for locally advanced carcinoma of anal canal［J］. World J Gastroenterol，2007，13(6)：895-900.

［77］ John MJ，Pajak T，Flam M，et al. Dose escalation in chemoradiation for anal cancer：preliminary results of RTOG 92-08［J］. Cancer J Sci Am，1996，2(4)：205-211.

［78］ Myerson RJ，Garofalo MC，El Naqa I，et al. Elective clinical target volumes for conformal therapy in anorectal cancer：a radiation therapy oncology group consensus panel contouring atlas［J］. Int J Radiat Oncol Biol Phys，2009，74(3)：824-830.

［79］ Weber DC，Kurtz JM，Allal AS. The impact of gap duration on local control in anal canal carcinoma treated by split-course radiotherapy and concomitant chemotherapy［J］. Int J Radiat Oncol Biol Phys，2001，50：675-680.

［80］ Graf R，Wust P，Hildebrandt B，et al. Impact of overall treatment time on local control of anal cancer treated with radiochemotherapy［J］. Oncology，2003，65：14-22.

［81］ Deniaud-Alexandre E，Touboul E，Tiret E，et al. Results of definitive irradiation in a series of 305 epidermoid carcinomas of the anal canal［J］. Int J Radiat Oncol Biol Phys，2003，56：1259-1273.

［82］ Fyles A，Keane TJ，Barton M，et al. The effect of treatment duration in the local control of cervix cancer［J］. Radiother Oncol，1992，25：273-279.

［83］ Roohipour R，Patil S，Goodman KA，et al. Squamous-cell carcinoma of the anal canal：predictors of treatment outcome［J］. Dis Colon Rectum，2008，51(2)：147-153.

［84］ Cummings BJ，Ajani JA，Swallow CJ. Cancer of the anal region［M］. In：DeVita Jr. VT，Lawrence TS，Rosenberg SA，et al. Cancer：Principles & Practice of Oncology. Eighth Edition. Philadelphia，PA：Lippincott，Williams & Wilkins，2008.

［85］ Salama JK，Mell LK，Schomas DA，et al. Concurrent chemotherapy and intensity-modulated radiation therapy for anal canal cancer patients：a multicenter experience［J］. J Clin Oncol，2007，25：4581-4586.

［86］ Pepek JM，Willett CG，Wu QJ，et al. Intensity-modulated radiation therapy for anal malignancies：a preliminary toxicity and disease outcomes analysis［J］. Int J Radiat Oncol Biol Phys，2010，78：1413-1419.

［87］ Kachnic LA，Winter K，Myerson RJ，et al. RTOG 0529：a phase 2 evaluation of dose-painted intensity modulated radiation therapy in combination with 5-fluorouracil and mitomycin-C for the reduction of acute morbidity in carcinoma of the anal canal［J］. Int J Radiat Oncol Biol Phys，2013，86：27-33.

［88］ Koerber SA，Slynko A，Haefner MF，et al. Efficacy and toxicity of chemoradiation in patients with anal cancer — a retrospective analysis［J］. Radiat Oncol，2014，9：113.

［89］ Constantinou EC，Daly W，Fung CY，et al. Time-dose considerations with treatment of anal cancer［J］. Int J

Radiat Oncol Biol Phys，1997，39：651－657.

[90] Allal AS，Obradovic M，Laurencet F，et al. Treatment of anal carcinoma in the elderly：feasibility and outcome of radical radiotherapy with or without concomitant chemotherapy[J]. Cancer，1999，85：26－31.

[91] Allas AS，Sprangers MA，Laurencet F，et al. Assessment of long-term quality of life in patients with anal carcinomas treated by radiotherapy with or without chemotherapy[J]. Br J Cancer，1999，80：1588－1594.

[92] Glynne-Jones R，James R，Meadows H，et al. Optimum time to assess complete clinical response（CR）following chemoradiation（CRT）using mitomycin（MMC）or cisplatin（CisP），with or without maintenance CisP/5FU in squamous cell carcinoma of the anus：Results of ACT Ⅱ [J]. Journal of Clinical Oncology，2012 ASCO Annual Meeting Abstracts. Vol. 30，No. 15－suppl（May 20 Supplement），2012，30(15)：4004.

[93] Mullen JT，Rodriguez-Bigas MA，Chang GJ，et al. Results of surgical salvage after failed chemoradiation therapy for epidermoid carcinoma of the anal canal[J]. Ann Surg Oncol，2007，14(2)：478－483.

[94] Nilsson PJ，Svensson C，Goldman S，et al. Salvage abdominoperineal resection in anal epidermoid cancer[J]. Br J Surg，2002，89(11)：1425－1429.

[95] Allal AS，Laurencer FM，Reymond MA，et al. Effectiveness of surgical salvage therapy for patients with locally uncontrolled anal carcinoma after sphincter-conserving surgery[J]. Cancer，1999，86：405－409.

[96] Klas JV，Rothenberger DA，Wong WD，et al. Malignant tumors of the anal canal：the spectrum of disease，treatment，and outcomes[J]. Cancer，1999，85：1686－1693.

[97] Wright JL，Gollub MJ，Weiser MR，et al. Surgery and high-dose-rate intraoperative radiation therapy for recurrent squamous-cell carcinoma of the anal canal[J]. Dis Colon Rectum，2011，54(9)：1090－1097.

[98] Cummings BJ. Metastatic anal cancer：the search for cure [J]. Onkologie，2006，29(1－2)：5－6.

[99] Jaiyesimi IA，Pazdur R. Cisplatin and 5－fluorouracil as salvage therapy for recurrent metastatic squamous cell carcinoma of the anal canal[J]. Am J Clin Oncol，1993，16(6)：536－540.

[100] Faivre C，Rougier P，Ducreux M，et al. 5－fluorouracile and cisplatinum combination chemotherapy for metastatic squamous-cell anal cancer[J]. Bull Cancer，1999，86 (10)：861－865.

[101] Cleator S，Fife K，Nelson M，et al. Treatment of HIV－associated invasive anal cancer with combined chemoradiation[J]. Eur J Cancer，2000，36：754－758.

[102] Stadler RF，Gregorcyk SG，Euhus DM，et al. Outcome of HIV－infected patients with invasive squamous-cell carcinoma of the anal canal in the era of highly active antiretroviral therapy[J]. Dis Colon Rectum，2004，47：1305－1309.

[103] Kim JH，Sarani B，Orkin BA，et al. HIV－positive patients with anal carcinoma have poorer treatment tolerance and outcome than HIV－negative patients[J]. Dis Colon Rectum，2001，44：1496－1502.

[104] Fraunholz I，Weiss C，Eberlein K，et al. Concurrent chemoradiotherapy with 5－fluorouracil and mitomycin C for invasive anal carcinoma in human immunodeficiency virus-positive patients receiving highly active antiretroviral therapy[J]. Int J Radiat Oncol Biol Phys，2010，76(5)：1425－1432.

[105] Chiao EY，Giordano TP，Richardson P，et al. Human immunodeficiency virus-associated squamous cell cancer of the anus：epidemiology and outcomes in the highly active antiretroviral therapy era[J]. J Clin Oncol，2008，26(3)：474－479.

[106] Seo Y，Kinsella MT，Reynolds HL，et al. Outcomes of chemoradiotherapy with 5－Fluorouracil and mitomycin C for anal cancer in immunocompetent versus immunodeficient patients[J]. Int J Radiat Oncol Biol Phys，2009，75(1)：143－149.

[107] Hogg ME，Popowich DA，Wang EC，et al. HIV and anal cancer outcomes：A single institution's experience[J]. Dis Colon Rectum，2009，52：891－897.

[108] Oehler-Jänne C，Huguet F，Provencher S，et al. HIV－specific differences in outcome of squamous cell carcinoma of the anal canal：a multicentric cohort study of HIV－positive patients receiving highly active antiretroviral therapy[J]. J Clin Oncol，2008，26(15)：2550－2557.

第二十三章
结直肠肛管癌的生物治疗

第一节　生物治疗概述

一、前　言

生物治疗（biological therapy）既往常被称为生物反应调节治疗（biological response modulator，BRM），主要是指利用机体免疫系统的功能来治疗肿瘤，因此有时也可狭义称之为免疫治疗（immunotherapy）。它既可以作为直接抗击肿瘤的一种治疗方式，也可以作为保护机体免受其他治疗所导致的不良反应的支持治疗，例如化疗导致的中性粒细胞减少，可以采用粒细胞集落刺激因子提升白细胞水平。

作为恶性肿瘤治疗的一种方式，生物治疗的诞生和发展经历了一个漫长、曲折的过程，例如最早的免疫治疗的尝试可以追溯到120年前，1891年，年轻的纽约外科医生 William Coley 采用瘤体内注射活的或者灭活的链球菌和沙雷杆菌，试图激起机体内的抗肿瘤效应来治疗肿瘤，在极少数发生丹毒的肉瘤患者中确实观察到了肿瘤的自发消退，推测可能是由于炎症激活了机体免疫系统，从而导致对肿瘤细胞产生了旁观杀灭的作用[1]，因为治疗效果缺乏重复性，其后几十年间肿瘤免疫治疗的发展几乎陷于停顿。直到1940年，采用甲基胆蒽诱发鼠的肿瘤，观察到了免疫系统对切除后再诱发肿瘤的保护作用，重新燃起了对肿瘤免疫治疗的探索。

其后随着对肿瘤免疫学的了解，以及肿瘤细胞生物学、免疫、基因技术的发展，也从生物治疗的不同方面进行了诸多的探索，如细胞因子、主动特异性免疫、过继免疫、肿瘤疫苗等。2004年随着第一个针对抗肿瘤血管生成的靶向治疗药物贝伐珠单抗得到美国 FDA 的批准用于转移性结直肠癌的治疗后，在分子靶向药物的研究领域方兴未艾，越来越多的靶向药物进入临床试验阶段，希望随着研究的深入开展以及对分子靶向治疗的深刻理解，期待能够出现更多的新型靶向药物，进一步提高转移性结直肠癌的治疗效果，延长生存，改善生活质量，关于靶向治疗的进展在后文中详述。

二、肿瘤生物治疗的概念与分类

现代分子生物学、细胞生物学和分子免疫学等前沿科学的进展，初步揭示了肿瘤发生、发展和转归的分子基础，目前的研究对结直肠癌的发生发展过程中的分子生物学事件了解较其他类型的实体肿瘤更为确切，典型的结直肠癌的发生、发展是多种基因多阶段逐步共同作用下产生的结果，因此为进一步进行针对性、特异性强的治疗策略提供了有利的理论基础。目前在结直肠癌研究领域，针对细胞因子、不同类型的膜受体信号传导、基因转导、血管生成等靶点而设计的药物开始用于转移性结直肠癌的诊治以及对于易发结直肠癌的高危人群开展化学预防工作。

（一）定义

肿瘤的生物治疗是指通过肿瘤宿主防御机制或生物制剂的作用以调节机体自身的生物学反应，从而抑制和消除肿瘤生长的治疗方法。其特征表现为不仅通过基因重组获得大量生物制剂，而且生物学效应包括免疫、神经和内分泌整个调节系统。抗肿瘤生物治疗已经成为治疗肿瘤的第四大主要手段，其广泛应用得益于目前对于机体抗肿瘤防御机制的深入研究和生物学技术的飞速发展。其作用主要通过干扰细胞生长、转化或转移的直接抗癌作用或通过激活免疫系统的效应细胞及其所分泌的因子来达到对肿瘤杀伤或抑制的目的[1]。

结直肠肿瘤生物治疗的发展情况基本相仿，生物治疗已经成为综合治疗的重要组成部分，但从整体而言，实体瘤的生物治疗尚处于试验和探索阶段，疗效还不很理想，许多问题尚待解决。

（二）肿瘤生物治疗分类

肿瘤的生物治疗大体可分为肿瘤免疫治疗和肿瘤基因治疗。前者主要包括肿瘤的细胞因子治疗、肿瘤疫苗和肿瘤靶向治疗，是肿瘤生物治疗的基础，也是目前研究最多的领域；后者则主要是未来肿瘤生物治疗的潜在方向。作为目前受到更多关注的靶向治疗，则主要是针对肿瘤增殖、进展、血管生成和转移过程中的特殊分子靶点而设计的治疗，主要目的是阻断肿瘤生长和进展中所依赖的信号通路从而起到肿瘤治疗的作用。可以说，靶向治疗也是一种形式的生物治疗，因为其主要机制还是利用了肿瘤内不同形式的信号转导通路，而信号转导通路的激活与阻断又和体内的生物学过程密不可分，诸多信号通路在正常生理状况下，受到严格调控和平衡，是在机体自身严密的监测下有序运行的，而在肿瘤病理的情况下，由于免疫监视机制产生了缺陷或者由于肿瘤的巧妙"伪装"逃避了机体免疫系统的监视，从而导致恶性肿瘤的产生。因此，把恶性肿瘤的靶向治疗归于特殊类型的生物治疗是合情合理的，和传统的化学治疗相比，由于其疗效相对较好，且毒副作用相对较轻，在近10年来得到了快速的发展。在后续章节中，还会详尽介绍目前结直肠癌领域分子靶向治疗的进展。

三、各类生物治疗的概况

生物治疗的领域涉及面极广，几乎生物反应调节剂的所有方面均有不同程度的进展。本文仅就细胞因子、非特异性免疫治疗、肿瘤疫苗、基因治疗和靶向治疗等方面的进展和问题作一代表性的介绍。

（一）细胞因子（cytokine）

细胞因子是细胞产生的可溶性蛋白，它们可以影响自身细胞或周围细胞的生长代谢。一般通过与靶细胞表面的相应受体结合后发挥生物学功效。目前 FDA 批准上市的细胞因子有 INF-α、INF-β、INF-γ、IL-2、GM-CSF、G-CSF 等，主要是作为生物反应调节剂用于肿瘤和病毒感染的治疗。

自从基因工程技术在生物医学领域中大规模发展使用后，细胞因子是应用最广泛、疗效最明确的一类生物反应调节剂。现以干扰素（IFN）、白介素（Interleukin）、集落刺激因子（CSF）等为例来简要说明它们在结直肠癌中的临床使用情况。

1. 干扰素（interferon，IFN）　IFN 是一种糖蛋白，是由宿主细胞在对致病原入侵如病毒、细菌、寄生虫感染和肿瘤的情况时，发生免疫应答的情况下大量产生并释放，起到细胞之间的联系以及触发机体免疫保护作用，清除病原或肿瘤的作用。1975年 Isaacs 和 Lindenmann 在作为一种病毒感染的细胞产物中发现并提纯，可防治病毒的进一步感染。IFN 的主要作用有：直接抗病毒作用；增强主要组织相溶性抗原（MHC）和肿瘤相关抗原（TAA）的表达；增强自然杀伤细胞（NK）的细胞毒作用；增强抗体依赖性细胞的细胞毒（ADCC）作用；直接的抗细胞增殖作用和抗血管生成作用等。IFN 有三种，即 IFN-α、IFN-β 和 IFN-γ。

IFN-α 是第一个用于临床的重组基因细胞因

子,于 1981 年开始临床试用,1986 年被 FAD 正式批准用于毛细胞白血病和转移性肾癌的治疗。单用 IFN - γ 治疗结肠癌、乳腺癌、肺癌、骨肉瘤等实体瘤的效应小于 10%。早期临床前研究显示 IFN 联合 5 - FU 可以通过多种因素起到协同作用,例如 IFN 可借增加胸苷磷酸化酶水平,抑制 5 - FU 诱导的胸苷合成酶蛋白水平的增加以及增强 5 - FU 代谢物转化为有活性的核酸形式[2]。此外体内实验还显示 IFN 可以保护正常组织免受 5 - FU 不良反应的损害[3],因此,基于此理论基础,开展了多项 Ⅱ 期临床研究探索两者联合的临床疗效,例如 Walder 的一项入选 17 例初治转移性结直肠癌患者的临床研究显示[4],缓解率可高达 76%,但是此结果并没有在其他类似的临床研究中得到证实[5, 6]。同期的其他临床研究的结果为 26% ~ 42%,这其中包括在 MSKCC 和 MDACC 进行的两项研究[6, 7]。随后在 NCI 进行的一项联合 5 - FU + 亚叶酸(LV)及 IFN 的小规模无对照的临床研究,得到了 54% 的缓解率,似乎结果好于前期研究[8]。2001 年的一项纳入 12 项研究共包含 1 764 例患者的荟萃分析最终证实在转移性结直肠癌患者中,5 - FU + LV + IFN 三者联合方案和 5 - FU + LV 相比并不增加疗效,反而增加了治疗相关毒性[9]。1998 年报道的由 NSABP(National Surgical Adjuvant Breast and Bowel Project)发起的一项 Ⅲ 期随机对照 C05 辅助临床研究给出了 IFN 在辅助治疗中是否增效的最终答案[10],在这项研究中,共纳入术后 Dukes 分期为 B 和 C 的 2 176 例患者,随机进入 5 - FU + LV 以及 5 - FU + LV + IFN 两组,结果发现 4 年无病生存时间和总的生存时间无明显差异(DFS:5 - FU + LV 为 69%,5 - FU + LV + IFN 为 70%;OS:5 - FU + LV 为 80%,5 - FU + LV + IFN 为 81%),而且干扰素组毒性反应明显升高[5]。

2. 白介素(interleukin,IL) 白介素这一名称是特指由白细胞产生的可以调节其他细胞反应的可溶性蛋白或糖蛋白物质,通过内分泌(endocrine)、自分泌(autocrine)和旁分泌(paracrine)等途径来发挥作用,白介素也通过对血管内皮细胞、成纤维细胞、角化细胞、脂细胞等的作用发挥全身调节作用。目前,以白介素命名的细胞因子已达 30 余种。其中,以 IL - 2 研究得最为深入,应用最为广泛。

IL - 2 通过作用于 T 细胞、B 细胞、NK 细胞、巨噬细胞表面的受体而起作用,因此 IL - 2 自身无明显的抗肿瘤活性,但是可以通过诱导自然杀伤细胞和 T 细胞来发挥抗肿瘤作用,这就是为什么在临床研究中,IL - 2 通常和过继性细胞治疗联合,例如和淋巴细胞激活杀伤细胞(lymphokine-activated killer,LAK)或肿瘤浸润淋巴细胞(tumor infiltrating lymphocyte,TIL)联合。对于 IL - 2 在肿瘤治疗中的应用过去一度成为研究热点,经过十几年的临床实践和全世界各大研究所与医院的努力,对于 IL - 2 治疗肿瘤的评价日趋客观和冷静。

许多基础和临床研究已证明:IL - 2 对某些恶性肿瘤治疗有一定的应用价值,特别是在对免疫治疗反应较好的恶性肿瘤,例如肾细胞癌和黑色素瘤,在其他类型的恶性肿瘤中似也有活性。IL - 2 在 1992 年以及 1997 年分别被 FDA 批准用于肾细胞癌和黑色素瘤的治疗。鉴于 IL - 2 在 T 细胞激活和增生中的重要地位和它在免疫反应中所扮演的关键性角色,如果作为辅助治疗的一种手段,IL - 2 可能对绝大多数实体肿瘤有效。但在取得实质性效益前,尚需进一步了解它在调节肿瘤消退中的机制和判断治疗效应的指标,还需要做许多临床研究,目前尚无成熟的经验,2004 年 ASCO 年会一项临床 Ⅱ 期研究发现 13 - 顺式维甲酸加 IL - 2 可以有效延长晚期结肠癌患者的生存时间[11]。IL - 2 可能是免疫治疗中最有希望却又还不够成熟的一个药物,在结直肠癌辅助治疗中的价值尚需通过更多设计完善的前瞻性随机临床研究进一步加以阐明。临床有部分 IL - 2 治疗结直肠癌有效的报道,但是在进一步的临床试验中都无明显疗效。

在临床应用 IL - 2 的时候,尤其是高剂量 IL - 2,更需注意它可引起几种全身性剂量限制的副作用,最常见的是血小板减少症,其次有免疫抑制所伴随对细菌感染抵抗力的降低、可逆性心肌炎、心律失常伴低血压和心肌梗死。IL - 2 引起的低血压则是造成与 IL - 2 相关死亡的最常见原因,因此对有潜在性心肌缺血性疾病的患者,不宜应用任何大剂量 IL-2 的免疫治疗。

3. 造血生长因子（hematopoietic growth factors） 造血生长因子是一类细胞因子的总称,即它们都可以影响造血细胞,在主细胞的生长和分化上也起着重要的调节作用。在成熟造血细胞的功能激活上也起着重要作用。目前美国 FDA 批准正式临床使用的只有 3 种,即粒细胞生长因子（G-CSF）、粒细胞-巨噬细胞生长因子（GM-CSF）和促红细胞生成素（EPO）。G-CSF、GM-CSF 可以用于结直肠癌患者化疗、放疗后中性粒细胞缺乏,EPO 已经批准临床用于恶性肿瘤贫血的治疗,但是因其有可能缩短晚期患者的生存期,因此在临床应用上应予以谨慎对待。

（二）非特异性免疫治疗

很多自然产物和合成物质能够诱导机体产生免疫反应或非特异性炎症来发挥抗肿瘤作用,例如不同的细菌脂多糖和糖蛋白,如 Bacillus Calmette-Guerin（BCG,卡介苗）、短小棒状杆菌、OK432 等。BCG 是 1906 年从牛分枝杆菌减毒菌株制得,1921 年起开始应用于结核病的预防和治疗,在 1970 年代开始作为癌症治疗的非特异性免疫刺激剂进行了广泛的研究,多数情况下,BCG 是作为疫苗的佐剂应用于癌症的治疗,在结直肠辅助治疗领域,一个大规模的Ⅲ期临床研究——NSABBP（National Surgical Adjuvant Breast and Bowel Project）C01 发现单独利用卡介苗作为免疫辅助治疗和化疗以及单独手术的患者相比,不能改善Ⅱ/Ⅲ期结肠癌患者的 10 年复发率,但是在总生存上有一定的获益[12]。但是对于这个研究结果未进一步深入。左旋咪唑（levamisole）最早用作抗蛔虫药,随后发现其具有非特异性的免疫激活作用,作用机制不详,曾广泛进行可切除结肠癌的辅助治疗研究,最大的一项研究为 1990 年 Moertel 等报道的 1 296 例结肠癌术后患者,随机分为 5-FU+左旋咪唑、单用左旋咪唑和不做辅助化疗等 3 个组,结果发现在Ⅲ期患者中,单独口服左旋咪唑没有任何获益,但是在 5-FU 联合左旋咪唑组的患者降低复发率以及

死亡率[13],因此在 1990～1997 年期间,5-FU 联合左旋咪唑是Ⅲ期结肠癌术后患者的标准治疗,随后的研究在 5-FU+左旋咪唑的基础上联合亚叶酸生化调节,但是并没有发现疗效和 5-FU+亚叶酸相比有明显的提高[14-16]。传统医学是我国的优势,近年从中草药中提取出多种免疫调节剂,如商陆多糖、人参总皂苷、冬虫夏草、香菇多糖、云芝多糖、黄芪多糖、刺五加多糖、扶正女贞素（LL-E）、枸杞多糖、淫羊霍多糖等,体外实验、临床试验均提示有良好的作用,但是缺乏严格设计的大规模临床试验进行验证,其对结直肠癌的治疗效果尚待进一步研究。

（三）主动特异性免疫治疗（active specific immunotherapy）和肿瘤疫苗（cancer vaccine）

主动特异性免疫治疗主要是指诱导机体产生针对肿瘤的特异性免疫反应的治疗手段,包括产生抗体或免疫效应细胞来杀伤肿瘤细胞、抑制肿瘤的生长和转移,必须和被动性免疫治疗（如抗体或过继性 T 细胞转移）和非特异性免疫治疗（细胞因子或免疫刺激剂）相区别。尽管近几十年以来,结直肠癌主动特异性免疫治疗未取得重大的突破,但是此领域一直受到肿瘤学家不断地深入探索,究其原因主要在于:① 结直肠癌是一种常见的恶性肿瘤,需要更多的治疗选择;② 已经确定了几种肿瘤相关的抗原（至少有 24 种肿瘤抗原确定和结直肠癌相关）;③ 和其他肿瘤类似的是,在未给予免疫治疗的前提下,结直肠癌表现出针对肿瘤抗原的自发性 T 细胞免疫反应[17]。

疫苗是实施主动特异性免疫治疗的主要形式,在结直肠癌领域,针对肿瘤的疫苗设计主要包括以下几种类型:① 树突状细胞联合多肽抗原;② 多肽;③ 病毒编码的抗原;④ 模拟肿瘤抗原的抗独特型抗体;⑤ 自体肿瘤细胞疫苗;⑥ 采用其他的物质,如 CEA/B 型肝炎病毒质粒、异体肿瘤细胞/IL-1a 以及表皮细胞黏附分子联合单磷酰脂 A 等[18]。设计疫苗的主要目的就是能够激发机体自身的抗肿瘤免疫反应。众所周知,免疫反应实质上就是抗原抗体的特异性结合而激发的效应。因此,如何选择合适的免疫原性强的肿瘤相关抗原,是肿

瘤疫苗设计的关键所在,本文结合目前在结直肠癌主动性免疫治疗研究领域所采用的肿瘤抗原阐述肿瘤疫苗的进展。

目前针对设计结直肠癌疫苗的肿瘤抗原主要包括以下几种:CEA、MUC－1、CD55、CD17－1A、突变的 P53、突变的 KRAS 以及生存素等。在进入临床Ⅰ/Ⅱ期研究的肿瘤疫苗研究对象为转移性结直肠癌患者,也包括小部分辅助治疗的患者。CEA 是一种表达在肿瘤和胚胎期的抗原,在胚胎期结肠表皮细胞以及大多数内皮来源的恶性肿瘤细胞表面中高表达,包括结直肠癌。免疫组化显示90%的结肠癌细胞高表达,但是在正常组织中无此现象。CEA 的功能不甚清楚,但是可能和细胞与细胞之间的相关作用有关,也包括细胞间的黏附。典型的 CEA 是表达于正常表皮细胞的顶端表面,但在恶性细胞中的定位往往缺失,这个效应可能增强恶性细胞的转移潜能,这也使得 CEA 成为一个发展疫苗的有意义的靶点。在转移性结直肠癌中进行的以 CEA 为特异性抗原的疫苗Ⅰ/Ⅱ期临床研究,整体结果较为令人失望,例如在一项扩大Ⅰ期临床研究中,采用牛痘和鸟痘病毒作为载体编码 CEA 和 3 种 T 细胞共刺激分子(B7.1、ICAM－1及 LFA－3)的疫苗,58 例结直肠癌患者接种了此疫苗,同时给予或者未应用 GM－CSF 作为佐剂,研究结果显示未观察到明确的毒性,23 例(40%)患者疾病稳定至少持续 4 个月,14 例患者疾病稳定在 6 个月以上,11 例患者血清 CEA 水平稳定或下降,1 例患者获得了病理学晚期缓解,经过检测大多数患者发现 CEA 特异性 T 细胞效应得到增强[19]。在另外一项多中心采用金丝雀痘病毒载体编码 CEA 和 B7.1 疫苗联合化疗随机的Ⅱ期临床研究中,患者随机接受 IFL/FOLFIRI,继以接种疫苗或者先接种疫苗后给予上述化疗方案,118 例患者接受了研究治疗,结果显示疫苗的耐受性良好,且化疗对诱导 CEA 特异性 T 细胞免疫无明显影响,总体而言,42 例(40.4%)患者证实了临床客观缓解[20]。黏蛋白-1(MUC－1)是一种表达在结肠上皮细胞表面的跨膜糖蛋白,在多种类型的表皮肿瘤包括结直肠癌中显著上调。正常组织和肿瘤表

达的 MUC－1 的功能在于润滑和水合细胞表面,并且使之免受微生物和酶降解的伤害。MUC－1也是一种细胞-细胞以及细胞-细胞外基质相互作用的有效抑制剂,也有证据显示高度保守的 MUC－1 胞质尾部可能通过 β－catenin、Grb－1 和 erbB家族成员发生信号传导。更重要的是,MUC－1 和CEA 类似,肿瘤相关的 MUC－1 也可能失去顶端定位,也可能促进肿瘤细胞的恶性转化潜能,这也使之成为潜在治疗靶点的优势。实际上,Ⅰ期临床研究业已显示给予患者接种 MUC－1 多肽疫苗能够成功诱导患者的 T 细胞免疫[21],在临床研究中,也已对同时给予患者接种 CEA 和 MUC－1 疫苗进行研究[22]。

细胞表面糖蛋白 CD17－1A 作为一种针对结直肠癌的靶点的抗原也进行了广泛研究,其在结直肠癌细胞上高表达,其功能的发挥主要依赖于抗体介导的细胞毒性以及诱导凋亡。一种针对 CD17－1A 的单克隆抗体 edrecolomab,在早期临床研究中进行了评价,证实能诱导出强烈的细胞毒性 T 淋巴细胞免疫,表明此抗体功能可作为疫苗的形式产生,但是在早期的一项Ⅲ期联合 5－FU 辅助临床研究中,没有观察到明确的临床获益[23]。在另外一项在 189 例 Dukes C 期结直肠癌患者中进行的临床研究中,在手术后接种此抗体显著减低了远处转移的发生率,并且延长了 OS,表明这种治疗可能在患者存在微转移病变的情况下效用最佳[24]。

除在转移性结直肠癌或者晚期结直肠癌患者中,针对常规治疗无效而进行的主动性免疫治疗Ⅰ/Ⅱ期临床研究之外,在需进行辅助治疗的可切除的结直肠癌患者中,也进行了免疫治疗相关的Ⅲ期 RCT 研究。1993 年报道了第一项Ⅲ期 RCT 研究,中位随访时间为 6.5 年,此研究在可切除的Dukes B 或 C 期结直肠癌患者术后采用皮下接种自体全肿瘤细胞疫苗联合 BCG 进行辅助治疗,98例患者随机分组到单独手术对照组和手术联合疫苗试验组,直肠癌术后患者也接受了局部放疗,在80 例符合评价的入组患者中,结果显示总生存或无病生存率无明显差异,对结肠和直肠癌患者进行的队列分析中发现,结肠癌患者在总生存(HR ＝

3.97)和无病生存(HR=2.67)上的改善更明显,这项研究表明自体疫苗值得在结肠癌患者中进行进一步的研究[25]。

第二项Ⅲ期RCT研究评价了接受根治术后Ⅱ期或Ⅲ期结肠腺癌患者OncoVax疫苗的疗效,在此前瞻性研究中,254例患者随机分配接受4剂疫苗治疗以及术后观察两组中,在5.3年中位随访期间,在疫苗组有25例复发,而在对照组为40例复发。在4年随访时,无复发的比例在疫苗接种组为88%,而未接种疫苗组为74%,在Ⅱ期结肠癌患者中,疫苗接种组患者无复发生存期明显较Ⅲ期患者延长,无复发生存和总生存获益有在疫苗组的趋势,但是无明显的统计学意义[26]。第三项研究由ECOG进行,也采用OncoVax疫苗,设计和第二项研究相似,142例Ⅱ/Ⅲ期结肠癌术后患者随机分配疫苗治疗组以及术后观察组,在随访5年以及7.6年分别报道了相关结果[27]。和前项研究类似的是,总生存和无复发生存有改善的趋势,但未达到显著统计学意义。在发生明显的皮肤延迟性超敏反应(>10 mm)的患者中,5年生存率为85%,而相对于无此效应(不超过5 mm)的患者则只有45%(表23-1)。

表 23-1 结直肠癌Ⅲ期疫苗RCT研究概览

作 者	疫 苗	研究人群	治疗性质	N	中位随访时间	结局参数	结 果	显著性	毒 性	结 局
Hoover 等(1993)	自体瘤苗/BCG	Dukes B 和 C 期	辅助治疗	80	93	死亡率	所有:34.1% vs. 48.7% 结肠:16.7% vs. 47.8% 直肠:58.8% vs. 50%	所有:0.088 结肠:0.02 直肠:0.93	注射部位浅溃疡	结肠癌患者中阳性结果
Vermorken 等(1999)	自体瘤苗/BCG	Ⅱ/Ⅲ期结肠癌	辅助治疗	254	64	复发率	相对危险度:31.7% vs. 19.5%	0.023	注射部位硬结或红斑(96%);邻近注射部位淋巴结肿胀(66%)	阳性
Harris 等(2000)	自体瘤苗/BCG	Ⅱ/Ⅲ期结肠癌	辅助治疗	412	91	复发率或死亡	所有:41.5% vs. 40.6% 可评价:41.2% vs. 31.1%	OS:0.12 DFS:0.078	注射部位硬结或红斑	阴性
Schulze 等(2008)	自体瘤苗-新城疫病毒	Ⅳ期肝转移切除的结直肠癌	辅助治疗	51	116（试验组）112（对照组）	OS	所有:52%(疫苗组) vs. 36% 结肠:69.2%(疫苗组) vs. 21.4%	所有:无显著统计学意义 结肠:0.042	注射部位红斑和荨麻疹	仅在结肠癌患者中阳性
Fields 等(2009)	Edrecolomab联合FU为基础化疗	Ⅲ期结肠癌	辅助治疗	1839	60	OS,HR	所有:69.9%(疫苗组) vs. 68.2% HR:0.896	0.22	99%不良事件率 26%严重不良事件率	阴性

因此,总体而言,主动性特异性免疫治疗在结直肠癌辅助治疗中未获得明显的疗效,尽管有改善总生存及无复发生存的趋势,但是在大规模的Ⅲ期RCT研究中,未得到肯定的结果。如果想得到更可靠的结果,可能需要在今后的研究中加以证实。

(四) 被动性免疫治疗

被动性免疫治疗(passive immunotherapy)指的是通过外源性给予免疫活性物质,例如抗体、免疫活性细胞成分等以提高机体的抗肿瘤免疫。结直肠癌的靶向治疗可以认为是一种特殊形式的被动性免疫治疗,在后文将有详述。本节主要讨论结直肠癌的过继性免疫细胞治疗。过继性免疫细胞治疗一般采用体外操作富集某种特殊的细胞类型和(或)增强细胞的免疫活性。适合过继性细胞免疫治疗的细胞主要指的是具有细胞毒性的免疫细胞,例如 T 细胞、NK 细胞等。FDA 批准用于肿瘤的过继性免疫细胞治疗有 Provenge(sipuleucel - T 细胞),治疗激素难治性前列腺癌,在结直肠癌领域目前无批准的细胞免疫治疗。过继性细胞免疫治疗肿瘤较早开展的是 LAK 细胞(lymphokine-activated killer cells)治疗,LAK 细胞是外周血淋巴细胞在患者开始 IL - 2 治疗几天后反跳性增殖时收集的激活淋巴细胞,在体外与 IL - 2 一起培养数天后发展为具高度非特异性细胞毒性细胞后再回输给患者。20 世纪 80 年代末期,免疫学和肿瘤学界对 LAK 细胞治疗的有效性曾经有过广泛的谈论,但没有令人信服的证据说明加用 LAK 细胞后,疗效比单独使用 IL - 2 要好,这一疗法基本已被放弃。肿瘤浸润淋巴细胞(tumor infiltrated lymphocytes,TILs)是直接从肿瘤组织中分离出来的 T 淋巴细胞,IL - 2 诱导活化后具有肿瘤特异性细胞毒作用,特别是对黑色素瘤有效。曾对结直肠癌肝转移术后患者进行了一项随机对照研究,术后化疗对照免疫治疗,在此研究中,共 47 例患者随机化,但只有 28 例患者接受了方案规定的治疗,每组均为 14 例,结果显示在 PFS 和 OS 上两者无明显差异。TAK(tumor antigen-activated killer)细胞治疗是通过外周血淋巴细胞分离,肿瘤抗原、抗 CD₃ 单克隆抗体和 IL - 2 一起培养扩增后返输给患者,达到免疫治疗目的。以上各项研究都有用于结直肠癌治疗,但疗效不明。且因抗原性强度、呈递表达的效率、共刺激信号、肿瘤细胞抗原特异性等问题,临床应用困难。如何使过继性细胞免疫治疗更好地应用于临床实践还需深入研究。

(五)免疫检查点治疗

近年来,以免疫检查点为靶点的免疫治疗越来越受到临床肿瘤学家的重视,所谓的免疫检查点是指能调节机体免疫细胞活化和免疫耐受的共刺激和共抑制信号分子。无论是在正常生理过程和诸如肿瘤的此种病理状态,通过免疫检查点来调节外周组织中免疫反应的持续性和强度,从而避免组织损伤,并参与维持对于自身抗原的耐受[27]。

在肿瘤形成、发生和发展的过程中,机体和肿瘤细胞的相互作用构成了肿瘤生长的微环境,作为一种病理过程,宿主和肿瘤组织存在着免疫效应,而 T 细胞是体内抗肿瘤免疫反应的主要效应细胞,能够起到杀伤表达肿瘤特异性抗原的肿瘤细胞而发挥重要作用。其主要作用方式是通过 T 细胞表面的 T 细胞受体(T cell receptor,TCR)与肿瘤细胞表面的 MHC - 抗原复合体相互作用。肿瘤特异性抗原可能是由致癌病毒、分化抗原、表观遗传调控分子,以及致癌过程中产生的新抗原等构成。新抗原通过机体的抗原递呈细胞,例如树突状细胞的识别、捕获和加工等过程,加工后的抗原与 MHC 形成复合体,TCR 和 MHC - 抗原复合物通过特异性识别并结合,但是 TCR 与 MHC - 抗原复合体的相互作用本身还不足以激活 T 细胞,还需要辅助刺激因子的存在。T 细胞表面的 CD28 分子能够与抗原呈递细胞表面的 CD80/CD86 发生特异性结合,它们提供了一项非常重要的共刺激信号。CD80/CD86 的表达仅限于特定的细胞类型(如抗原呈递细胞),而肿瘤细胞表面一般不表达此类分子,因此,肿瘤细胞常常能够躲避 T 细胞的攻击。

在共刺激信号激活之后,T 细胞获得了有效的功能,可以到达肿瘤附近,发挥杀伤作用。但是激活的 T 细胞即使要发挥杀灭肿瘤细胞的作用,还要克服多重障碍,其中就包括调节性 T 细胞的抑制作用及抑制性细胞因子等。

前述所及的 CD28 是一种共刺激分子,而在 T 细胞表面,还有一类与 CD28 高度同源而功能相拮抗的共抑制因子,如细胞毒性 T 淋巴细胞相关抗原-4(CTLA - 4,cytotoxic T-lymphocyte-associated antigen 4),起着和 CD28 完全相反的作用,它能够与 CD80/CD86 结合,而且结合的强度要高于 CD28。因此,它能够抑制 T 细胞的活化,T 细胞激活后会高表达 CTLA - 4,这类分子在细胞膜上积累,之后通过与 CD80/CD86 的结合阻断了 T 细胞的进一步活化。除 CTLA - 4 以外,比较著名的共抑制因子和其配体是程序化细胞死亡蛋白 - 1(programmed cell death protein 1,PD - 1)和 PD - L1/PD - L2。它们在各类型细胞表面均有表达。与 CTLA - 4 不同,PD - 1 并不阻断共刺激信号,而是直接抑制 TCR 下游的信号[27]。

　　因免疫检查点涉及肿瘤对机体免疫系统的逃避及耐受,故针对免疫检查点的抑制分子的靶向治疗,解除抑制信号,从而激活机体内已经经过肿瘤抗原活化的 T 细胞,加强机体自身的抗肿瘤免疫,应该是一种特异性主动免疫措施。近年来,在对共抑制信号分子的靶向治疗研究中取得了重大突破,例如抗 CTLA-4 的单抗(Ipilimumab,易普单抗)在恶性黑色素瘤中的治疗作用已经得到 FDA 批准,而靶向于 PD-1 的抑制剂在 2015 年的 ASCO 年会中也公布了在转移性结直肠癌领域获得的惊人结果[28]。

　　PD-1 抑制剂的 I 期临床研究结果显示,在转移性结直肠癌中,只有非常小的一部分患者对 PD-1 抑制剂有效[29, 30],有效率远较黑色素瘤、肾细胞癌以及肺癌低,但是发现在不同的 PD-1 抑制剂 I 期临床研究中,有效的患者无外乎是错配修复(mismatch repair,MMR)基因缺陷的患者。通过对不同的 PD-1 抑制剂有效的患者,推测到这些患者无论是从临床特征,还是对免疫治疗的反应性而言,都有一定的符合之处,例如:① MMR 缺陷的患者在转移性结直肠癌中比例大概在 4% 左右;② 该类患者的体细胞突变能够被机体自身的免疫系统所识别;③ 和 MMR 正常的患者相比,缺陷患者体细胞突变产生的抗原是前者的 10～100 倍;④ MMR 缺陷患者,肿瘤内包含有大量的淋巴细胞浸润,符合机体免疫反应的特征;⑤ 高体细胞突变见于重度吸烟的肺癌患者和接触紫外线照射的黑色素瘤患者。因此,最有可能对 PD-1 抑制剂治疗有效的患者应该是 MMR 缺陷者。

　　在 2015 年 ASCO 年会发表的一项 Ⅱ 期临床研究[28],其主要研究目的即是评价错配修复基因缺陷和没有缺陷的转移性结直肠癌患者相比,PD-1 抑制剂对两种类型患者的疗效差别,该研究采用 Green-Dahlberg 二阶段研究设计,将入组患者分成三个研究队列,分别是 MMR 缺陷的结直肠癌、MMR 正常的结直肠癌和 MMR 缺陷的非结直肠癌患者,三个研究队列分别入组 11、21 和 9 人,采用的研究药物为抗 PD-1 单克隆抗体 Pembrolizumab,

是一种 IgG4 型人源化单抗,药物用法为 10 mg/kg,每 2 周一次。在 MMR 缺陷的 mCRC 即第一个队列中,有 82% 的患者具有胚系突变或者 Lynch 综合征,在 MMR 缺陷的非 mCRC 患者中为 44%,而在 MMR 正常的 mCRC 患者中则为 0。研究结果显示在 MMR 缺陷的 mCRC 患者中,ORR 为 40%,SD 为 50%,即 90% 的患者疾病得到控制,在 MMR 缺陷的非 mCRC 患者中,CR 为 14%(1/7)、PR 为 57%(4/7);而在 MMR 正常的 mCRC 患者中为 0,SD 为 11%(2/18)。从长期生存指标来看,截止到研究报告时,MMR 正常 mCRC 患者中位 PFS 和 OS 分别为 2.2 个月和 5.0 个月,MMR 缺陷非 CRC 患者,中位 PFS 为 5.4 个月,中位 OS 未达到,而在 MMR 缺陷的 mCRC 患者中,中位 PFS 及 OS 均未达到(HR 分别为 0.1 和 0.22,P 值分别为<0.001 和 0.05),从肿瘤标记物水平变化来看,在 MMR 缺陷的 mCRC 患者中,70% 的患者 CEA 水平明显下降,而在 MMR 正常的 mCRC 患者,19 例患者无一出现 CEA 水平降低。因此,研究结果展现出在以 MMR 状态划分的两种不同的患者群体中,对 PD-1 抑制剂的疗效表现出非常大的差别,即 MMR 缺陷患者对 PD-1 的抑制非常敏感,而 MMR 正常的患者几乎无效,到底是何种原因造成了这种疗效的天壤之别呢?

　　以下的几种解释可能在一定的程度上阐明此种现象:① 在 MMR 缺陷的患者肿瘤组织中可以观察到密集的淋巴细胞浸润以及 Th1 相关的细胞因子,如 IL-2、IFN-γ 及 TGF-β 等,说明这种肿瘤易激活机体的免疫细胞和细胞因子的大量表达。② MMR 缺陷的肿瘤组织中存在大量的免疫检查点蛋白,如 PD-1、PD-L1、CTLA-4、LAG-3 和 IDO,表明活化的 T 淋巴细胞受到了免疫抑制信号相关蛋白的调节,避免了肿瘤清除。③ 而这一点可能和大量的肿瘤新抗原相关,而新抗原的产生和基因高突变负荷明显相关。④ MMR 基因的缺陷可能导致此类肿瘤患者产生大量的肿瘤新抗原,与无缺陷的患者相比可以高达 20 倍。⑤ 突变相关新抗原的产生,刺激机体的免疫系统产生抗肿瘤免疫。⑥ 对免疫检查点蛋白的抑制,可以解除抑制活化 T 细胞的信号,从而可以释放已经活化的机体主动性抗肿瘤免疫功能。⑦ 在 MMR 缺陷和 MMR 正常的患者中,其他的机制还包括不同的信号通路激活可能导致对抗 PD-1 治疗的反应性不同[28]。

基于 II 期临床研究的突破性结果,扩大样本富集 MMR 缺陷或高度微卫星不稳定的 mCRC 患者的 III 期临床研究正在进行中,预估该研究的结果必然是激动人心且是革命性的突破,因此需等待后续研究的结果,从而可以为更多的类似患者带来新的治疗手段,延长患者生存,改善生活质量。

(六) 基因治疗

1990 年美国首先对 ADA 缺乏病患者首次应用基因治疗以来,以欧美为中心开展了各种基因治疗的临床试验,目前美国食品药品管理局(FDA)所批准实施的基因治疗方案已经超过 600 种,60%应用于癌症的治疗。3 500 例患者接受了基因治疗,其中 2 400 例是癌症患者。结直肠癌的基因治疗已经从理论走向了实践,其有效性已在细胞学和动物模型上得到验证。但是尚缺乏临床研究,以下对结直肠癌的基因治疗作一概述。

目前针对结直肠癌的基因治疗类型主要有以下 4 类。

(1) 自杀基因治疗:又名基因介导的酶前药物治疗(gene directed enzyme prodrug therapy,GDEPT),是一种通过目的基因的转导,将外源酶转入肿瘤细胞中,使无毒的药物前体在肿瘤中代谢为有细胞毒性的药物,从而杀死肿瘤细胞。

(2) 原癌基因和抑癌基因有关的基因治疗:大量实验证明结直肠癌的发生与多个癌基因的激活或抑癌基因的失活有关,如原癌基因 K-ras、myc,抑癌基因 p53、p16 等。结直肠癌相关的癌变异基因校正治疗的关键在于肿瘤内要存在某种基因的高表达。该治疗目前主要是敲除或校正致病基因和导入正常的抑癌基因。

(3) 免疫基因治疗:是通过基因调节,激活细胞介导或(和)抗体依赖性肿瘤特异性免疫反应。针对肿瘤细胞繁殖导致的免疫下调和肿瘤抗原的

复杂性,结直肠癌的免疫基因治疗主要是输入细胞因子基因及输入肿瘤相关抗原基因重组的病毒基因。临床前试验证明 IL-2、IL-4、IL-12、CM-CSF、IFN-γ 在内的一系列细胞因子的免疫增强作用。

(4) 联合治疗:是目前基因治疗的发展方向,即将几种基因治疗协同。应用于结直肠癌的联合基因治疗主要有:自杀基因与细胞因子基因的联合应用、自杀基因与放疗的联合应用等。动物试验已表明自杀基因与细胞因子基因的联合应用可避免肿瘤的复发,延长动物的成活时间。

单纯疱疹病毒胸苷激酶基因/更昔洛韦(herpes simplex thymidine kinase/ganciclovir,HSV-TK/GCV)、大肠埃希菌胞嘧啶脱氨酶基因/5-氟胞嘧啶(cytosine deaminase/5-fluorocytosine,CD/5-FC)、硝基还原酶/CB1954(nitroreductase/CB1954)自杀基因治疗方法、p53 抑癌基因治疗以及某些免疫基因已进入 I 期临床试验阶段。这些试验将验证基因治疗的有效性和安全性,并探讨其使用的剂量、途径和疗程等实际问题。但结直肠癌基因治疗的临床应用仍存在很多问题,如基因转导的低效性、抗肿瘤效应的低效性、基因表达的安全性、基因转导的靶向性、自体免疫反应、基因载体的安全性、非损伤性基因表达监控等。随着这些问题的解决,大肠癌的基因治疗必将愈加完善,成为人类医治结直肠癌的重要手段[31-34]。

四、 生物治疗存在问题与展望

结直肠癌的生物治疗模式随着实体肿瘤生物治疗的进展而进步。当前正是处于快速发展期。随着全新的单克隆抗体类药物、细胞信号转导类药物的临床应用、推广,为结直肠癌的生物治疗提供了新手段,具有划时代的意义。但针对结直肠癌的生物治疗目前面临的主要问题是没有合适靶标、没有足够经济、没有长期方案、没有正确的观念,因此,如何发现更多有意义的肿瘤分子靶标,建立规范的治疗方案,降低治疗费用,真正有效地服务于患者,是近期需要解决的问题。如何以一种新的思

维方式对待生物治疗,将有助于正确和客观地认识生物治疗的作用和地位。

综合应用现有的可能方法治疗肿瘤已经深入人心,并为肿瘤临床工作者所接受,综合治疗已成为肿瘤治疗的最佳和最流行的模式。这一概念强调了机体和疾病两个方面,强调了应有计划、合理地联合生物治疗和其他治疗手段,其目的一方面是要提高治疗的效果,延长生存时间,另一方面是改善患者的生活状态,提高生活质量,最终的结果是达到治疗效果和生存质量并重的统一。

肿瘤研究的各个领域所取得的进展如分子生物学研究、肿瘤发展过程中的调控、单克隆抗体、基因治疗等方面新药的研究都必然会促进结直肠癌生物治疗的进展。这对肿瘤治疗的个体化和进一步提高疗效具有十分重要的意义。但是很多药物也存在相当的不良反应,临床经验也还不多。所以需要对患者、肿瘤、药物三方面特别深入了解,谨慎试用也很重要。相信随着临床经验的积累、治疗策略和用药艺术的提高,内科治疗在综合治疗中的地位必然会有所提高,而且会给患者带来较大的裨益。

第二节　结直肠癌的分子靶向药物治疗

分子靶向药物是在细胞分子水平上作用于癌基因或肿瘤相关细胞信号传导分子等致癌靶点的治疗药物。20 余年来,分子靶向药物在多种肿瘤的临床治疗中取得了显著疗效与重大进展。相对于化疗,分子靶向药物毒性较低,疗效则依赖于作用靶点的重要性与特异性。在结直肠癌的治疗领域也开展了多项分子靶向药物治疗的研究与应用,并取得了很大进展。

转移性结直肠癌的内科治疗效果取得了很大进步,过去单药 5 - FU 治疗转移性结直肠癌的中位生存期约 12 个月,联合化疗 FOLFOX 与 FOLFIRI 的序贯应用中位生存期约 20 个月。而在近期报道的 80405 研究中,联合化疗基础上再结合分子靶向药物贝伐株单抗或西妥昔单抗治疗的中位生存期达到近 30 个月,5 年生存率约 10%,分子靶向药物的应用进一步提高了转移性结直肠癌的治疗效果。目前对转移性大肠癌有肯定疗效并已在美国上市的分子靶向药物有 5 种:贝伐珠单抗(avastin)、西妥昔单抗(C225)、帕尼单抗、阿帕西普、瑞戈非尼,其中前两种已在国内上市,后 3 种已完成在国内的临床试验入组。最近的 2015 ASCO GI 会议上又报道了一种新的药物雷莫芦单抗应用于转移性大肠癌的二线治疗也取得了阳性结果。

在应用于转移性结直肠癌的治疗研究取得成功以后,分子靶向药物又被应用于 Ⅱ/Ⅲ 期肠癌术后辅助治疗的研究,但遗憾的是数项研究均未取得成功。

分子靶向药物的不断发展为临床治疗提供了多种选择,但如何选择与合理应用以取得最佳疗效仍需分析。治疗药物与方案的选择首先必须有循证医学的依据,再根据不同的治疗目的、患者的身体与经济状况、分子标记物等作出合理的选择。由于近年来充分肯定了结直肠癌肝转移切除的疗效(对于可切除肝转移,手术切除可获得 40% 以上的 5 年生存率,如此效果应可认定为"根治性切除"),从而使转移性结直肠癌的治疗目的除过去的延长生存、提高生活质量以外,增加了"治愈性"这一更为积极的目标。对于可切除的肝转移应积极切除或辅以围手术期的治疗,对于潜在可切除病例则应先采用内科治疗使病灶缩小,以争取获得根治性切除的机会。

一、晚期大肠癌的分子靶向药物治疗

(一)各种分子靶向药物的应用研究

1. 贝伐珠单抗(bevacizumab,Bev,Avastin,VEGF 单抗方案)　VEGF 为重要的促新生血管

形成因子,通过与血管内皮细胞表面的 VEGF 受体(VEGFR)结合激活其下游信号通路,进而促进血管内皮细胞的增生、新生血管的形成、肿瘤细胞的转移。Bev 为 VEGF 的单克隆抗体,可竞争性地与 VEGF 结合而阻断 VEGF - VEGFR 通路,抑制肿瘤新生血管的形成与肿瘤的生长;同时使肿瘤内血管正常化,进而降低肿瘤组织内压力,促进化疗药物进入肿瘤组织而提高肿瘤内药物浓度。有研究发现,Bev 与化疗药伊立替康(IRI)同用可提高肿瘤内的 IRI 浓度约 50%。Bev 单药的疗效很有限,但可提高化疗的效果,提示后一种机制可能更为重要。Bev 可能对部分患者有效,但至今仍未发现肯定的疗效预测因子,其疗效与应用不受 Ras 基因突变与否的影响与限制。Bev 的用药剂量为 5 mg/kg,每 2 周 1 次;或 7.5 mg/kg,每 3 周 1 次,静脉滴注。Bev 的不良反应包括输液反应、高血压、蛋白尿、伤口愈合延迟、血栓性事件、出血、穿孔等,需监测血压与尿蛋白;多数不良反应可控制、可耐受,严重不良反应如大出血、穿孔等的发生率较低,对于存在高危因素者需慎用。由于其延迟伤口愈合的副作用及约 20 天的半衰期,如手术前后应用 Bev,应距离手术 4~6 周,并在切口完全愈合以后。

(1)一线应用:贝伐株单抗的疗效已被多项研究所证实,虽单药基本无效,但可提高化疗的效果。然而,还是有必要仔细分析一下其可提高哪些方案的效果及用药的时机。贝伐株单抗最早被用于与 CF/5 - FU 单药化疗的联合,较单用 CF/5 - FU 延长中位生存期(mOS)3.3 个月(17.9 个月 vs.14.6 个月)[35]。近年有一项 AVEX 研究[36]观察了 Bev 联合口服化疗药 Xeloda 治疗高龄(年龄≥70 岁)转移性结直肠癌患者的疗效,与 Xeloda 单药治疗相比,Bev 联合 Xeloda 延长中位无进展生存期(mPFS)4 个月、mOS 4.1 个月。Bev 联合 CF/5 - FU 或 Xeloda 单药治疗适合于一般状况欠佳或高龄难以耐受联合化疗的患者。

Bev 是否可提高联合化疗的疗效? 2004 年报道了 Bev 联合 IFL(CPT - 11 + CF/5 - FU 化疗,其中 5 - FU 采用静推的方法)一线治疗转移性大肠癌的研究,较单用 IFL 化疗延长 mOS 近 5 个月(20.3 个月 vs.15.6 个月)[37]。这在当时是很大的进步,Bev 也因此获得了美国 FDA 的通过并上市。然而,IFL 疗效不如 FOLFIRI,目前 IFL 方案已被 FOLFIRI(CPT - 11 + CF/5 - FU,其中 5 - FU 采用持续静脉滴注的方法)所代替。因而,随着化疗的发展、方案的变更与疗效的提高,我们有必要了解贝伐珠单抗是否还可以提高目前的标准两药联合方案 FOLFIRI 或 FOLFOX/XELOX 的疗效?在 BICC - C 研究中[38],第一阶段分为 FOLFIRI、IFL、XELIRI(Xeloda + IRI)组,第二阶段加入贝伐株单抗,分为 FOLFIRI + Bev、IFL + Bev 组,结果发现,第一阶段的 FOLFIRI 优于 IFL,第二阶段的 FOLFIRI + Bev 优于 IFL + Bev,FOLFIRI + Bev 组的 RR 达 58%,mOS 达 28 个月,提示 FOLFIRI + Bev 可能优于 FOLFIRI,但这 2 组分别在第一、二阶段,进行比较的结果并不可靠。至今尚无 FOLFIRI + Bev 与 FOLFIRI 头对头比较的前瞻性随机对照研究结果,尚无法得出 Bev 是否可提高 FOLFIRI 疗效的肯定结论。

Bev 联合 FOLFOX 或 XELOX 的疗效如何? No16966 研究[39]发现 Bev + FOLFOX/XELOX 较单用 FOLFOX/XELOX 化疗延长 mPFS 1.4 个月(9.4 个月 vs.8.0 个月,P = 0.002 3),有延长 mOS 的趋势(21.3 m vs. 19.9 m,P = 0.076 9),而肿瘤缓解率(RR)无提高(47% vs. 49%)。可见 Bev 可提高效果,但较为有限,研究者认为可能与 Bev 未用到进展有关,Bev 的中位用药时间为 6 个月,而 mPFS 为 9.4 个月,亚组分析显示用药至进展者 mPFS 延长了 2.4 个月,但这不能解释 RR 的无提高,因肿瘤缓解大多发生在 3~4 个月以内,而 Bev 的中位用药时间已达 6 个月。笔者则认为疗效提高较有限的原因可能还在于一线治疗中 FOLFOX/XELOX 本身已有较好的疗效,进一步提高较为困难。另外,研究出组后二、三线治疗的影响,可能也使两组 OS 差异减少而未达统计学意义。

TRIBE Ⅲ 期临床研究[40]比较了 Bev 联合 FOLFOXIRI 三药化疗与 Bev 联合 FOLFIRI 两

药化疗的疗效,结果发现 Bev 联合 FOLFOXIRI 三药化疗较对照组明显提高了 RR、mPFS、mOS。由于该方案取得了较好疗效,被 ESMO 指南推荐为可选择的方案之一。但该研究中两组均应用了 Bev,两组疗效的差异来源于化疗方案的不同,而 Bev 在其中的疗效仍无法评价,Bev 是否可提高三药化疗的效果也不清楚。

(2) 二线应用:前述笔者认为 Bev 一线中提高 FOLFOX/XELOX 的疗效较为有限的原因为一线化疗本已有较好疗效,难以再提高及后线治疗影响 OS。按照这一逻辑,二线化疗的效果较差,而且二线治疗的 OS 受后续治疗的影响相对较小,Bev 用于二线是否更容易提高效果? 确实,E3200 研究[41]证实了前述的逻辑,一线治疗失败后的患者,随机分为 FOLFOX、Bev、FOLFOX + Bev 三组,结果显示 FOLFOX + Bev 较 FOLFOX 在 RR、mPFS、mOS 方面均明显提高了效果(RR 22% vs. 9%,mPFS 7.2 m vs. 4.8 m,mOS 12.9 m vs. 10.8 m),而 Bev 单药组的 RR 仅 3%。可见,Bev 单药的疗效有限,但可明显提高化疗的效果;与一线应用相比,其用于二线更易于提高化疗的疗效,更好地发挥其增效作用,疗效更为肯定。

(3) 跨线应用:Bev 的作用靶点为 VEGF 与血管内皮细胞。肿瘤细胞的 DNA 不稳定,容易发生基因突变,因而作用于肿瘤细胞 DNA 的化疗药物容易产生抗药性。而血管内皮细胞为正常细胞,相对于肿瘤细胞,其基因组较为稳定,因而理论上作用于血管内皮细胞的 Bev 相对于化疗不易产生抗药性。一线治疗中应用 Bev 联合化疗进展者,起主要治疗作用的化疗药已产生抗药性,不宜再应用,而提高肿瘤内化疗药物浓度并增加化疗效果的 Bev 是否可能仍未抗药,是否仍能发挥提高化疗效果的作用并在二线中继续应用? 两项大型的观察性队列研究 BRiTE、ARIES 均发现,一线应用 Bev 进展后在二线中继续应用者生存期明显长于二线不含 Bev 的方案[42,43],提示二线继续应用可能进一步获益。前瞻性随机对照 Ⅲ 期临床研究 ML18147 进一步为 Bev 的跨线应用提供了依据。该研究的设计为:标准一线化疗联合 Bev 治疗进

展的患者随机分为标准二线化疗组(对照组)、标准二线化疗 + Bev 治疗组(研究组),主要研究终点为 OS。结果发现,与对照组相比,二线化疗基础上再联合 Bev 可进一步延长 mPFS 1.6 个月,延长 mOS 1.4 个月,提高疾病控制率(DCR),而缓解率(RR)无明显提高(6% vs. 4%)[44]。结果提示,一线化疗联合 Bev 治疗失败后可继续应用 Bev 并联合二线化疗,疗效的提高主要通过使更多患者的肿瘤稳定而实现。而在前述的 E3200 研究中,一线未曾应用 Bev 的患者二线应用 Bev 联合化疗可明显提高 RR、mPFS、mOS,而且其延长生存期的幅度也较 ML18147 中一线已应用过 Bev 者更多,这也提示与一线未曾应用过 Bev 而仅在二线中应用者相比,一线曾应用 Bev 者二线继续应用 Bev 的获益可能减少,可能其中部分患者一线治疗进展时已对 Bev 产生了抗药性。尽管抗血管形成药物相对于化疗不易产生抗药性,但终将抗药,只是目前在 Bev 联合化疗时尚无法判断哪些患者何时对 Bev 抗药。

从经济效益学角度考虑,Bev 用于二线的获益较一线应用更多、更确切,而费用更低(二线的 PFS 短于一线),提示其可能更适于二线。而其跨线治疗价值的肯定,以及国内实行的慈善赠药计划,一、二线持续应用可能更有助于获得最大疗效,而费用并无明显增加。

(4) 变不可切除为可切除(转化性治疗):BOXER Ⅱ期研究入组了初始无法切除的仅有肝转移的患者,采用 XELOX 化疗联合 Bev 治疗,结果 RR 高达 78%,33% 变为可切除,20% 获 R_0 切除,无严重围手术期并发症发生,显示了良好的效果[45]。另一项 GONO 研究采用 Bev 联合 FOLFOXIRI 化疗,RR 77%,获 R_0 切除率 ITT 人群为 26%,仅肝转移者高达 40%[46]。其他还有一些类似的报道。但这些均为 Ⅱ 期研究,无对照组,无法明确 Bev 在其中发挥多少作用。而前面提到的 Ⅲ 期临床试验 No16966 中入组所有转移患者,Bev + FOLFOX/XELOX 组 RR 仅 47%,较单用化疗组并无提高;对于仅有肝转移的 Ⅱ 期研究中 Bev 联合 XELOX 则取得了很高的缓解率,是否因肝转移灶对化疗更为敏感,还是 Bev 可提高 XELOX 对肝转移灶的

效果? 有学者回顾性分析了 FOLFOX ± Bev 治疗后行肝转移灶切除的 219 患者,发现 Bev 联合 FOLFOX 较单用 FOLFOX 有更高的病理缓解率,而且可明显减轻 L - OHP 所导致的肝窦变性[47]。OLIVIA 研究[48] 入组了 80 例初始不可切除、转移灶局限于肝脏的肠癌患者,随机分为 Bev 联合 mFOLFOX6 两药化疗组、Bev 联合 FOLFOXIRI 三药化疗组,结果发现 Bev 联合 FOLFOXIRI 三药化疗组较 Bev 联合 mFOLFOX6 两药化疗组取得了更高的 RR(80.5% vs. 61.5%)、R_0 切除率(48.8% vs. 23.1%)、mPFS(18.8 m vs. 12.0 m)。两组的 RR、R_0 切除率均较高,但两组均应用了 Bev,疗效的差异来源于化疗方案的不同,Bev 在其中的疗效仍无法评价。Bev 用于肝转移的转化性治疗是否可提高切除率与远期效果仍缺少 Ⅲ 期临床研究的证据。

(5)一线维持治疗研究:化疗采用打打停停、单药维持的方法可降低毒副作用而不降低疗效,已代替过去的持续化疗直至进展。化疗联合贝伐珠单抗时是否也可采用维持治疗、如何维持?MACRO Ⅲ 期临床研究[49] 发现,一线治疗中采用 XELOX 化疗联合 Bev 6 个周期后停止化疗,仅以 Bev 维持,疗效与化疗 + Bev 持续应用至肿瘤进展相近;STOP 和 GO 研究[50] 在 XELOX + Bev 6 个周期后以 Xeloda 单药化疗 + Bev 维持,不仅安全性优于 XELOX + Bev 持续应用直至进展组,疗效也可能优于 XELOX + Bev 持续应用(维持治疗组 mPFS 更长,mOS 也有延长趋势);结果提示持续治疗可能是过度治疗,持续治疗所带来的毒性可能使其疗效反低于维持治疗组。这两项研究结果显示维持治疗可取得与持续治疗相近甚至可能更好的疗效,而毒性更低,持续治疗的方式不宜再应用。

接下来的问题是,维持治疗是否有必要、是否可采取中断治疗的方式?哪种维持治疗方式更好?CAIRO Ⅲ 研究[51] 入组一线 XELOX + Bev 诱导治疗 6 周期后未进展的患者,随机分为观察组(停止治疗)、Xeloda + Bev 维持组,随访至首次进展后两组均再次应用 XELOX + Bev 诱导方案治疗直至第二次进展,结果发现维持治疗明显延长了

mPFS1(8.5 个月 vs. 4.1 个月)(PFS1:自随机分组至首次进展的时间)、mPFS2(11.7 个月 vs. 8.5 个月)(PFS2:自随机分组至再次应用 XELOX + Bev 进展的时间,对于首次进展后未再次应用 XELOX + Bev 的患者,则 PFS2 = PFS1);而首次进展后再次应用 XELOX + Bev 的比例不及预期(维持组 47.5%,观察组 60.2%);mOS 两组间有 3.5 个月的差别,但未达统计学意义,而在 OS 的多变量模型中,维持治疗仍是影响预后的因素;亚组分析发现维持治疗带来生存获益最大的亚组人群为原发灶已切除的同时性转移患者、诱导治疗获得肿瘤缓解的患者。AIO0207 研究[52] 则在一线采用 5 - FU 类 + 奥沙利铂化疗联合 Bev 诱导治疗 6 个月后未进展者随机分为无治疗组(停止治疗)、Bev 维持治疗组、Bev 联合 5 - FU 类化疗(FP/Bev)维持治疗组,随访至首次进展后再次应用诱导方案治疗直至第二次进展,结果该项研究的再次治疗比例更低(无治疗组 45%,Bev 维持组 43%,Bev + 5 - FU 类化疗维持组 21%);随维持治疗强度增加,mPFS1(PFS1:自随机分组至首次进展的时间)改善:FP/Bev(6.2 个月)优于 Bev 单药(4.8 个月),并且优于无治疗(3.6 个月);对于该研究的主要终点 TFS(至策略失败时间:自随机分组至再次应用诱导方案治疗进展的时间,对于首次进展后未再次应用诱导方案治疗的患者,则 TFS = PFS1):Bev 维持治疗非劣效于 FP/Bev,但无维持治疗组不能得到非劣效于 FP/Bev 的结论;OS 三组间无明显差别,亚组分析也未发现获益亚群。比较前述两项研究可以发现:CAIRO Ⅲ 研究诱导治疗时间较短(约 4 个月),维持治疗所带来的 PFS 获益更多,OS 有获益趋势与获益的亚组;AIO0207 研究的诱导治疗时间较长(6 个月)可能导致了更低的首次治疗后再次应用诱导方案治疗比例、更少的 PFS 获益、OS 无明显差异且无获益亚组。因而,对于诱导治疗 4 个月的患者,更倾向于 Bev + Xeloda 维持治疗,停止治疗可能过早,尤其对于原发灶已切除的同时性转移患者、诱导治疗获得肿瘤缓解的患者;而对于诱导治疗 6 个月的患者,维持治疗的获益较为有限,而且以治疗费用与毒性为代价,更需

考虑获益/风险与成本比,需个体化处理:如毒性大可停止治疗;如治疗毒性及费用小,也可采用维持治疗;Bev 单药维持也是一种选择,特别对于化疗耐受性差的患者。目前国内的慈善赠药计划为维持治疗带来了便利,Bev 诱导治疗后再进行维持治疗并不增加费用。

DREAM 研究[53]比较了不同维持方案的疗效,在 XELOX + Bev 诱导治疗后随机分组,分为 Bev 单药维持组与 Bev 联合 EGFR-TKI 厄罗替尼维持治疗组,结果 Bev+厄罗替尼维持较 Bev 单药维持可进一步延长 mPFS(5.9 m *vs.* 4.9 m)与 mOS(24.9 m *vs.* 22.1 m)。尽管取得了阳性结果,我们还需看到 Bev 基础上再增加厄罗替尼进行维持的获益比较有限,同样需要增加厄罗替尼的治疗费用与相关毒性为代价。另外,厄罗替尼还未被批准应用于肠癌的治疗。

2. 阿柏西普(aflibercept,IALTRAP) IALTRAP 是一种重组融合蛋白,由 VEGF 受体 1 和 2 的胞外区与人免疫球蛋白 G1 的可结晶片段融合而成,通过与血管内皮细胞竞争性结合,VEGF 阻断细胞内 VEGF-VEGFR 的信号通路,作用机制、疗效均与 Bev 有类似之处。VELOUR Ⅲ期临床试验[54]发现其联合 FOLFIRI 化疗用于奥沙利铂方案失败肠癌的二线治疗较单用 FOLFIRI 化疗可延长 mOS 1.4 个月,而且疗效与一线中是否应用过 Bev 无关,一线中曾应用 Bev 的患者同样能带来获益,这也进一步印证了 ML18147 研究中 Bev 跨线应用的价值。这两种药的作用靶点相同,与作用于肿瘤细胞的细胞毒药物相比均不易抗药,一线中应用 Bev 联合化疗失败后可继续应用 Bev 或 IALTRAP 联合二线化疗。阿柏西普在美国已获得 FDA 的批准并上市,在国内开展的临床试验已完成入组。

3. 雷莫芦单抗(ramucirumab,Cyramza) Ramucirumab 是 VEGF 受体的抗体,一种全人源化 IgG1 单克隆抗体,靶向结合于 VEGFR2 的胞外域,从而阻断细胞内 VEGF-VEGFR 通路发挥抗血管形成作用。其最早被用于胃癌的二线治疗取得成功,进一步应用于转移性肠癌的二线治疗也

取得了阳性结果。今年 ASCO GI 会议上报道了 RAISE Ⅲ期临床试验结果[55],该研究入组了 1 072 例一线 Bev + FOLFOX 联合治疗进展的患者,随机分为 FOLFIRI + Ramucirumab 治疗组、FOLFIRI + 安慰剂治疗组,结果 Ramucirumab 组较安慰剂组延长了 mPFS(5.7 m *vs.* 4.5 m,*P* = 0.000 5)、mOS(13.3 m *vs.* 11.7 m,*P* = 0.02)。这项研究结果也进一步印证了 ML18147 研究中 Bev 跨线应用的价值。Ramucirumab 与 Bev 作用的通路相同,前者作用于 VEGFR,后者作用于 VEGF,Bev 一线失败后二线再应用 Bev 或 Ramucirumab 均可带来获益,而且疗效也相近。

4. 西妥昔单抗(cetuximab,C225,EGFR 单抗,爱必妥) C225 为表皮生长因子受体(EGFR)的 IgG1 单克隆抗体,可与表达于正常细胞和癌细胞表面的 EGFR 特异性结合,竞争性阻断 EGF 和其他配体与 EGFR 的结合,阻断细胞内信号转导途径,从而抑制癌细胞的增殖,诱导凋亡。C225 治疗转移性肠癌,不仅单药有效,还可提高化疗的效果。C225 的标准用法为首次 400 mg/m²,此后每周 250 mg/m²,静脉滴注。有药代动力学研究及Ⅱ期临床研究发现,与标准用法相比,采用 500 mg/m²,每 2 周重复的用法疗效、毒性相近。C225 的不良反应主要有过敏反应、皮肤反应(皮肤干燥、瘙痒、痤疮样皮疹、甲沟炎);过敏反应可采用抗过敏药物预防,安全性良好;出现重度的皮肤毒性反应需调整剂量。有趣的是,研究发现皮肤毒性与疗效存在一定相关性,皮疹反应重者中位生存期更长。

(1)一线联合化疗

1)联合 FOLFIRI 化疗:CRYSTAL Ⅲ期临床研究[56]显示 C225 联合 FOLFIRI 可提高疗效,最终的更新结果[57]显示对于 K-Ras 野生型患者,C225 联合 FOLFIRI 较单用 FOLFIRI 可提高 RR 近 20%(57.3% *vs.* 39.7%),延长 mPFS 1.5 个月(9.9 个月 *vs.* 8.4 个月),mOS 3.5 个月(23.5 个月 *vs.* 20.0 个月),其中提高最为明显的为缓解率;对于 K-Ras 突变型患者则无提高。

2)联合含奥沙利铂(L-OHP)的方案:OPUS Ⅱ期临床研究[58]取得了与 CRYSTAL 类似的近期

效果,对于 K-Ras 野生型患者,C225 联合 FOLFOX 较单用 FOLFOX 明显提高 RR 超过 20%(57.3% $vs.$ 34.0%),延长 mPFS 1.1 个月(8.3 个月 $vs.$ 7.2 个月),OS 有差异但未达统计学意义(22.8 个月 $vs.$ 18.5 个月);对于 K-Ras 突变型患者,C225 反明显降低了疗效。但在其后的研究中,C225 联合含 L-OHP 方案的疗效则不尽如人意。在 COIN Ⅲ期临床研究[59]中,C225 联合 FOLFOX/XELOX 仅提高 RR 9%(59% $vs.$ 50%),mPFS、mOS 均无提高。NORDIC Ⅲ期临床试验[60]则显示 C225 联合 FLOX 较单用 FLOX 在 RR、mPFS、mOS 各方面均无提高。因而 C225 联合含 L-OHP 方案化疗的疗效存在争议,美国 NCCN 指南曾取消了 C225 联合含 L-OHP 方案的推荐,ESMO 指南则一直保留推荐。仔细分析这 3 项研究可以发现,OPUS 研究中 C225 联合 FOLFOX 明显提高了 RR、mPFS,OS 也有差异但未达统计学意义,可能与Ⅱ期试验病例数少有关。COIN 研究中化疗方案包含了 FOLFOX 与 XELOX,亚组分析发现 C225 可提高 FOLFOX 的 RR、mPFS,但不能提高 XELOX 的疗效。NORDIC 试验中 C225 未能提高 FLOX 的疗效,而 FLOX 的 5-FU 用法为静注(bolus),并非标准的持续静滴(civ)。因而,C225 能否提高含 L-OHP 方案的疗效可能与 5-FU 的用法有关,C225 可能可以提高 5-FU civ 用法的 FOLFOX 的疗效,而不能提高 5-FU bolus 用法的 FLOX 或以 Xeloda 代替 5-FU 的 XELOX 方案的疗效。新近的 CALGB80405 研究[61]也发现 C225 联合 FOLFOX 的疗效与联合 FOLFIRI 的疗效相近,也显示 C225 可能同样提高 FOLFOX 的疗效,NCCN 指南也因此项研究结果重新推荐 C225 联合 FOLFOX 用于转移性肠癌的一线治疗。

(2) 二线/三线联合化疗:BOND1 研究[62]入组了 CPT-11 治疗失败的患者(包括二线、三线患者),随机分为 C225 单药组和 C225+CPT-11 组,C225 单药即有 10.8% 的缓解率,C225+CPT-11 则较 C225 单药明显提高了 RR(RR 22.9% $vs.$ 10.8%),延长了 mTTP(4.1 个月 $vs.$ 1.5 个月);

而 mOS(8.6 个月 $vs.$ 6.9 个月)的延长无统计学差异。该试验入组 CPT-11 失败的患者,而再次应用 C225 联合 CPT-11 联合,较单用 C225 提高 RR 约 12%,可见 C225 有部分逆转 CPT-11 抗药性的作用,使部分患者的肿瘤细胞恢复对 CPT-11 的敏感性。

EPIC 试验[63]则入组一线 L-OHP+5-FU 治疗失败的患者,随机分为 CPT-11 单药组和 C225+CPT-11 组,C225 的应用明显提高了 RR 与 mPFS,而 mOS 无统计学差别。

以上两项研究的 mOS 无明显延长可能与对照组出组后又交叉到治疗组或又接受了治疗组样的治疗有关。比较 C225+CPT-11 在这两项研究中的效果并无明显差别,提示不管过去接受过含 CPT-11 方案还是含 L-OHP 方案失败者,二线或三线均可采用 C225+CPT-11。

(3) 三线单药应用:CO.17 Ⅲ期临床试验入组了 5-FU、CPT-11、L-OHP 化疗均失败的患者,三线采用 C225 单药治疗,较最佳支持治疗也可明显延长生存:对于 K-Ras 野生型患者,延长 mPFS 1.8 个月(3.7 个月 $vs.$ 1.9 个月)、mOS 4.7 个月(9.5 个月 $vs.$ 4.8 个月);而对于 K-Ras 突变者则无效[64, 65]。

(4) 变不可切除为可切除(转化性治疗):CRYSTAL、OPUS 研究均显示一线化疗 C225 联合 FOLFIRI 或 FOLFOX 对于 K-Ras 野生型患者的缓解率达 57.3%,均较单用化疗提高了约 20% 的有效率,为 C225 一线应用的亮点,尤其适合于潜在可切除者。CRYSTAL 研究中 C225 的加入使肝转移的 R_0 切除率从 4.5% 提高到 9.8%,OPUS 研究中 C225 使肝转移的 R_0 切除率从 2.4% 提高到 4.7%。对于局限于肝脏转移的患者,缓解率、切除率的提高更为明显:CRYSTAL 研究中 C225 的应用使缓解率从 44.4% 提高到 70.6%,R_0 切除率从 5.6% 提高到 13.2%;OPUS 研究中 C225 使缓解率从 39.1% 提高到 76.0%,R_0 切除率从 4.3% 提高到 16.0%[66]。

CELIM Ⅱ期临床研究[67]则入组了初始不可切除的肝转移患者,分为 C225+FOLFOX(A)组与 C225 + FOLFIRI（B）组，治疗 8 个周期（4 个月）后评估，结果 RR：A 组 68%，B 组 57%（K-Ras 野生型者两组的 RR 为 70%，突变型者为 41%）；R_0 切除率：A 组 38%，B 组 30%。两组均取得了较高的肿瘤缓解率与切除率。

国内学者也开展了一项前瞻性随机对照研究[68]，入组了 138 例 K-Ras 野生型、初始不可切除的肝转移患者，分为 C225 联合 mFOLFOX6 或 FOLFIRI 化疗组（A 组）、mFOLFOX6 或 FOLFIRI 单独化疗组（B 组），C225 的应用明显提高了 RR、切除率与生存率（RR：57.1% vs. 29.4%；R_0 切除率：25.7% vs. 7.4%；mOS：30.9 m vs. 21.0 m；3 年生存率：41% vs. 18%）。

这些研究结果提示 C225 可明显提高一线化疗 FOLFIRI 或 FOLFOX 的肿瘤缓解率与肝转移切除率，适于潜在可切除肝转移患者的转化性治疗。

（5）分子标记物研究：K-Ras 状态为 C225 的疗效预测因子，已有多项研究包括前述的 CRYSTAL、OPUS、CO.17 研究等的亚组分析均发现 C225 仅适于 K-Ras 野生型患者，而对于 K-Ras 突变患者无效或反降低疗效[57, 58, 65]。近年发现，除传统检测的 K-Ras 第 2 外显子突变率约 40% 以外，还存在新的 Ras 突变，包括 K-Ras 的 3、4 外显子与 N-Ras 的 2、3、4 外显子突变 10%～15%。重新分析 CRYSTAL、OPUS、FIRE3 等研究中的标本与数据发现，这些新的 Ras 突变者同样对 C225 抵抗，甚至可能带来疗效的下降；而在进一步排除了新的 Ras 突变患者以后，全 Ras 野生型的患者应用 C225 的获益也更为明显[69-71]。因而，在应用 C225 以前必须检测全 Ras 基因（包含 K-Ras 的 2、3、4 外显子与 N-Ras 的 2、3、4 外显子），对于全 Ras 基因野生型者方可考虑 C225 的应用。不过，对于发生频率较高的 K-Ras 第 2 外显子的 12 密码子突变，已有足够的病例数据提示该位点突变者不能获益；而对于其他突变比例较低的位点，各项研究中往往将各位点突变者集中分析，总体上突变者不能获益，而对于某一位点的突变由于病例数过少无法分析，是否可能存在某位点突变的例外尚不清楚，如有报道综合分析 CRYSTAL、

OPUS 研究资料，分层分析发现 K-Ras 第 13 密码子的突变（G13D）为不良预后因子，而 C225 的应用有提高 G13D 患者疗效的趋势[72]。B-Raf 突变为不良预后因子，是否为疗效预测因子仍不肯定，CRYSTAL 研究中无论在单独化疗组还是化疗联合 C225 治疗组 B-Raf 突变者均疗效很差（生存期仅约为野生型的一半），C225 联合化疗组的生存期长于单用化疗组但未达统计学意义（mOS：14.1 m vs. 10.3 m）[57]。B-Raf 突变率较低（5%～10%），病例数少，目前仍未能明确 B-Raf 突变者能否从 C225 治疗中获益。

比较前述的研究结果可以发现，对于 K-Ras 野生型患者，C225 用于一、二、三线均有效，一线中以提高 RR 最为明显，这就提示 C225 一线应用的最佳适应证为潜在可切除者的转化性治疗，变不可切除为可切除，需要更多的机会获得肿瘤的缓解，为获得根治性切除与长期生存创造条件。而对于无切除可能者，何时应用 C225 更合适呢？一项 CRYSTAL 与 OPUS 的荟萃分析[73]发现，对于无切除可能的 mCRC，一线 C225 联合化疗较单用化疗可延长 mOS 4.7 个月，正好与 C225 单药用于三线可延长 mOS 4.7 个月的数据相同，提示其应用的早晚总体上疗效相近，而后线应用的费用更低。那么除了潜在可切除的患者以外，哪些患者有必要早期应用 C225？另有一项研究荟萃分析了 CRYSTAL 与 OPUS 的数据[73]，并根据 ECOG 评分、转移部位的数目、碱性磷酸酶（ALP）、白细胞计数（WBC）4 个预后相关因素建立模型，将患者分为低、中、高危三种不同的预后亚组，进一步亚组分析发现 C225 的一线应用在中、高危组获益更为明显，而在低危组中获益较少。而这 4 个因素主要反映了患者的身体状况与肿瘤的负荷，提示对于肿瘤负荷较大或已危及生命的患者宜早用 C225。这也是与 C225 的疗效特点相符合的，因其能明显提高肿瘤的缓解率，使肿瘤缩小，特别对于肿瘤负荷大的患者，肿瘤的尽早缩小不仅可缓解肿瘤带来的症状、提高生活质量，还可解除肿瘤对生命的威胁，也为后续治疗提供更多的机会而有利于延长生存。这也就是肿瘤深度缓解的概念：一线中带来肿瘤

更深度的缓解可导致后续肿瘤进展后的生长直至致命的肿瘤负荷有更长的时间,也因此带来了一线进展后生存期的延长以及总生存期的延长。

5. 帕尼单抗(panitumumab) 帕尼单抗为全人源化的 EGFR 单抗,由于无鼠源性,其引起过敏反应的比例低于 C225,疗效与 C225 类似。帕尼单抗的用法为 6 mg/kg 静滴,每 2 周重复。

(1) 一线治疗:PRIME Ⅲ期临床试验结果显示,对于 K-Ras 野生型患者,帕尼单抗联合 FOLFOX 化疗较单用 FOLFOX 化疗延长 mPFS 1.4 个月(10.0 m $vs.$ 8.6 m,$P=0.01$),有延长 mOS 的趋势(23.9 m $vs.$ 19.7 m,$P=0.17$),而在最终的更新数据(>80% OS 事件)中 OS 的差异具有统计学意义($P=0.03$);而对于 K-Ras 突变患者,帕尼单抗的应用反使疗效下降[74,75]。新近的研究发现,除传统检测的 K-Ras 第 2 外显子突变外,新的 Ras 突变者也不能从帕尼单抗治疗中获益[76]。因而,帕尼单抗的应用,同样需检测全 Ras 基因突变。

(2) 二线治疗:一项前瞻性随机对照Ⅲ期临床试验比较了帕尼单抗联合 FOLFIRI 化疗与单用 FOLFIRI 化疗的疗效,结果发现,对于 K-Ras 野生型患者,帕尼单抗的应用明显提高了 RR(35% $vs.$ 10%),延长了 mPFS(5.9 m $vs.$ 3.9 m,$P=0.004$),并有延长 mOS 的趋势(14.5 m $vs.$ 12.5 m,$P=0.12$);对于 K-Ras 突变患者,帕尼单抗的应用未能提高疗效[77]。

(3) 三线治疗:ASPECCT Ⅲ期临床试验[78]入组了 1 000 余例常规化疗失败的可 K-Ras 野生型转移性肠癌患者,随机分为帕尼单抗治疗组与西妥昔单抗治疗组,作为主要终点的 OS 帕尼单抗组非劣于西妥昔单抗组(mOS:10.4 m $vs.$ 10.0 m,$P=0.000\,7$);两组的总体毒性相近,3~4 级皮肤毒性两组相近(13% $vs.$ 10%),3~4 级输液反应帕尼单抗组低于西妥昔单抗组(0.5% $vs.$ 2%),3~4 级低镁血症帕尼单抗组高于西妥昔单抗组(7% $vs.$ 3%)。

可见,帕尼单抗一、二、三线治疗转移性肠癌的疗效与西妥昔单抗类似,在美国已获批准上市,在我国也已完成帕尼单抗对比西妥昔单抗三线治疗 K-Ras 野生型转移性肠癌的Ⅲ期临床试验的入组。

6. 瑞戈非尼(regorafenib) regorafenib 为口服的多靶点酪氨酸激酶抑制剂,作用靶点包括 RET、VEGFR1、VEGFR2、VEGFR3、KIT、PDGFRα,PDGFRβ、FGFR1、FGFR2、TIE2 等。其首先被用于间质瘤的三线治疗研究获得成功。2012 年 ASCO 会议报道了 regorafenib 用于肠癌三/四线治疗的 CORRECT Ⅲ期临床试验[79]结果,该研究入组了常规治疗失败,包括 5-FU、L-OHP、CPT-11 三种化疗药物及两种靶向药物 Bev、C225(K-Ras 野生型者)均失败的转移性肠癌患者,与安慰剂相比,regorafenib 治疗可延长 mPFS 1.6 m、mOS 1.4 m。尽管疗效有限,但 regorafenib 为首个在肠癌治疗研究中取得成功的 TKI,为晚期肠癌的治疗提供了新的药物,该项研究仍被认为是当年的重大进展之一,regorafenib 也因此通过了 FDA 的审批并在美国上市。2014 年 ESMO 会议报道了在亚洲(包括中国)开展的 CONCUR 研究结果,regorafenib 三/四线治疗常规化疗失败的转移性肠癌患者,取得了类似的效果,而 OS 获益较 CORRECT 略多(延长 mOS 2.5 m),可能与 CONCUR 研究入组患者仅要求常规化疗失败而不论是否应用过靶向药物有关。

(二)如何选择与优化分子靶向药物的应用

如何选择、合理应用前述分子靶向药物是我们临床医生需要思考的问题。根据目前的证据,瑞戈非尼单药应用于三/四线、所有其他有效的药物失败以后,此点毫无争议;阿柏西普与贝伐株单抗均作用于 VEGF,疗效也类似;帕尼单抗与西妥昔单抗均为 EGFR 单抗,疗效也相近;因而目前的争论主要在于抗 VEGF 与抗 EGFR 两类药物的争论,特别在国内能获得的也只有贝伐珠单抗与西妥昔单抗两种药物。

近年有 2 项头对头比较 Bev 与 C225 的Ⅲ期临床试验,均得到了一些令人意外的结果,也带来了很大的争论与讨论。首先是 2013 年 ASCO 报道的 FIRE 3 研究[80]，FOLFIRI 方案分别联合 Bev 或 C225 一线治疗 K - RAS 野生型 mCRC，主要的研究终点为肿瘤缓解率（RR），预期 C225 联合 FOLFIRI 组较 Bev 联合 FOLFIRI 提高 RR 12%。结果没有达到研究终点，ITT 人群（$n = 592$）的 RR 无统计学意义的差别（C225 组 *vs.* Bev 组 $= 62\%$ *vs.* 58%，$P = 0.183$），但完全缓解（CR）率 C225 组高于 Bev 组（4.4% *vs.* 1.4%），可评估人群中 C225 组缓解率更高（C225 组 *vs.* Bev 组 $= 72.2\%$ *vs.* 63.1%，$P = 0.017$）。然而意外的是，尽管两组的中位无进展生存期（mPFS）非常接近，而 C225 组的中位总生存期（mOS）明显长于 Bev 组（28.7 m *vs.* 25 m，$P = 0.017$）。后续研究进一步检测了新的 Ras 突变，发现新 Ras 突变者应用 C225 联合 FOLFIRI 治疗的 mOS 较短，而在去除了这部分突变患者以后，C225 组的生存优势更为明显，mOS 较 Bev 组长 8.1 个月[71]。这样的结果给我们带来了问题：OS 的差异是一线西妥昔单抗所带来的还是后线治疗的不同所致？研究者提出了深度缓解的概念与模型，认为尽管两组 PFS 相近，但 C225 一线中带来肿瘤更深度的缓解（ITT 人群中 CR 率更高，可评估人群中 RR 更高）可导致后续肿瘤进展后的生长直至致命的肿瘤负荷有更长的时间，这也就带来了一线进展后生存期的延长以及总 OS 的延长。而笔者认为，肿瘤退缩程度是否影响总生存及影响的程度还依赖于初始的肿瘤负荷，这一模型可能可以解释部分肿瘤负荷较大患者的生存期的延长，而对于基线肿瘤负荷小的患者肿瘤退缩程度对后续生存期的影响也就很小。

而 2014 年 ASCO 报道的 CALGB80405 研究[61]也是头对头比较"化疗 + C225"与"化疗 + Bev"一线治疗 K - RAS 野生型转移性结直肠癌的 Ⅲ 期临床试验，化疗方案可选择 FOLFOX 或 FOLFIRI。该研究以 OS 为主要研究终点，预期 C225 组较 Bev 组延长 mOS 5.5 个月。结果同样没有达到研究终点，两组的 mOS 均为 29 个月左右，mPFS 也很接近，初步的缓解率（约 2/3 病例）比较则 C225 组高于 Bev 组（66% *vs.* 57%）。然而该研究的亚组生存数据出人意料：与 FOLFOX

配伍时，Bev 组的 mOS 为 26.9 个月，C225 组为 30.1 个月，C225 组较长（$HR = 0.9$，$P = 0.09$）；与 FOLFIRI 配伍时，Bev 组的 mOS 为 33.4 m，C225 组为 28.9 个月，Bev 组较长（$HR = 1.2$，$P = 0.28$）。这项研究的 OS 数据推翻了 FIRE - 3 研究中的 mOS 差异结果，又带来了新的提示：在 C225 联合化疗组中，C225 分别联合 FOLFOX 或 FOLFIRI 的 mOS 并无明显差异（30.1 m *vs.* 28.9 m），提示 C225 与 FOLFOX 也是合理的组合，同样带来了很好的效果。NCCN 指南也因此项研究结果重新推荐 C225 联合 FOLFOX 用于转移性结直肠癌的一线治疗。

为何两项研究的 RR 均以 C225 组高，mPFS 均相近，但 mOS 结果却不一致？可能与入组的病例不同有关，笔者认为一线治疗肿瘤退缩的程度是否影响一线进展后生存、总生存及影响的程度依赖于初始的肿瘤负荷，如入组病例的肿瘤负荷较大或大负荷的比例较高，则可能有利于 C225 而带来生存期的延长，如入选病例的肿瘤负荷不大或大负荷的病例所占比例较低，则生存期的差异可能不明显（这一推测还有待验证）。如何看待这 2 项 mOS 结果不一、均存在意外且难以解释的结果的研究？实际上，笔者认为头对头比较两种药物的疗效并无太大意义，两种药物的疗效均已被前期的研究与临床实践所证实，更重要的在于选择出哪种患者对哪种药物更有效，或者哪种患者应该采用哪种序贯用药策略。对于化疗而言，过去曾有研究发现充分应用过 3 种化疗药物（5 - FU 类、L - OHP、CPT - 11）的患者方可获得最长的生存期[81]；V308 试验发现 FOLFOX、FOLFIRI 互为一、二线序贯应用可获得相同的效果[82]。对于分子靶向药物而言，也许同样是先后应用过多种药物的患者可获得更长的生存期，那么用药顺序同样更值得探讨，但分子靶向药物至今仍缺乏如 V308 试验比较用药顺序的研究。在目前有限的研究数据下，如何合理安排用药顺序？

通过前面的回顾与分析我们可以得出 Bev 与 C225 的主要特点：Bev 的疗效特点主要在于联合化疗可延长肿瘤稳定的时间、提高肿瘤稳定的比例,而在一线治疗中并未能明显提高标准方案 FOLFOX/XELOX 化疗的肿瘤缓解率(RR);C225 则在一线中联合化疗 FOLFOX 或 FOLFIRI 可明显提高 RR,其用于一、二、三线均有效,一线应用对于中、高危患者获益更多。可见,C225 有别于 Bev 的主要特点在于其一线应用可提高肿瘤的缓解率,在 CRYSTAL 与 OPUS 研究中均可提高 RR 约 20%;在 FIRE3 头对头的比较研究中,虽 ITT 人群的 RR 无统计学意义的差别(C225 组 vs. Bev 组 = 62% vs. 58%,P = 0.183),但 ITT 人群中的 CR 率 C225 组更高(C225 组 vs. Bev 组 = 4.4% vs. 1.4%,P<0.05),而且可评估人群中的 RR 也是 C225 组更高(西妥昔单抗组 vs. 贝伐珠单抗组 = 72.2% vs. 63.1%,P = 0.017),这还是提示了 C225 可带来更多肿瘤缩小的机会以及肿瘤缩小的程度。

C225 对 Ras 突变型患者无效,因而对于 Ras 突变者,一线治疗靶向药物仅能选择 Bev。对于 Ras 野生型的患者如何选择药物?在明确了两种药物的特点以后,药物的选择也就变得明晰,可以根据肿瘤的情况以及临床的治疗目标选择适合的药物,充分发挥各种药物的特长与疗效。首先,根据治疗目标制定治疗原则:对于潜在可切除的肝转移,治疗目标为变不可切除为可切除,争取治愈或长期生存的机会,此时治疗上应选择 RR 高的方案,一线宜选用 C225 联合化疗,因其可带来更高的缓解率;对于无切除可能、不可治愈的患者,治疗目标为控制肿瘤、延长生存,同时兼顾生活质量的提高或保持,治疗上根据肿瘤情况与临床的需要选择药物,对于肿瘤负荷大、发展迅速、已危及生命的患者,治疗的首要目标为缩小肿瘤,肿瘤的缩小不仅可缓解肿瘤症状、提高生活质量,还为后续治疗提供更多机会而有利于延长生存,此时宜一线选用 C225 联合化疗,二线 Bev 联合化疗,三线瑞戈非尼单药;而对于肿瘤负荷不大、发展较慢、肿瘤尚未危及生命的患者,临床并不需要肿瘤的明显缩小,只需获得肿瘤的稳定与生存期的延长,此时可 Bev 一、二线跨线联合化疗(二线也可改用阿柏西普联合化疗),三线根据患者的身体情况选择 C225 单药或 C225 联合伊立替康,四线瑞戈非尼单药,如此可

能充分发挥各种药物的疗效,取得疗效的最大化。

对于 Ras 野生型患者,二线治疗的靶向药物如何选择?如一线未曾应用过靶向药物,二线中 Bev 联合 XELOX 化疗的 RR 达 22%,C225 联合 CPT-11 化疗的 RR 为 23%,近期疗效相近,均可选用。如一线应用 FOLFIRI 化疗失败,二线中 Bev + XELOX、C225 + CPT-11 均可选择,优先选择 Bev + XELOX,因该方案失败后还可三线应用 C225 + CPT-11;如一线应用 FOLFOX 或 XELOX 失败,二线可采用 C225 + CPT-11。如一线应用过 Bev 失败,则二线可采用 Bev 的跨线应用(二线采用阿柏西普或雷莫芦单抗的疗效也相近,如将来在国内获得上市,也可选用),也可采用 C225 + CPT-11 方案,如何选择?笔者认为可根据一线进展后的肿瘤发展情况进行选择,如肿瘤负荷大、发展快、存在肿瘤相关症状,尤其已威胁生命时,宜选用 C225 + CPT-11,因该方案在二线治疗中的缓解率相对较高(23%),而 Bev 单抗跨线应用联合化疗时的缓解率仅 6%;相反,如肿瘤负荷不大、肿瘤相关症状不明显,宜选择 Bev 跨线联合二线化疗方案,如此三线还可采用 C225 + CPT-11 或 C225 单药。如一线应用 C225 联合化疗失败,二线仅能选择抗 VEGF 通路的药物(目前国内只能应用 Bev)联合二线化疗。

以上所述的仅从疾病的治疗角度出发,实际上,分子靶向药物的费用昂贵,临床应用时还应考虑经济学因素。国内已开展的 Bev、C225 慈善赠药计划为两种药物的应用提供了支持与便利。今后,随着药物基因组学、代谢组学、分子生物学等的进展,有望发现更多的分子标记物并指导临床用药,真正实现用药、剂量的个体化,避免不必要的治疗与过度治疗。

二、 分子靶向药物用于结直肠癌 辅助治疗的研究

(一)贝伐珠单抗

NSABP C08 Ⅲ期临床试验[83]首先研究了贝

伐珠单抗用于结直肠癌辅助治疗的价值,该研究入组Ⅱ、Ⅲ期结直肠癌根治术后患者,随机分为 mFOLFOX6 化疗组与 mFOLFOX6 + Bev 治疗组,mFOLFOX6 每 2 周 1 次,共 12 次(半年),Bev 5 mg/kg,每 2 周 1 次,共 24 次(1 年),前 12 次与化疗同步,但最终 Bev 的应用未能取得延长生存期的结果且增加了 Bev 相关的毒性,总体上以及对于Ⅱ、Ⅲ期亚组均未能明显提高 3 年无复发生存(DFS)与总生存(OS);而分析不同时间点的复发风险却可以发现,与单用化疗组相比,术后 1 年时应用 Bev 组的复发风险明显降低(HR = 0.6,P = 0.000 4),而随着时间的延长,复发风险降低的幅度逐渐减小,到术后 3 年时差异已无统计学意义(HR = 0.87,P = 0.08)。AVANT 研究[84]入组了 3 451 例肠癌术后患者(其中Ⅲ期 2 867 例),随机分为 FOLFOX4 化疗组、FOLFOX4 化疗 + Bev 组、XELOX 化疗加 Bev 组,化疗的时间为半年,Bev 的用药时间为 1 年,结果发现对于Ⅲ期患者,与单独化疗对照组相比,术后 1 年时 Bev 用药组的复发风险降低(FOLFOX4 + Bev 组 HR = 0.63,XELOX + Bev 组 HR = 0.61),但 1 年半以后,Bev 用药组复发风险反略有增加之势(HR 略大于 1),最终 Bev 的应用也未能延长总生存甚至反有降低远期生存率的趋势。综合这两项研究,我们可以发现,Bev 的应用短期内可降低术后复发率,但远期则无效应或复发率反升高,因而不推荐 Bev 用于大肠癌的术后辅助治疗。为何 Bev 在晚期肠癌的治疗中提高了化疗的疗效,却在辅助治疗中未能提高化疗降低复发的远期效果?从理论上分析可能与以下因素有关:① 前面在转移性肠癌治疗中曾分析 Bev 主要机制在于使肿瘤内血管正常化、降低肿瘤内组织间压并提高肿瘤内化疗药物浓度,而肠癌根治术后的微转移灶尚未形成瘤块,Bev 尚无法发挥这一作用机制,不能增加化疗的效果。② 通过抑制新生血管发挥作用时理论上仅可能推迟微转移灶的生长与复发,终将在抗药后微转移灶继续生长致肿瘤复发。③ Bev 的抗血管形成作用理论上需长期用药,停药则可能反弹,而长期用药不仅可带来不良反应,还可能激活其他通路致抗药或增加

肿瘤侵袭性,抵消其治疗作用,甚至反增加远期复发风险。

(二)西妥昔单抗

N0147 研究入组了Ⅲ期肠癌术后患者,K - Ras 野生型患者随机分为化疗组、化疗 + C225 组,化疗采用 mFOLFOX6 或 FOLFIRI 共 12 次,2010 年 ASCO 会议上报道了 mFOLFOX6 化疗(902 例)与 mFOLFOX6 + C225 治疗(945 例)的疗效,结果发现 C225 的应用并未能提高 FOLFOX 化疗的疗效(3 年总生存率 FOLFOX + C225 组 72.3%,FOLFOX 组 75.8%,P = 0.22)[85]。有趣的是,2011 年 ASCO GI 会议上报道了 FOLFIRI 化疗(69 例)与 FOLFIRI + C225 治疗组(26 例)的疗效,发现 FOLFIRI + C225 组的 3 年总生存率明显高于 FOLFIRI 化疗组(92.3% $vs.$ 69.8%,P = 0.04)[86]。但 FOLFIRI±C225 组的病例数太少,这样的亚组分析存在很大的偏倚,而且 FOLFIRI 并不能用于辅助化疗,其疗效并不优于 CF/5 - FU,目前Ⅲ期肠癌的标准辅助化疗方案为 FOLFOX 或 XELOX。也有学者认为,从数值上看,FOLFIRI + C225 组的 3 年生存率高于 FOLFOX 组,FOLFIRI + C225 方案或许是被错过的有效方案,但这种推测还需要进一步的随机对照研究。在另一项 PETACC - 8 Ⅲ期临床研究[87]中同样发现 C225 联合 FOLFOX4 用于Ⅲ期肠癌的术后辅助治疗较单独的 FOLFOX4 化疗并不能提高疗效。

三、分子靶向药物用于可切除肝转移患者围手术期治疗的研究

既往发生肝转移即为Ⅳ期,治疗目的为姑息性,主要采用姑息性化疗为主的内科治疗以延长生存。10 余年来,结直肠癌肝转移的手术切除治疗取得很大成功,可获得 40% 以上的 5 年生存率、20% 以上的 10 年生存率,部分患者可长期生存或治愈。笔者认为,对于可切除的肝转移,取得如此效果的手术治疗可认定为"根治性",手术前后的化疗(围手术期化疗)也不再是过去的以姑息性为目

的,称之为"辅助治疗"可能更为合适。EORTC 40983 Ⅲ期临床研究[88]发现,对于可切除的结直肠癌肝转移患者,围手术期采用 FOLFOX 化疗可提高 8% 的 3 年无复发生存率;尽管 3 年总生存率的提高(4.2%)未达到统计学意义,但还是显示 FOLFOX 的围手术期化疗有一定价值,可能使少部分患者获益,因总生存受到复发后的治疗及非肿瘤原因所致死亡的影响。此后,New EPOC 研究[89]进一步采用 FOLFOX 联合靶向药物 C225 围手术期治疗 K‑Ras 野生型的可切除及边界可切除肝转移的治疗,结果发现与单用 FOLFOX 化疗相比,疗效不仅没有提高反而降低。后续进一步检测了新 Ras 突变,在排除新 Ras 突变的患者以后,结果仍未改变。尽管该项研究的设计存在一些问题与质疑,但 C225 的应用反明显降低生存期的结果提示至少其不能提高疗效,这一结果也与Ⅲ期大肠癌的辅助治疗中增加靶向药物并不能提高 FOLFOX 化疗效果的结果相吻合。因而,对于可切除肝转移患者,可采用 FOLFOX 方案围手术期化疗,而不应采用分子靶向药物。

(郭伟剑　陈治宇)

◇参◇考◇文◇献◇

[1] Coley WB. The treatment of malignant tumors by repeated inoculations of erysipelas. With a report of ten original cases. 1893[J]. Clin Orthop Relat Res, 1991, 3‑11.

[2] Wadler S, Wersto R, Weinberg V, et al. Interaction of fluorouracil and interferon in human colon cancer cell lines: cytotoxic and cytokinetic effects[J]. Cancer Res, 1990, 50: 5735‑5739.

[3] Stolfi RL, Martin DS. Modulation of chemotherapeutic drug activity with polyribonucleotides or with interferon[J]. J Biol Response Mod, 1985, 4: 634‑639.

[4] Wadler S, Schwartz EL, Goldman M, et al. Fluorouracil and recombinant alfa‑2a‑interferon: an active regimen against advanced colorectal carcinoma[J]. J Clin Oncol, 1989, 7: 1769‑1775.

[5] Wadler S, Lembersky B, Atkins M, et al. Phase Ⅱ trial of fluorouracil and recombinant interferon alfa‑2a in patients with advanced colorectal carcinoma: an Eastern Cooperative Oncology Group study[J]. J Clin Oncol, 1991, 9: 1806‑1810.

[6] Kemeny N, Younes A, Seiter K, et al. Interferon alpha‑2a and 5‑fluorouracil for advanced colorectal carcinoma. Assessment of activity and toxicity[J]. Cancer, 1990, 66: 2470‑2475.

[7] Pazdur R, Ajani JA, Patt YZ, et al. Phase Ⅱ study of fluorouracil and recombinant interferon alfa‑2a in previously untreated advanced colorectal carcinoma[J]. J Clin Oncol, 1990, 8: 2027‑2031.

[8] Grem JL, Jordan E, Robson ME, et al. Phase Ⅱ study of fluorouracil, leucovorin, and interferon alfa‑2a in metastatic colorectal carcinoma[J]. J Clin Oncol, 1993, 11: 1737‑1745.

[9] Thirion P, Piedbois P, Buyse M, et al. Alpha-interferon does not increase the efficacy of 5‑fluorouracil in advanced colorectal cancer[J]. Br J Cancer, 2001, 84: 611‑620.

[10] Wolmark N, Bryant J, Smith R, et al. Adjuvant 5‑fluorouracil and leucovorin with or without interferon alfa‑2a in colon carcinoma: National Surgical Adjuvant Breast and Bowel Project protocol C‑05[J]. J Natl Cancer Inst, 1998, 90: 1810‑1816.

[11] Recchia F, De Filippis S, Saggio G, et al. Interleukin‑2 (IL‑2) with 13‑cis retinoic acid (RA) to prolong disease free and overall survival in metastatic colorectal cancer[J]. Proceeding ASCO, 2004: 23.

[12] Smith RE, Colangelo L, Wieand HS, et al. Randomized trial of adjuvant therapy in colon carcinoma: 10‑year results of NSABP protocol C‑01[J]. J Natl Cancer Inst, 2004, 96: 1128‑1132.

[13] Moertel CG, Fleming TR, Macdonald JS, et al. Levamisole and fluorouracil for adjuvant therapy of resected colon carcinoma[J]. N Engl J Med, 1990, 322: 352‑358.

[14] O'Connell MJ, Laurie JA, Kahn M, et al. Prospectively randomized trial of postoperative adjuvant chemotherapy in patients with high-risk colon cancer[J]. J Clin Oncol, 1998, 16: 295‑300.

[15] Wolmark N, Rockette H, Mamounas E, et al. Clinical trial to assess the relative efficacy of fluorouracil and leucovorin, fluorouracil and levamisole, and fluorouracil, leucovorin, and levamisole in patients with Dukes' B and C carcinoma of the colon: results from National Surgical Adjuvant Breast and Bowel Project C‑04[J]. J Clin Oncol, 1999, 17: 3553‑3559.

[16] Haller DG, Catalano PJ, Macdonald JS, et al. Phase Ⅲ study of fluorouracil, leucovorin, and levamisole in high-risk stage Ⅱ and Ⅲ colon cancer: final report of Intergroup 0089[J]. J Clin Oncol, 2005, 23: 8671‑8678.

[17] Nagorsen D, Thiel E. Clinical and immunologic responses to active specific cancer vaccines in human colorectal cancer[J]. Clin Cancer Res, 2006, 12: 3064‑3069.

[18] Marshall JL, Gulley JL, Arlen PM, et al. Phase I study of sequential vaccinations with fowlpox‑CEA (6D)‑TRICOM alone and sequentially with vaccinia‑CEA(6D)‑TRICOM, with and without granulocyte-macrophage colony-stimulating factor, in patients with carcinoembryonic antigen-expressing carcinomas[J]. J Clin

Oncol，2005，23：720－731.

[19] Kaufman HL，Lenz HJ，Marshall J，et al. Combination chemotherapy and ALVAC－CEA/B7.1 vaccine in patients with metastatic colorectal cancer[J]. Clin Cancer Res，2008，14：4843－4849.

[20] Karanikas V，Hwang LA，Pearson J，et al. Antibody and T cell responses of patients with adenocarcinoma immunized with mannan－MUC1 fusion protein[J]. J Clin Invest，1997，100：2783－2792.

[21] Gulley JL，Arlen PM，Tsang KY，et al. Pilot study of vaccination with recombinant CEA－MUC－1－TRICOM poxviral-based vaccines in patients with metastatic carcinoma[J]. Clin Cancer Res，2008，14：3060－3069.

[22] Fields AL，Keller A，Schwartzberg L，et al. Adjuvant therapy with the monoclonal antibody Edrecolomab plus fluorouracil-based therapy does not improve overall survival of patients with stage Ⅲ colon cancer[J]. J Clin Oncol，2009，27：1941－1947.

[23] Riethmuller G，Holz E，Schlimok G，et al. Monoclonal antibody therapy for resected Dukes' C colorectal cancer：seven-year outcome of a multicenter randomized trial[J]. J Clin Oncol，1998，16：1788－1794.

[24] Hoover HC Jr，Brandhorst JS，Peters LC，et al. Adjuvant active specific immunotherapy for human colorectal cancer：6.5－year median follow-up of a phase Ⅲ prospectively randomized trial[J]. J Clin Oncol，1993，11：390－399.

[25] Vermorken JB，Claessen AM，van Tinteren H，et al. Active specific immunotherapy for stage Ⅱ and stage Ⅲ human colon cancer：a randomised trial[J]. Lancet，1999，353：345－350.

[26] Harris JE，Ryan L，Hoover HC Jr，et al. Adjuvant active specific immunotherapy for stage Ⅱ and Ⅲ colon cancer with an autologous tumor cell vaccine：Eastern Cooperative Oncology Group Study E5283[J]. J Clin Oncol，2000，18：148－157.

[27] Pardoll DM. The blockade of immune checkpoints in cancer immunotherapy[J]. Nat Rev Cancer，2012，12：252－264.

[28] Le DT，Uram JN，Wang H，et al. PD－1 Blockade in Tumors with Mismatch-Repair Deficiency[J]. N Engl J Med，2015，372：2509－2520.

[29] Topalian SL，Hodi FS，Brahmer JR，et al. Safety，activity，and immune correlates of anti－PD－1 antibody in cancer[J]. N Engl J Med，2012，366：2443－2454.

[30] Brahmer JR，Drake CG，Wollner I，et al. Phase I study of single-agent anti-programmed death－1（MDX－1106）in refractory solid tumors：safety，clinical activity，pharmacodynamics，and immunologic correlates[J]. J Clin Oncol，2010，28：3167－3175.

[31] 范应方，黄宗海.结直肠癌基因治疗研究进展[J].世界华人消化杂志，2001，9：427－430.

[32] Hobday TJ，Erlichman C. Adjuvant therapy of colon cancer：a review[J]. Clin Colorectal Cancer，2002，1：230－236.

[33] Chung-Faye GA，Kerr DJ，Young LS，Searle PF. Gene therapy strategies for colon cancer[J]. Mol Med Today，2000，6：82－87.

[34] Liefers GJ，Tollenaar RA. Cancer genetics and their application to individualised medicine[J]. Eur J Cancer，2002，38：872－879.

[35] Bevacizumab：new drug. Metastatic colorectal cancer：good in theory，not in practice[J]. Prescrire Int 2006，15（83）：94－97.

[36] Cunningham D，Lang I，Marcuello E，et al. Bevacizumab plus capecitabine versus capecitabine alone in elderly patients with previously untreated metastatic colorectal cancer（AVEX）：an open-label，randomised phase 3 trial[J]. Lancet Oncol，2013，14（11）：1077－1085.

[37] Hurwitz H，Fehrenbacher L，Novotny W，et al. Bevacizumab plus irinotecan，fluorouracil，and leucovorin for metastatic colorectal cancer[J]. NEJM，2004，350（23）：2335－2342.

[38] Fuchs CS，Marshall J，Mitchell E，et al. Randomized，controlled trial of irinotecan plus infusional，bolus，or oral fluoropyrimidines in first-line treatment of metastatic colorectal cancer：results from the BICC－C Study[J]. J Clin Oncol，2007，25（30）：4779－4786.

[39] Saltz LB，Clarke S，Díaz-Rubio E，et al. Bevacizumab in combination with oxaliplatin-based chemotherapy as first-line therapy in metastatic colorectal cancer：a randomized phase Ⅲ study[J]. J Clin Oncol，2008，26（12）：2013－2019.

[40] Cremolini C. 2015 ASCO GI Meeting[J]. Abstract，657.

[41] Giantonio BJ，Catalano PJ，Meropol NJ，et al. Eastern Cooperative Oncology Group Study E3200. Bevacizumab in combination with oxaliplatin，fluorouracil，and leucovorin（FOLFOX4）for previously treated metastatic colorectal cancer：results from the Eastern Cooperative Oncology Group Study E3200[J]. J Clin Oncol，2007，25（12）：1539－1544.

[42] T. S. Bekaii-Saab，J. C. Bendell，A. L. Cohn，et al. Bevacizumab（BV）plus chemotherapy（CT）in second-line metastatic colorectal cancer（mCRC）：Initial results from ARIES，a second BV observational cohort study（OCS）. 2010 ASCO Annual Meeting.[J]. J Clin Oncol，2010，28：515.

[43] Grothey A，Sugrue MM，Purdie DM，et al. Bevacizumab beyond first progression is associated with prolonged overall survival in metastatic colorectal cancer：results from a large observational cohort study（BRiTE）[J]. J Clin Oncol，2008，26：5326－5334.

[44] Bennouna J，Sastre J，Arnold D，et al. Continuation of bevacizumab after first progression in metastatic colorectal cancer（ML18147）：a randomised phase 3 trial[J]. Lancet Oncol，2013，14（1）：29－37.

[45] Wong R，Saffery C，Barbachano Y，et al. BOXER：A multicentre phase Ⅱ trial of capecitabine and oxaliplatin plus bevacizumab as neoadjuvant treatment for patients with liver-only metastases from colorectal cancer unsuitable for upfront resection. ECCO－ESMO 2009（abstract No. 6076）[J]. European Journal of Cancer，2009，7（Suppl）：344.

[46] Masi G，Loupakis F，Salvatore L，et al. Bevacizumab with FOLFOXIRI（irinotecan，oxaliplatin，fluorouracil，and folinate）as first-line treatment for metastatic colorectal cancer：a phase 2 trial[J]. Lancet Oncol，2010，11（9）：845－852.

[47] Kishi Y，Zorzi D，Contreras CM，et al. Extended Preoperative Chemotherapy Does Not Improve Pathologic Response and Increases Postoperative Liver Insufficiency After Hepatic Resection for Colorectal Liver Metastases[J]. Ann Surg Oncol，2010，17：2870－2876.

[48] Gruenberger T，Bridgewater J，Chau I，et al. Bevacizumab plus mFOLFOX－6 or FOLFOXIRI in patients with initially unresectable liver metastases from

colorectal cancer: the OLIVIA multinational randomised phase II trial[J]. Ann Oncol, 2015, 26(4): 702-708.

[49] Tabernero J, Aranda E, Gomez A, et al. Phase III study of first-line XELOX plus bevacizumab (BEV) for 6 cycles followed by XELOX plus BEV or single-agent (s/a) BEV as maintenance therapy in patients (pts) with metastatic colorectal cancer (mCRC): The MACRO Trial (Spanish Cooperative Group for the Treatment of Digestive Tumors [TTD])[C]. ASCO Annual Meeting, 2010, abstr: 3501.

[50] S. Yalcin, R. Uslu, F. Dane, et al. A randomized, multicenter phase III trial of bevacizumab plus capecitabine as maintenance treatment after initial treatment with bevacizumab plus XELOX in previously untreated metastatic colorectal cancer[C]. Gastrointestinal Cancers Symposium, 2011, abstr: 474.

[51] Koopman M, Simkens L, May AM, et al. Final results and subgroup analyses of the phase 3 CAIRO3 study: Maintenance treatment with Capecitabine + Bevacizumab versus observation after induction treatment with chemotherapy + Bevacizumab in metastatic colorectal cancer (mCRC)[J]. J Clin Oncol, 2014, 3232: abstr: 3504.

[52] Dirk Arnold, Ullrich Graeven, Christian A, et al. Maintenance strategy with fluoropyrimidines (FP) plus Bevacizumab (Bev), Bev alone, or no treatment, following a standard combination of FP, oxaliplatin (Ox), and Bev as first-line treatment for patients with metastatic colorectal cancer (mCRC): A phase III non-inferiority trial (AIO KRK 0207)[C]. ASCO meeting, 2014, abstr: 3503.

[53] Chibaudel B, Tournigand C, Samson B, et al. Bevacizumab-Erlotinib as maintenance therapy in metastatic colorectal cancer. Final results of the GERCOR DREAM study [J]. Ann Oncol, 2014, 25 (4s): Abstr 4970.

[54] Tabernero J, Van Cutsem E, Lakomý R, et al. Aflibercept versus placebo in combination with fluorouracil, leucovorin and irinotecan in the treatment of previously treated metastatic colorectal cancer: prespecified subgroup analyses from the VELOUR trial [J]. Eur J Cancer, 2014, 50(2): 320-331.

[55] Tabernero J, Cohn AL, Obermannova R, et al. A randomized, double-blind, multicenter phase III study of irinotecan, folinic acid, and 5-fluorouracil (FOLFIRI) plus ramucirumab (RAM) or placebo (PBO) in patients (pts) with metastatic colorectal carcinoma (CRC) progressive during or following first-line combination therapy with bevacizumab (bev), oxaliplatin (ox), and a fluoropyrimidine (fp). 2015 ASCO GI meeting, abstr: 512.

[56] Van Cutsem E, Köhne CH, Hitre E, et al. Cetuximab and chemotherapy as initial treatment for metastatic colorectal cancer[J]. N Engl J Med, 2009, 360(14): 1408-1417.

[57] Van Cutsem E, Köhne CH, Láng I, et al. Cetuximab plus irinotecan, fluorouracil, and leucovorin as first-line treatment for metastatic colorectal cancer: updated analysis of overall survival according to tumor KRAS and BRAF mutation status[J]. J Clin Oncol, 2011, 29(15): 2011-2019.

[58] Bokemeyer C, Bondarenko I, Hartmann JT, et al. ECCO/ESMO Congress 2009(abstr: 6079)[J]. European Journal of Cancer, 2009, 7(Suppl): 345.

[59] Maughan T, Adams RA, Smith CG, et al. Addition of cetuximab to oxaliplatin-based combination chemotherapy (CT) in patients with KRAS wild-type advanced colorectal cancer (ACRC): a randomised superiority trial (MRC COIN). ECCO/ESMO Congress 2009(abstr: 6LBA)[J]. European Journal of Cancer, 2009, 7(Suppl): 4.

[60] Tveit K, Guren T, Glimelius B, et al. Randomized phase III study of 5-fluorouracil/folinate/oxaliplatin given continuously or intermittently with or without cetuximab, as first-line treatment of metastatic colorectal cancer: The NORDIC VII study (NCT00145314), by the Nordic Colorectal Cancer Biomodulation Group, 2011 Gastrointestinal Cancers Symposium (abstr: 365)[J]. J Clin Oncol, 29: 2011 (suppl 4: abstr 365).

[61] Venook AP, Niedzwieck D, Lenz HJ, et al. CALGB/SWOG 80405: Phase III trial of irinotecan/5-FU/leucovorin (FOLFIRI) or oxaliplatin/5-FU/leucovorin (mFOLFOX6) with bevacizumab (BV) or cetuximab (CET) for patients (pts) with KRAS wild-type (wt) untreated metastatic adenocarcinoma of the colon or rectum (MCRC)[J]. J Clin Oncol, 2014, 32 (5s): Abstr LBA3.

[62] Cunningham D, Humblet Y, Siena S, et al. Cetuximab monotherapy and cetuximab plus irinotecan in irinotecan-refractory metastatic colorectal cancer[J]. N Engl J Med, 2004, 351(4): 337-345.

[63] Sobrero AF, Maurel J, Fehrenbacher L, et al. EPIC: phase III trial of cetuximab plus irinotecan after fluoropyrimidine and oxaliplatin failure in patients with metastatic colorectal cancer[J]. J Clin Oncol, 2008, 26 (14): 2311-2319.

[64] Jonker DJ, O'Callaghan CJ, Karapetis CS, et al. Cetuximab for the treatment of colorectal cancer[J]. N Engl J Med, 2007, 357(20): 2040-2048.

[65] Karapetis CS, Khambata-Ford S, Jonker DJ, et al. K-ras mutations and benefit from cetuximab in advanced colorectal cancer[J]. NEJM, 2008, 359(17): 1757.

[66] Bokemeyer C, Van Cutsem E, Rougier P. Addition of cetuximab to chemotherapy as first-line treatment for kras wild-type metastatic colorectal cancer: pooled analysis of the crystal and opus randomized clinical trials[J]. Eur J Cancer, 2012, 48(10): 1466-1475.

[67] Folprecht G, Gruenberger T, Bechstein WO, et al. Tumour response and secondary resectability of colorectal liver metastases following neoadjuvant chemotherapy with cetuximab: the CELIM randomised phase 2 trial [J]. Lancet Oncol, 2010, 11(1): 38-47.

[68] Ye LC, Liu TS, Ren L, et al. Randomized controlled trial of cetuximab plus chemotherapy for patients with KRAS wild-type unresectable colorectal liver-limited metastases [J]. J Clin Oncol, 2013, 31(16): 1931-1938.

[69] Sabine Tejpar, Heinz-Josef Lenz, Claus-Henning Köhne, et al. Effect of *KRAS* and *NRAS* mutations on treatment outcomes in patients with metastatic colorectal cancer (mCRC) treated first-line with cetuximab plus FOLFOX4: New results from the OPUS study[J]. J Clin Oncol, 2014, 32, (suppl 3) abstr: LBA444.

[70] Fortunato Ciardiello, Heinz-Josef Lenz, Claus-Henning Kohne, et al. Effect of KRAS and NRAS mutational status on first-line treatment with FOLFIRI plus cetuximab in patients with metastatic colorectal cancer (mCRC): New results from the CRYSTAL trial[J]. J Clin Oncol, 2014, 32(suppl 3), abstr: LBA443.

[71] Sebastian Stintzing, Andreas Jung, Lisa Rossius, et al. Mutations within the EGFR signaling pathway: Influence

on efficacy in FIRE - 3 — A randomized phase Ⅲ study of FOLFIRI plus cetuximab or bevacizumab as first-line treatment for wild-type (WT) KRAS (exon 2) metastatic colorectal cancer (mCRC) patients [J]. J Clin Oncol, 2014, 32(suppl 3) abstr: 445.

[72] Tejpar S, Celik I, Schlichting M, et al. Association of kras g13d tumor mutations with outcome in patients with metastatic colorectal cancer treated with first-line chemotherapy with or without cetuximab[J]. J Clin Oncol, 2012, 30(29): 3570 - 3577.

[73] Kohne CH, Bokemeyer C, Folprecht G, et al. Chemotherapy plus Cetuximab in patients with liver-limited or non-liver-limited Kras WT colorectal metastases: A pooled analysis of CRYSTAL and OPUS studies[C]. ASCO meeting, 2012, abstr: 3562.

[74] Douillard JY¹, Siena S, Cassidy J. Randomized, phase Ⅲ trial of panitumumab with infusional fluorouracil, leucovorin, and oxaliplatin (FOLFOX4) versus FOLFOX4 alone as first-line treatment in patients with previously untreated metastatic colorectal cancer: the PRIME study [J]. J Clin Oncol, 2010, 28(31): 4697 - 4705.

[75] Douillard JY, Siena S, Cassidy J, et al. Final results from PRIME: randomized phase Ⅲ study of panitumumab with FOLFOX4 for first-line treatment of metastatic colorectal cancer[J]. Ann Oncol, 2014, 25(7): 1346 - 1355.

[76] Douillard JY, Oliner KS, Siena S, et al. Panitumumab - FOLFOX4 treatment and RAS mutations in colorectal cancer[J]. N Engl J Med, 2013, 369(11): 1023 - 1034.

[77] Peeters M, Price TJ, Cervantes A, et al. Randomized phase Ⅲ study of panitumumab with fluorouracil, leucovorin, and irinotecan (FOLFIRI) compared with FOLFIRI alone as second-line treatment in patients with metastatic colorectal cancer[J]. J Clin Oncol, 2010, 28 (31): 4706 - 4713.

[78] Price TJ, Peeters M, Kim TW, et al. Panitumumab versus cetuximab in patients with chemotherapy-refractory wild-type KRAS exon 2 metastatic colorectal cancer (ASPECCT): a randomised, multicentre, open-label, non-inferiority phase 3 study[J]. Lancet Oncol, 2014, 15(6): 569 - 579.

[79] Grothey A, Van Cutsem E, Sobrero A, et al. Regorafenib monotherapy for previously treated metastatic colorectal cancer (CORRECT): an international, multi-center, randomized, placebo-controlled, phase 3 trial[J]. Lancet, 2013, 381(9863): 303 - 312.

[80] Heinemann V, von Weikersthal LF, Decker T, et al. FOLFIRI plus cetuximab versus FOLFIRI plus bevacizumab as first-line treatment for patients with metastatic colorectal cancer (FIRE - 3): a randomized, open-label, phase 3 trial [J]. Lancet Oncol, 2014, 15(10): 1065 - 1075.

[81] Grothey A, Sargent D. Overall survival of patients with advanced colorectal cancer correlates with availability of fluorouracil, irinotecan, and oxaliplatin regardless of whether doublet or single-agent therapy is used first line [J]. J Clin Oncol, 2005, 23: 9441 - 9442.

[82] Tournigand C, André T, Achille E, et al. FOLFIRI followed by FOLFOX6 or the reverse sequence in advanced colorectal cancer: a randomized GERCOR study[J]. J Clin Oncol, 2004, 22: 229 - 237.

[83] Allegra CJ, Yothers G, O'Connell MJ, et al. Phase Ⅲ trial assessing bevacizumab in stages Ⅱ and Ⅲ carcinoma of the colon: results of NSABP protocol C - 08[J]. J Clin Oncol, 2011, 29(1): 11 - 16.

[84] de Gramont A, Van Cutsem E, Schmoll HJ, et al. Bevacizumab plus oxaliplatin-based chemotherapy as adjuvant treatment for colon cancer (AVANT): a phase 3 randomised controlled trial[J]. Lancet Oncol, 2012 Dec, 13(12): 1225 - 1233.

[85] Alberts SR, Sargent DJ, Nair S, et al. Effect of oxaliplatin, fluorouracil, and leucovorin with or without cetuximab on survival among patients with resected stage Ⅲ colon cancer: a randomized trial[J]. JAMA, 2012, 307 (13): 1383 - 1393.

[86] Huang J, Nair SG, Mahoney MR, et al. Comparison of FOLFIRI with or without cetuximab in patients with resected stage Ⅲ colon cancer: NCCTG (Alliance) intergroup trial N0147[J]. Clin Colorectal Cancer, 2014, 13(2): 100 - 109.

[87] Taieb J, Tabernero J, Mini E, et al. Oxaliplatin, fluorouracil, and leucovorin with or without cetuximab in patients with resected stage Ⅲ colon cancer (PETACC - 8): an open-label, randomised phase 3 trial[J]. Lancet Oncol, 2014, 15(8): 862 - 873.

[88] Nordlinger B, Sorbye H, Glimelius B, et al. Perioperative folfox4 chemotherapy and surgery versus surgery alone for resectable liver metastases from colorectal cancer (EORTC 40983): long-term results of a randomized, controlled, phase 3 trial[J]. Lancet Oncol, 2013, 14(12): 1208 - 1215.

[89] Primrose J, Falk S, Finch-Jones M, et al. Systemic chemotherapy with or without cetuximab in patients with resectable colorectal liver metastasis: the New EPOC randomized controlled trial [J]. Lancet Oncol, 2014, 15(6): 601 - 611.

第二十四章
结直肠肛管癌的中医中药治疗

一、中医对结直肠癌的认识

（一）结直肠癌中医论述

从历代中医文献所述来看，古代医家虽然未能提出结直肠癌之病名，但有关肠蕈、肠瘤、肠中积聚、伏梁、锁肛痔等的描述与结直肠癌有相似的地方。《灵枢》水胀篇记载："肠蕈何如？岐伯曰：寒气客于肠外，与卫气相搏，气不得荣，因有所系，癖而内着，恶气乃起，息肉乃生。"关于结直肠癌的发病，古籍中提出主要是因为或六淫外侵，或饮食不节，或七情内伤，加之正气不足，脾虚不运，毒邪踞之，蕴结于大肠，凝聚成积。《灵枢·刺节真邪》云："虚邪入之于身也深，寒与热相搏，久留而肉着……邪气居其间而不反，发为筋瘤……肠瘤。"

（二）大肠癌中医病因

结直肠癌的病因分为内因与外因，外因为六淫、伤食等邪毒郁积；内因为脏腑经络失调，阴阳气血亏损。邪毒乘虚而入机体，形成湿热、气滞、血瘀、火毒等，而正气虚促使邪毒久聚不散成块而产生肿瘤，两者互为因果。

1. 外感六淫　《医宗必读》中云："凡人格息失宜，起居失常，易为六淫所侵。"因有寒气客于肠外，或久坐湿地，或外感湿毒，内客于肠腑，滞留不去，气血瘀滞，与邪毒相搏结，发为肿瘤。

2. 饮食失节　长期过食油腻肥甘或误食不洁之品，伤及脾胃，运化失职，湿热内蕴，留滞于肠，久而不去，气血凝滞而成积。

3. 七情内伤　忧思恼怒，肝气犯脾，脾失健运，痰湿内生，毒邪蕴结，湿毒下注，肠络瘀滞，结而成块。张子和曰："积之始成也，或因暴怒喜悲思恐之气。"

4. 正气亏虚　邪不能独伤人，"积之成也，正气不足而后邪气踞之。"肠癌之发生必先有正气亏虚，其人或禀赋不足，或年老体弱，或久泻久痢，脾肾亏虚，复有邪毒入侵，内结痰湿、气滞、瘀血，攻注于肠道，发为肿瘤。

（三）结直肠癌中医病机

中医认为凡积病多体虚，由虚而致积，因积而愈虚，两者互为因果，而正虚为病之本，可遍及全身；邪实为病之标，显示于局部。《内经》云："邪之所凑，其气必虚。"肠癌的发生根本内因亦为正气不足，内虚主要责之于脾、肾二脏，脾为后天之本，肾藏先天之精，脾气不足则运化失司，痰湿内生，肾气不足则温煦无力，湿浊不化。素体本虚，复感邪毒，与痰湿搏结，下注于肠道，日久不去，又可蕴而化热，气血凝滞，遂成肠积。由此可见，湿热、火毒、瘀滞为病之标；脾、肾不足为病之本，而正虚又以阳虚为主。两者互为因果，正虚则邪恋，邪实则正愈虚，故使疾病缠绵难治。肠癌整个过程，皆贯穿着湿、毒、瘀、虚四证。疾病早中期正胜，邪毒尚不强大，多以湿毒蕴结、气滞血瘀为主；病至晚期，湿毒瘀滞愈盛，加之手术、化疗、放疗等方法的不良反应，邪胜正气渐衰,病及终末,则多致脾肾两虚,阴阳双亏,正气亏虚无力抗邪,邪毒流注他脏而致全身转移。

二、结直肠癌中医治疗的原则

由于患者的个体差异,以及治疗过程中的症候演变,结直肠癌治疗目前多倾向于辨证论治,也有作者采用固定方治疗[1-4],结直肠癌为本虚标实之病症,本虚以脾肾亏虚为主,标实则多见湿热、气滞、血瘀、火毒。因此结直肠癌的治疗应以益肾温阳、健脾理气治本,并以清利湿热、清热解毒、活血化瘀治标。但在疾病的治疗和演变过程中,邪正盛衰是不断变化的,因此在疾病的不同阶段,应灵活掌握扶正与祛邪的主次。结直肠癌总的实施原则是辨证与辨病相结合,扶正与祛邪相结合,以调整阴阳平衡为治疗目标。

(一)培补脾肾,调整阴阳

肿瘤发病的最基本特点是正虚邪实,手术、化疗及放疗后加重后天脾胃之气和先天元气损伤,因此扶正培本应贯穿在肿瘤治疗的全过程。正所谓:"癥积不能速除,正气亟待扶助。"就结直肠癌而言,则应以培补脾肾为主,肾为先天之本,脾为后天之本,先后天可相互促进、濡养、补充,脾肾之气充足,可充养脏腑,平衡阴阳,调动机体的抗癌能力。大量实验研究表明,补益类中药在抑瘤、抗转移及提高免疫功能方面有着确切的疗效。张景岳谓:"健脾宜温养,治肾宜滋润,舍此二法,别无他法。"李杲指出:"温之、和之、调之、养之,皆补也。"在补益脾肾的同时还要注意调节脏腑的阴阳平衡,阳虚者以温养为主,阴虚者则以滋润为法。由于结直肠癌患者一般均要接受手术及放、化疗,在病程中会导致不同的阴阳盛衰,临证时应注意恰当适时地调整阴阳平衡。

(二)温阳通腑,祛邪解毒

大肠为六腑之一,主传化糟粕,泻而不藏,以通为用,气滞、血瘀、痰湿、热毒等阻于肠中,导致肠道阻塞不通,传化失司。传化之道不利,糟粕难以下行,邪毒不能排出体外,则成积聚。又因正气亏虚无力驱邪外出,邪毒越聚越深,邪毒胜于其内,进一步耗伤气血津液,正气损伤更甚,从而导致邪愈甚而正愈虚,正愈虚则邪更深的恶性循环。因此,当一部分病例术后发生局部复发或远处转移,在顾护正气的基础上,消除肠道肿块,通下腑中浊毒、瘀血等病理产物,辨施各种通下之法,是治疗结直肠癌的重要环节。针对不同的病理因素而分别以软坚散结、清热利湿、活血化瘀、清热解毒、温阳通腑为治则。值得一提的是,肿瘤乃可见之物,中医认为肿瘤属性为阴,即《内经》所谓之"阳化气,阴成形"。肿瘤的形成又常与阳气不足,寒凝瘀滞有关,如《灵枢·百病始生》云:"积之始生,得寒乃生,厥乃成积矣。"由于寒邪是肿瘤形成的重要病理因素之一,所以温阳散寒法成为肿瘤治疗中的重要方法,基于此,古代医家治疗结直肠癌较为重视温阳散寒、通下寒滞之法。清热解毒药不可能从根本上消癌肿,减缓肿瘤生长的效果也不明显;而且长期使用苦寒药反而伤阳气、伤胃气,使病情转向恶化。尤其是长期采用放疗、化疗的晚期患者,多为气血两虚或阴阳俱虚,若此时再采用清热解毒法,予以大剂苦寒清泄之品,则会适得其反。寒毒积滞是结直肠癌类病症的主要病机之一,因此,温以散寒、下以行滞的温下法,是防治结直肠癌的有效思路及方法之一。

(三)攻补兼施,提高生存

尽管结直肠癌的西医治疗取得了长足的进展,但是5年生存率仍提升缓慢,其中重要的原因便是肿瘤的复发转移。在防治结直肠癌的术后复发转移方面,中医药更能发挥优势。尤其是Ⅰ、Ⅱ期患者在术后并不主张放、化疗,中医药应作为主要的治疗手段将发挥更重要的防治作用。对于结直肠癌的复发转移,中医认为正气亏虚为根本内因,但余毒(残存的微转移病灶)侵袭是其致病因素,因此治疗当以扶正与祛邪兼施,攻不宜过,补不宜滞,两者相辅相成。具体临证则需要辨个体差异,视正邪盛衰而分清扶正与祛邪的主次。但扶助正气应如前所述,注重培补先、后天,即脾肾二脏。对邪毒的认识,目前多数学者认为多与瘀血关系最为密切,并以活血祛瘀为主防治复发转移取得了一定疗效。虽然血瘀证候在肿瘤生长、侵袭和转移不同发展阶段都普遍存在,但它在不同发展阶段证候变化会有不同特点,在肿瘤发展过程中所处的地位会有所改变,因而不同时期应用活血化瘀方药对肿瘤的最终发展也会有所不同。近年有学者对中医的活血化瘀治疗肿瘤的理论提出不同的见解[5],具体临证时,还应根据患者的具体情况,辨证地将活血化瘀与扶正培本、软坚散结、清热利湿、清热解毒、温阳通腑等药物配合使用。

(四)顾护胃气,健脾扶正

结直肠癌发展至晚期,邪毒弥散,正气衰败,患者全身状况很差,此时治疗最为棘手,如果还一味攻邪必大伤正气。中医认为,扶正必先顾护胃气,存得一分胃气则留得一分生机。脾胃为气血生化之源,化源乏竭,病必不治;若胃气尚存,则可挽留一息生机。此时用药宜以轻灵之品,以使气息流动,复苏胃气,苦寒伤胃,滋腻碍胃之品不可轻投,使胃气败绝。如兼见邪实较盛的情况,则应在攻邪的基础上佐加健脾益气,调畅气机的药物以顾护胃气。

三、大肠癌中医辨证论治

由于手术切除仍为目前治疗结直肠癌症的主要方法,所以单纯以中药治疗结直肠癌的临床报道较少见。多数学者主张应用中医辨证分型配合手术、放化疗治疗结直肠癌取得较好的临床效果。张代钊[6]将结直肠癌分为湿热内蕴、瘀毒内阻、脾肾阳虚、肝肾阴虚、气血双亏5型,分别以槐花地榆汤合白头翁汤加减,桃红四物汤合失笑散加减,参苓白术散合四神丸加减,知柏地黄丸加减,八珍汤合当归补血汤加减治疗,以上各型可辨证地加入抗癌药物。刘嘉湘[7]认为结直肠癌的形成大多由于脾气不足,运化不能,湿浊内蕴或肾气亏损,气化失司,湿浊内聚。湿浊蕴结体内,日久郁而化热,湿热

蕴结下注,浸淫肠道导致气血运行不畅,瘀滞凝结而成肿块。主张标本兼治,扶正用参苓白术散,祛邪用清肠消肿汤,并善用下、举、敛三法治疗湿热泻、汗湿泻、虚泻。孙桂芝[8]将大肠癌中医辨证分为脾肾两虚、脾胃不和、心脾两虚等型。许多学者强调治疗本病时应辨病辨证相结合,而尤要注意解毒散结,消坚破积。以下是结直肠癌中医治疗时常用的辨证分型与治则。

(一)早中期大肠癌的辨证论治

1. 脾胃气虚

主证:腹胀便溏,神疲乏力,少气懒言,面色㿠白,纳谷少馨,舌淡苔薄白,脉沉缓。

治法:健脾益气。

方药:香砂六君子汤加减。

2. 气阴两虚

主证:神疲乏力,纳谷少馨,大便秘结,口干咽燥,五心烦热,舌红少津,少苔,脉细数。

治法:益气养阴,健脾和胃。

方药:八珍汤加减。

3. 肝胃不和

主证:胸胁胀满,口苦,大便干结,小便黄,烦躁易怒,舌红苔黄,脉弦。

治法:健脾疏肝和胃。

方药:柴胡疏肝散加减。

4. 湿热蕴结

主证:腹胀腹痛,里急后重,大便味臭质黏,下痢赤白,口干口苦,纳谷少馨,肛门灼热,恶心胸闷,小便黄,舌红苔黄腻,脉滑数。

治法:清热利湿,理气健脾。

方药:白头翁汤、槐花地榆汤加减。

(二)晚期结直肠癌的辨证论治

1. 脾肾阳虚

主证:腹痛腹胀,喜按喜温,大便溏泻,甚或五更泄泻,食欲不振,面色萎黄,气短乏力,腰膝酸软,舌淡胖有齿痕,苔白,脉细弱。

治法:健脾益气,温肾助阳。

方药:香砂六君子汤合四神丸加减。

2. 湿热内蕴

主证：腹痛腹胀，疼痛拒按，下痢赤白，里急后重，胸闷烦渴，恶心纳呆，或有发热，口干不欲饮，舌苔黄腻或薄黄，脉弦滑。

治法：清利湿热，健脾益气。

方药：葛根芩连汤合白头翁汤合四君子汤。

3. 气血双亏

主证：腹胀便溏，脱肛下坠，面色少华，气短乏力，口渴，食欲不振，舌光少苔，脉细。

治法：补气养血，健脾益肾。

方药：八珍汤加减。

四、中医药在大肠癌治疗中的应用现状

（一）中医固定方治疗

王文海等[9]观察肠益煎（主要成分为太子参、白术、茯苓、怀山药、川黄连、木香、枳实、地榆、半枝莲、土茯苓、蜀羊泉等，2 次/d，35 ml/次，口服，2 个月为 1 个疗程，具有健脾益气，清热利湿的作用）治疗 50 例结直肠癌术后中医辨证属于脾气虚、湿热蕴结型患者，结果显示肠益煎能明显改善患者乏力、眩晕、面色少华、纳呆、腹泻等症状（P＜0.01），较好改善腹胀、腹痛、口干等症状（P＜0.05），有效率为 90%，能改善患者生存质量，并无明显毒副作用。

刘静安等[3]用脾肾方（黄芪、党参、白术、云茯苓、陈皮、女贞子、枸杞子、补骨脂、菟丝子等，水煎服，1 剂/d，分 2 次温服）配合化疗治疗结直肠癌术后 96 例，与单纯化疗组相比，从完成化疗疗程、全身反应、消化道反应、血象变化等方面均优于对照组。该方具有健脾补肾，扶正固本的功效，适用于结直肠癌术后患者。

查雪良等[10]用清肠解毒汤治疗晚期结直肠癌 24 例，1 年、2 年、3 年生存率分别为 62.5%、25.0% 和 12.4%，最短生存期 3.5 个月，平均生存期 13.5 个月。

顾缨等[11]用邱佳信的经验方胃肠安（太子参、炒白术、茯苓、青皮、陈皮、红藤、野葡萄藤、生牡蛎、天龙、绿萼梅等）治疗进展期结直肠癌 29 例，5 年生存率为 77.66%，1 年及 2 年转移率分别为 14.17% 和 23.44%，与单纯化疗组 20 例相比，胃肠安能有效提高结直肠癌术后 5 年生存率，降低 1 年及 2 年转移率，并且服中药后大多数患者的脾虚症状均有不同程度改善，生存质量明显提高。

王波等[12]采用健脾益肾中药（补中益气汤、十全大补汤、香砂六君子汤加减）配合化疗治疗 29 例结直肠癌患者，发现中药在减轻消化道反应及外周血象等方面化疗后的毒副反应明显优于西药。

复旦大学附属肿瘤医院于尔辛教授带领的团队长期以来使用芋菇经验方治疗结直肠癌，积累了丰量的临床经验，芋菇方由蛇六谷与山慈菇组成，方中蛇六谷化痰散积、解毒消肿、行瘀化食为君；山慈姑清热解毒，消肿散结为臣。于教授认为结直肠癌的发病多由外感或内生湿热，痰湿蕴结大肠，阻碍气血运行，气滞血瘀，痰瘀交结，形成肿块，此为基本病机，从而提出了清热化痰、软坚散结为主治疗大肠癌的原则。笔者分析了结直肠癌肝转移患者 70 例，均接受中药联合化疗 FOLFOX 方案（草酸铂＋亚叶酸钙＋氟尿嘧啶静脉滴注＋氟尿嘧啶持续静脉泵输注），根据治疗中药的不同，分为软坚散结中药（芋菇方）治疗组（35 例）和对照组（35 例）。结果发现采用软坚散结中药（芋菇方）治疗后有 23% 部分缓解（PR）、53% 稳定（SD），总有效率为 76%；临床症状和体征改善情况由治疗前 KPS 60 分升至 80 分，部分患者达 90 分；随访观察生存期最短 3 个月，最长的 98 个月，平均 26 个月，观察 2 年、3 年、5 年生存率分别为 60.71%、42.86% 和 28.57%；其中有 72% 患者的血清 CEA 水平在治疗后有所降低。因此，软坚散结中药（芋菇方）联合化疗（FOLFOX 方案）并长期应用，可稳定瘤灶，改善生存质量，减低患者血清 CEA 水平，改善患者 KPS 评分，缓解恶心、纳差、便溏等症状，延长生存期。据统计分析，患者服用芋菇方过程中副作用少，作用持久，患者耐受性好，对肝肾功能未见明显影响。临床研究发现，软坚散结中药（芋菇方）联合化疗的优势在于有利于稳定病情，毒副作用轻微、

症状改善较明显,使病情发展减慢,少数患者肿瘤缩小或带瘤较长期生存,患者易于接受和费用比较低廉。其机制主要是通过调节患者自身的机制来达到治疗肿瘤的目的,属于整体治疗。软坚散结中药(芋菇方)与化疗合用,在增效减毒、延长生存期、改善化疗后毒副作用、提高患者生存质量、防治复发转移、抗耐药性等方面,具有独特而明显的效果。

为方便临床使用,复旦大学附属肿瘤医院大肠癌多学科研究团队计划开发芋菇颗粒,在上海市科委中药现代化专项基金资助下,在复旦大学附属肿瘤医院大肠癌多学科综合治疗组首席专家蔡三军教授的带领下,历时 3 年,在既往研究的基础上,按照现行的六类中药注册的标准,研究了芋菇颗粒的制剂工艺、质量标准、初步稳定性、药效学、急性毒性试验等。

通过抗肿瘤药效实验研究发现,芋菇颗粒高、中、低剂量组对 S180 荷瘤小鼠的抑瘤率分别达到 33.3%、22.1% 和 16.6%,呈量效关系[13]。皮下接种人肠癌 LoVo 细胞的裸鼠抑瘤实验结果显示,芋菇颗粒高、中、低剂量组抑瘤率分别为 56.8%、40.0% 和 21.6%,显示对人源的 LoVo 肠癌有较好的抑制作用。

另外,本课题组与美国加州大学旧金山分校合作,利用生物信息学方法,对多个结直肠癌研究领域文献中报道的大肠癌中常见突变基因进行筛选,筛选获得 151 个与结直肠癌发生发展相关的基因作为候选基因,结果提示结直肠癌发生 FGFR3 基因突变可能与结直肠癌腹腔种植转移的发生相关,为寻找潜在的肿瘤治疗靶点,了解结直肠癌癌变过程中和转移过程中的基因突变情况,为搞清楚芋菇颗粒抗结直肠癌的作用机制作前期准备。

期望利用最新的基因芯片技术从多靶点来观察研究结果,揭示其治疗作用,从动物整体水平上研究芋菇方的作用机制,为将其开发成为一种抗大肠癌的中药创新新药打下坚实的理论基础。

临床前的研究表明,芋菇颗粒具有较好的抗结直肠癌药效,且毒性低安全性好、质量稳定可控、制剂工艺可行,值得进一步开发研究[14]。

(二) 中成药与单味中药

王文海[15]等用夏枯草注射液为主治疗中晚期胃癌、结直肠癌属脾胃湿热证或大肠湿热证者 30 例,对照组 20 例用平消胶囊治疗,治疗组中医证候综合疗效明显优于对照组($u = 2.52, P = 0.012\ 2$),生存质量明显提高($t = 2.477\ 6, P = 0.017\ 4$);治疗组血清细胞因子($t = 2.396\ 0, P = 0.020\ 4$),L12、IFN γ 升高优于对照组($t = 2.972\ 0, P = 0.004\ 7; t = 2.194\ 4, P = 0.036$),提示夏枯草注射液对中晚期结直肠癌属湿热证者有较好的应用价值。

王振飞[16]用艾迪注射液(人参、黄芪、刺五加、斑蝥精制而成)配合化疗治疗结直肠癌术后患者,对照组单用化疗。结果治疗组生存质量明显改善,KPS 评分提高,改善率为 55%;对照组生存质量稍差,改善率为 20%,有显著性差异($P < 0.05$)。对照组化疗后患者白细胞、血小板均有下降;治疗组较稳定,且恶心呕吐、腹泻及外周神经毒性发生率等也明显降低($P < 0.05$)。

张明智[17]等应用华蟾素注射液治疗 21 例大肠癌,有效率为 37.5%,经观察未出现全身不良反应,未见白细胞下降;华蟾素加化疗治疗 28 例,有效率为 71.43%,疗效高于华蟾素组和化疗组($P < 0.05$)。

上海第二医科大学附属医院中医科[18]用康赛迪胶囊治疗 30 例大肠患者 1 个月,结果显示本品能减轻患者的症状和体征($P < 0.001$),有效率为 83.33%;生存质量提高 12 例,稳定 12 例,$P < 0.01$;改善 T 淋巴细胞亚群:明显改变 13 例,无改变 14 例,血、尿、肝肾功能等无不良反应。

邝艳敏[19]等观察发现复方苦参注射液联合化疗组有效率较高,但与对照组(单纯化疗)相比差异无统计学意义;病变进展率有统计学意义($P < 0.05$)。提示复方苦参注射液联合化疗治疗晚期大肠癌可使患者的病情进展得到延缓,生存期得以延长,并能减轻不良反应,提高对化疗的耐受性,提高患者生活质量。

陈立武[20]等观察复方中药针剂得力生对直肠

癌细胞凋亡的诱导分化作用。共入组经病理诊断为直肠癌的患者 50 例,随机分为两组,治疗组 24 例术前应用得力生静脉滴注及生理盐水稀释保留灌肠,对照组 26 例仅应用等量生理盐水灌肠,用药后两组均行手术切除肿瘤,术中取新鲜标本送电镜检查。结果显示,治疗组有 17 例便血、肛门坠胀感减轻,7 例不全性肠梗阻患者腹痛减轻。术后电镜观察标本可发现凋亡的癌细胞;对照组无上述改变。提示复方中药得力生可诱导直肠癌细胞凋亡,术前应用有可能提高疗效。

有学者对于人参和斑蝥抗肠癌进行了实验方面的探索,Li[21]发现人参皂苷 Rh2 通过激活 P53 诱导结直肠癌细胞凋亡和程序性细胞死亡,Wang[22]探讨了不同的人参药材及热处理工艺可以提高其抗肠癌的活性。而 Huang[23]则发现斑蝥素通过抑制 CDk1 活动和信号通路诱导人结肠癌 205 细胞 G_2/M 期阻滞和细胞凋亡,间接解释斑蝥素抗肠癌的原理。

(三) 中药外治

对于结直肠癌,采用中药灌肠与肛滴法等给药途径,可使药物通过直肠吸收,克服了因梗阻等不能口服药物的问题,对下消化道肿瘤有局部治疗作用。

龚淑芳[24]等应用中药[半枝莲 30 g,土茯苓 30 g,生地榆 30 g,仙鹤草 30 g,苦参 30 g,败酱草 30 g,野葡萄根 20 g,生大黄 20 g,槐花 30 g,鸦胆子乳剂 10 u(后兑入)]灌肠治疗直肠癌所致便血 30 例,便血消失占 60%;便血较前减少 2/3,占 30%;便血量较前减少 1/3,占 3.3%;便血无明显减少者占 6.6%。

陈国生[25]应用大承气汤加减(大黄 30 g,芒硝、枳实、厚朴各 15 g)为主灌肠治疗癌症便秘 31 例。有效率为 87.10%(显效 20 例,好转 7 例,无效 4 例)。

黄兆明[26]采用中药灌肠综合法治疗因腹腔转移癌所致的癌性肠梗阻 15 例,用小承气汤加味(大黄、枳实、厚朴、莱菔子等)以行气通腹,保留灌肠,1 次/d,配合胃肠减压、对症支持疗法等,结果有效

率为 53.30%。

赖世忠[27]用中药熏洗治疗直肠癌术后排便异常 31 例(方药组成:苦参 10 g,五倍子 30 g,龙葵 30 g,马齿苋 40 g,败酱草 30 g,黄柏 15 g,土茯苓 30 g,山豆根 20 g,黄药子 30 g,枯矾 3 g,漏芦 30 g,冰片少许后下)。治疗 1 个月后,显效 7 例,有效 20 例,无效 4 例,有效率为 87%。

邵梦扬[28]用麝香、真牛黄、煅珍珠粉细末,肛门插管吹敷,兼用冰片、枯矾、白头翁、马齿苋等煎汤灌肠,取得一定疗效。

郑玉玲[29]等采用中药肠达顺灌肠液(鸡血藤、苦参、败酱草等),对 120 例湿热蕴结型结直肠癌灌肠治疗,结果单用本方直肠给药与 5 - FU 疗效相当,两者交替灌肠联合应用有显著增效作用,对年龄大、不宜做手术切除的患者是一种理想的治疗方法。

(四) 介入法

李智勇[30]等对不能做根治性切除的晚期结直肠癌患者,在施行姑息性切除病灶术时植入药泵,术后应用莪术油等中药针剂进行区域性灌注治疗,同时,对照组灌注常规化疗药物 5 - FU,结果发现,前者较后者效果更好。

(五) 针灸疗法

针灸疗法是祖国医学中的一种独特疗法,是针刺与艾灸两法的统称,对肿瘤也具有一定的治疗或辅助治疗作用。针灸可以兴奋或调动机体的防御系统,提高免疫能力,调动自身的抗癌能力,从而抑制肿瘤的发生与发展。另外针灸还可调节各脏器、各系统及整个机体的功能平衡,维持人体内环境的正常与稳定。肿瘤患者在临床上多表现为正气虚弱、气血不畅、经脉不通等,而通过针灸可以达到培补元气、疏通经络、和畅气血、调节脏腑等的作用。

1. 针灸对疾病本身的治疗　金哲秀[31]运用针灸两步法(即先针刺二间、阳溪调寒热,再用艾灸调虚实)治疗结直肠癌 27 例,另用 CAF 化疗方案治疗 39 例作对照。结果针灸组的总有效率为 77.78%,对照组为 58.97%;针灸组的腹痛缓解

率为 74.07%，便秘（或腹泻）的缓解率为 66.67%，疲乏无力的缓解率为 62.96%；对照组腹痛缓解率为 43.59%，便秘（或腹泻）的缓解率为 38.46%，疲乏无力的缓解率为 30.77%；且针灸组无明显的不良反应。提示针灸两步法是治疗大肠癌的安全、有效方法之一。

2. 针灸对术后并发症的治疗　李玉莲[32]等以针灸治疗肠癌术后癃闭，解除患者小便闭塞不通、小便不利等症状。方法：取三阴交、膀胱俞、太溪、阴陵泉等穴位，直刺，提插捻转，行平补平泻法。结果 50 例肠癌术后癃闭患者，经本法治疗后，临床治愈 11 例，显效 24 例，有效 7 例，无效 8 例，总有效率为 84.0%。肠癌患者术后常因膀胱气化不利而发生癃闭。以中医经络理论指导针灸，辨证施治，取得了较好的疗效，临床结果证明此方法对肠癌术后癃闭确有较好的治疗效果。

代志毅[33]等观察针刺治疗 40 例胃、结肠癌术后顽固性呃逆患者的疗效。针刺取穴足三里、膻中、内关穴，总有效率为 100%。提示针刺足三里、膻中、内关穴，可以抑制兴奋的膈神经，消除膈肌痉挛，控制呃逆的发作。

（六）结直肠癌术后并发症的中医药治疗

肖艳[34]观察自拟益气固涩汤治疗结直肠癌术后泄泻 78 例。治疗组用益气固涩汤，对照组用蒙脱石散，总有效率分别为 92.31% 和 84.62%，疗效差异有统计学意义。沈梅芳[35]等自拟排气汤每日胃管内注入，并予大黄粉 30 g 用食醋拌成糊状，外敷于足底涌泉穴处，治疗结直肠癌术后腹胀 50 例，结果治疗组 30 例中显效 20 例，有效 9 例，无效 1 例；对照组 20 例中显效 5 例，有效 7 例，无效 8 例。李敏贤[36]等用葱白醋炒外敷配合大承气汤治疗结直肠癌术后早期炎性肠梗阻 56 例，经治疗一般 8～36 h 开始恢复肠蠕动，20～52 h 大便排出，腹胀、腹痛消失。

（七）减少放化疗不良反应的中医药治疗

吴国琳[37]等将 58 例结直肠癌术后患者分为中药组（33 例）和对照组（25 例），对照组采用 FOLFOX4 方案化疗，中药组加用中药扶脾益胃煎剂。结果：化疗 12 个周期后中药组患者生活质量明显优于对照组（P<0.05），化疗不良反应低于对照组（P<0.05）。毛喜莲[38]等将 79 例结直肠癌术后患者随机分为中药加化疗组（中药用香砂六君子汤加减、生脉注射液）46 例、单纯化疗组 33 例，结果发现，中药加化疗组生活质量明显好于单纯化疗组（P<0.01），骨髓抑制、肝功能损害及胃肠道反应等均少于单纯化疗组。

在包括结直肠癌在内的盆腹腔恶性肿瘤接受放射治疗后有 5%～20% 的患者发生放射性肠炎，而其中有近 1/3 的患者需进行手术治疗。多年来对于中医药防治放射性肠炎的研究分别从病因病机、治疗中的各种给药途径、预防性用药等多方面来进行积极地探索。鲁建林[39]以清热利湿、凉血止痛中药于放疗后 1 周开始口服至放疗结束后第 5 天，治疗直肠癌放疗引起的放射性膀胱炎，结果：治疗组治愈 34 例，有效 6 例，无效 2 例；对照组治愈 21 例，有效 11 例，无效 10 例，两组的治愈率与总有效率比较有显著性差异。

肿瘤的腹腔转移及淋巴管阻塞引起的恶性腹水严重影响患者的生存，其中以包括大肠癌在内的消化道来源的恶性腹水预后最差，生存期仅 12～20 周。国内多家中医单位基于对其病因病机的认识，采用辨证论治配合穴位贴敷、中药灌肠等中医治疗方法，联合腹水引流、腹腔化疗、热疗等现代治疗手段进行综合治疗，取得较满意的疗效[40]。

在结直肠癌化疗中，长期反复应用 5-FU 的患者中有 25% 可发生手足综合征（HFS），而口服卡培他滨的患者相关性 HFS 的发生率达 48%～65%，3～4 级的发生率在 10%～24%，严重影响治疗的正常进行和患者的日常生活。近年来，中药辨证外用治疗 HFS 取得了一定的疗效，局部给药的方式亦不影响患者正常的中西药抗肿瘤治疗[41]。

腹泻和恶心是伊立替康（DNA 异构酶抑制剂，用于治疗结肠癌和直肠癌）所造成的常见副作用，Wing Lam[42]发现由 4 种草药（黄芩、甘草、芍药、大枣）组成的 PHY906 虽不能单独抑制肿瘤的生长，但却能激发伊立替康抗肿瘤的活性，并能缓解与这种药物治疗相关的毒副作用,PHY906 促进了受到伊立替康伤害的肠内细胞的恢复和再生。能通过促进祖源细胞的重生和炎症的抑制,以刺激肠内细胞的康复。这项研究强调了传统草药的治疗价值、阐释了可能的治疗机制,即通过草药的多配方成分来调节多种生物学活性。

(八) 减少复发转移的中医药治疗

目前,结直肠癌术后患者的辅助治疗仍以化疗和放疗为主,但中医药治疗作为我国的特色优势之一,在结直肠癌术后治疗中所发挥的作用也逐步受到重视。已有大量的试验和临床研究证实,中医药治疗能够提高患者对手术的耐受性,减轻术后并发症,增加放化疗的完成率,减轻放化疗的毒副作用,在结直肠癌根治术后预防复发转移的治疗中也发挥着积极的作用。通过辨证论治,可能有利于减少术后的复发和转移,提高远期生存率。

钱垠[43]等用健脾中药加化疗治疗结直肠癌术后 40 例,并与单纯化疗 30 例进行对比,结果:2 年复发转移率治疗组为 5%,对照组为 23.33%,$P<$ 0.05。两组复发转移中位时间,治疗组为 28.1 个月,对照组为 15.3 个月,$P<0.05$。付亚杰[44]用三黄龙参汤治疗结直肠癌术后 100 例,并与辅助化疗 100 例进行对比,结果:1 年、3 年、5 年生存率,中药组分别为 96%、76% 和 58%,化疗组分别为 92%、48% 和 42%,5 年生存率($P<0.01$),治疗组应用三黄龙参汤,不仅生活质量提高,复发率低,生存期长而且经济开支也大大低于对照组。刘铁龙[45]等观察健脾解毒中药联合 FOLFOX 方案化疗治疗结直肠癌术后 40 例,并与单用化疗 39 例对比,治疗组和对照组的复发转移率分别为 5% 和 12.8%,3 年生存率分别为 87.5% 和 79.3%,治疗组明显优于对照组。

梁碧颜[46]采用前瞻性队列研究设计,治疗组84 例:西医放化疗 + 中医治疗方案(辨证论治使用中药汤约至少 3 个月以上,期间加或不加中成药),中医治疗方案包括中药汤剂、中成药胶囊(华蟾素/利佳片/平消胶囊等)等,1 个月为 1 个疗程,治疗 3 个疗程以上,对照组 78 例采用西医放化疗方案。

治疗组 1 年、2 年、3 年复发转移率分别为 0、4.08% 和 20.00%,对照组分别为 5.12%、22.91% 和 36.11%,其中 2 年复发转移率与对照组相比,差异有统计学意义($P<0.05$),同时治疗组出现复发转移的平均时间较对照组出现复发转移时间长($P<$ 0.05)。

五、关于中医药在结直肠癌治疗中的思考

结直肠癌的治疗手段包括手术、放疗、化疗、靶向治疗,而中医药治疗是具有中国特色的治疗方法。中药新制剂的研发与应用,中药给药方式的灵活变通,以及中药与化疗相结合的临床实践,为中医药抗癌治疗注入了新的活力。中药抗癌成分的研究也发生着日新月异的变化。

临床研究证明,中医药在结直肠癌的综合治疗中效果是肯定的。但我们应当看到,目前的临床研究中,中西医结合治疗的较多,以中医药为主者少,虽也有以中医药为主治疗结直肠癌且取得满意疗效的报道,但多为个案报道,目前大部分中医临床研究仍处在较低水平的重复阶段,缺乏设计严谨的大样本临床试验,缺乏统一的辨证标准,缺乏规范的适合中医研究的疗效及生活质量的评定标准,这些均造成了中医药临床试验规范性较差,从而使其试验结果在前瞻性、随机性、可比性和可信性方面产生了缺陷,由于缺乏循证医学依据,影响了中医临床研究的进一步发展。

有学者选择 1997～2007 年间国内医药期刊杂志上公开发表的中医药或中西医结合治疗结直肠癌的实验研究文献进行统计分析[47],通过这次文献学分析可以看到中医药治疗结直肠癌的试验研究具有以下特点:① 治疗方法中药物治疗占绝对主导地位,少量文献涉及针灸治疗。治疗药物以单味药研究为主,占了文献总量约 2/3,其中植物药的有效成分研究普遍受到关注。复方研究主要集中在经验方的研究,很少涉及经方研究,这也与临床治疗实际相符合。② 实验方法以体外实验为主,占了约 2/3 的文献量。体内实验主要采用瘤种

接种,尤其是肿瘤的皮下接种。原位移植瘤的方法使用较少,这可能与原位肿瘤接种后较易形成肠梗阻导致动物死亡,从而影响观察结果有关。使用的肿瘤细胞株较广,但仍以 HT-29 为主。③ 研究方向以肿瘤细胞的凋亡/肿瘤生长增殖抑制为主要研究热点,与之相关的指标如 Bcl-2、Bax、P53、COX-2 mRNA、P21、Ki-67、VEGF、MVD 等也成为主要的检测指标。同时,通过文献学分析也发现一些研究设计方面的问题,仅刚过半数的文献采用了对照研究,而随机对照的研究不到 2/3,设计严格的随机对照研究则更少。研究的设计决定了研究的可信程度,随机对照研究很大程度上可以减少偏倚的产生,动物实验较临床试验更容易施行随机对照研究,但仅少部分研究采用随机对照研究,应该引起研究者的重视。

中医药治疗结直肠癌的实验研究已取得了一定的进步,研究涉及了基因、免疫等多个方面,研究的手段也越来越先进,许多研究已经达到了分子水平,但是从以上分析不难看出还存在着一些问题,

这些问题如不能及时有效解决,可能会影响到研究的质量和最终结果的获得,因此亟须研究人员引起重视。同时随着相关理论和基础学科的不断发展,这些研究成果如细胞形态定量分析、DNA 含量测定和蛋白组学等也应尽快引入中医药治疗结直肠癌的研究中。

在临床研究方面,要加强多学科的协作,以研究中医药为根本,努力寻找和筛选更有效的抗癌中草药和复方制剂;加强中西医结合研究工作,总结中药对放、化疗的减毒增效作用和中西药抗转移作用;晚期结直肠癌是目前中医治疗的主要对象,虽然多数已无治愈可能,全身状况往往较差,但经中药扶正调理,佐以祛邪,可使症状减轻,生存质量提高,这是中医优势所在。

相信随着各种先进研究手段在中医药抗肿瘤领域的广泛应用和深入,中医药治疗结直肠癌一定拥有更为广阔的前景。

(孟志强　林钧华　吴洪斌)

◇参◇考◇文◇献◇

[1] 张福忠,于庆生.中西医结合治疗结肠癌 106 例[J].中国中西医结合外科杂志,2001,3(4):253.

[2] 潘明继.中西医结合治疗 260 例中晚期大肠癌的疗效观察[J].中医杂志,2000,37(4):218.

[3] 刘静安,张悦红.中西医结合治疗大肠癌术后 154 例临床观察[J].中草药,2000,31(5):367.

[4] 郭志雄.扶正抑癌汤在大肠癌术后治疗中的作用观察[J].中国中西医结合外科杂志,1999,5(1):10.

[5] 刘鲁明,陈震,陈培丰.对活血化瘀中药治疗恶性肿瘤的思考[J].中医杂志,2007,(9):776-779.

[6] 张代钊.张代钊治癌经验辑要[M].北京:中国医药科技出版社,2001:3.

[7] 高虹,朱晏伟.刘嘉湘教授治疗大肠癌[J].实用中西医结合杂志,1996,(10):630-631.

[8] 张新,孙华,李亚东,等.孙桂芝治疗大肠癌经验[J].山东中医杂志,1998,17(4):173.

[9] 王文海.肠益煎治疗大肠癌术后 50 例临床观察[J].浙江中西医结合杂志,2000,10(6):325.

[10] 查雪良.清肠解毒汤治疗晚期大肠癌 24 例[J].江苏中医,1997,18(8):20.

[11] 顾缨,韩颖盈,郑坚,等.胃肠安治疗大肠癌临床疗效分析[J].辽宁中医药大学学报,2006,8(5):5-6.

[12] 王波.健脾益肾对大肠癌化疗毒副反应疗效观察[J].贵阳中医学院报,1993,15(2):59.

[13] 朱晓燕,刘加藏,吴洪斌,等.芋菇颗粒对 S180 荷瘤小鼠抑瘤

作用的研究[J].中华中医药杂志,2013,28(12):3720-3723.

[14] 程志红,袁杰,吴洪斌,等.抗大肠癌制剂芋菇颗粒的提取工艺研究[J].中华中医药杂志,2014,29(10):3255-3258.

[15] 王文海,周荣耀,倪爱娣,等.夏枯草注射液为主治中晚期胃、大肠癌 30 例临床观察[J].山西中医,2003,19(3):24-26.

[16] 王振飞.大肠癌术后化疗配合艾迪注射液临床观察[J].福建中医药,2007,38(4):9-10.

[17] 张明智.华蟾素治疗中晚期恶性肿瘤疗效观察[J].中国中西医结合杂志,1994,14(7):438.

[18] 上海第二医科大学附属瑞金医院中医科.康赛迪胶囊治疗 30 例大肠癌患者临床观察[J].中国临床,1998,9:32.

[19] 邝艳敏,陈小兵.复方苦参注射液联合化疗治疗晚期结直肠癌[J].临床医学,2007,14(8):36-37.

[20] 陈立武,杜建,黄铭涵,等.得力生诱导直肠癌细胞凋亡的临床观察[J].现代肿瘤学,2006,14(11):1413-1415.

[21] Li BH, Zhao J, Wang CZ, et al. Ginsenoside Rh2 induces apoptosis and paraptosis-like cell death in colorectal cancer cells through activation of p53[J]. Cancer lett, 2011, 301: 185-192.

[22] Wang CZ, Yuan CS. Potential role of ginseng in the treatment of colorectal cancer[J]. Am J Chin Med, 2008, 36: 1019-1028.

[23] Huang WW, Ko SW, Tsai HY, et al. Cantharidin induces

G2/M phase arrest and apoptosis in human colorectal cancer colo 205 cells through inhibition of CDK1 activity and caspase-dependent signaling pathways[J]. Int J Oncol，2011，38：1067 - 1073.

［24］ 龚淑芳,熊一向.以中药保留灌肠为主治疗晚期直肠癌便血30例[J].湖南中医导报,1995,1(5)：22.

［25］ 陈国生.中药灌肠治疗癌症便秘疗效观察[J].浙江中西医结合杂志,2004,14(7)：432.

［26］ 黄兆明.中药灌肠综合治疗癌性肠梗阻临床观察[J].实用中西医结合杂志,2003,3(3)：36.

［27］ 赖世忠.中药熏洗治疗直肠癌术后排便异常疗效观察[J].现代中西医结合杂志,2005,14(2)：215.

［28］ 邵梦扬,杨学峰,周硕果,等.直肠癌中医治疗经验谈[J].河南中医,1998,18(5)：268.

［29］ 郑玉玲,王新杰.肠达顺灌肠液治疗湿热蕴结型大肠癌的临床研究[J].河南中医,2002,22(1)：12.

［30］ 李智勇,邓晓军.姑息性切除晚期大肠癌的临床观察[J].中国中西医结合外科杂志,2002,8(5)：343.

［31］ 金哲秀.针灸两步法治疗大肠癌27例临床分析[J].上海中医药杂志,2003,37(5)：48 - 49.

［32］ 李玉莲,李凌,宋冰冰.针灸治疗肠癌病人术后癃闭临床研究[J].2003,19(1)：10.

［33］ 代志毅,马秀萍.针刺治疗胃、结肠癌术后顽固性呃逆40例[J].陕西中医,2006,27(8)：990 - 991.

［34］ 肖艳.自拟益气固涩汤加减治疗结直肠癌术后泄泻78例疗效观察[J].山西中医学院学报,2009,10(4)：26 - 27.

［35］ 沈梅芳,董兰聪.中西医结合治疗直肠癌术后腹胀[J].海峡药学,2006,18(2)：l33.

［36］ 李敏贤,周醒华,杨关根,等.葱白醋炒外敷合加味大承气汤内服治疗结直肠癌术后早期炎性肠梗阻56例观察[J].浙江中医杂志,2003,38(1)：10 - 11.

［37］ 吴国琳,余国友,李剑平,等.扶脾益胃方治疗大肠癌术后化疗患者的近期疗效及其对免疫功能的影响[J].中国中药杂志,2010,35(6)：782 - 785.

［38］ 毛喜莲,黄梅.健脾益气方药减轻肠癌术后化疗不良反应的临床观察［J］.山东中医药大学学报，2005，29（2）：1289 - 1291.

［39］ 鲁建林,何军.中西医结合治疗直肠癌放疗引起放射性膀胱炎[J].湖北中医杂志,2003,25(8)：39.

［40］ 张欣,贾英杰.恶性腹水的临床治疗进展.中国中医急症[J].2008,17(4)：536 - 537.

［41］ 郑剑霄,吴万垠,任军,等.中草药浸泡治疗化疗相关性手足综合征的疗效观察[J].国际医药卫生导报,2009,15(8)：80 - 81.

［42］ Wing Lam, Scott Bussom, Fulan Guan, et al. The Four-Herb Chinese medicine PHY906 reduces chemotherapy-induced gastrointestinal toxicity[J]. Sci Transl Med，2010，2：45 - 59.

［43］ 钱垠,黄欣,刘青.健脾中药对结直肠癌术后复发转移的干预作用[J].中国中医药信息杂志,2009,16(1)：80 - 81.

［44］ 付亚杰.对三黄龙参汤在结直肠癌术后预防复发转移应用的分析[J].中医中药,2009,25：87.

［45］ 刘铁龙,田振国.健脾解毒中药联合FOLFOX方案治疗结肠癌术后患者的临床研究[J].辽宁中医药大学学报,2009,11(2)：105 - 106.

［46］ 梁碧颜,吴煜,雏琳.中医药防治大肠癌术后复发转移前瞻性队列研究[J].中国中医药信息杂志,2008,15(11)：11 - 14.

［47］ 史勤,刘静.中药治疗大肠癌的实验研究文献源分析[J].时珍国医国药,2010,21(1)：214 - 215.

第二十五章
结直肠肛管癌局部复发及远处转移

结直肠癌是欧美发达国家常见的恶性肿瘤,根据美国的数据统计,结直肠癌的死亡病例数在各种恶性肿瘤中排在第一位。目前,结直肠癌总体的5年生存率徘徊在60%左右,大约有一半的患者死于肿瘤的复发和转移。

结直肠癌的复发和转移已经成为临床和基础研究的一个热点课题,关于复发和转移的监测、诊断和治疗是结直肠癌综合治疗过程的重要组成部分,是结直肠癌患者获得长期术后生存和良好生活质量至关重要的一个环节。本章对结直肠癌的复发和转移进行汇总介绍,重点关注于直肠癌的局部复发、结肠癌的肺转移及其他部位的转移。由于肝转移近年研究较广泛,进展较多,代表了结直肠癌远处转移治疗的主要趋势,我们在独立的一章进行介绍。

第一节　直肠癌的局部复发

结直肠癌的局部复发是接受根治性手术切除的结直肠癌患者治疗失败的主要因素之一。通常来说,50%～70%的结直肠癌就诊后能够接受根治性手术切除,而其中有10%～25%的患者最终将出现局部复发,主要复发部位在肿瘤床或肠壁上。文献报道结肠癌的局部复发率较低,且通常合并有同时性远处转移[1,2],其处理更多地涉及远处转移灶的处理,因此本节将主要针对直肠癌的局部复发进行阐述,涉及直肠癌局部复发的流行病学、影响因素及原因、临床表现及特征、复发模式分类及治疗策略,并结合多个前瞻性临床研究的随访结果,对局部复发的特征及处理进行分析阐述。

一、直肠癌局部复发的概念及流行病学特征

直肠癌的局部复发定义为发生在小骨盆内的任何直肠癌的复发。局部复发严重影响直肠癌患者的生活质量和生存期。随着直肠全系膜切除手术和新辅助放疗(放化疗)在直肠癌中的个体化应用,局部复发已经相对少见。与结肠癌不同,直肠癌的局部复发在首次诊断时通常不合并远处转移,尽管随着新辅助放疗(放化疗)的应用,直肠癌的局部复发率得到进一步的降低,但文献报道其局部复发率为2.6%～32%,表25-1列举了较早期的直肠癌局部复发的研究文章,其中的治疗方式以直接手术切除为主。尽管这些研究之间在随访间隔、复发诊断的明确和病例选择等因素均存在较大差异,但直肠癌的局部复发仍然可能被进一步低估,因为通过直肠癌患者死亡后的尸检可能发现更多的局部复发[3]。总的来说,直肠癌的局部复发在直肠癌根治性术后相当常见,尽管目前报道的局部复发率越来越低,局部复发仍然是直肠癌治疗及随访中需

表 25 - 1　直肠癌根治术后局部复发的发生率（1980 年后，100 例以上病例的研究）

研究者	年份	病例数	手术方式	局部复发率（%）	局部复发合并远处转移率（%）	远处转移率（%）
Karanjia[4]	1990	152	AR	2.6	—	9.2
Dixon[5]	1991	211	AR/APR	4.0	—	—
MacFarlane[6]	1993	135	AR/APR	5	—	17
Walz[7]	1981	131	APR	6	—	—
Michelassi[8]	1990	250	AR/APR	7.2	—	—
Enker[9]	1995	246	AR/APR	7.3	—	—
Heimann[10]	1986	320	AR/APR	7.5	8.8	—
Williams[11]	1984	154	AR/APR	9.7	—	—
Amato[12]	1991	147	AR/APR	10.9	12.1	—
MacDermott[13]	1985	934	AR/APR	11.5	9	19
Pescatori[14]	1987	162	AR/APR	11.7	—	—
Philipshen[15]	1984	412	AR/APR	13.3	12.1	18.7
Phillips[16]	1984	848	AR/APR	14.6	—	—
Rich[17]	1983	142	AR/APR	16.9	13.3	16.2
Stipa[18]	1991	235	AR/APR	18.3	—	22.5
Rinnert-Gongora[19]	1989	258	AR	19.0	—	—
Neville[20]	1987	373	AR/APR	19.3	—	—
Vernava[21]	1989	225	AR	21.3	—	—
Zirngibl[22]	1990	1153	AR/APR	23.0	—	—
Rubbini[23]	1990	183	AR	24	—	—
Adloff[24]	1985	113	APR	31.8	—	—

要考虑的主要因素之一。

二、直肠癌局部复发的临床特征及分类

（一）直肠癌局部复发的临床表现

80%的局部复发出现在初次手术后 2 年内，而新辅助放疗（放化疗）可能延缓直肠癌的局部复发。荷兰的一个前瞻性临床研究，比较了术前放疗＋TME 手术和单纯 TME 手术的疗效差异。在术前放疗＋TME 手术组其中位局部复发时间为 2.6 年，而单纯 TME 手术组中位局部复发时间为 1.5 年[25]。

局部复发初临床上缺乏特异的症状，初期多数无明显不适。主要症状为会阴部不适，随着病情的进展，逐渐转为疼痛，可以为持续性或有明显的时间性。局部疼痛也可以向腿部放射。部分患者肿瘤侵犯骶神经根、坐骨神经，可发生神经性疼痛。若侵犯膀胱、尿道可出现血尿、排尿困难（表 25 - 2）。

表 25 - 2　直肠癌手术后局部复发的症状

症状	病例数（%）
疼痛	419(81)
出血	122(24)
排液	82(16)
肿块	106(20)
泌尿系统症状	138(27)
神经（指无力或麻痹）	33(6)
其他	54(10)
无症状	11(2)

（二）直肠癌局部复发的特征及分类

低位前切除手术复发病灶多位于吻合口附近，80%的局部复发开始于肠壁外，由外向内浸润肠壁肌层，直至黏膜层，少部分病例复发开始于吻合口处黏膜或肠壁内。约30%的复发在诊断时已经侵犯肠壁全层，40%同时伴有肠周淋巴结转移。此外，尚有相当病例复发始于盆壁。腹会阴联合切除（APR）手术后90%的局部复发病例常伴有盆腔侧壁或前后壁同时受侵，单纯会阴部局部复发较少见。男性最常受累的脏器为前列腺、精囊、膀胱三角区，Marsh统计男性复发病例中，侵及前列腺、精囊者占53%，其次为膀胱，占21%。女性患者多侵犯阴道后壁、子宫，累及膀胱者较少。若复发位于盆腔后壁，骶骨容易受到侵犯。值得注意的是，由于诊断困难，复发肿瘤常同时累及多个盆腔脏器。

尽管随着多学科综合治疗的开展，特别是术前新辅助放化疗的开展，局部复发已经相对少见，但是局部复发的治疗更加棘手。目前局部复发的治疗也在发生改变，从原先的以姑息性化疗或放化疗为主的治疗逐渐向更加积极的多学科综合治疗转变，而外科手术治疗在其中扮演了越来越重要的作用。最近的研究发现局部复发病灶的外科手术切除是改善患者总生存时间的最重要手段之一[26-28]。但是局部复发的手术治疗通常较大，对接受手术切除的病例选择要求相对较高，因此对局部复发进行更加细致的分类，能够更有效地选择合适的患者进行更加个体化的治疗。目前直肠癌术后局部复发的分类尚未有准确的定义及界定，有学者按照复发部位笼统地分为吻合口复发和盆腔复发，但这一分类难以满足临床对局部复发的治疗要求。而目前仅有荷兰的一个前瞻性临床研究的后续随访分析对局部复发进行较为明确的分类，也是目前应用最广泛的分类方法。该临床研究入组了1 417例直肠癌患者，分别接受单纯全系膜切除手术（704例）和术前短程（5×5 Gy）放疗＋全系膜切除手术（713例），比较术前放疗的直肠癌中的治疗效果。根据随访影像学复发位置将局部复发分为5种类型[29]。

（1）骶前复发：主要位于骶骨前方中线位置，通常与骶骨相关。

（2）前方复发：主要位于前正中，与膀胱、子宫、阴道、精囊腺或前列腺相关。

（3）吻合口复发：低位前切或Hartmann术后，在闭合缘或吻合缘的复发。

（4）侧方复发：侧盆壁复发，坐骨棘后方水平、闭孔淋巴结区域及髂血管区域的复发。

（5）会阴复发：会阴部、肛周至肛门括约肌水平、坐骨直肠间隙的复发。

该研究随访共发现114例局部复发，其各部位局部复发比例见表25-3。

表 25-3 荷兰 TME 研究局部复发特征

复发特征	放疗+TME 手术 n=713（%）	TME 手术 n=704（%）
骶前复发	15(2.0)	25(3.6)
侧方复发	9(1.1)	14(1.9)
前方复发	6(0.7)	14(1.9)
吻合口复发	5(0.7)	19(2.7)
会阴复发	0(0)	4(0.6)
部位不明	1(0.1)	2(0.3)
总　计	36(4.6)	78(11.0)

三、直肠癌局部复发的诊断

在直肠癌局部复发的诊断中首先必须要强调规律的定期随访。在一个671例患者的随访研究中发现，70%的局部复发是术后常规随访过程中发现的，提示了规律随访的重要性[30]。由于大部分局部复发发生于手术后3年内，因此直肠癌术后3年内的复发相对密切，需要进行规律的随访。

（一）症状

直肠癌局部复发初期可以无明显自觉症状，特别是侧方复发时症状更不明显。吻合口复发或前方复发时可能合并有里急后重或便血症状，会阴复发可能合并有持续进行性加重的会阴坠涨感或疼痛感。虽然患者的自觉症状不是诊断复发的依据，但是这通常是患者就诊的主要原因之一，文献报道

86%的局部复发患者通常伴有自觉症状,其主要症状为疼痛[30]。医生在对待这类患者时不能掉以轻心,需要仔细进行查体及进行相关辅助检查。

（二）查体

局部复发的检查包括腹部查体、肛门指诊、阴道指诊、会阴部检查。检查过程中注意是否存在肿块,以及肿块的部位、大小、质地、是否存在压痛。保肛手术者可通过肛门指诊了解盆腔局部情况及吻合口的情况,吻合口是否光滑、是否存在狭窄,若发现吻合口处有结节,尤其是质地较硬、活动差、有压痛者,不论在黏膜、肠壁或肠壁外,均应高度怀疑肿瘤复发。如肿块位于前壁,应了解肿块与前列腺或阴道的关系;若肿块位于后壁应注意肿块与骶骨的关系,是否固定;若位于侧壁,注意是否于盆壁固定。女性患者同时应该进行阴道检查,这对于腹会阴联合切除（APR）手术患者尤其重要,通过阴道检查可以达到肛门指诊的目的。会阴部触诊是局部检查的一个重要内容,特别是对于APR手术者,浅表的肿块伴有触痛时应怀疑肿瘤复发,手术瘢痕一般没有具体的肿块,即使偶尔有局部不均匀感,也没有疼痛。对于位置深在的肿块,则常常需要借助辅助检查来明确肿块的性质。

（三）辅助检查

1. 血清癌胚抗原（CEA）测定　结直肠癌术后CEA的检测是重要的检测指标之一,尽管有10%~30%的局部复发患者CEA并未有明显升高,患者同时合并有局部症状伴CEA升高时应高度怀疑存在局部复发,从而进行进一步检测。但CEA指标本身并非诊断局部复发的必要条件。

2. 穿刺病理检查　穿刺病理检测包括CT或B超引导下粗针穿刺活检及细针穿刺细胞涂片检查。穿刺病理检查是直肠癌局部复发明确诊断的最重要手段之一,有时甚至是唯一的手段。对于会阴浅表的可疑复发病灶可以通过细针穿刺细胞涂片明确诊断,对于盆腔深部的可疑病灶、可疑的盆腔淋巴结等,CT引导下的粗针穿刺能够获取足够的组织以明确诊断并有效避免副损伤,在某些少

见病理类型可通过免疫组化进一步鉴别诊断（图25-1）。

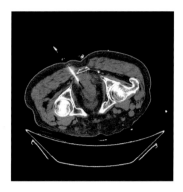

图25-1　直肠癌局部复发的CT
引导下粗针穿刺活检

3. 纤维结肠镜检查　直肠癌术后定期纤维结肠镜检查是发现吻合口复发和肠道多原发病灶、新发腺瘤的重要手段之一,也是活检明确病理的确诊手段之一。由于大部分复发并非单纯吻合口复发,因此肠镜检查阴性并不能完全排除局部复发,需要结合其他影像学、病理学检查进一步明确。

4. 影像学检查

（1）CT：对于腹盆腔、肠壁外的复发病灶,应用钡灌肠、结肠镜等方法往往不能够获得足够的诊断信息。应用CT检查可以了解肿块的大小、受侵范围,能够显示骨盆内血管、会阴部肌肉和骨盆结构,还能够清楚地明确复发病变的位置、大小、形态,以及对骨盆和周围脏器的侵犯和远处转移的情况。CT对于早期腔外型复发的诊断有较大的实用价值,可以发现直径>1 cm的肿块,当肿瘤直径>2 cm时,其阳性率可以达到100%。近年来,在CT引导下做盆腔肿块细针穿刺细胞学检测,有助于获得病理水平的诊断。

（2）磁共振（MRI）：磁共振对于盆腔复发灶的正确检出率达到93%,敏感性100%。由于软组织间的对比度较大,它能够容易地鉴别盆腔内的软组织阴影是肿瘤复发还是炎性病灶或者瘢痕组织,其准确性CT为高。但是对于腹腔内的复发病灶检出效果不如CT。对于怀疑盆腔复发的患者,如果CT检查不能够明确诊断,可以进行磁共振检查,如果仍然存在疑问,可以通过CT引导下的细针穿刺活检来帮助诊断。

MRI 不仅对诊断局部复发有价值,而且其对判断局部复发灶与周围组织结构的关系具有独特的价值(图 25-2)。由于目前对于局部复发的治疗更加积极,因此 MRI 在判断局部复发能否手术切除具有重要价值。Dresen 等对 40 例直肠癌局部复发的患者进行盆腔 MRI 检查,评估盆腔 MRI 在判断局部复发灶对盆腔结构(膀胱、子宫、精囊腺、阴道、前列腺、左右侧盆壁和骶骨)的侵犯情况。盆腔 MRI 判断盆腔结构侵犯的阴性预测值达到 93%~100%,阳性预测值达到 53%~100%。评估差异主要是治疗后盆腔组织纤维化和肿瘤侵犯难以鉴别,且主要集中于侧盆壁结构[31]。同样另外一个研究报道了 49 例局部复发利用盆腔 MRI 帮助制订手术策略,发现 MRI 判断盆腔结构侵犯的阴性预测值为 84%~100%,阳性预测值为71%~100%,该研究也发现 MRI 在判断肿瘤对侧盆壁结构的侵犯存在缺陷,特别是在既往放疗过的患者存在较高的假阳性和假阴性[32]。由于放化疗后肿瘤组织通常被纤维化的组织所代替,因此在 T_2 加权图像上对肿瘤侵犯闭孔或梨状肌的判断存在较大的困难,有时这种纤维化使得对前壁结构的侵犯也存在一定困难。而在后壁侵犯特别是骶骨的侵犯上,MRI 提供了非常高的准确度。

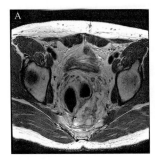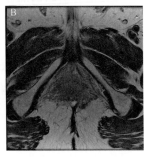

图 25-2 直肠术后吻合口复发的 MRI 图像
A. 侧盆壁复发;B. 会阴复发

(3) B超或者内镜超声:具有费用低,操作方便等特点。可以帮助发现腹盆腔的复发病灶。当肿瘤复发压迫输尿管造成肾盂积水时,超声具有优良的检查效果。近年来,腔内超声技术的发展不仅有助于提高复发灶的检出率,而且对于估计疾病状态、浸润情况也有一定帮助。但是对于直径<1 cm 的病灶,超声的敏感性较 CT 差。

另一个重要的诊断措施就是结合了纤维结肠镜和超声的内镜超声技术(EUS)。早期研究提示单纯依赖 EUS 不能诊断肿瘤复发,因为其难以鉴别早期复发和术后改变,特别在术后 3~6 个月。局部复发在 EUS 中表现为黏膜层内或直肠周围的局灶性低回声区,而术后纤维瘢痕则表现为高回声。EUS 的优点表现在对局部复发的早期发现,较传统的影像学诊断更早。早期一个研究比较了 85 例直肠癌患者,EUS 发现 22 例局部复发,而其中常规影像学检测仅发现了 19 例局部复发[33]。目前对 EUS 应用的一大进步就是 EUS 引导下的细针穿刺检查,可以更方便地对可疑病灶进行取材从而明确诊断。两个研究发现 EUS 结合穿刺活检对结直肠黏膜下和肠壁外的复发病灶的诊断具有很高的准确性[34,35],其准确率达到 90%~95%,而单纯依靠 EUS 其准确率仅为 82%。汇总研究发现对 1 027 例直肠癌术后的 110 例局部复发患者采用 EUS 结合细针穿刺,其准确率达到 87%~100%。

(4) PET-CT:PET 扫描是一种有价值的协助诊断直肠癌术后局部复发的工具,其 FDG 摄取差异在鉴别复发和治疗后的纤维化上具有显著的优势。而更新的 PET-CT 不仅能够判断复发病灶局部的 FDG 摄取水平,同时利用融合图像能够更好地帮助定位复发病灶(图 25-3)。Fukunaga 等报道利用 PET-CT 对 42 例直肠局部复发进行研究,发现 PET-CT 的准确率达到 93%,而单纯 CT 的准确率为 79%,单纯 PET 的准确率为 88%,具有显著的统计学差异;而且利用 PET-CT 的融合图像,改变了 26.2%的局部复发患者的治疗方案[36]。另一个前瞻性研究比较了 MRI 和 PET-CT 对直肠癌局部复发判断准确行的研究,以组织学活检作为金标准。采用 MRI 判断局部复发的敏感度、特异度、阳性预测值、阴性预测值和准确率分别为 86.7%、68.9%、48.1%、93.9%和73.3%;而采用 PET-CT 判断局部复发的敏感度、特异度、阳性预测值、阴性预测值和准确率分别为 93.3%、68.9%、50%、96.9%和75%[37]。其他一些研究也

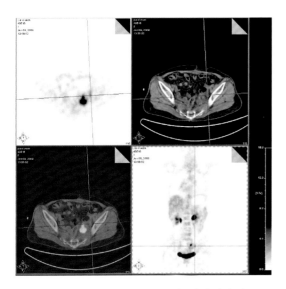

图 25-3　PET-CT 显示直肠癌局部复发病灶

报道 PET-CT 判断局部复发的准确率达到 91%（敏感度 86%、特异度 96%）[38]。但 PET-CT 也存在一定缺陷，其诊断依赖于肿瘤大小和 FDG 摄取，因此对于 <1 cm 直径的肿瘤判断不准；同时膀胱由于 FDG 的高摄取使得前壁复发病灶判断不准确。同时由于 PET-CT 的费用昂贵，也限制了其广泛应用。

四、局部复发的相关因素

造成直肠癌局部复发的因素有多个，可以概括地归结为患者个体因素及疾病本身情况的内在因素和外部因素。

（一）内在因素

1. 患者自身个体差异　患者的年龄和性别在一些研究中认为与直肠癌的局部复发相关。研究发现直肠癌局部复发更容易在老年患者和男性患者中出现[19,39]，但是这些差异并没有肯定的结论[40]，可能由于其他因素的干扰，但多数研究认为性别和年龄对于局部复发的影响价值有限。

2. 肿瘤分期　肿瘤的分期是影响术后复发的最重要的因素，几乎所有关于局部复发的研究中，肿瘤的分期均获得显著性差异[41]。

大量研究表明 Dukes B、Dukes C 期或 TNM 分期 Ⅱ、Ⅲ 期患者局部复发率明显高于 Dukes A 期或 TNM 分期 Ⅰ 期的患者，提示肿瘤浸润深度越深、外侵程度越高，复发的危险越大[15,42,43]。Hannisdal 和 Fielding 等以多元回归统计学方法分析 110 例和 2 524 例直肠癌和结肠癌患者根治术的预后，指出肿瘤的 Dukes 分期、肿瘤组织学类型和组织分化等是影响术后肿瘤复发和预后的主要相关因素。在 Dukes' B 期患者中，预后随着肿瘤向肠壁外侵犯的程度而恶化，尤其是当肿瘤穿透肠壁时，肿瘤细胞可以浸润肠管周围组织或者脱落种植于腹腔内。Quirke 等采用新的组织病理学技术，对整个肿瘤及其周围直肠系膜做相隔 5～10 mm 的连续切片，发现局部复发主要是由于侧切缘中有肿瘤扩散所致。侧切缘扩散者复发率为 85%，阴性者仅为 3%。

其次淋巴结转移是独立于肿瘤浸润深度外的另一个重要的局部复发危险因素，在 Ⅲ 期直肠癌中淋巴结转移的数目、部位等与直肠癌的局部复发也有一定关系。近年来，随着新辅助放化疗的普及，术前分期对直肠淋巴结转移的判断得到广泛应用。新的研究也发现术前 MRI 提示淋巴结转移的患者术后局部复发率可能进一步上升，这些患者预后也较差；即使在接受新辅助放化疗的患者中，存在淋巴结转移的患者局部复发率也相对较高[44]。

3. 肿瘤部位　许多学者认为直肠肿瘤距离肛缘的距离对肿瘤的局部复发有一定影响，肿块位于腹膜返折以下的患者局部复发率较高。Stearns 报道一组经腹会阴联合切除术患者，共 369 例，距肛缘 <6 cm 者局部复发率为 30%，6～11 cm 者为 20%，>11 cm 者为 15%[45]。Moosa 也报道直肠上、中、下段癌肿的复发率分别是 3.6%、9.5% 和 31.7%。研究发现直肠癌前切术后吻合口癌肿复发与原发肿瘤的位置有关。肿瘤距肛缘越近，术后吻合口复发的概率就越大。Mcdermott 报告 1 008 例直肠癌根治术后的复发患者中，上段直肠癌复发率是 21.4%，中、下段分别为 46% 和 32.6%[13]。

肿瘤位置和局部复发的关系目前尚未完全阐明，可能与直肠不同部位的淋巴引流相关。腹膜返折以上的直肠癌的淋巴引流主要是向上,向下和向侧方的淋巴引流极少,手术容易清除癌周浸润的肿瘤组织和淋巴转移病灶;而腹膜返折以下直肠癌淋巴引流同时向上、下和侧方,肿瘤常有侧方浸润,手术较难清除干净,以致中、下段直肠癌前切除术后肿瘤复发率较高。因而不少学者主张对于位置较低、组织分化较差、肿块较大的病例应该放弃前切除术,而施行经腹会阴直肠癌根治术。

4. **肿瘤组织病理学特征及分子特征** 分化程度是肿瘤恶性表现的一个方面,同时也是一个重要的预后指标。Adoff 报道组织分化程度高的直肠癌前切术后肿瘤复发率为 25.8%,而中、低分化者复发率分别是 64.7% 和 66.7%。另外一些研究表明黏液腺癌、印戒细胞癌和未分化腺癌的复发和转移机会远远高于管状腺癌或者高分化腺癌;但目前黏液腺癌是否具有更差的预后尚不得而知,而直肠印戒细胞癌的预后则较差,且常合并局部复发及远处转移。神经侵犯及淋巴脉管侵犯也在一些研究中发现与直肠癌的局部复发相关[46]。

细胞 DNA 含量改变是反映癌细胞增殖能力的重要生物学指标,处于不同生物学状态的癌细胞的 DNA 含量增高的幅度有所不同,而 DNA 非整倍体的出现则是癌细胞恶性程度的一个重要的生物学标志。Scott 等观察 264 例结直肠癌细胞核 DNA 含量、Dukes 分期、肿瘤部位、组织分化、术前血清 CEA 水平等因素对预后的影响,结果表明 DNA 异倍体患者的预后明显差于二倍体患者[47,48]。

5. **肿瘤血管生成及免疫状态** 在结肠癌中发现肿瘤微血管密度与预后相关,高的微血管密度与肿瘤复发相关[49],在同时研究了直肠癌和结肠癌样本的研究中证实了这一结果[50],但在其他研究中却并不完全肯定该结果[51]。有一个专门分析微血管密度和直肠癌关系的研究发现,微血管密度和肿瘤浸润深度是与直肠癌局部复发和远处转移相关的危险因素之一[52];而在对根治性切除的直肠癌样本评估中发现,出现局部复发的患者具有更高的肿瘤微血管密度,而血清 VEGF 水平也发现与预测患者肿瘤分期及预后具有一定相关性[53]。患者的免疫状态可能与肿瘤复发也具有一定的相

关性。McMillan 既往报道免疫功能受损的患者,主要测量淋巴细胞亚组的个数,与结直肠癌的复发显著相关[54]。也有研究发现输血可能影响患者的免疫状态从而影响某些肿瘤细胞的生物学行为,但目前患者的免疫学状态是否与肿瘤复发相关尚不得而知。

6. **吻合口黏膜癌细胞种植** Gerster 首先提出术中癌细胞脱落播散可能导致结直肠癌根治术后癌肿的局部复发。McGrew 观察了脱落的结直肠癌细胞肠腔内的播散范围,发现 42% 近侧肠腔内存在游离癌细胞,平均播散范围是 21 cm;而远侧有 65% 存在游离癌细胞,平均范围是 10 cm。一些临床研究表明完整切除肿瘤时以细胞毒性制剂溶液冲洗肠腔可以明显抑制脱落肿瘤细胞的生物学活性,降低术后吻合口复发率。例如,在 St. Mark 医院术中常规应用 0.2% 过氯化汞冲洗肠腔后使术后吻合口复发率由 13% 降至 3%,提高了临床治愈率。最近有个系统分析研究了术中肠腔冲洗对直肠癌局部复发的影响,在对 5 519 例患者的系统分析发现,直肠前切除术中进行肠腔冲洗能够显著降低直肠癌的局部复发率[55]。

(二) 外部因素

外部因素对直肠癌局部复发的影响颇大,这与直肠癌治疗的复杂性、盆腔解剖结构的复杂性以及肿瘤的生物学特性均有较大关系。在这其中,手术因素扮演了非常重要的角色。

1. **临床医师的经验与技巧** 不同的医师在手术的经验和技巧等方面,存在着或多或少的差别,直接影响着手术的操作和治疗效果,其中最需要强调的是无瘤操作。无瘤操作是降低肿瘤局部复发的重要因素,这也是保证肿瘤手术质量的基本要求,是必须遵守的。肿瘤外科手术要求有严格的无瘤操作观念,结直肠癌也不例外,手术必须注意无瘤操作,避免医源性播散。无瘤操作内容包括:① 探查中由远及近、动作轻柔,以及对已经破溃或侵犯浆膜的肿瘤,采用覆盖、包裹,避免肿瘤细胞脱落、种植;② 先结扎阻断肿瘤部位输出静脉,然后

结扎处理动脉；③ 尽量锐性分离，少用钝性分离；④ 手术时整块切除，用清水冲洗创面；⑤ 腹腔内化疗等。无瘤操作是降低结直肠癌手术后局部复发的最基本要求。

2. 手术切除范围　手术切除范围是否足够是影响患者生存率的重要因素。尤其是直肠中、下段癌，由于盆腔狭小，又有泌尿生殖器官，直肠侧方及周围组织清除不彻底等可以增加复发率[56,57]。

3. 手术方式　正确的手术方式选择有助于减少术后肿瘤复发，已经成为共识。对于女性患者，位于直肠前壁或者侵犯直肠周径超过 1/2 以上的癌肿，因该常规选择做后盆腔清扫术。对于直肠中段癌，一些外科医生过分强调保留肛门功能，尤其是直肠吻合器的应用以来，使前切术的适用范围扩大，病例数明显增加，导致直肠及其周围组织切除的范围不够，肠壁切缘与癌组织距离太近，肿瘤切除不彻底，术后复发率升高。多数学者认为对于此类患者，肿瘤的远侧切缘必须超过 2 cm 才可以认为是安全的。由于低分化腺癌和黏液腺癌具有较强的局部浸润能力，因此对于直肠中段 Dukes' C 期及低分化腺癌和黏液腺癌，其远切缘必须 >5 cm，否则不宜施行保肛手术。

直肠癌前切术中侧切缘切除范围是指病变肠管周围组织和器官。Quirke 观察 52 例直肠腺癌根治术标本癌细胞的侧方浸润范围，发现 14 例（27%）存在侧切缘浸润扩散，其中 12 例术后发生盆腔和吻合口的癌肿复发。病例解剖研究发现，直肠及周围组织淋巴网主要位于直肠黏膜下层、浆肌层和周围疏松的组织内，它们相互沟通，淋巴回流丰富，一旦癌肿穿透肌层，向侧方转移和浸润明显增加，在这种情况下前切术往往难以将肿瘤组织彻底清除[57]。

4. 淋巴结清扫的彻底性　研究表明，许多受累的淋巴结直径 <5 mm，极易被手术医生忽略、遗漏，因此合理地清扫淋巴结在直肠癌根治术中占着重要的地位。腹膜返折线以下的直肠癌其侧方淋巴结的转移率为 10%～20%，日本和美国的一些学者已经把直肠侧方的淋巴清扫作为常规。

5. 全直肠系膜切除术（TME）的应用　目前 TME 手术操作已经成为直肠癌手术的基本要求，也是降低直肠癌手术后局部复发的重要措施。传统的手术操作方法，直肠癌术后的局部复发率为 20%～30%，而采用 TME 手术操作后局部复发率可以降低到 10% 以下[58]。1992 年 Heald 报道 152 例按照 TME 原则施行根治性前切术，随访 5 年以上，局部复发率为 3.6%；Aitken 报道 64 例直肠癌根治术切除，按照 TME 原则手术，包括前切术 52 例和 Miles 术 12 例，随访 2 年以上，无一例复发。传统的手术操作仅仅注意和强调肿瘤的远端切缘达到 2 cm 以上，而忽视了肿瘤在直肠系膜内的扩散和周边切缘。研究表明，远端直肠系膜内转移的发生率高达 20%～30%，转移距离 1～4 cm，最远达到 5 cm[59]。同样周边切缘要求达到 2 mm 以上才能不增加局部复发率[56]。直肠系膜的完整应该作为直肠癌手术的基本要求，直肠系膜破损或残留将使局部复发率显著上升。

6. 辅助治疗和新辅助治疗因素　尽管直肠癌在采用标准的 TME 手术能够显著降低局部复发率，但对于局部进展期直肠癌患者而言，单纯依靠手术治疗并不能达到最佳的治疗效果。传统的直肠治疗策略是先行根治性手术切除，对病理为 pT_3～pT_4 或淋巴结转移的患者进行辅助放化疗。与单纯手术相比，辅助放化疗能够进一步降低局部复发率[25,60]。但是随着影像学技术的改善，术前 MRI 或内镜超声能够在术前更准确地进行直肠癌的分期，术前新辅助放化疗逐渐成为局部进展期直肠癌的标准治疗策略，与辅助放化疗相比，术前新辅助放化疗能够进一步降低局部进展期直肠癌的局部复发率[61,62]。

（三）局部复发的预测模型

由于直肠癌局部复发的影响因素众多，单纯依赖单个因素来预测是否局部复发的准确性较差，因此近年来许多研究在探索采用多个危险因素建立数学模型，对每个危险因素进行权重分析，采用简便易懂的图形模式来建议复发或转移预测模型。

由于相对于远处转移而言,局部复发较少见,因此其数学模型需要的样本量就更大。目前最有价值的局部复发预测模型汇总了 5 个新辅助放化疗的

前瞻性随机对照研究的数据(图 25 - 4),建立了预测局部复发、远处转移和总生存时间的数学模型,对临床具有一定参考价值[63]。

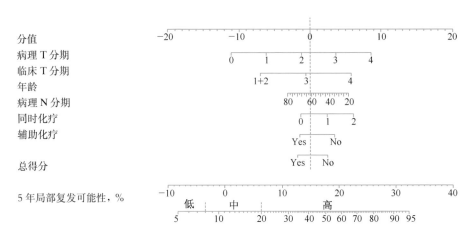

分值	
病理 T 分期	
临床 T 分期	
年龄	
病理 N 分期	
同时化疗	
辅助化疗	
总得分	
5 年局部复发可能性,%	

图 25 - 4　直肠癌新辅助放化疗后局部复发预测模型[63]

五、 局部复发的治疗

直肠癌局部复发的治疗是结直肠癌治疗的难点,治疗效果相对较差,手术风险高,并发症及死亡率高。既往对局部复发的治疗多为姑息性的放疗或化疗的联合,但近年来随着新辅助放化疗的应用以及直肠 MRI 的普及,更多直肠癌的局部复发能够更早期的发现,外科手术在其中扮演越来越重要的作用;而且随着外科技术的发展,手术并发症发生率及死亡率进一步降低。文献报道直肠癌术后局部复发行挽救性外科手术后其 5 年生存率达到 18%～58%,其中 R_0 切除的 5 年生存率达到35%～60%,手术死亡率 0～8%,术后并发症21%～82%[64]。

直肠癌局部复发的治疗需要依赖多学科综合治疗,需要影像科、外科、放疗、化疗科医生的通力合作。

(一) 手术治疗

首先应根据各种结果确定肿瘤的位置及周围脏器的侵犯情况,确定患者是否具有手术适应证。一般说来,远处转移、腹水、双侧盆腔侵犯是再次手术的禁忌证。单纯的盆腔局部复发、影像学检查提示可以切除者是手术适应证。对于一般情况良好、发生孤立的肝或肺转移,而症状明显,盆腔局部病

灶又可以切除者,可试行姑息性转移灶切除。

手术方式包括局部切除、腹会阴联合切除(APR)、盆腔脏器切除等[65,66]。

1. **局部切除**　适用于会阴部浅表部位孤立的或盆腔内孤立的局部复发病灶。外周切除范围不应<2 cm,由于复发病灶多半由局部广泛浸润,局部切除难以达到根治性切除的目的,手术后复发率高,中位生存时间为 6～13 个月。

2. **腹会阴联合切除**　初次手术采用前切除的病例,复发病灶局限于盆腔、未侵犯盆壁及盆腔内其他脏器者,可行腹会阴联合切除术。但手术治愈率仅为 30%～40%,绝大多数患者最终将再次局部复发或出现远处转移。对于肿瘤侵及肠壁外,位于后壁者,常需要联合骶骨切除。位于前壁者常需要盆腔脏器联合切除。

3. **盆腔脏器切除手术**　可以分为全盆腔脏器切除术及后盆腔脏器切除术。对于女性患者,子宫阴道常常是局部复发首先侵犯的器官,可以降低膀胱受侵的机会。对于仅仅是子宫阴道受侵的患者,可行后盆腔脏器切除手术。复发病灶侵犯膀胱、前列腺、后尿道或输尿管时,有学者主张行全盆腔脏器切除术。但是手术操作困难,并且可能引发致命的大出血,手术后并发症多,在高度选择的患者中可以尝试,图 25 - 5 列举了目前主要的盆腔淋巴结

清扫的层次范围[67]。

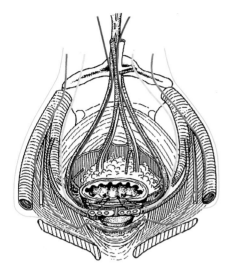

图 25-5　直肠癌盆腔手术淋巴结清扫的层次和分界[67]

深蓝色:全系膜切除术的层次;黄色:侧方淋巴结清扫的层次;红色:扩大盆腔淋巴结清扫的层次;浅蓝色:广泛全盆腔淋巴结清扫的层次

(二) 放疗

对于未接受新辅助放化疗的患者术后的局部复发,放疗或放化疗能够进一步缩小肿瘤、清除盆腔微转移病灶、提高疗效的价值。手术前辅助治疗,单纯手术切除后再次局部复发率高达 30%～40%,手术前辅助放疗可以降低再次手术后的局部复发率。对于既往未接受放疗者,再次手术前应进行辅助治疗。一般术前放疗的剂量为 50～60 Gy,可以同时进行联合化疗。放化疗的联合比单纯采用某一种方法可获得更好的效果。主要优点体现在以下方面:① 化疗可以增加肿瘤细胞对放疗的敏感性,提高放疗效果;② 放化疗联合可以缩小肿瘤,降低肿瘤分期,提高根治性手术切除率;③ 术前放化疗可以抑制或杀灭血液循环中的肿瘤细胞,降低远处转移或局部复发的机会。所以对于局部复发的病例多主张在手术前进行 6～8 周的综合治疗,然后进行手术。

对于无法手术或者合并远处转移的局部复发病例进行放疗可以获得姑息性疗效。经过治疗后大部分患者的出血和疼痛可以得到控制,但是对其他症状的控制作用非常有限。最恰当的姑息效果剂量为 40～55 Gy,但是症状缓解的时间非常有限,中位有效期为 5 个月。单纯经过放疗治愈疾病的可能很小,一组大宗病例的研究发现,患者的中位生存时间为 14 个月,5 年生存率为 5%。仅仅1/3 的患者在以后的生命过程中盆腔症状控制良好。

(三) 化疗

对于局部复发患者的化疗效果通常不如远处转移有效,特别是在新辅助放化疗的患者中。回顾分析早些年的文献,一般认为,5-FU/CF 化疗对局部复发病例疗效有限。近年来奥沙利铂、伊立替康为主的化疗药物也在局部复发中单独应用或联合放化疗进行应用,甚至西妥昔单抗和贝伐单抗等靶向药物也在直肠癌局部复发患者中应用,但其结果尚不完全肯定。目前化疗主要作为一种姑息治疗手段或放疗增敏剂,与放疗结合的新辅助治疗来提高手术切除率。

第二节　结直肠癌肺转移

一、概　述

随着生活水平的提高,结直肠癌在我国发病率呈上升趋势。肺是仅次于肝脏的结直肠癌第二位的远处转移部位[68]。文献报道结直肠癌患者并发同时性肺转移的概率为 2%～18%,有 10% 左右的结直肠癌根治术后患者会发生肺部转移[69-72]。

结直肠癌的肺转移分为同时性肺转移和异时性肺转移。所谓同时性肺转移即在发现原发性结直肠癌的同时发现肺转移瘤,异时性肺转移即在原发性结直肠癌治疗完成后发现的肺转移瘤。肺转移瘤可单发,也可多发;可局限于单侧肺,也可累及双肺(表 25-4)。

表 25-4 研究患者资料

研 究	患者性别/年龄	转移瘤数目	累及肺叶	转移瘤直径	随 访
Zabaleta(2011)[73];手术治疗(回顾性,n=84);西班牙	男/女:60/24;中位年龄65.5岁;平均年龄65.4岁	1个65例;≥2个19例	NA	≥3 cm 23例;≥2 cm 48例;<2 cm 36例	中位 43 个月(0~130 个月)
Pfannschmidt(2003)[74];手术治疗(回顾性,n=167);德国	男/女:103/64;平均年龄60.2岁(25~81岁)	中位 1 个(1~35个);1个84例;≥2个83例	NA	NA	平均58.6±42.7个月(0.5~183.9个月)
Higashiyama(2003)[75];手术治疗(回顾性,n=100);日本	男/女:61/39;平均年龄60.3岁(39~79岁);<61岁49例;≥61岁51例	影像学:1个49例;2个25例;3个18例;4个4例;5个1例;6个3例 术中检查:1个55例;2个23例;3个14例;4个3例;5个2例;6个3例	单侧 79 例;双侧 21 例	最大径 0.2~11 cm;≤3 cm 59例;>3 cm 41例	中位 30.3 个月(3.6~168.7个月)
Nakajima(2008)[76];手术治疗(回顾性,n=143);日本	开放:男/女:49/22;年龄 59.8±9.9岁 胸腔镜:男/女:43/29;年龄 63.3±11.0岁	开放:3.4±4.5 胸腔镜:1.6±0.9	NA	最大径:开放 2.7±1.8 cm;胸腔镜1.5±0.9 cm	开放:(46.7±54.3)个月 胸腔镜:34.4±22.0个月
Shiono(2005)[77];手术治疗(回顾性,n=87);日本	男/女:57/30;中位年龄 61 岁(23~83岁)	1个66例;2个9例;3个8例;4个3例;5个1例	NA	中位 1.8 cm(0.7~6.7 cm);≤3 cm 66例;>3 cm 21例	中位 32 个月(1~110个月)
Sakamoto(2010)[78];手术治疗(回顾性,n=59);日本	总人群:男/女:162/81,中位年龄 66岁(9~86岁) 转移人群:男/女:81/52,中位年龄 63岁(9~82岁)	NA	NA	总人群:中位1.5 cm(0.2~9.5 cm) 转移人群:中位1.5 cm(0.2~7.5 cm),≥3 cm 16例;<3 cm 117例	中位 37 个月(0~132 个月)(总人群和转移人群)
Kanzaki(2011)[79];手术治疗(回顾性,n=156);日本	男/女:91/65,平均年龄 62 岁(39~83岁)	1个100例;2个32例;≥3个24例	单侧130例;双侧26例	最大径≤3 cm 115例;>3 cm 41例	中位 43 个月(4~270个月)
Rolle(2006)[80];手术治疗(回顾性,n=91);德国	男/女:164/164,平均年龄 61 岁(20~80岁)	共3 267个(平均10个/患者);1个92例;≥4个161例;10个69例;≥20个30例	单侧165例;双侧113例	0.3~8 cm	NA
Lin(2009)[81];手术治疗(前瞻性,n=63);台湾	男/女:39/24,平均年龄58.7岁(32~78岁),>60岁29例	1个41例;2个14例;3个5例;≥4个3例	单侧51例;双侧12例	平均2.77 cm(0.5~8.6 cm);<3 cm 40例	中位 37.3 个月(12~122个月)
Takakura(2010)[82];手术治疗(回顾性,n=56);日本	男/女:26/30,中位年龄 64 岁(42~76岁)	1个37例;≥2个19例(2~14)	单侧44例;双侧12例	中位 2 cm(0.5~8.8 cm)	平均30个月
Rama(2009)[83];手术治疗(回顾性,n=62);葡萄牙	男/女:42/19,平均年龄61±14岁(30~80岁)	平均1.6±0.8个;1个37例;2个13例;≥3个11例	单侧59例;双侧2例	≤3 cm 44例;>3 cm 17例	平均 39±39 个月(4~173个月)

续　表

研　究	患者性别/年龄	转移瘤数目	累及肺叶	转移瘤直径	随　访
Riquet(2010)[84];手术治疗(回顾性,n=117);法国	男/女：74/53,中位年龄65岁(36~85岁);<65岁62例,>65岁65例	总计314个;1个75例;≥2个42例	NA	中位3.0±1.9 cm(0.2~9.0 cm);<2.9 cm 64例;>3 cm 53例	中位46个月(2~256个月)
Hwang(2010)[85];手术治疗(前瞻性,n=125);韩国	男/女：75/50,中位年龄60岁(32~80岁);≤60岁64例,>60岁61例	1个77例;≤3个109例;>3个16例	单侧94例;双侧31例	中位1.8 cm(0.5~7.0 cm);≤2.0 cm 85例;>2 cm 40例	中位46个月(21~99个月)
Chen(2009)[86];手术治疗(回顾性,n=84);日本	男/女：54/30,中位年龄65岁(41~86岁)	1个22例;2~4个51例;≥5个11例	单侧68例;双侧16例	<3 cm 18例;≥3 cm 66例	中位28个月(3~135个月)
Inoue(2004)[87];手术治疗(回顾性,n=128);日本	男/女：85/43,中位年龄61.8岁(39~78岁)	1个95例;≥2个33例	NA	NA	平均85.9个月;7例失访
Hornbech(2011)[88];手术治疗(回顾性,n=53);丹麦	NA		单侧41例;双侧12	NA	平均61.6个月(所有肿瘤);仅统计分析患者最短36个月
Headrick(2001)[89];手术治疗(回顾性,n=58);美国	男/女：37/21,中位年龄59岁(31~82岁)	1个31例;2个13例;3个10例;4个4例	NA	NA	中位62个月(6~201个月)
Park(2010)[90];手术治疗(回顾性,n=195);韩国	男/女：122/73,中位年龄58±9.5岁	1个112例;2~4个70例;>5个10例;未知3例	单侧146例;双侧48例	最大径≤4 cm 170例;>4 cm 17例;未知8例	中位42.3个月;失访1例
Kanemitsu(2010)[91];手术治疗(前瞻性,n=58);韩国	男/女：27/31,中位年龄62岁(36~84岁)	中位1个(1~8个)	单侧45例;双侧13例	中位最大径2.0 cm(1~8 cm)	中位39个月(5~94个月,全组);中位51个月(29~89个月,存活患者)
Ogata(2005)[92];手术治疗(回顾性,n=76);日本	男/女：39/37,平均年龄62.9岁(41~83岁)	1个56例;2个15例;3个4例;4个1例	单侧69例;双侧7例	平均直径2.69±1.47(0.7~10.0 cm);<3 cm 29例;≥3 cm 47例	中位47个月(2~204个月)
Koga(2006)[93];手术治疗(回顾性,n=58);日本	男/女：30/28,中位年龄63岁(33~87岁)	1个23例;2个16例;3个10例;4~12个9例	单侧45例;双侧13例	≤3 cm 31例;>4 cm 27例	中位24个月(5~233个月)
Brouquet(2011)[94];手术治疗(回顾性,n=112);美国	男/女：78/34,平均年龄55±11岁	平均每例2.3±2.1个	单侧78例;双侧34例	平均直径1.5±1.2 cm	中位49个月(0.1~159.0个月)
Yamakado(2009)[95];RFA,CT引导(回顾性,n=78);日本	男/女：53/25,平均年龄66.1±9.8岁(40~87岁);≤65岁29例,>65岁49例	1个34例;≥2个44例	单侧49例;双侧29例	平均最大径2.0±1.0 cm(0.6~6.0 cm);≤3 cm 70例;>3 cm 8例	平均24.6±17.6个月(6.0~84.1个月)
Yan(2006)[96];RFA,CT引导(回顾性,n=55);澳大利亚	男/女：33/22,平均年龄62±11岁;≤65岁29例,>65岁26例	1~2个39例;3~6个16例;平均2±2个/人	1叶39例;2~4叶16例	平均最大径2.1±1.1 cm(0.6~6.0 cm);≤3 cm 42例;>3 cm 13例	中位24个月(6~40个月)
Chua(2010)[97];RFA,CT引导(回顾性,n=108);澳大利亚	男/女：83/65,中位年龄63岁(30~85岁);≤60岁50例,>60岁98例	1~2个104例;≥3个44例	单侧107例;双侧41例	平均最大径2±2 cm;≤4 cm 89例;>4 cm 59例	中位29个月(2~103个月)

二、诊　断

肺转移瘤的诊断主要根据病史及影像学表现。早期患者一般无明显症状,晚期肺转移患者可出现咳嗽、胸痛、咯血等症状,如肿瘤侵犯胸膜可出现胸腔积液。一般结直肠癌首诊检查或手术后复查时发现,肺转移灶常位于外周及胸膜下[98,99]。

胸部 X 线摄片及 CT 是重要的筛查手段。胸片常表现为单肺或双肺单发或多发性结节或空洞,但一般仅有 1.8% ～ 12.0% 的肺转移灶是可切除的[100,101]。CT 多表现为粟粒样、单发或多发、大小不等、密度均匀、轮廓清楚的结节影,以中下肺为主。胸部 CT 易发现周边、直径 3 mm 以下的小病灶,特别是多发及较低位置的结节,并且可以确定解剖部位,检出率高于 X 线片[75,101-103]。因此,美国 NCCN 指南、大不列颠及爱尔兰的肛肠协会和丹麦结直肠癌学组已将胸部 CT 作为结直肠癌术前分期的常规检查之一[104-107]。如 X 线平片及胸部 CT 均诊断困难,可行 CT 引导下经皮肺穿刺活检术,其特异性及敏感性均在 90% 以上[102,108]。近年来,随着对肺转移瘤生物学行为认识的提高及影像学技术的发展,正电子发射体层摄影术(positron emission computed tomography,PET)及正电子发射断层与计算机断层成像(PET－CT)已被广泛运用于临床[109,110],使得肺转移瘤的诊断率有了明显提高。Bamba 等[111] 报道,PET－CT 对肺转移瘤诊断的特异性高达 99.1%,特别是 >9 mm 的结节,但由于费用较高,不推荐作为结直肠癌术后常规检查。表 25－5 显示多项研究结直肠癌患者肺部不确定结节恶性预测指标。

表 25－5　结直肠癌患者肺部不确定结节恶性预测指标

研　究	恶性预测指标	准确度(P 值)	统计分析方法	结　论
Brent(2007)[112]	区域淋巴结转移	NS	NS	少的肺结节多为良性,不应该推迟结直肠癌原发灶手术
Phillips(2009)[113]	多发/双侧肺结节,区域淋巴结转移,远处转移	NS	NS	多发/双侧肺结节和区域淋巴结转移/远处转移多预示肺结节为恶性,对这类高危人群建议密切随访
Choi(2010)[114]	区域淋巴结转移	NS	NS	对区域淋巴结转移患者术前发现不确定肺结节,建议 3～6 个月随访胸部 CT
Christoffersen(2010)[115]	区域淋巴结转移 术后 CEA 升高	$P=0.047$ $P=0.02$	χ^2 检验,Mann-Whitney 和对数秩检验	区域淋巴结转移和术后 CEA 升高患者建议密切随访,多次胸部 CT 检查
Quyn(2012)[116]	≥4 个肺结节 区域淋巴结转移	$P<0.01$ NS	χ^2 检验 NS	肺结节患者随访应包括原发肿瘤病理分期,肺结节的大小和数目
Pomerri(2012)[117]	直径>5 mm 边缘不规整 钙化	$P=0.02$ $P=0.02$ $P=0.04$	多因素 Logistic 回归分析	对未钙化、边缘不规整和直径 >5 mm 肺结节,建议胸部 CT 随访 3～6 个月
Varol(2012)[118]	多发肺结节 直肠癌 钙化 位于肺实质 边缘不规整	$P=0.006$ $P=0.037$ $P=0.026$ $P=0.016$ $P=0.002$	χ^2 检验,Mann-Whitney 检验和多因素 Logistic 回归分析	多发、边缘不规整位于肺实质的结节多为转移性

三、治　疗

目前对结直肠癌肺转移的治疗有手术切除(包括传统手术和胸腔镜手术)、射频消融(radiofrequency ablation,RFA)及化疗等。不幸的是仅有 1% 的结直肠癌肺转移患者适合手术治疗[99,119]。

(一)肺转移癌的外科治疗

随着对结直肠癌肺转移认识的深入和治疗技术的发展,如今的外科手术治疗已广泛开展,美国纽约 Sloan-Kettering 纪念癌症中心的一项研究认为肺转移灶完整切除对患者术后生存是唯一有影响的因子,在 144 例行肺转移灶切除患者中,5 年生存率为 44%,10 年生存率 25%[120]。目前,国内外已对结直肠癌肺转移瘤手术适应证达成了基本共识[87,90,104,105,119,121-130]:① 原发肿瘤已行或能行根治性切除(R0),无局部复发;② 所有肺转移瘤能完整切除,且术后肺功能能维持正常生活;③ 无肺外其他脏器转移灶;④ 患者心肺储备及全身情况能耐受手术;⑤ 无其他有效的全身治疗方法;⑥ 肺转移瘤手术切除后又出现新的肺转移时,如满足以上条件仍可考虑再次手术切除。

1. 手术方法

(1) 传统手术:手术方法的选择取决于肿瘤组织类型、数量、位置和疾病分期等。传统术式包括:肺楔形切除术、肺段切除术、肺叶切除术、全肺切除术[99]。在已有的报道中肺楔形切除术采用最多,可以保留足够的肺功能,预防术后肺功能衰竭,尤其是多发的肺转移瘤和伴有肺源性心脏病的患者,同时,为以后可能再次肺切除术保留足够的正常肺组织[131,132]。肺门或纵隔淋巴结转移是肺转移瘤切除术后预后不良的重要因素之一[133,134],但少有报道是否有必要行系统的淋巴结清扫。Welter 等[135]报道肺内(10 例)和肺门或纵隔淋巴结转移(18 例)的 5 年生存率分别为 78.5% 和 0,认为伴有肺门或纵隔淋巴结转移的肺转移瘤不适合手术切除。

(2) 微创手术:20 世纪 90 年代,胸腔镜手术(VATS)能够在尽可能保留肺组织的前提下,完成肺外周病变的楔形切除术。美国纽约 Sloan-Kettering 纪念癌症中心的 McCormack 等开展了一项前瞻性研究,报告 18 例患者胸部 CT 显示肺结节行胸腔镜下肺结节切除,后病理证实 56%(10/18)的患者为肺转移,并因术前 CT 未显示病灶或胸腔镜下未发现病灶而另行开胸手术,这一研究最终否决 VATS[136]。而且,VATS 需要一定的学习过程,且手术费用昂贵。但是随着 CT 影像技术的发展,以及术前 CT 引导导丝定位针定位、亚甲蓝标记、通过胸腔镜操作孔手指触摸、术中超声定位等技术的应用[102,108,137],目前 VATS 已广泛应用于肺转移瘤的治疗。该手术具有对机体损伤小、良好的操作视野、并发症不适感少、住院时间短、恢复快、疗效与传统手术相当等优势[99,138]。Nakajima 等[76]报道结直肠癌肺转移瘤患者行 VATS 与胸廓切开术进行比较,术后 5 年复发率、生存率差异均无统计学意义,VATS 后 5 年生存率可高达60.4%,所以他们认为具有手术指征的结直肠癌肺转移患者可以首选 VATS 治疗。

2. 手术效果及预后影响因素 手术治疗是一种低病死率、高生存率的治疗方法。Warwick 等[139]报道手术治疗较化疗可明显提高患者长期生存率。结直肠癌肺转移瘤手术切除患者的术后 5 年生存率达 24%～68%(表 25-6)。肺转移瘤切除术后复发率高达 68%,其中大约 50%的患者肺再次受累[140],而这些患者中仅一小部分适合再次手术。表 25-7 总结了系列研究关于结直肠癌肺转移再次手术的效果。影响结直肠癌肺转移手术切除患者术后生存的预后的因素还在进一步讨论之中,主要因素包括[72,77,89,122,128,130,141-145]:术前血清癌胚抗原(CEA)水平,胸内淋巴结有无转移,转移灶大小、数目和部位,无瘤间期及肺转移瘤是否完整切除,另外还与年龄、性别、原发结直肠癌部位、分期、是否化疗等有关(表 25-8)。

表 25-6 结直肠癌肺转移瘤切除系列研究

研　究	患者(n)	平均年龄	肺转移	中位生存期(月)	5 年生存率(%)	良好的预后因素
Moore(2001)[146]	47	65	34 孤立,13 多发	NA	24	R0 切除
Sakamoto(2001)[119]	47	61	30 孤立,17 多发	18.5	48	CEA 正常
Rena(2002)[147]	80	63	59 孤立,21 多发	26	41	孤立肺转移,DFI＞36 个月,CEA 正常
Saito(2002)[122]	165	61	104 孤立,61 多发	NA	40	CEA 正常,无淋巴结转移,孤立肺转移

续 表

研 究	患者(n)	平均年龄	肺转移	中位生存期(月)	5年生存率(%)	良好的预后因素
Pfannschmidt(2003)[74]	167	60	84 孤立,83 多发	40	32	无淋巴结转移,孤立肺转移,CEA 正常
Vogelsang(2004)[148]	75	58	65 孤立,10 多发	33	27	转移瘤＜3 cm,DFI＞10 个月
Kanemitsu(2004)[149]	313	61	NA	38	38	CEA 正常,孤立肺转移,无淋巴结转移
Inoue(2004)[87]	128	61	95 孤立,33 多发	49	45	孤立肺转移,CEA 正常,无淋巴结转移
Shiono(2005)[77]	87	61	66 孤立,21 多发	NA	61	无血管侵犯
Yedibela(2006)[150]	153	59	101 孤立,40 多发	43	37	DFI＞36 个月,孤立肺转移
Lizasa(2006)[127]	75	60	53 孤立,22 多发	NA	41	CEA 正常,单侧肺转移,孤立肺转移
Melloni(2006)[151]	81	61	44 孤立,37 多发	37	42	R_0 肺转移瘤切除
Welter(2007)[135]	169	62	81 孤立,88 多发	47.2	39	孤立肺转移,转移瘤＜5 cm,无淋巴结转移
Lee(2007)[152]	59	55	35 孤立,24 多发	NA	50	CEA 正常,孤立肺转移
Rama(2009)[83]	61	61	37 孤立,24 多发	67	48	DFI＞36 个月,孤立肺转移,CEA 正常
Onaitis(2009)[153]	378	61	226 孤立,152 多发	NA	25(无疾病生存)	DFI＞12 个月,肺转移瘤＜3 个,年龄＞65 岁
Lin(2009)[81]	63	59	41 孤立,22 多发	NA	44	DFI＞12 个月,无肝转移
Chen(2009)[86]	84	65	62 孤立,22 多发	NA	60	单侧肺转移
Watanabe(2009)[154]	113	62	83 孤立,30 多发	NA	68	CEA 正常,无淋巴结转移
Takakura(2010)[82]	56	64	37 孤立,19 多发	NA	48	DFI＞12 个月,CEA 正常
Riquet(2010)[84]	127	65	75 孤立,42 多发	45	41	无血管侵犯
Landes(2010)[155]	40	63	27 孤立,13 多发	NA	43	无肝转移
Hwang(2010)[85]	125	60	77 孤立,48 多发	37	48	DFI＞6 个月,无淋巴结转移,CEA 正常
Suemitsu(2011)[156]	57	63	23 孤立,34 多发	65.2	54	$T_1 \sim T_2$ 期结直肠癌
Borasio(2011)[130]	137	63	82 孤立,55 多发	36.2	55	DFI＞24 个月,孤立肺转移,肺转移瘤 R_0 切除

CEA：癌胚抗原;CRC：结直肠癌;DFI：无病间期;NA：not available。

表 25-7 结直肠癌肺转移瘤多次手术切除系列研究

研 究	患者(n)	第一次术后5年生存率(%)	平均生存时间(月)	5年无病生存率(%)
Saito(2002)[122]	23	52	NA	NA
Inoue(2004)[87]	20	22	35	NA
Welter(2007)[157]	33	53	72	NA
Kim(2008)[158]	28	29	42	NA
Watanabe(2009)[154]	27	85	NA	NA
Chen(2009)[86]	22	61	NA	32
Park(2010)[90]	48	79	NA	49

NA：not applicable。

表 25-8 结直肠癌肺转移瘤切除后预后相关因素系列研究

预后相关因素	有意义的文献(单因素分析)	有意义的文献(多因素分析)
结直肠癌分期	[16, 20, 81, 84, 89]	[20, 84]
DFI(结直肠癌-肺转移)	[14-16, 80, 83, 86]	[14, 16, 80, 83, 86]
单个/多发肺转移	[10, 15, 16, 18-20, 55, 60, 63, 80, 82, 83, 85, 86]	[10, 15, 16, 18-20, 55, 63, 80, 82, 83, 85, 86]
单侧/双侧肺转移	[19, 20, 55, 60, 82]	[19, 20]
肺转移瘤大小	[60, 68, 81]	[60, 81]
淋巴结转移	[7, 18, 20, 55, 68, 81-83]	[7, 18, 55, 68, 82]
肺转移瘤切除类型	[14, 81, 83, 85]	[81, 85]
R_0 切除	[63, 84]	[84]
血管侵犯(病理)	[10, 17, 87]	[10, 17]
肺转移瘤术前 CEA 水平	[7, 16, 18, 20, 52, 55, 60, 80, 82, 85]	[7, 16, 18, 55, 60, 80, 82, 85]

CEA:癌胚抗原;CRC:结直肠癌;DFI:无病间期。

(二)射频消融(radio frequency ablation, RFA)

RFA 首次用于治疗原发性肝癌。随着射频医疗器械的发展,目前可以仅使用一根射频穿刺针进入病灶处就能产生直径>1.5~2 cm 的超高热区域。RFA 可使91%的直径<4.7 cm 的肺转移灶完全坏死,但是当肿瘤邻近大血管(直径>3 mm)时该疗法常失败[159]。文献报告该方法治疗结直肠癌肺转移 3 年生存率大约50%[160]。对于肺转移灶<3 cm 且无肺外转移患者,该疗法的 3 年生存率高达 78%。该治疗方法适应证包括[99,161-163]:① 原发肿瘤已行或能行根治性切除(R_0),无局部复发;② 对于高龄,合并心脑血管疾患,经历多次手术打击,体质虚弱,难以再次接受手术治疗的患者;③ 肺转移灶≤3 个;④ 肺转移灶直径<5 cm;⑤ 肺转移灶位于肺外 2/3 带,远离纵隔区;⑥ 患者行螺旋 CT 薄层扫描。该方法的并发症有气胸(40%)、胸腔积液(15%)、脓胸(1%)、咯血、胸痛和咳嗽、肺脓肿等(表 25-9)。

表 25-9 结直肠癌肺转移治疗相关并发症

研 究	死亡率(%)	并发症率(%)	并 发 症
Yamakado(2009)[95]	NA	NA	气胸 22.1%;无菌性胸膜炎 1.4%;轻微并发症 9.3%;严重并发症 14.3%
Yan(2006)[96]	0	42	RFA 术后:气胸(16),发热(6),胸腔积液(4),胸膜炎胸痛(2);胸腔引流 10 例;气胸 9 例,胸腔积液 1 例;胸腔引流时间 2±2 天
Yan(2007)[161]	0	42	肺内出血(5),气胸(16),发热(6),胸腔积液(4),持续性胸膜炎胸痛超过一周(2)
Chua(2010)[97]	0	NA	气胸(66),胸腔积液(16),肺实变(10),出血(1),胸膜炎胸痛(12);胸腔引流 45 例
Brouquet(2011)[94]	0	4	仅肺切除者:死亡率 0(治疗相关);并发症发生率 4%(n=4)术后
Koga(2006)[93]	0	NA	NA
Ogata(2005)[92]	0	1	大出血 1 例
Park(2010)[90]	0	NA	NA

研 究	死亡率(%)	并发症率(%)	并 发 症
Headrick(2001)[89]	0	12	肠梗阻(2),胆瘘(1),乳糜瘘(1),切口疝(1),术后出血(1),肺栓塞(1)
Hwang(2010)[85]	0	NA	NA
Riquet(2010)[84]	0	14.5	心房颤动(2),持续气胸(6),肺不张(1),脓胸(2),出血(2),肺炎(1),喉返神经麻痹(1),其他(2)
Rama(2009)[83]	0	8	气管胸膜瘘(2),急性肾功能不全(1),出血(1),伤口感染(1)
Zabaleta(2011)[73]	2.4	8.3	持续气胸(3),医院获得性肺炎(1),不全性小肠梗阻(1),肺不张需行支气管镜检查(1),血胸(1)(需要反复治疗)
Pfannschmidt(2003)[74]	1.8($n=3$)	NA	肺炎后败血症多器官功能衰竭导致术后死亡(2),突发性心力衰竭导致死亡(1)
Nakajima(2008)[76]	1.4	NA	术后死亡(肺栓塞,胃肠道出血)(2)
Shiono(2004)[77]	0	NA	NA
Sakamoto(2001)[119]	0	9.8	持续气胸(3),肺炎(2),脑梗死、术后出血、肺不张、十二指肠溃疡、乳糜胸、肠梗阻、尿路感染和脓胸(各1例)
Kanzaki(2011)[79]	0	0	NA
Rolle(2006)[80]	0	NA	严重并发症:持续气胸(2),胸腔内出血(2),迟发性气胸(2)
Rolle(2006)[167]	0	NA	严重并发症:持续气胸(2),胸腔内出血(2),迟发性气胸(2)

(三)化疗

文献报道,结直肠癌肺转移单纯化疗者存活没有超过 24 个月[120]。自 2000 年以后,随着靶向药物(西妥昔单抗和贝伐单抗)的开发并用于联合化疗中,很难确定全身化疗和手术治疗哪一项对结直肠癌肺转移患者的总体生存真正有作用[84,85,130,152,155]。故全身化疗常作为术后辅助治疗方法,选用多种化疗药物组成联合化疗方案[99]。结直肠癌肺转移瘤手术后行联合化疗是安全有效的[82]。2009 年美国临床肿瘤学会胃肠肿瘤研讨会报道了 121 结直肠癌肺转移瘤切除术后接受现代化疗方案的数据,88 例(73%)接受化疗,分别为氟尿嘧啶单药方案 23 例、奥沙利铂方案 39 例、伊立替康方案 26 例;2 年无病生存率化疗组明显高于未化疗组(52% *vs.* 28%),但是氟尿嘧啶单药组与奥沙利铂组、伊立替康组无统计学差异,分别为 36%、59% 和 58%[164]。另外,肺转移瘤围手术期化疗不仅没有增加手术并发症,而且可改善患者生存。PulMiCC 临床试验[165,166]就是比较结直肠癌肺转移患者,随机接受单纯化疗或手术联合化疗,以确定手术切除肺转移瘤能否延长患者生存时间和改善生活质量,目前仍在英国和欧洲招募患者中。

四、并 发 症

有 20 项研究报道了结直肠癌肺转移治疗相关的死亡率和(或)并发症发生率(表 25-9)。3 项关于 RFA 治疗结直肠癌肺转移的研究报道了治疗相关的死亡率均为 0,但是其定义各不相同。3 项外科手术治疗肺转移的研究报道治疗相关死亡率分别为 2.4%、1.8% 和 1.4%。其他 14 项研究报道的手术相关死亡率均为 0。在并发症发生率方面,RFA 研究中报道的并发症发生率高于外科手术研究,3 项 RFA 研究报道的平均并发症发生率为 45.5%,而 9 项外科手术研究中报道仅为 6.6%。这一差异可能与各项研究对所报道的并发症定义不同有关,有些研究仅报道严重并发症,而有些研究则报道发生的所有并发症,比如外科手术研究中,常常仅报道严重并发症。

第三节 卵 巢 转 移

一、结直肠癌卵巢转移的流行病学及预后

在结直肠癌患者中,肝脏为最常见的转移器官,卵巢是女性结直肠癌患者腹腔内除肝脏外最常见的转移器官[168],卵巢转移可为同时性也可为异时性,可为单侧也可为双侧。结直肠癌卵巢转移的发生率文献报道差异较大,为 1.2%～28.0% 不等,平均 7% 左右[169-177]。据术中肉眼观察,卵巢转移率为 1.2%～3.6%。根据双侧预防性卵巢切除术后标本的病理观察,卵巢转移率为 6%～8%。其中,Dukes' C 期患者转移率高达 17%～18%;据随访发现,结直肠癌术后因为卵巢转移需要手术的比例为 1.3%～2.3%;据尸检报道,4%～14% 的女性直肠癌患者会发生卵巢转移[178-180]。也有文献报道在结直肠癌第一次手术时有 3%～8% 已发生卵巢转移,保留卵巢术后 2%～6.8% 将继发卵巢转移,50%～70% 为双侧同时转移[181-183]。复旦大学附属肿瘤医院结直肠外科报道结直肠癌卵巢转移发生率为 7.5%(165/2 202),其中双侧转移占 50.6%,与文献报道类似,故而结直肠癌卵巢转移并非罕见,应对此予以重视[184]。

结直肠癌一旦发生卵巢转移就意味着病程已属晚期,且常伴有其他脏器的转移,如肝脏、盆底腹膜、大网膜、肺等,治疗效果不理想,预后较差,文献报道总的 5 年生存率仅为 4.3%,尽管如此,积极的手术治疗仍可延长患者生存期[185, 186](表 25－10)。文献报道同时性卵巢转移手术切除后的中位无病生存期和中位总生存期分别为 10.3 个月和 6.1～18.4 个月[169, 175, 184, 185, 187]。Zhou 等[186] 报道手术治疗 67 例结直肠癌卵巢转移患者,术后 1 年、3 年、5 年生存率分别为 71.0%、18.7%、9.2%。Ojo 等[188] 报道 26 例结直肠癌卵巢转移患者,其中同时性 22 例(占 84.6%),异时性 4 例(占 15.4%),患者中位生存期为 27 个月。另外文献报道结直肠癌卵巢转移者较胃癌卵巢转移者预后好,中位生存期分别为 27.3 个月和 19.2 个月($P = 0.015$),并且肠癌卵巢转移者较胃癌卵巢转移者年龄偏大,平均年龄分别为 50.4 岁和 43.8 岁($P = 0.002$)[189]。复旦大学附属肿瘤医院的数据也显示结直肠癌卵巢转移的预后好于胃癌卵巢转移,中位生存期分别为 29.6 个月和 13 个月[190]。Kim 等[173] 分析了 103 例发生卵巢转移的结直肠癌患者后发现,合并与不合并其他部位转移者 5 年生存率分别为 15.6% 和 50.9%($P = 0.003\ 5$),单侧和双侧卵巢转移的 5 年生存率分别为 36.4% 和 10.6%($P = 0.015$)。

表 25－10 部分文献报道结直肠癌卵巢转移的发病、治疗及预后情况

作 者	发表年份	入组间期	病例数	年龄	女性肠癌卵巢转移发病率(%)	直肠癌卵巢转移发病率(%)	结肠癌卵巢转移发病率(%)	同时性卵巢转移占比例(%)	合并其他部位转移率(%)	双侧转移率(%)	合并腹膜种植率(%)	确诊肠癌至卵巢转移间期(月)	手术切除率(%)	确诊卵巢转移后中位生存期(月)
Miller 等[185]	1997	1980～1995	23	NA	NA	NA	NA	100	56.5	NA	30.4	NA	95.7	17.8
Rayson 等[191]	2000	1984～1998	30	55	NA	NA	NA	29	NA	31.6	NA	15	50	20
Wright 等[192]	2004	1990～2001	28	55	NA	NA	NA	100	89.3	46.4	82.1	NA	53.6	18.4

续　表

作者	发表年份	入组间期	病例数	年龄	女性肠癌卵巢转移发病率(%)	直肠癌卵巢转移发病率(%)	结肠癌卵巢转移发病率(%)	同时性卵巢转移占比例(%)	合并其他部位转移率(%)	双侧转移率(%)	合并腹膜种植率(%)	确诊肠癌至卵巢转移间期(月)	手术切除率(%)	确诊卵巢转移后中位生存期(月)
Sakakura 等[193]	2004	1990~2000	9	NA	2	NA	NA	NA	NA	NA	NA	NA	100	20.8
左明等[194]	2006	1990~2000	36	52	6.8	6.8	NA	77.7	36	61.1	30.6	22	58.3	46.2(平均)
汤德锋等[184]	2008	1985~2006	87	44	NA	33.3	55.2	51.7	NA	50.6	NA	14	39.1	NA
廖坚松等[195]	2006	2001~2004	21	40	NA	52	48	67	52.4	52	NA	NA	85.7	
McCormick 等[196]	2007	1980~2005	39	52	NA	NA	NA	70	70	NA	NA	24	72.5	13.0
Kim 等[173]	2008	1989~2005	103	46	3.3	1.2	5.2	71.8	67	41.7	52.4	NA	33	5 年 OS 26.6%
Tan 等[197]	2010	1992~2004	25	53	1.57	NA	NA	64	NA	56	76	NA	100	19
李景文等[198]	2012	1990~2009	61	50	NA	42.6	57.4	45.9	9.8	49.2	NA	NA	NA	17.2(平均)
Jeung 等[189]	2015	2001~2010	45	50	NA	NA	NA	44.4	22.7	46.7	NA	NA	NA	27.3(平均)

NA = not available，数据不详；OS = overall survival，总体生存期。

二、Krukenberg 肿瘤的概念

Krukenberg 瘤是 Krukenberg 在 1896 年首先提出，并从病理形态上加以明确，指起源于消化道、镜下表现为黏液特性的卵巢转移性肿瘤[199]。它既不能代表各类来自消化道的转移瘤，更不能代表全部的转移性卵巢肿瘤。转移性卵巢肿瘤占同期卵巢肿瘤总数的 9.5%～28%，这些肿瘤可以来源于胃肠道、乳腺、生殖系统等，其中来自胃肠道的比例最高，28.6%～37.0%的转移性卵巢肿瘤来源于结直肠[169, 175, 184, 187]。

卵巢 Krukenberg 瘤的组织学诊断标准：① 肿瘤生长在卵巢内；② 镜下可见印戒状黏液细胞；③ 卵巢间质伴有肉瘤样浸润。

三、结直肠癌卵巢转移的发生机制

结直肠癌卵巢转移发生机制尚不明确，通常认为可能有以下途径[200-203]。

1. **直接侵犯**　邻近卵巢的肠段如回盲部、乙状结肠和上段直肠，可以直接侵犯卵巢形成转移，术中可以发现转移灶与原发瘤的粘连。

2. **种植转移**　有一种设想认为肿瘤细胞穿透肠壁后侵入腹腔，借助重力和肠蠕动的作用到达卵巢，当绝经前的卵巢适值排卵，滤泡裂开给癌细胞的植入打开门户从而形成转移。但这种设想无法解释一些肿瘤还局限于肠壁的结直肠癌发生转移，而且这种种植转移一般应在卵巢表面，但实际上卵巢转移癌多有一层厚厚的包膜，癌细胞在卵巢髓质内生长。

3. **淋巴转移**　卵巢富含淋巴管，与腹膜后淋巴和腹主动脉旁淋巴有交通，以下一些证据支持淋巴道转移：① 卵巢转移一般为双侧；② 因转移而增大的卵巢常保留原来的形状，肿瘤多在包膜内生长；③ 输卵管常同时有转移，镜下表现为淋巴管癌栓。

4. **血行转移**　以前认为此途径较少，但有些

学者认为此途径更容易解释。总之,上述转移途径并非孤立存在,可能是几种途径并存的结果。

结直肠癌卵巢转移常常发生于中青年患者[169],且多见于绝经前妇女,这主要是因为绝经前卵巢的功能旺盛,血运丰富的卵巢更加有利于转移瘤的生长[175, 204, 205]。另外与年轻恶性肿瘤患者肿瘤恶性程度相对较高、分化较差、侵袭力更强、易发生血管和淋巴管浸润转移亦有一定关系[206]。万德森等认为各部位结直肠癌发生卵巢转移的概率,与原发性结直肠癌的发生率极为相近[195],最常见于直肠癌、乙状结肠癌,然后为右半结肠癌,似乎距离卵巢越近越容易发生卵巢转移,王锡山等[198]报道卵巢转移发生在直肠癌和乙状结肠癌者占 55.7%,发生在右半结肠癌者占 32.8%,认为结直肠癌本身好发于直肠和乙状结肠,其次为右半结肠,这些器官的解剖位置邻近卵巢,而且他们彼此之间具有邻近且相互交叉的血液供应和淋巴引流,解剖位置邻近又给肿瘤直接侵犯提供了良好的条件。但 Burt 等[204]、Graffner 等[183]和 Blamey 等[207]认为原发癌部位与卵巢转移的发生率无关。

目前有关原发灶病理类型及分化程度与卵巢转移之间是否存在关联,文献报道意见不一。赞同者如周士福等[208]认为原发于结直肠的肿瘤病理类型为低分化腺癌、黏液腺癌或印戒细胞癌,分化程度为低分化或未分化者易发生卵巢转移。然而多数国外学者如 Herrera 等[170]、Graffner 等[183]、Blamey 等[207]认为原发癌病理类型及肿瘤分化差并不增加卵巢转移的危险。复旦大学附属肿瘤医院的资料表明转移组 87 例患者中 28 例(32.2%)为黏液腺癌或印戒细胞癌,对照组 231 例患者中仅 49 例(21.2%)为黏液腺癌或印戒细胞癌,两组间具有显著统计学差异($P<0.05$)。转移组 87 例患者中 48 例(55.2%)为低分化或未分化癌,对照组 231 例患者中仅 55 例(23.8%)为低分化或未分化癌,两组间也具有显著统计学差异($P<0.01$),支持病理类型为黏液腺癌或印戒细胞癌,肿瘤分化差或未分化者发生卵巢转移的机会较高[181]。

TNM 分期反映肿瘤病期,多数文献报道认为病理分期晚者较分期早者更容易发生卵巢转移[169, 209],复旦大学附属肿瘤医院资料也支持上述结论[181]。

四、卵巢转移的临床表现和诊断

同其他的转移瘤一样,早期的卵巢转移瘤往往没有明显的症状,随着病情的发展会出现转移瘤的症状。除了原发瘤的表现,结直肠癌卵巢转移时常见的临床表现有腹痛、腹胀、腹水、腹部包块和阴道流血等。结直肠癌卵巢转移在术前检出率较低,为了提高诊断率,一方面对确诊为结直肠癌的患者应该常规检查盆腔,并结合影像学检查结果明确有无卵巢转移。另一方面凡是盆腔检查到双侧实质性活动的附件肿块时均应考虑到结直肠癌可能,必要时行粪便隐血试验、钡剂灌肠、内窥镜等辅助检查。此外,无论是结直肠肿瘤还是卵巢肿瘤,术中均需仔细探查盆腔及肠道,避免误诊及漏诊。

五、卵巢转移的治疗

对于发生卵巢转移的结直肠癌如何治疗,NCCN 指南并没有明确阐述,这可能和卵巢转移本身发病率低,对其研究较少有一定关系。现在对结直肠癌卵巢转移,多主张在原发瘤已经控制的前提下,对卵巢转移瘤采取积极的手术切除,术后辅以化疗等综合治疗。积极手术的主要原因如下:① 术前有时候很难判断卵巢肿瘤是原发性还是转移性,如果是原发性肿瘤,不积极手术治疗将使患者失去根治性切除的机会;② 切除转移性肿瘤可以解除肿块压迫,抑制腹水形成,减轻患者痛苦;③ 有时可与原发癌同时治疗,得到治愈的效果;④ 手术负担无明显加重。

手术切除应尽量争取切除转移瘤以达到肉眼无残留或减少肿瘤负荷,具体的手术范围应视患者的具体情况而定。常见的手术方式有:① 全子宫＋双附件切除;② 双侧附件切除。一般不推荐进行盆腔淋巴结清扫,仅单纯切除即可。如果原发灶能切除或已经切除,而且转移瘤的范围局限于盆腔或卵巢,这些病例往往预后较好,应争取积极的广泛切除以达到肉眼无肿瘤残留,可行双侧附件加全子宫切除;如果结直肠癌卵巢转移还伴有其他部位的转移,如肝脏、盆底腹膜、大网膜、肺等,此时就不应该追求盲目的扩大手术范围,手术的目的是切除巨大的肿物以减轻日后因此而引发的症状,从而改善患者的生存质量。当术中发现一侧卵巢已经发生转移而另外一侧肉眼正常时,至于是否保留后者的问题也一直存在争议,现在越来越多的学者赞成只要有一侧卵巢受累,应同时切除双侧附件[173]。

六、 关于预防性卵巢切除

虽然来自结直肠的卵巢转移癌预后相对较好,但是合并卵巢转移的结直肠癌患者较无转移者预后要差,主要是因为合并卵巢转移的患者常常合并其他脏器的转移。Blamey 等[207] 报道 882 例女性结直肠癌中,36 例术中发生卵巢转移,其 5 年生存率为 38%,明显低于无转移患者 60% 的 5 年生存率。早在 1951 年,Burt[204] 就提出,对 40 岁以上结直肠癌妇女在手术切除肠道原发肿瘤的同时行预防性卵巢切除,以预防日后发生转移和减少原发性卵巢癌的发生。该观点随后得到许多学者的支持,理由如下:① 结直肠癌卵巢转移常见,一旦发生,预后极差;② 微小的转移病灶术中不容易肉眼发现,有时病理学检查也容易漏诊;③ 术后仍有发生卵巢转移的可能,预防性切除可以避免再次手术;④ 结直肠癌人群原发卵巢癌发生率高于正常人群,切除卵巢可避免原发性卵巢癌。

然而对于预防性卵巢切除的问题颇有争议,尤其是绝经前的患者[175]。反对行预防性卵巢切除者认为:① 直肠癌卵巢转移多为亚临床全身扩散,切除卵巢不能提高生存期。Mayo 医院的研究结果就表明预防性双侧卵巢切除并不能改善结直肠癌患者的预后。Cutait 等[180] 发现,在 335 例结直肠癌的患者中,201 例同时切除一侧或者双侧卵巢,134 例保留双侧附件,随访发现两组在生存率和复发率方面并没有差异。Young-Fadok 等[175] 前瞻性研究报道,结直肠癌手术时行预防性卵巢切除,研究组与对照组 3 年及 5 年生存率差异无统计学意义。Sielezneff 等[174] 的前瞻性研究表明,结直肠癌根治术时卵巢发生微小转移的概率甚微,预防性切除对预后无价值反而增加手术并发症和病死率,因而没有必要行预防性切除。② 转移性卵巢癌的发病年龄逐渐降低,绝经前患者占大多数,绝经前卵巢切除将面临严重精神负担和自主神经功能紊乱等并发症,导致生活质量下降,需要长期依赖外源性雌激素替代治疗。总之,目前并无证据显示预防性卵巢切除可提高结直肠癌患者的长期生存,复旦大学附属肿瘤医院的观点也认为不必常规行预防性卵巢切除。我们应该在结直肠癌手术的时候,仔细探查双侧卵巢,力求发现转移肿瘤,对于怀疑有卵巢转移或不能确定卵巢肿瘤为原发还是转移时,可进行术中冰冻病理检查,再决定手术方式。对于无卵巢转移者是否需预防性双侧卵巢切除可采取个体化原则:根据患者的年龄及绝经与否、直肠癌的病期和组织学分类、切除双侧卵巢后能否根治、患者的意愿和对切除后并发症的理解来综合判断。对于患者 40 岁以上的中年妇女有子女者、Dukes C 和 Dukes D 期、低分化、黏液腺癌,应在患者及家属接受的情况下预防性切除双侧卵巢;但是对于 40 岁以下妇女、术中确认卵巢正常者,尤其是尚未生育者,应持谨慎的态度,尽量保留子宫及双侧附件,术后定期随访盆腔 CT 等影像学检查及肿瘤指标(包括 CA125 等),以尽早发现卵巢转移,并进行积极治疗。

第四节　骨　转　移

一、结直肠癌骨转移的流行病学及预后

晚期结直肠癌易发生远处转移,常见的转移部位为肝和肺,骨和其他部位转移较少见。以往文献报道,结直肠癌骨转移的发生率为 $1.3\%\sim10.4\%$,在尸检结果中为 $8.6\%\sim23.7\%$[210-216]。Kanthan 等[212]回顾了 1970~1995 年收治的 5352 例结直肠癌患者,骨转移发生率为 6.6%。Sundermeyer 等[215]回顾了 1993~2002 年收治的 1 020 例结直肠癌患者,骨转移的发病率为 10.4%,且直肠癌骨转移发生率显著高于结肠癌(16% $vs.$ 8.6%,$P=0.001$)。刘放等[213]分析了 191 例结直肠癌术后骨转移的患者,占同期治疗 3 454 例结直肠癌的 5.5%,其中直肠癌和结肠癌的骨转移率分别为 7.5%和 2.9%($P<0.05$)。目前已有很多研究显示直肠癌比结肠癌更容易发生骨转移[213、215、217]。随着结直肠癌手术技术及放化疗等综合治疗的进展,晚期结直肠癌患者生存期明显延长,结直肠癌骨转移发病率逐年上升[215]。国内张新涛[218]回顾了 897 例转移性骨肿瘤患者,指出转移性骨肿瘤发病率目前以每年 76%的速度递增,其中原发肿瘤来自胃肠道的占 5.7%。

结直肠癌远处转移,常首先转移至肝或肺,再转移至骨,很少直接发生骨转移。文献报道诊断结直肠癌至骨转移的中位时间为 $11\sim32.4$ 个月[213、216、219、220]。Roth 等[216]分析了 252 例结直肠癌患者,其中 14 例发生骨转移,转移率为 5.5%,所有 14 例均伴有其他部位如肝脏或肺的转移。洪若

熙等[220]对 104 例结直肠癌骨转移患者进行分析发现,104 例患者中,仅 2 例患者以骨转移为唯一远处转移灶,102 例(98.1%)患者均合并其他部位转移。Sundermeyer 等[215]的研究发现,伴有肺转移者骨转移的发生率为 16.1%,而无肺转移者骨转移发生率为 6.4%($P<0.001$)。Katoh 等[211]对 118 例结直肠癌患者尸检结果显示,骨转移发生率高达 23.7%,28 例有骨转移的患者均合并有肝转移,21 例合并肺转移(75.0%),无骨转移者肝转移发生率为 54.0%(49/90),肺转移发生率为 32.0%(29/90)。

结直肠癌骨转移患者因绝大部分合并肝、肺等其他部位的远处转移,病程较晚,预后较差,文献报道结直肠癌诊断骨转移后的中位生存时间为 $5\sim15.9$ 个月[210、213、214、216、219-222]。到目前为止,针对结直肠癌合并单纯性骨转移的生存报道较少。Kanthan 等[212]报道结直肠癌单纯骨转移者 5 年生存率为 38%,合并其他转移者 5 年生存率仅 16%,两组差异有统计学意义。张菁茹等[223]研究结果显示,结直肠癌骨转移的平均总生存时间为 11.3±3.2 个月,单纯性骨转移的平均生存时间为 22.5±5.4 个月,并且证实结直肠癌是否伴有其他脏器转移是影响结直肠癌骨转移预后的独立危险因素。Nozue 等[214]研究也证实单纯性骨转移比合并其他远处转移预后较好。复旦大学附属肿瘤医院对 47 例结直肠癌单纯性骨转移患者的分析发现,确诊骨转移后患者的中位生存时间为 29.1 个月,其中 30 例(63.8%)单处骨转移患者预后好于 17 例(36.2%)多处骨转移患者,中位总生存时间分别为 29.2 个月和 9.3 个月($P=0.008$)[224]。

结直肠癌骨转移的发病及预后情况见表 25-11。

表 25-11　部分文献报道结直肠癌骨转移的发病及预后情况

作　者	发表年份	入组间期	病例数	年龄	骨转移发病率(%)	直肠癌骨转移发病率(%)	结肠癌骨转移发生率(%)	合并其他部位转移率(%)	多发骨转移发病率(%)	确诊肠癌至骨转移间期(月)	诊断骨转移后中位生存期(月)
Besbeas 等[210]	1978	1960~1970	53	NA	6.9	8.9	5.1	73.6	NA	NA	13.2
Katoh 等[211]	1995	1970~1987	28	NA	23.7	NA	NA	100	NA	NA	NA

续　表

作　者	发表年份	入组间期	病例数	年龄	骨转移发病率（%）	直肠癌骨转移发病率（%）	结肠癌骨转移发病率（%）	合并其他部位转移率（%）	多发骨转移发病率（%）	确诊肠癌至骨转移间期（月）	诊断骨转移后中位生存期（月）
Kanthan 等[212]	1999	1970~1995	355	NA	6.6	NA	NA	83.1	NA	NA	NA
刘放等[213]	2001	1985~1998	191	NA	5.5	7.5	2.9	81.2	43.5	32.4	12.4
Nozue 等[214]	2002	NA	12	NA	1.3	NA	NA	75	NA	NA	5.0
吴健雄等[222]	2003	1999~2001	28	60	1.6	NA	NA	60.7	42.9	NA	8.5
Sundermeyer 等[215]	2005	1993~2002	106	NA	10.4	16	8.6	NA	NA	NA	NA
Roth 等[216]	2009	2000~2008	14	NA	5.6	NA	NA	100	NA	21.2	15.9
Santini 等[219]	2012	1985~2009	264	NA	NA	NA	NA	NA	57	11.0	7.0
洪若熙等[220]	2013	2004~2011	104	55	NA	NA	NA	98.1	56.7	16.0	10.0
Jimi 等[221]	2013	1993~2008	32	64	NA	NA	NA	84.4	NA	11.0	6.0

NA = not available，数据不详。

随着结直肠癌患者生存时间延长及骨转移发生率的增加，患者发生骨相关事件的风险也大大增加[225]。骨相关事件（skeletal-related events，SREs）包括病理性骨折、脊髓压迫、骨病灶需要放疗或手术、因疼痛引起的治疗方案改变以及恶性高钙血症，一旦发生将影响患者的生存时间和生活质量。Santini 等[219]2012 年报道的欧洲一项对 264 例结直肠癌骨转移患者的多中心回顾性研究中，患者在诊断骨转移时的平均疼痛强度评分（VAS 评分）为 7分。病程中 SREs 的发生率为 68.2%，其中最常见的是骨转移灶放疗发生率为 44.7%；其次是病理性骨折，发生率为 10.2%；脊髓压迫发生率为 6.4%；骨手术的发生率为 6.1%。结直肠癌患者从诊断为骨转移到发生 SREs 的中位时间为 2 个月，表现为融骨性病灶的患者较成骨性病灶患者早发生 SREs，出现首次 SREs 后中位生存时间为 4.5 个月；作者还发现溶骨性改变的中位生存期为 7.0 个月，而成骨性改变的为 21.0 个月（P = 0.008）；单发骨转移和多发骨转移的中位生存期分别为 9.0 个月和 6.0 个月（P = 0.004）；而是否发生骨相关事件、是否应用双磷酸盐治疗对预后无影响。洪若熙等[220]对 104 例结直肠癌骨转移患者的研究显示，从确诊结直肠癌至骨转移的中位时间为 16 个月，从骨转移至首次发生骨相关事件的中位时间为 1 个月，说明结直肠癌骨转移进展迅速，突出了早期诊断和早期干预的重要性。另外骨转移灶放疗、严重骨痛、病理性骨折的发生率

分别为44.2%、15.4%和9.6%，发生骨转移后患者的中位生存时间为 10.0 个月，首次发生骨相关事件后患者的中位生存时间为 8.5 个月，多因素分析显示 ECOG 评分和化疗是影响结直肠癌骨转移患者预后的独立因素。

二、结直肠癌骨转移的临床表现及诊断

（一）转移部位

结直肠癌骨转移通常为多发性，骨转移的部位最常见于椎骨（>60%，主要见于腰骶椎），其次是骶髂部、骨盆和肋骨，较少见于肩胛骨、四肢长骨和颅骨[211-215]。刘放等[213]统计的 191 例结直肠癌骨转移患者中，多发骨转移 83 例（占 43.5%），骶髂骨 45 例（占 23.6%），脊柱 27 例（占 14.1%），肋骨 27 例（占 14.1%），四肢骨 9 例（占 4.7%），颅骨 5 例（占 2.6%）。Katoh 等[211]对 28 例肠癌骨转移患者解剖显示，腰椎转移 21 例（占 75%），胸椎转移 17 例（占 60.7%），胸骨 5 例（占 17.9%），肋骨 5 例（占 17.9%），股骨 5 例（占 17.9%），骶椎 4 例（占 14.2%）、颈椎 2 例（占 7.1%）。

（二）临床表现

结直肠癌骨转移是疾病晚期表现，主要临床表

现包括严重的疼痛、高钙血症、病理性骨折,当转移至脊柱时可出现脊髓压迫或神经根压迫症状等。

骨转移之所以产生剧烈疼痛,主要是由于机体释放肿瘤相关因子使破骨细胞活性明显增高,形成溶骨性骨质破坏,肿瘤还分泌大量分泌激素,如前列腺素、乳酸、白介素－2 及肿瘤坏死因子等,这些疼痛介质再加之肿瘤侵犯骨膜、周围神经、软组织导致机体剧烈疼痛,其中破骨细胞的激活起了关键的作用。骨痛出现较早,开始不易发现,多为骨转移部位的骨痛或放射性痛,逐渐呈持续性疼痛。由于结直肠癌骨转移多发生在腰骶椎[211-215],故下肢牵涉及放射痛较常见。而病理性骨折以及压迫脊髓引起的截瘫则是结直肠癌骨转移最严重的并发症[226, 227]。

(三) 实验室检查

恶性肿瘤的骨转移目前尚无特异性的实验室检查指标。结直肠癌术后随访监测血清 CEA 有助于早期发现远处转移[228],但对结直肠癌骨转移的诊断没有直接的提示意义。肿瘤患者血清碱性磷酸酶(ALP)升高,反应骨代谢旺盛,成骨性骨转移更常见。在骨转移伴有骨溶解时,可出现血清钙离子升高。严重的高钙血症是骨转移瘤致死原因之一。吴健雄等[222]报道的 28 例结直肠癌骨转移病例中,35.7%伴有 CEA 升高,仅 25%伴有 ALP 增高,1 例伴有血清钙增高。即使在多发性骨转移中,ALP 和血钙的升高也并不常见。总体来说,对于结直肠癌骨转移的诊断目前尚无特异性的血清学指标。

(四) 影像学检查方法及诊断策略

骨转移的诊断主要通过影像学方法观察肿瘤对骨的直接侵犯或肿瘤侵犯引起骨反应的表现。肿瘤的骨转移可以大体划分为三大类:溶骨型转移、成骨型转移和混合型转移。大部分结直肠癌骨转移瘤在 X 线片、CT 及 MRI 上都表现为溶骨型破坏[229]。Santini 等[219]报道意大利 16 个肿瘤中心回顾性研究结果,264 例结直肠癌骨转移患者中溶骨型改变占81%,混合型改变占 13%,而成骨型

改变仅占 6%。国内曹来宾等[230]报道 988 例骨转移瘤,溶骨型改变占 83.5%,混合型占 9.3%,成骨型改变占 5.2%。

骨转移瘤的诊疗水平在不断提高,影像学的发展给骨转移瘤的早期诊断提供了可能。常用的影像学检查包括 X 线平片、CT、MRI、PET－CT 和核素骨扫描(ECT)等。如何选择恰当的影像学检查诊断骨转移瘤呢?

(1) X 线平片:只有在骨小梁破坏＞50%时,才可在 X 线平片见到明确的骨破坏征象,因此诊断骨转移具有一定的滞后性[229]。

(2) CT:CT 较 X 线平片反应骨质破坏的情况更为敏感,但仍需要在骨皮质破坏达到一定程度时才能观察到,特别是存在严重骨质疏松或退行性改变时,更增加了诊断和评估的难度[229]。但 CT 能较好地反映周围软组织侵犯程度和诊断病理性骨折及脊髓压迫综合征等并发症,还常用于确定骨活检的穿刺路径[231]。

(3) MRI:MRI 的优点是直接使肿瘤和骨髓成像,因此特异性好[232],还能在骨转移早期侵犯骨髓而尚未累及骨皮质时即观察到异常,能探测到 CT 和骨扫描不能发现的骨髓转移病灶[229, 233],但是由于骨皮质在 T_1 和 T_2 加权上均显示低信号,MRI 诊断骨皮质破坏的敏感性不及 CT[229]。

(4) PET－CT:近年来,^{18}F－FDG PET－CT 在诊断骨恶性肿瘤方面显示出优势。PET－CT 通过直接反应肿瘤细胞内糖代谢的增加情况,可在早期肿瘤细胞侵犯骨髓而尚未累及骨皮质时发现骨转移病灶。而骨扫描和 CT 则通过骨皮质受累破坏表现提示骨转移,因此 PET－CT 在骨转移瘤的早期诊断方面优于骨扫描和 CT[229, 234]。但 PET－CT 对骨转移瘤的显像易受近期化放疗的影响。化放疗期间应用集落刺激因子可能刺激红骨髓引起 FDG 摄取增高,从而影响病灶的显示[229]。

(5) 核素骨扫描(ECT):很多学者认为 ECT 是目前诊断骨转移瘤的首选方法[235, 236]。ECT 的优点是对转移灶检出的敏感性高,检出的时间比 X 线成像早 1～6 个月。另外,核素骨扫描可一次完成全身骨骼的检查,这是其他检查做不到的。ECT

的缺点是可能需要在骨皮质受侵时才表现出阳性结果[237]，另外骨扫描特异性不高，解剖图像不佳，总体上定性诊断不如 X 线、CT、MRI[238]，ECT 骨显像也不可以用作骨转移瘤病灶的疗效评价。因为全身各部位骨组织在发生成骨过程或血流增加时，都会伴有双磷酸盐沉积，不仅仅见于骨的恶性肿瘤，还见于骨折、关节炎、骨髓炎和 Paget 病等良性疾病[229]，所以骨扫描显示的异常部位必须结合 X 线平片、CT 和 MRI 等影像学检查才能明确诊断。

三、结直肠癌骨转移的机制

恶性肿瘤骨转移是一个复杂的多步骤过程。肿瘤细胞随血流到达骨髓后，通过与成骨细胞、破骨细胞及骨基质细胞的相互作用，破坏骨组织，释放出骨组织中贮存的多种生长因子，使肿瘤细胞不断增生形成转移灶。

研究表明，直肠癌患者发生骨转移的途径有很多种，但血行转移是直肠癌骨转移的最主要途径。直肠癌通过 Baston 椎静脉系统转移到骨骼[211]，因为椎静脉系统压力较低，但容积较大，且与肋间静脉、肺静脉、腔静脉及门静脉有着非常密切的脉络网，特别是这条静脉系统内血流速度较慢，有时甚至会产生逆流现象；患者日常生活中不经意的用力动作如咳嗽、喷嚏、持重及肌肉牵拉等都有可能造成胸、腹腔压力陡然上升，从而使得瘤栓能够较为快捷地进入到患者的椎静脉系统中去，进而到达患者的脊柱、骨盆等部位，特别是在我们自身重力的作用下使得骨盆和腰骶骨成为转移部位的可能性更大。

四、结直肠癌骨转移的治疗

结直肠癌发生骨转移时多伴有全身其他脏器的转移，患者一般状况较差，因此治疗应以止痛、缓解症状、提高患者生活质量为主要目的。

1. 全身治疗　包括核素治疗、化疗以及骨吸收抑制剂治疗。

（1）核素治疗：放射性核素治疗骨转移性癌症及其疼痛是一种效果明显、副作用小且对肿瘤有直接杀灭作用的治疗方法，目前国内较常用的是 ¹⁵³Sm－EDTMP。¹⁵³Sm 发出 3 种 β 射线能直接或间接杀伤肿瘤细胞，还能发出适合显像的 γ 射线，可进行体外显像，以了解定位及骨转移瘤的代谢。其配体 EDTMP 易被骨摄取，并对骨肿瘤组织中的破骨细胞有抑制作用。¹⁵³Sm－EDTMP 治疗骨转移性疼痛有效率文献报道不一，约为 80%。Tian 等[239]报道的有效率为 83.8%，主要的毒副作用为暂时的骨髓抑制。但有报道称其对结直肠癌骨转移的治疗效果不如其他肿瘤（如乳腺癌）骨转移的治疗效果好。

（2）化疗：由于结直肠癌的骨转移瘤与原发癌相似，因此绝大多数骨转移瘤对化疗不敏感。另一方面，化疗的毒副作用较大，反而会对中晚期患者的免疫功能不利，故行全身化疗时应严格掌握其适应证。

（3）骨吸收抑制剂：双膦酸盐药物是正常的和病理的骨溶解强力抑制剂，优先作用于骨形成和骨吸收的活跃位置，因此已成为治疗骨转移瘤造成的高钙血症及骨痛的标准治疗药物[240]。常用的双膦酸盐药物包括双氯甲烷二膦酸二钠（骨膦）、帕米膦酸二钠、伊班膦酸钠和降钙素等。Santini 等[219]报道的一项 264 例结直肠癌骨转移的多中心回顾性分析结果显示，唑来膦酸可预防和延缓结直肠癌骨转移 SREs 的发生。但骨吸收抑制剂均不具备直接的抗癌作用，不能改善骨转移的预后，只能作为晚期骨转移的一种止痛措施。因此必须与其他抗癌治疗方式联合应用，才能控制疾病的进展。

2. 局部治疗

（1）手术治疗：尽管结直肠癌骨转移是疾病晚期表现，手术治疗已经不能解决根本问题，但却可以对骨转移所引起的病理性骨折、脊柱不稳、脊髓压迫和疼痛起到一定的治疗和缓解作用，不失为一种提高患者生活质量的选择。

（2）放疗：结直肠癌骨转移瘤对局部放疗也不敏感，但放疗可作为姑息治疗以缓解疼痛[241]。最常用的方法是对转移部位进行外照射放疗，止痛有效率常在 80% 以上；放疗还能抑制肿瘤发展，减少脊髓压迫症，避免发生截瘫。不过放疗不能缓解由脊柱结构异常而引发的机械性疼痛。

（3）介入治疗：对于癌症骨转移不能行放疗或由于骨质疏松引起病理性骨折的患者可以通过经皮椎骨成形术（PVP）改善疼痛症状，而且并发症较少[242]。PVP应用于椎骨转移瘤的止痛治疗，80%~90%的患者72 h内能达到疼痛显著缓解，止痛效果可达70%以上[243]。Weill等[244]随访了PVP治疗后的止痛疗效，在6个月内为73%，12个月内为56%。

总之，对于结直肠癌骨转移患者，目前尚无标准的治疗方法，基本以缓解临床症状、延缓病情发展、提高生活质量、延长存活时间为原则。但随着各种治疗手段的不断完善，骨转移患者也能像其他癌症患者一样获得高质量的生活，关键是要早发现、早治疗，争取最大限度地减轻疼痛，减少功能损害。

第五节 脑 转 移

一、结直肠癌脑转移的流行病学及预后

脑转移瘤目前已经超过颅内原发肿瘤成为最常见的颅内肿瘤，有20%~40%的癌症患者，在其病程中的某些阶段会出现颅内转移瘤[245]。脑转移瘤是肿瘤远处播散的晚期表现，预后差，其常见的原发肿瘤依次为肺癌、乳腺癌、肾癌，原发于结直肠相对较少，文献报道结直肠癌确诊时有1%~4%的患者合并脑转移[246-248]，并且约10%的结直肠癌患者在病程中会发生脑转移[249, 250]，但近年来随着结直肠癌发病率的增加及生存期的延长，结直肠癌脑转移的发病率呈上升趋势[251]。Esmaeilzadeh等[252]2014年收集74项研究结果，对总计2 538例来源于消化系统肿瘤的脑转移瘤患者进行分析发现，原发于结直肠癌的占绝大多数，为79.90%，其余原发部位分别为肝癌（9.18%）、胃癌（5.83%）、食管癌（4.57%）、胰腺癌（0.52%）。根据文献报道，结直肠癌脑转移患者预后较差，中位生存时间较短，仅为4.1~5.4个月[253-255]，2年生存率<10%[256]。

结直肠癌原发灶>2 cm者脑转移概率较高[257]。脑转移灶原发于直肠及乙状结肠的较多，Hammoud等[258]报道原发于直肠及乙状结肠者占65%。Cascino等[259]报道原发于直肠和乙状结肠者占62.5%，降结肠占17.5%，升结肠占20%。Balasingam等报道[260]原发于直肠者占33%，乙状结肠占23%，盲肠占15%，升结肠占15%，直肠与乙状结肠交界处9%，降结肠4%，横结肠1%。

诊断脑转移的患者多合并有肺转移和（或）肝转移[249, 259]，且神经系统症状越严重预后越差[249]。Cascino等[259]报道结直肠癌脑转移患者97.5%合并颅外转移，85%合并肺转移，50%合并肝转移。Alden等[261]报道结直肠癌脑转移患者预后较肺癌、乳腺癌及皮肤癌等恶性肿瘤脑转移差。

Tanriverdi等[262]2014年的一项多中心回顾性研究报道4 864例结直肠癌患者脑转移率为2.7%（$n = 133$），133例结直肠癌脑转移患者中男性占53%、65岁以上患者占59%、原发于直肠占56%、分化差的肿瘤占70%、腺癌占97%、异时性转移占86%、确诊脑转移时已经发生肺转移的占51%、同时合并肺和骨转移者占26%。结直肠癌脑转移患者中位生存期为25.8个月（95% CI：20.4~29.3个月），1年、3年、5年的总生存期分别为81%、42.3%、15.7%，多因素分析最主要的预后因素为合并肺转移（HR = 1.43，95% CI：1.27~4.14，$P = 0.012$）。作者认为肠癌脑转移病期较晚、预后较差，从肺转移的患者中筛查脑转移或许有利于早发现、早治疗，有利于提早调整治疗策略而延长生存期。

结直肠癌脑转移的相关研究及患者流行病学特征、临床特点及预后情况见表25-12。

表 25－12　部分结直肠癌脑转移的相关研究及患者流行病学特征、临床特点、预后情况汇总

作　者	发表年份	脑转移发病率（%）	病例数	年龄	男性所占比例（%）	合并颅外转移比例（%）	脑转移灶数>1比例（%）	脑转移灶手术切除比例(%)	确诊肠癌到确诊脑转移（月）	治疗方式及确诊脑转移后中位生存期（月）
Cascino 等[259]	1983	4	40	60	60	97.5	50	17.5	24.5	放疗：2.25；手术：9.25；化疗：1
Farnell 等[263]	1996	NA	150	NA	NA	82	NA	33.3	NA	手术＋放疗：10.5；手术：11.25；单纯放疗：4；支持治疗：2
Hammoud 等[258]	1996	NA	100	NA	NA	NA	NA	36	26	激素：1；放疗：3；手术：9
Wroński 等[250]	1999	NA	73	61.5	41	NA	11	100	27.6	手术：8.3
Zulkowski 等[264]	2002	11.5	13	NA	NA	NA	NA	53.8	26.5	支持治疗：1；SRS：40；WBRT：3；手术：10.4
Schoeggl 等[265]	2002	NA	35	NA	NA	NA	NA	NA	NA	SRS：6
D'andrea 等[266]	2004	NA	44	53	70.5	61	0	100	26	手术＋放疗：14；手术：12.2
Amichetti 等[267]	2005	NA	23	NA	48	91	65	0	NA	WBRT：3
Onodera 等[268]	2005	1.6	17	59	76	88	NA	6	NA	None/WBRT/SRS：4.5
Fowler 等[269]	2008	NA	32	62	66	NA	28	88	27.6	手术＋WBRT：10.6；手术：5.2
Kruser 等[253]	2008	NA	49	66	67	82	53	31	23.2	综合治疗：5.1
Aprile 等[270]	2009	NA	30	66	60	87	27	100	NA	手术＋WBRT：7.6；手术：4.7
Mongan 等[271]	2009	2.3	39	59	54	97	NA	41	25	NA
Nieder 等[272]	2009	NA	35	59～65	NA	56～78	44～56	12～22		3.0～5.0
Tan 等[249]	2009	0.6	27	66	52	93	56	26	27.5	非手术治疗：2.4
Heisterkamp 等[273]	2010	NA	53	NA	47	77	NA	NA	NA	NA
Jung 等[254]	2011	1.4	126	62	62	91	60	16	9.0	激素：1.5；WBRT：4.0；SRS：9.5；手术：11.5
Baek 等[255]	2011	NA	118	54	53	90	50	20	12.2	全部患者：4.1；仅 WBRT：3.0；SRS：6.1；手术±放疗：7.2
Jiang 等[274]	2011	0.7	60	63	60	88	65	13	NA	综合治疗：8.0
Fokas 等[275]	2011	NA	78	NA	39	64	NA	25	NA	综合治疗：8.0
Byrne 等[276]	2012	1.03	52	61	56	90	27	12	NA	综合治疗：3.2
Noura 等[277]	2012	1.3	29	58	79	79	69	59	38.4	手术±放疗：8.3；SRS/WBRT：7.4
Kye 等[278]	2012	NA	39	59	59	97	38	15	32.3	手术：15.2；WBRT：4.4；SRS：6.0；支持治疗：2.0
Damiens 等[279]	2012	NA	48	63	52	90	70	38	24	手术＋WBRT：13
Kim 等[280]	2013	1.1	47	NA	NA	NA	NA	23	NA	SRS：5.6；手术：16.2
Mege 等[281]	2013	NA	28	62	46	53	18	100	NA	手术＋综合治疗：12
Suzuki 等[282]	2014	2.7	113	NA	65	78	44	56	22.8	全部患者：5.4；手术：15.2
Magni 等[283]	2014	NA	41	58	61	95	42	29	36	放疗：4.2；放化疗：11.9；手术±放化疗：21.4
Tanriverdi 等[262]	2014	2.7	133	58	53	89	89	4	32	3.7

NA＝not available，数据不详；SRS＝stereotactic radiosurgery，立体定向放射治疗；WBRT＝whole brain radiotherapy，全脑放疗。

二、结直肠癌脑转移的临床表现及诊断

脑转移可发生在颅脑的任何部位，其临床表现也根据转移瘤所在位置的不同而有所差异。总的来说，脑转移的临床表现分为两大类：一是因颅内高压引起的头痛、恶心呕吐、精神意识改变；二是局部症状，包括肢体乏力或瘫痪、癫痫发作、共济失调、失语以及颅神经损害产生的相应症状。随着恶性肿瘤影像学诊断手段的不断进步，越来越多的脑转移在早期被发现，这部分患者也可无任何神经系统症状。

诊断主要依据影像学表现，结合原发肿瘤病史、神经系统症状及体征等进行综合判断。常见的影像学检查主要有 CT、MRI、PET-CT 等。

（1）CT：脑转移瘤在 CT 上主要表现为低密度或等密度、单发或多发结节状、团块状或小囊状病灶，大小不等，边缘清楚或稍模糊，增强后明显强化。

（2）MRI：目前认为 MRI 是比 CT 更为敏感的检查手段，尤其是 MRI 增强扫描能够发现更多的转移性病灶，也可以显示出肿瘤的大小、形态、数量、位置和周围脑组织水肿及移位情况。病灶在 MRI 表现为 T_1WI 低或等信号，T_2WI 高信号，增强后亦明显强化。

（3）PET-CT：全身 ^{18}F-FDG PET-CT 检查在影像学的基础上结合分子显像，对于病灶小、形态不典型和位置隐蔽的脑转移瘤检出率更高。此外，PET-CT 还可检出包括原发病灶在内的全身其他部位的肿瘤转移，适合应用于原发病灶不明的脑转移和肿瘤分期。

（4）X 线：常规 X 线无法显示颅内病变，但对颅骨转移和脑转移累及颅骨者，常规 X 线检查尚有一定的作用。

（5）脑组织活检：如上述影像学方法仍无法确诊，特别是无法与颅内原发肿瘤、脑脓肿和脑寄生虫病鉴别时，可考虑脑组织活检。

脑转移一旦确诊，即宣布结直肠癌已进入晚期，且 2/3 的脑转移瘤伴有神经系统症状，早期诊断和积极治疗能够缓解症状，提高生存质量，并改善预后。

三、结直肠癌脑转移的治疗

由于目前全身化疗仍难以通过血脑屏障[284]，结直肠癌脑转移的治疗手段主要有：神经外科手术切除、立体定向放射治疗（stereotactic radiosurgery，RS）、伽马刀治疗（gamma knife surgery，GKS）和全脑放疗（whole brain radiotherapy，WBRT）。全脑放疗主要适用于多发脑转移的患者，而手术及伽马刀主要适用于单发或局限的脑转移患者[285, 286]，临床实践中可酌情联合使用。

治疗方案的确定主要基于以下 3 方面的因素。① 患者因素：如年龄、一般状况。② 肿瘤因素：如脑转移灶的数目、大小、肿瘤的病理类型、颅外病变的情况。③ 有价值的治疗选择：如神经外科手术或立体定向放疗等。Baek 等[255]的研究显示，在脑转移采取手术、SRS 或 WBRT 治疗后，后续行全身化疗者（34 例）中位生存期为 12.4 个月，未行全身化疗者（84 例）中位生存期仅为 3.1 个月，两者差异有统计学意义（$P < 0.001$），考虑肠癌脑转移患者预后除和脑转移有关外，也和颅外病变的情况有关，化疗虽对颅内转移灶效果有限，但对部分合并颅外转移的患者可能有生存获益。

（一）手术或立体放射治疗

目前一些研究证实手术可显著延长结直肠癌脑转移患者的生存[247, 250, 263, 275, 281, 283]。但是脑转移患者往往处于疾病晚期，因恶病质等无法耐受开颅手术。而伽马刀治疗则相对创伤较小，副作用可耐受[265, 287]。

1999 年 Wroński 等[250]报道，在 MSKCC 连续 709 例脑转移瘤手术患者中有 73 例为结直肠癌脑转移，确诊肠癌到发生脑转移的中位时间为 27.6 个月。73 例患者原发肿瘤均手术切除，中位生存期为 38 个月；脑部转移灶切除术后的中位生存期为 8.3 个月；1 年和 2 年生存率分别为 31.5% 和 6.8%；脑部转移灶切除术的死亡率为 4%。多因

素分析显示幕下转移较幕上转移预后差,分别是5.1 个月和 9.1 个月($P<0.002$),作者认为手术切除脑转移灶是值得考虑的治疗手段。

Mege 等[281] 2013 年报道也认为对肠癌脑转移的患者可采取积极的治疗手段,必要时行脑转移灶切除,有可能达到至少 12 个月的总生存期。但也有学者认为,部分肠癌脑转移患者从手术中获益可能因为颅内只有单发转移,或排除了颅外转移的患者,因此手术的价值有待商榷[288]。

Magni 等[283] 2014 年对 41 例结直肠癌脑转移患者研究发现,58.5% 原发灶位于直肠,39% 合并同时性转移灶,95% 合并颅外转移,最常见的颅外转移部位是肺(87.8%)。患者脑转移确诊后中位生存期为 5 个月(95% CI: 3~12 个月),对于确诊后单纯放疗的患者(29.3%)中位生存期为 4.2 个月,确诊后行放化疗的患者(21.9%)中位生存期为 11.9 个月,对于确诊后手术切除转移灶 ± 放疗(化疗)的患者(29.3%)中位生存期为 21.4 个月,差异有统计学意义($P<0.0001$)。

Kim 等[280] 2013 年对比了伽马刀和手术在结直肠癌脑转移的治疗效果,27 例采用伽马刀治疗转移灶,11 例手术切除转移灶,两组在 KPS 评分、CEA 水平、肿瘤部位、TNM 分期、原发灶控制情况、脑转移部位、颅外转移情况、脑部症状等方面均无明显统计学差异。伽马刀组多为多发(63.0%)且直径<3 cm(92.6%)的脑转移,而手术组为单发(100%)且直径>3 cm(81.8%)的脑转移,结果显示手术组局控率优于伽马刀组(90% vs. 71.4%,$P=0.006$),3 个月后症状缓解率手术组也优于伽马刀组(72.7% vs. 18.5%,$P=0.005$),中位生存期手术组为 16.2 个月,伽马刀组为 5.6 个月,作者认为手术治疗肠癌脑转移灶优于伽马刀治疗。

(二) WBRT＋手术(SRS)

对于多发脑转移灶,手术主要用于切除大的转移灶,术后再辅以全脑放疗。EORTC 放疗和脑转移治疗组(The Eortc Radiotherapy and Brain Tumour Groups)2011 年在 J Clin Oncol 上报道[289]行立体定向放疗或手术切除 1~3 个转移灶后,辅以全脑放疗能降低颅内复发率或因脑转移造成的死亡。

Aoyama 等[290] 2006 年报道肠癌脑转移患者接受 SRS 联合 WBRT 联合治疗组较单纯接受 SRS 治疗组 1 年颅内复发率明显下降(WBRT + SRS: 47% vs. SRS: 76%),但 1 年生存率无统计学差异(WBRT + SRS: 38.5% vs. SRS: 28.4%),中位生存期也无统计学差异(WBRT + SRS: 7.5 个月 vs. SRS: 8.0 个月)。

Rades 等[291] 2009 年报道 SRS 联合 WBRT 疗效至少不劣于手术联合 WBRT,因为 SRS 联合 WBRT 组和手术联合 WBRT 组的 1 年生存率分别为 56% 和 47%($P=0.034$),颅内局部控制率分别为 82% 和 66%($P=0.006$)。

(三) SRS＋手术

部分研究[292-294]显示手术联合 SRS 能降低颅内局部复发率并增加中位生存期。尤其对于 ≥4 个脑转移灶的患者,接受 SRS 联合手术治疗比单纯接受 SRS 治疗中位生存期要长(19.6 个月 vs. 10.3 个月)[295]。

结直肠癌脑转移灶不同局部治疗的预后情况见表 25-13。

表 25-13　针对结直肠癌脑转移灶不同局部治疗手段的预后汇总

作者	发表时间	治疗方案	中位生存期(月)
Wroński 等[250]	1999	手术($n=73$)	8.3
		SRS ± WBRT($n=35$)	6
Schoeggl 等[265]	2002	手术($n=11$)	16.2
		SRS($n=27$)	5.6
Aoyama 等[290]	2006	WBRT + SRS($n=65$)	7.5
		SRS($n=67$)	8.0
Kruser 等[253]	2008	手术($n=10$)	5.2
		SRS($n=7$)	5.1
Baek 等[255]	2011	手术 ± 放疗($n=24$)	7.2
		SRS($n=8$)	6.1
Fokas 等[275]	2011	手术($n=19$)	14
		SRS($n=40$)	7

续　表

作　者	发表时间	治疗方案	中位生存期(月)
Matsunaga 等[287]	2011	SRS(n = 152)	6
Jensen 等[296]	2011	手术±放疗(n = 20)	11.5
		SRS(n = 41)	9.5
Kye 等[278]	2012	手术(n = 6)	15.2
		SRS(n = 9)	6.0
Noura 等[277]	2012	手术±放疗(n = 17)	8.3
		SRS 或 WBRT(n = 8)	7.4
Kim 等[280]	2013	手术(n = 11)	16.2
		SRS(n = 27)	5.6
Mege 等[281]	2013	手术±放疗(n = 28)	12
		放疗(n = 12)	4.2
Magni 等[283]	2014	放化疗(n = 9)	11.9
		手术±放化疗(n = 12)	21.4

SRS = stereotactic radio surgery,立体定向放射治疗；WBRT = whole brain radiotherapy,全脑放疗。

临床上,对于怀疑脑转移的结直肠癌患者,应行头颅 CT、MRI 或 PET 等影像学检查,并结合原发肿瘤病史、神经系统症状及体征等进行综合判断,同时行胸腹盆等影像学检查评估原发灶及颅外转移情况。对于原发灶及颅外转移均可根治的患者,针对脑转移灶可采取积极的治疗手段。确定治疗方案前,应通过影像学检查评估脑转移单发还是多发,转移灶大小和数目、位置等。Esmaeilzadeh 等[252]建议,对于单发<3 cm 的病变可采用神经外科手术切除或立体定向放射治疗,对于单发但≥3 cm 的病变,可手术切除,术后均需行全脑放疗,随访如有复发,可酌情再次手术；对于转移灶多发但<4 个者可行手术联合全脑放疗,≥4 个者可手术联合立体定向放疗,若复发可酌情全脑放疗。对于原发灶或颅外转移无法根治、患者存在脑转移症状,有治疗脑转移必要者,也可酌情全脑放疗、立体定向治疗等(图 25 - 6)。

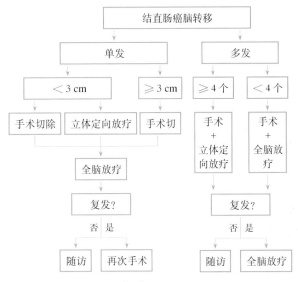

图 25 - 6　Esmaeilzadeh 等[252]建议的结直肠癌脑转移的治疗方案

第六节　腹腔种植转移

理论上,所有腹腔恶性肿瘤一旦侵及器官组织的浆膜层,就可能有肿瘤细胞的脱落并种植,形成腹膜转移癌(peritoneal carcinomatosis,PC)。Koppe 等[297]报道结直肠癌出现腹膜种植转移(CRC PC)在初次手术时为 7%,但根治性手术后的发生率为 4%~19%。也有报道在结直肠癌诊断时腹膜播散率达 10%~15%,而在复发患者中腹膜播散率高达 40%~70%[298-300]。在结直肠癌远处转移的患者中,有将近 17% 的患者合并腹膜种植转移,且 2% 的患者仅为腹膜种植转移,合并腹膜种植转移的患者预后较无腹膜种植者差[301]。腹膜转移一旦发生,可迅速在整个腹盆腔形成广泛播散,使患者丧失根治性机会,并引起肠梗阻、腹水等并发症,其中位生存期仅 5~9 个月[300, 302],并且对常规的全身性化疗不敏感,是结直肠癌临床治疗的重要难题。近年来随着各种新的化疗方案及细胞减灭术联合腹腔热灌注化疗等多学科综合治疗的应用,结直肠癌腹膜转移的中位生存期可达 21.8~62.7 个月,3 年生存率已达 28%~56%,5 年生存率已达 19%~51%[300, 302-310],对于细胞减灭达到 R_1~R_0 切除的患者 3 年及 5 年生存率分别高达 56% 和 43%[306]。

一、结直肠癌腹膜种植转移的机制及过程

"种子-土壤"学说是广泛认可的腹膜种植转移的发生机制,首先肿瘤细胞脱落进入腹腔,形成"种子",其次腹膜因各种原因受到损伤,使腹膜间皮下的结缔组织裸露,形成了易于种植的"土壤"。脱落细胞主要来源于浸润至浆膜外的肿瘤细胞。腹膜种植转移包括了 3 个步骤[311]:① 肿瘤突破浆膜层或淋巴结和腹腔脏器转移灶侵破被膜后肿瘤细胞脱落,手术或肿瘤破裂对组织结构的破坏也可导致肿瘤细胞脱落进入腹腔[312]。② 游离肿瘤细胞在腹腔内游走并黏附固定于腹膜。③ 肿瘤细胞侵袭腹膜并继发毛细血管生成,形成转移灶。

基于以上机制,手术中能否严格遵守无瘤操作也是影响肿瘤细胞进入腹腔的关键因素。外科医生开腹后应按合理的顺序探查,注意保护性的隔离,将肿瘤整块切除,按照解剖间隙进行游离,对血管、淋巴管进行合理处理,这些均可显著减少腹腔游离癌细胞的形成,进而减少腹膜种植转移。近来,随着腹腔镜手术的普及开展,有关腹腔镜手术中腹腔内 CO_2 及腹腔高压对肿瘤腹膜种植转移的影响受到了较多的关注[313]。虽然有研究提出 CO_2 可造成腹膜的 pH 值改变、影响局部的免疫功能,腹腔高压可造成腹膜损伤、对肿瘤细胞形成雾化作用并影响其黏附能力,但这些变化最终是否会促进肿瘤的种植转移尚无定论。

二、结直肠癌腹膜种植转移的临床表现及诊断

结直肠癌出现腹膜种植转移早期常无明显临床症状,或仅出现非特异性的腹部胀痛、消化不良等表现,易被原发病所掩盖,体格检查上也无特异性体征,诊断十分困难。腹膜种植晚期则常出现明显腹水,与原发肿瘤部位及肠腔狭窄程度不一致的肠梗阻,多见于大网膜、卵巢部位的腹部包块等特征性临床表现。

由于盆底是种植病灶最常出现的部位之一,临床上常通过肛门指诊结合 B 超、CT 等影像学检查来了解有无腹膜种植转移。对于有腹水形成者,可考虑穿刺抽腹水进行细胞学、肿瘤标志物等检查协助诊断。与肝脏、淋巴结等转移比较,早期腹膜种植转移在进行影像学检查时常因病灶小、缺乏周围正常组织对照或被误认为是肿大淋巴结而出现漏诊。即使检查技术不断改进,CT 对腹膜转移诊断的总体灵敏度也仅为 38%,腹膜转移早期的患者则诊断率更低,PET-CT 检查可将诊断灵敏度提高至 88%[314],但由于价格昂贵,不适宜常规开展,对于高度怀疑但未能证实有腹膜转移的患者可考虑使用。由于腹膜转移早期诊断困难,但对患者治疗方案的制订又极为重要,近年来有采用腹腔镜探查进行肿瘤分期的报道,可准确判断有无腹膜转移,避免无谓的"开-关腹"手术。

腹腔恶性肿瘤术后出现腹膜种植转移极为常见,对其出现的可能性做出预测可为是否采取预防性措施提供依据,有可能改善患者的预后。相关研究提示,肿瘤的浸润深度、淋巴结转移与否、组织学类型、大小、CEA 水平等均是影响术后腹膜种植转移的相关因素。也有报道通过收集患者术中腹腔冲洗液,进行细胞学检查或 CEA 等肿瘤相关因子水平检测来预测术后腹膜转移发生的研究,但结果差异较大。

三、结直肠癌腹膜种植转移的治疗及预后

目前针对结直肠癌腹膜转移的治疗方法主要有肿瘤细胞减灭术(cytoreductive surgery,CRS)、全身化疗、腹腔化疗、腹腔温热灌注化疗(hyperthermic intraperitoneal chemotherapy,HIPEC)等,临床上可数种方法联合应用,如肿瘤细胞减灭术后联合腹腔温热灌注化疗(CRS + HIPEC)等。

关于肿瘤细胞减灭,目前术中多主张积极地减瘤手术,如转移局限于局部腹膜,可考虑行局部腹膜剥离结合电刀高温烧灼治疗;局限于大网膜或卵巢者,可行网膜、卵巢切除;术中发现腹腔弥漫性转

移时也可行大网膜切除术以减少腹水的产生,如有局部较大转移灶或可能导致肠梗阻时可行局部肿瘤或肠切除术。盆底有无法切除的转移灶且有导致梗阻可能时应行近端肠管造口术。对于术后发现弥漫性种植转移而无明显梗阻症状患者的治疗主要以化疗为主。因腹腔弥漫性转移导致肠梗阻时,再次手术往往不能明显解除梗阻,需慎重考虑。

单纯全身化疗对腹膜种植转移的疗效很差,结直肠癌腹膜种植转移的中位生存时间仅为 5.2～12.6 个月。目前主张在积极减瘤术的基础上进行腹腔内化疗,可明显提高治疗效果,结直肠癌腹膜转移患者的中位生存时间可提高到 12～32 个月[297]。影响预后的主要因素包括肿瘤波及的范围和能否完整手术切除[315-317]。腹腔化疗的方式包括术中、术后通过专用设备进行腹腔化疗,采用皮下埋植式腹腔给药装置进行术后化疗,近来采用较多的还有术中腹腔植入长效缓释化疗药物的方式。腹腔化疗包括常温腹腔化疗和温热腹腔化疗。温度的提升提高了腹腔化疗药物的渗透深度,显著提高了疗效。近年来国内外有许多腹腔热灌注化疗(HIPEC)的研究报道[318,319],研究发现其可改善患者的预后,特别是细胞减灭术后联合腹腔温热灌注化疗(CRS＋HIPEC)被认为是治疗结直肠癌腹膜种植转移的有效方法[302,303,305,307,320-322],但该方法需要专用设备且延长了手术时间,可能增加并发症的发生率[323]。另外,腹腔内化疗也被广泛地应用于高危患者术后腹膜转移的预防,并取得了一定效果。

(一) HIPEC 防治结直肠癌腹膜种植转移的理论基础及治疗效果(表 25 - 14)

1980 年 Spratt 等[324]根据肿瘤细胞与正常细胞对温度耐受性的差异和热化疗协同效应,结合腹腔解剖学特点,设计了腹腔热灌注化疗(HIPEC)技术。Teicher 等[325]研究表明,在相同时间、浓度条件下,丝裂霉素抗肿瘤活性在 43℃时是 37℃的 40 倍。腹腔热灌注化疗是将大容量含有化疗药的灌注液加热到 43℃,恒温、持续循环灌注到腹腔内,维持一定时间(60～90 min),通过循环灌洗冲刷、热疗、化疗、热化疗增敏等的综合作用杀灭和清除腹腔内残留癌细胞或微小病灶的治疗方法,对预防和治疗腹膜转移、提高疗效、改善预后和提高生存质量有重要意义。作用的可能机制包括以下 4 个方面。① 肿瘤细胞的热损伤。② 腹腔内抗癌药物浓度高于体循环浓度。③ 热疗和化疗的协同作用:热可改变癌细胞膜和腹膜的通透性,有利于化疗药物渗入肿瘤细胞内。④ 大容量灌注通过机械冲刷作用:可直接清除体腔内游离癌细胞,经过＜15 U 超滤膜将癌细胞过滤清除,使其不再进入腹腔。

表 25 - 14　结直肠癌腹腔转移行细胞减灭术联合腹腔化疗的部分临床试验结果汇总

作　　者	发表年份	研究类型	病例数	完全减灭(%)	治 疗 方 案	中位生存时间(月)
Verwaal 等[305]	2003	随机对照	51 vs. 54	NA	CRS＋HIPEC vs. CRS＋CT	22.3 vs. 12.6
Glehen 等[317]	2004	回顾性	506	53.5	CRS＋HIPEC/EPIC	19.2
Esquivel 等[310]	2006	回顾性	NA	NA	CRS＋HIPEC vs. CRS＋CT	42 vs. 20
Levine 等[331]	2007	回顾性	133	NA	CRS＋HIPEC	16.4
Elias 等[303]	2009	回顾性	48 vs. 48	NA	CRS＋HIPEC vs. CRS＋CT	62.7 vs. 23.9
Elias 等[309]	2010	回顾性	523	84	CRS＋HIPEC/EPIC	30.1
Franko 等[304]	2010	随机对照	67 vs. 38	91	CRS＋HIPEC vs. CT	34.7 vs. 16.8
Cashin 等[302]	2012	随机对照	69 vs 57 vs. 25	NA	CRS＋HIPEC vs. CRS＋EPIC vs. open-close	34 vs. 25 vs. 6
Razenberg 等[327]	2015	回顾性	297	NA	CRS＋HIPEC	32.3

NA＝not available,数据不详;CRS＝cytoreductive surgery,肿瘤细胞减灭术;HIPEC＝hyperthermic intraperitoneal chemotherapy,腹腔热灌注化疗;EPIC＝early postoperative intraperitoneal chemotherapy,术后早期腹腔化疗;CT＝chemotherapy 全身化疗;open-close＝开-关手术。

Sugarbaker 等[326]最早在 20 世纪 90 年代采用肿瘤细胞减灭术 + 腹腔热灌注化疗（CRS + HIPEC）治疗结直肠癌腹膜转移,在 20 余年的临床实践中,CRS + HIPEC 在治疗 CRC PC 中的作用已得到多数学者认同,大量的研究报告均提示该疗法能显著延长患者中位生存时间、提高生存率、改善生活质量,甚至在部分患者中达到治愈的效果[300, 302-310]。目前在国际上,欧美国家均有开展腹腔热灌注化疗,腹腔热灌注化疗已纳入英国国家保健系统的标准治疗方案。

2003 年 Verwaal 等[305]进行Ⅲ期前瞻性、随机对照临床试验,将 105 例 CRC PC 患者随机分为 CRS + 全身化疗组（5 - FU 加亚叶酸钙,51 例）和 CRS + HIPEC 组（药物：MMC 17.5 mg/m²;时间：30 min;温度：41～42℃;54 例）。CRS + 全身化疗组的中位生存期是 12.6 个月,CRS + HIPEC 组是 22.3 个月（P = 0.032）。2005 年 Verwaal 等[306]对其Ⅰ、Ⅱ、Ⅲ期研究进行疗效总结,117 例患者接受 CRS + HIPEC 治疗,中位生存期为 21.8 个月,1 年、3 年、5 年生存率分别为 75%、28% 和 19%;其中 59 例完全 CRS 者中位生存期达 42.9 个月,1 年、3 年、5 年生存率分别为 94%、56% 和 43%;而对于剩余瘤直径>2.5 mm 的患者,其中位生存期仅 17.4 个月。Verwaal 等[307]2008 年更新了此实验的 8 年随访结果,显示 HIPEC 组和标准治疗组的中位无进展生存期是 12.6 个月和 7.7 个月（P = 0.020）,疾病特异性生存期是 22.2 个月和 12.6 个月（P = 0.028）,其中对于细胞减灭达到 R₁切除的患者 5 年生存率高达 45%。但是治疗相关死亡率明显增加,在 HIPEC 组达到 8%,主要因为肠瘘[305]。

2006 年 Esquivel 等[310]报道了美国和欧洲 55 所医院治疗 CRC 远处转移的经验,结果显示,CRS 联合全身化疗的中位生存期为 20 个月,而 CRS + HIPEC（药物：MMC 15～35 mg/m²;时间：60～120 min;温度：39～42℃）的中位生存期为 42 个月。

2009 年 Elias 等[303]在 J Clin Oncol 报道回顾性筛选 48 例接受全身化疗加姑息手术的患者作为对照组,同时入选 48 例接受全身化疗加 CRS + HIPEC（药物：奥沙利铂 460 mg/m²;时间：30 min;温度：43℃）的结直肠癌腹膜转移患者作为试验组,前者中位生存时间为 23.9 个月,2 年、5 年总生存率分别为 65% 和 13%;后者中位生存时间为 62.7 个月,2 年、5 年总生存率分别为 81% 和 51%。

2010 年 Elias 等[309]在 J Clin Oncol 再次报道来自 23 个研究中心 523 例接受 CRS + HIPEC 的 CRC PC 患者的回顾性研究结果。有 439 例患者接受完全 CRS,443 例接受 CRS + HIPEC,86 例接受 CRS + 术后 HIPEC,中位随访期 45 个月,中位生存期 30.1 个月,1 年、3 年、5 年总生存率分别为 81%、41% 和 27%,1 年、3 年、5 年无瘤生存率分别为 47%、15% 和 10%,减瘤程度为主要的独立预后因素,当患者 PCI 评分<20 时,CRS + HIPEC 可降低死亡率和并发症发生率,改善生存。

2010 年美国 Franko 等[304]报道将 105 例 CRC PC 患者分为全身化疗加 CRS + HIPEC 组（药物：MMC 40 mg;容积：3 L;时间：40 min;67 例）和单纯全身化疗组（38 例）,两组全身化疗情况无明显差异,前者的中位生存期为 34.7 个月,后者的中位生存期为 16.8 个月（P<0.001）。

2012 年 Cashin 等[302]报道将 151 例 CRC PC 患者分成 CRS + HIPEC[药物：MMC 30 mg/m²和（或）奥沙利铂 460 mg/m²;时间：30～90 min;温度：41～42℃;69 例]、CRS + 术后腹腔灌注化疗（药物：5 - FU 500～600 mg/m²;57 例）和剖腹探查组（25 例）。3 组患者的中位总生存期分别为 34 个月、25 个月、6 个月,5 年生存率分别为 40%、18% 和 0。以上研究均提示,CRS + HIPEC 治疗 CRC 腹膜转移疗效优于全身化疗。

2012 年 Hompes 等[308]报道一项比利时的多中心Ⅱ期前瞻性临床研究,48 例接受完全 CRS + HIPEC 的患者,其中 72.9% 的患者原发肿瘤已切除,中位 PCI 是 11 分（1～22 分）,1 年、2 年总体生存率分别为 97.9% 和 88.7%,无瘤生存率分别为 65.8% 和 45.5%,结果显示,CRS + HIPEC 能提高患者生存率。

2015 年 Razenberg 等[327]报道了 2005～2012

年共 4 430 例结直肠癌同时性伴腹腔种植的患者，其中 297 例（6.4%）接受了 CRS + HIPEC 治疗，作者发现 2005～2006 年接受 CRS + HIPEC 治疗的比例为 3.6%，到 2011～2012 年，此比例已逐渐增加到了 9.7%（$P < 0.000\ 1$）。接受 CRS + HIPEC 治疗者的中位生存时间为 32.3 个月，而接受姑息性化疗±手术、姑息性手术、最佳支持治疗的中位生存时间分别为 12.6 个月、6.1 个月、1.5 个月。

2015 年 van Oudheusden 等[328] 回顾分析 2005～2013 年手术治疗的 350 例结直肠癌腹腔转移患者，其中 268 例（76.6%）进行了 CRS + HIPEC，而 82 例（23.4%）剖腹探查后只能关腹，主要因为病变的腹膜广泛播散（50%）。对于术前就因梗阻不得不造口的患者以及 ASA 评分达 3 分的患者"开-关"手术的可能性高。这 82 例患者行姑息性化疗者中位生存期为 11.2 个月，单行最佳支持治疗者仅 2.7 个月。作者认为我们应加强影像学检查等来发现这近 1/4 不适合做 CRS + HIPEC 的患者，以减少"开-关"手术的可能。van Oudheusden 等[329] 分析了 351 例的结直肠癌腹膜转移患者的临床病理特征，20 例为印戒细胞癌，其中 16 例（80%）接受 CRS + HIPEC，剩下 331 例非印戒细胞癌中 252 例（76.1%）接受 CRS + HIPEC，印戒组 N_2 期比例明显高（62.5% vs. 36.1%，$P = 0.04$），印戒和非印戒组 R_1 切除比例分别为 87.5% 和 97.2%（$P = 0.04$），两组中位生存期分别为 14.1 个月、35.1 个月（$P < 0.01$），两组复发率分别为 68.8% 和 43.7%（$P = 0.05$）。作者认为印戒细胞癌的患者行 CRS + HIPEC 需慎重。

尽管目前关于结直肠癌腹腔热灌注化疗的研究很多，但缺乏大样本的Ⅲ期随机对照临床研究。针对腹腔热灌注化疗的争议依然存在[309, 330]。美国 NCCN 结直肠癌诊治指南（Version1, 2014）尚未把腹腔热灌注化疗列入标准治疗方案，强烈建议开展临床试验进一步评估这种方法的风险和获益。目前用于结直肠癌腹腔化疗的药物均为传统的化疗药物如 5-氟尿嘧啶（5-FU）、顺铂（DDP）和丝裂霉素（MMC），然而这些药物除了 5-FU 目前还应用于静脉化疗，DDP 和 MMC 已经被淘汰出结直肠癌的静脉化疗，取而代之的是更加有效的化疗药物奥沙利铂和伊立替康以及靶向药物（贝伐单抗和西妥昔单抗）。然而这些更加有效的药物目前被批准的适应证仅为静脉化疗，还没有被应用于腹腔化疗。

（二）腹腔转移瘤负荷的判断

1. 术前影像学评估　术前影像学评估既有助于制订 CRS 方案，又有助于避免不必要的手术。检查手段包括电子计算机体层扫描（CT）、磁共振成像（MRI）以及正电子发射体层扫描（PET）。CT 检查对诊断实质性器官和腹膜后肿瘤较准确，但对腹腔转移瘤的敏感性欠佳，其总体敏感性仅 25%～37%[332]。口服稀钡或注射造影剂后做 MRI 对 PC 的诊断敏感性可达 84%～100%[333]，而 PET 仅对高容积 PC 的敏感性高。

2. 术中分期　Sugarbaker 腹膜种植瘤指数（peritoneal carcinomatosis index, PCI）是目前最常用的腹膜癌分期系统[334]（图 25-7）。其评分标准为：无可见肿瘤，为 0 分；肿瘤直径≤0.5 cm，为 1 分；肿瘤直径 0.5～5.0 cm，为 2 分；肿瘤直径＞5.0 cm 或融合，为 3 分。该法将腹部分成 13 个区域：中央区、右上腹、上腹部、左上腹、左腰部、左髂窝、盆底部、右髂窝、右腰部、回肠上段、回肠下段、空肠上段和空肠下段。每个区的肿瘤负荷评分总和就是 PCI。PCI 能够选择合适的患者，避免对高危患者行不必要的手术。

Goéré 等[335] 2015 年报道 2000～2010 年的 180 例结直肠癌腹膜转移患者中，139 例（占 77%）施行了完全的肿瘤细胞减灭术，术后辅以腹腔内化疗，另外 41 例（占 23%）未能实施。比较两组各临床病理特征后发现，实施组 PCI（11±7）明显低于未实施组（23±7），差异有统计学意义（$P < 0.000\ 1$），两组 3 年生存率分别为 52%（95% CI：43%～61%）和 7%（95% CI：2%～25%）。进一步仔细分析发现当患者 PCI＞17 时，行完全的肿瘤细胞减灭术加腹腔内化疗并不能提供生存获益。

Esquivel 等[336] 2014 年针对结直肠癌腹膜播散提出了自己的评分方法，即 PSDSS（peritoneal

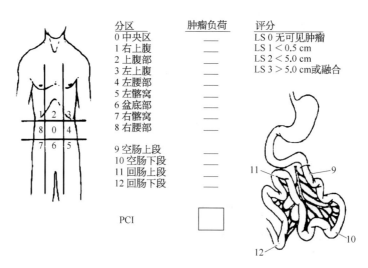

分区
0 中央区
1 右上腹
2 上腹部
3 左上腹
4 左腰部
5 左髂窝
6 盆底部
7 右髂窝
8 右腰部

9 空肠上段
10 空肠下段
11 回肠上段
12 回肠下段

肿瘤负荷

评分
LS 0 无可见肿瘤
LS 1 < 0.5 cm
LS 2 < 5.0 cm
LS 3 > 5.0 cm或融合

PCI

图 25-7　**Sugarbaker 腹膜种植瘤指数（PCI）**

surface disease severity score）。275 例未接受 CRS-HIPEC 的结直肠癌腹膜转移患者被分为 PSDSS-Ⅰ（$n=8$）、Ⅱ（$n=80$）、Ⅲ（$n=55$）和Ⅳ（$n=132$）4 组，他们的中位生存期分别为 45 个月、19 个月、8 个月、6 个月；609 例接受 CRS-HIPEC 的结直肠癌腹膜转移患者 PSDSS-Ⅰ（$n=75$）、Ⅱ（$n=317$）、Ⅲ（$n=82$）、Ⅳ（$n=135$）的中位生存期分别为 86 个月、43 个月、29 个月、28 个月。作者认为该评分方法有助于对患者进行预后分层。

3. 胞减灭程度的判断　细胞减灭程度（completeness of cytoreduction，CC）是预后的独立影响因子，目前主要采用 Sugarbaker 的 CC 评分法：0 分为无腹膜残余瘤；1 分为残余瘤直径＜2.5 mm；2 分为残余瘤直径 2.5～2.5 cm；3 分为残余瘤直径＞2.5 cm，或无法切除病灶。达 CC-0 减瘤术患者的生存期明显较接受 CC1-2 者的生存期长（$P<0.001$）[337]。Glehen 等[317] 2004 年报道了多中心回顾性研究结果，28 个中心共 506 例结直肠癌腹腔转移（排除原发于阑尾）患者均接受细胞减灭术联合腹腔内化疗，总的 1 年、3 年、5 年生存率分别为 72%、39%、19%。但是在不同细胞减灭程度下预后不同，CCR-0 的 1 年、3 年、5 年生存率分别为 87%、47%、31%，CCR-1 分别为 79%、29%、15%，CCR-2 仅为 38%、6%、0（表 25-15）。

表 25-15　Glehen 等[317] 报道的 28 个中心关于结直肠癌腹膜转移不同细胞减灭程度的预后研究

细胞减灭程度	病例数（%）	生 存 率			平均随访时间（月）
		1 年（%）	3 年（%）	5 年（%）	
CCR-0	271（53.5）	87	47	31	32.4
CCR-1	106（20.9）	79	29	15	24
CCR-2	129（25.4）	38	6	0	8.4
合计	506	72	39	19	53

第二种是 Wake Forest 分类法，包括完全肿瘤细胞减灭（R_0：无可见病灶，切缘病理阴性；R_1：无可见病灶，切缘病理阳性）和不完全肿瘤细胞减灭（R_{2a}～R_{2c}）。R_{2a} 指残余瘤直径达 5 mm，R_{2b} 指残余瘤 6～20 mm，R_{2c} 指残余瘤＞20 mm。Feldman 等[338] 研究表明，接受 R_0/R_1 细胞减灭术患者与 R_2 细胞减灭术患者的生存率比较差异有统计学意义。

（三）手术操作

在行 HIPEC 之前应最大限度地降低肿瘤负荷。多采用正中切口，充分显露术野，以便全面准确评估 PCI 及进行手术切除。对壁腹膜行区域性剥脱术，对脏腹膜和肠道器官采用病变脏器切除术。减瘤术后，检查腹腔及吻合肠管，将灌注导管

表25-16 结直肠癌腹腔种植相关临床研究的患者信息、治疗情况及预后资料汇总

作者	入组时间	病例数	实验类型（证据等级）	治疗方案	细胞减灭程度等（%）	1年生存率（%）	2年生存率（%）	3年生存率（%）	5年生存率（%）	中位生存期(月)	复发率(%)	死亡率(%)
Portilla等[340]	1985~1995	18	病例报告(3)	CRS+EPIC	CC0-1(64) CC2-3(36) PCI<12(56) PCI>12(44)	CC0-1(91) CC2-3(43) PCI<12(NA) PCI>12(NA)	CC0-1(64) CC2-3(14) PCI<12(64) PCI>12(14)	—	—	Overall 20	—	0
Witkamp等[341]	1995~1997	29	病例报告(3)	CRS+HIPEC	—	82	45	23	—	—	LR28;DR17; LR+DR28	3
Mahteme等[342]	1991~1999	18 vs. 18	病例对照(2-)	CRS+EPIC (n=18) vs. Systemic CT	CC0(61) CC1-2(39)	—	60 vs. 10	—	28 vs. 5	32（CC0: 34.5; CC1-2: 10) vs. 14	—	0
Pilati等[319]	1995~2001	34	病例报告(3)	CRS+HIPEC	CC0-1: 34/34	68	31	—	—	18	LR59;DR12; LR+DR18	0
Verwaal等[307]	1998~2001	54 vs. 51	随机对照(1-)	CRS+HIPEC (n=54) vs. Systemic only(n=51)	R_1(41) R_{2a}(43) R_{2b}(17)	R_1: 95 R_{2a}: 65 R_{2b}: 22	R_1: 80 R_{2a}: 20 R_{2b}: 12	R_1: 58 R_{2a}: 10 R_{2b}: 0	R_1: 45 R_{2a}: 10 R_{2c}: 0	CRS+HIPEC: 22.2;Systemic CT: 12.6	—	—
Glehen等[317]	1997~2002	506	多中心病例报告(3)	(n=18)CRS+HIPEC and/or EPIC	CC0(54) CC1(21) CC2(25)	CC0: 87 CC1: 79 CC2: 38	—	CC0: 47 CC1: 29 CC2: 6	CC0: 31 CC1: 15 CC2: 0	男性: 16.8; 女性: 21.6	unspecified recurrence 73	4
Glehen等[316]	1989~2002	53	多中心病例报告(3)	CRS+HIPEC	CC0(43) CC1(21) CC2(36)	CC0: 85 CC1: 46 CC2: 24	CC0: 54 CC1: 36 CC2: 0	—	CC0: 22 CC1: 9	CC0: 32.9 CC1: 12.5 CC2: 8.1	unspecified recurrence 19	4
Shen等[318]	1991~2002	77	病例报告(3)	CRS+HIPEC	R_0(17) R_1(31) R_{2a}(14) R_{2b}(12) R_{2c}(26)	—	—	R_0: 69 R_1: 19 R_{2a}: 28 R_{2b}: 0 R_{2c}: 6	R_0: 55 R_1: 19 R_{2a}: 14 R_{2b}: 0 R_{2c}: 0	R_0: NA R_1: 17.8 R_{2a}: 12.7 R_{2b}: 4.1 R_{2c}: 5.0	unspecified recurrence 68	12

续 表

作 者	入组时间	病例数	实验类型（证据等级）	治疗方案	细胞减灭程度等（%）	1年生存率（%）	2年生存率（%）	3年生存率（%）	5年生存率（%）	中位生存期（月）	复发率（%）	死亡率（%）
Verwaal 等[343]	1995~2003	106	病例报告(3)	CRS+HIPEC	R_1(51) R_{2a}(35) R_{2b}(14)	—	—	—	—	R_1: 11.1 R_{2a}: 5.9 R_{2b}: 3.7	unspecified recurrence 65	—
Elias 等[303]	1998~2003	48 vs. 48	病例对照(2-)	CRS + HIPEC (n=48) vs. Systemic CT only (n=48)	—	—	81 vs. 65	—	51 vs. 13	62.7 vs. 23.9	—	—
Cavaliere 等[337]	1996~2005	120	多中心病例报告(3)	CRS+HIPEC	CC0(85) CC1(17) CC2-3(7)	—	—	Overall: 25.8 CC0: 33.5	—	19	—	3.3
Gusani 等[344]	2002~2005	28	病例报告(3)	CRS+HIPEC	—	78	37	37	—	15.2	—	0
Kianmanesh 等[345]	1996~2006	43	病例报告(3)	CRS+HIPEC	—	—	72	—	—	38.4	—	2.3
Glehen 等[346]	1989~2007	523	多中心病例报告(3)	CRS + HIPEC and/or EPIC	—	81	58	39	28	—	—	—
Varban 等[347]	1991~2007	142	病例报告(3)	CRS+HIPEC	—	—	HM: 43.3 No HM: 36.8	—	—	HM: 23 No HM: 15.8	—	HM 7.1 No HM 7.7
Yan 等[348]	1997~2007	50	病例报告(3)	CRS+HIPEC	CC0(82) CC1-3(18)	CC0: 85 CC1-3: 51	—	CC0: 62 CC1-3: 0	—	CC0: 37 CC1-3: 14	unspecified recurrence 34	0
Quenet 等[349]	1998~2007	146	病例报告(3)	CRS+HIPEC	CC0(90) CC1(8) CC2(2)	Overall 92	Overall 72	Overall 55	—	Overall 41	unspecified recurrence 70	4.1
Franko 等[304]	2001~2007	67 vs. 38	病例对照(2-)	CRS + HIPEC (n=67) vs. Systemic CT (n=38)	—	90 vs. 55	65 vs. 35	50 vs. 12	25 vs. 7	34.7 vs. 16.8	—	—

续 表

作者	入组时间	病例数	实验类型(证据等级)	治疗方案	细胞减灭程度等(%)	1年生存率(%)	2年生存率(%)	3年生存率(%)	5年生存率(%)	中位生存期(月)	复发率(%)	死亡率(%)
Cashin[350]	1992~2008	16 vs. 16	病例对照(2-)	CRS + HIPEC (n=16) vs. CRS + EPIC (n=16)	—	100 vs. 80	78 vs. 48	60 vs. 25	—	36.5 vs. 23.9	—	6 vs. 6
Vaira[351]	1997~2008	40	病例报告(3)	CRS+HIPEC	CC0(73) CC2(27)	CC0: 88 CC2: 42	—	—	—	Overall: 43 CC0: 24 CC2: 9.7	—	2.5
Hompes[308]	2004~2008	48	病例报告(3)	CRS+HIPEC	CC0(100)	OS98 DFS66	OS89 DFS46	—	—	—	—	0
Passot[352]	1951~2010	120	病例报告(3)	CRS+HIPEC	CC0(78) CC1(9) CC2(13)	Overall 77	Overall 51	—	Overall 33	Overall 36.2	—	3.8
Cashin[302]	1996~2010	69 vs. 57	病例对照(2-)	CRS + HIPEC (n=69) vs. CRS+ EPIC (n=57)	CC0(64) CC1-3(36)	80 vs. 5	HIPEC 50	HIPEC 27	—	34 vs. 25	—	4 vs. 3
Klaver[353]	1996~2010	24	病例报告(3)	CRS+HIPEC(12) CRS+EPIC(6) CRS+HIPEC+EPIC(6)	CC0(92) CC1(8)	Overall: 83	—	—	—	Overall: 35	unspecified recurrence 54	0
Turrini[354]	2004~2010	26	病例报告(3)	CRS+HIPEC	—	100	—	51	37	—	—	0
Haslinger[355]	2003~2011	38	病例报告(3)	CRS+HIPEC	—	—	—	—	OS38 PFS15	—	—	—
Yonemura[356]	2004~2012	142	病例报告(3)	CRS+HIPEC	CC0(76) CC1(24)	—	—	—	CC0: 20 CC1: 9.9	CC0: 25.9; CC1: 8	—	0.7

PCI = peritoneal cancer index,腹膜种植瘤指数;CCRS = completeness of cytoreduction score,细胞减灭程度评分.0 分为无腹膜残余瘤,1 分为残余瘤直径<2.5 mm,2 分为残余瘤直径 2.5 mm~2.5 cm,3 分为残余瘤直径>2.5 cm或无法切除病灶;CRS = cytoreductive surger,肿瘤细胞减灭术;HIPEC = hyperthermic intraperitoneal chemotherapy,腹腔热灌注化疗;EPIC = early postoperative intraperitoneal chemotherapy,术后早期腹腔化疗;systemic CT = systemic chemotherapy,全身化疗;HM = hepatic metastasis,肝转移;OS = overall survival.总生存率;PFS = progression free survival,无进展生存期;unspecified recurrence,未明确为何种复发;NA = not available,数据不详。

置入腹腔,两侧入口管位于肋弓下方 3 cm 与锁骨中线相交处,两侧出口管位于脐与髂前上棘连线中外 1/3 处,缝合切口,必要时造瘘。入口管和出口管在体外接体腔热灌注治疗机。通常采用 4 L 灌注液进行循环灌注,流量 400~600 ml/min,加入化疗药物(丝裂霉素、铂类等),加热灌注液至 43℃,一般灌注化疗时间为 90 min。

(四) 腹腔热灌注化疗治疗 CRC 的适应证与禁忌证[339]

HIPEC 的主要适应证包括:① 浸润浆膜的进展期 CRC;② CRC 合并腹腔游离癌细胞阳性;③ CRC 合并腹膜广泛转移;④ CRC 术后预防 PC;⑤ CRC 并恶性腹水的治疗。禁忌证包括:① 终末期恶病质患者;② 腹腔广泛粘连患者;③ 腹腔被肿瘤充满者;④ 完全性肠梗阻患者;⑤ 严重出凝血障碍患者。

虽然 HIPEC 在防治 CRC 腹膜种植转移的疗效较好,被越来越多的医疗机构认可应用,但目前国内多数单位应用的 HIPEC 设备控温精度差、安全系数低,一些单位采用自制、简陋的设备进行 HIPEC 治疗,对治疗温度、时间及次数缺乏科学性和规范化,达不到 HIPEC 的最佳疗效。

尽管如此,HIPEC 作为一种新兴疗法越来越受重视。未来的临床研究将着重应用高精度控温的 HIPEC 设备,对进展期 CRC 进行"多中心、大样本、随机对照、前瞻性"的循证医学研究,制订 HIPEC 规范化应用的技术标准。有理由相信,随着高精度 HIPEC 专业设备的普及和临床医生对 HIPEC 的深入认识,HIPEC 将会成为进展期 CRC 不可缺少的治疗技术,有广阔的临床应用前景。

第七节　其他部位转移

结直肠癌最常见的转移部位是区域淋巴结、肝、肺、骨、脑。其他少见部位包括皮肤、肾上腺、脾脏、腹膜后、腹股沟、纵隔、锁骨上淋巴结等。

一、结直肠癌皮肤转移

结直肠癌皮肤转移很少见,通常发生在原发灶切除术后 2 年内,常伴有肝脏、腹腔和肺部的转移,是疾病广泛播散的表现,通常预后极差[357, 358]。既往文献报道结直肠腺癌皮肤转移的概率为 2.3%~6%[358-361]。2009 年 Hu 等[362]报道中国台湾地区的一项研究显示结直肠癌皮肤转移率为 0.81%,并且认为台湾地区人群肠癌皮肤转移的概率低于高加索人。最常见的皮肤转移部位是腹部皮肤,尤其是手术瘢痕处,包括肿瘤手术相关的瘢痕及与肿瘤手术以前不相关的瘢痕,其他转移部位还有会阴部、背部、胸部、上肢、头部和颈部等[357, 358, 363, 364]。皮肤转移可能通过淋巴管、血管播散,也可通过肿瘤的直接侵犯或者手术种植。转移灶通常表现为紫红色或肉红色、活动的或固定的无痛结节,可单发,也可多发。结直肠源性的转移灶多分化较差,部分为黏液腺癌,通常位于真皮,随后累及表皮和皮下组织[358, 363]。根据 Lookingbill 等[360]的报道,确诊结直肠癌皮肤转移后的平均生存期为 18 个月。而 Aravind 等[358]对 33 例结直肠癌皮肤转移患者分析发现,21 例(占 63.6%)皮肤转移为异时性,这 21 例患者确诊结直肠癌至皮肤转移的平均时间为 28 个月(5~60 个月),其中 66% 合并其他内脏转移。出现皮肤转移后治疗方式包括手术广泛切除、放疗、化疗或几种方式联合应用,接受广泛切除的为 17 例(占 80%)。21 例患者确诊皮肤转移后平均生存期为 15.2 个月(4~60 个月)。12 例同时性转移和异时性转移生存期分别为 4.5 个月和 13 个月($P<0.05$)。对于孤立的皮肤转移灶首选广泛切除,对于巨大或广泛的皮肤转移,手术切除往往造成巨大的腹壁缺损,修复难度极大。修补

材料包括补片或自体组织,或者两者联合。皮肤转移的化疗方案并无特殊,请参考转移性结直肠癌的化学治疗章节。

二、结直肠癌肾上腺转移

结直肠癌肾上腺转移并不少见,多项尸检报道其发生率为 1.9%～17.4%[365-367]。国内顾晋等[368] 2008 年报道结直肠癌肾上腺转移发病率为 1.18%(17/1 437),其中同时性转移占 29.4%,异时性占 70.6%。17 例患者从手术到发现肾上腺转移的时间为 0～37 个月,平均 14.2 个月。孤立肾上腺转移仅 1 例(占 5.9%),其余 16 例均合并其他部位转移(占 94.1%)。孤立肾上腺转移采用手术切除,至报道时已存活 16 个月,其余均采用化疗(FOLFOX、XELOX 或 FOLFIRI 方案)。患者平均生存时间为 10.8 个月。

肾上腺转移癌起病隐匿,多无特异性临床症状。顾晋等[368] 报道 17 例中 4 例系因腹痛、腰痛,排除其他原因(如腰椎或其他腹部器官转移)而考虑肾上腺转移所致。无一例出现 Cushing 综合征或肾上腺皮质功能减退。考虑与以下原因有关:① 转移癌来源于肾上腺以外的组织,没有肾上腺内分泌功能;② 原发癌的临床症状较明显,肾上腺受侵的腰背部酸胀不适容易被全身症状所掩盖;③ 肾上腺转移癌只在体积较大而压迫周围组织或脏器时才出现腰部胀痛等症状。Kanjo 等[369] 及顾晋等[368] 均报道肠癌肾上腺转移患者 CEA、CA19-9、CA242、CA72-4 等血清肿瘤标志物明显升高,但因多种肿瘤标志物的升高可能是结直肠癌多处转移的重要标志,单纯凭借肿瘤标志物的升高不能诊断肾上腺转移癌,但要考虑到有肾上腺转移的可能。

肾上腺转移癌患者的治疗应根据原发灶的情况选择个体化方案。如原发病灶得到控制,转移癌属于单一部位以及患者一般状况较好,应尽可能行手术切除,术后预后较好[369-371]。手术方式多采用单纯肾上腺切除。对原发性肿瘤已无法完全切除或已有多处转移者应选择适当的化疗方案,具体见转移性结直肠癌的化学治疗章节。

三、结直肠癌脾脏转移

国外报道尸检中结直肠癌脾转移发生率仅为 2%[372]。结直肠癌孤立性脾转移更是非常罕见,自 Dunbar 等在 1969 年报道首例结直肠癌孤立性脾转移以来,国内外文献均报道极少。解剖学和免疫学特性可能是孤立性脾转移瘤罕见的主要原因[373]。从解剖学看,脾动脉和腹腔干成锐角以及脾窦状隙的构架有节奏的收缩,限制了肿瘤细胞在脾脏内的驻留、生存;脾实质虽无输入性淋巴管,但它们存在于脾门、被膜下和脾小梁,使肿瘤细胞不易进入脾动脉;从免疫学看,脾脏是淋巴网状内皮系统的第二大器官,免疫监视有效地抑制和破坏肿瘤细胞的增殖。以上综合因素的共同作用阻止了肿瘤细胞在脾脏中的停留、附着和浸润,导致脾转移瘤的发生率低下。Sileri 等[374] 对报道的 15 例结直肠癌孤立性脾转移患者分析发现,12 例原发肿瘤位于左半结肠,提示原发肿瘤的位置与孤立性脾转移瘤的发生有关。Avesani 等[375] 认为这种现象可以支持 Indudhara 等的理论,即脾脏存在肠系膜下静脉的逆行性循环机制。结直肠癌脾脏转移在早期诊断上存在一定困难,多数结直肠癌脾转移患者无临床症状,或仅伴有轻微的非特异性症状。诊断主要依靠影像学检查。近年来,随着 PET-CT 在临床中的广泛应用,已经体现出它的优越性,它对脾转移瘤的敏感性更高,尤其是在术后仅血清 CEA 水平升高,因肿瘤太小、其他影像学又不能显示的情况下,特有的融合扫描技术更能明确提示在 CT 上看见的病灶具有转移瘤的特性。结直肠癌孤立性脾转移的中位生存时间达 6 个月～7 年。在脾转移癌病理诊断上,脾切除的地位已逐渐被细针吸引术及经皮穿刺术所取代[373]。治疗上,脾转移癌属于晚期肿瘤,如为排除其他脏器的转移,单纯脾脏浸润可选择手术切除以缓解症状,术后辅以全身化疗。如为晚期广泛转移者,则建议以全身化疗为主[376],具体见转移性结直肠癌的化学治疗章节。

四、 结直肠癌腹膜后淋巴结转移

文献报道结肠癌原发灶切除术后腹膜后淋巴结转移的概率为 15%，而在直肠癌此概率为 5%[377]。结直肠癌原发灶切除术后孤立的腹膜后淋巴结转移的概率为 1% 左右[378, 379]。关于肠癌腹膜后淋巴结转移的治疗目前仍存在争议，有的将其定为局部复发[380-382]，有的将其定为远处转移[378, 379]。有文献报道对结直肠癌术后孤立的腹膜后淋巴结转移，手术切除能改善预后，建议采用根治性手术治疗[378-380]。但在第七版 AJCC 分期中将结直肠癌术后腹主动脉旁淋巴结转移定为Ⅳ期，认为是全身性疾病，首选化疗。因此到底将其归为局部复发考虑手术切除，还是归为远处转移姑息化疗仍有争议。

Dumont 等[383]将 31 例结直肠癌术后腹膜后淋巴结复发的患者细分为原瘤床区域的复发（LR）组和瘤床区域以外的腹膜后淋巴结复发（NR）组。LR 组 8 例（占 25.8%），NR 组 23 例（占 74.2%），两组患者均在新辅助放疗或化疗后经多学科讨论后接受手术切除。患者 3 年的 OS 和 DFS 分别为 71% 和 19%，其中 LR 组 3 年的 OS 和 DFS 分别为 27% 和 0，而 NR 组 3 年的 OS 和 DFS 分别为 81% 和 26%，可见 NR 组预后明显优于 LR 组。27 例（占 87%）患者复发灶切除术后再次复发，中位生存期为 15 个月。作者认为原瘤床区域腹膜后复发的患者应避免手术，而瘤床区域以外的腹膜后淋巴结复发的患者可考虑行手术联合放化疗的综合治疗以延长生存期。Yeo 等[384]2010 年回顾了 22 例结直肠癌术后孤立腹膜后淋巴结转移的患者，均接受根治性放疗。其中 20 例接受三维适形放疗，剂量 55.8 Gy/31 Fx 或者 63 Gy/35 Fx，2 例接受螺旋刀（helical tomotherapy）治疗，剂量 60 Gy/20 Fx。所有患者均接受同期化疗，16 例（72.7%）患者还接受了辅助化疗。治疗结果 CR 13 例（59.1%）、PR 6 例（27.3%）、SD 3 例（13.6%）。3 年和 5 年生存率分别为 64.7% 和 36.4%，中位生存期为 41 个月。3 年和 5 年的无复发生存率为 34.1% 和 25.6%，无复发生存期为 20 个月。作者认为根治性放化疗是肠癌术后孤立腹膜后淋巴结转移有效的挽救手段，无明显的并发症，相比手术治疗风险较小。Lee 等[385]2015 年也报道了 52 例结直肠癌术后孤立腹膜后淋巴结转移的患者，25 例接受放疗，27 例在全身化疗后接受放疗，患者中位生存期为 41 个月，无进展生存期为 13 个月。对于腹膜后淋巴结转移合并肝肺等脏器广泛转移者，建议全身化疗为主，必要时辅以局部放疗，具体化疗方案见转移性结直肠癌的化学治疗章节。

五、 结直肠癌纵隔、锁骨上或腹股沟淋巴结转移

结直肠癌伴纵隔、锁骨上淋巴结或腹股沟淋巴结转移的患者多合并有肝肺等脏器广泛转移，治疗上以全身化疗为主，必要时辅以局部放疗等。文献中有病例报道孤立的纵隔淋巴结转移[386-389]，并不合并肝肺等远处转移的患者，到目前为止，对这类患者并无推荐的治疗方案。对于孤立的腹股沟淋巴结转移，Adachi 等[390]报道手术切除能提高生存率。

（彭俊杰 施德兵 郑洪途）

◇ 参 ◇ 考 ◇ 文 ◇ 献 ◇

[1] Russell AH, Tong D, Dawson LE, et al. Adenocarcinoma of the proximal colon. Sites of initial dissemination and patterns of recurrence following surgery alone[J]. Cancer, 1984, 53: 360 - 367.

[2] Willett CG, Tepper JE, Cohen AM, et al. Failure patterns following curative resection of colonic carcinoma[J]. Ann Surg, 1984, 200: 685 - 690.

[3] Carlsson U, Lasson A, Ekelund G. Recurrence rates after curative surgery for rectal carcinoma, with special reference to their accuracy[J]. Dis Colon Rectum, 1987, 30: 431 - 434.

[4] Karanjia ND, Schache DJ, North WR, et al. "Close

shave" in anterior resection[J]. Br J Surg, 1990, 77: 510 - 512.

[5] Dixon AR, Maxwell WA, Holmes JT. Carcinoma of the rectum: a 10 - year experience[J]. Br J Surg, 1991, 78: 308 - 311.

[6] MacFarlane JK, Ryall RD, Heald RJ. Mesorectal excision for rectal cancer[J]. Lancet, 1993, 341: 457 - 460.

[7] Walz BJ, Green MR, Lindstrom ER, et al. Anatomical prognostic factors after abdominal perineal resection[J]. Int J Radiat Oncol Biol Phys, 1981, 7: 477 - 484.

[8] Michelassi F, Vannucci L, Ayala JJ, et al. Local recurrence after curative resection of colorectal adenocarcinoma[J]. Surgery, 1990, 108: 787 - 792.

[9] Enker WE, Thaler HT, Cranor ML, et al. Total mesorectal excision in the operative treatment of carcinoma of the rectum[J]. J Am Coll Surg, 1995, 181: 335 - 346.

[10] Heimann TM, Szporn A, Bolnick K, et al. Local recurrence following surgical treatment of rectal cancer. Comparison of anterior and abdominoperineal resection [J]. Dis Colon Rectum, 1986, 29: 862 - 864.

[11] Williams NS, Johnston D. Survival and recurrence after sphincter saving resection and abdominoperineal resection for carcinoma of the middle third of the rectum[J]. Br J Surg, 1984, 71: 278 - 282.

[12] Amato A, Pescatori M, Butti A. Local recurrence following abdominoperineal excision and anterior resection for rectal carcinoma[J]. Dis Colon Rectum, 1991, 34: 317 - 322.

[13] McDermott FT, Hughes ES, Pihl E, et al. Local recurrence after potentially curative resection for rectal cancer in a series of 1008 patients[J]. Br J Surg, 1985, 72: 34 - 37.

[14] Pescatori M, Mattana C, Maria G, et al. Outcome of colorectal cancer[J]. Br J Surg, 1987, 74: 370 - 372.

[15] Pilipshen SJ, Heilweil M, Quan SH, et al. Patterns of pelvic recurrence following definitive resections of rectal cancer[J]. Cancer, 1984, 53: 1354 - 1362.

[16] Phillips RK, Hittinger R, Blesovsky L, et al. Local recurrence following "curative" surgery for large bowel cancer: Ⅱ. The rectum and rectosigmoid[J]. Br J Surg, 1984, 71: 17 - 20.

[17] Rich T, Gunderson LL, Lew R, et al. Patterns of recurrence of rectal cancer after potentially curative surgery[J]. Cancer, 1983, 52: 1317 - 1329.

[18] Stipa S, Nicolanti V, Botti C, et al. Local recurrence after curative resection for colorectal cancer: frequency, risk factors and treatment[J]. J Surg Oncol Suppl, 1991, 2: 155 - 160.

[19] Rinnert-Gongora S, Tartter PI. Multivariate analysis of recurrence after anterior resection for colorectal carcinoma [J]. Am J Surg, 1989, 157: 573 - 576.

[20] Neville R, Fielding LP, Amendola C. Local tumor recurrence after curative resection for rectal cancer. A ten-hospital review[J]. Dis Colon Rectum, 1987, 30: 12 - 17.

[21] Vernava AM 3rd, Moran M, Rothenberger DA, et al. A prospective evaluation of distal margins in carcinoma of the rectum[J]. Surg Gynecol Obstet, 1992, 175: 333 - 336.

[22] Zirngibl H, Husemann B, Hermanek P. Intraoperative spillage of tumor cells in surgery for rectal cancer[J]. Dis Colon Rectum, 1990, 33: 610 - 614.

[23] Rubbini M, Vettorello GF, Guerrera C, et al. A prospective study of local recurrence after resection and low stapled anastomosis in 183 patients with rectal cancer

[J]. Dis Colon Rectum, 1990, 33: 117 - 121.

[24] Adloff M, Arnaud JP, Schloegel M, et al. Factors influencing local recurrence after abdominoperineal resection for cancer of the rectum[J]. Dis Colon Rectum, 1985, 28: 413 - 415.

[25] Kapiteijn E, Marijnen CA, Nagtegaal ID, et al. Preoperative radiotherapy combined with total mesorectal excision for resectable rectal cancer[J]. N Engl J Med, 2001, 345: 638 - 646.

[26] Dresen RC, Gosens MJ, Martijn H, et al. Radical resection after IORT - containing multimodality treatment is the most important determinant for outcome in patients treated for locally recurrent rectal cancer[J]. Ann Surg Oncol, 2008, 15: 1937 - 1947.

[27] Bedrosian I, Giacco G, Pederson L, et al. Outcome after curative resection for locally recurrent rectal cancer[J]. Dis Colon Rectum, 2006, 49: 175 - 182.

[28] Wells BJ, Stotland P, Ko MA, et al. Results of an aggressive approach to resection of locally recurrent rectal cancer[J]. Ann Surg Oncol, 2007, 14: 390 - 395.

[29] Kusters M, Marijnen CA, van de Velde CJ, et al. Patterns of local recurrence in rectal cancer: a study of the Dutch TME trial[J]. Eur J Surg Oncol, 2010, 36: 470 - 476.

[30] Kodeda K, Derwinger K, Gustavsson B, et al. Local recurrence of rectal cancer: a population-based cohort study of diagnosis, treatment and outcome[J]. Colorectal Dis, 2012, 14: e230 - e237.

[31] Dresen RC, Kusters M, Daniels-Gooszen AW, et al. Absence of tumor invasion into pelvic structures in locally recurrent rectal cancer: prediction with preoperative MR imaging[J]. Radiology, 2010, 256: 143 - 150.

[32] Messiou C, Chalmers AG, Boyle K, et al. Pre-operative MR assessment of recurrent rectal cancer[J]. Br J Radiol, 2008, 81: 468 - 473.

[33] Woodward T, Menke D. Diagnosis of recurrent rectal carcinoma by EUS - guided fine-needle aspiration [J]. Gastrointest Endosc, 2000, 51: 223 - 225.

[34] Nakajima S. The efficacy of the EUS for the detection of recurrent disease in the anastomosis of colon[J]. Diagn Ther Endosc, 2001, 7: 149 - 158.

[35] Sasaki Y, Niwa Y, Hirooka Y, et al. The use of endoscopic ultrasound-guided fine-needle aspiration for investigation of submucosal and extrinsic masses of the colon and rectum[J]. Endoscopy, 2005, 37: 154 - 160.

[36] Fukunaga H, Sekimoto M, Ikeda M, et al. Fusion image of positron emission tomography and computed tomography for the diagnosis of local recurrence of rectal cancer[J]. Ann Surg Oncol, 2005, 12: 561 - 569.

[37] Fiocchi F, Iotti V, Ligabue G, et al. Contrast-enhanced MRI and PET - CT in the evaluation of patients with suspected local recurrence of rectal carcinoma[J]. Radiol Med, 2010, 115: 906 - 919.

[38] Schmidt GP, Baur-Melnyk A, Haug A, et al. Whole-body MRI at 1. 5 T and 3 T compared with FDG - PET - CT for the detection of tumour recurrence in patients with colorectal cancer[J]. Eur Radiol, 2009, 19: 1366 - 1378.

[39] Chapuis PH, Dent OF, Fisher R, et al. A multivariate analysis of clinical and pathological variables in prognosis after resection of large bowel cancer[J]. Br J Surg, 1985, 72: 698 - 702.

[40] Wiggers T, Arends JW, Volovics A. Regression analysis of prognostic factors in colorectal cancer after curative resections[J]. Dis Colon Rectum, 1988, 31: 33 - 41.

[41] Ponz de Leon M, Sant M, Micheli A, et al. Clinical and pathologic prognostic indicators in colorectal cancer. A population-based study[J]. Cancer, 1992, 69: 626-635.

[42] Rao AR, Kagan AR, Chan PM, et al. Patterns of recurrence following curative resection alone for adenocarcinoma of the rectum and sigmoid colon[J]. Cancer, 1981, 48: 1492-1495.

[43] Cawthorn SJ, Parums DV, Gibbs NM, et al. Extent of mesorectal spread and involvement of lateral resection margin as prognostic factors after surgery for rectal cancer[J]. Lancet, 1990, 335: 1055-1059.

[44] Taylor FG, Quirke P, Heald RJ, et al. Preoperative magnetic resonance imaging assessment of circumferential resection margin predicts disease-free survival and local recurrence: 5 - year follow-up results of the MERCURY study[J]. J Clin Oncol, 2014, 32: 34-43.

[45] Stearns MW Jr. Abdominoperineal resection for cancer of the rectum[J]. Dis Colon Rectum, 1974, 17: 612-616.

[46] Peng J, Sheng W, Huang D, et al. Perineural invasion in pT3N0 rectal cancer: the incidence and its prognostic effect[J]. Cancer, 2011, 117: 1415-1421.

[47] Scott NA, Rainwater LM, Wieand HS, et al. The relative prognostic value of flow cytometric DNA analysis and conventional clinicopathologic criteria in patients with operable rectal carcinoma[J]. Dis Colon Rectum, 1987, 30: 513-520.

[48] Benhattar J, Losi L, Chaubert P, et al. Prognostic significance of K - ras mutations in colorectal carcinoma[J]. Gastroenterology, 1993, 104: 1044-1048.

[49] Frank RE, Saclarides TJ, Leurgans S, et al. Tumor angiogenesis as a predictor of recurrence and survival in patients with node-negative colon cancer[J]. Ann Surg, 1995, 222: 695-699.

[50] Takebayashi Y, Akiyama S, Yamada K, et al. Angiogenesis as an unfavorable prognostic factor in human colorectal carcinoma[J]. Cancer, 1996, 78: 226-231.

[51] Bossi P, Viale G, Lee AK, et al. Angiogenesis in colorectal tumors: microvessel quantitation in adenomas and carcinomas with clinicopathological correlations[J]. Cancer Res, 1995, 55: 5049-5053.

[52] Saclarides TJ, Speziale NJ, Drab E, et al. Tumor angiogenesis and rectal carcinoma[J]. Dis Colon Rectum, 1994, 37: 921-926.

[53] Kumar H, Heer K, Lee PW, et al. Preoperative serum vascular endothelial growth factor can predict stage in colorectal cancer[J]. Clin Cancer Res, 1998, 4: 1279-1285.

[54] McMillan DC, Fyffe GD, Wotherspoon HA, et al. Prospective study of circulating T - lymphocyte subpopulations and disease progression in colorectal cancer[J]. Dis Colon Rectum, 1997, 40: 1068-1071.

[55] Zhou C, Ren Y, Li J, et al. Systematic review and meta-analysis of rectal washout on risk of local recurrence for cancer[J]. J Surg Res, 2014, 189: 7-16.

[56] Adam IJ, Mohamdee MO, Martin IG, et al. Role of circumferential margin involvement in the local recurrence of rectal cancer[J]. Lancet, 1994, 344: 707-711.

[57] Quirke P, Durdey P, Dixon MF, et al. Local recurrence of rectal adenocarcinoma due to inadequate surgical resection. Histopathological study of lateral tumour spread and surgical excision[J]. Lancet, 1986, 2: 996-999.

[58] Heald RJ, Husband EM, Ryall RD. The mesorectum in rectal cancer surgery — the clue to pelvic recurrence? [J].

Br J Surg, 1982, 69: 613-616.

[59] Williams NS, Dixon MF, Johnston D. Reappraisal of the 5 centimetre rule of distal excision for carcinoma of the rectum: a study of distal intramural spread and of patients' survival[J]. Br J Surg, 1983, 70: 150-154.

[60] Peeters KC, Marijnen CA, Nagtegaal ID, et al. The TME trial after a median follow-up of 6 years: increased local control but no survival benefit in irradiated patients with resectable rectal carcinoma[J]. Ann Surg, 2007, 246: 693-701.

[61] Bosset JF, Collette L, Calais G, et al. Chemotherapy with preoperative radiotherapy in rectal cancer[J]. N Engl J Med, 2006, 355: 1114-1123.

[62] Gerard JP, Conroy T, Bonnetain F, et al. Preoperative radiotherapy with or without concurrent fluorouracil and leucovorin in T3 - 4 rectal cancers: results of FFCD 9203[J]. J Clin Oncol, 2006, 24: 4620-4625.

[63] Valentini V, van Stiphout RG, Lammering G, et al. Nomograms for predicting local recurrence, distant metastases, and overall survival for patients with locally advanced rectal cancer on the basis of European randomized clinical trials[J]. J Clin Oncol, 2011, 29: 3163-3172.

[64] Heriot AG, Tekkis PP, Darzi A, et al. Surgery for local recurrence of rectal cancer[J]. Colorectal Dis, 2006, 8: 733-747.

[65] Bhangu A, Brown G, Akmal M, et al. Outcome of abdominosacral resection for locally advanced primary and recurrent rectal cancer[J]. Br J Surg, 2012, 99: 1453-1461.

[66] Wilson RJ, Davies S, Yates D, et al. Impaired functional capacity is associated with all-cause mortality after major elective intra-abdominal surgery[J]. Br J Anaesth, 2010, 105: 297-303.

[67] Yeo HL, Paty PB. Management of recurrent rectal cancer: practical insights in planning and surgical intervention[J]. J Surg Oncol, 2014, 109: 47-52.

[68] Pastorino U, Buyse M, Friedel G, et al. Long-term results of lung metastasectomy: prognostic analyses based on 5206 cases [J]. J Thorac Cardiovasc Surg, 1997, 113 (1): 37-49.

[69] Kirke R, Rajesh AR, Bankart M. Rectal cancer: incidence of pulmonary metastases on thoracic CT and correlation with T staging[J]. J Comput Assist Tomogr, 2007, 31(4): 569-571.

[70] Tan K K, Gde LL Jr, Sim R. How uncommon are isolated lung metastases in colorectal cancer? A review from database of 754 patients over 4 years[J]. J Gastrointest Surg, 2009, 13(4): 642-648.

[71] McIntosh J, Sylvester PA, Virjee J, et al. Pulmonary staging in colorectal cancer — is computerised tomography the answer? [J]. Ann R Coll Surg Engl, 2005, 87(5): 331-333.

[72] Gonzalez M, Poncet A, Combescure C, et al. Risk factors for survival after lung metastasectomy in colorectal cancer patients: a systematic review and meta-analysis[J]. Ann Surg Oncol, 2013, 20(2): 572-579.

[73] Zabaleta J, Aguinagalde B, Fuentes MG, et al. Survival after lung metastasectomy for colorectal cancer: importance of previous liver metastasis as a prognostic factor[J]. Eur J Surg Oncol, 2011, 37(9): 786-790.

[74] Pfannschmidt J, Muley T, Hoffmann H, et al. Prognostic factors and survival after complete resection of pulmonary

metastases from colorectal carcinoma：experiences in 167 patients［J］. J Thorac Cardiovasc Surg，2003，126（3）：732 – 739.

［75］ Higashiyama M，Kodama K，Higaki N，et al. Surgery for pulmonary metastases from colorectal cancer：the importance of prethoracotomy serum carcinoembryonic antigen as an indicator of prognosis［J］. Jpn J Thorac Cardiovasc Surg，2003，51（7）：289 – 296.

［76］ Nakajima J，Murakawa T，Fukami T，et al. Is thoracoscopic surgery justified to treat pulmonary metastasis from colorectal cancer？［J］. Interact Cardiovasc Thorac Surg，2008，7（2）：212 – 216.

［77］ Shiono S，Ishii G，Nagai K，et al. Histopathologic prognostic factors in resected colorectal lung metastases ［J］. Ann Thorac Surg，2005，79（1）：278 – 282.

［78］ Sakamoto M，Murakawa T，Kitano K，et al. Resection of solitary pulmonary lesion is beneficial to patients with a history of malignancy［J］. Ann Thorac Surg，2010，90（6）：1766 – 1771.

［79］ Kanzaki R，Higashiyama M，Oda K，et al. Outcome of surgical resection for recurrent pulmonary metastasis from colorectal carcinoma［J］. Am J Surg，2011，202（4）：419 – 426.

［80］ Rolle A，Pereszlenyi A，Koch R，et al. Laser resection technique and results of multiple lung metastasectomies using a new 1，318 nm Nd：YAG laser system［J］. Lasers Surg Med，2006，38（1）：26 – 32.

［81］ Lin BR，Chang TC，Lee YC，et al. Pulmonary resection for colorectal cancer metastases：duration between cancer onset and lung metastasis as an important prognostic factor ［J］. Ann Surg Oncol，2009，16（4）：1026 – 132.

［82］ Takakura Y，Miyata Y，Okajima M，et al. Short disease-free interval is a significant risk factor for intrapulmonary recurrence after resection of pulmonary metastases in colorectal cancer［J］. Colorectal Dis，2010，12（7 Online）：e68 – e75.

［83］ Rama N，Monteiro A，Bernardo JE，et al. Lung metastases from colorectal cancer：surgical resection and prognostic factors［J］. Eur J Cardiothorac Surg，2009，35（3）：444 – 449.

［84］ Riquet M，Foucault C，Cazes A，et al. Pulmonary resection for metastases of colorectal adenocarcinoma［J］. Ann Thorac Surg，2010，89（2）：375 – 380.

［85］ Hwang MR，Park JW，Kim DY，et al. Early intrapulmonary recurrence after pulmonary metastasectomy related to colorectal cancer［J］. Ann Thorac Surg，2010，90（2）：398 – 404.

［86］ Chen F，Hanaoka N，Sato K，et al. Prognostic factors of pulmonary metastasectomy for colorectal carcinomas［J］. World J Surg，2009，33（3）：505 – 511.

［87］ Inoue M，Ohta M，Iuchi K，et al. Benefits of surgery for patients with pulmonary metastases from colorectal carcinoma［J］. Ann Thorac Surg，2004，78（1）：238 – 244.

［88］ Hornbech K，Ravn J，Steinbrüchel DA. Outcome after pulmonary metastasectomy：analysis of 5 years consecutive surgical resections 2002 – 2006［J］. J Thorac Oncol，2011，6（10）：1733 – 1740.

［89］ Headrick JR，Miller DL，Nagorney DM，et al. Surgical treatment of hepatic and pulmonary metastases from colon cancer［J］. Ann Thorac Surg，2001，71（3）：975 – 979.

［90］ Park JS，Kim HK，Choi YS，et al. Outcomes after repeated resection for recurrent pulmonary metastases from colorectal cancer［J］. Ann Oncol，2010，21（6）：1285 – 1289.

［91］ Kanemitsu Y，Kato T，Komori K，et al. Validation of a nomogram for predicting overall survival after resection of pulmonary metastases from colorectal cancer at a single center［J］. World J Surg，2010，34（12）：2973 – 2978.

［92］ Ogata Y，Matono K，Hayashi A，et al. Repeat pulmonary resection for isolated recurrent lung metastases yields results comparable to those after first pulmonary resection in colorectal cancer［J］. World J Surg，2005，29（3）：363 – 368.

［93］ Koga R，Yamamoto J，Saiura A，et al. Surgical resection of pulmonary metastases from colorectal cancer：Four favourable prognostic factors［J］. Jpn J Clin Oncol，2006，36（10）：643 – 648.

［94］ Brouquet A，Vauthey JN，Contreras CM，et al. Improved survival after resection of liver and lung colorectal metastases compared with liver-only metastases：a study of 112 patients with limited lung metastatic disease［J］. J Am Coll Surg，2011，213（1）：62 – 9.

［95］ Yamakado K，Inoue Y，Takao M，et al. Long-term results of radiofrequency ablation in colorectal lung metastases：single center experience［J］. Oncol Rep，2009，22（4）：885 – 891.

［96］ Yan TD，King J，Sjarif A，et al. Percutaneous radiofrequency ablation of pulmonary metastases from colorectal carcinoma：prognostic determinants for survival ［J］. Ann Surg Oncol，2006，13（11）：1529 – 1537.

［97］ Chua TC，Sarkar A，Saxena A，et al. Long-term outcome of image-guided percutaneous radiofrequency ablation of lung metastases：an open-labeled prospective trial of 148 patients［J］. Ann Oncol，2010，21（10）：2017 – 2022.

［98］ Quiros RM，Scott WJ. Surgical treatment of metastatic disease to the lung［J］. Semin Oncol，2008，35（2）：134 – 146.

［99］ Zisis C，Tsakiridis K，Kougioumtzi I，et al. The management of the advanced colorectal cancer：management of the pulmonary metastases［J］. J Thorac Dis，2013，5 Suppl 4：S383 – S388.

［100］ Anthony T，Simmang C，Hyman N，et al. Practice parameters for the surveillance and follow-up of patients with colon and rectal cancer［J］. Dis Colon Rectum，2004，47（6）：807 – 817.

［101］ Lee WS，Yun SH，Chun HK，et al. Clinical usefulness of chest radiography in detection of pulmonary metastases after curative resection for colorectal cancer［J］. World J Surg，2007，31（7）：1502 – 1506.

［102］ Yoshida Y，Inoh S，Murakawa T，et al. Preoperative localization of small peripheral pulmonary nodules by percutaneous marking under computed tomography guidance［J］. Interact Cardiovasc Thorac Surg，2011，13（1）：25 – 28.

［103］ Chung CC，Hsieh CC，Lee HC，et al. Accuracy of helical computed tomography in the detection of pulmonary colorectal metastases［J］. J Thorac Cardiovasc Surg，2011，141（5）：1207 – 1212.

［104］ National Comprehensive Cancer Network. NCCN clinical practice guidelines in oncology rectal cancer［EB/OL］. ［2014 – 04 – 01］. http：//www. nccn. org/professionals/physician_gls/pdf/rectal. pdf.

［105］ National Comprehensive Cancer Network. NCCN clinical practice guidelines in oncology colon cancer［EB/OL］. ［2014 – 04 – 01］. http：//www. nccn. org/professionals/physician_gls/pdf/colon. pdf.

[106] The Association of Coloproctology of Great Britain and Ireland. Guidelines for the Management of Colorectal Cancer[EB/OL]. [2013 - 02 - 08]. http：//www. acpgbi. org. uk/wp-content/uploads/2007 - CCManagement-Guidelines. pdf.

[107] The Danish Colorectal Cancer Group. Guidelines for the Management of Colorectal Cancer[EB/OL]. [2013 - 02 - 08]. http：//dccg. dk/03 _ Publikation/Retningslinier 2009revOKT2010. pdf.

[108] Shentu Y，Zhang L，Gu H，et al. A new technique combining virtual simulation and methylene blue staining for the localization of small peripheral pulmonary lesions [J]. BMC Cancer，2014，14：79.

[109] Choi EK，Yoo IeR，Park HL，et al. Value of surveillance (18)F - FDG PET/CT in colorectal cancer：comparison with conventional imaging studies [J]. Nucl Med Mol Imaging，2012，46(3)：189 - 195.

[110] Han A，Xue J，Zhu D，et al. Clinical value of (18)F - FDG PET/CT in postoperative monitoring for patients with colorectal carcinoma[J]. Cancer Epidemiol，2011，35(5)：497 - 500.

[111] Bamba Y，Itabashi M，Kameoka S. Value of PET/CT imaging for diagnosing pulmonary metastasis of colorectal cancer [J]. Hepatogastroenterology，2011，58 (112)：1972 - 1974.

[112] Brent A，Talbot R，Coyne J，et al. Should indeterminate lung lesions reported on staging CT scans influence the management of patients with colorectal cancer？[J]. Colorectal Dis，2007，9(9)：816 - 818.

[113] Phillips NBC，Murphy J，Behar N，et al. T1178 indeterminate lung lesions in patients with colorectal cancer：do they progress？ (Abstract) [J]. Gastroenterology，2009；136：A517.

[114] Choi DJ，Kwak JM，Kim J，et al. Preoperative chest computerized tomography in patients with locally advanced mid or lower rectal cancer：its role in staging and impact on treatment strategy[J]. J Surg Oncol，2010，102(6)：588 - 592.

[115] Christoffersen MW，Bulut O，Jess P. The diagnostic value of indeterminate lung lesions on staging chest computed tomographies in patients with colorectal cancer[J]. Dan Med Bull，2010，57(1)：A4093.

[116] Quyn AJ，Matthews A，Daniel T，et al. The clinical significance of radiologically detected indeterminate pulmonary nodules in colorectal cancer[J]. Colorectal Dis，2012，14(7)：828 - 831.

[117] Pomerri F，Pucciarelli S，Maretto I，et al. Significance of pulmonary nodules in patients with colorectal cancer[J]. Eur Radiol，2012，22(8)：1680 - 1686.

[118] Varol Y，Varol U，Karaca B，et al. The frequency and significance of radiologically detected indeterminate pulmonary nodules in patients with colorectal cancer[J]. Med Princ Pract，2012，21(5)：457 - 461.

[119] Sakamoto T，Tsubota N，Iwanaga K，et al. Pulmonary resection for metastases from colorectal cancer [J]. Chest，2001，119(4)：1069 - 1072.

[120] McCormack PM，Burt ME，Bains MS，et al. Lung resection for colorectal metastases. 10 - year results[J]. Arch Surg，1992，127(12)：1403 - 1406.

[121] Szöke T，Kortner A，Neu R，et al. Is the mediastinal lymphadenectomy during pulmonary metastasectomy of colorectal cancer necessary？ [J]. Interact Cardiovasc Thorac Surg，2010，10(5)：694 - 698.

[122] Saito Y，Omiya H，Kohno K，et al. Pulmonary metastasectomy for 165 patients with colorectal carcinoma：a prognostic assessment [J]. J Thorac Cardiovasc Surg，2002，124(5)：1007 - 1013.

[123] Negri F，Musolino A，Cunningham D，et al. Retrospective study of resection of pulmonary metastases in patients with advanced colorectal cancer：the development of a preoperative chemotherapy strategy[J]. Clin Colorectal Cancer，2004，4(2)：101 - 106.

[124] Meimarakis G，Spelsberg F，Angele M，et al. Resection of pulmonary metastases from colon and rectal cancer：factors to predict survival differ regarding to the origin of the primary tumor[J]. Ann Surg Oncol，2014，21(8)：2563 - 2572.

[125] Limmer S，Oevermann E，Killaitis C，et al. Sequential surgical resection of hepatic and pulmonary metastases from colorectal cancer [J]. Langenbecks Arch Surg，2010，395(8)：1129 - 1138.

[126] Kawano D，Takeo S，Tsukamoto S，et al. Prediction of the prognosis and surgical indications for pulmonary metastectomy from colorectal carcinoma in patients with combined hepatic metastases[J]. Lung Cancer，2012，75(2)：209 - 212.

[127] Iizasa T，Suzuki M，Yoshida S，et al. Prediction of prognosis and surgical indications for pulmonary metastasectomy from colorectal cancer[J]. Ann Thorac Surg，2006，82(1)：254 - 260.

[128] Iida T，Nomori H，Shiba M，et al. Prognostic factors after pulmonary metastasectomy for colorectal cancer and rationale for determining surgical indications：a retrospective analysis[J]. Ann Surg，2013，257 (6)：1059 - 1064.

[129] Burdine J，Joyce LD，Plunkett MB，et al. Feasibility and value of video-assisted thoracoscopic surgery wedge excision of small pulmonary nodules in patients with malignancy[J]. Chest，2002，122(4)：1467 - 1470.

[130] Borasio P，Gisabella M，Billé A，et al. Role of surgical resection in colorectal lung metastases：analysis of 137 patients[J]. Int J Colorectal Dis，2011，26(2)：183 - 190.

[131] Grunenwald and D. Surgery of lung metastasis for colorectal cancer：how far can we push the limits？ Proceedings of the Postgraduate Course，15TH European Conference on General Thoracic Surgery[J]. European Society of Thoracic Surgeons ESTS，2007：9 - 11.

[132] Friedel G. Lung metastasis resections：surgical and technological aspects. Proceedings of the Postgraduate Course，15TH European Conference on General Thoracic Surgery[J]. European Society of Thoracic Surgeons，2007：16.

[133] Hamaji M，Cassivi SD，Shen KR，et al. Is lymph node dissection required in pulmonary metastasectomy for colorectal adenocarcinoma？[J]. Ann Thorac Surg，2012，94(6)：1796 - 1800.

[134] Renaud S，Alifano M，Falcoz PE，et al. Does nodal status influence survival？ Results of a 19 - year systematic lymphadenectomy experience during lung metastasectomy of colorectal cancer[J]. Interact Cardiovasc Thorac Surg，2014，18(4)：482 - 487.

[135] Welter S，Jacobs J，Krbek T，et al. Prognostic impact of lymph node involvement in pulmonary metastases from colorectal cancer[J]. Eur J Cardiothorac Surg，2007，31(2)：167 - 172.

[136] McCormack PM，Bains MS，Begg CB，et al. Role of

video-assisted thoracic surgery in the treatment of pulmonary metastases: results of a prospective trial[J]. Ann Thorac Surg, 1996. 62(1): 213-216.

[137] Daniel TM. A proposed diagnostic approach to the patient with the subcentimeter pulmonary nodule: techniques that facilitate video-assisted thoracic surgery excision [J]. Semin Thorac Cardiovasc Surg, 2005, 17(2): 115-122.

[138] Chao YK, Chang HC, Wu YC, et al. Management of lung metastases from colorectal cancer: video-assisted thoracoscopic surgery versus thoracotomy — a case-matched study[J]. Thorac Cardiovasc Surg, 2012, 60(6): 398-404.

[139] Warwick R, Page R. Resection of pulmonary metastases from colorectal carcinoma[J]. Eur J Surg Oncol, 2007, 33(Suppl 2): S59-S63.

[140] Mori M, Tomoda H, Ishida T, et al. Surgical resection of pulmonary metastases from colorectal adenocarcinoma. Special reference to repeated pulmonary resections[J]. Arch Surg, 1991, 126(10): 1297-1301.

[141] Kaiser AM. Limited value of histopathologic prognostic factors for resected colorectal lung metastases[J]. Ann Thorac Surg, 2006, 81(4): 1547-1548.

[142] Hirosawa T, Itabashi M, Ohnuki T, et al. Prognostic factors in patients undergoing complete resection of pulmonary metastases of colorectal cancer: a multi-institutional cumulative follow-up study[J]. Surg Today, 2013, 43(5): 494-499.

[143] Wang CY, Hsie CC, Hsu HS, et al. Pulmonary resection for metastases from colorectal adenocarcinomas [J]. Zhonghua Yi Xue Za Zhi (Taibei), 2002, 65 (1): 15-22.

[144] Poullis M, Littler J, Gosney J. Biology of colorectal pulmonary metastasis: implications for surgical resection [J]. Interact Cardiovasc Thorac Surg, 2012, 14(2): 140-142.

[145] Gonzalez M, Gervaz P. Risk factors for survival after lung metastasectomy in colorectal cancer patients: systematic review and meta-analysis[J]. Future Oncol, 2015, 11(2 Suppl): 31-33.

[146] Moore KH, McCaughan BC. Surgical resection for pulmonary metastases from colorectal cancer[J]. ANZ J Surg, 2001, 71(3): 143-146.

[147] Rena O, Casadio C, Viano F, et al. Pulmonary resection for metastases from colorectal cancer: factors influencing prognosis. Twenty-year experience [J]. Eur J Cardiothorac Surg, 2002, 21(5): 906-912.

[148] Vogelsang H, Haas S, Hierholzer C, et al. Factors influencing survival after resection of pulmonary metastases from colorectal cancer[J]. Br J Surg, 2004, 91 (8): 1066-1071.

[149] Kanemitsu Y, Kato T, Hirai T, et al. Preoperative probability model for predicting overall survival after resection of pulmonary metastases from colorectal cancer [J]. Br J Surg, 2004, 91(1): 112-120.

[150] Yedibela S, Klein P, Feuchter K, et al. Surgical management of pulmonary metastases from colorectal cancer in 153 patients[J]. Ann Surg Oncol, 2006, 13 (11): 1538-1544.

[151] Melloni G, Doglioni C, Bandiera A, et al. Prognostic factors and analysis of microsatellite instability in resected pulmonary metastases from colorectal carcinoma[J]. Ann Thorac Surg, 2006, 81(6): 2008-2013.

[152] Lee WS, Yun SH, Chun HK, et al. Pulmonary resection for metastases from colorectal cancer: prognostic factors and survival[J]. Int J Colorectal Dis, 2007, 22(6): 699-704.

[153] Onaitis MW, Petersen RP, Haney JC, et al. Prognostic factors for recurrence after pulmonary resection of colorectal cancer metastases[J]. Ann Thorac Surg, 2009, 87(6): 1684-1688.

[154] Watanabe K, Nagai K, Kobayashi A, et al. Factors influencing survival after complete resection of pulmonary metastases from colorectal cancer[J]. Br J Surg, 2009, 96 (9): 1058-1065.

[155] Landes U, Robert J, Perneger T, et al. Predicting survival after pulmonary metastasectomy for colorectal cancer: previous liver metastases matter[J]. BMC Surg, 2010, 10: 17.

[156] Suemitsu R, Takeo S, Kusumoto E, et al. Results of a pulmonary metastasectomy in patients with colorectal cancer[J]. Surg Today, 2011, 41(1): 54-59.

[157] Welter S, Jacobs J, Krbek T, et al. Long-term survival after repeated resection of pulmonary metastases from colorectal cancer [J]. Ann Thorac Surg, 2007, 84 (1): 203-210.

[158] Kim AW, Faber LP, Warren WH, et al. Repeat pulmonary resection for metachronous colorectal carcinoma is beneficial [J]. Surgery, 2008, 144 (4): 712-717.

[159] Schneider T, Reuss D, Warth A, et al. The efficacy of bipolar and multipolar radiofrequency ablation of lung neoplasms-results of an ablate and resect study[J]. Eur J Cardiothorac Surg, 2011, 39(6): 968-973.

[160] Petre EN, Jia X, Thornton RH, et al. Treatment of pulmonary colorectal metastases by radiofrequency ablation[J]. Clin Colorectal Cancer, 2013, 12 (1): 37-44.

[161] Yan TD, King J, Sjarif A, et al. Treatment failure after percutaneous radiofrequency ablation for nonsurgical candidates with pulmonary metastases from colorectal carcinoma [J]. Ann Surg Oncol, 2007, 14 (5): 1718-1726.

[162] Palussière J, Gómez F, Cannella M, et al. Single-session radiofrequency ablation of bilateral lung metastases[J]. Cardiovasc Intervent Radiol, 2012, 35(4): 852-859.

[163] von Meyenfeldt EM, Prevoo W, Peyrot D, et al. Local progression after radiofrequency ablation for pulmonary metastases[J]. Cancer, 2011, 117(16): 3781-3787.

[164] Kim S, Kim H, Hong Y, et al. The outcome of pulmonary metastasectomy from colorectal cancer and the role of postoperative chemotherapy (abstract) [R]. San Francisco: Data presented at the 2009 ASCO Gastrointestinal cancers Symposium, 2009.

[165] Treasure T, Fallowfield L, Lees B, et al. Pulmonary metastasectomy in colorectal cancer: the PulMiCC trial [J]. Thorax, 2012, 67(2): 185-187.

[166] Treasure T, Fallowfield L, Lees B. Pulmonary metastasectomy in colorectal cancer: the PulMiCC trial [J]. J Thorac Oncol, 2010, 5(6 Suppl 2): S203-S206.

[167] Rolle A, Pereszlenyi A, Koch R, et al. Is surgery for multiple lung metastases reasonable? A total of 328 consecutive patients with multiple-laser metastasectomies with a new 1318 - nm Nd: YAG laser [J]. J Thorac Cardiovasc Surg, 2006, 131: 1236-1242.

[168] Si Y, Lee JI, Kim SH, et al. Clinicopathological Characteristics of Ovarian Metastasis from Rectal Cancer

[J]. Journal of the Korean Surgical Society, 2010, 79(4): 287 - 293.

[169] O'Brien PH, Newton BB, Metcalf JS, et al. Oophorectomy in women with carcinoma of the colon and rectum[J]. Surg Gynecol Obst, 1981, 15(3): 827 - 830.

[170] Herrera LO, Ledesma EJ, Nachimuthu N, et al. Metachronous ovarian metastases from adenocarcinoma of the colon and rectum [J]. Surg Gynecol Obst, 1982, 15(4): 531 - 538.

[171] Birnkrant A, Sampson J, Sugarbaker PH. Ovarian metastasis from colorectal cancer[J]. Dis Colon Rectum, 1986, 29(6): 767 - 768.

[172] Chouhei S, Akeo H, Junya Y, et al. Management of postoperative follow-up and surgical treatment for krukenberg tumor from rectal cancers [J]. Hepato-Gastroenterology, 2004, 51: 1350 - 1353.

[173] Kim DD, Park IJ, Kim HC, et al. Ovarian metastases from colorectal cancer: a clinicopathological analysis of 103 patients[J]. Colorectal Dis, 2008, 11(1): 32 - 38.

[174] Sielezneff I, Salle E, Antoine K, et al. Simultaneous bilateral oophorectomy does not improve prognosis of postmenopausal women undergoing colorectal resection for cancer [J]. Dis colon Rectum, 1997, 40 (11): 1299 - 1302.

[175] Young-Fadok TM, Wolff BG, Nivatvongs S, et al. Prophylactic oophorectomy in colorectal carcinoma: preliminary results of a randomized prospective trial[J]. Dis Colon Rectum, 1998, 41: 277 - 285.

[176] Kim HK, Heo DS, Bang YL, et al. Prognostic factors of Krukenberg tumors [J]. GynecoI OncoI, 2001, 1: 105 - 109.

[177] 石一复, 叶大风, 吕卫国, 等. 我国 10288 例卵巢恶性肿瘤的分布及组织学类型[J]. 中华妇产科杂志, 2002, 37(2): 97 - 100.

[178] Petru E, Pickle H, Heydarfadai M, et al. Nongenital cancers metastastatic to the ovary[J]. Gynecol Oncol, 1992, 16(6): 74 - 83.

[179] Morrow M, Enker WE. Late ovarian metastases in carcinoma of the colon and rectum[J]. Arch Surg, 1985, 20(2): 209 - 220.

[180] Cutait R, Lesser ML, Enker WE. Prophylactic oophorectomy in surgery for latge-bowel cancer[J]. Dis Colon Rectum, 1983, 26(6): 256 - 263.

[181] Tanaka H, Hiyama T, Hanai A, et al. Second primary cancers following colon and rectal cancer in Osaka, Japan [J]. Jpn J Cancer Res, 1991, 8(2): 1536 - 1541.

[182] Ballantyne GH, ReigelMM, WoIff BG, et al. Oophorectomy and colon cancer: Impact on Survival[J]. Am J Surg, 1985, 14(8): 202 - 209.

[183] Graffner HOL, Alm POA, Oscarson JEA. Prophylactic oophorectomy in colorectal carcinoma[J]. Am J Surg, 1983, 14(6): 233 - 235.

[184] 汤德锋. 结直肠癌卵巢转移临床及病理高危因素分析硕士学位论文[C]. 上海: 复旦大学, 2008.

[185] Miller BE, Pittman B, Wan JY, et al. Colon cancer with metastasis to the ovary at time of initial diagnosis[J]. Gynecol Oncol, 1997, 66: 368 - 371.

[186] Che X, Shan Y, Zhou ZX, et al. Surgial treatment and prognosis of ovarian metastasis from colorectal cancer[J]. Zhonghua Zhong Liu Za Zhi, 2007, 29(11): 864 - 866.

[187] Herrera-Ornelas L, Mittelman A. Results of synchronous surgical removal of primary colorectal adenocarcinoma and ovarian metastases [J]. Oncology, 1984, 41:

96 - 100.

[188] Ojo J, De Silva S, Han E, et al. Krukenberg tumors from colorectal cancer: presentation, treatment and outcomes [J]. Am Surg, 2011, 77(10): 1381 - 1385.

[189] Jeung YJ, Ok HJ, Kim WG, et al. Krukenberg tumors of gastric origin versus colorectal origin[J]. Obstet Gynecol Sci, 2015, 58(1): 32 - 39.

[190] Jiang R, Tang J, Cheng X, et al. Surgical treatment for patients with different origins of krukenberg tumors: outcomes and prognostic factors[J]. Eur J Surg Oncol, 2009, 35(1): 92 - 97.

[191] Rayson D, Bouttell E, Whiston F, et al. Outcome after ovarian/adnexal metastectomy in metastatic colorectal carcinoma[J]. J Surg Oncol, 2000, 75(3): 186 - 192.

[192] Wright JD, Powell MA, Mutch DG, et al. Synchronous ovarian metastases at the time of laparotomy for colon cancer[J]. Gynecol Oncol, 2004, 92(3): 851 - 855.

[193] Sakakura C, Hagiwara A, Yamazaki J, et al. Management of postoperative follow-up and surgical treatment for Krukenberg tumor from colorectal cancers [J]. Hepato-Gastroenterology, 2004, 51: 1350 - 1353.

[194] 左明, 刘宝善, 徐琳, 等. 女性直肠癌卵巢转移及手术选择[J]. 华西医学, 2006, 21(3): 447 - 449.

[195] 廖坚松, 伍小军, 万德森, 等. 结直肠癌卵巢转移 21 例临床分析及综合治疗[J]. 实用医学杂志, 2006, 22(16): 1904 - 1905.

[196] McCormick CC, Giuntoli RL, Gardner GJ, et al. The role of cytoreductive surgery for colon cancer metastatic to the ovary [J]. Gynecol Oncol, 2007, 105 (3): 791 - 795.

[197] Tan KL, Tan WS, Lim JF, et al. Krukenberg tumors of colorectal origin: a dismal outcome — experience of a tertiary center [J]. Int J Colorectal Dis, 2010, 25(2): 233 - 238.

[198] 李景文, 王锡山, 王贵玉, 等. 61 例肠源性卵巢转移癌的诊治分析[J]. 实用肿瘤学杂志, 2012, 26(4): 340 - 342.

[199] Krukenberg F. Ueber das fibrosarcoma ovarii mucocellulare (carcinomatodes) [J]. Arch Gynakol, 1896, 50: 287.

[200] 万德森, 潘志忠. 大肠癌[M]. 北京: 中国医药科技出版社, 2004: 252 - 257.

[201] Yada HN, Yamamoto T, Kamiura S, et al. Metastatic ovarian tumors: areview of 64 cases [J]. Gynecologic Oncology, 2003, 89(2): 314 - 317.

[202] Du N, Dawson MP, Navasa M, et al. Nongenital cancer metastatic to the ovary[J]. Gynecol Oncol, 2002, 32: 87 - 92.

[203] Avi GO, Onyedika CO, Leonard MF. MDP uptake in peritoneal carcinomatosis and Krukenberg tumors from mucinous adenocarcinoma [J]. Clinical Nuclear Medline, 2011, 36(3): 235 - 236.

[204] Burt CV. Prophylactic oophorectomy with resection of the large bowel for cancer[J]. Am J Surg, 1951, 82(5): 571 - 577.

[205] Isreal SL. The challenge of metastatic ovarian carcinoma [J]. Am J Obstet Gynecol, 1965, 9(3): 1094 - 1099.

[206] Wheelock MC. Ovarian metastasis from adenocarcinoma of colon and rectum[J]. Obstet Gynecol, 1959, 14(6): 291 - 302.

[207] Blamey S, McDermott F, Pihl E, et al. Ovarian involvement in adenocarcinoma of the colon and rectum [J]. Surg Gynecol Obstet, 1981, 153(1): 42 - 44.

[208] 周士福. 女性结直肠癌卵巢转移临床病理因素的探讨[J].

中华普通外科杂志，2000，15(4)：251－252.

[209] Lash RH，Hart WR. Intestinal adenocarcinomas metastasis to the ovaries：a clinicopathologic evaluation of 22 cases[J]. Am J Surg Pathol，1987，11(9)：114－121.

[210] Besbeas S，Stearns MJ. Osseous metastases from carcinomas of the colon and rectum[J]. Dis Colon Rectum，1978，21(4)：266－268.

[211] Katoh M，Unakard M，Hara M，et al. Bone metastasis from colorectal cancer in autopsy cases[J]. J Gastroenterol，1995，30：615－618.

[212] Kanthan R，Ioewy J，Kanthan SC. Skeletal metastases in colorectal carcinomas：a Saskatchewan profile[J]. Dis Colon Rectum，1999，42：1592－1597.

[213] 刘放，丁秀杰，张菁茹，等. 大肠癌骨转移191例临床分析[J]. 中华普通外科杂志，2001，16(6)：354－355.

[214] Nozue M，Oshiro Y，Kurata M，et al. Treatment and prognosis in colorectal cancer patients with bone metastasis[J]. Oncol Rep，2002，9(1)：109－112.

[215] Sundermeyer ML，Meropol NJ，Rogatko A，et al. Changing patterns of bone and brain metastases in patients with colorectal cancer[J]. Clin Colorectal Cancer，2005，5(2)：108－113.

[216] Roth ES，Fetzer DT，Barron BJ，et al. Does colon cancer ever metastasize to bone first? A temporal analysis of colorectal cancer progression[J]. BMC Cancer，2009，9：274.

[217] 丁秀杰，陈悦. 大肠癌骨转移的相关临床病理因素分析[J]. 中国现代普通外科进展，2014，17(6)：486－488.

[218] 张新涛，徐栋梁，谭本前，等. 转移性骨肿瘤897例临床分析[J]. 中国骨肿瘤骨病，2005，4：135－138.

[219] Santini D，Tampellini M，Vincenzi B，et al. Natural history of bone metastasis in colorectal cancer：final results of a large Italian bone metastases study[J]. Ann Oncol，2012，23：2072－2077.

[220] 洪若熙，林秋菊，罗健，等. 104例结直肠癌骨转移患者的临床特征及预后[J]. 中华肿瘤杂志，2013，35(10)：787－790.

[221] Jimi S，Yasui T，Hotokezaka M，et al. Clinical features and prognostic factors of bone metastases from colorectal cancer[J]. Surg Today，2013，43(7)：751－756.

[222] 吴健雄，李兴华，祁付珍，等. 结直肠癌骨转移28例诊治分析[J]. 中国骨肿瘤骨病，2003，2(4)：215－216.

[223] 张菁茹，王丽丽，高淑文，等. 75例大肠癌骨转移预后影响因素的回顾性分析[J]. 安徽医药，2013，17：806－807.

[224] 赵江，谢丽，朱璜，等. 结肠直肠癌单纯骨转移的临床特征与生存分析(附47例报告)[J]. 外科理论与实践，2014.

[225] Van Cutsem E，Kohne CH，Hitre E，et al. Cetuximab and chemotherapy as initial treatment for metastatic colorectal cancer[J]. N Engl J Med，2009，360：1408－1417.

[226] Blum RH，Novetsky D，Shasha D，et al. The multidisciplinary approach to bone metastases[J]. Oncology (Williston Park)，2003，17(6)：845－857.

[227] Hartwig E，Kinzl L，Schultheiss M，et al. Complications of malignant tumors — pathological fractures[J]. MMW Fortschr Med，2004，146(21)：31－36.

[228] Goldstein MJ，Mitchell EP. Carcinoembryonic antigen in the staging and follow-up of patients with colorectal cancer[J]. Cancer Invest，2005，23(4)：338－351.

[229] Talbot J，Paycha F，Balogova S. Diagnosis of bone metastasis：recent comparative studies of imaging modalities[J]. Q J Nucl Med Mol Imaging，2011，55(4)：374－410.

[230] 曹来宾，王安明，徐爱德，等. 1047例骨转移瘤的影像学诊断[J]. 中华放射学杂志，1997，31：547－551.

[231] 李泉旺，胡凯文，姜敏，等. CT引导下经皮穿刺骨成形术治疗恶性肿瘤骨转移[J]. 临床肿瘤学杂志，2010，15(8)：745－748.

[232] 于立明，毕燕妮，龙再颖. 骨显像、X线、CT及MRI对骨转移瘤的诊断价值[J]. 医学影像学杂志，2003，13：331－333.

[233] 梁艳梅，闫呈新，朱建忠. 1.5T磁共振的WB－DWI评价骨转移瘤临床应用价值的分析[J]. 中华肿瘤防治杂志，2010，17(14)：1123－1126.

[234] 刘德军，冯彦林，余丰文，等. ROC曲线评价18F－FDG PET/CT、99Tcm－MDP骨显像及二者联合对骨转移的检出效能[J]. 中华核医学杂志，2011，31(1)：25－28.

[235] Scutellan PN，Antinolfi G，Galeotti R，et al. Metastatic bone disease. Strategies for imaging[J]. Minerva Med，2003，94：77－90.

[236] Gold RI，Seeger LL，Bassett LW，et al. An integrated approach to the evaluation of metastatic bone disease[J]. Radiol Clin North Am，1990，28：471－483.

[237] Balliu E，Boada M，Pelaez I，et al. Comparative study of whole-body MRI and bone scintigraphy for de detection of bone metastases[J]. Clin Radiol，2010，65(12)：989－996.

[238] 廉宗徵. 骨转移瘤检查中影像技术的合理选用[J]. 实用肿瘤杂志，2002，17：149－150.

[239] Tian JH，Zhang JM，Hou QT，et al. Multicentre trial on the efficacy and toxicity of sin91e-dose samarium－153－ethylene diamine tetramethylene phosphonate as a palliative treatment for painful skeletal metastases in China[J]. Eur J Nucl Med，1999，26(1)：2－7.

[240] Roemer，Becuwe C，Krakowski I，et al. Bisphosphonates，pain and quality of life in metastatic breast cancer patients：a literature review[J]. Bull Cancer，2003，90(12)：1097－1105.

[241] Nordlinger B，Levy E，Vaillant JC，et al. Treatment of metastases of colorectal cancers[J]. Rev Prat，1994，44：2733－2738.

[242] Chow E，Holden L，Danjoux C，et al. Percutaneous successful salvage using percutaneous vertebroplasty in cancer patients with painful spinal metastases or osteoporotic compression fractures[J]. Radiotherapy and Oncology，2004，70：265－267.

[243] Barr JD，Barr MS，Lemley TJ，et al. Percutaneous vertebroplasty for pain relief and spinal stabilization[J]. Spine，2000，25：923－928.

[244] Weill A，Chiras J，Simon JM，et al. Spinal metastases：indications for and results of percutaneous injection of acrylic surgical cement[J]. Radiology，1996，199：241－247.

[245] 王任直. 神经外科手术学[M]. 第4版. 北京：人民卫生出版社，2003：681－683.

[246] Barnholtz-Sloan JS，Sloan AE，Davis FG，et al. Incidence proportions of brain metastases in patients diagnosed (1973 to 2001) in the Metropolitan Detroit Cancer Surveillance System[J]. J Clin Oncol，2004；22：2865－2872.

[247] Go PH，Klaassen Z，Meadows MC，et al. Gastrointestinal cancer and brain metastasis：a rare and ominous sign[J]. Cancer，2011；117：3630－3640.

[248] Schouten LJ，Rutten J，Huveneers HA，et al. Incidence of brain metastases in a cohort of patients with carcinoma of the breast，colon，kidney，and lung and melanoma[J].

Cancer，2002；94；2698 - 2705.

[249] Tan WS，Ho KS，Eu KW. Brain metastases in colorectal cancers[J]. Word JSurg，2009，(33)；817 - 821.

[250] Wroński M，Arbit E. Resection of brain metastases from colorectal carcinoma in 73 patients[J]. Cancer，1999，85 (8)；1677 - 1685.

[251] Werter IM，vander Stap D，Bertelsmann FW，et al. Brain metastases occurring more often in colorectal carcinoma [J]. Ned Tijdschr Geneeskd，2014，158；A7256.

[252] Esmaeilzadeh M，Majlesara A，Faridar A，et al. Brain metastasis from gastrointestinal cancers；a systematic review[J]. Int J Clin Pract，2014，68(7)；890 - 899.

[253] Kruser TJ，Chao ST，Elson P，et al. Multidisciplinary management of colorectal brain metastases；a retrospective study [J]. Cancer，2008，113；158 - 165.

[254] Jung M，Ahn JB，Chang JH，et al. Brain metastases from colorectal carcinoma；prognostic factors and outcome[J]. J Neurooncol，2011，101；49 - 55.

[255] Baek JY，Kang MH，Hong YS，et al. Characteristics and prognosis of patients with colorectal cancer-associated brain metastases in the era of modern systemic chemotherapy[J]. J Neurooncol，2011，104；745 - 753.

[256] Lutterbach J，Bartelt S，Ostertag C. Long-term survival in patients with brain metastases[J]. J Cancer Res Clin Oncol，2002，128；417 - 425.

[257] Danikas D，Theodorou SJ，Matthews WE，et al. Unusually aggressive rectal carsinoid metastasizing to larynx，pancreas，adrenal glands and brain[R]. Orlando；68th Annual Meeting Southeastern Surgical Congress，2000.

[258] Hammoud MA，McCutcheon IE，Elsouki R，et al. Colorectal carcinoma and brain metastasis；distribution，treatment，and survival[J]. Ann Surg Oncol，1996，3；453 - 463.

[259] Cascino TL，Leavengood JM，Kemeny N，et al. Brain metastases from colon cancer[J]. J Neurooncol，1983，1；203 - 209.

[260] Balasingam V，McCutcheon IE. Metastatic colorectal carcinoma，chapter 16 [M]//Sawaya R. Intracranial Metastases，Current Management Strategies. Malden；Blackwell，2004；279 - 291.

[261] Alden TD，Gianino JW，Saclarides TJ. Brain metastases from colorectal cancer[J]. Dis Colon Rectum，1996，39；541 - 545.

[262] Tanriverdi O，Kaytan-Saglam E，Ulger S，et al. The clinical and pathological features of 133 colorectal cancer patients with brain metastasis；a multicenter retrospective analysis of the Gastrointestinal Tumors Working Committee of the Turkish Oncology Group (TOG) [J]. Med Oncol，2014，31(9)；152.

[263] Farnell GF，Buckner JC，Cascino TL，et al. Brain metastases from colorectal carcinoma. The long term survivors[J]. Cancer，1996，78；711 - 716.

[264] Zulkowski K，Kath R，Liesenfeld S，et al. Brain metastases of colorectal carcinomas [J]. Med Klin (Munich)，2002，97；327 - 334.

[265] Schoeggl A，Kitz K，Reddy M，et al. Stereotactic radiosurgery for brain metastases from colorectal cancer [J]. Int J Colorectal Dis，2002，17；150 - 155.

[266] D'Andrea G，Isidori A，Caroli E，et al. Single cerebral metastasis from colorectal adenocarcinoma[J]. Neurosurg Rev，2004，27；55 - 57.

[267] Amichetti M，Lay G，Dess M，et al. Cagliari Neuro-Oncology Group. Results of whole brain radiation therapy in patients with brain metastases from colorectal carcinoma[J]. Tumori，2005，91；163 - 167.

[268] Onodera H，Nagayama S，Tachibana T，et al. Imamura M. Brain metastasis from colorectal cancer [J]. Int J Colorectal Dis，2005，20，57 - 61.

[269] Fowler A，Cook R，Biggs M，et al. Survival of patients following neurosurgical treatment of colorectal adenocarcinoma metastasis in the Northern Sydney-Central Coast area [J]. J Clin Neurosci，2008，15，998 - 1004.

[270] Aprile G，Zanon E，Tuniz F，et al. Neurosurgical management and postoperative whole-brain radiotherapy for colorectal cancer patients with symptomatic brain metastases[J]. J Cancer Res Clin Oncol，2009，135，451 - 457.

[271] Mongan JP，Fadul CE，Cole BF，et al. Brain metastases from colorectal cancer；Risk factors，incidence，and the possible role of chemokines[J]. Clin Colorectal Cancer，2009，8，100 - 105.

[272] Nieder C，Pawinski A，Balteskard L. Colorectal cancer metastatic to the brain；time trends in presentation and outcome[J]. Oncology，2009，76，369 - 374.

[273] Heisterkamp C，Haatanen T，Schild SE，et al. Dose escalation in patients receiving whole-brain radiotherapy for brain metastases from colorectal cancer [J]. Strahlenther Onkol，2010，186；70 - 75.

[274] Jiang XB，Yang QY，Sai K，et al. Brain metastases from colorectal carcinoma；a description of 60 cases in a single Chinese cancer center[J]. Tumour Biol，2011，32，1249 - 1256.

[275] Fokas E，Henzel M，Hamm K，et al. Multidisciplinary treatment of brain metastases derived from colorectal cancer incorporating stereotactic radiosurgery；analysis of 78 patients [J]. Clin Colorectal Cancer，2011，10；121 - 125.

[276] Byrne BE，Geddes T，Welsh FK，et al. The incidence and outcome of brain metastases after liver resection for colorectal cancer metastases[J]. Colorectal Dis，2012，14，721 - 726.

[277] Noura S，Ohue M，Shingai T，et al. Brain metastasis from colorectal cancer；Prognostic factors and survival [J]. J Surg Oncol，2012，106，144 - 148.

[278] Kye BH，Kim HJ，Kang WK，et al. Brain metastases from colorectal cancer；The role of surgical resection in selected patients [J]. Colorectal Dis，2012，14，e378 - e385.

[279] Damiens K，Ayoub JP，Lemieux B，et al. Clinical features and course of brain metastases in colorectal cancer；an experience from a single institution[J]. Curr Oncol，2012，19，254 - 258.

[280] Kim HJ，Huh JW，Jung TY，et al. Clinical outcome with gamma-knife surgery or surgery for brain metastases from colorectal cancer[J]. J Clin Neurosci，2013，20(10)；1417 - 1421.

[281] Mege D，Ouaissi M，Fuks D，et al. Patients with brain metastases from colorectal cancer are not condemned[J]. Anticancer Res，2013，33(12)；5645 - 5648.

[282] Suzuki Y，Yamaguchi T，Matsumoto H，et al. Prognostic factors and treatment effects in patients with curatively resected brain metastasis from colorectal cancer[J]. Dis Colon Rectum，2014，57，56 - 63.

［283］ Magni E，Santoro L，Ravenda PS，et al. Brain metastases from colorectal cancer：main clinical factors conditioning outcome［J］. Int J Colorectal Dis，2014，29（2）：201－208.

［284］ O'Neill BP，Iturria NJ，Link MJ，et al. A comparison of surgical resection and stereotactic radiosurgery in the treatment of solitary brain metastases［J］. Int J Radiat Oncol Biol Phys，2003，55：1169－1176.

［285］ Rades D，Bohlen G，Pluemer A，et al. Stereotactic radiosurgery alone versus resection plus whole-brain radiotherapy for 1 or 2 brain metastases in recursive partitioning analysis class 1 and 2 patients［J］. Cancer，2007，109：2515－2521.

［286］ Rades D，Pluemer A，Veninga T，et al. Whole-brain radiotherapy versus stereotactic radiosurgery for patients in recursive partitioning analysis classes 1 and 2 with 1 to 3 brain metastases［J］. Cancer，2007，110：2285－2292.

［287］ Matsunaga S，Shuto T，Kawahara N，et al. Gamma Knife surgery for brain metastases from colorectal cancer［J］. Clinical article J Neurosurg，2011，114：782－789.

［288］ Lemke J，Scheele J，Kapapa T，et al. Brain metastases in gastrointestinal cancers：is there a role for surgery？［J］. Int J Mol Sci，2014，15（9）：16816－16830.

［289］ Kocher M，Soffietti R，Abacioglu MU，et al. Adjuvant whole-brain radiotherapy versus observation after radiosurgery or surgical resection of 1－3 cerebral metastases：results of the EORTC 7 22952－26001 study［J］. J Clin Oncol，2011，29：134－141.

［290］ Aoyama H，Shirato H，Tago M，et al. Stereotactic radiosurgery plus whole-brain radiation therapy vs. stereotactic radiosurgery alone for treatment of brain metastases：a randomized controlled trial［J］. JAMA，2006，295：2483－2491.

［291］ Rades D，Kueter JD，Veninga T，et al. Whole brain radiotherapy plus stereotactic radiosurgery（WBRT＋SRS）versus surgery plus whole brain radiotherapy（OP＋WBRT）for 1－3 brain metastases：results of a matched pair analysis［J］. Eur J Cancer，2009，45：400－404.

［292］ Soltys S，Adler J. Stereotactic radiosurgery of the postoperative resection cavity for brain metastases［J］. Int J Radiat Oncol Biol Phys，2008，70：187－193.

［293］ Do L，Penzer R，Radany E，et al. Resection followed by stereotactic radiosurgery to resection cavity for intracranial metastases［J］. Int J Radiat Oncol Biol Phys，2009，73：486－491.

［294］ Mathieu D，Kondziolka D，Flickinger JC，et al. Tumor bed radiosurgery after resection of cerebral metastases［J］. Neurosurgery，2008，62：817－823.

［295］ Quigley M，Karlovits S. Stereotactic radiosurgery alone and primary resection followed by adjuvant stereotactic radiosurgery in the treatment of limited brain metastases［J］. Int J Radiat Oncol Biol Phys，2006，66：S258.

［296］ Jensen CA，Chan MD，McCoy TP，et al. Cavity-directed radiosurgery as adjuvant therapy after resection of a brain metastasis［J］. J Neurosurg，2011，114：1585－1591.

［297］ Koppe MJ，Boerman OC，Oyen WJ，et al. Peritoneal carcinomatosis of colorectal origin：incidence and current treatment strategies［J］. Ann Surg，2006，244（2）：212－222.

［298］ Sugarbaker PH. Update on the prevention of local recurrence and peritoneal metastases in patients with colorectal cancer［J］. World J Gastroenterol，2014，20（28）：9286－9291.

［299］ Jayne DG，Fook S，Loi C，et al. Peritoneal carcinomatosis from colorectal cancer［J］. Br J Surg，2002，89：1545－1550.

［300］ Gomez-Portilla A，Cendoya I，Lopez DTI，et al. Principles of the treatment of peritoneal carcinomatosis due to colorectal cancer. Current review and update［J］. Cir Esp，2005，77（1）：6－17.

［301］ Franko J，Shi Q，Goldman CD，et al. Treatment of colorectal peritoneal carcinomatosis with systemic chemotherapy：a pooled analysis of north central cancer treatment group phase Ⅲ trials N9741 and N9841［J］. J Clin Oncol，2012，30：263－267.

［302］ Cashin PH，Graf W，Nygren P，et al. Cytoreductive surgery and intraperitoneal chemotherapy for colorectal peritoneal carcinomatosis：prognosis and treatment of recurrences in a cohort study［J］. Eur J Surg Oncol，2012，38（6）：509－515.

［303］ Elias D，Lefevre JH，Chevalier J，et al. Complete cytoreductive surgery plus intraperitoneal chemohyperthermia with oxaliplatin for peritoneal carcinomatosis of colorectal origin［J］. J Clin Oncol，2009，27（5）：681－685.

［304］ Franko J，Ibrahim Z，Gusani NJ，et al. Cytoreductive surgery and hyperthermic intraperitoneal chemoperfusion versus systemic chemotherapy alone for colorectal peritoneal carcinomatosis［J］. Cancer，2010，116（16）：3756－3762.

［305］ Verwaal VJ，van Ruth S，de Bree E，et al. Randomized trial of cytoreduction and hyperthermic intraperitoneal chemotherapy versus systemic chemotherapy and palliative surgery in patients with peritoneal carcinomatosis of colorectal cancer［J］. J Clin Oncol，2003，21（20）：3737－3743.

［306］ Verwaal VJ，van Ruth S，Witkamp A，et al. Long-term survival of peritoneal carcinomatosis of colorectal origin［J］. Ann Surg Oncol，2005，12（1）：65－71.

［307］ Verwaal VJ，Bruin S，Boot H，et al. 8－year follow-up of randomized trial：cytoreduction and hyperthermic intraperitoneal chemotherapy versus systemic chemotherapy in patients with peritoneal carcinomatosis of colorectal cancer［J］. Ann Surg Oncol，2008，15（9）：2426－2432.

［308］ Hompes D，D'Hoore A，Van Cutsem E，et al. The treatment of peritoneal carcinomatosis of colorectal cancer with complete cytoreductive surgery and hyperthermic intraperitoneal perioperative chemotherapy（HIPEC）with oxaliplatin：a Belgian multicentre prospective phase Ⅱ clinical study［J］. Ann Surg Oncol，2012，19（7）：2186－2194.

［309］ Elias D，Gilly F，Boutitie F，et al. Peritoneal colorectal carcinomatosis treated with surgery and perioperative intraperitoneal chemotherapy：retrospective analysis of 523 patients from a multicentric French study［J］. J Clin Oncol，2010，28（1）：63－68.

［310］ Esquivel J，Sticca R，Sugarbaker P，et al. Cytoreductive surgery and hyperthermic intraperitoneal chemotherapy in the management of peritoneal surface malignancies of colonic origin：a consensus statement. Society of Surgical Oncology［J］. Ann Surg Oncol，2007，14（1）：128－133.

［311］ Nishimura S，Chung YS，Yashiro M，et al. Role of alpha 2 beta 1 and alpha 3 beta 1－integrin in the peritoneal implantation of scirrhous gastric carcinoma［J］. Br J Cancer，1996，74（9）：1406－1412.

［312］ Sugarbaker PH. Observations concerning cancer spread

within the peritoneal cavity and concepts supporting an ordered pathophysiology[J]. Cancer Treat Res, 1996, 82: 79 - 100.

[313] Filho IA, Sobfinho AAH, Rego ACM, et al. Influence of laparoscopy and laparotomy on gasometry, leukocytes and eytokines in a rat abdominal sepsis model[J]. Acta Cirdrgica Brasileira, 2006, 21: 74 - 79.

[314] Tanaka T, Kawai Y, Kanai M, et al. Usefulness of FDG-positron emission tomography in diagnosing peritoneal recurrence of colorectal cancer[J]. The American Journal of Surgery, 2002, 184: 433 - 436.

[315] Verwaal VJ, van Tinteren H, van Ruth S, et al. Predicting the survival of patients with peritoneal carcinomatosis of colorectal origin treated by aggressive cytoreduction and hyperthermic intraperitoneal chemotherapy[J]. Br J Surg, 2004, 91: 739 - 746.

[316] Glehen O, Cotte E, Schreiber V, et al. Intraperitoneal chemohyperthermia and attempted cytoreductive surgery in patients with peritoneal carcinomatosis of colorectal origin[J]. Br J Surg, 2004, 91: 747 - 754.

[317] Glehen O, Kwiatkoski M, Sugarbaker PH, et al. Cytoreductive surgery combined with perioperative intraperitoneal chemotherapy for the management of peritoneal carcinomatosis from colorectal cancer. A multi-institutional study of 506 patients[J]. J Clin Oncol, 2004, 22 (3): 284 - 329.

[318] Shen P, Hawksworth J, Lovato J, et al. Cytoreductive surgery and intraperitoneal hyperthermic chemotherapy with mitomycin C for peritoneal carcinomatosis from nonappendiceal colorectal carcinoma[J]. Ann Surg Oncol, 2004, 11: 178 - 186.

[319] Pilati P, Mocellin S, Rossi CR, et al. Cytoreductive surgery combined with hyperthermic intraperitoneal intraoperative chemotherapy for peritoneal carcinomatosis arising from colon adenocarcinoma[J]. Ann Surg Oncol, 2003, 10: 508 - 513.

[320] Elias D, Benizri E, Di Pietrantonio D, et al. Comparison of two kinds of intraperitoneal chemotherapy following complete cytoreductive surgery of colorectal peritoneal carcinomatosis[J]. Ann Surg Oncol, 2007, 14 (2): 509 - 514.

[321] Sugarbaker DJ, Gill RR, Yeap BY, et al. Hyperthermic intraoperative pleural cisplatin chemotherapy extends interval to recurrence and survival among low-risk patients with malignant pleural mesothelioma undergoing surgical macroscopic complete resection[J]. J Thorac Cardiovasc Surg, 2013, 145(4): 955 - 963.

[322] Sugarbaker PH, Ryan DP. Cytoreductive surgery plus hyperthermic perioperative chemotherapy for selected patients with peritoneal metastases from colorectal cancer: a new standard of care or an experimental approach? [J]. Lancet Oncol, 2012, 13(8): e362 - e369.

[323] Ceelen W, Hesse U, de Hemptinne B, et al. Hyperthermic intraperitoneal chemoperfusion in the treatment of locally advanced intra-abdominal cancer[J]. Br J Surg, 2000, 87(8): 1006 - 1015.

[324] Spratt JS, Adcock RA, Muskovin M, et al. Clinical delivery system for intraperitoneal hyperthermic chemotherapy[J]. Cancer Res, 1980, 40(2): 256 - 260.

[325] Teicher BA, Holden SA, Liu CJ, et al. Minocycline as a modulator of chemotherapy and hyperthermia in vitro and in vivo[J]. Cancer Lett, 1994, 82(1): 17 - 25.

[326] Sugarbaker PH, Averbach AM, Jacquet P, et al. A simplified approach to hyperthermic intraoperative intraperitoneal chemotherapy (HIIC) using a self retaining retractor[J]. Cancer Treat Res, 1996, 82: 415 - 421.

[327] Razenberg LG, van Gestel YR, Creemers GJ, et al. Trends in cytoreductive surgery and hyperthermic intraperitoneal chemotherapy for the treatment of synchronous peritoneal carcinomatosis of colorectal origin in the Netherlands[J]. Eur J Surg Oncol, 2015, 41(4): 466 - 471.

[328] van Oudheusden TR, Braam HJ, Luyer MD, et al. Peritoneal cancer patients not suitable for cytoreductive surgery and hipec during explorative surgery: risk factors, treatment options, and prognosis[J]. Ann Surg Oncol, 2015, 22(4): 1236 - 1242.

[329] van Oudheusden TR, Braam HJ, Nienhuijs SW, et al. Poor outcome after cytoreductive surgery and HIPEC for colorectal peritoneal carcinomatosis with signet ring cell histology[J]. J Surg Oncol, 2015, 111(2): 237 - 242.

[330] Chua TC, Pelz JO, Kerscher A, et al. Critical analysis of 33 patients with peritoneal carcinomatosis secondary to colorectal and appendiceal signet ring cell carcinoma[J]. Ann Surg Oncol, 2009, 16(10): 2765 - 2770.

[331] Levine EA, Stewart JH, Russell GB, et al. Cytoreductive surgery and intraperitoneal hyperthermic chemotherapy for peritoneal surface malignancy: experience with 501 procedures[J]. J Am Coll Surg, 2007, 204: 943 - 953.

[332] de Bree E, Koops W, Kroger R, et al. Peritoneal carcinomatosis from colorectal or appendiceal origin: correlation of preoperative CT with intraoperative findings and evaluation of interobserver agreement[J]. J Surg Oncol, 2004, 86(2): 64 - 73.

[333] Kubik-Huch RA, Dorffler W, von Schulthess GK, et al. Value of (18F)-FDG positron emission tomography, computed tomography, and magnetic resonance imaging in diagnosing primary and recurrent ovarian carcinoma [J]. Eur Radiol, 2000, 10(5): 761 - 767.

[334] Arjona-Sánchez A, Medina-Fernández FJ, Muñoz-Casares FC, et al. Peritoneal metastases of colorectal origin treated by cytoreduction and HIPEC: an overview[J]. World J Gastrointest Oncol, 2014, 6(10): 407 - 412.

[335] Goéré D, Souadka A, Faron M, et al. Extent of colorectal peritoneal carcinomatosis: attempt to define a threshold above which hipec does not offer survival benefit: a comparative study[J]. Ann Surg Oncol, 2015.

[336] Esquivel J, Lowy AM, Markman M, et al. The American Society of Peritoneal Surface Malignancies (ASPSM) Multiinstitution Evaluation of the Peritoneal Surface Disease Severity Score (PSDSS) in 1, 013 Patients with Colorectal Cancer with Peritoneal Carcinomatosis[J]. Ann Surg Oncol, 2014, 21(13): 4195 - 4201.

[337] Cavaliere F, Valle M, De Simone M, et al. 120 peritoneal carcinomatoses from colorectal cancer treated with peritonectomy and intra-abdominal chemohyperthermia: a S. I. T. I. L. O. multicentric study[J]. In Vivo, 2006, 20(6A): 747 - 750.

[338] Feldman AL, Libutti SK, Pingpank JF, et al. Analysis of factors associated with outcome in patients with malignant peritoneal mesothelioma undergoing surgical debulking and intraperitoneal chemotherapy[J]. J Clin Oncol, 2003, 21(24): 4560 - 4567.

[339] 崔书中, 王佳泓, 张相良. 肿瘤细胞减灭术联合腹腔热灌注化疗治疗结直肠癌腹膜转移癌[J]. 中国肿瘤临床,

2012，39(22)：1691－1695.

[340] Portilla AG，Sugarbaker PH，Chang D. Second-look surgery after cytoreduction and intraperitoneal chemotherapy for peritoneal carcinomatosis from colorectal cancer：analysis of prognostic features[J]. World J Surg，1999，3：23－29.

[341] Witkamp AJ，de Bree E，Kaag MM，et al. Extensive cytoreductive surgery followed by intra-operative hyperthermic intraperitoneal chemotherapy with mitomycin－C in patients with peritoneal carcinomatosis of colorectal origin[J]. Eur J Cancer，2001，7：979－984.

[342] Mahteme H，Hansson J，Berglund A，et al. Improved survival in patients with peritoneal metastases from colorectal cancer：a preliminary study[J]. Br J Cancer，2004，90：403－407.

[343] Verwaal VJ，Boot H，Aleman BM，et al. Recurrences after peritoneal carcinomatosis of colorectal origin treated by cytoreduction and hyperthermic intraperitoneal chemotherapy：location，treatment，and outcome[J]. Ann Surg Oncol，2004，11：375－379.

[344] Gusani NJ，Cho SW，Colovos C，et al. Aggressive surgical management of peritoneal carcinomatosis with low mortality in a high-volume tertiary cancer center[J]. Ann Surg Oncol，2008，15：754－763.

[345] Kianmanesh R，Scaringi S，Sabate JM，et al. Iterative cytoreductive surgery associated with hyperthermic intraperitoneal chemotherapy for treatment of peritoneal carcinomatosis of colorectal origin with or without liver metastases[J]. Ann Surg，2007，245：597－603.

[346] Glehen O，Gilly FN，Boutitie F，et al. Toward curative treatment of peritoneal carcinomatosis from nonovarian origin by cytoreductive surgery combined with perioperative intraperitoneal chemothcrapy：a multi-institutional study of 1290 patients[J]. Cancer，2010，116：5608－5618.

[347] Varban O，Levine EA，Stewart JH，et al. Outcomes associated with cytoreductive surgery and intraperitoneal hyperthermic chemotherapy in colorectal cancer patients with peritoneal surface disease and hepatic metastases[J]. Cancer，2009，115：3427－3436.

[348] Yan TD，Morris DL. Cytoreductive surgery and perioperative intraperitoneal chemotherapy for isolated colorectal peritoneal carcinomatosis：experimental therapy or standard of care?[J]. Ann Surg，2008，248：829－835.

[349] Quenet F，Goéré D，Mehta SS，et al. Results of two bi-institutional prospective studies using intraperitoneal oxaliplatin with or without irinotecan during HIPEC after cytoreductive surgery for colorectal carcinomatosis[J]. Ann Surg，2011，254：294－301.

[350] Cashin PH，Graf W，Nygren P，et al. Intraoperative hyperthermic versus postoperative normothermic intraperitoneal chemotherapy for colonic peritoneal carcinomatosis：a case-control study[J]. Ann Oncol，2012，23：647－652.

[351] Vaira M，Cioppa T，D'Amico S，et al. Treatment of peritoneal carcinomatosis from colonic cancer by cytoreduction，peritonectomy and hyperthermic intraperitoneal chemotherapy（HIPEC）. Experience of ten years[J]. In Vivo，2010，24：79－84.

[352] Passot G，Vaudoyer D，Cotte E，et al. Progression following neoadjuvant systemic chemotherapy may not be a contraindication to a curative approach for colorectal

carcinomatosis[J]. Ann Surg，2012，256：125－129.

[353] Klaver YL，Chua TC，de Hingh IH，et al. Outcomes of elderly patients undergoing cytoreductive surgery and perioperative intraperitoneal chemotherapy for colorectal cancer peritoneal carcinomatosis[J]. J Surg Oncol，2012，105：113－118.

[354] Turrini O，Lambaudie E，Faucher M，et al. Initial experience with hyperthermic intraperitoneal chemotherapy[J]. Arch Surg，2012，147：919－923.

[355] Haslinger M，Francescutti V，Attwood K，et al. A contemporary analysis of morbidity and outcomes in cytoreduction/hyperthermic intraperitoneal chemoperfusion[J]. Cancer Med，2013，2：334－342.

[356] Yonemura Y，Canbay E，Ishibashi H. Prognostic factors of peritoneal metastases from colorectal cancer following cytoreductive surgery and perioperative chemotherapy[J]. Scientific World Journal，2013，2013：978394.

[357] Lookingbill DP，Spangler N，Sexton FM. Skin involvement as the presenting sign of internal carcinoma. A retrospective study of 7316 cancer patients[J]. J Am Acad Dermatol，1990，22：19－26.

[358] Aravind B，Kumar R，Basnyat P. Cutaneous metastases secondary to colorectal carcinoma may not be as ominous as previously thought：a case report and review of the literature[J]. BMJ Case Rep，2013，2：2013.

[359] Nesseris I，Tsamakis C，Gregoriou S，et al. Cutaneous metastasis of colon adenocarcinoma：case report and review of the literature[J]. An Bras Dermatol，2013，88(6 Suppl)：S56－S58.

[360] Lookingbill DP，Spangler N，Helm KF. Cutaneous metastases in patients with metastatic carcinoma：a retrospective study of 4020 patients[J]. J Am Acad Dermatol，1993，29：228－236.

[361] Pereira WA，Humaire CR，Silva CS，et al. Sister Mary Joseph's nodule：a sign of internal malignancy[J]. An Bras Dermatol，2011，86：S118－S120.

[362] Hu SC，Chen GS，Wu CS，et al. Rates of cutaneous metastases from different internal malignancies：Experience from a Taiwanese medical center[J]. J Am Acad Dermatol，2009，60：379－387.

[363] Krathen RA，Orengo IF，Rosen T. Cutaneous metastasis：A meta-analysis of data[J]. South Med J，2003，96：164－166.

[364] Kauffman CL，Sina B. Metastatic inflammatory carcinoma of the rectum：tumour spread by three routes[J]. Am J Dermatopathol，1997，19：528－532.

[365] Sarela AI，Murphy I，Coit DC，et al. Metastasis to the adrenal gland：the emerging role of laparoscopic surgery[J]. Ann Surg Oncol，2003，10(10)：1191－1196.

[366] Willis RA. Pathology of tttllnors[M]. St. Louis：Mosby，1948：178－184.

[367] Abrams HL，Spiro R，Goldstein N. Metastases in carcinoma：analysis of 1000 autopsied cases[J]. Cancer，1950，3(1)：74－85.

[368] 赵军，顾晋，彭亦凡，等.结直肠癌肾上腺转移的诊治[J].中华消化外科杂志，2008，7(1)：43－45.

[369] Kanjo T，Albertini M，Weber S. Long-term disease-free survival after adrenalectomy for isolated colorectal metastases[J]. Asian J Surg，2006，29(4)：291－293.

[370] Meyer JJ，Anacak Y，Marks LB. Association between the incidence of synchronous and metachronous metastases：analysisi of SEER data[J]. Int J Radiation Oncology Biology Physics，2006，66(3 Suppl)：S574.

[371] Karanikiotis C, Tentes AA, Markakidis S, et al. Large bilateral adrenal metastases in non-small cell lung cancer [J]. World J Surg Oncol, 2004, 2: 37.

[372] Okuyama T, Oya M, Ishikawa H. Isolated splenic metastasis of sigmoid colon cancer: a case report[J]. Jpn J Clin Oncol, 2001, 31(7): 341 – 345.

[373] Pisanu A, Ravarino A, Nieddu R, et al. Synchronous isolated splenic metastasis from colon carcinoma and concomitant splenic abscess: a case report and review of the literature[J]. World J Gastroenterol, 2007, 13: 5516 –5520.

[374] Sileri P, D'Ugo S, Benavoli D, et al. Metachronous splenic metastasis from colonic carcinoma five years after surgery: a case report and literature review[J]. South Med J, 2009, 102: 733 – 735.

[375] Avesani EC, Cioffi U, De Simone M, et al. Synchronous isolated splenic metastasis from colon carcinoma[J]. Am J Clin Oncol, 2001, 24(3): 311 – 312.

[376] Gencosmanoglu R, Aker F, Kir G, et al. Isolated metachronous splenic metastasis from synchronous colon cancer[J]. World J Surg Oncol, 2006, 4: 42.

[377] Figueredo A, Rumble RB, Maroun J, et al. Follow-up of patients with curatively resected colorectal cancer: a practice guideline[J]. BMC Cancer, 2003, 3: 26.

[378] Min BS, Kim NK, Sohn SK, et al. Isolated paraaortic lymph-node recurrence after curative resection of colorectal carcinoma[J]. J Surg Oncol, 2008, 97: 136 – 140.

[379] ChoiPW, KimHC, KimAY, et al. Extensive lymphadenectomy in colorectal cancer with isolated para-aortic lymph node metastasis below the level of renal vessels[J]. J Surg Oncol, 2010, 101: 66 – 71.

[380] Shibata D, Paty PB, Guillem JG, et al. Surgical management of isolated recurrences of colorectal carcinoma[J]. Dis Colon Rectum, 2002, 45: 795 – 801.

[381] Bowne WB, Lee B, Wong WD, et al. Operative salvage for locoregional recurrent colon cancer after curative resection: an analysis 100 cases[J]. Dis Colon Rectum, 2005, 48: 897 – 909.

[382] Sjovall A, Granath F, Cedermark B, et al. Loco-regional recurrence from colon cancer: a population-based study [J]. Ann Surg Oncol, 2007, 14: 432 – 440.

[383] Dumont F, Kothodinis K, Goéré D, et al. Central retroperitoneal recurrences from colorectal cancer: are lymph node and locoregional recurrences the same disease? [J]. Eur J Surg Oncol, 2012, 38(7): 611 – 616.

[384] Yeo SG, Kim DY, Kim TH, et al. Curative chemoradiotherapy for isolated retroperitoneal lymph node recurrence of colorectal cancer [J]. Radiother Oncol, 2010, 97(2): 307 – 311.

[385] Lee J, Chang JS, Shin SJ, et al. Incorporation of radiotherapy in the multidisciplinary treatment of isolated retroperitoneal lymph node recurrence from colorectal cancer[J]. Ann Surg Oncol, 2015.

[386] El-Halabi MM, Chaaban SA, Meouchy J, et al. Colon cancer metastasis to mediastinal lymph nodes without liver or lung involvement: a case report[J]. Oncol Lett, 2014, 8(5): 2221 – 2224.

[387] Jeyabalan A, Bhatt N, Medford AR. Isolated colorectal mediastinal metastasis[J]. QJM, 2014, 107(6): 473 – 474.

[388] Tsukada T, Nakano T, Matoba M, et al. False-positive mediastinal lymphadenopathy on 18f – fluorodeoxyglucose positron emission tomography and computed tomography after rectal cancer resection: a case report of thoracoscopic surgery in the prone position[J]. Case Rep Oncol, 2011, 4(3): 569 – 575.

[389] Musallam KM, Taher AT, Tawil AN, et al. Solitary mediastinal lymph node metastasis in rectosigmoid carcinoma: a case report[J]. Cases J, 2008, 31: 1(1): 69.

[390] Adachi T, Hinoi T, Egi H, et al. Surgical treatment for isolated inguinal lymph node metastasis in lower rectal adenocarcinoma patients improves outcome [J]. Int J Colorectal Dis, 2013, 28(12): 1675 – 1680.

第二十六章
结直肠癌肝转移

结直肠癌是最常见的癌症相关死亡原因,主要是由于肿瘤的复发和转移。对于结直肠癌患者,当肿瘤向远处转移时,最终有 18%～83% 的患者会发生肝脏转移,多数文献报道肝转移概率为40%～50%,可见肝脏转移是结直肠癌患者晚期进展的常见表现和死亡的重要原因。因此,了解肝转移癌的发生机制,研究如何使肝转移得到科学诊断和有效治疗已成为延长患者生存的关键。

第一节　结直肠癌肝转移的流行病学

一、流　行　病　学

研究发现,结直肠癌同时性肝转移的发生率为 15%～30%,Manfredi[1] 分析了 13 463 例结直肠癌患者,在诊断及病情的检查或治疗过程中同时性肝转移发生率为 14.5%。西欧、法国和澳大利亚也有类似的结果[2-4],其中约 77% 的患者为肝单转移。相比女性(12.8%),男性患者更易发生同时性肝转移(15.9%),年龄标化的发生率分别为 3.7/10 万和 7.6/10 万,性别比男/女为 2∶1。肝转移和原发肿瘤部位无明显关联,直肠癌和结肠癌肝转移发生率分别为 14.8% 及 13.9%。相比于异时性肝转移,同时性肝转移往往有更多的转移病灶。

在一项独立的研究中,作者主要分析了结肠肿瘤切除术后的复发模式[5](表 26 - 1),5 年总的复发率为 31.5%。其中远处转移中 43.5% 为肝转移,14.6% 为腹膜转移,肺转移 10.2%,脑转移 1.7%,骨转移 1.9%,其他部位转移 4.1%。远处转移往往和肿瘤分期相关,研究发现,Ⅰ 期患者 5 年累积转移风险为 6.4%,Ⅱ 期 21.4%,Ⅲ 期 48%,这就意味着 T_4 期肿瘤相比 T_1 肿瘤,转移的风险为 6.1 倍。另一项研究分析了结肠术后异时性肝转移的累积发生率,总体累积风险为 1 年 4%～4.3%,3 年 8.7%～12%,5 年 16.5%,研究发现原发肿瘤部位并未显著影响肝转移的发生。女性及 75 岁以上的患者异时性肝转移发病率较低。原发肿瘤分期和肝转移明显相关,Ⅲ 期肝转移 5 年发生率为 30.4%,而 Ⅰ 期为 3.7%。同时研究发现异时性肝转移还与肿瘤的大小和大体特征相关,浸润溃疡性和隆起溃疡性肿瘤病变有更高的肝转移发生率,原发灶直径>3 cm 也是肝转移的高危因素[6]。

表 26 - 1　结肠癌术后异时性肝转移累积发生率

项　　目	例数	1 年(%)	3 年(%)	5 年(%)	P
所有患者	3 655	4.3	12.0	14.5	
性别					0.025 3

续 表

项 目	例数	1年(%)	3年(%)	5年(%)	P
男性	1 994	4.8	13.8	16.5	
女性	1 661	4.7	11.4	13.7	
年龄					0.028 1
<75	2 152	4.4	13.2	15.7	
≥75	1 501	4.1	10.1	12.5	
肿瘤部位					NS
右半结肠	953	4.7	10.4	11.6	
左半结肠	1 290	4.6	13.0	16.6	
直乙交界	611	3.8	12.1	14.5	
直肠	798	3.6	12.2	14.3	
临床分期					<0.000 1
Ⅰ期	1 058	0.1	2.2	3.7	
Ⅱ期	1 589	3.7	10.6	13.3	
Ⅲ期	1 008	9.9	26.5	30.4	
大体特征					<0.000 1
隆起型	1 303	1.8	6.0	8.0	
隆起浸润或隆起溃疡型	2 263	5.9	15.9	18.7	
肿瘤大小					<0.000 1
<3cm	599	1.0	4.8	6.9	
3~6 cm	2 434	5.1	14.1	16.5	
≥6 cm	555	4.8	12.5	15.7	

二、 结肠癌肝转移的自然病程及疾病治疗

回顾对照研究发现,未经治疗的结肠癌肝转移的中位生存时间仅为6~12个月[7、8],对于肝转移比较局限的预后会稍好[9]。在1984年的一项研究中,Wagner报道未能切除的单发和多发肝转移瘤患者的中位生存时间分别为21个月和15个月[10]。然而在1970年和1980年的两项研究发现,只有77%的患者有1年的生存时间,14%~23%的患者可以有3年的生存期[10、11]。一项基于人群的研究发现70%的未经治疗的肠癌肝转移患者有1年的存活期,而5年的存活率只有0.4%~4%[1、12]。幸运的是,随着医疗和手术技术的进展,肝转移患者的预后得到了巨大的改善。在1998年前,氟尿嘧啶还是化疗的主要用药时,中位生存时间停滞在8~12个月,但2009年美国一项基于2 470例患者的人群研究证实:该类患者的中位生存时间从1998~2000年的18个月增长到2004~2006年的29.2个月[13](图26-1)。作者认为其间的进展可以分为两个阶段。第一个阶段是肝切除手术的发展,肝切除的比例稳定约20%,给总体生存时间的提高提供了较大的支持。第二个时期开始于2004年,生存的提高获益于医药的发展,在这个时期内一些药物如奥沙利铂、贝伐单抗及西妥昔单抗陆续进入临床,并应用于晚期结肠癌的治疗。这些治疗措施的发展已经显著地改善了结肠癌肝转移的预后,并提供了治愈的可能。

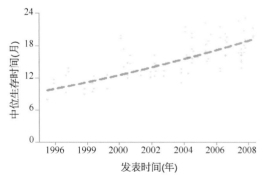

图26-1 1995年来转移性结肠癌中位生存时间

第二节 结直肠癌肝转移的诊断及分型

一、 肝转移的分型和分期

结直肠癌肝转移通常按肝转移灶的数目和发生时间进行分型。按肝转移灶数目可分为单发转移和多发转移。按肝转移发现的时间可分为同时性肝转移和异时性肝转移。① 同时性肝转移(synchronous liver metastasis):结直肠癌确诊时

发现的或结直肠癌原发灶根治性切除术后 6 个月内发生的肝转移；② 异时性肝转移（metachronous liver metastasis）：结直肠癌根治术 6 个月后发生的肝转移。

结直肠癌肝转移临床分期有助于制订治疗方案和评估预后，目前常用的分期方法包括 Gennari 分期法和日本分期法。

1. Gennari 分期法　根据肝转移的范围分为 3 期[14]，分期规则为同时性肝转移表示为 H，异时性肝转移表示为 rH。

（1）Ⅰ期：单发转移灶、病变累及肝实质体积 <25%。

（2）Ⅱ期：多发转移灶、累及肝实质体积<25%，或单发转移灶，病变累及肝实质 25%～50%。

（3）Ⅲ期：多发转移灶，病变累及肝实质 25%～50%，或单发转移灶，病变累及肝实质体积>50%。

转移灶位置定义为 S（single）：单个病灶；M（multiple to one surgical lobe）：在单个肝叶内多发；B（to both lobes）：双侧肝均有转移；i（infiltration of important structures）：浸润到重要结构；F（function）：肝脏功能；C（cirrhosis）：肝硬化。

2. 日本大肠癌规约第 7 版　对肝转移进行新的分类如下。

（1）H_1 期：肝转移灶数目 4 个以下，且最大直径5 cm 以下。

（2）H_2 期：肝转移灶数目 5 个以上，且最大直径5 cm 以下。

（3）H_3 期：除外 H_1 和 H_2 者。

二、 肝转移常用辅助诊断方法

1. 癌胚抗原（CEA）　CEA 是一种上皮性肿瘤标志物，对结直肠癌肝转移的诊断有其独特的价值。患者在初次诊断为结直肠癌时，血清 CEA 可能并不升高，但若发现升高，则往往提示已伴有转移。若患者为术前 CEA 升高，术后降至正常后再升高者多为肿瘤转移或复发，是判断肿瘤转移的良好指标，提示患者较短的无瘤生存。术前 CEA 升高也是结直肠癌肝转移患者预后的独立危险因素。

即使术前患者 CEA 不高，术后监测 CEA 也有其临床价值。血清 CEA 异常升高比临床发现复发或转移灶要早 4～10 个月，其阳性率一般可达 70% 以上。因此术后随访中一般均会 2～3 个月复查血清 CEA，以便早期发现肿瘤的转移复发。但 CEA 对于诊断结直肠癌肝转移灵敏度较高而缺乏特异性，即使联合 CA19-9 和（或）CA125 检测，也只是提高灵敏度，而不提高特异性[15]。

2. 超声诊断　超声诊断是目前公认的肝内占位性病变首选的影像学检查。临床上超声诊断主要依据常规灰阶超声、彩色多普勒超声及超声造影等进行综合判断，并且大部分能得到明确诊断。常规灰阶超声在对肝内转移灶的诊断方面其敏感性和特异性均低于增强 CT、MRI，其对肝内转移灶检出的敏感性为 40%～80%。若行术中超声检查，对于<2 cm 的结节其检出率可达到 80%～95%。而超声造影大约能发现 97% 的 CT 所能发现的病灶，但显著受限于操作者经验和患者肝脏脂肪浸润。同时由于超声检查的二维性，其术前评估价值也受限[16]。

常规超声能够发现最小 5 mm 左右的病灶。病灶较小多呈圆形，而较大则多呈椭圆或不规则形。病灶较多时可弥漫分布或融合成块，形成高回声不均质区，形似葡萄，称为“葡萄串征”；较为典型的转移性肝癌的表现为“靶环征”或“牛眼征”。具体为肿块内部显示高回声，而高回声的中央部分则存在由于组织坏死、液化所致的无回声区。高回声外部又由低回声或无回声区环绕。彩色多普勒超声对于转移性肝癌检出作用有限，只能以血供丰富与否将转移性与原发性肝癌以及病灶的良恶性做出鉴别诊断，超声造影则表现为造影剂的“快进快出”。与原发性肝癌的鉴别诊断特点是其增强方式多为周边环状增强，而增强后的减退常以中央开始逐渐向周围减退而呈低回声改变。

3. CT　多探头 CT（MDCT）由于其良好的肝脏和整个腹胸部的覆盖性，是结直肠癌重要的分期和随访手段。MDCT 扫描能够达到高分辨亚毫米层薄，获得通向性像素尺寸，使图像能够在多方向重建而像素不变，从而促进小病灶的检出。最大密度技术以及三维重建的高分辨率扫描使精确定位肿瘤成为可能。血管重建使肝动脉和门静脉解剖得以清楚显示而避免了传统血管造影。肿瘤和正常肝脏的体积测量也更加准确。在结直肠癌患者中,肝转移灶在初始显示中常呈现低密度,约有11%发生钙化。这些有钙化的病灶在未增强的扫描中比门静脉期扫描更易被发现。这些钙化点有助于诊断。在肝动脉期,小的结直肠癌肝转移灶常为高密度灶,而大的转移灶则常显示高密度边缘影,中央区则显示低密度影,表示退化的血管结构和(或)肿瘤坏死。较大病灶在门静脉期扫描时常显示为低密度灶,表现出与超声类似的特征性的"靶环征"或"牛眼征"。静脉期是探查肝脏转移灶最为显著的时间点。而层薄2~4 mm是推荐的像素成像范围。当然,即使MDCT是结直肠癌分期的良好选择,但其肝转移的漏诊率仍可达25%。CT动脉性门静脉造影(CTAP)中,对于肝脏的CT扫描在造影剂注射入肠系膜上动脉或脾动脉时进行。这时可以通过在门静脉期仅增强肝脏软组织从而提供最大的肿瘤-肝脏对比,在灌注缺损的区域描绘出肿瘤沉积,这种扫描方式是基于转移病灶主要由肝动脉供血的事实基础之上。CTAP检查常在肝切除术前进行,以提供精确的肿瘤与肝脏血管的位置。但由于CTAP的假阳性率较高,在MDCT和MRI有肝脏特异造影剂后CTAP检查的必要性下降。

4. MRI 对于MRI,标准步骤应该包括增强T_1W和T_2W以及造影增强脉冲序列。在肝脏MRI中,一组T_1W同相和反相梯度-回忆回声图像是为探查脂肪浸润或者灶性脂肪浸润扩散,在评估软组织中是必需的;而在T_2W成像时,TSE或是带脂肪抑制的快速脊髓回声是较为推荐的。另外,重T_2W脉冲序列加160~180 ms回声时间则有助于分辨固相病灶,如转移性或原发性肝癌以及非固相病灶(如血管瘤和囊肿)等。在获得非增强脉冲序列后,造影增强脉冲序列也常进行拍摄。如今又有两种不同的MRI肝脏造影剂:第一种是非特异性的钆螯合物;另一种是肝脏特异性的专用造影剂:肝胆管系统造影剂和网状内皮组织造影剂。对于结直肠癌肝脏转移病灶,MRI在T_1W像上常

呈低信号,T_2W像上则呈稍高信号,若在肿瘤内出现液相改变如坏死液化,则T_2W像呈高信号。同超声和CT类似,MRI造影增强时可见"靶环征"或"牛眼征"。在使用DWI、T_2W和增强扫描时对于转移灶检出率的敏感性较高。

5. PET-CT 与传统影像学检查不同,PET是基于分子代谢的影像检查方法。能通过信号强度、密度和实际解剖进行评价,具有对转移灶检出率较高、并能对肿瘤细胞活性进行判断、良恶性病灶鉴别能力强等优势。因此,能够早期较为精确地发现结直肠癌肝转移灶,同时显示病灶形态、大小及分布情况。常见肿瘤代谢示踪剂为^{18}F-FDG、各类标记的氨基酸和核苷酸类、胆碱和^{11}C-乙酸盐。有研究显示PET诊断肝转移的敏感性为89%,高于CT平扫的71%,而特异性分别为98%和92%,两者相似。而PET-CT是将高解剖定位能力的CT与功能性检查FDG-PET两种手段精确融合,结合两者的优势。但由于其较高的放射暴露与费用,如指南所述,PET-CT应用于前期传统诊断无法确诊的患者。

各种影像学检查价值各有优劣(表26-2)。术中超声造影被认为是金标准,有争议但仍应被视为最终诊断步骤。有研究已经显示术中超声比一般非侵袭性检查如螺旋CT和MRI具有更高的敏感性和特异性。但术中超声造影较少进行。CT肝脏显像增加了检出的敏感性,同时能够评估肝外转移病灶,但仍比MRI扫描稍差。CTAP被很多研究认为是检出"金标准",但CTAP是侵袭性检查,并具有高达15%的假阳性率,缺点明显。而MRI则提供了敏感的非侵袭性的方法以评估肝脏病灶,直接比较CTAP和MRI则显示MRI能够更好地明确和显示肝脏转移灶(表26-3)。对于PET-CT,有研究显示在特异性相同的情况下,对于来自结直肠癌的肝转移灶的检出敏感性,PET-CT要明显优于超声、CT和MRI。也有研究认为PET-CT是基于每个患者基础上的最为敏感的结直肠癌肝转移诊断方法,但并非对每个病灶均是如此。上述各种影像学手段对于结直肠癌肝转移的诊断何者最佳目前仍没有定论,一般需要结合医院具有的设备和操作者技术具体分析。

表 26-2　各种影像学诊断方法对肝转移检出率的敏感性与特异性[17]

项　目	以每患者为基准		以每病灶为基准	
	敏感性(%)	特异性(%)	敏感性(%)	特异性(%)
超声	63(25~87)	97.6(95~100)	86.3	
CT	74.8(48.4~100)	95.6(80~100)	82.6(60~100)	82.6(60~100)
MRI	81.1(64.3~100)	97.2(90.6~98.4)	86.3(64.3~100)	87.2(81.3~90.5)
FDG-PET	93.8(77.8~100)	98.7(96~100)	86(53.5~95.5)	97.2(80~98.7)

表 26-3　肝脏特异造影剂锰福地吡三钠 MRI 和 FDG-PET 在诊断结直肠癌肝转移中的敏感性和诊断精确性[18]

项　目	以每患者为基准		以每病灶为基准	
	敏感性(%)	诊断准确性(%)	敏感性(%)	诊断准确性(%)
MRI	96.6	97.7	81.4	75.5
FDG-PET	93.3	85.3(80~98.7)	67	64.1(80~98.7)

MRI 可比 FDG-PET 检测到更多的肝脏转移灶;所有 33 个检测＜1 cm 病灶 MRI 均可检出,而 PET 仅检出 12 例。

三、肝转移的诊断策略步骤

国内指南对于结直肠癌确诊时肝转移的诊断常规推荐：对已确诊结直肠癌的患者,除血清 CEA 和 CA19-9 检查以及病理分期评估外,应常规进行肝脏超声和(或)增强 CT 等影像学检查以了解有无肝转移的发生,对于怀疑肝转移的患者可加行血清 AFP 和肝脏 MRI 检查。PET-CT 检查不作为常规推荐,可在病情需要时酌情应用。肝转移灶的经皮针刺活检仅限于病情需要时应用。结直肠癌手术中必须常规探查肝脏以进一步排除肝转移的可能。对可疑的肝脏结节可考虑术中活检。

第三节　结肠癌肝转移的治疗

一、结肠癌肝转移的外科手术治疗

(一)概述

结直肠癌是最常见的消化道恶性肿瘤,在西方国家癌症致死病因中居第二位,其发病率在我国也有逐年增高的趋势。40%~50%的结直肠癌患者最终死于肿瘤转移。肝脏是结直肠癌最主要的转移部位,也是影响结直肠癌预后的重要因素。有15%~20%的患者在结直肠癌确诊时即发现存在肝转移。另有 25%~50%的患者则在原发癌根治性切除术后发生肝转移,其中 20%~35%的患者转移灶仅局限于肝脏。

既往认为肝转移灶的存在标志着原发癌的进展和远处播散,故 20 世纪六七十年代对结直肠癌肝转移患者的治疗持悲观态度。20 世纪 80 年代以来,随着诊断手段日益先进,更多的结直肠癌肝转移获得诊断,同时期外科手术技术也出现长足进步,对部分患者施行肝切除治疗肝转移显示了良好的效果(表 26-4)。20 世纪 90 年代以后对手术治疗结直肠癌肝转移基本达成了共识,肝切除术目前被视为唯一可能治愈肝转移癌的标准治疗方案。从理论上说,对于局灶性生长的肝转移癌病灶,存在着完整切除病灶的可能性,并可能因此获得长期生存。国内外大量研究表明,转移灶切除手术治疗的患者 5 年生存率为 16%~49%,因此外科手术是治疗可切除结直肠癌肝转移的首选方案。一系列的回顾性研究表明，自 20 世纪 60 年代到 21 世纪，结肠癌肝转移的生存预后得到了有效地提高。Kopetz[13] 等人在对 MD Anderson 自 1990～2006年诊治的 2 470 例转移性结肠癌的研究分析认为，从 1998 年来肝切除手术率稳步上升并维持在 20%左右，肝切除术后 1 年的生存率为 70%，5 年生存率达到 55.2%，中位生存时间 65.3 个月，而同期未手术患者 5 年生存率仅为 19.5%，中位生存时间26.7 个月(图 26-2)。所以总生存率的改善得益于患者的合理选择、手术技术及更多的有效辅助治疗的开展。

表 26-4 结肠癌肝转移手术效果

研 究 者	时间(年)	研究时间段(年)	5 年生存率(%)
Huges[20]	1988	1948～1985	24
Sheele[21]	1991	1960～1988	31
Fong[22]	1999	1985～1998	37
Minagawa[23]	2000	1980～1997	38
Choti[24]	2002	1993～1999	58
Abdalla[25]	2004	1992～2002	58
Pawlik[26]	2005	1990～2004	58
Tanaka[27]	2008	1990～2006	45.7

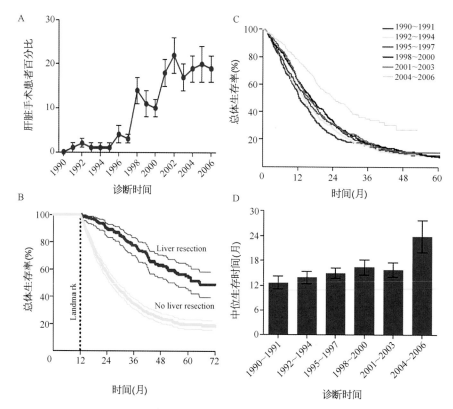

图 26-2　A. Kopetz 等 1990～2006 年肝切除手术比率；B. 同期手术切除与未手术总体生存率比较；C. 同期肝切除术后各时间段总体生存率；D. 同期肝切除术后各时间段中位生存时间

(二) 手术治疗适应证

肝转移手术适应证主要取决于患者的一般状况和肿瘤的可切除性两个因素。首先需要排除严重的基础性疾病和严重的肺功能或心功能障碍以降低手术风险。行肝切除术患者都要进行术前肝功能评估，虽然绝大多数结肠癌肝转移患者没有慢性肝病病史，但术前化疗可导致脂肪肝、脂肪性肝炎、肝窦阻塞综合征，甚至门脉高压症，虽然脂肪肝和脂肪性肝炎也经常发生在普通人群中，但化疗很可能加剧以上病情，使得术后肝功能障碍的发生率增高而加大手术风险。通过全面了解患者化疗史、肝功能试验、血小板计数、Child-Pugh 评分和影像学表现，再结合要切除肝的体积，患者的手术风险是能够被有效评估的。

随着时间的推移，肝转移肿瘤的可切除标准已经发生了显著的变化。1986 年,Ekberg 认为结直肠肝转移肝切除必须满足 3 个先决条件:不超过 4 个肝转移灶,肿瘤切除边缘≥10 mm,无肝外转移[28]。而且既往研究认为肝转移癌直径>5 cm 有较差的预后,亦不建议手术。然而随着肝切除术的安全性提高、先进的外科技术的引进以及大量循证医学证据的出现,一些传统观点的限制逐渐被推翻。

1. 肿瘤数目 Minagawa[23]等报道了 235 例结直肠癌肝转移行肝脏手术的患者,其中 23.5% 的病例有 4 个以上的转移灶,但是这些病例术后 5 年生存率也达到 29%,与单个转移灶病例术后 5 年生存率 32% 相比差异无统计学意义。Malik 等[29]于 2007 年对 484 例接受肝切除术的肝转移瘤患者进行了研究,发现肝转移灶 4～7 个者 5 年生存率达 38.4%,转移灶超过 8 个者术后 5 年生存率也可达到 24.2%。Imamura 等[30]对 131 例结直肠癌肝转移手术病例分析后指出,肝转移灶 1～3 个、4～9 个和≥10 个的患者 5 年生存率分别为 51%、46% 和 25%,并指出只要肝转移灶≤9 个,选择手术治疗可使患者受益(表 26-5)。Josep[31]等对 1994～2006 年 236 例结直肠癌肝转移患者行根治性切除的预后进行多因素分析后指出,患者的转移灶的数目、分布与肿瘤的复发率无明显关联。因此,目前的主流观点认为肝脏转移灶的数目不应作为手术的绝对禁忌证,只要肝脏转移灶局限或者能够 R0 切除并保留足够的肝脏体积,即可行手术治疗。

表 26-5 肝转移灶数目和肝切除术预后的关系

研 究 者	研究时间	例 数	肿瘤数目	1 年生存率(%)	3 年生存率(%)	5 年生存率(%)
Hiroshi Imamura[30]	1994～2002	131	1	65.1		8.4
			2～3	64.6		9.2
			4～9	70.6		8.8
			≥10	68.6		0
Kuniya Tanaka[32]	1990～2006	277	<6	94.4	68.3	56.9
			≥6	84.5	44.0	25.1
H. Z. Malik[29]	1993～2003	484	<4			43.3
			4～7			38.4
			≥8			24.2
Masami Minagawa[23]	1980～1993	235	1		63	46
			2～3		39	33
			≥4		45	30

2. 肿瘤切缘 切缘阴性一直是肝脏转移性肿瘤切除的金标准,直接关系到肝转移患者的长期生存。美国 MD Anderson 癌症中心进行了一项研究,该研究旨在确定肝脏切除术切缘状态对患者整体生存率的影响。该研究纳入术前治疗的 378 例肝脏切除术患者,分析了其临床病理学数据及预后情况。研究发现,在 378 例患者中,52 例(14%)患者为 R1 切除。R0 切除患者及 R1 切除患者的 5 年 OS 分别为 55% 及 26%。多变量分析则认定,R1 切除为较差长期生存率相关的独立因素。研究人员认为,切缘阴性仍为患者生存的重要决定性因素,因此应将其视为手术治疗中的首要目标[33]。多年以来,针对阴性切缘的距离一直有争论,传统观念认为 1 cm 的肿瘤切缘为手术的安全距离[34,35],然而随着复杂肝切除手术的开展,特别是化疗后降期手术例数的增加,增加了<1 cm 阴性切缘的概率,如 Adam[36]的研究中,在初始不可切除的肝转移癌降期手术后,约 81% 的患者有着<1 cm 的阴性切缘(67% 切缘为零)。随着循证医学的发展,近年来越来越多的证据认为不应将切缘超过 1 cm 作为完全切除的标准。2005 年 Pawlik[26]等对生存率与切缘的相关性进行了分

析,患者 5 年生存率:切缘阳性、1～4 mm、5～9 mm 和≥10 mm 分别为 17.1%、62.3%、71.1% 和 63%。因此指出,只要能够保证切缘阴性,就能达到手术根治的要求。此报道引起众多学者的关注,引起了对于手术切缘的讨论与研究。Hamady[37] 等研究也发现,在切缘阴性的患者中,1 mm、3 mm、10 mm 的切缘对术后复发和长期生存没有显著影响。Konopke[38] 等对 333 例结直肠肝转移患者行原发灶根治性切除及肝转移灶切除的资料进行多中心研究也指出,手术切缘可扩展至 1 cm 以内,并可使患者受益,切缘≥3 mm 是安全的。Timothy 等[39] 研究分析了切缘阳性 45 例,切缘阴性且 1～4 mm 的 129

例,5～9 mm 85 例,≥1 cm 298 例,总体中位生存时间 74 个月,其中切缘阳性患者中位生存时间 49 个月,较阴性切缘患者具有显著性差异。肝切除术后,共 225 例(40.4%)复发,其中 21 例位于手术切缘,56 例为肝脏其他部位复发,82 例肝外复发,66 例在肝内合并肝外复发。1～4 mm、5～9 mm、≥1 cm 切缘阴性组有着相似的复发率,切缘阳性患者有着高的切缘局部复发(表 26-6,表 26-7)。总之,目前的循证医学证据证明,既往的 1 cm 原则已经不作为手术的绝对禁忌证,对于解剖部位复杂、风险较大的转移灶,可在术中送冰冻切片,确保切缘阴性,减少局部复发的概率。

表 26-6 切缘距离和预后关系

切缘距离	时间	例数	切缘距离 (mm)	统计	无瘤生存			总体生存		
					0 mm	1～9 mm	≥10 mm	0 mm	1～9 mm	≥10 mm
Scheele[40]	1995	350	1～4,5～9, ≥10	单因素		NS	$P=0.03$		NS	$P=0.009$
Elias[35]	1998	269	0,1～2,3～9, ≥10	多因素				$P=0.007$	NS	$P=0.02$
Ambiru[41]	1999	168	0,1～4,≥5	多因素				NS	$P=0.036$	
Kokudoetal[42]	2002	183	<2,2～4,5～9, ≥10	多因素		NS	NS		NS	NS
Wray[43]	2005	112	1～4,5～10, ≥10	单因素		NS	$P=0.002$		NS	NS
Pawlik[39]	2005	557	0,1～4,5～9, ≥10	单因素				$P=0.005$	NS	NS
Hamady[37]	2006	293	0,1～2,1～5, 1～10	多因素	$P=0.006$	NS	NS	$P=0.002$	NS	NS
Bodingbauer[44]	2007	176	0,1～9,>9	多因素	NS	NS	NS	NS	NS	NS
RalfKonopke[38]	2007	333	0,1～2,3～5, 6～9, ≥10	多因素	$P=0.001$	$P=0.016$	NS	NS	NS	NS

表 26-7 手术切缘状态和复发部位的相关性[39]

复发模式图(复发患者=22,总研究人数=557)				
	复发患者(%)			
复发类型	切缘阳性 (n=45)	1～4 mm (n=129)	5～9 mm (n=85)	≥1 cm (n=298)
手术切缘	5(11)	7(5)	2(2)	7(2)
肝内其他部位	5(11)	13(10)	9(11)	29(10)
肝外	8(18)	15(12)	14(16)	45(15)
肝内+肝外	5(11)	15(12)	10(12)	36(12)

3. 肿瘤大小　既往认为术前肿瘤直径越大的患者预后越差，并把肿瘤直径>5 cm 作为手术的禁忌证之一。然而 Josep[45] 等对 1994～2006 年 236 例结直肠癌肝转移行根治性切除患者分析认为，患者转移灶的大小、数目、分布与肿瘤的复发率无明显关联。Minagawa[46] 研究显示 235 例接受肝转移癌切除术的患者，肿瘤最大直径不影响患者的生存率。同样，Hamady 研究发现肝转移癌直径 8 cm 或更大的患者手术切除的存活率与较小的转移患者相近[47]。因此，目前肝转移肿瘤直径>5 cm 已经不是手术的禁忌证。

4. 肝转移合并其他部位转移　肝门淋巴结阳性一直被认为是结直肠癌肝转移的手术禁忌，但近年 Oussoultzoglou[48] 和 Jaeck[49] 的研究对肝门淋巴结受侵不能手术的观点提出了挑战，Oussoultzoglou 等对 45 例肝蒂淋巴结有转移的结直肠癌患者行根治性切除，其 3 年和 5 年的生存率分别为 29.7% 和 17.3%。Jaeck 的研究结果显示，肝门淋巴结转移阳性者肝切除术后 3 年生存率为 19%，肝十二指肠韧带淋巴结转移阳性者肝切除术后 3 年生存率为 38%，而肝总动脉、腹腔动脉周围淋巴结转移阳性者肝切除术后 3 年生存率为零，因此认为对有肝门淋巴结转移者行肝切除术，尽管其预后比无肝门转移者差，但这样的治疗效果已相当满意，肝门淋巴结转移、肝十二指肠韧带淋巴结转移的患者可以从肝切除术中获益。目前大多数学者认为，大肠癌肝转移的肝门淋巴结转移途径系从肝转移灶转移而来，而不是从原发灶经主动脉旁、腹腔动脉淋巴结途径转移而来。不少学者倾向于在治愈性肝切除的同时，应行肝门淋巴结清扫术，可能使该类患者得到生存获益。此外，结肠癌同时合并肝及肝外病灶的转移亦是既往手术的禁忌，最近的数据表明，如果肝外转移可切除，那么可以给该类患者带来好的生存获益。2004 年 Elias 报道同时 R₀ 切除肝转移癌和肝外转移灶可获得 28% 的 5 年生存率[50]。随后的研究证实，切除的转移灶的数目是评判患者较好预后的指标，提示完全切除可见的转移病灶可能给患者带来生存获益[51]。因此即便患者可能有肝外一处或者多处

转移，若能切除，实行肝转移灶合并肝外转移灶的切除亦是可采取的方案。

5. 肝转移瘤可切除评估　在需要开展扩大肝切除或半肝切除，预期残余肝较小的患者，要保证术后肝功能代偿的一个关键因素仍然是剩余肝体积（FLR），术前测量 FLR 体积可预测残肝功能[52]。FLR 体积可直接利用三维 CT 进行测量，同时需要测量全肝体积（TELV），FLR/TELV 的比值称为 sFLR。Abdala 研究显示患者无慢性肝病行扩大肝切除术，sFLR≤20% 患者术后并发症的发生率为 50%，而 sFLR>20% 患者术后并发症发生率只有 13%[53]。

成功的肝切除术所需的最少 sFLR 取决于多个因素，包括切除手术的复杂程度、是否为同期肝切除、患者的合并症以及潜在的肝脏疾病。虽然越来越多的患者患有肝脏代谢综合征以及化疗引起的肝损伤，大多数结肠癌肝转移患者仍有正常的肝脏。一般来说，sFLR 为 20% 认为是最低安全量，可以满足正常肝脏功能需要，而对于肝硬化或者肝炎患者，则 sFLR 至少为 40%。接受全身化疗的患者行肝切除术，sFLR 为 30% 是一个安全界限[54]。

如果断层扫描成像提示手术不能保留足够残肝体积，手术前可行预保留肝对侧门静脉栓塞（portal vein embolization，PVE），并反复测量肝体积变化，争取实现保留肝体积。如未能促使健侧正常肝组织增多，提示栓塞技术失败，需要再次栓塞，或表示肝脏再生能力差，对于这种患者如果行肝切除，术后肝衰竭的可能性很大。

随着术前评估、手术技术的改善，根治性结肠癌肝转移患者的 5 生存率已经达到 58%。传统的手术适应证也得到了扩展。有关可切除性的概念在过去 30 多年里已经发生很大变化，包括多发肝转移瘤问题、切缘问题、肿瘤大小及肝外转移等问题（表 26 - 8）。在多学科协同治疗的现状下，积极创造手术条件，切除所有的转移病灶，保证切缘的阴性和残余肝的体积，以达到使患者得到最大的生存获益的目的。

表 26-8 转移性肝癌肝切除指征

传 统 指 征	目 前 指 征
单叶、≤3个转移灶	转移灶数量和位置无限制
肿瘤直径≤5 cm	无大小限制
无肝外转移	肝外病灶可切除(肝门淋巴结转移、结肠癌局部复发、肺转移)
肿瘤切缘≥1 cm	切缘阴性
足够的剩余肝体积	PVE处理剩余肝体积不足
异时性肝转移	同时或异时性肝转移
未侵犯门静脉、肝静脉或下腔静脉	无限制,可能切除或重建血管

(三) 手术预后及预后影响因素

根治性肝切除术是结直肠癌肝转移治愈性治疗的最重要手段。在过去的几十年中,随着手术技术和围手术期管理水平的提高,手术风险明显降低。例如术中超声的应用可更好地了解肝脏的解剖及肿瘤的范围,以及重要血管的毗邻情况,从而为手术切除提供最优规划。因此,近年来术后并发症及死亡率已明显下降。同样,积极的外科手术也改善了患者的长期生存。

1. 长期预后 自1990年以来,结直肠癌肝转移术后5年生存率为25%~58%,所以肝切除术给患者带来的生存获益已经是无可争论的事实。Scheele等人基于人群的系列研究认为,相较于不能手术切除的患者及可切除但没有接受手术的患者,肝切除术明显改善患者生存预后[55]。在根治性切除手术治疗组,5年、10年生存率为40%和27%。相比之下,不可切除组中位生存时间为6.9个月,可切除未手术组中位生存时间为14.2个月,而且两组均没有5年生存。多个单中心和多中心的研究报道指出,尽管扩大了手术切除指征,包括一些降期手术切除的患者,5年总生存率仍然高达58%。孤立性肝转移的患者,术后可以达到70%的高存活率[56]。这些高生存率反映患者选择的优化、围手术期和术后管理、综合治疗及肝切除技术的改进(表26-9)。

表 26-9 结肠癌肝转移术后长期预后

作 者	年 份	患者例数	OS(年)			DFS	
			3(%)	5(%)	10(%)	3(%)	5(%)
Scheele[21]	1995	496		39	24		34
Nordliger[34]	1996	1 568	44	28		35	23
Fong[22]	1999	1001	57	37	22		
Minagawa[23]	2000	235	51	38	26	30	26
Choti[24]	2002	226	57	40	26	63	28
Ercolani[57]	2002	245	53	34			
Abdalla[25]	2004	190	73	58		40	32
Adam[36]	2004	335	66	48	30	30	22
Fernandez[58]	2004	100	66	59		35	35
Pawlik[26]	2005	557	74	58			
Jonas[59]	2007	660		37	23		29
Malik[60]	2007	700	62	45		39	31
Tomlinson[61]	2007	612			16.6		
Rees[62]	2008	929		36	23		24
Viganò[63]	2008	125	42	23	16	28.7	17
de Jong[64]	2009	1 669		47.3		37.7	30
House[65]	2010	1 600	63	44		36.5	30
Capussotti[66]	2010	544	89	47		62	37

2. 临床预后相关预测因子　目前已经有大量的临床预后因素试图用来评估结肠癌肝转移患者的总体预后,但单个因素在评估预后的作用仍然存在争议,以下是目前临床相关的重要预测因素。

(1) 原发肿瘤分期:原发肿瘤分期一直被认为是预后不良的危险因素。Scheele 等人[40]最先提出原发肿瘤分期和总生存率及无病生存率相关性,Fong[22]、Tranchar[67]等人同样提出的原发肿瘤分期是结肠癌肝转移患者预后不良因素,认为原发癌的淋巴结转移情况是不良 DFS 和 OS 的独立预测因子。随后的一项荟萃分析报道也证实原发肿瘤分期、淋巴结转移是肝切除预后较差的相关因子[23, 62]。所以目前原发癌的分期已经纳入临床预后评分系统。

(2) 术前 CEA 水平:癌胚抗原(CEA)是评估结肠癌预后的较强的预测因子,但是在评估肝切除术后的价值仍需评估[15, 68]。许多患者中 CEA 是监测复发以及评估全身治疗的有效指标[69]。CEA 水平与术前化/放疗的反应性相关,然而其他数据表明化疗前后 CEA 水平的绝对变化与长期预后无关[70]。作为一种术前预后因子,Mann 等人[71]报道,CEA 水平与 5 年生存率相关(CEA<200 ng/ml: 48.9% *vs*. CEA>200 ng/ml: 0)。其他的研究同样指出,术前 CEA>200 ng/ml 是较差 OS 和 DSS 的独立因素[15, 69]。在一项研究中,Park 等人[68]观察了肝切除术后组织 CEA 和血清 CEA 表达,指出 CEA 是 OS 和 DFS 的独立预后因素。值得注意的是,组织和血清中 CEA 表达均升高相比只有一项升高的患者有着有较差的 OS 和 DFS。尽管如此,仍有其他的研究指出,CEA 水平不是转移性结直肠癌肝切除后生存或复发的显著预测因子[72, 73]。造成不同结果的原因可能是 CEA 不同的截止值以及不同的统计模型造成的。

(3) 肝转移数目:一些研究认为较多的肝转移病灶是预后不良因素[74]。最近的一项基于近10 000 名患者的荟萃研究分析也证实,肝转移灶为 4 个或者更多者 5 年生存率只有 17.1%[75]。然而也有其他的研究发现,肿瘤的数量与患者总体的 5 年生存率并无明显关联[22, 76]。造成这些差异的原因可能是患者的选择、手术方法的差异(手术切除或者切除加射频消融等),以及新辅助化疗使用的差异。例如,Pawlik[77]等人研究发现有 4 个或更多肝转移病灶的患者 5 年生存率为 50.9%,但是其中许多患者接受了新辅助化疗,并且新辅助治疗的反应与生存密切相关。因此,肿瘤数目对预后的影响需要考虑其他重要的临床和治疗信息。目前普遍的共识是:肿瘤数目不应作为手术的禁忌证,当所有的病灶可以达到微观切缘阴性(R₀)切除以及适当的残余肝(FLR)时至少应考虑手术。考虑到随着肿瘤转移的数量增加,根治性切除将更具挑战性,所以当所有的肿瘤不能完全切除时,肝转移肿瘤的数目可能明显影响生存。

(4) 肿瘤大小:肝转移病灶的大小被认为是影响预后的另一个重要的临床因素。Mann[71]等人报道,肝转移手术患者在转移肿瘤直径≤5 cm 时 5 年生存率为 51.6%,而肿瘤>5 cm 的患者生存率为 27%。同样,aldrighetti 等人[78]报道,患者转移病灶> 5 cm 时 5 年存活率为 18.8%,小肿瘤则为 30%。在另一项研究中,Rees[62]等人也有类似的报道,患者肝转移灶直径>5 cm 是一个独立的生存预测因素。因此,肿瘤直径>5 cm 已经被许多研究者采纳并作为长期预后的不良的预测因子[79-81]。然而,其他一些研究却未能发现肿瘤大小与复发和生存的相关性[24, 72]。考虑到当前的化疗药物常能够缩小肝转移病灶,在这样的背景下,肿瘤大小是否还能够准确预测预后存在疑问,而化疗前后肿瘤大小变化可能会比最初的转移肿瘤大小具有更重要的预测价值[82]。

(5) 肝外转移:肝外转移(EHD)一直被认为是结肠癌肝转移肝切除术的禁忌证,虽然 EHD 是显而易见的预后不良因素[79, 83],但 EHD 的程度及位置对预后的影响仍有争议。Elias 等人[84]的研究认为,转移的总数比位置更具有预后价值。而其他研究表明肝外多位置转移显然是一个更坏的预后信息[85, 86]。具体来说,pulitanò 等人[86]指出,EHD 的位置与预后相关,其中肺转移的患者预后最好,而腹膜后/腹主动脉旁淋巴结转移预后最差。目前已证明在合并肺转移瘤的特定患者行肺叶切除术可以明显延长生存期,如合并肝外肺孤立性或寡转移性转移瘤患者[87, 88],其术后5年生存率可高达48%[88]。相比之下,区域淋巴结转移则是明显的预后不良因素,腹腔、腹主动脉旁淋巴结受累5年生存率为零[89]。

(6)手术切缘:镜下手术切缘阴性(R0)是结肠癌肝转移手术治疗重要的预后因子。大多数学者已经报道,R1(显微镜下阳性)和R2(大体阳性)提示较差的长期预后[90-92]。然而对于"真正"的镜下切缘阴性仍然缺乏共识[93],Pawlik等人[26]研究发现切缘宽度>1 mm并不与总体生存或复发相关。Kokudo等[94]利用比较敏感KRAS和P53基因的突变检测切缘,发现只有2%的患者存在肝转移灶周围微转移,而且所有的微转移均在肿瘤边缘4 mm以内。一些研究者则认为肿瘤本身生物学特性而不是切缘距离决定切除术预后[95]。这些研究者注意到切缘状态往往被肝内病变范围所混淆,具有较大的肝内肿瘤负担的患者R1风险最大,而正是这些患者具有较差的肿瘤生物学特性和高复发。就此Haas[70]等人没有发现R0和R1切除的

患者之间的生存差异。这些数据表明,在目前有效的化疗方案的背景下,切缘的阳性可能会增加局部复发,但不一定导致更差的总体预后。因此,切缘状态对预后的影响受到患者、肿瘤因素以及化疗因素的影响[96]。但总体来说,完整的切除和微观的阴性切缘仍然是结肠癌肝转移手术治疗的金标准[70]。

(7)同时性肝转移和无病生存时间:大约25%的结肠癌患者诊断时合并同时性肝转移,一些研究者认为同时性肝转移的存在提示总体较差的预后[63, 79],而有些学者在其研究中并未发现这个现象[24, 71]。同样,无病生存时间对总体生存预后的影响也存在争议。FONG[22]等人认为结肠原发病灶切除后无病生存时间<12个月是预后的不良因素。Tan[15]等人支持这个观点,并认为是总体预后的独立预测因子。目前对于无病生存时间的预后价值仍存在争议。一个重要的原因是随着更加有效的化疗药物的使用,无病生存时间可以相应延长,这使得既往的研究资料变得并不适用。

表 26-10 多因素分析生存相关不良预测因子

| 作者 | CEA (ng/ml) | 原发肿瘤 | | | | 肝转移肿瘤 | | | |
		pN	分期	数量	大小	切缘	无病生存时间(月)	R1	肝外转移
Fong[22]	>60			>1 MTS	>5	阳性	<12		
Iwatsuki[97]				>2 MTS	>8		<30		
Scheele[98]		N+	G3		≥5		0		Yes
Nagashima[99]		N+		>1 MTS					
Choti[24]	>100			>3 MTS		阳性			
Pawlik[39]				>3 MTS	≥5				
Minagawa[100]	≥50	N2		>1 MTS					LN-MTS
Rees[62]	>60	N+	G3	>1 MTS	≥5	阳性			Yes
Vigano[63]				>3 MTS			0		
Konopke[101]	>200			>4 MTS			0		
Reissfelder[102]	>200	N+							
Wei[103]		N+		>1 MTS	≥5				
Zakaria[104]		N+		>2 MTS	≥8		<30		LN-MTS
Malik[60]				>8MTS					

pN+:pN1 或 pN2;MTS:转移灶;LN-MTS:肝门淋巴结转移。

（8）预测评分系统：理想的预测评分系统是使用术前可提供的资料预测患者预后，并为治疗策略提供参考。1996 年 Nordlinger[83] 第一个提出了预测评分系统，这个系统是基于患者的年龄、肝转移灶最大直径、CEA 水平、原发肿瘤分期、无病生存时间、肝转移病灶数目及手术切缘的一个评分系统。随后 Fong[22] 等在此基础上提出了"临床风险评分"。在 1 001 个肝切除的结肠癌转移患者中，通过回顾性多因素分析，作者确定了 5 个显著影响预后的因素，这 5 个因素分别是：原发肿瘤淋巴结状态、无病生存时间、肝转移肿瘤数目>1 个、术前 CEA 水平> 200 ng/ml 和转移肿瘤最大直径>5 cm。该系统提出后在临床上得到了较为广泛的应用，该临床风险评分对判断预后、预测肿瘤扩散以及手术可切除性等方面有帮助（表 26 - 11）。Reissfelder 等人[102] 证实在当前的标准治疗方案下，该评分系统可以较为准确地预测肝转移患者的生存，但仍有一些高分患者预测的 5 年生存率仍能达 20%，并且有 10 年生存的记录，所以可能仍然需要加入其他的预测因素改进其预测效能。

表 26 - 11　Fong[22] 等临床风险评分系统

预 测 指 标	分值评估		累积得分	总　生　存		
	否	是		3 年(%)	5 年(%)	中位时间(月)
原发肿瘤淋巴结阳性	0	1	0	72	60	74
无病生存时间<12 个月	0	1	1	66	44	51
肝转移肿瘤数目>1	0	1	2	60	40	47
转移肿瘤最大直径>5 cm	0	1	3	42	20	33
术前 CEA 水平>200 ng/ml	0	1	4	38	25	20
			5	27	14	22

（四）特殊类型肝转移的手术治疗

1. *初始可切除同时性肝转移手术治疗*　原发性结直肠癌有 20%～30% 在诊断时发现肝转移，其中 15%～20% 肝转移病灶是可切除的[1,105]。根治性手术治疗已经是同期结直肠癌肝转移治疗的金标准，可以延长患者存活期，并在某些情况下可能达到治愈。

自 1990 年以来，就结肠癌伴同时性肝转移手术时机即同期切除或二期切除的问题，学者们展开了激烈的争论。支持分期切除的学者认为原发病灶和肝转移灶同时切除手术侵袭大、手术风险增加、有较高的并发症和死亡率。Nordlinger[83] 等报道同时切除的手术死亡率约为 7%，而分期切除死亡率为 2%。Bolton[106] 的报道中同期切除术的死亡率为 12%，对于那些涉及肝大部切除手术者死亡率高达 24%。MD Anderson 癌症研究中心也发布了类似的结果，行肝大部切除的同期手术切除患者与分期切除术后相比并发症和死亡率显著升高

（44% vs. 27%，8% vs. 1.4%）[107]。值得注意的是，在 Berlin 等人的研究中发现，所有的死亡患者均为 70 岁以上老年患者[108]。Santibanes[109] 等提出了类似的结果：42 例同期接受肝切除结直肠癌根治术的患者术后发生 2 例死亡（4.2%），均为 65 岁以上的患者。所以对同期肝大部切除患者的选择是必要的，对于老龄患者需要慎重。

同期手术另一个可能的问题是同时术中肝切除时如阻断门静脉可导致消化道淤血、水肿，增加吻合口瘘发生的可能。此外一些学者认为，与异时性肝转移比较，同时性肝转移往往意味着原发癌灶生物学行为恶性程度高，并且常为多发性肝转移，同时由于影像学诊断的局限性，螺旋 CT 和 MRI 难以发现直径 0.5～1.0 cm 以下的转移灶，而这些微小转移灶是术后残肝复发的主要原因。例如 yoshidome[110] 等人最近报道：在延期行肝切除的患者中，43% 发生了额外的肝转移性病变。延期肝切除患者术后 1 年复发的风险显著低于同期肝切除患者（13% vs. 48%），一期切除难以保证彻底，

所以主张先切除原发灶,术后观察 3～6 个月,同时行化疗,如肿瘤数目无明显增加、体积无明显增大,则再行二期切除。

虽然有着不同的争论,随着患者选择的优化以及手术技术和围手术期管理的进展,近来越来越多的研究报道了同期切除良好的效果,同时肝转移的外科处理已经开始改变。同期切除具有显而易见的优势:一次性切除原发灶和肝转移灶,可免除再次手术给患者带来的痛苦,缩短住院时间,减少因二期切除等待肝切除的这段时期,导致部分患者因肝转移癌恶化或发生肝脏以外其他脏器转移而失去手术机会。原发性结肠肿瘤和肝转移同期切除能够迅速启动术后辅助治疗,从而可能带来生存获益[111]。同期手术避免了分期手术带来的术后免疫抑制,降低了免疫抑制可能加速肿瘤进展的概率。同时术中超声的应用可准确诊断术前无法明确的微小转移灶,并能明确癌灶与肝脏管道系统的关系,从而使切除更加安全。

Chen 等人[112]一项荟萃分析纳入 14 个研究共 2 204 例患者,其中 1 384 例行同期切除,817 例行分期切除。结果显示原发灶和转移灶同期切除和分阶段切除有相似的手术时间($P = 0.16$)和术中出血量($P = 0.10$),但同期切除有较短的住院时间($P < 0.01$)和较低的并发症发生率($P < 0.01$),两组患者的长期生存差异无统计学意义。另一项纳入 2 880 例患者的荟萃分析也发现,同期切除和分期切除相比长期总体生存率(HR:0.96;95% CI:

0.81～1.14;$P = 0.64$)和无复发生存率(HR:1.04;95% CI:0.76～1.43;$P = 0.79$)无明显差异,而同期切除有较低的术后并发症发生率($P = 0.000\ 2$),在术后 60 天内的死亡率无统计学差异[113]。同样,Lykoudis[114]等人系统分析了同时性和分期肝切除的文献,其中还纳入了肝切除优先的分期切除文献,分析表明:三种外科治疗策略(分期切除包括原发灶先期切除、肝转移灶先期切除和原发灶转移灶同期切除)相比之下都无明显的优势。三种方式对于同时性肝转移患者均可选择。对于原发病灶有症状者如梗阻和出血,肝先期切除是不合适的。三种方式均没有表现出更好的短期或长期的结果,而且没有特定的亚组可能从某种方式中显著获益(表 26 - 12～表 26 - 14)。

我们必须认识到,所有可用的研究都是回顾性的,报道的数据来自不同的机构和具有不同肝切除术经验的外科医生,所以不可避免地导致临床资料的偏移,所以需要一个精心设计、前瞻性、随机、多中心研究的临床实验研究,分析同期、分期手术短期及长期预后。就目前来看,是否执行同期或分期切除应该个体化,同时切除术可能更适合一个简单的结肠切除术(右半结肠切除术)及肝大部分切除术或复杂的结直肠癌根治术和肝局限性切除术(楔形或肝左外叶部分切除术),需要行复杂的结直肠癌和肝大部切除术可能最好行分期切除。此外合并原发灶穿孔、梗阻、出血等急诊手术,全身情况差,不能达到根治性切除的患者建议采用分阶段的方法[111, 115-117]。

表 26 - 12　同期与分期手术切除并发症比较

作　者	手术时间(min)		失血(ml)		输血(%)		住院时间(天)		并发症(%)		死亡(%)	
	同期	分期	同期	分期	同期	分期	同期	分期	同期	分期	同期	分期
Martin[111]	235	411	550	1 100	31	38	10	18	48	68	2	2
Chua[118]	370	392	600	575			10	17	53	41	0	0
Capussotti[119]									36	37		
Vassiliou[120]	260	340					12	20				
Martin[121]	180	235	300	350	50	45	10	18	56	55		
Slupski[122]	250	290	950	1 040			12	15				
de Haas[123]									11	25		
Brouquet[124]			300	600	16	13			19	17	5	3

续　表

作　者	手术时间（min）		失血（ml）		输血（%）		住院时间（天）		并发症（%）		死亡（%）	
	同期	分期	同期	分期	同期	分期	同期	分期	同期	分期	同期	分期
Luo[125]	255	415	400	650			8	14	47	54		
Capusotti[117]					42	17	14	21	33	56	2	1
Reddy[107]							9	14	44	45	1	0.5
Moug[126]			475	425			12	20	34	59		

表 26‑13　同期与分期手术 5 年生存率比较

作　者	时间（年份）	例　数	5 年生存率		P
		同期 *vs.* 分期	同　期（%）	分　期（%）	
Fujita[127]	2000	83	31		
Lyass[128]	2001	26 *vs.* 86	28	27	NS
Weber[116]	2003	35 *vs.* 62	21	22	NS
Chua[118]	2004	64 *vs.* 32	28.9	42.9	NS
Thelen[108]	2007	40 *vs.* 179	53	39	NS
Brouquet[124]	2010	43 *vs.* 72	55	48	NS
de Santibanes[109]	2010	185	36.1		

表 26‑14　同期与分期术后生存及复发风险分析

生　存	研究数目	患　者　例　数			HR（95% CI）	P
		同　期	分　期	总　计		
总生存率						
1 年	10	480	710	1 190	0.95（0.72，1.25）	0.70
3 年	10	480	710	1 190	0.96（0.80，1.15）	0.67
5 年	9	425	537	962	0.97（0.81，1.16）	0.76
无复发生存率						
1 年	4	231	272	503	1.15（0.84，1.54）	0.37
3 年	3	176	99	275	0.98（0.74，1.29）	0.86
5 年	3	176	99	275	0.94（0.72，1.24）	0.68

2. 初始不可切除肝转移手术治疗　根治性手术是唯一可能治愈结直肠癌肝转移的治疗方法。然而，约80%的肝转移患者在诊断时即为不可切除。在这种情况下，治疗方案应该是多学科的，包括外科医师和肿瘤学家的协同合作。化疗对于初始不可切除肝转移患者是主要选择，通过转化性化疗可能使肿瘤降期达到切除的目的。此外如果预定肝切除术后残余肝太小，则可采用两步肝切除策略，预先阻断门静脉，使剩余肝代偿性增生，减少二次手术后肝衰竭的风险，两步肝切除策略是多发肝

叶转移患者手术治疗的有效方法。

在现代化疗药物普遍使用的情况下，不能切除的结肠癌肝转移患者中位生存期已经超过20个月[129,130]。在相应的Ⅰ/Ⅱ期临床试验中，新的靶向生物制剂在一线化疗中的应用使得中位生存时间已超过30个月[131,132]。现代化疗药物的进展不仅能够使患者的生存时间增加，而且可能使初始不可切除病灶转变为可切除或缩小切除范围，有利于降低手术并发症的发生率和死亡率[36,133,134]。

欧洲癌症治疗组织 EORTC 的研究认为[135]，

化疗可以降低手术复发风险 25%，并同时了解肿瘤对化疗的敏感性，帮助决定术后进一步治疗。美国中北部肿瘤治疗组 NCCTG 研究[136]认为，对初诊无法手术者，FOLFOX 方案可使 60% 的患者肿瘤缩小，40% 的患者能够接受手术。Nordlinger 等[137, 138]则认为，FOLFOX 和 FOLFIRI 可提高初诊无法手术者 9%～40% 的切除率。目前 NCCN 推荐的一线化疗方案主要有 FOLFOX、FOLFIRI、CapeOX、5‑FU/LV 或卡培他滨 4 种，专家组并没有认为其中哪一种更为优越，不同方案的选择主要依赖于患者对治疗的反应及实践医师的个人意见。近期一项包括 244 位患者的随机对照研究显示，FOLFOXIRI 组患者的反应率（66% vs. 41%，$P = 0.000\ 2$）和转化性 R_0（15% vs. 6%，$P = 0.033$），均较 FOLFIRI 组患者明显升高，无进展生存（9.8 个月 vs. 6.9 个月，$P = 0.000\ 6$）和总体生存（22.6 个月 vs. 16.7 个月，$P = 0.032$）也明显改善，但化疗毒性明显增加，一般仅适合于年轻、身

体状况好的少部分患者[139]。

近些年，随着靶向药物的使用，改善了不可切除的肝转移病灶患者的预后（表 26‑15）。一项包括 4 项的随机对照研究，纳入 484 例 KRAS 基因为野生型最初不可切除的转移性结直肠癌患者的荟萃分析显示，与单纯化疗相比，联合西妥昔单抗或帕尼单抗可显著增加总体反应率（RR：1.67，$P = 0.000\ 1$），R_0 切除率从 11% 增加至 18%（RR：1.59，$P = 0.04$），无进展生存也显著延长（RR：0.68，$P = 0.002$），而总体生存无明显改善（$P = 0.42$）[140]。一篇关于化疗加西妥昔单抗用于转化性治疗的荟萃分析，共纳入 4 项仅有肝转移的肠癌患者随机对照研究，结果发现加用西妥昔单抗组的 R_0 切除率在其中 3 项研究中明显升高（CRYSTAL 研究，5.6% vs. 13.2%；OPUS 研究，4.3% vs. 16.0%；NCT01564810 研究，7.4% vs. 25.7%）[141]。因此，KRAS 基因为野生型的患者推荐西妥昔单抗联合 FOLFOX 或 FOLFIRI 方案治疗。

表 26‑15　术前化疗和（或）靶向药物对初始不可切除转移性结肠癌切除率的影响

作　者	研究	研究类型	切除/初始例数	药　物	反应率（%）	切除率（%）	R_0 切除率（%）
Rivoire[142]	—	回顾性*	33/131	FU/LV or FOLFOX	—	25	—
Capussotti[143]	—	回顾性	34/104	FOLFOX	—	32.7	26.9
Barone[144]	—	Phase Ii*	13/40	FU/LV + irinotecan	47.5	33	33
Alberts[136]	—	Phase Ii*	17/42	FOLFOX4	60	40	33.3
Saltz[145]	—	Phase Ⅲ	226	Irinotecan	29		
			226	FU/LV	28		
			231	Irinotecan + bolus FU/LV	50		
Tournigand[129]	—	Phase Ⅲ	10/109	FOLFIRI followed by FOLFOX	56	9	7
			24/111	FOLFOX followed by FOLFIRI	54	22	13
Falcone[139]	—	Phase Ⅲ	18/122	FOLFOXIRI	66		15
			7/122	FOLFIRI	41		6
Van Cutsem[146]	CRYSTAL	Phase Ⅲ	42/599	FOLFIRI + cetuximab	46.9	7	4.8
			22/599	FOLFIRI	38.7	3.7	1.7
Bokemeyer[147]	OPUS	Phase Ⅱ	170	FOLFOX + cetuximab	45.5	6.5	4.7
			168	FOLFOX	35.7	3.6	1.7
Folprecht[148]	CELIM	Phase Ⅱ*	20/56	FOLFOX6 + cetuximab	68	38	
			16/55	FOLFIRI + cetuximab	57	30	

续 表

作 者	研 究	研究类型	切除/初始例数	药 物	反应率(%)	切除率(%)	R0 切除率(%)
Saltz[149]	NO16966	Phase Ⅲ	59/699	FOLFOR or XELOX + bevacizumab	47	8.4	
			43/701	FOLFOR or XELOX	49	6.1	
Van Cutsem[150]	BEAT trial	Phase Ⅲ	99/949	FOLFOX or XELOX + bevacizumab		10.4	8
			43/682	FOLFIRI + bevacizumab		6.5	5.1

* 研究中只包括肝转移。

2000 年,Adam 等[151]首先报道了两步肝切除术法(TSR),该种方法适合于患者肝脏两叶广泛转移,手术后残余肝不能功能代偿,既不能一次性彻底切除病灶,也不能手术联合射频消融的患者。两步肝切除第一阶段是通过手术最大限度地去除保留半肝内的所有肿瘤,栓塞或结扎保留肝对侧的门静脉以促进保留肝的再生,术后以辅助化疗控制对侧肝肿瘤的进展,等待肝脏再生和未来的残肝体积肥大,第二次手术通常在第一次手术后的 3~6 周后进行,既满足了残余肝充分代偿增生,也防止残余肿瘤进一步扩展,尽可能完整的(R0)切除。CHUA[152]等在一项

有关两步肝切除的荟萃分析研究中指出:在所有 488 例拟采用 TSR 意向治疗的患者中,约 77% 的患者完成了两个阶段的治疗。失败的原因包括肿瘤进展、全身状态差、死亡、肝再生不足等。完成 TSR 的患者中位生存期为 37 个月,3 年生存率为 60%,5 年生存率为 48%。中位无病生存期为 11 个月,未能完成 TSR 患者,中位生存期为 16 个月。该研究分析了治疗失败的相关因素,其中第一阶段术前过度化疗[153]、较多的转移肿瘤数目[154, 155]和治疗失败相关。此外主要的术后并发症[156]、年龄和 CEA 水平[154]也是治疗失败的相关因素(表 26-16~表 26-19)。

表 26-16 两步肝切除术法短期并发症及长期生存结果

作 者	时间	例数	完成率(%)	PVE/PVL	两次手术间隔(月)	并发症(%) 一期	并发症(%) 二期	死亡率(%) 一期	死亡率(%) 二期	总生存率(%) 3 年	总生存率(%) 5 年	复发率(%)
Adam[151]	2000	16	81	6/0	4(2~14)	43	54	0	15.4	35	—	69
Jaeck[157]	2004	33	76	33/0	—	15	56	0	0	54.4	—	64
Chun[158]	2007	30	70	12/0	2(1.2~16)	24	43	0	0	86		54
Pachema[159]	2008	14	78	5/0	7(3~14)	0	27	0	0	—	50	72
Wicherts[153]	2008	59	69	32/0	3.3(1~15.7)	7	29	0	7	60	42	49
Mentha[160]	2009	23	95.6	8/5	1~2	18	23	0	0	63	24	82
Tsai[155]	2010	45	78	3/32	4.5(2~22)	26	26	4	5	58	—	62
Karoui[161]	2010	33	76	5/17	3.7(1.3~12)	21	32	0	4	80	48	62

表 26-17 两步肝切除法完成及未完成预后结果

作 者	完 成 中位生存期(月)	完 成 3 年生存率(%)	完 成 5 年生存率(%)	未 完 成 中位无病生存期(月)	未 完 成 中位生存期(月)
Tsim[162]	35	50	NR	18	29
Muratore[163]	38	65	NR	8	12
Brouquet[156]	NR	84	64	NR	25

续 表

作 者	完 成			未 完 成	
	中位生存期（月）	3 年生存率（%）	5 年生存率（%）	中位无病生存期（月）	中位生存期（月）
Narita[154]	40	59	32	9	19
Tsai[155]	36	58	NR	NR	10
Karoui[161]	NR	80	48	8	25
Pamecha[159]	33	70	70	12	10
Wicherts[153]	42	60	42	18	11
Togo[164]	18	45	NR	NR	—
Lygidakis[165]	66	NR	NR	NR	NR

NR：未报道。

表 26-18 两步切除法未完成因素分析

作 者	两步切除法未完成因素
Brouquet[156]	术后严重并发症
	高龄
Narita[154]	PVE 前 CEA>200 ng/ml
	剩余肝中肿瘤数目>3 个
	肝转移数目
Tsai[155]	第一次术前化疗过度
Wicherts[153]	第一次术前化疗过度

表 26-19 两步切除法预后因素分析

作 者	两步切除法预后因素
	肿瘤数目<6 个
	无肝外转移
Wicherts[153]	二次手术后辅助化疗
Tsim[162]	R_0 切除

总之，近年来随着肿瘤的综合治疗方法不断进步，结直肠癌肝转移手术切除的适应证不断扩大，部分传统观点认为"手术禁忌证"的患者通过综合治疗获得了长期生存，术前新辅助治疗及手术技术的发展为该类患者带来了可观的获益，综合治疗已成为初始不可切除结直肠癌肝转移治疗的主要模式。

3. 结肠癌合并肝内外转移的手术策略 目前结直肠癌肝转移合并肝外转移灶在一定条件下也可以进行手术根治性切除。肿瘤多发转移曾被认为是手术的禁忌，近年来对此也有了新的认识。

最先获得注意的是合并肺转移。肺是结直肠癌最常见肝外转移部位，发生率为 10%～25%[166]。若不加以治疗，其中位生存时间不超过 10 个月，5 年生存率仅为 5%。那些同时具有肝转移与肺转移灶的患者，外科手术治疗是获得长期生存的唯一治疗手段。同时伴有肝肺转移的患者行手术切除，术后中位无瘤生存时间为 44 个月左右，5 年生存率可达 60%左右，提示对肝、肺转移采取积极手术治疗的良好预后[167]。更有报道此类患者 5 年生存率为 40%，10 年生存率仍有 25%。因此，目前的指南推荐治疗策略均是以肿瘤的可切除性为导向的，而对于除肺以外的肝外转移，大量研究结果也鼓励在合适情况下对转移灶行手术切除。

Carpizo[85] 等收集了 1992～2007 年同时行肝转移和肝外转移灶切除的患者 127 例，其中位生存时间 24 个月，3 年和 5 年总体生存率分别为 47%和 26%，虽然低于同期进行了不伴有肝外转移的接受肝转移切除的患者（67%和 49%），但对于适合同时根治性手术切除肝转移灶和肝外转移灶的患者，行手术治疗仍可以获得较长期生存的机会。近期也有多项荟萃分析对该方面进行了研究。对于伴有肝外转移的结直肠癌肝转移患者，其中位无瘤生存时间约 12 个月，中位总体生存时间约为 30 个月，中位 5 年生存率为 19%。手术死亡率为 0～4.2%。肝转移灶 R_0 切除、肝外转移灶切除的患者中位 5 年生存率为 25%。不同转移部位生存时间也截然不同,肺转移中位生存时间 41 个月,5 年生存率为 27%;门静脉腔静脉周围淋巴结转移:中位生存时间为 25 个月,5 年生存率为 17%;腹膜转移:中位生存时间 25 个月,5 年生存率为 8%。而多于一处的转移灶,其中位生存时间为 17 个月,5 年生存率为 7%。多数学者也认为肝外转移灶并非肝切除术的禁忌证,目前对于合并肝肺转移的患者,推荐先使用新辅助化疗,后辅以分期或同期的肝切除术和肺转移灶切除。若肿瘤对治疗有反应或保持稳定,可在两次手术间辅以化疗。在对其他情况下可手术患者的选择上,目前均推荐仅合并有一处肝外转移病灶或局限性的腹膜转移的患者适合手术治疗,并在手术同时辅以化疗[168, 169](表 26 - 20)。

表 26 - 20 Michael Hwang[169]结肠癌肝转移合并肝外转移手术预后荟萃分析

患者分组	中位生存月份(月)/(例数)	3 年总生存率(%)/(例数)	5 年总生存率(%)/(例数)
所有患者	31(811)	42.4(1 185)	28(1 657)
肝外转移部位			
肺	45(342)	59(449)	33(606)
淋巴结	26(265)	31(323)	27(371)
腹膜	29(81)	32(181)	25(220)
其他 *	13(12)	34(38)	32(48)
肝转移数目			
<2 个	42.2(68)	58.6(29)	60.8(61)
2 个	39.6(231)	45(271)	28(287)
≥3 个	28(47)	38(85)	28(271)

＊其他转移包括卵巢、骨、脾脏、肾上腺、阴道、胰腺。

4. 结肠癌肝转移术后复发的手术策略 有超过 50% 的患者在初次肝切除术后 2 年内出现转移灶复发[170]。在过去 10 余年中,已有报道认为再次肝转移灶切除对于复发性肝转移是一种可行的治疗方式[171, 172]。有研究认为患者在二次手术切除中的临床获益要超过仅行单次手术切除[173]。然而,也有一些报道称再次进行肝脏切除并不有益于患者生存[174, 175]。因此,在这个问题上仍有争议。当然,目前化疗方式和微创治疗技术的发展也为复发性的结直肠癌肝转移提供了治疗新选择,能够使复发性肝转移的治疗效果获得提高(表 26 - 21)。

一项荟萃分析发现结直肠癌肝转移的肝切除术后转移灶复发特点为,相比初次转移灶复发灶更多为单发病灶、局限于一叶、肿瘤体积也更小、血清 CEA 水平也更低。而在围手术期方面,初次手术与二次手术的术后并发症发生率、术后住院时间等并无区别,R0 切除率也并无区别。但由于二次手术条件较初次手术复杂,手术时间要显著延长,同时术中失血量要显著增多。复发率在初次肝切除之后为 59.5%,而在第二次切除后为 69.8%,两者并无显著差别。无瘤生存率方面两者也并未见差异。同样,长期生存分析显示肝转移灶复发切除后的总体生存与仅单次切除肝转移灶相比并无差异[176]。而国内指南也认为在全身状况和肝脏条件允许的情况下,对于可切除的肝转移灶术后的复发病灶,可进行 2 次、3 次甚至多次的肝转移灶切除。其手术并发症和死亡率并不高于第一次肝转移灶的切除,而且可获得相同的术后生存率。并提出达到以下 6 项标准可以得到更高的长期生存:① 初次手术后至复发间的无瘤间期>1 年;② 第二次手术时肝转移灶为孤立病灶;③ 第二次手术时肝转移灶局限于单叶;④ 第二次手术时肝转移灶最大直径≤5 cm;⑤ 第二次手术时不伴有其他肝外转移灶;⑥ 第二次手术时达到 R0 切除。因此,符合前 5 项标准的患者适合多次手术治疗。

表 26 - 21 多次肝转移灶切除比较

作 者	例 数			并发症		生 存		复 发	
	总数	单次	多次	单次	多次	单次	多次	单次	多次
Brachet 2009[177]	62	62	62	16.1%	16.1%	40%	31%	20 m	17 m
De Jong 2009[177]	246	246	216	22.5%	21.0%	47.1%	32.6%	19.1 m	21.5 m
Kulik 2013[172]	1 026	932	94	16.5%	10%	61.1 m	47.9 m	14 m	15.5 m
Wicherts 2013[173]	933	933	288	27.1%	34.4%	45%	54%	—	—

m:中位生存或复发时间(月);生存中百分率均为 5 年生存率。

二、 介入及射频消融治疗

（一）结直肠癌肝转移的介入治疗

经导管肝动脉化疗栓塞（transcatheter arterial chemoembolization，TACE）因其创伤小、并发症少、良好疗效及住院时间短等优势成为结直肠癌肝转移治疗的一种选择，其作用原理在于 TACE 在肝动脉栓塞术基础上联合区域灌注化疗，使肝动脉栓塞术以及化疗药物发挥协同作用，从肿瘤血供来源看，结直肠癌肝转移灶血供 90% 以上来自肝动脉，而正常肝组织约 70% 血供来自门静脉，30% 来自肝动脉，所以 TACE 一方面用于局部化疗，通过定向输入使化疗药物高浓度积聚于肿瘤组织及周围肝组织，有报道指出 TACE 引起的肿瘤缓解率高于全身化疗，且局部化疗后进入外周血中的药量减少，这也降低了化疗药物导致的全身毒副作用。另一方面阻断转移灶的血供来源，通过超选择性碘油或者微球栓塞，使栓塞剂在超选择的血管内聚集，甚至完全栓塞血管并滞留在肿瘤组织内，配合高浓度化疗药物持久地作用于肿瘤细胞，降低肿瘤细胞活性，造成肿瘤组织缺血坏死，从而达到更为强大的杀伤肿瘤细胞的作用。

TACE 常用的化疗药物包括丝裂霉素 C、顺铂及多柔比星，经超选择方法相对于传统的静脉化疗更易于将上述药物输送到目标肿瘤区域。虽然目前仍无针对 TACE 治疗结直肠癌肝转移的统一指南，但有关专家推荐的 TACE 治疗指征一般包括充分的肝功能储备、无大的血管或脉管侵犯、有限的肝外转移、超过 3 个月的预期寿命以及 ECOG 评分小于 2 分等。而相对禁忌包括血清总胆红素 >3 mg/dl（> 51.31 mmol/L）、白蛋白 <30 g/L（<3 g/dl）、国际标准化比值（INR）>1.6、乳酸脱氢酶（LDH）>9 424 U/L、AST>9 100 U/L、腹水、静脉曲张出血、血小板减少及心功能不全等。另外肝动脉血流缺失、肝性脑病及胆道梗阻是 TACE 的绝对禁忌。

目前 TACE 常用的方法为碘化油与化疗药物乳化后进行栓塞化疗，碘化油因其可靶向肿瘤并在组织内沉积固定等原因，于 20 世纪 80 年代初开始被应用于肝动脉的栓塞治疗，同时碘化油也被用于肝细胞癌肝内播散情况的影像学诊断，后又被用于与化疗药物乳化后治疗肝脏肿瘤。注入碘化油化疗乳化剂后再给予栓塞可增加肿瘤所在区域的缺血程度，同时这也可导致所在区域细胞的跨膜离子泵失功能，提高化疗药物在细胞内的浓度，从而增强治疗效果。现在多柔比星明胶微球已用于肝细胞癌的 TACE 治疗，而负载伊立替康的药物洗脱微球（drug eluting beads，DEB）用于针对结直肠癌肝转移的 TACE 治疗最早见于 2006 年的一项研究，此种方法可起到缓释的作用，使得化疗药物在肿瘤组织内较长时间保持高浓度状态。

Muller 等对结直肠癌肝转移患者行 TACE 疗效进行了评价，该研究中共有 66 名患者参与，经过总共 299 次的 TACE 之后结果显示，完全缓解率（CR）为 1.0%，部分缓解率（PR）为 42.4%，疾病稳定（SD）为 18.2%，部分进展（PD）为 12.1%，治疗结束到出现进展的中位时间为 8 个月，术后 2 年总生存率为 66%[178]。Tatjana 等对于晚期不可切除肝转移患者行姑息性 TACE 的疗效进行回顾性分析，参与该研究的 564 名患者接受 3 384 次 TACE，化疗用药包括单药丝裂霉素 C(43.1%)、丝裂霉素 C 联合吉西他滨(27.1%)、丝裂霉素 C 联合伊立替康(15.6%)，另有部分患者接受丝裂霉素联合伊立替康和顺铂等三药联合治疗，栓塞剂使用碘化油及淀粉微球，结果显示在局部肿瘤控制方面，部分缓解率（PR）为16.7%，疾病稳定（SD）为 48.2%，疾病进展（PD）为 16.7%，术后 1 年、2 年、3 年总生存率为分别为 62%、28% 和 7%，中位总生存期为 14.3 个月[179]。

而在关于不可切除肝转移患者 DEBIRI TACE 的 II 期临床试验中显示，82 名受试者接受了 185 次 DEBIRI TACE 治疗（伊立替康剂量 100~200 mg），术后 CT 扫描显示治疗过的转移灶有了 75%~100% 的缩小，78% 的受试者治疗后出现疾病缓解（按照 RECIST 标准），90% 的受试者生活质量得到提高。在一项 TACE 联合化疗药物的临床试验中，55 名接受 DEBIRI TACE 的受试者

（54 名之前曾行全身化疗,包括 35 名 FOLFOX、FOLFIRI 15 名,贝伐单抗 37 名,其他生物制剂 9 名）,结果显示按照 EASL（欧洲肝病协会）标准术后 3 个月与 12 个月的总体缓解率分别为 89% 和 54%（包括 CR、PR 及 SD）,按照 RECIST 标准上述指标分别为 71% 和 40%,平均及中位无病生存期分别为 207 天及 197 天,中位总生存期为 247 天,其中有 7% 的受试者肝转移灶降期而获得手术机会,另有 3% 的受试者得到 RFA 治疗[167]。

Fiorentini 等对晚期结直肠癌肝转移患者行 DEBIRI TACE 与 FOFIRI 治疗的疗效进行了评价,该临床试验中入组的为 74 名经过一线及二线化疗失败的肝转移患者,36 名受试者接受两次 DEBIRI TACE,38 名患者接受 FOLFIRI 化疗 8 个周期,客观缓解率在 DEBIRI TACE 组与 FOLFIRI 组分别为 70% 与 20%,2 年总生存率分别为 38% 与 18%,中位总生存期分别为 690 天及 482 天,无进展生存期在两组分别为 225 天及 94 天,生活质量改善的比例在两组分别为 60% 与

22%。另外早期毒性反应（grade 3）DEBIRI TACE 组高于 FOLFIRI 组（70% *vs.* 25%）,但迟发毒性反应 FOFIRI 组高于 DEBIRI TACE 组（80% *vs.* 20%）,同时 DEBIRI TACE 组治疗总费用低于 FOLFIRI 组[180]。

此外 DEBIRI TACE 也曾被用于可不切除肝转移患者的转化性治疗,Bower 等开展的多中心研究中,55 名受试者总共接受了 90 次 TACE 治疗,6 个月内的完全缓解率为 7%,部分缓解率为 35%,疾病稳定为 54%,疾病进展为 4%,11 名患者因肿瘤降期而获得外科手术或射频消融的机会,切除的肿瘤标本病理学评估提示轻微的非特异性炎症不伴有纤维化,也无化疗相关脂肪性肝炎,在切除样本中总体的病理学缓解率范围为 30%～90%[181]。

总之 TACE 是相对安全且微创的治疗选择,尤其在控制结直肠癌肝转移灶进展及提高患者生存期方面发挥了一定作用,同时也有其他研究对 TACE 的作用存在不同观点,这就需要以多中心合作的方式开展前瞻性研究去进一步探讨(表 26 - 22)。

表 26 - 22 结直肠癌肝转移患者行 TACE 疗效评价

研 究 者	患者人数	整体反应率(%)(ORR)	无进展生存期(天)	总 生 存 率	
				中位(月)	年(%)
Muller[178]	66	77.6	NR	28	1 年(66)
Tatjana[179]	564	35.1	NR	14.3	2 年(28)
Lerri[167]	55	71	197	8.2	NR
Fiorentini[180]	36	70	225	23	2 年(38)
Alibertia[182]	82	78	240	25	NR

(二)结直肠癌肝转移的射频消融治疗

射频消融（radiofrequency ablation,RFA）作为一种局部治疗方式在结直肠癌肝转移治疗中的应用日益广泛,其可以在 B 超引导经皮穿刺、腹腔镜或直接开腹直视下进行,消融过程中电极针刺入肿瘤组织,通过射频在电极针周围产生极性分子震荡而发热,可使治疗区域温度达 50℃ 以上,中心发热区域温度可到 100℃ 左右,导致肿瘤细胞的凝固性坏死。与手术治疗相比,RFA 治疗有以下特点:① 消融后的肿瘤坏死组织可作为内源性肿瘤抗

原,激活或增强机体的抗肿瘤免疫应答反应;② 最大限度保持正常肝脏组织,对肝功能的影响较小;③ 操作较为简单,风险相对较小。

1. 适应证 在多学科综合治疗概念下,RFA 对于结直肠癌肝转移患者应遵循以下指征:① 可切除的肝转移灶,可作为辅助切除手段。② 化疗后完全或部分缓解的不可切除肝转移灶。③ 复发或进展的肝转移灶。

2. 禁忌证 主要包括:① 凝血功能指标国际标准化比值(INR)>1.5。② 血小板计数<50×10^9,虽然有关研究小组报道肝转移灶数目应不多

于 5 个,但肝转移灶的数目并不作为绝对禁忌指标。③ 肝功能 Child-Pugh C 级或肿瘤呈弥漫性分布。④ 顽固性大量腹水。

3. RFA 术前评估 RFA 术前评估包括体力活动状态评价、肝功能检测、癌胚抗原(CEA)检测以及增强胸腹部 CT,而实施 RFA 应距离末次全身化疗至少 2~4 周,全身化疗的缓解情况根据实体瘤疗效评价标准(RECIST)进行评估,并分类为部分缓解(PR)、疾病稳定(SD)及疾病进展(PD)等。

4. RFA 疗效 目前已有较多关于肝转移行 RFA 术后局部进展发生率、生存指标及较大并发症发生率等方面研究结果。在随访患者中,局部进展发生率的范围在 2.8%~37%,具体来说,在术后 1~2 年的局部进展发生率为 9%~29.6%,术后 2~3 年的局部进展发生率为 7.1%~37%。而较大并发症发生率范围在 4%~33%。1 年、3 年、5 年的中位总生存率分别为 92.6%、44.7% 和 31.1%,中位总生存期为 33.2 个月。在一项针对 RFA 应用于结直肠癌肝转移的疗效及可行性的系统回顾性研究中指出,肝转移患者行 RFA 术后 5 年生存率范围在 14%~55%,局部肿瘤复发率范围在 3.6%~60%,操作导致的死亡率相对较低(0~2%),较低并发症发生率维持在 6%~9%[183]。

而 Pathak 等通过分析数个有关合并肝外转移灶应用 RFA 治疗的研究,发现 RFA 术后中位总生存期范围在 18~37 个月,认为同时合并肝外转移的患者也可以从 RFA 治疗中获益。Berber 等报道了纳入 234 名结直肠癌肝转移患者的临床研究,经过中位数为 17 个月的随访,有 34% 的患者出现局部复发以及 80% 的患者出现疾病进展,同时研究者并没有观察到是否合并肝外转移会导致上述指标的显著差异,由此推论结直肠癌肝转移患者合并肝外转移不应该成为 RFA 治疗的禁忌[184]。

Abitabile 等进行了一项关于结直肠癌肝转移 RFA 术后长期预后的前瞻性研究,结果提示 RFA 术后中位总生存期为 39 个月,1 年、2 年、3 年的总生存期分别为 88%、80% 和 57%,总的局部复发率为 8.8%,而对于肿瘤直径<3 cm 的为 1.6%[185]。Kornprat 等在有关临床试验中指出 RFA 合并手术切除并非必要,对于不可切除的肝转移患者,另外加用 RFA 治疗可有效降低肿瘤负荷并使得患者受益,而对于肿瘤分布于多个肝叶的患者,RFA 术后肿瘤进展发生率较高,但在长期生存方面令人鼓舞[186]。Amersi 等对 RFA 合并手术的 181 名肝转移患者进行了研究,其中位随访期为 33.2 个月,总生存期为 29.7 个月,43% 的患者术后出现进展,而对于治疗的 521 个病灶中有 24% 出现复发,在肝脏病灶>3 cm 的患者中 28% 出现局部进展,而这一数值在病灶<3 cm 的患者中为 18%[187]。Khajanchee 等使用经典的 Markov 分析证明手术切除在治疗肝转移方面优于 RFA(5 年生存率 38.2% vs. 27.2%),但接受 RFA 治疗的为不可切除或具有手术高危风险的患者,且 RFA 治疗又有经皮穿刺 RFA 和经腹腔镜 RFA 之分,而对于应用腹腔镜 RFA 的患者,其 5 年生存率却高于手术切除[188]。

Reuter 等在另一项回顾性分析中指出,治疗后到出现复发所需时间在 RFA 组短于手术组(12.2 个月 vs. 31.1 个月,P< 0.001),原 RFA 区域或手术区域的复发率分别为 17% 和 2%(P≤ 0.001),治疗区域外的肝内复发率 RFA 组高于手术组(33% vs. 14%,P= 0.002),研究者认为结直肠癌肝转移行 RFA 治疗较之手术切除在术后复发率及无病生存期均不占优势,建议对于可切除的肝转移灶应首选手术切除,RFA 可作为辅助治疗手段[189]。Sgouros 等在 II 期临床试验中评估了 RFA 联合全身化疗的安全性及疗效,结果提示肝转移患者行全身化疗联合 RFA 是可行且安全的,但术后的高复发率值得关注[190]。Knudsen 等报道结直肠癌肝转移患者经化疗降期后,RFA 是有效的后续治疗手段并能提高患者生存期,需要注意的是化疗后给予 RFA 之前,患者应接受多学科诊疗小组对化疗缓解情况的再评估[191]。

针对不可切除的肝转移患者,Ruers 等开展的 II 期临床试验用以评价 RFA 对于此类患者的疗效,结果提示全身化疗联合 RFA 治疗组中到达 30 个月总生存期的比例为 61.7%(95% CI:48.2%~73.9%),而仅接受全身化疗组中该数值为 57.6%

（95% CI：44.1%～70.4%），中位总生存期在联合治疗组与全身化疗组分别为 45.3 个月与 40.5 个月（P=0.22），3 年的无进展生存率（PFS）在联合治疗组与全身化疗组分别 27.6% 与 10.6%（HR：0.63，95% CI：0.42～0.95，P=0.025），中位无进展生存期分别为 16.8 个月与 9.9 个月（95% CI：9.3 个月～13.7 个月），研究者认为全身化疗联合化疗相对于单纯化疗在患者无进展生存期方面存在优势，但在总生存期方面结果并不明确而有待进一步研究[192]（表 26-23）。

表 26-23　结直肠癌肝转移行 RFA 疗效评价

研 究 者	患者人数	肿瘤大小（cm）	随访时间（月）	局部肿瘤进展发生率（%）	全身疾病进展发生率（%）	总生存率	
						中位（月）	年，%
Siperstein[193]	234	3.9（1.1～10.2）	24（1～94）	NR	82	24	5 年，18.4
Gillams[167]	73	3.9（1.0～12）	32	NR	89	31	5 年，25
Jakobs[194]	68	2.3（0.5～5）	21（8～38）	18	NR	NR	5 年，68
Amersi[187]	74	3.4（0.8～13.5）	33（12～91）	24	43	30	5 年，30
Abitabile[185]	47	2.4（0.3～12）	21（2～78）	9	62	39	5 年，21
Sorensen[195]	100	2.2（0.6～6.5）	23（1～92）	11	NR	32	4 年，26
Solbiati[196]	117	2.8（0.7～9.6）	18（6～52）	39	66	36	3 年，36

三、全　身　化　疗

结直肠癌肝转移明确诊断后即使给予最佳的支持治疗，患者的中位生存期仅为 6 个月，而新型化疗药物的应用可将该数据提高到 24 个月。针对晚期或复发的结直肠癌全身化疗近年来取得很大发展，对于实施化疗的结直肠癌肝转移患者分为以下三类：① 明确诊断时肝转移灶可切除者；② 明确诊断时肝转移灶不可切除但经过转化性化疗后变为可切除，这部分患者也称之为潜在可切除的肝转移患者；③ 即使给予有效的化疗仍不可切除者。三类患者所需化疗方案可参考图 26-3。

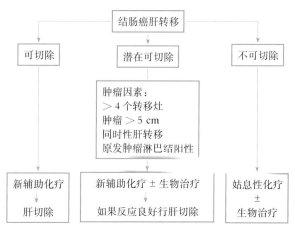

图 26-3　各期结直肠癌肝转移患者所需化疗方案

（一）对于可切除的结直肠癌肝转移的化疗

一系列大样本的回顾性研究肯定了结直肠癌肝转移外科手术治疗的效果，肝转移灶切除后 5 年生存率范围在 30%～50%，这些令人鼓舞的结果及外科技术的改进使得采用手术治疗的肝转移患者呈上升趋势。然而，即使具有良好外科手术指征的患者，术后仍有约 70% 的患者出现复发。因此，单纯的外科手术治疗对于获得长期的疾病控制是不充分的。其他治疗策略包括化疗与手术结合对肝转移患者是非常必要的。

1. 可切除肝转移患者的新辅助化疗　研究发现直肠癌肝转移的患者针对肝脏转移灶行外科切除之前进行新辅助化疗，可减小术前肿瘤体积及降低术前肝内微小转移的发生，可提高手术的根治性切除率及预后[167]，有以下潜在优势。

（1）增加可切除病例所占的比例。

（2）减少所需切除肝的体积。

（3）可预先处理微小转移灶。

（4）评估化疗方案的敏感性以决定是否术后继续该方案。

数个临床Ⅱ期及Ⅲ期随机试验针对新辅助化疗的可行性及受益程度进行了评估。MIROX 试验（临床Ⅱ期）中，肝脏手术在接受 FOLFOX 化疗

6 个周期后进行，化疗总体反应率为 77%，根治性切除率为 91%，术后 2 年的总体生存率为 89%，化疗过程中患者耐受良好。EORTC40893 试验（临床Ⅲ期）中，围手术期化疗组 182 名患者接受术前 6 个周期及术后 6 个周期的 FOLFOX4 化疗，手术组 182 名患者仅行手术治疗。171 名围手术期化疗组患者中有 143 名接受了完整的术前治疗，其中有 43% 的患者获得客观缓解。在结束 3.9 年的中位随访时间后，显示围手术期化疗可使接受手术患者的无进展生存率增加 9.2%（33.2% vs. 42.4%，$P = 0.025$)，该研究认为围手术期化疗联合手术可以改善可切除患者的无进展生存指标[167]。在一项日本学者开展的单中心回顾性研究中，35 名可切除肝转移患者术前接受基于奥沙利铂的新辅助化疗，结果显示中位总生存期为 56.93 个月，中位无病生存期为 20.2 个月，研究者认为术前接受新辅助化疗是可行的且能改善患者预后[197]。在另一项单中心回顾性分析中，466 名可切除的结直肠癌肝转移患者被分为术前新辅助化疗组（$n = 121$）及单纯手术组（$n = 345$），结果显示两组间在术后 5 年总生存率无显著差异（52% vs. 48%），同时在围手术期死亡率方面亦无统计学差异（1.7% vs. 1.2%）。该研究发现肿瘤分期（T_4）、≥4 个肝转移灶、最大肝转移灶直径≥5 cm 及血清 CEA≥5 ng/ml 为独立预后因素。将每项定为 1 分，则患者可分为低风险组（0～2 分）和高风险组（3～4 分），而低风险组的患者并不能从新辅助化疗中受益，而高风险组的患者则可在术后生存方面获益（5 年生存率，39% vs. 33%，$P = 0.028$）。研究者认为并非所有可切除肝转移患者均能从新辅助化疗中获益，对于特定的可从中获益的可切除患者亚群行新辅助化疗还是有必要的[198]。一项前瞻性研究评价术前给予新辅助化疗的预后，该研究共有 283 名同时性或 2 年内出现的结直肠癌肝转移患者参与，结果显示手术后 1 年、3 年、5 年总生存率分别为 90%、59.2% 及 46.1%，而术后 1 年、3 年、5 年无进展生存率分别为 68.1%、34.8% 和 27.9%，研究者发现给予新辅助化疗可改善整体预后及提高 R_0 切除率[199]。

对于可切除患者行新辅助化疗存在争议在于化疗期间可能出现的肿瘤进展，在 EORTC40893 试验中，接受化疗患者中 12 名（7%）发生疾病进展，这 12 名患者中仍有 4 名接受了肝转移灶的切除，其他 8 名患者中有 4 名出现了肝外新转移灶，剩余 4 名患者肝转移病灶出现进展。相关研究指出，化疗期间肿瘤进展是肝转移灶切除术后预后不良的重要相关因素，一项回顾性研究中，Adam 等报道，术前化疗期间出现疾病进展的患者术后 5 年生存率低于术前化疗期间疾病出现缓解或稳定的患者（8% vs. 37% 和 30%，$P < 0.0001$），虽然该研究中只是纳入了具有 4 个或更多肝转移灶的患者，但大多数肿瘤研究小组把化疗期间出现进展作为手术切除的禁忌[200]。

2. 术后辅助治疗 辅助化疗定义为肝转移灶手术切除后采取的化疗措施，其目的在于降低复发风险及延长患者生存时间。有两项相关临床随机试验针对肝转移灶切除行 5‑FU 为基础的化疗疗效进行了评估，均提示术后给予 5‑FU 为基础的化疗可提高无病生存期。FFCD ACHBTH AURC 9002 试验中比较了单纯手术与手术联合化疗的预后，结果提示在 5 年无病生存率方面，手术联合以 5‑FU 为基础的化疗组（33.5%）高于单纯手术组（26.7%）。在针对术后复发预防因素的多因素分析中，术后化疗可视为降低复发风险的独立因素（$P = 0.028$），而两组患者在术后 5 年总生存率无统计学差异（51.1% vs. 41.9%，$P = 0.13$），试验中没有招募到数量充分的患者被认为是术后化疗与明确生存获益之间相关性缺失的主要原因。在 ENG 试验中（临床Ⅲ期），52 名患者术后接受化疗，55 名患者接受单纯手术，结果显示术后化疗组患者在无进展生存率及总生存率方面占有优势[201]。

另外化疗药物的选择也是预后相关重要的因素，目前 5‑FU/LV 较少单独用于结直肠癌肝转移患者的术后化疗，而多与奥沙利铂及伊立替康等药联合应用，但其疗效仍存在争议。在一个前瞻性随机试验中，Ychou 等比较了术后应用 FOLFIRI 方案与 5‑FU 为基础的化疗方案对预后的影响，结果并没有显示出 FOLFIRI 更优于 5‑FU，同时也证实术后应用 5‑FU 为基础的化疗可以提高患者的无病生存期[202]（表 26‑24）。

表 26‑24　常用术后辅助化疗方案疗效评价

研究者(年份)	研究类型	患者人数	化疗方案	中位 PFS(月)	中位 OS(月)
Portier(2006)[203]	Ⅲ期临床	173	5FU/LV	24.4 *vs.* 16.6 ($P=0.028$)	62.1 *vs.* 46.4 ($P=0.13$)
Ychou(2009)[202]	Ⅲ期临床	306	FOLFIRI *vs.* 5FU/LV	24.7 *vs.* 21.6 ($P=0.44$)	无显著差异
Voest(2011)[204]	Ⅱ期临床	79	Bevacizumab + XELOX *vs.* XELOX	2 年 PFS = 70% *vs.* 52%($P=0.074$)	—
Turan(2013)[205]		204	FOLFOX or FOFIRI + BEV *vs.* FOLFOX or FOLFIRI	无显著差异	无显著差异

(二)潜在可切除结直肠癌肝转移的化疗

根据法国推荐(French recommendation, FFCD),对于潜在性可切除可定义为:转移灶涉及 5～6 个肝段;需要进行难度及风险较大的肝切除术(如肝中叶切除、扩大右半肝切除术、血管重建等)。而对于根据化疗后疾病缓解程度而有可能获得手术机会的患者来说,客观反应率是其治疗的主要目标,而此类化疗也称之为转化性化疗。转化性化疗的作用已在多个回顾性分析及临床试验中得到证实,Adam 等在一项回顾性分析中指出,1 104 名初始不可切除的肝转移患者在经过 10 个周期的转化性化疗后有 138 名患者(12.5%)得到二次手术切除的机会,在中位数为 48.7 个月的随访期间,138 名手术患者中 111 名出现肿瘤复发(80%),术后 5 年及 10 年的总生存率分别为 33% 与 23%,5 年及 10 年的无病生存率分别为 22% 及 17%,研究者认为虽然存在着较高的术后复发率,但随着复发灶的再切除等技术的推广应用,潜在性可切除患者从转化性化疗中的受益是明确的[36]。在另一项回顾性研究中,131 名不可切除的结直肠癌肝转移患者接受为期 3～6 个月的辅助化疗,其中有 33 名最后获取根治性手术切除机会,在这些手术切除的患者中,中位总生存期为 39 个月,术后 1 年、3 年、4 年总生存率分别为 94%、58% 及 37%[206]。

近年来,针对晚期结直肠癌的新型更有效的化疗药物不断出现,使得化疗方案反应率也有显著提升。使用经典的 5‑氟尿嘧啶(5‑FU)联合左旋咪唑,其反应率为 25%～35%[147],当加用奥沙利铂或伊立替康时其缓解率接近 50%[139]。有报道指出,5‑FU、伊立替康及奥沙利铂三药联合使用其缓解率可达 70%[139]。靶向 VEGF(贝伐单抗)及 EGFR(西妥昔单抗及帕尼单抗)的单克隆抗体与传统化疗药物的联合应用也进一步提高晚期结直肠癌患者的化疗效果。数个临床随机对照Ⅲ期试验对于化疗疗效以及可切除率进行了评价,TRICC0808 试验为针对结直肠癌肝转移患者的Ⅱ临床试验,主要评价 FOLFOX6 联合贝伐单抗对于不可切除肝转移患者的疗效,研究主要终点为根治性切除率(R₀ 切除率),结果显示不可切除转为根治性切除比例为 44.4%,转为可切除比例为 53.3%,研究充分肯定了 FOLFOX6 联合贝伐单抗的疗效[207]。Masi 等回顾性分析了Ⅱ期临床试验结果,74 名肝转移灶不可切除患者被纳入该研究,接受奥沙利铂联合伊立替康(FOLFOXIRI)化疗,整体缓解率为 72%,经化疗后转化为可切除的比例为 26%,4 年总体生存率为 37%[208]。Folprecht 等报道了 CELIM 试验研究结果,114 名肝转移患者纳入该研究,纳入标准为肝转移灶不可切除或有多于 4 个的仅局限于肝内的转移灶,入组患者接受西妥昔单抗联合 FOLFOX6 或 FOLFIRI 一线治疗,主要研究终点为客观反应率,次要研究终点为可切除率,结果表明西妥昔单抗联合 FOLFOX6(68%)和 FOLFORI(57%)均可获得较高的可切除率[148]。而在 BOXER 试验中,针对远处转移仅局限于肝脏且不可切除的结直肠癌患者,贝伐单抗联合基于铂类化疗药物的方案的缓解率为78%，可切除转化率为32%。当今化疗药物及化疗方案的发展已经使得原本不可切除的肝转移患者获得手术机会并给予治愈的可能，此类治疗策略对于这部分患者来说无疑是巨大的医学进步，获得了显著的获益（表26-25）。

表26-25　初始诊断为不可切除肝转移患者接受转化性化疗后的可切除率评估

年　份	患者人数	化疗方案	整体反应率(%)	可切除率(%)
Wein (2001)[209]	53	5FU/LV	41	11
Pozzo (2002)[210]	40	5FU/LV + irinotecan	47.5	32.5
Tourniguand(2004)[129]	109	FOLFOX	54	22
	111	FOLFIRI	56	9
Kohne (2005)[211]	216	5FU/LV + irinitecan	62.2	7
	214	5FU/LV	34.4	3
Falcone (2007)[139]	122	FOLFIRINOX	60	15
	122	FOLFIRI	34	6
Skof E (2009)[212]	41	XELIRI	49	24
	46	FOLFIRI	48	24
Zhao R (2010)[213]	48	XELIRI	56.3	24
Masi (2010)[214]	30	Bevacizumab + FOLFOXIRI	80	40
Takahashi(2013)[215]	36	改进的 FOLFOX6	50	38.9
Ye (2013)[216]	70	Cetuximab + FOLFOX or FOLFIRI	57.1	25.7
	68	FOLFOX or FOLFIRI	29.4	7.4
Beppu (2014)[217]	40	Bevacizumab + 改进的 FOLFOX6	30	40
Gruenberger (2015)[218]	41	Bevacizumab + FOLFOXIRI	81	61
	39	Bevacizumab + 改进的 FOLFOX6	62	49
Uetake (2015)[207]	45	Bevacizumab + 改进的 FOLFOX6	55.6	44.4

（三）对于不可切除结直肠癌肝转移患者的姑息性化疗

对于肝转移灶不可切除的患者，在身体可耐受的情况下主要的治疗选择是全身化疗。许多肝转移患者因为转移灶所处位置及转移灶数目或者本身疾病处于晚期阶段而无法通过转化性化疗而获得手术切除或局部治疗的机会，对于此类患者接受化疗的目的在于使肿瘤缩小、稳定，以争取延长生存时间并提高生活质量，也称之为姑息性化疗。2000年之前，针对肝转移患者的标准化疗基本上应用5-FU单药（或氟嘧啶类药物）联合亚叶酸的姑息性化疗。既往随机试验表明基于5-FU/亚叶酸的化疗可使不可切除患者的中位生存期从8个月延长到12个月[219]。随着5-FU联合奥沙利铂的FOLFOX方案或XELOX以及联合伊立替康的FOLFIRI方案或XELIRI的应用，结直肠癌肝转移患者的总体缓解率（ORR）维持在20%～30%至40%～50%的范围，中位总生存期（OS）为12～20个月[145,220]。治疗顺序不论FOLFOX为一线合并FOLFIRI二线，还是FOLFIRI为一线合并FOLFOX为二线，两种治疗顺序在生存期方面是相近的。为提高化疗效果及增加对各化疗药物有反应的患者所占比例，一个结合5-FU/亚叶酸（LV）、伊立替康和奥沙利铂的FOLFIRINOX方案被研发出来，两项Ⅲ期随机试验对

FOLFIRINOX 作为一线方案与标准的 FOLFIRI 方案进行了评估，FOLFIRINOX 方案在总体缓解率（ORR）、无进展生存期（PFS）及总体生存期（OS）方案更有优势，但该方案有更强的细胞毒性（中性粒细胞减少症 3/4 级 = 50% vs. 28%），并需要特殊预防措施[129]。

随着分子生物学的发展也为研究者研发针对肿瘤细胞异常突变为靶点的分子靶向药物提供了可能。针对血管内皮生长因子（VEGF）及表皮生长因子（EGFR）的单克隆抗体结合细胞毒性药物作为转移性结直肠癌的一线治疗可提高生存预后。数个 III 期临床试验评估了 FOLFOX、FOLFIRI 及 XELOX 等联合贝伐单抗及抗 EGFR 靶向药物如西妥昔单抗及帕尼单抗等作为一线方案的疗效，并肯定了联合贝伐单抗及西妥昔单抗等药物时在 ORR、PFS 及 OS 等方面的优势。

NO16966 III 期临床随机对照试验中，结直肠癌肝转移患者被随机分为贝伐单抗联合 FOLFOX4 或 XELOX 组以及安慰剂联合 FOLFOX4 以及 XELOX 组，结果显示贝伐单抗可显著改善受试者无进展生存期（9.4 个月 vs. 8.0 个月；HR：0.83；P = 0.002 3），在改善总体生存期方面也显示出微弱优势（21.3 个月 vs. 19.9 个月；HR：0.89；P = 0.077），但并没有提高整体反应率（47% vs. 49%；P = 0.31）[121]。ECOG3200 试验受试者随机分为 FOLFOX4 联合贝伐单抗（10 mg/kg）组，单用 FOLFOX4 组以及单用贝伐单抗组，相比于单用 FOLFOX4 方案组，联合贝伐单抗可延长总体生存期（12.9 个月 vs. 10.8 个月；HR：0.75；P＜0.001）、无进展生存期（7.3 个月 vs. 4.7 个月；HR：0.61；P＜0.001）以及总体缓解率（22.7% vs. 8.6%；P＜0.001），而单用贝伐单抗组的中位无进展生存期为 2.7 个月，整体缓解率为 3.3% 以及中位总体生存期为 10.2 个月，并没有展现出令人满意的疗效，研究者认为这可能与受试者出现疾病进展后接受治疗有关，而贝伐单抗作为一线治疗可能更能发挥其作用[167]。

西妥昔单抗、帕尼单抗均为针对 EGFR 受体的单克隆抗体，III 期 CRYSTAL 试验分析了表达野生型 KRAS 的晚期结直肠癌患者接受西妥昔单抗联合 FOLFIRI 的治疗效果，结果显示与单用 FOLFIRI 相比，西妥昔单抗联合 FOLFIRI 可显著改善无进展生存期（9.9 个月 vs. 8.4 个月；HR：0.696；P = 0.001 2）与总生存期（23.5 个月 vs. 20.0 个月；HR：0.796；P = 0.009 3）[146]。II 期 OPUS 试验[221] 也肯定了西妥昔单抗联合 FOLFOX4 的疗效，与单用 FOLFOX4 相比，无进展生存期获得显著改善（8.3 个月 vs. 7.2 个月；HR：0.567；P = 0.006 4），另外两项试验均证实西妥昔单抗也可显著提升整体缓解率（CRYSTAL：57% vs. 40%，P＜0.001；OPUS：57% vs. 34%，P = 0.002 7）。Douillard 等在有关帕尼单抗联合 FOLFOX4 疗效的回顾性分析中指出，相比于单用 FOLFOX4 方案，帕尼单抗联合 FOLFOX4 在无进展生存期（10.1 个月 vs. 7.9 个月，HR：0.72；95% CI：0.58～0.90；P = 0.004）、总体生存期（26.0 个月 vs. 20.2 个月，HR：0.78；95% CI：0.62～0.99；P = 0.04）表现更好，而该研究小组进行的关于帕尼单抗联合 FOLFOX4 的 III 期临床试验（PRIME）进一步明确了帕尼单抗的作用，中位无进展生存期在联合帕尼单抗组与单用 FOLFOX 组分别为 10.0 个月（95% CI：9.3～11.4）和 8.6 个月（95% CI：7.5～9.5）（HR：0.80；95% CI：0.67～0.95；P = 0.01），中位总生存期分别为 23.9 个月（95% CI：20.3～27.7）和 19.7 个月（95% CI：17.6～22.7）（HR：0.88；95% CI：0.73～1.06；P = 0.17），同时药物导致的过敏反应较强，不需另行服药控制，且帕尼单抗使用程序简单，为晚期结直肠癌患者提供了新的选择[222]。

随着新型有效药物的出现及化疗方案的改进，为结直肠癌肝转移患者获取更多的手术切除及延长生存期的机会，合理选择化疗药物及化疗方案，同时注意与其他治疗方法的结合是临床医生必须注意的问题，也是提高结直肠癌肝转移综合诊疗水平的前提，同时该领域中存在的问题仍需进一步研究解决。

表 26-26 针对结直肠癌肝转移患者常用的化疗方案汇总

方 案	周期	药 物 及 剂 量				
		1	2	3	4	5
5-FU	4周	LV20 mg/m² /D on D 1-5	5FU425 mg/m²/D bolus on D 1-5			
5-FU/LV	2周	LV 200 mg/m² over 2 h on D1 and D	5FU 400 mg/m² bolus on D1 and D2	5FU 600 mg/m² CIVI over 22 h on D1 and D2		
FOLFOX4	2周	Oxaliplatin 85 mg/m² over 2 h on D1	LV 200 mg/m² over 2 h on D1 and D2	5FU 400 mg/m² bolus on D1 and D2	5FU 600 mg/m² CIVI over 22 h on D1 and D2	
Modified FOLFOX6	2周	Oxaliplatin 85 mg/m² over 2 h on D1	LV 200 mg/m² over 2 h on D1 and D2	5FU 400 mg/m² bolus on D1	5FU 2 400 mg/m² CIVI over 46 h on D1	
XELOX	3周	Oxaliplatin 130 mg/m² over 2 h on D1	Capecitabine 1 g/m² BD on D1-14			
FOLFIRI	2周	Irinotecan 180 mg/m² over 1 h on D1	LV 200 mg/m² over 2 h on D1 and D2	5FU 400 mg/m² bolus on D1 and D2	5FU 600 mg/m² CIVI over 22 h on D1 and D2	
XELIRI	3周	Irinotecan 180 mg/m² over 1 h on D1	Capecitabine 1 g/m² BD on D1-14			
FOLFIRINOX (Italy)	2周	Irinotecan 165 mg/m² over 1 h on D1	Oxaliplatin 85 mg/m² over 2 h on D1	LV 200 mg/m² on D1	5FU 400 mg/m² bolus on D1	5FU 3 200 mg/m² CIVI 48 h on D1
FOLFIRINOX (France)	2周	Irinotecan 180 mg/m² over 1 h on D1	Oxaliplatin 85 mg/m² over 2 h on D1	LV 400 mg/m² on D1	5FU 400 mg/m² bolus on D1	5FU 2 400 mg/m² CIVI 48 h on D1
Bevacizumab + FOLFOX4	2周	Bevacizumab 5 mg/kg over 30~90 min on D1	Oxaliplatin 85 mg/m² over 2 h D1	LV 200 mg/m² over 2 h on D1 and D2	5FU 400 mg/m² bolus on D1 and D2	5FU 600 mg/m² CIVI over 22 h on D1 and D2
Bevacizumab + XELOX	3周	Bevacizumab 7.5 mg/kg over 30~90 min on D1	Oxaliplatin 130 mg/m² over 2 h on D1	Capecitabine 1 g/m² BD on D1-14		
Bevacizumab + FOLFIRI	2周	Bevacizumab 5 mg/kg over 30~90 min on D1	Irinotecan 180 mg/m² over 1 h D1	LV 200 mg/m² over 2 h on D1 and D2	5FU 400 mg/m² bolus on D1 and D2	5FU 600 mg/m² CIVI over 22 h on D1 and D2
Cetuximab + FOLFIRI（K-RAS wild type）	2周	Cetuximab 400 mg/m² over 2 h on D1 then 250 mg/m² weekly	Irinotecan 180 mg/m² over 1 h on D1	LV 200 mg/m² over 2 h on D1 and D2	5FU 400 mg/m² bolus on D1 and D2	5FU 600 mg/m² CIVI over 22 h on D1 and D2
Cetuximab + FOLFOX（K-RAS wild type）	2周	Cetuximab 400 mg/m² over 1 h on D1 then 250 mg/m² weekly	Oxaliplatin 85 mg/m² over 2 h on D1	LV 200 mg/m² over 2 h on D1 and D2	5FU 400 mg/m² bolus on D1 and D2	5FU 600 mg/m² CIVI over 22 h D1 and D2
Modified FOLFOX6 + bevacizumab	2周	Bevacizumab 5 mg/kg over 30~90 min on D1	Oxaliplatin 85 mg/m² over 2 h D1	LV 200 mg/m² over 2 h on D1 and D2	5FU 400 mg/m² bolus on D1 and D2	5FU 2 400 mg/m² CIVI over 46 h on D1 and D2

（王鲁　梁磊　王益林）

◇ 参 ◇ 考 ◇ 文 ◇ 献 ◇

［1］ Manfredi S，Lepage C，Hatem C，et al. Epidemiology and management of liver metastases from colorectal cancer［J］. Ann Surg，2006，244：254 – 259.

［2］ Gatta G，Capocaccia R，Sant M，et al. Understanding variations in survival for colorectal cancer in Europe：a EUROCARE high resolution study［J］. Gut，2000，47：533 – 538.

［3］ Phelip JM，Grosclaude P，Launoy G，et al. Are there regional differences in the management of colon cancer in France？［J］. European Journal of Cancer Prevention，2005，14：31 – 37.

［4］ Kune GA，Kune S，Field B，et al. Survival in patients with large-bowel cancer — a population-based investigation from the Melbourne colorectal-cancer study［J］. Diseases of the Colon & Rectum，1990，33：938 – 946.

［5］ Manfredi S，Bouvier AM，Lepage C，et al. Incidence and patterns of recurrence after resection for cure of colonic cancer in a well-defined population［J］. British Journal of Surgery，2006，93：1115 – 1122.

［6］ Leporrier J，Maurel J，Chiche L，et al. A population-based study of the incidence，management and prognosis of hepatic metastases from colorectal cancer［J］. British Journal of Surgery，2006，93：465 – 474.

［7］ Bengtsson G，Carlsson G，Hafstrom L，et al. Natural-history of patients with untreated liver metastases from colorectal-cancer［J］. American Journal of Surgery，1981，141：586 – 589.

［8］ Norstein J，Silen W. Natural history of liver metastases from colorectal carcinoma［J］. J Gastrointest Surg，1997，1：398 – 407.

［9］ Stangl R，Altendorf-Hofmann A，Charnley RM，et al. Factors influencing the natural history of colorectal liver metastases［J］. Lancet，1994，343：1405 – 1410.

［10］ Wagner JS，Adson MA，Van Heerden JA，et al. The natural history of hepatic metastases from colorectal cancer. A comparison with respective treatment［J］. Ann Surg，1984，199：502 – 508.

［11］ Wood CB，Gillis CR，Blumgart LH. A retrospective study of the natural history of patients with liver metastases from colorectal cancer［J］. Clin Oncol，1976，2：285 – 288.

［12］ Rougier P，Milan C，Lazorthes F，et al. Prospective study of prognostic factors in patients with unresectable hepatic metastases from colorectal cancer. Fondation Francaise de Cancerologie Digestive［J］. Br J Surg，1995，82：1397 – 1400.

［13］ Kopetz S，Chang GJ，Overman MJ，et al. Improved survival in metastatic colorectal cancer is associated with adoption of hepatic resection and improved chemotherapy［J］. Journal of Clinical Oncology，2009，27：3677 – 3683.

［14］ Gennari L，Doci R，Bozzetti F，et al. Proposal for a clinical classification of liver metastases［J］. Tumori，1982，68：443 – 449.

［15］ Tan MC，Butte JM，Gonen M，et al. Prognostic significance of early recurrence：a conditional survival analysis in patients with resected colorectal liver metastasis［J］. HPB（Oxford），2013，15：803 – 813.

［16］ Xu LH，Cai SJ，Cai GX，et al. Imaging diagnosis of colorectal liver metastases［J］. World J Gastroenterol，2011，17：4654 – 4659.

［17］ Floriani I，Torri V，Rulli E，et al. Performance of imaging modalities in diagnosis of liver metastases from colorectal cancer：a systematic review and meta-analysis［J］. J Magn Reson Imaging，2010，31：19 – 31.

［18］ Sahani D，Mehta A，Blake M，et al. Preoperative hepatic vascular evaluation with CT and MR angiography：implications for surgery［J］. Radiographics，2004，24：1367 – 1380.

［19］ Hughes KS，Rosenstein RB，Songhorabodi S，et al. Resection of the liver for colorectal-carcinoma metastases — a multi-institutional study of long-term survivors［J］. Diseases of the Colon & Rectum，1988，31：1 – 4.

［20］ Scheele J，Stang R，Altendorf-Hofmann A，et al. Resection of colorectal liver metastases［J］. World J Surg，1995，19：59 – 71.

［21］ Fong Y，Fortner J，Sun RL，et al. Clinical score for predicting recurrence after hepatic resection for metastatic colorectal cancer — analysis of 1001 consecutive cases［J］. Ann Surg，1999，230：309 – 318.

［22］ Minagawa M，Makuuchi M，Torzilli G，et al. Extension of the frontiers of surgical indications in the treatment of liver metastases from colorectal cancer：long-term results［J］. Ann Surg，2000，231：487 – 499.

［23］ Choti MA，Sitzmann JV，Tiburi MF，et al. Trends in long-term survival following liver resection for hepatic colorectal metastases［J］. Ann Surg，2002，235：759 – 766.

［24］ Abdalla EK，Vauthey JN，Ellis LM，et al. Recurrence and outcomes following hepatic resection，radiofrequency ablation，and combined resection/ablation for colorectal liver metastases［J］. Ann Surg，2004，239：818 – 825.

［25］ Pawlik TM，Scoggins CR，Zorzi D，et al. Effect of surgical margin status on survival and site of recurrence after hepatic resection for colorectal metastases［J］. Ann Surg，2005，241：715 – 722.

［26］ Tanaka K，Shimada H，Ueda M，et al. Role of hepatectomy in treating multiple bilobar colorectal cancer metastases［J］. Surgery，2008，143：259 – 270.

［27］ Ekberg H，Tranberg KG，Andersson R，et al. Determinants of survival in liver resection for colorectal secondaries［J］. Br J Surg，1986，73：727 – 731.

［28］ Malik HZ，Harnady ZZR，Adair R，et al. Prognostic influence of multiple hepatic metastases from colorectal cancer［J］. Ejso，2007，33：468 – 473.

［29］ Imamura H，Seyama Y，Kokudo N，et al. Single and multiple resections of multiple hepatic metastases of colorectal origin［J］. Surgery，2004，135：508 – 517.

［30］ Marti J，Modolo MM，Fuster J，et al. Prognostic factors and time-related changes influence results of colorectal liver metastases surgical treatment：a single-center analysis［J］. World J Gastroenterol，2009，15：2587 – 2594.

［31］ Tanaka K，Shimada H，Ueda M，et al. Role of hepatectomy in treating multiple bilobar colorectal cancer metastases［J］. Surgery，2008，143：259 – 270.

［32］ Andreou A，Aloia TA，Brouquet A，et al. Margin status remains an important determinant of survival after surgical resection of colorectal liver metastases in the era of modern chemotherapy［J］. Ann Surg，2013，257：1079 – 1088.

［33］ Nordlinger B，Guiguet M，Vaillant JC，et al. Surgical resection of colorectal carcinoma metastases to the liver —

a prognostic scoring system to improve case selection, based on 1568 patients[J]. Cancer, 1996, 77: 1254 – 1262.

[34] Elias D, Cavalcanti A, Sabourin JC, et al. Results of 136 curative hepatectomy with a safety margin of less than 10 mm for colorectal metastases [J]. Journal of Surgical Oncology, 1998, 69: 88 – 93.

[35] Adam R, Delvart V, Pascal G, et al. Rescue surgery for unresectable colorectal liver metastases downstaged by chemotherapy: a model to predict long-term survival[J]. Ann Surg, 2004, 240: 644 – 657.

[36] Hamady ZZR, Cameron IC, Wyatt J, et al. Resection margin in patients undergoing hepatectomy for colorectal liver metastasis: a critical appraisal of the 1 cm rule[J]. Ejso, 2006, 32: 557 – 563.

[37] Konopke R, Kersting S, Makowiec F, et al. Resection of colorectal liver metastases: Is a resection margin of 3 mm enough? [J]. World J Surg, 2008, 32: 2047 – 2056.

[38] Pawlik TM, Scoggins CR, Zorzi D, et al. Effect of surgical margin status on survival and site of recurrence after hepatic resection for colorectal metastases[J]. Ann Surg, 2005, 241: 715 – 724.

[39] Scheele J, Stang R, Altendorfhofmann A, et al. Resection of colorectal liver metastases[J]. World J Surg, 1995, 19: 59 – 71.

[40] Ambiru S, Miyazaki M, Isono T, et al. Hepatic resection for colorectal metastases — analysis of prognostic factors [J]. Diseases of the Colon & Rectum, 1999, 42: 632 – 639.

[41] Kokudo N, Miki Y, Sugai S, et al. Genetic and histological assessment of surgical margins in resected liver metastases from colorectal carcinoma — minimum surgical margins for successful resection[J]. Archives of Surgery, 2002, 137: 833 – 840.

[42] Wray CJ, Lowy AM, Mathews JB, et al. The significance and clinical factors associated with a subcentimeter resection of colorectal liver metastases [J]. Annals of Surgical Oncology, 2005, 12: 374 – 380.

[43] Bodingbauer M, Tamandl D, Schmid K, et al. Size of surgical margin does not influence recurrence rates after curative liver resection for colorectal cancer liver metastases[J]. Br J Surg, 2007, 94: 1133 – 1138.

[44] Marti J, Modolo MM, Fuster J, et al. Prognostic factors and time-related changes influence results of colorectal liver metastases surgical treatment: a single-center analysis [J]. World Journal of Gastroenterology, 2009, 15: 2587 – 2594.

[45] Minagawa M, Makuuchi M, Torzilli G, et al. Extension of the frontiers of surgical indications in the treatment of liver metastases from colorectal cancer — long-term results[J]. Ann Surg, 2000, 231: 487 – 499.

[46] Hamady ZZR, Malik HZ, Finch R, et al. Hepatic resection for colorectal metastasis: Impact of tumour size [J]. Annals of Surgical Oncology, 2006, 13: 1493 – 1499.

[47] Oussoultzoglou E, Romain B, Panaro F, et al. Long-term survival after liver resection for colorectal liver metastases in patients with hepatic pedicle lymph nodes involvement in the era of new chemotherapy regimens [J]. Ann Surg, 2009, 249: 879 – 886.

[48] Jaeck D. The significance of hepatic pedicle lymph nodes metastases in surgical management of colorectal liver metastases and of other liver malignancies[J]. Annals of Surgical Oncology, 2003, 10: 1007 – 1011.

[49] Elias D, Sideris L, Pocard M, et al. Results of R0 resection for colorectal liver metastases associated with extrahepatic disease [J]. Annals of Surgical Oncology, 2004, 11: 274 – 280.

[50] Elias D, Liberale G, Vernerey D, et al. Hepatic and extrahepatic colorectal metastases: when resectable, their localization does not matter, but their total number has a prognostic effect[J]. Annals of Surgical Oncology, 2005, 12: 900 – 909.

[51] Vauthey JN, Chaoui A, Do KA, et al. Standardized measurement of the future liver remnant prior to extended liver resection: methodology and clinical associations[J]. Surgery, 2000, 127: 512 – 519.

[52] Abdalla EK, Barnett CC, Doherty D, et al. Extended hepatectomy in patients with hepatobiliary malignancies with and without preoperative portal vein embolization[J]. Archives of Surgery, 2002, 137: 675 – 680.

[53] Adams RB, Haller DG, Roh MS. Improving resectability of hepatic colorectal metastases: expert consensus statement by Abdalla et al [J]. Annals of Surgical Oncology, 2006, 13: 1281 – 1283.

[54] Scheele J, Altendorf-Hofmann A. Resection of colorectal liver metastases[J]. Langenbecks Arch Surg, 1999, 384: 313 – 327.

[55] Aloia TA, Vauthey JN, Loyer EM, et al. Solitary colorectal liver metastasis: resection determines outcome [J]. Arch Surg, 2006, 141: 460 – 466.

[56] Ercolani G, Grazi GL, Ravaioli M, et al. Liver resection for multiple colorectal metastases: influence of parenchymal involvement and total tumor volume, vs. number or location, on long-term survival[J]. Arch Surg, 2002, 137: 1187 – 1192.

[57] Fernandez FG, Drebin JA, Linehan DC, et al. Five-year survival after resection of hepatic metastases from colorectal cancer in patients screened by positron emission tomography with F – 18 fluorodeoxyglucose (FDG – PET) [J]. Ann Surg, 2004; 240: 438 – 447.

[58] Jonas S, Thelen A, Benckert C, et al. Extended resections of liver metastases from colorectal cancer[J]. World J Surg, 2007, 31: 511 – 521.

[59] Malik HZ, Prasad KR, Halazun KJ, et al. Preoperative prognostic score for predicting survival after hepatic resection for colorectal liver metastases[J]. Ann Surg, 2007, 246: 806 – 814.

[60] Tomlinson JS, Jarnagin WR, DeMatteo RP, et al. Actual 10 – year survival after resection of colorectal liver metastases defines cure[J]. Journal of Clinical Oncology, 2007, 25: 4575 – 4580.

[61] Rees M, Tekkis PP, Welsh FK, et al. Evaluation of long-term survival after hepatic resection for metastatic colorectal cancer: a multifactorial model of 929 patients [J]. Ann Surg, 2008; 247: 125 – 135.

[62] Vigano L, Ferrero A, Lo Tesoriere R, et al. Liver surgery for colorectal metastases: results after 10 years of follow-up. Long-term survivors, late recurrences, and prognostic role of morbidity[J]. Annals of Surgical Oncology, 2008, 15: 2458 – 2464.

[63] de Jong MC, Pulitano C, Ribero D, et al. Rates and patterns of recurrence following curative intent surgery for colorectal liver metastasis: an international multi-institutional analysis of 1669 patients[J]. Ann Surg, 2009, 250: 440 – 448.

[64] House MG, Ito H, Gonen M, et al. Survival after hepatic resection for metastatic colorectal cancer: trends in outcomes for 1, 600 patients during two decades at a single

institution[J]. J Am Coll Surg, 2010, 210: 744 - 752.

[65] Mullen JT, Ribero D, Reddy SK, et al. Hepatic insufficiency and mortality in 1, 059 noncirrhotic patients undergoing major hepatectomy[J]. J Am Coll Surg 2007; 204: 854 - 862; discussion 862 - 854.

[66] Tranchart H, Chirica M, Faron M, et al. Prognostic impact of positive surgical margins after resection of colorectal cancer liver metastases: reappraisal in the era of modern chemotherapy[J]. World J Surg, 2013, 37: 2647 - 2654.

[67] Park JW, Chang HJ, Kim BC, et al. Clinical validity of tissue carcinoembryonic antigen expression as ancillary to serum carcinoembryonic antigen concentration in patients curatively resected for colorectal cancer [J]. Colorectal Dis, 2013, 15: e503 - e511.

[68] John SK, Robinson SM, Rehman S, et al. Prognostic factors and survival after resection of colorectal liver metastasis in the era of preoperative chemotherapy: an 11 - year single-centre study [J]. Dig Surg, 2013, 30: 293 - 301.

[69] de Haas RJ, Wicherts DA, Flores E, et al. Tumor marker evolution: comparison with imaging for assessment of response to chemotherapy in patients with colorectal liver metastases[J]. Annals of Surgical Oncology, 2010, 17: 1010 - 1023.

[70] Mann CD, Metcalfe MS, Leopardi LN, et al. The clinical risk score: emerging as a reliable preoperative prognostic index in hepatectomy for colorectal metastases[J]. Arch Surg, 2004, 139: 1168 - 1172.

[71] Fortner JG, Silva JS, Golbey RB, et al. Multivariate analysis of a personal series of 247 consecutive patients with liver metastases from colorectal cancer. I. Treatment by hepatic resection[J]. Ann Surg, 1984, 199: 306 - 316.

[72] Smith DL, Soria JC, Morat L, et al. Human telomerase reverse transcriptase (hTERT) and Ki - 67 are better predictors of survival than established clinical indicators in patients undergoing curative hepatic resection for colorectal metastases[J]. Annals of Surgical Oncology, 2004, 11: 45 - 51.

[73] Adam R, Pascal G, Castaing D, et al. Tumor progression while on chemotherapy: a contraindication to liver resection for multiple colorectal metastases? [J]. Ann Surg, 2004, 240: 1052 - 1061; discussion 1061 - 1054.

[74] Smith MD, McCall JL. Systematic review of tumour number and outcome after radical treatment of colorectal liver metastases[J]. Br J Surg, 2009, 96: 1101 - 1113.

[75] Doci R, Gennari L, Bignami P, et al. One hundred patients with hepatic metastases from colorectal cancer treated by resection: analysis of prognostic determinants [J]. Br J Surg, 1991, 78: 797 - 801.

[76] Pawlik TM, Abdalla EK, Ellis LM, et al. Debunking dogma: surgery for four or more colorectal liver metastases is justified[J]. J Gastrointest Surg, 2006, 10: 240 - 248.

[77] Aldrighetti L, Castoldi R, Di Palo S, et al. Hepatic resection of metastasis of colorectal carcinoma: analysis of long-term prognostic factors of outcome [J]. Suppl Tumori, 2005, 4, S41

[78] Hughes KS, Rosenstein RB, Songhorabodi S, et al. Resection of the liver for colorectal carcinoma metastases. A multi-institutional study of long-term survivors [J]. Diseases of the Colon & Rectum, 1988, 31: 1 - 4.

[79] Fong Y, Cohen AM, Fortner JG, et al. Liver resection for colorectal metastases[J]. Journal of Clinical Oncology,

1997, 15: 938 - 946.

[80] Hamady ZZ, Malik HZ, Finch R, et al. Hepatic resection for colorectal metastasis: impact of tumour size[J]. Annals of Surgical Oncology, 2006, 13: 1493 - 1499.

[81] Allen PJ, Kemeny N, Jarnagin W, et al. Importance of response to neoadjuvant chemotherapy in patients undergoing resection of synchronous colorectal liver metastases[J]. J Gastrointest Surg, 2003, 7: 109 - 115; discussion 116 - 107.

[82] Nordlinger B, Guiguet M, Vaillant JC, et al. Surgical resection of colorectal carcinoma metastases to the liver. A prognostic scoring system to improve case selection, based on 1568 patients. Association Francaise de Chirurgie[J]. Cancer, 1996, 77: 1254 - 1262.

[83] Elias D, Liberale G, Vernerey D, et al. Hepatic and extrahepatic colorectal metastases: when resectable, their localization does not matter, but their total number has a prognostic effect[J]. Annals of Surgical Oncology, 2005, 12: 900 - 909.

[84] Carpizo DR, Are C, Jarnagin W, et al. Liver resection for metastatic colorectal cancer in patients with concurrent extrahepatic disease: results in 127 patients treated at a single center[J]. Annals of Surgical Oncology, 2009, 16: 2138 - 2146.

[85] Pulitano C, Bodingbauer M, Aldrighetti L, et al. Liver resection for colorectal metastases in presence of extrahepatic disease: results from an international multi-institutional analysis [J]. Annals of Surgical Oncology, 2011, 18: 1380 - 1388.

[86] Inoue M, Kotake Y, Nakagawa K, et al. Surgery for pulmonary metastases from colorectal carcinoma[J]. Ann Thorac Surg, 2000, 70: 380 - 383.

[87] Inoue M, Ohta M, Iuchi K, et al. Benefits of surgery for patients with pulmonary metastases from colorectal carcinoma[J]. Ann Thorac Surg, 2004, 78: 238 - 244.

[88] Adam R, Aloia TA. Is hepatic resection justified after chemotherapy in patients with colorectal liver metastases and lymph node involvement? [J]. Journal of Clinical Oncology, 2009, 27: 1343 - 1345; author reply 1345.

[89] Altendorf-Hofmann A, Scheele J. A critical review of the major indicators of prognosis after resection of hepatic metastases from colorectal carcinoma[J]. Surg Oncol Clin N Am, 2003, 12: 165 - 192.

[90] Figueras J, Burdio F, Ramos E, et al. Effect of subcentimeter nonpositive resection margin on hepatic recurrence in patients undergoing hepatectomy for colorectal liver metastases. Evidences from 663 liver resections[J]. Annals of Oncology, 2007, 18: 1190 - 1195.

[91] Are C, Gonen M, Zazzali K, et al. The impact of margins on outcome after hepatic resection for colorectal metastasis [J]. Ann Surg, 2007, 246: 295 - 300.

[92] Therasse P, Arbuck SG, Eisenhauer EA, et al. New guidelines to evaluate the response to treatment in solid tumors. European Organization for Research and Treatment of Cancer, National Cancer Institute of the United States, National Cancer Institute of Canada[J]. J Natl Cancer Inst, 2000, 92: 205 - 216.

[93] Kokudo N, Imamura H, Sugawara Y, et al. Surgery for multiple hepatic colorectal metastases[J]. J Hepatobiliary Pancreat Surg, 2004, 11: 84 - 91.

[94] Pawlik TM, Vauthey JN. Surgical margins during hepatic surgery for colorectal liver metastases: complete resection not millimeters defines outcome [J]. Annals of Surgical

Oncology，2008，15：677 - 679.

[95] Andreou A，Aloia TA，Brouquet A，et al. Margin status remains an important determinant of survival after surgical resection of colorectal liver metastases in the era of modern chemotherapy[J]. Ann Surg，2013，257：1079 - 1088.

[96] Iwatsuki S，Dvorchik I，Madariaga JR，et al. Hepatic resection for metastatic colorectal adenocarcinoma：a proposal of a prognostic scoring system[J]. J Am Coll Surg，1999，189：291 - 299.

[97] Scheele J，Altendorf-Hofmann A，Grube T，et al. Resection of colorectal liver metastases. What prognostic factors determine patient selection？[J]. Chirurg，2001，72：547 - 560.

[98] Nagashima I，Takada T，Matsuda K，et al. A new scoring system to classify patients with colorectal liver metastases：proposal of criteria to select candidates for hepatic resection[J]. J Hepatobiliary Pancreat Surg，2004，11：79 - 83.

[99] Minagawa M，Yamamoto J，Kosuge T，et al. Simplified staging system for predicting the prognosis of patients with resectable liver metastasis：development and validation[J]. Arch Surg，2007，142：269 - 276；discussion 277.

[100] Konopke R，Kersting S，Distler M，et al. Prognostic factors and evaluation of a clinical score for predicting survival after resection of colorectal liver metastases[J]. Liver Int，2009，29：89 - 102.

[101] Reissfelder C，Rahbari NN，Koch M，et al. Validation of prognostic scoring systems for patients undergoing resection of colorectal cancer liver metastases[J]. Annals of Surgical Oncology，2009，16：3279 - 3288.

[102] Wei AC，Greig PD，Grant D，et al. Survival after hepatic resection for colorectal metastases：a 10 - year experience [J]. Annals of Surgical Oncology，2006，13：668 - 676.

[103] Zakaria S，Donohue JH，Que FG，et al. Hepatic resection for colorectal metastases：value for risk scoring systems？[J]. Ann Surg，2007，246：183 - 191.

[104] Simmonds PC，Primrose JN，Colquitt JL，et al. Surgical resection of hepatic metastases from colorectal cancer：a systematic review of published studies[J]. Br J Cancer，2006，94：982 - 999.

[105] Bolton JS，Fuhrman GM. Survival after resection of multiple bilobar hepatic metastases from colorectal carcinoma[J]. Ann Surg，2000，231：743 - 751.

[106] Reddy SK，Pawlik TM，Zorzi D，et al. Simultaneous resections of colorectal cancer and synchronous liver metastases：a multi-institutional analysis[J]. Annals of Surgical Oncology，2007，14：3481 - 3491.

[107] Thelen A，Jonas S，Benckert C，et al. Simultaneous versus staged liver resection of synchronous liver metastases from colorectal cancer [J]. International Journal of Colorectal Disease，2007，22：1269 - 1276.

[108] de Santibanes E，Fernandez D，Vaccaro C，et al. Short-term and long-term outcomes after simultaneous resection of colorectal malignancies and synchronous liver metastases[J]. World J Surg，2010，34：2133 - 2140.

[109] Yoshidome H，Kimura F，Shimizu H，et al. Interval period tumor progression：does delayed hepatectomy detect occult metastases in synchronous colorectal liver metastases？ [J]. J Gastrointest Surg，2008，12：1391 - 1398.

[110] Martin R，Paty P，Fong Y，et al. Simultaneous liver and colorectal resections are safe for synchronous colorectal liver metastasis[J]. J Am Coll Surg，2003，197：233 -

241；discussion 241 - 232.

[111] Chen J，Li Q，Wang C，et al. Simultaneous *vs*. staged resection for synchronous colorectal liver metastases：a metaanalysis [J]. International Journal of Colorectal Disease，2011，26：191 - 199.

[112] Yin Z，Liu C，Chen Y，et al. Timing of hepatectomy in resectable synchronous colorectal liver metastases (SCRLM)：Simultaneous or delayed？ [J]. Hepatology，2013，57：2346 - 2357.

[113] Lykoudis PM，O'Reilly D，Nastos K，et al. Systematic review of surgical management of synchronous colorectal liver metastases[J]. Br J Surg，2014，101：605 - 612.

[114] de Santibanes E，Lassalle FB，McCormack L，et al. Simultaneous colorectal and hepatic resections for colorectal cancer：postoperative and longterm outcomes [J]. J Am Coll Surg，2002，195：196 - 202.

[115] Weber JC，Bachellier P，Oussoultzoglou E，et al. Simultaneous resection of colorectal primary tumour and synchronous liver metastases[J]. Br J Surg，2003，90：956 - 962.

[116] Capussotti L，Ferrero A，Vigano L，et al. Major liver resections synchronous with colorectal surgery[J]. Annals of Surgical Oncology，2007，14：195 - 201.

[117] Chua HK，Sondenaa K，Tsiotos GG，et al. Concurrent *vs*. staged colectomy and hepatectomy for primary colorectal cancer with synchronous hepatic metastases[J]. Diseases of the Colon & Rectum，2004，47：1310 - 1316.

[118] Capussotti L，Vigano L，Ferrero A，et al. Timing of resection of liver metastases synchronous to colorectal tumor：proposal of prognosis-based decisional model[J]. Annals of Surgical Oncology，2007，14：1143 - 1150.

[119] Vassiliou I，Arkadopoulos N，Theodosopoulos T，et al. Surgical approaches of resectable synchronous colorectal liver metastases：timing considerations [J]. World J Gastroenterol，2007，13：1431 - 1434.

[120] Martin RC 2nd，Augenstein V，Reuter NP，et al. Simultaneous versus staged resection for synchronous colorectal cancer liver metastases[J]. J Am Coll Surg，2009，208：842 - 850；discussion 850 - 842.

[121] Slupski M，Wlodarczyk Z，Jasinski M，et al. Outcomes of simultaneous and delayed resections of synchronous colorectal liver metastases[J]. Can J Surg，2009，52：E241 - 244.

[122] de Haas RJ，Adam R，Wicherts DA，et al. Comparison of simultaneous or delayed liver surgery for limited synchronous colorectal metastases[J]. Br J Surg，2010，97：1279 - 1289.

[123] Brouquet A，Mortenson MM，Vauthey JN，et al. Surgical strategies for synchronous colorectal liver metastases in 156 consecutive patients：classic，combined or reverse strategy？ [J]. J Am Coll Surg，2010，210：934 - 941.

[124] Luo Y，Wang L，Chen C，et al. Simultaneous liver and colorectal resections are safe for synchronous colorectal liver metastases[J]. J Gastrointest Surg，2010，14：1974 - 1980.

[125] Moug SJ，Smith D，Leen E，et al. Evidence for a synchronous operative approach in the treatment of colorectal cancer with hepatic metastases：a case matched study[J]. Eur J Surg Oncol，2010，36：365 - 370.

[126] Fujita S，Akasu T，Moriya Y. Resection of synchronous liver metastases from colorectal cancer[J]. Jpn J Clin Oncol，2000，30：7 - 11.

[127] Lyass S，Zamir G，Matot I，et al. Combined colon and

hepatic resection for synchronous colorectal liver metastases[J]. Journal of Surgical Oncology, 2001, 78: 17－21.

[128] Tournigand C, Andre T, Achille E, et al. FOLFIRI followed by FOLFOX6 or the reverse sequence in advanced colorectal cancer: a randomized GERCOR study [J]. Journal of Clinical Oncology, 2004, 22: 229－237.

[129] Cals L, Rixe O, Francois E, et al. Dose-finding study of weekly 24h continuous infusion of 5 － fluorouracil associated with alternating oxaliplatin or irinotecan in advanced colorectal cancer patients [J]. Annals of Oncology, 2004, 15: 1018－1024.

[130] Hurwitz H, Fehrenbacher L, Novotny W, et al. Bevacizumab plus irinotecan, fluorouracil, and leucovorin for metastatic colorectal cancer[J]. N Engl J Med, 2004, 350: 2335－2342.

[131] Tabernero J, Van Cutsem E, Diaz-Rubio E, et al. Phase Ⅱ trial of cetuximab in combination with fluorouracil, leucovorin, and oxaliplatin in the first-line treatment of metastatic colorectal cancer [J]. Journal of Clinical Oncology, 2007, 25: 5225－5232.

[132] Bismuth H, Adam R, Levi F, et al. Resection of nonresectable liver metastases from colorectal cancer after neoadjuvant chemotherapy [J]. Ann Surg, 1996, 224: 509－520; discussion 520－502.

[133] Adam R, Avisar E, Ariche A, et al. Five-year survival following hepatic resection after neoadjuvant therapy for nonresectable colorectal[J]. Annals of Surgical Oncology, 2001, 8: 347－353.

[134] Benoist S, Nordlinger B. The role of preoperative chemotherapy in patients with resectable colorectal liver metastases[J]. Annals of Surgical Oncology, 2009, 16: 2385－2390.

[135] Alberts SR, Horvath WL, Sternfeld WC, et al. Oxaliplatin, fluorouracil, and leucovorin for patients with unresectable liver-only metastases from colorectal cancer: a North Central Cancer Treatment Group phase Ⅱ study [J]. Journal of Clinical Oncology, 2005, 23: 9243－9249.

[136] Nordlinger B, Van Cutsem E, Rougier P, et al. Does chemotherapy prior to liver resection increase the potential for cure in patients with metastatic colorectal cancer? A report from the European Colorectal Metastases Treatment Group[J]. Eur J Cancer, 2007, 43: 2037－2045.

[137] Van Cutsem E, Nordlinger B, Adam R, et al. Towards a pan-European consensus on the treatment of patients with colorectal liver metastases[J]. Eur J Cancer, 2006, 42: 2212－2221.

[138] Falcone A, Ricci S, Brunetti I, et al. Phase Ⅲ trial of infusional fluorouracil, leucovorin, oxaliplatin, and irinotecan (FOLFOXIRI) compared with infusional fluorouracil, leucovorin, and irinotecan (FOLFIRI) as first-line treatment for metastatic colorectal cancer: the Gruppo Oncologico Nord Ovest[J]. Journal of Clinical Oncology, 2007, 25: 1670－1676.

[139] Petrelli F, Barni S. Resectability and outcome with anti-EGFR agents in patients with KRAS wild-type colorectal liver-limited metastases: a meta-analysis[J]. International Journal of Colorectal Disease, 2012, 27: 997－1004.

[140] Van Cutsem E, Borras JM, Castells A, et al. Improving outcomes in colorectal cancer: where do we go from here? [J]. Eur J Cancer, 2013, 49: 2476－2485.

[141] Rivoire M, De Cian F, Meeus P, et al. Combination of neoadjuvant chemotherapy with cryotherapy and surgical resection for the treatment of unresectable liver metastases from colorectal carcinoma[J]. Cancer, 2002, 95: 2283－2292.

[142] Capussotti L, Muratore A, Mulas MM, et al. Neoadjuvant chemotherapy and resection for initially irresectable colorectal liver metastases [J]. Br J Surg, 2006, 93: 1001－1006.

[143] Barone C, Nuzzo G, Cassano A, et al. Final analysis of colorectal cancer patients treated with irinotecan and 5－fluorouracil plus folinic acid neoadjuvant chemotherapy for unresectable liver metastases[J]. Br J Cancer, 2007, 97: 1035－1039.

[144] Saltz LB, Cox JV, Blanke C, et al. Irinotecan plus fluorouracil and leucovorin for metastatic colorectal cancer. Irinotecan Study Group[J]. N Engl J Med, 2000, 343: 905－914.

[145] Van Cutsem E, Kohne CH, Hitre E, et al. Cetuximab and chemotherapy as initial treatment for metastatic colorectal cancer [J]. N Engl J Med, 2009, 360: 1408－1417.

[146] Bokemeyer C, Bondarenko I, Makhson A, et al. Fluorouracil, leucovorin, and oxaliplatin with and without cetuximab in the first-line treatment of metastatic colorectal cancer[J]. Journal of Clinical Oncology, 2009, 27: 663－671.

[147] Folprecht G, Gruenberger T, Bechstein WO, et al. Tumour response and secondary resectability of colorectal liver metastases following neoadjuvant chemotherapy with cetuximab: the CELIM randomised phase 2 trial [J]. Lancet Oncol, 2010, 11: 38－47.

[148] Saltz LB, Clarke S, Diaz-Rubio E, et al. Bevacizumab in combination with oxaliplatin-based chemotherapy as first-line therapy in metastatic colorectal cancer: a randomized phase Ⅲ study[J]. Journal of Clinical Oncology, 2008, 26: 2013－2019.

[149] Van Cutsem E, Rivera F, Berry S, et al. Safety and efficacy of first-line bevacizumab with FOLFOX, XELOX, FOLFIRI and fluoropyrimidines in metastatic colorectal cancer: the BEAT study [J]. Annals of Oncology, 2009, 20: 1842－1847.

[150] Adam R, Laurent A, Azoulay D, et al. Two-stage hepatectomy: A planned strategy to treat irresectable liver tumors[J]. Ann Surg, 2000, 232: 777－785.

[151] Chua TC, Liauw W, Chu F, et al. Summary outcomes of two-stage resection for advanced colorectal liver metastases[J]. Journal of Surgical Oncology, 2013, 107: 211－216.

[152] Wicherts DA, Miller R, de Haas RJ, et al. Long-term results of two-stage hepatectomy for irresectable colorectal cancer liver metastases[J]. Ann Surg, 2008, 248: 994－1005.

[153] Narita M, Oussoultzoglou E, Jaeck D, et al. Two-stage hepatectomy for multiple bilobar colorectal liver metastases[J]. Br J Surg, 2011, 98: 1463－1475.

[154] Tsai S, Marques HP, de Jong MC, et al. Two-stage strategy for patients with extensive bilateral colorectal liver metastases[J]. HPB (Oxford), 2010, 12: 262－269.

[155] Brouquet A, Abdalla EK, Kopetz S, et al. High survival rate after two-stage resection of advanced colorectal liver metastases: response-based selection and complete resection define outcome [J]. Journal of Clinical Oncology, 2011, 29: 1083－1090.

[156] Jaeck D, Oussoultzoglou E, Rosso E, et al. A two-stage hepatectomy procedure combined with portal vein embolization to achieve curative resection for initially unresectable multiple and bilobar colorectal liver metastases[J]. Ann Surg, 2004, 240: 1037 – 1049; discussion 1049 – 1051.

[157] Chun YS, Vauthey JN, Ribero D, et al. Systemic chemotherapy and two-stage hepatectomy for extensive bilateral colorectal liver metastases: perioperative safety and survival[J]. J Gastrointest Surg, 2007, 11: 1498 – 1504; discussion 1504 – 1495.

[158] Pamecha V, Nedjat-Shokouhi B, Gurusamy K, et al. Prospective evaluation of two-stage hepatectomy combined with selective portal vein embolisation and systemic chemotherapy for patients with unresectable bilobar colorectal liver metastases[J]. Dig Surg, 2008, 25: 387 – 393.

[159] Mentha G, Terraz S, Morel P, et al. Dangerous halo after neoadjuvant chemotherapy and two-step hepatectomy for colorectal liver metastases[J]. Br J Surg, 2009, 96: 95 – 103.

[160] Karoui M, Vigano L, Goyer P, et al. Combined first-stage hepatectomy and colorectal resection in a two-stage hepatectomy strategy for bilobar synchronous liver metastases[J]. Br J Surg, 2010, 97: 1354 – 1362.

[161] Tsim N, Healey AJ, Frampton AE, et al. Two-stage resection for bilobar colorectal liver metastases: R0 resection is the key[J]. Annals of Surgical Oncology, 2011, 18: 1939 – 1946.

[162] Muratore A, Zimmitti G, Ribero D, et al. Chemotherapy between the first and second stages of a two-stage hepatectomy for colorectal liver metastases: should we routinely recommend it? [J]. Annals of Surgical Oncology, 2012, 19: 1310 – 1315.

[163] Togo S, Nagano Y, Masui H, et al. Two-stage hepatectomy for multiple bilobular liver metastases from colorectal cancer[J]. Hepatogastroenterology, 2005, 52: 913 – 919.

[164] Lygidakis NJ, Singh G, Bardaxoglou E, et al. Two-stage liver surgery for advanced liver metastasis synchronous with colorectal tumor[J]. Hepatogastroenterology, 2004, 51: 413 – 418.

[165] Rena O, Casadio C, Viano F, et al. Pulmonary resection for metastases from colorectal cancer: factors influencing prognosis. Twenty-year experience [J]. Eur J Cardiothorac Surg, 2002, 21: 906 – 912.

[166] Kemeny MM, Adak S, Gray B, et al. Combined-modality treatment for resectable metastatic colorectal carcinoma to the liver: surgical resection of hepatic metastases in combination with continuous infusion of chemotherapy — an intergroup study[J]. Journal of Clinical Oncology, 2002, 20: 1499 – 1505.

[167] Chua TC, Saxena A, Liauw W, et al. Hepatectomy and resection of concomitant extrahepatic disease for colorectal liver metastases — a systematic review[J]. Eur J Cancer, 2012, 48: 1757 – 1765.

[168] Hwang M, Jayakrishnan TT, Green DE, et al. Systematic review of outcomes of patients undergoing resection for colorectal liver metastases in the setting of extra hepatic disease [J]. Eur J Cancer, 2014, 50: 1747 – 1757.

[169] D'Angelica M, Kornprat P, Gonen M, et al. Effect on outcome of recurrence patterns after hepatectomy for colorectal metastases[J]. Annals of Surgical Oncology, 2011, 18: 1096 – 1103.

[170] Petrowsky H, Gonen M, Jarnagin W, et al. Second liver resections are safe and effective treatment for recurrent hepatic metastases from colorectal cancer: a bi-institutional analysis[J]. Ann Surg, 2002, 235: 863 – 871.

[171] Kulik U, Bektas H, Klempnauer J, et al. Repeat liver resection for colorectal metastases[J]. Br J Surg, 2013, 100: 926 – 932.

[172] Wicherts DA, de Haas RJ, Salloum C, et al. Repeat hepatectomy for recurrent colorectal metastases[J]. Br J Surg, 2013, 100: 808 – 818.

[173] Takahashi S, Inoue K, Konishi M, et al. Prognostic factors for poor survival after repeat hepatectomy in patients with colorectal liver metastases [J]. Surgery, 2003, 133: 627 – 634.

[174] Treska V, Skalicky T, Liska V, et al. Repeated procedures for colorectal liver metastases [J]. Hepatogastroenterology, 2007, 54: 1775 – 1778.

[175] Luo LX, Yu ZY, Huang JW, et al. Selecting patients for a second hepatectomy for colorectal metastases: an systemic review and meta-analysis[J]. Eur J Surg Oncol, 2014, 40: 1036 – 1048.

[176] Brachet D, Lermite E, Rouquette A, et al. Prognostic factors of survival in repeat liver resection for recurrent colorectal metastases: review of sixty-two cases treated at a single institution[J]. Diseases of the Colon & Rectum, 2009, 52: 475 – 483.

[177] Muller H, Nakchbandi V, Chatzisavvidis I, et al. Repetitive chemoembolization with melphalan plus intra-arterial immuno-chemotherapy within 5 – fluorouracil and granulocyte-macrophage colony-stimulating factor (GM – CSF) as effective first-and second-line treatment of disseminated colorectal liver metastases [J]. Hepatogastroenterology, 2003, 50: 1919 – 1926.

[178] Gruber-Rouh T, Naguib NN, Eichler K, et al. Transarterial chemoembolization of unresectable systemic chemotherapy-refractory liver metastases from colorectal cancer: long-term results over a 10 – year period[J]. Int J Cancer, 2014, 134: 1225 – 1231.

[179] Fiorentini G, Aliberti C, Del Conte A, et al. Intra-arterial hepatic chemoembolization (TACE) of liver metastases from ocular melanoma with slow-release irinotecan-eluting beads. Early results of a phase II clinical study[J]. In Vivo, 2009, 23: 131 – 137.

[180] Bower M, Metzger T, Robbins K, et al. Surgical downstaging and neo-adjuvant therapy in metastatic colorectal carcinoma with irinotecan drug-eluting beads: a multi-institutional study[J]. HPB (Oxford), 2010, 12: 31 – 36.

[181] Aliberti C, Fiorentini G, Muzzio PC, et al. Trans-arterial chemoembolization of metastatic colorectal carcinoma to the liver adopting DC Bead(R), drug-eluting bead loaded with irinotecan: results of a phase II clinical study[J]. Anticancer Research, 2011, 31: 4581 – 4587.

[182] Wong SL, Mangu PB, Choti MA, et al. American Society of Clinical Oncology 2009 clinical evidence review on radiofrequency ablation of hepatic metastases from colorectal cancer[J]. Journal of Clinical Oncology, 2010, 28: 493 – 508.

[183] Berber E, Tsinberg M, Tellioglu G, et al. Resection versus laparoscopic radiofrequency thermal ablation of solitary colorectal liver metastasis [J]. J Gastrointest

Surg，2008，12：1967 - 1972.

[184] Abitabile P，Hartl U，Lange J，et al. Radiofrequency ablation permits an effective treatment for colorectal liver metastasis[J]. Eur J Surg Oncol，2007，33：67 - 71.

[185] Kornprat P，Jarnagin WR，DeMatteo RP，et al. Role of intraoperative thermoablation combined with resection in the treatment of hepatic metastasis from colorectal cancer [J]. Arch Surg，2007，142：1087 - 1092.

[186] Amersi FF，McElrath-Garza A，Ahmad A，et al. Long-term survival after radiofrequency ablation of complex unresectable liver tumors [J]. Arch Surg，2006，141：581 - 587；discussion 587 - 588.

[187] Khajanchee YS，Hammill CW，Cassera MA，et al. Hepatic resection vs. minimally invasive radiofrequency ablation for the treatment of colorectal liver metastases：a Markov analysis[J]. Arch Surg，2011，146：1416 - 1423.

[188] Mima K，Beppu T，Chikamoto A，et al. Hepatic resection combined with radiofrequency ablation for initially unresectable colorectal liver metastases after effective chemotherapy is a safe procedure with a low incidence of local recurrence[J]. Int J Clin Oncol，2013，18：847 - 855.

[189] Sgouros J，Cast J，Garadi KK，et al. Chemotherapy plus percutaneous radiofrequency ablation in patients with inoperable colorectal liver metastases [J]. World J Gastrointest Oncol，2011，3：60 - 66.

[190] Knudsen AR，Kannerup AS，Mortensen FV，et al. Radiofrequency ablation of colorectal liver metastases downstaged by chemotherapy[J]. Acta Radiol，2009，50：716 - 721.

[191] Ruers T，Punt C，Van Coevorden F，et al. Radiofrequency ablation combined with systemic treatment versus systemic treatment alone in patients with non-resectable colorectal liver metastases：a randomized EORTC Intergroup phase Ⅱ study（EORTC 40004）[J]. Annals of Oncology，2012，23：2619 - 2626.

[192] Siperstein AE，Berber E，Ballem N，et al. Survival after radiofrequency ablation of colorectal liver metastases：10 - year experience[J]. Ann Surg，2007，246：559 - 565；discussion 565 - 557.

[193] Jakobs TF，Hoffmann RT，Trumm C，et al. Radiofrequency ablation of colorectal liver metastases：mid-term results in 68 patients[J]. Anticancer Research，2006，26：671 - 680.

[194] Sorensen SM，Mortensen FV，Nielsen DT. Radiofrequency ablation of colorectal liver metastases：long-term survival[J]. Acta Radiol，2007，48：253 - 258.

[195] Livraghi T，Solbiati L. Percutaneous treatment：radiofrequency ablation of hepatic metastases in colorectal cancer[J]. Tumori，2001，87：S69.

[196] Kataoka K，Kanazawa A，Nakajima A，et al. Feasibility and potential benefit of preoperative chemotherapy for colorectal liver metastasis（CLM）：a single-centered retrospective study [J]. Surg Today，2013，43：1154 - 1161.

[197] Zhu D，Zhong Y，Wei Y，et al. Effect of neoadjuvant chemotherapy in patients with resectable colorectal liver metastases[J]. PLoS One，2014，9：e06543.

[198] Karanjia ND，Lordan JT，Fawcett WJ，et al. Survival and recurrence after neo-adjuvant chemotherapy and liver resection for colorectal metastases：a ten year study[J]. Eur J Surg Oncol，2009，35：838 - 843.

[199] Adam R，Wicherts DA，de Haas RJ，et al. Complete pathologic response after preoperative chemotherapy for colorectal liver metastases：myth or reality? [J]. Journal of Clinical Oncology，2008，26：1635 - 1641.

[200] Mitry E，Fields AL，Bleiberg H，et al. Adjuvant chemotherapy after potentially curative resection of metastases from colorectal cancer：a pooled analysis of two randomized trials[J]. Journal of Clinical Oncology，2008，26：4906 - 4911.

[201] Ychou M，Hohenberger W，Thezenas S，et al. A randomized phase Ⅲ study comparing adjuvant 5 - fluorouracil/folinic acid with FOLFIRI in patients following complete resection of liver metastases from colorectal cancer [J]. Annals of Oncology，2009，20：1964 - 1970.

[202] Portier G，Elias D，Bouche O，et al. Multicenter randomized trial of adjuvant fluorouracil and folinic acid compared with surgery alone after resection of colorectal liver metastases：FFCD ACHBTH AURC 9002 trial[J]. Journal of Clinical Oncology，2006，24：4976 - 4982.

[203] Snoeren N，Voest EE，Bergman AM，et al. A randomized two arm phase Ⅲ study in patients post radical resection of liver metastases of colorectal cancer to investigate bevacizumab in combination with capecitabine plus oxaliplatin（CAPOX）vs. CAPOX alone as adjuvant treatment[J]. BMC Cancer，2010，10：545.

[204] Turan N，Benekli M，Koca D，et al. Adjuvant systemic chemotherapy with or without bevacizumab in patients with resected liver metastases from colorectal cancer[J]. Oncology，2013，84：14 - 21.

[205] Maughan TS，Adams RA，Smith CG，et al. Addition of cetuximab to oxaliplatin-based first-line combination chemotherapy for treatment of advanced colorectal cancer：results of the randomised phase 3 MRC COIN trial[J]. Lancet，2011，377：2103 - 2114.

[206] Uetake H，Yasuno M，Ishiguro M，et al. A multicenter phase Ⅱ trial of mFOLFOX6 plus bevacizumab to treat liver-only metastases of colorectal cancer that are unsuitable for upfront resection（TRICC0808）[J]. Annals of Surgical Oncology，2015，22：908 - 915.

[207] Masi G，Cupini S，Marcucci L，et al. Treatment with 5 - fluorouracil/folinic acid，oxaliplatin，and irinotecan enables surgical resection of metastases in patients with initially unresectable metastatic colorectal cancer [J]. Annals of Surgical Oncology，2006，13：58 - 65.

[208] Wein A，Riedel C，Kockerling F，et al. Impact of surgery on survival in palliative patients with metastatic colorectal cancer after first line treatment with weekly 24 - hour infusion of high-dose 5 - fluorouracil and folinic acid[J]. Annals of Oncology，2001，12：1721 - 1727.

[209] Pozzo C，Basso M，Cassano A，et al. Neoadjuvant treatment of unresectable liver disease with irinotecan and 5 - fluorouracil plus folinic acid in colorectal cancer patients[J]. Annals of Oncology，2004，15：933 - 939.

[210] Kohne CH，van Cutsem E，Wils J，et al. Phase Ⅲ study of weekly high-dose infusional fluorouracil plus folinic acid with or without irinotecan in patients with metastatic colorectal cancer：European Organisation for Research and Treatment of Cancer Gastrointestinal Group Study 40986[J]. Journal of Clinical Oncology，2005，23：4856 - 4865.

[211] Skof E，Rebersek M，Hlebanja Z，et al. Capecitabine plus Irinotecan（XELIRI regimen）compared to 5 - FU/LV plus Irinotecan（FOLFIRI regimen）as neoadjuvant

treatment for patients with unresectable liver-only metastases of metastatic colorectal cancer: a randomised prospective phase Ⅱ trial[J]. BMC Cancer, 2009, 9: 120.

[212] Zhao R, Zhu J, Ji X, et al. A phase Ⅱ study of irinotecan and capecitabine for patients with unresectable liver-only metastases from colorectal cancer[J]. Jpn J Clin Oncol, 2010, 40: 10－16.

[213] Masi G, Loupakis F, Salvatore L, et al. Bevacizumab with FOLFOXIRI (irinotecan, oxaliplatin, fluorouracil, and folinate) as first-line treatment for metastatic colorectal cancer: a phase 2 trial[J]. Lancet Oncol, 2010, 11: 845－852.

[214] Takahashi T, Shibata Y, Tojima Y, et al. Multicenter phase Ⅱ study of modified FOLFOX6 as neoadjuvant chemotherapy for patients with unresectable liver-only metastases from colorectal cancer in Japan: ROOF study [J]. Int J Clin Oncol, 2013, 18: 335－342.

[215] Ye LC, Liu TS, Ren L, et al. Randomized controlled trial of cetuximab plus chemotherapy for patients with KRAS wild-type unresectable colorectal liver-limited metastases[J]. Journal of Clinical Oncology, 2013, 31: 1931－1938.

[216] Beppu T, Emi Y, Tokunaga S, et al. Liver resectability of advanced liver-limited colorectal liver metastases following mFOLFOX6 with bevacizumab (KSCC0802 Study) [J]. Anticancer Research, 2014, 34: 6655－6662.

[217] Gruenberger T, Bridgewater J, Chau I, et al. Bevacizumab plus mFOLFOX－6 or FOLFOXIRI in patients with initially unresectable liver metastases from colorectal cancer: the OLIVIA multinational randomised phase Ⅱ trial[J]. Annals of Oncology, 2015, 26: 702－708.

[218] Scheithauer W, Rosen H, Kornek GV, et al. Randomised comparison of combination chemotherapy plus supportive care with supportive care alone in patients with metastatic colorectal cancer[J]. BMJ, 1993, 306: 752－755.

[219] Giacchetti S, Perpoint B, Zidani R, et al. Phase Ⅲ multicenter randomized trial of oxaliplatin added to chronomodulated fluorouracil-leucovorin as first-line treatment of metastatic colorectal cancer[J]. Journal of Clinical Oncology, 2000, 18: 136－147.

[220] Bokemeyer C, Bondarenko I, Hartmann JT, et al. Efficacy according to biomarker status of cetuximab plus FOLFOX－4 as first-line treatment for metastatic colorectal cancer: the OPUS study [J]. Annals of Oncology, 2011, 22: 1535－1546.

[221] Douillard JY, Siena S, Cassidy J, et al. Randomized, phase Ⅲ trial of panitumumab with infusional fluorouracil, leucovorin, and oxaliplatin (FOLFOX4) versus FOLFOX4 alone as first-line treatment in patients with previously untreated metastatic colorectal cancer: the PRIME study[J]. Journal of Clinical Oncology, 2010, 28: 4697－4705.

第二十七章
结直肠肛管癌的预后

结直肠癌预后主要是用生存率、转移率和复发率等来预测结直肠癌的结局。对于个体而言,准确地估计生存和复发时间、部位是很重要的。近些年来随着临床流行病学、肿瘤综合治疗的进步,病理和分子生物技术的完善,肿瘤预后方面的研究越来越多。总体上,结直肠癌的预后主要与 4 个方面的因素相关:患者相关因素、临床病理因素、分子生物学因素和治疗相关因素。

结直肠癌在最近的 10 余年来,生存方面并未有很大的变化,5 年生存率为 60%～70%。肿瘤切除术后患者不能长期生存的主要原因是肿瘤的复发与转移。在所有的预后因素中,最重要的也是目前应用最广泛的是肿瘤 TNM 分期,它综合了肿瘤在肠壁的侵犯深度、淋巴结的转移状况和远处转移情况。随着分子生物技术的迅速发展,近年来出现了一些新的有望成为帮助预后判断的指标,但这些指标对于预后判断的依据尚不够充分,需要今后进一步的研究证实。

第一节　患者相关因素

一、原发肿瘤部位

部位被认为是结直肠癌的预后相关因素,但也有学者发现肿瘤的预后与部位无关。目前普遍认为结肠癌的预后明显好于直肠癌,左半结肠癌预后好于右半结肠癌。直肠癌尤其是位于返折以下的肿瘤,其缺少腹膜包绕、特殊的骨盆结构、比邻的复杂脏器以及较特殊的淋巴血液回流通路,使得肿瘤更易直接侵犯邻近脏器和出现转移,故预后较差。右半结肠癌较左半结肠癌预后差,这可能与其特殊的分子病理特点以及对化疗相对不敏感有关(表 27 - 1)。

表 27 - 1　原发肿瘤部位与结直肠癌患者预后关系

研　　究	入组患者	病例数	与 预 后 的 关 系
O'Connell 等[1]	Ⅰ～Ⅳ期结肠癌	119 363	乙状结肠癌的 5 年生存率(69.8%)显著高于右半结肠癌(63.7%,P＜0.001)、横结肠癌(65.0%,P＜0.001)和左半结肠癌(65.1%,P＜0.001)
Loupakis 等[2]	Ⅳ期结直肠癌	200	左半结肠癌在总生存、疾病无进展生存上都较右半结肠好(HR:0.44,95% CI:0.28～0.70,P＜0.001 vs. HR:0.52,95% CI:0.36～0.75,P＜0.001)。多因素分析提示左半结肠癌是预后好的独立因素

续 表

研　究	入组患者	病例数	与 预 后 的 关 系
Steinberg 等[3]	Ⅱ～Ⅲ期结肠癌	572	肿瘤部位(左半结肠、右半结肠、直肠或乙状结肠)对总生存及无病生存并无预后意义($P>0.10$)
Wolmark 等[4]	Ⅱ～Ⅲ期结直肠癌	1 021	利用治疗失败相对风险模型计算得出,不同的肿瘤部位与预后由好到差依次为：左半结肠、右半结肠、乙状结肠、直肠($P<0.05$)。直肠和乙状结肠癌治疗失败的风险是左半结肠癌的 3 倍

二、原发肿瘤梗阻和穿孔

肿瘤性梗阻与穿孔通常发生于进展期的结直肠癌患者,不仅带来了治疗上的困难,而且也增加了围手术期的并发症与死亡率,通常预后也较差(表 27 - 2)。

表 27 - 2　梗阻和穿孔与结直肠癌患者预后关系

研　究	入组患者	病例数	与 预 后 的 关 系
Steinberg 等[3]	Ⅱ～Ⅲ期结肠癌	572	肿瘤梗阻是独立于分期的一个预后因素($P=0.03$),肿瘤穿孔与无病生存差显著相关($P=0.001$)
Wolmark 等[4]	Ⅱ～Ⅲ期结直肠癌	1 021	利用治疗失败相对风险模型计算得出,伴发肿瘤梗阻的患者比无梗阻者治疗失败风险更大。然而不同肿瘤部位有不同的结果,右半结肠梗阻的患者其无病生存率显著下降($P<0.000 1$),但左半结肠、乙状结肠和直肠梗阻患者此现象不明显
Willett 等[5]	Ⅰ～Ⅲ期结肠癌	471	肿瘤梗阻患者的 5 年生存率和无病生存率分别为 31% 和 44%,肿瘤穿孔患者分别为 44% 和 35%,均显著低于对照组的 59% 和 75%($P<0.05$)
Chen 等[6]	Ⅰ～Ⅳ期结直肠癌	1 792	肿瘤并发梗阻的患者其 5 年无病生存率为 33%,显著低于 50% 的总体无病生存率

三、生 活 习 惯

目前已有证据表明某些生活习惯与结直肠癌的预后密切相关。比如,Phipps 等发现吸烟与Ⅲ期结肠癌无病生存时间及肿瘤复发时间密切相关,这种相关性在 *BRAF* 野生型及 *K - ras* 突变型结肠癌患者中更为明显[7]。Dignam 等则分析了Ⅱ期和Ⅲ结肠癌患者,研究结果显示体重指数≥35 kg/m² 的患者肿瘤复发率及死亡率明显升高[8]。Meyerhardt 等发现饮食高糖负荷、西方式饮食习惯(多食用红肉、脂肪、精制谷物、甜品)显著增加了结肠癌复发与死亡风险,而体育锻炼却能显著减少肿瘤复发与死亡风险[9-12]。相似的,Campbell 等指出更多的休闲体育运动与更少的日坐时间有助于降低结直肠癌患者的死亡风险[13](表 27 - 3)。

积极宣传可能降低结直肠癌患者复发与死亡的生活方式,这可参照美国癌症协会的推荐[14],并鼓励患者选择更健康的生活方式,努力改善整体预后。

表 27 - 3　结直肠癌患者生活习惯与预后关系

研　究	因　素	入组患者	与 预 后 的 关 系
Phipps 等[7]	吸烟	Ⅲ期结肠癌患者	吸烟与较短的无病生存时间及肿瘤复发时间存在显著关联,对于 *BRAF* 野生型及 *K - ras* 突变型结肠癌患者,这种不良关系最为明显
Dignam 等[8]	体重指数	Ⅱ期、Ⅲ期结肠癌患者	体重指数≥35 kg/m² 的患者肿瘤复发率及死亡率升高
Meyerhardt 等[9]	饮食	Ⅲ期结肠癌患者	高糖饮食显著增加肿瘤复发与死亡风险

续　表

研　　究	因　素	入组患者	与 预 后 的 关 系
Meyerhardt 等[12]	饮食	Ⅲ期结肠癌患者	西方式饮食(多食用红肉、脂肪、精制谷物、甜品)显著增加了肿瘤的复发与死亡
Meyerhardt 等[10]	体育锻炼	Ⅲ期结肠癌患者	体育锻炼显著减少肿瘤复发与死亡风险
Meyerhardt 等[11]	体育锻炼	Ⅰ～Ⅲ期男性结直肠癌患者	体力锻炼显著减少结直肠癌相关死亡率和总死亡率
Campbell 等[13]	体育锻炼	Ⅱ期、Ⅲ期结直肠癌患者	更多的休闲体育运动与更少的日坐时间有助于降低死亡风险

第二节　临床病理因素

一、肿瘤 TNM 分期

这是目前得到公认的最重要以及应用最广泛的预后判断指标。当前的肿瘤分期普遍应用的是美国癌症联合会(American Joint Committee on Cancer,AJCC)的分期系统。AJCC 在 2010 年发布了《AJCC 癌症分期手册(第七版)》,它是在综合了原发肿瘤的浸润深度(T 分期)、区域淋巴结转移数目(N 分期)和远处转移情况(M 分期)的基础上针对结直肠癌的分期系统。此分期得到了流行病学随访和最终结果数据库(SEER)中 1992～2004 年共 109 953 例侵袭性结肠癌患者的数据支持[15]。分期显示结肠癌和直肠癌有相似的生存预后,因此,这两种癌症使用同样的分期系统[16](表 27 - 4,表 27 - 5)。

表 27 - 4　按照 TNM 分期标准《AJCC 癌症分期手册(第七版)》,基于流行病学随访和最终结果数据库(SEER)的结肠癌生存情况[1, 15]

TNM 分期	TN	结 肠 癌	
		相对生存率(5 年)%	观察生存率(5 年)%
Ⅰ	T_1N_0	97.4	78.7
	T_2N_0	96.8	74.3
ⅡA	T_3N_0	87.5	66.7
ⅡB	$T_{4a}N_0$	79.6	60.6

续　表

TNM 分期	TN	结 肠 癌	
		相对生存率(5 年)%	观察生存率(5 年)%
ⅡC	$T_{4b}N_0$	58.4	45.7
ⅢA	$T_{1～2}N_{1a}$	90.7	73.7
	$T_{1～2}N_{1b}$	83	67.2
ⅢA/B	$T_{1～2}N_{2a}$	79	64.7
	T_3N_{1a}	74.2	58.2
	$T_{4a}N_{1a}$	67.6	52.2
ⅢB	T_3N_{1b}	65.3	51.7
	$T_{1～2}N_{2b}$	62.4	51.8
	$T_{4a}N_{1b}$	54	42.1
	T_3N_{2a}	53.4	42.8
	$T_{4a}N_{2a}$	40.9	32.5
	T_3N_{2b}	37.3	30.4
	$T_{4b}N_{1a}$	38.5	30.6
ⅢC	$T_{4b}N_{1b}$	31.2	25.4
	$T_{4b}N_{2a}$	23.3	18.3
	$T_{4a}N_{2b}$	21.8	17.5
	$T_{4b}N_{2b}$	15.7	12.9
Ⅳ	任何 T, 任何 N, M_1	8.1	/

观察生存率(近似于总生存率):肿瘤患者在明确诊断后特定时间段内的生存比例;相对生存率(年龄相关伴发病矫正后的生存率,近似于疾病特异性生存率):在无其他致死原因下的肿瘤性生存率。

表 27 - 5 按照 TNM 分期标准《AJCC 癌症分期手册(第七版)》,基于流行病学随访和最终结果数据库(SEER)的结肠癌生存情况[1,16]

TNM 分期	TN	直 肠 癌	
		相对生存率(5 年)%	观察生存率(5 年)%
I	T_1N_0	96.6	81.4
	T_2N_0	92.1	75.7
II A	T_3N_0	78.7	64
II B	$T_{4a}N_0$	69.2	55.7
II C	$T_{4b}N_0$	53.6	44.7
III A	$T_{1\sim2}N_1$	85.1	72.1
	T_1N_{2a}	82.7	73.8
	T_2N_{2a}	67.7	58.2
III B	T_3N_{1a}	66.9	55.4
	$T_{4a}N_{1a}$	65.6	53.2
	T_3N_{1b}	59.7	49.7
	T_1N_{2b}	59.3	53.2
III C	$T_{4a}N_{2a}$	53.1	44.3
	$T_{4a}N_{1b}$	52.6	43.9
III B	T_3N_{2a}	49.9	42.5
	T_2N_{2b}	46.2	41.7
	T_3N_{2b}	37.5	32
	$T_{4a}N_{2b}$	28.5	24.5
III C	$T_{4b}N_1$	28.5	24.3
	$T_{4b}N_{2a}$	22.1	18.5
	$T_{4b}N_{2b}$	14.1	12.3
IV	任何 T,任何 N,M_1	8.1	/

观察生存率(近似于总生存率):肿瘤患者在明确诊断后特定时间段内的生存比例;相对生存率(年龄相关伴发病矫正后的生存率,近似于疾病特异性生存率):在无其他致死原因下的肿瘤性生存率。

二、 肿瘤的分化程度与组织学类型

结直肠癌分化程度的组织病理评价用肿瘤细胞分级来表示。尽管肿瘤的分化程度已被证明有判断预后价值,但是在临床具体分级时存在一定的主观因素。目前为止还未有一套被公认并接受的评级系统。肿瘤细胞的分级主要参考细胞核的特征和细胞的结构特征。大多数的分级方法将肿瘤的分化程度划分为 4 级:1 级(高分化)、2 级(中分化)、3 级(低分化)和 4 级(未分化)。也有许多学者直接划分为两级:低级(高分化和中分化)和高级(低分化和未分化)。多数的观念认为,不论对于结肠癌还是直肠癌,分化程度差都是一个不利的预后指标[17]。在组织学类型中黏液腺癌与印戒细胞癌都属于较特殊类型,黏液腺癌的预后价值目前尚存在争议,但印戒细胞癌往往被认为有着更差的预后(表 27 - 6)。

三、 血管或淋巴管侵犯

血管或淋巴管侵犯已被广泛证实在结直肠癌中的预后价值。但是,目前对血管或淋巴管的检测方法仍然存在一定的不同意见。多数学者主张每例标本至少取 3 个组织块(最好 5 个或更多),每块组织取单张切片用 HE 染色法进行检测。如果不能分辨是血管还是淋巴管,则统称为淋巴血管(表 27 - 7)。

表 27 - 6 黏液腺癌和印戒细胞癌与结直肠癌患者预后关系

研 究	入组患者	病例数	与 预 后 的 关 系
Catalano 等[18]	IV 期结直肠癌	225	平均随访 45 个月,黏液腺癌患者中位生存期为 14 个月,非黏液腺癌患者为 23.4 个月(HR:1.74,95% CI:1.27~3.31,$P=0.003\,4$)。多因素回归分析提示黏液腺癌与不良预后相关(HR:1.593,95% CI:1.05~2.40,$P=0.026\,7$)
Kim 等[19]	III 期结肠癌	394	黏液腺癌患者 3 年无病生存率为 56.9%,显著低于非黏液腺癌患者的 79.2%($P=0.002$),黏液腺癌是独立的预后因素(HR:1.82,95% CI:1.03~3.23,$P=0.040\,3$)
Kang 等[20]	I ~IV 期结直肠癌	16 991	黏液腺癌患者与腺癌患者的 5 年生存率无显著性差异
Kang 等[20]	I ~IV 期结直肠癌	1 522	印戒细胞癌患者的 5 年生存率为 26.8%,显著低于黏液腺癌的 5 年生存率 58.1%($P<0.000\,1$)及腺癌患者的 5 年生存率 62.9%($P<0.000\,1$)

续　表

研　究	入组患者	病例数	与 预 后 的 关 系
Hugen[21]	Ⅰ～Ⅳ期结直肠癌	1 972	印戒细胞癌患者在结肠癌和直肠癌中的 5 年生存率分别为 30.8%（95% CI：28.1%～33.6%）和 19.5%（95% CI：14.7%～24.8%），显著低于腺癌患者的 56.8%（95% CI：56.4%～57.1%）和 58.5%（95% CI：57.9%～59.1%），这种生存差异在Ⅲ期患者中更为明显
O'Connell[1]	Ⅰ～Ⅳ期结肠癌	119 363	总体上，印戒细胞癌的 5 年生存率（36.0%）显著低于腺癌（65.9%，$P<$ 0.001）和黏液腺癌（61.8%，$P<$0.001），黏液腺癌和腺癌无差异。但进一步分层后，这种差异出现在Ⅱ～Ⅳ期患者上，Ⅰ期患者无差异

表 27-7　血管或淋巴管侵犯与结直肠癌患者预后关系

研　究	入组患者	病例数	与 预 后 的 关 系
Liang 等[22]	Ⅰ～Ⅳ期结直肠癌	419	血管侵犯是独立的生存预后因素（$P=0.024$）
Betge 等[23]	Ⅰ～Ⅳ期结直肠癌	381	血管和淋巴管侵犯均是独立的预后因子，但在Ⅱ期患者中，仅血管侵犯具有预后价值
Longatto-Filho 等[24]	Ⅰ～Ⅳ期结直肠癌	120	淋巴管侵犯提示淋巴结转移（$P=0.022$）及肝转移（$P<0.001$）
Lin 等[25]	Ⅰ～Ⅳ期结直肠癌	81	淋巴管侵犯与 5 年总生存呈负相关（$P=0.001$），是独立的预后因素

四、手术切除完整性分级与环切缘

手术切除的完整性分级分为 3 级。① R_0：肿瘤完整切除并且切缘阴性。② R_1：肿瘤大体上完整切除，但有显微镜下的切缘阳性，这提示至少有显微镜下的肿瘤残留。③ R_2：不完整切除，伴有肉眼可见的肿瘤残留。

手术切除标本的近切缘与远切缘直观并且容易理解。另一个相对复杂而且经常容易被误解的是环切缘，环切缘是肿瘤浸润最深处与周围软组织切除边缘之间最近的放射状切缘。近切缘、远切缘与环切缘都应该常规列入病理报告评估内容。对结肠癌而言，环切缘（CRM）表示膜外软组织中最靠近肿瘤最深浸润处的地方，该切缘是术者在手术切除过程中，在后腹膜组织中通过钝性或锐性分离而产生的，相当于无浆膜间皮细胞层覆盖结肠的任何一部分。而对于直肠来说，它是肿瘤浸润最深处与直肠周围软组织切除边缘之间最近的放射状切缘[26]。环切缘是一个重要的病理学评价参数，尤其对切除的直肠癌标本进行环切缘的准确评估是非常重要的[27]。已有大量证据表明环切缘不但是局部复发而且还是总生存的强有力的预测因子（表 27-8）。

表 27-8　环切缘与结直肠癌患者预后关系

研　究	入组患者	病例数	结　果	与预后的关系
Adam 等[28]	Ⅰ～Ⅳ期直肠癌（未接受新辅助治疗）	190	术后平均随访 5 年。局部复发率：R_0 组 10%，R_1～R_2 组 78%；多因素分析后环切缘阳性是术后局部复发（HR：12.2[4.4～34.6]）与总生存（HR：3.2[1.6～6.53]）的独立危险因素	环切缘状态是未接受新辅助治疗直肠癌患者的术后局部复发与 5 年总生存率的独立预测因素
Mawdsley 等[29]	Ⅱ、Ⅲ期直肠癌（均接受新辅助放化疗）	150	术后平均随访 37 个月。局部复发率：R_0 组 10%，R_1～R_2 组 62%；远处转移率：R_0 组 29%，R_1～R_2 组 75%；3 年无病生存率和总生存率：R_0 组为 25% 和 64%，R_1～R_2 组为 9% 和 52%	在接受新辅助放化疗的局部进展期直肠癌中，环切缘阳性是术后局部复发、远处转移与生存的危险因素

续　表

研　究	入组患者	病例数	结　　果	与预后的关系
Nagtegaal 等[30]	Ⅰ～Ⅳ期直肠癌	17 500	接受新辅助治疗的直肠癌患者较未接受新辅助治疗的患者而言,环切缘状态在术后局部复发中的预测价值更高(HR: 6.3 *vs.* 2.0;P<0.05)。并且,环切缘阳性是术后远处转移与生存(HR: 2.8;95% CI: 1.9～4.3)的强力预测因素	环切缘状态是局部复发和总生存的预测因子,并且与直接手术的患者相比较,环切缘是接受新辅助治疗后的患者术后局部复发更好的预测指标
Hall 等[31]	Ⅰ～Ⅳ期直肠癌	152	术后平均随访 41 个月。局部复发率:环切缘阴性组 24%,阳性组 50%;环切缘阳性与无病生存(P=0.01)及死亡率(P=0.005)密切相关	环切缘状态是预测患者生存的重要指标

第三节　分子生物学因素

一、癌　胚　抗　原

癌胚抗原(carcinoembryonic antigen,CEA)最早由 Gold 和 Freedman 在 1965 年发现并定义[32]。CEA 是一种肿瘤胚胎性抗原,属于免疫球蛋白 IG 超基因家族的成员,是目前推荐并广泛应用的结直肠癌肿瘤标志物[33,34]。CEA 作为免疫球蛋白超家族中的一种大分子糖蛋白,与肿瘤细胞黏附、免疫及凋亡相关,并且可反映机体抗肿瘤的敏感性[35,36],其过度的表达能抑制细胞分化及破坏组织结构[37]。目前已有很多研究报道,血清 CEA 的水平与结直肠癌患者的分期、分化等密切相关,并且有助于判断结直肠癌患者的预后(表 27-9)。

表 27-9　癌胚抗原与结直肠癌患者预后关系

研　究	入组患者	病例数	与 预 后 的 关 系
胡书生等[38]	Ⅰ～Ⅲ期结直肠癌	426	术前血清 CEA 水平与结直肠癌患者肿瘤大小、浸润深度、淋巴结转移及临床分期密切相关。血清 CEA 升高组患者的总生存期和无进展生存期明显低于 CEA 正常组。单因素及多因素回归分析证明,术前血清 CEA 水平为判断结直肠癌患者预后的独立指标
Tsai 等[39]	Ⅰ～Ⅲ期结直肠癌	778	术后增高的血清 CEA 水平是结肠癌患者早期肿瘤复发的独立危险因素,但在直肠癌患者中未发现其有预测意义
Takagawa 等[40]	Ⅰ～Ⅲ期结直肠癌	638	术前血清 CEA 水平是术后肿瘤复发的独立危险因子。CEA 升高组(>10 ng/ml)较对照组(<10 ng/ml)在无病生存上存在显著差异,分层分析后发现此显著差异存在于Ⅱ期和Ⅲ期患者中,在Ⅰ期患者中未发现有生存差异
Huh 等[41]	Ⅰ～Ⅲ期结肠癌	474	术前血清 CEA 升高组(>5 ng/ml)患者的总生存期和无进展生存期显著低于对照组,分层分析后发现此显著差异仅存在Ⅱ期患者中,在Ⅰ期及Ⅲ期患者中并未发现有生存差异
Mehrkhani 等[42]	Ⅰ～Ⅳ期结直肠癌	1 090	术前血清 CEA>5 ng/ml、分期、淋巴结转移、远处转移等均是患者术后 1 年、3 年、5 年总生存的影响因素

二、微卫星不稳定

DNA 错配修复(mismatch repair,MMR)广泛存在于生物体中,是细胞复制后的一种修复机制。MMR 基因的突变或者修饰(如甲基化)可以导致 MMR 蛋白的缺乏[43]。微卫星(microsatellite,MS)是指基因组中<10 个核苷酸的简单重复序列。简单重复序列的增加或丢失即被称为微卫星不稳定(microsatellite instability,MSI)。MMR 相关基因异常导致的 MMR 蛋白缺乏,从而不能纠正 DNA 复制错误,由此产生 MSI。MMR 蛋白缺乏是 MSI 的标志之一。美国国家癌症研究所工作组推荐,通过检测基因组上的 5 个微卫星位点把 MSI 分为 3 类:① 微卫星高度不稳定(microsatellite high instability,MSI‐H);② 微卫星低度不稳定(microsatellite low instability,MSI‐L);③ 微卫星稳定(microsatellite stability,MSS)[44]。

有关 MSI 与结直肠癌患者预后的相关性研究已有十余年时间,目前认为高度微卫星不稳定(MSI‐H)的结直肠癌患者较低度微卫星不稳定(MSI‐L)和微卫星稳定(MSS)的患者具有更好的预后;微卫星不稳定性亦是结直肠癌患者术后化疗疗效预测的一个指标[45-48](表 27‐10)。

表 27‐10　微卫星不稳与结直肠癌患者预后关系

研　　究	入组患者	病例数	与 预 后 的 关 系
Gryfe 等[48]	Ⅰ～Ⅳ期结直肠癌	607	MSI‐H 患者具有较低的区域淋巴结转移和远处器官转移,对比 MSS 患者均具有显著的生存优势
Benatti 等[47]	Ⅰ～Ⅳ期结直肠癌	1 263	Ⅱ、Ⅲ期的 MSI‐H 患者预后较 MSS 好,但在Ⅰ期和Ⅳ期中未得出同样的结论(可能由于入组的Ⅰ、Ⅳ期患者较少)
Merok 等[46, 48]	Ⅰ～Ⅳ期结直肠癌	613	Ⅱ期的 MSI 患者较 MSS 患者 5 年无病生存期长,而在Ⅲ期患者未得出同样的结论(Ⅰ期和Ⅳ期患者因入组数目较少未得出结论)
Popat 等[45]	Ⅰ～Ⅳ期结直肠癌	7 642	MSI‐H 患者的总生存率均较 MSS 者高

三、K‐ras

K‐ras 是 RAS 基因家族成员,编码一种鸟嘌呤核苷酸结合蛋白,是 EGFR 的重要效应分子,也是通过 RAS—RAF—MEK—ERK—MAPK 通路的主要信号。K‐ras 可以通过与其催化亚基直接作用而激活 PI3K,大约 40%的 CRC 患者存在 K‐ras 基因突变,而绝大多数的突变发生在第 2 外显子的 12 或 13 位密码子[49, 50]。这些突变使得 GTP 酶失活,导致肿瘤相关的 K‐ras 蛋白积聚于活化的 GTP 结合构象中。已有大量文献表明 K‐ras 基因突变预示着晚期结直肠癌对于西妥昔单抗及帕尼单抗的治疗无效[50-54]。因此,K‐ras 基因状态是预测西妥昔单抗及帕尼单抗药物的疗效预测因子。然而,迄今为止,有关 K‐ras 基因的预后预测价值,研究结果不尽相同,有较大争议。因此,推荐 K‐ras 检测的理由不是预测预后[49, 55-57](表 27‐11)。

表 27‐11　K‐ras 与结直肠癌患者预后关系

研　　究	入组患者	病例数	与 预 后 的 关 系
Phipps 等[55]	Ⅰ～Ⅳ期结直肠癌	1 989	K‐ras 突变型较野生型有着更差的肿瘤性生存(HR: 1.37,95% CI: 1.13～1.66),但这种关系在晚期患者中不明显。
Chang 等[56]	Ⅰ～Ⅳ期结直肠癌	228	K‐ras 分别在第 12 和 13 位点上的突变型较野生型有着更差的总生存($P = 0.002$ vs. $P = 0.025$)
Roth 等[49]	Ⅱ～Ⅲ期结肠癌	1 404	K‐ras 的基因型(突变型/野生型)无预后价值
Van 等[57]	Ⅳ期结直肠癌	999	K‐ras 的基因型是西妥昔单抗治疗的疗效预测因子,但与预后无关

四、BRAF

BRAF 基因与 K-ras 基因同属 RAS—RAF—MEK—ERK—MAPK 通路,是 K-ras 的下游基因。BRAF 为有丝蛋白激酶(MAPK)通路中的丝氨酸/苏氨酸蛋白激酶,该激酶将帮助信号从 RAS 转导至 MEK1 或 MEK2,是信号通路中重要的转导因子。它将细胞表面的受体和 RAS 蛋白通过 MEK 和 ERK 与核内的转录因子相连接,激活多种因子,参与调控细胞内多种生物学事件,如细胞生长、分化和凋亡等。目前研究发现 5%~9% 的结直肠癌患者会出现 BRAF 基因的特异性突变(V600E),并且 BRAF 突变仅存在于那些不发生 K-ras 基因外显子 2 突变的患者中[58, 59]。越来越多的研究表明,BRAF 基因对化疗的预测作用并不明了,但是 BRAF 基因突变却是不良预后的预测因子,BRAF 基因突变预后更差[49, 57, 60, 61](表 27-12)。

表 27-12 BRAF 与结直肠癌患者预后关系

研　究	入组患者	病例数	与 预 后 的 关 系
Roth 等[49]	Ⅱ~Ⅲ期结肠癌	1 404	BRAF 突变与分期无关,BRAF 基因型是总生存强有力的预后因子,突变具有更差的预后,尤其在 MSI-L/MSS 的患者中(HR：2.2,95% CI：1.4~3.4,$P=0.000\ 3$),但在无复发生存方面无预测作用
Farina-Sarasqueta 等[60]	Ⅱ~Ⅲ期结肠癌患者	264	BRAF 基因型是总生存(HR：0.45,95% CI：0.25~0.8)、肿瘤性生存(HR：0.47,95% CI：0.22~0.99)的独立预后因素,BRAF 突变型预后更差
Van 等[57]	Ⅳ期结直肠癌	999	在转移性结直肠癌中,BRAF 突变型的总生存比野生型患者更差
Price 等[61]	Ⅳ期结直肠癌	315	在转移性结直肠癌中,BRAF 基因型(野生型/突变型)是总生存的预后因子(HR：0.49,95% CI：0.33~0.73,$P=0.001$),但与无疾病进展时间无关

五、18q 的杂合子丢失

据报道,超过半数的结肠癌患者存在 18q 染色体等位基因缺失(loss of heterozygosity of 18q,18q LOH)[62]。18q 中包含了重要抑癌基因 DCC,除此之外还有 SMAD-2 和 SMAD-4,它们在结直肠癌的发生过程中起着重要的作用。其中 DCC 基因编码一种细胞黏附因子,18q(18q LOH)的缺失导致 DCC 基因丢失,可促进肿瘤转移并导致预后不良。虽然其作为预后指标的价值各研究结果相差甚大,但多数研究者认为,18q 缺失和 DCC 基因的 mRNA 转录水平减少与患者预后差有关[63](表 27-13)。

表 27-13 18q LOH 与结直肠癌患者预后关系

研　究	入组患者	病例数	与 预 后 的 关 系
Watanabe 等[64]	Ⅲ期结肠癌	221	18q 的杂合子丢失组 5 年总生存率为 50%,而未丢失组为 69%($P=0.005$)
Lanza 等[65]	Ⅱ~Ⅲ期结肠癌	118	18q 的杂合子丢失与整体预后呈负相关。在Ⅱ期结肠癌患者中,18q 的杂合子丢失组 5 年无病生存率仅为 54%,而未丢失组却达到了 96%($P=0.005$)。在Ⅲ期结肠癌患者中,18q 的杂合子丢失组 5 年无病生存率仅为 48%,未丢失组却达到了 80%($P=0.014\ 2$)
Martinez-Lopez 等[66]	Ⅱ期结直肠癌	144	18q 的杂合子丢失组 5 年总生存率为 42%,未丢失组为 73%($P=0.008$)
Jen 等[67]	Ⅱ~Ⅲ期结直肠癌	145	在Ⅱ期结直肠癌患者中,18q 的杂合子丢失组 5 年无病生存率仅为 54%,而未丢失组却达到了 93%($P<0.05$)。但是在Ⅲ期结直肠癌患者中,两者之间无显著差异

六、microRNA

微小 RNA（microRNA，miRNA）是一种长度为 18～25 个核苷酸的单链非编码 RNA。通过与靶 mRNA 的完全或不完全匹配互补配对，引发靶 mRNA 降解或翻译抑制，从而在转录后水平沉默基因的表达，进而发挥其功能[68]。miRNA 在多种恶性肿瘤中均存在异常表达，其在肿瘤发生及发展过程中扮演着重要作用[69]。目前已有大量研究表明，miRNA 与结直肠癌的发生发展及预后密切相关，临床上检测结直肠癌患者 miRNA 表达谱的变化可用于评估患者的预后（表 27 - 14）。

表 27 - 14　miRNA 与结直肠癌患者预后关系

研　究	miRNA	入组患者	病例数	与　预　后　的　关　系
Menendez 等[70]	miR - 21	Ⅰ～Ⅲ期结直肠癌	102	miR - 21 是结直肠癌独立的预后因子（$P=0.048$），相对增加的 miR - 21 表达量（>1）减少 50% 的死亡风险
Schetter 等[71]	miR - 21	Ⅰ～Ⅳ期结肠癌	113	miR - 21 高表达的患者意味着更差的生存率（HR：2.4，95% CI：1.4～3.9），并且该预测独立于肿瘤临床分期
Yang 等[72]	miRNA - 29c	Ⅱ～Ⅲ期结直肠癌	107	在Ⅱ、Ⅲ期结直肠癌患者中，早期复发患者的 miRNA - 29c 的表达显著低于非早期复发组患者（$P=0.021$）
Toiyama 等[73]	miR - 200c	Ⅰ～Ⅳ期结直肠癌	446	Ⅳ期结直肠患者血清 miR - 200c 水平明显高于Ⅰ～Ⅲ期患者。miR - 200c 的高表达与淋巴结转移、远处转移相关，并且是结直肠癌患者独立的预后因子（HR：2.67，95% CI：1.28～2.67）
Pu 等[74]	miR - 221	Ⅰ～Ⅳ期结直肠癌	103	miR - 221 高表达组的生存率显著低于 miR - 221 低表达组
Cheng 等[75]	miR - 141	Ⅰ～Ⅳ期结直肠癌	267	miR - 141 的高表达与Ⅳ期患者密切相关。在所有Ⅰ～Ⅳ期结直肠癌患者中，miR - 141 高表达组的生存率显著低于 miR - 141 低表达组，并且是进展期患者独立的预后因素

第四节　治疗相关因素

结直肠癌的预后不仅受患者相关因素、临床病理因素及分子生物学因素的影响，而且和临床治疗因素密切相关。传统的结直肠癌的治疗手段主要包括手术、化疗、放疗等。

针对直肠癌，传统的热点集中在全直肠系膜切除术（TME）上，目前已有充分的证据证明 TME 能有效减少直肠癌术后的局部复发和转移，并能提高术后的生存率；针对结肠癌，近年来的研究热点集中在全结肠系膜切除术（CME），研究证明 CME 可以增加手术清扫淋巴结的数目，但并未增加手术并发症，它可降低局部复发率并提高 5 年生存率（详见相关章节）。肝脏与肺脏是结直肠癌最常见的两个转移部位，对于可切除的肝转移和（或）肺转移的Ⅳ期结直肠癌患者（部分初诊不可切除的患者可能通过积极的转化性治疗转化成可切除的病灶），现在的观念正在不断更新中，手术切除原发灶和转移灶仍有希望达到治愈目的（详见相关章节）。

针对结直肠癌的化疗分为辅助性化疗和姑息性化疗。随着临床新药的不断出现，化疗方案的不断优化以及分子靶向药物的更广泛应用，期望能进一步提高患者的预后（详见相关章节）。

目前对直肠癌的放疗越来越受到重视，尤其是术前新辅助放疗。术前放疗可以降低肿瘤分期，提高手术切除率并且可以降低手术后的局部复发率。

但放疗能否有术后生存方面的获益目前仍有争议（详见相关章节）。

总之，目前对于结直肠癌的预后判断方面，得到公认和最强的预后指标仍然是肿瘤的 TNM 分期。近些年来，发表了大量可能与预后有关的文章，这些文章多数是从分子标志方面分析。也有学者提出肿瘤的分子分期，这些指标应该作为分期的补充因素来参考，但是目前这些因素在结直肠癌预后中的确切价值还没有定论。这是今后肿瘤研究的一个重要方向，它反映了肿瘤的个体化问题，是肿瘤个体化治疗的基础。相信随着研究的进一步深入，我们可以用更加准确的指标来判断结直肠癌患者的预后。

（黄利勇　蔡三军）

◇参◇考◇文◇献◇

[1] O'Connell JB, Maggard MA, Ko CY. Colon cancer survival rates with the new American Joint Committee on Cancer sixth edition staging[J]. J Natl Cancer Inst, 2004, 96(19): 1420 - 1425.

[2] Loupakis F, Yang D, Yau L, et al. Primary tumor location as a prognostic factor in metastatic colorectal cancer[J]. J Natl Cancer Inst, 2015, 107(3).

[3] Steinberg SM, Barkin JS, Kaplan RS, et al. Prognostic indicators of colon tumors. The Gastrointestinal Tumor Study Group experience [J]. Cancer, 1986, 57(9): 1866 - 1870.

[4] Wolmark N, Wieand HS, Rockette HE, et al. The prognostic significance of tumor location and bowel obstruction in Dukes B and C colorectal cancer. Findings from the NSABP clinical trials[J]. Ann Surg, 1983, 198(6): 743 - 752.

[5] Willett C, Tepper JE, Cohen A, et al. Obstructive and perforative colonic carcinoma: patterns of failure[J]. J Clin Oncol, 1985, 3(3): 379 - 384.

[6] Chen HS, Shcen-Chen SM. Obstruction and perforation in colorectal adenocarcinoma: an analysis of prognosis and current trends[J]. Surgery, 2000, 127(4): 370 - 376.

[7] Phipps AI, Shi Q, Newcomb PA, et al. Associations between cigarette smoking status and colon cancer prognosis among participants in North Central Cancer Treatment Group Phase Ⅲ Trial N0147[J]. J Clin Oncol, 2013, 31(16): 2016 - 2023.

[8] Dignam JJ, Polite BN, Yothers G, et al. Body mass index and outcomes in patients who receive adjuvant chemotherapy for colon cancer[J]. J Natl Cancer Inst, 2006, 98(22): 1647 - 1654.

[9] Meyerhardt JA, Sato K, Niedzwiecki D, et al. Dietary glycemic load and cancer recurrence and survival in patients with stage Ⅲ colon cancer: findings from CALGB 89803 [J]. J Natl Cancer Inst, 2012, 104(22): 1702 - 1711.

[10] Meyerhardt JA, Heseltine D, Niedzwiecki D, et al. Impact of physical activity on cancer recurrence and survival in patients with stage Ⅲ colon cancer: findings from CALGB 89803[J]. J Clin Oncol, 2006, 24(22): 3535 - 3541.

[11] Meyerhardt JA, Giovannucci EL, Ogino S, et al. Physical activity and male colorectal cancer survival[J]. Arch Intern Med, 2009, 169(22): 2102 - 2108.

[12] Meyerhardt JA, Niedzwiecki D, Hollis D, et al. Association of dietary patterns with cancer recurrence and survival in patients with stage Ⅲ colon cancer[J]. JAMA, 2007, 298(7): 754 - 764.

[13] Campbell PT, Patel AV, Newton CC, et al. Associations of recreational physical activity and leisure time spent sitting with colorectal cancer survival[J]. J Clin Oncol, 2013, 31(7): 876 - 885.

[14] Kushi LH, Byers T, Doyle C, et al. American Cancer Society Guidelines on Nutrition and Physical Activity for cancer prevention: reducing the risk of cancer with healthy food choices and physical activity[J]. CA Cancer J Clin, 2006, 56(5): 254 - 281, 313 - 314.

[15] Gunderson LL, Jessup JM, Sargent DJ, et al. Revised TN categorization for colon cancer based on national survival outcomes data[J]. J Clin Oncol, 2010, 28(2): 264 - 271.

[16] Gunderson LL, Jessup JM, Sargent DJ, et al. Revised tumor and node categorization for rectal cancer based on surveillance, epidemiology, and end results and rectal pooled analysis outcomes[J]. J Clin Oncol, 2010, 28(2): 256 - 263.

[17] Compton CC. Colorectal carcinoma: diagnostic, prognostic, and molecular features [J]. Mod Pathol, 2003, 16(4): 376 - 388.

[18] Catalano V, Loupakis F, Graziano F, et al. Mucinous histology predicts for poor response rate and overall survival of patients with colorectal cancer and treated with first-line oxaliplatin- and/or irinotecan-based chemotherapy [J]. Br J Cancer, 2009, 100(6): 881 - 887.

[19] Kim SH, Shin SJ, Lee KY, et al. Prognostic value of mucinous histology depends on microsatellite instability status in patients with stage Ⅲ colon cancer treated with adjuvant FOLFOX chemotherapy: a retrospective cohort study[J]. Ann Surg Oncol, 2013, 20(11): 3407 - 3413.

[20] Kang H, O'Connell JB, Maggard MA, et al. A 10 - year outcomes evaluation of mucinous and signet-ring cell carcinoma of the colon and rectum[J]. Dis Colon Rectum, 2005, 48(6): 1161 - 1168.

[21] Hugen N, Verhoeven RH, Lemmens VE, et al. Colorectal signet-ring cell carcinoma: benefit from adjuvant chemotherapy but a poor prognostic factor [J]. Int J Cancer, 2015, 136(2): 333 - 339.

[22] Liang P, Nakada I, Hong JW, et al. Prognostic

significance of immunohistochemically detected blood and lymphatic vessel invasion in colorectal carcinoma: its impact on prognosis[J]. Ann Surg Oncol, 2007, 14(2): 470 - 477.

[23] Betge J, Pollheimer MJ, Lindtner RA, et al. Intramural and extramural vascular invasion in colorectal cancer: prognostic significance and quality of pathology reporting [J]. Cancer, 2012, 118(3): 628 - 638.

[24] Longatto-Filho A, Pinheiro C, Ferreira L, et al. Peritumoural, but not intratumoural, lymphatic vessel density and invasion correlate with colorectal carcinoma poor-outcome markers[J]. Virchows Arch, 2008, 452(2): 133 - 138.

[25] Lin M, Ma S P, Lin H Z, et al. Intratumoral as well as peritumoral lymphatic vessel invasion correlates with lymph node metastasis and unfavourable outcome in colorectal cancer[J]. Clin Exp Metastasis, 2010, 27(3): 123 - 132.

[26] Washington MK, Berlin J, Branton P, et al. Protocol for the examination of specimens from patients with primary carcinoma of the colon and rectum[J]. Arch Pathol Lab Med, 2009, 133(10): 1539 - 1551.

[27] Compton CC. Key issues in reporting common cancer specimens: problems in pathologic staging of colon cancer [J]. Arch Pathol Lab Med, 2006, 130(3): 318 - 324.

[28] Adam IJ, Mohamdee MO, Martin IG, et al. Role of circumferential margin involvement in the local recurrence of rectal cancer[J]. Lancet, 1994, 344(8924): 707 - 711.

[29] Mawdsley S, Glynne-Jones R, Grainger J, et al. Can histopathologic assessment of circumferential margin after preoperative pelvic chemoradiotherapy for T3 - T4 rectal cancer predict for 3 - year disease-free survival? [J]. Int J Radiat Oncol Biol Phys, 2005, 63(3): 745 - 752.

[30] Nagtegaal ID, Quirke P. What is the role for the circumferential margin in the modern treatment of rectal cancer? [J]. J Clin Oncol, 2008, 26(2): 303 - 312.

[31] Hall NR, Finan PJ, Al-Jaberi T, et al. Circumferential margin involvement after mesorectal excision of rectal cancer with curative intent. Predictor of survival but not local recurrence? [J]. Dis Colon Rectum, 1998, 41(8): 979 - 983.

[32] Gold P, Freedman SO. Specific carcinoembryonic antigens of the human digestive system[J]. J Exp Med, 1965, 122 (3): 467 - 481.

[33] Locker GY, Hamilton S, Harris J, et al. ASCO 2006 update of recommendations for the use of tumor markers in gastrointestinal cancer[J]. J Clin Oncol, 2006, 24(33): 5313 - 5327.

[34] Duffy MJ, van Dalen A, Haglund C, et al. Tumour markers in colorectal cancer: European Group on Tumour Markers (EGTM) guidelines for clinical use[J]. Eur J Cancer, 2007, 43(9): 1348 - 1360.

[35] Hammarstrom S. The carcinoembryonic antigen (CEA) family: structures, suggested functions and expression in normal and malignant tissues [J]. Semin Cancer Biol, 1999, 9(2): 67 - 81.

[36] Duffy MJ. Carcinoembryonic antigen as a marker for colorectal cancer: is it clinically useful? [J]. Clin Chem, 2001, 47(4): 624 - 630.

[37] Taheri M, Saragovi HU, Stanners CP. The adhesion and differentiation-inhibitory activities of the immunoglobulin superfamily member, carcinoembryonic antigen, can be independently blocked[J]. J Biol Chem, 2003, 278(17): 14632 - 14639.

[38] 胡书生, 王懋杰, 高佳, 等. 术前血清 CEA 在结直肠癌患者预后判断上的作用[J]. 标记免疫分析与临床, 2012, 6: 333 - 337.

[39] Tsai HL, Chu KS, Huang YH, et al. Predictive factors of early relapse in UICC stage I - III colorectal cancer patients after curative resection[J]. J Surg Oncol, 2009, 100(8): 736 - 743.

[40] Takagawa R, Fujii S, Ohta M, et al. Preoperative serum carcinoembryonic antigen level as a predictive factor of recurrence after curative resection of colorectal cancer[J]. Ann Surg Oncol, 2008, 15(12): 3433 - 3439.

[41] Huh JW, Oh BR, Kim HR, et al. Preoperative carcinoembryonic antigen level as an independent prognostic factor in potentially curative colon cancer[J]. J Surg Oncol, 2010, 101(5): 396 - 400.

[42] Mehrkhani F, Nasiri S, Donboli K, et al. Prognostic factors in survival of colorectal cancer patients after surgery[J]. Colorectal Dis, 2009, 11(2): 157 - 161.

[43] Markowitz SD, Bertagnolli MM. Molecular origins of cancer: Molecular basis of colorectal cancer[J]. N Engl J Med, 2009, 361(25): 2449 - 2460.

[44] Boland C, Thibodeau S, Hamilton S, et al. A National Cancer Institute workshop on microsatellite instability for cancer detection and familial predisposition: development of international criteria for the determination of microsatellite instability in colorectal cancer[J]. Cancer Res, 1998, 58: 5248 - 5257.

[45] Popat S, Hubner R, Houlston RS. Systematic review of microsatellite instability and colorectal cancer prognosis [J]. J Clin Oncol, 2005, 23(3): 609 - 618.

[46] Merok MA, Ahlquist T, Royrvik EC, et al. Microsatellite instability has a positive prognostic impact on stage II colorectal cancer after complete resection: results from a large, consecutive Norwegian series[J]. Ann Oncol, 2013, 24(5): 1274 - 1282.

[47] Benatti P, Gafa R, Barana D, et al. Microsatellite instability and colorectal cancer prognosis[J]. Clin Cancer Res, 2005, 11(23): 8332 - 8340.

[48] Gryfe R, Kim H, Hsieh ET, et al. Tumor microsatellite instability and clinical outcome in young patients with colorectal cancer [J]. N Engl J Med, 2000, 342(2): 69 - 77.

[49] Roth AD, Tejpar S, Delorenzi M, et al. Prognostic role of KRAS and BRAF in stage II and III resected colon cancer: results of the translational study on the PETACC - 3, EORTC 40993, SAKK 60 - 00 trial[J]. J Clin Oncol, 2010, 28(3): 466 - 474.

[50] Amado RG, Wolf M, Peeters M, et al. Wild-type KRAS is required for panitumumab efficacy in patients with metastatic colorectal cancer[J]. J Clin Oncol, 2008, 26 (10): 1626 - 1634.

[51] Van Cutsem E, Kohne CH, Hitre E, et al. Cetuximab and chemotherapy as initial treatment for metastatic colorectal cancer[J]. N Engl J Med, 2009, 360(14): 1408 - 1417.

[52] Bokemeyer C, Bondarenko I, Makhson A, et al. Fluorouracil, leucovorin, and oxaliplatin with and without cetuximab in the first-line treatment of metastatic colorectal cancer [J]. J Clin Oncol, 2009, 27(5): 663 - 671.

[53] Lievre A, Bachet JB, Boige V, et al. KRAS mutations as an independent prognostic factor in patients with advanced colorectal cancer treated with cetuximab[J]. J Clin Oncol, 2008, 26(3): 374 - 379.

[54] Dahabreh IJ, Terasawa T, Castaldi PJ, et al. Systematic review: anti-epidermal growth factor receptor treatment effect modification by KRAS mutations in advanced colorectal cancer[J]. Ann Intern Med, 2011, 154(1): 37 - 49.

[55] Phipps AI, Buchanan DD, Makar KW, et al. KRAS-mutation status in relation to colorectal cancer survival: the joint impact of correlated tumour markers[J]. Br J Cancer, 2013, 108(8): 1757 - 1764.

[56] Chang YS, Yeh KT, Chang TJ, et al. Fast simultaneous detection of K - RAS mutations in colorectal cancer[J]. BMC Cancer, 2009, 9: 179.

[57] Van Cutsem E, Kohne CH, Lang I, et al. Cetuximab plus irinotecan, fluorouracil, and leucovorin as first-line treatment for metastatic colorectal cancer: updated analysis of overall survival according to tumor KRAS and BRAF mutation status[J]. J Clin Oncol, 2011, 29(15): 2011 - 2019.

[58] Tol J, Nagtegaal ID, Punt CJ. BRAF mutation in metastatic colorectal cancer[J]. N Engl J Med, 2009, 361(1): 98 - 99.

[59] Souglakos J, Philips J, Wang R, et al. Prognostic and predictive value of common mutations for treatment response and survival in patients with metastatic colorectal cancer[J]. Br J Cancer, 2009, 101(3): 465 - 472.

[60] Farina - Sarasqueta A, van Lijnschoten G, Moerland E, et al. The BRAF V600E mutation is an independent prognostic factor for survival in stage II and stage III colon cancer patients[J]. Ann Oncol, 2010, 21(12): 2396 - 2402.

[61] Price TJ, Hardingham JE, Lee CK, et al. Impact of KRAS and BRAF Gene Mutation Status on Outcomes From the Phase III AGITG MAX Trial of Capecitabine Alone or in Combination With Bevacizumab and Mitomycin in Advanced Colorectal Cancer[J]. J Clin Oncol, 2011, 29(19): 2675 - 2682.

[62] Blanke CD. Perforation and Stage - II Colon Cancer: Is it Always High Risk? [J]. Gastrointest Cancer Res, 2008, 2(2): 103 - 104.

[63] Popat S, Houlston RS. A systematic review and meta-analysis of the relationship between chromosome 18q genotype, DCC status and colorectal cancer prognosis[J]. Eur J Cancer, 2005, 41(14): 2060 - 2070.

[64] Watanabe T, Wu TT, Catalano PJ, et al. Molecular predictors of survival after adjuvant chemotherapy for colon cancer [J]. N Engl J Med, 2001, 344 (16): 1196 - 1206.

[65] Lanza G, Matteuzzi M, Gafa R, et al. Chromosome 18q allelic loss and prognosis in stage II and III colon cancer [J]. Int J Cancer, 1998, 79(4): 390 - 395.

[66] Martinez - Lopez E, Abad A, Font A, et al. Allelic loss on chromosome 18q as a prognostic marker in stage II colorectal cancer[J]. Gastroenterology, 1998, 114(6): 1180 - 1187.

[67] Jen J, Kim H, Piantadosi S, et al. Allelic loss of chromosome 18q and prognosis in colorectal cancer[J]. N Engl J Med, 1994, 331(4): 213 - 221.

[68] Hibio N, Hino K, Shimizu E, et al. Stability of miRNA 5'terminal and seed regions is correlated with experimentally observed miRNA-mediated silencing efficacy[J]. Sci Rep, 2012, 2: 996.

[69] Galasso M, Sandhu SK, Volinia S. MicroRNA expression signatures in solid malignancies[J]. Cancer J, 2012, 18(3): 238 - 243.

[70] Menendez P, Padilla D, Villarejo P, et al. Prognostic implications of serum microRNA - 21 in colorectal cancer [J]. J Surg Oncol, 2013, 108(6): 369 - 373.

[71] Schetter AJ, Leung SY, Sohn JJ, et al. MicroRNA expression profiles associated with prognosis and therapeutic outcome in colon adenocarcinoma[J]. JAMA, 2008, 299(4): 425 - 436.

[72] Yang IP, Tsai HL, Huang CW, et al. The functional significance of microRNA - 29c in patients with colorectal cancer: a potential circulating biomarker for predicting early relapse[J]. PLoS One, 2013, 8(6): e66842.

[73] Toiyama Y, Hur K, Tanaka K, et al. Serum miR - 200c is a novel prognostic and metastasis-predictive biomarker in patients with colorectal cancer[J]. Ann Surg, 2014, 259(4): 735 - 743.

[74] Pu XX, Huang GL, Guo HQ, et al. Circulating miR - 221 directly amplified from plasma is a potential diagnostic and prognostic marker of colorectal cancer and is correlated with p53 expression[J]. J Gastroenterol Hepatol, 2010, 25(10): 1674 - 1680.

[75] Cheng H, Zhang L, Cogdell DE, et al. Circulating plasma MiR - 141 is a novel biomarker for metastatic colon cancer and predicts poor prognosis [J]. PLoS One, 2011, 6(3): e17745.

第二十八章
结直肠癌的随访

恶性肿瘤最显著的临床特点就是复发和转移，也是其致死的主要原因，往往发生在手术等治疗后的相当长的一段时间内。Sargent 荟萃分析了 18 个前瞻性随机对照研究，包含 20 898 个病例样本，发现 82%的Ⅲ期和 74%的Ⅱ期结直肠癌患者的复发是在术后的 3 年内被诊断的[1]。在此时间之内，患者已经脱离了住院治疗阶段，需要在随访中获得及时的诊断和治疗。

随访的目的主要包括：
- 了解术后患者早期恢复情况。
- 掌握治疗后并发症的情况。
- 了解手术后功能恢复的情况。
- 开展术后辅助治疗。
- 了解肿瘤治疗的疗效，评价治疗方案的有效性。
- 早期发现复发和转移病灶。
- 发现多原发肿瘤。
- 发现肠外来源的其他肿瘤。

- 对晚期患者给予对症治疗，减轻痛苦。
- 评价综合治疗后的生存情况和生活质量。

随访在结直肠癌综合治疗中的作用和意义已经得到了公认。2007 年 Cochrane 综合分析证实结直肠癌术后的强化随访具有显著的临床收益，其随访方案被推荐为结直肠癌术后随访的标准[2]。该研究证实，虽然如预期肿瘤复发率没有因为随访的加强而出现变化，但是研究组人群在复发后生存时间方面获得了明显的延长（OR：0.73；95% CI：0.59~0.91）。原因主要是由于复发病灶的早期发现以及及时的二次根治性手术治疗（28% vs. 12%；OR：2.41；95% CI：1.63~3.54）。在最近的 10 多年内总计 4 篇系统综述被发表，均证实相对于无随访和最小限度随访组，强化随访能够显著改善结直肠癌患者的生存，达到 7%~13%；死亡率降低 9%~13%，效果和Ⅲ期结直肠癌辅助化疗相近[3-5]。此后不同的机构和协会，例如 NCCN、ASCO、ESMO 等逐步推出了其随访指南。

第一节　协　会　指　南

一、ASCO 指南

2006 年 ASCO 在 JCO 发表了其结直肠癌术后随访指南[6]（表 28-1）。提出如下推荐意见。

（1）术后随访需要根据复发风险和患者功能状态进行指导，以便于早期发现复发病灶，并获得积极治疗。术后 2~4 年之内最为重要，是复发的高危时间段。

（2）病史采集、体格检查和 CEA 检测推荐 5

表 28 - 1　主要协会的临床指南

项　目	ASCO	NCCN	ESMO
病史＋体检	每 3～6 个月一次,5 年	每 3～6 个月一次,共 2 年,然后每 6 个月一次,总共 5 年	3～6 个月一次,共 3 年,然后每 6～12 个月一次至少至术后 4～5 年
CEA	每 3～6 个月一次,5 年	每 3～6 个月一次,共 2 年,然后每 6 个月一次,总共 5 年	每 3～6 个月一次,共 3 年,然后每 6～12 个月一次至少至术后 4～5 年
胸部	CT 每年一次,3 年	每年一次,3～5 年	CT 每 6～12 个月一次,共 3 年
腹部和盆腔	CT 每年一次,3～5 年	每年一次,3～5 年	CT 每 6～12 个月一次,共 3 年
结肠镜	术后 1 年推荐接受一次全结肠镜检查;根据前一次检查的结果决定具体检查频率,如果前一次检查未见异常,推荐每 5 年一次;如果术前结肠镜检查未能完成全结肠检查,建议辅助化疗结束后选择合理时间检查	术后 1 年行结肠镜检查,然后根据需要进行;如果术前因为梗阻全结肠检查者,应在术后 3～6 个月接受结肠镜检查;如果未发现息肉,3 年内重复结肠镜检查,以后每 5 年重复;如果结肠镜发现进展期腺瘤(绒毛状腺瘤、大于 1 cm,或者高级别不典型增生)应该 1 年后复查结肠镜。如果未发现息肉,3 年内重复结肠镜检查,以后每 5 年重复一次结肠镜检查。50 岁以下结肠癌患者应该更加频繁复查结肠镜	结肠镜检查在术后一年推荐,然后每 3～5 年一次
直肠镜		低位直肠前切除术的患者应考虑行直肠镜检查,以发现吻合口复发,每半年一次,共 5 年	

年内,每 3～6 个月 1 次。80% 的复发在术后头 2～2.5 年之内,95% 发生在 5 年之内。具有高复发风险的患者随访频率可以更加频繁。

(3) 胸部影像学检查推荐 CT,3 年内每年 1 次;高危患者每 6～12 个月 1 次;除临床试验之外,PET - CT 不作为随访推荐项目。

(4) 直肠癌患者盆腔 CT 也作为一个重要推荐项目,频率根据患者危险程度而定,一般 3～5 年内每年 1 次;对于未接受盆腔放疗的患者,直乙结肠镜在 2～5 年内每 6 个月 1 次。

(5) 术后 1 年推荐接受一次全结肠镜检查;根据前一次检查的结果决定具体检查频率,如果前一次检查未见异常,推荐每 5 年一次;如果术前结肠镜检查未能完成全结肠检查,建议辅助化疗结束后选择合理时间检查。

(6) 任何新发的、持续性的或者加重的临床症状均需要考虑到肿瘤复发的可能性。

(7) 尽管没有高质量的关于在结直肠癌患者中进行肿瘤预防的循证医学证据支持,但是建议患者保持合理的体重,进行合适的体育锻炼,以及健康饮食仍然是合理的。

(8) 专业医生给予结直肠肿瘤患者的治疗计划应该也提供给其他医疗服务提供者,特别是首诊的医生,同时治疗计划应该包含合理随访的相关内容。

(9) 如果患者不适合手术治疗或者因为严重的合并症等原因需要全身化疗,则本指南不适宜应用。

需要注意的是该指南主要推荐给 Ⅱ～Ⅲ 期并接受根治性手术的患者,不包括 Ⅰ 期和切除转移灶的 Ⅳ 期结直肠癌患者,因为相关循证医学证据较为匮乏,尚不能作为指南推荐依据。

二、NCCN 指南[7]

NCCN 指南(表 28 - 1)提出如下推荐意见。

(1) 病史和体检,每 3～6 个月一次,共 2 年,然后每 6 个月一次,总共 5 年。

（2）监测 CEA，每 3～6 个月一次，共 2 年，然后每 6 个月一次，总共 5 年。

（3）Ⅱ、Ⅲ 期患者每年接受一次胸、腹部、盆腔的 CT 检查，共 3～5 年。

（4）术后 1 年行结肠镜检查，然后根据需要进行；如果术前因为梗阻未行全结肠检查者，应在术后 3～6 个月接受结肠镜检查；如果未发现息肉，3 年内重复结肠镜检查，以后每 5 年重复；如果结肠镜发现进展期腺瘤（绒毛状腺瘤大于 1 cm，或者高级别不典型增生）应该 1 年后复查结肠镜，如果未发现息肉，3 年内重复结肠镜检查，以后每 5 年重复一次结肠镜检查。50 岁以下结肠癌患者应该更加频繁地复查结肠镜。

（5）低位直肠前切除术的患者应考虑行直肠镜检查以发现吻合口复发，每半年一次，共 5 年。

（6）PET‐CT 不作为常规推荐用于术前基线检查和常规监测。

（7）Ⅰ 期的患者可以减少随访频率，例如每 6 个月一次。

（8）其他建议还包括监测结直肠癌治疗带来的远期后遗症，例如慢性腹泻和失禁（比如造口患者）、永久性的神经病变——奥沙利铂治疗的副作用、盆腔疼痛和盆骨骨折、盆腔手术和放疗后出现的泌尿生殖功能障碍等。

（9）目前没有证据表明结直肠癌治疗后某些生活习惯，比如吸烟、保持体重指数、体育锻炼和饮食习惯能够改善结直肠癌治疗后的预后。

三、ESMO 指南[8]

ESMO 指南（表 28‐1）提出如下推荐意见。

（1）强化随访在结肠癌患者是必需的[Ⅰ，A]。

（2）病史和体格检查以及 CEA 建议每 3～6 个月一次，共 3 年，然后每 6～12 个月一次至少至术后 4～5 年[Ⅱ，B]。

（3）结肠镜在术后一年推荐，然后每 3～5 年一次，以期发现异时性腺瘤和癌症[Ⅲ，B]。

（4）高复发风险患者，推荐胸腹部 CT 每 6～12 个月一次，共 3 年[Ⅱ，B]。

（5）超声应该为 CT 所替代[Ⅲ，C]。

（6）其他实验室检测还没有获得充分的循证医学证实或者只能限制推荐给有可疑相关症状的患者。

第二节　综述和荟萃分析

S. Pita-Fernández 于 2014 年发表了最新的关于结直肠癌随访的综述和荟萃分析[9]。文章系统性检索了 PubMed、EMBASE、SCOPUS and ISI Web of Knowledge 等数据库，截止时间为 2014 年 6 月。主要收集前瞻性随机对照研究资料，比较非转移性结直肠癌根治术后不同随访策略的效果。总计 11 个研究符合标准[11-21]，涵盖 4 055 个病例样本。荟萃分析结果提示强化随访能够显著改善总生存（HR：0.75；95% CI：1.66～4.06）；而且在强化随访组具有更高的机会检出无症状的肿瘤复发（RR：1.98；95% CI：1.51～2.60）；复发病灶具有更高的根治性切除机会（RR：1.98；95% CI：1.51～2.60）；复发后生存具有优势（RR：2.13，95% CI：1.24～3.69）；检出复发病灶的时间更短（平均差别 = －5.23 个月，95% CI：－9.58～－0.88）。在总得肿瘤复发率以及病死率方面两组没有差异（图 28‐1～图 28‐4）。

队列对照研究结果

在 20 世纪 90 年代后期开始以队列研究为手段，探索随访的方式方法和价值，具体列于表 28‐2。

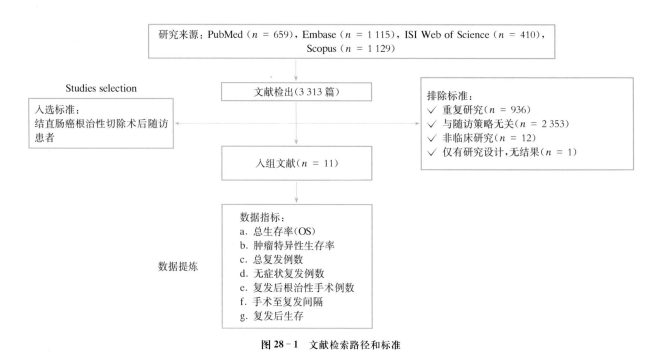

图 28-1 文献检索路径和标准

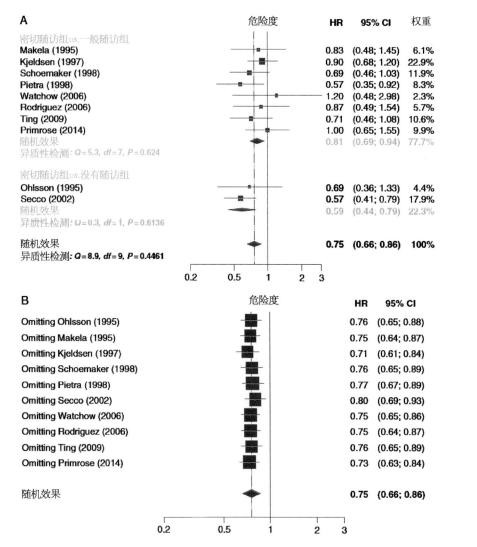

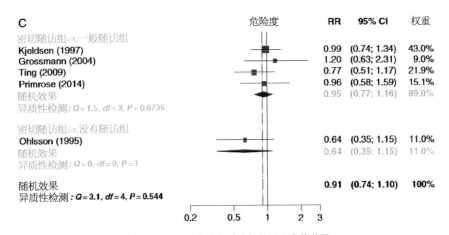

图 28 - 2　总生存率和肿瘤相关死亡率的差异

A. 总生存率；B. 总生存率的敏感性分析；C. 肿瘤特异性死亡率

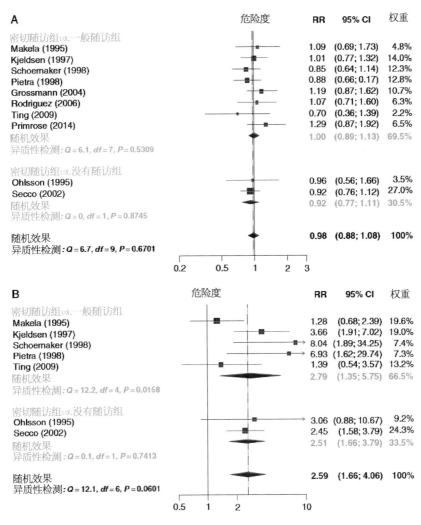

图 28 - 3　复发病灶的检出差异

A. 复发病灶总检出数；B. 无症状复发灶检出数

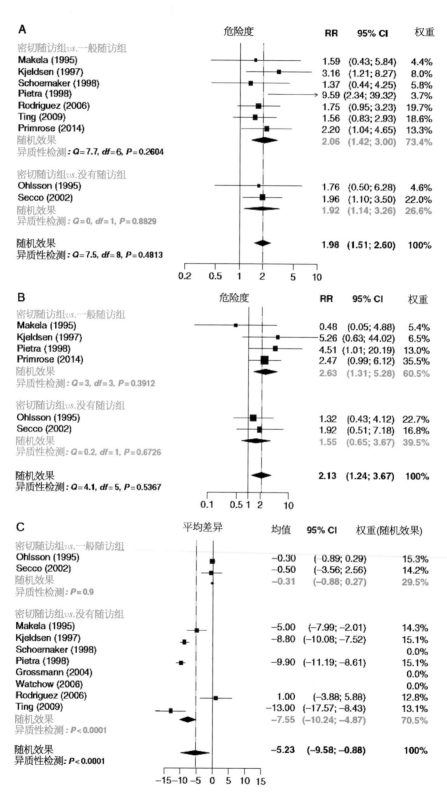

图 28 - 4　根治性切除率、复发后死亡率和无复发间期

A. 复发病灶的根治性切除率；B. 复发后的生存时间；C. 无复发间期

表 28-2　队列研究结果汇总

作　者	年　份	分　层	强化随访组			对照组		
			病例数	复发病例数	5 年 OS	病例数	复发病例数	5 年 OS
Puglese	1984	Dukes'B	59	11	79%	36		84%
		Dukes'C	56	21	40%	26		21%
Ovaska	1990		368	119	72%	139	30	62%
Echardt	1994		88	9	80%	124	14	59%
Bergamasch	1996		322	92	48%	478	175	41%
Castells	1998		140	53	63%	59	24	37%
Komborozos	2001		134	53	63%	169	60	60%

第三节　特殊群体的随访策略

一、早期结肠癌术后的随访

基于 COST trial 的结论。Vassiliki 等报道通过对于 COST 研究的病例样本针对随访方式和结果进行统计分析[22]。共计 48 个单位 872 例结肠癌患者入组,其中 537 例 Ⅰ期和ⅡA 期患者,254 例ⅡB 和Ⅲ期患者,另外 81 个病例因为良性肿瘤或者Ⅳ期等原因被排除在外。

随访采用如下标准。

(1) 病史和体格检查,CEA 每 3 个月一次,共 1 年,然后每 6 个月一次,共 5 年。

(2) 胸部 X 线片每 6 个月一次,共 2 年,然后每年一次。

(3) 结肠镜术后 1 年,如无异常,然后每 3 年一次。

(4) CT 由医生根据症状、体检结果,或者 CEAC 指标来决定是否需要。

结果 146 例出现复发,其中 55 例来源于早期病例,91 例来源于进展期病例。总的 5 年生存率分别为 82.9% 和 64.4%;两年复发率分别为 6.0% 和 23.7%;5 年复发率分别为 9.5% 和 35.7%。在复发部位上两组没有差异;早期患者更加倾向于孤立性转移,容易获得根治性手术切除,并且获得更长的复发后生存。

二、遗传性结直肠癌的随访意见

2013 年 ESMO 更新了遗传性结直肠癌的随访指南[23],简要列表如下(表 28-3)。

表 28-3　ESMO 遗传性结直肠癌随访指南(2013 年)

Lynch 综合征	
结直肠	20～25 岁开始每 1～2 年一次,或者较家族中最年轻患者提前 5 年
子宫内膜和卵巢	30～35 岁开始妇科体检、超声、CA125、穿刺活检每年一次;如果已经生育,建议预防性子宫和卵巢切除
胃	在致病基因突变携带者中,推荐幽门螺杆菌的检测和治疗;在具有胃癌的高危家族中,建议胃镜检查每 1～3 年一次
其他 Lynch 相关肿瘤	目前还没有充分的循证医学证据提供指南

续 表

经典的家族性腺瘤病（FAP）	
结直肠	12～14 岁开始，突变携带者开始乙状结肠镜检查，每 2 年一次，持续终身；如果发现腺瘤，改为每年一次，直至接受全结肠切除
胃十二指肠	25～30 岁，后者结直肠息肉确诊后，应用具有前视及侧视视野的胃十二指肠镜检查，时间间隔参照 Spigelman 分期
甲状腺	25～30 岁开始，每年一次甲状腺超声检查
韧带样瘤	CT 或者 MRI 检查，在危险人群中推荐，包括韧带样瘤家族史或者携带相关 APC 突变基因
衰减型家族性腺瘤病（aFAP）	
结直肠	18～20 岁开始，突变携带者开始乙状结肠镜检查，每 2 年一次，持续终身；如果发现腺瘤，改为每年一次，直至接受全结肠切除
胃十二指肠	25～30 岁，后者结直肠息肉确诊后，应用具有前视及侧视视野的胃十二指肠镜检查，时间间隔参照 Spigelman 分期
甲状腺	25～30 岁开始，每年一次甲状腺超声检查
韧带样瘤	CT 或者 MRI 检查，在危险人群中推荐，包括韧带样瘤家族史或者携带相关 APC 突变基因

三、ESMO 指南小结

（1）推荐在所有结直肠癌患者中进行免疫组化检测 MMR 和（或）MSI，或者在年龄小于 70 岁或超过 70 岁但满足 Bethesda 指南的患者中推荐。

（2）如果在肿瘤组织中发现 MLH1/PMS2 缺失，推荐 BRAF V600E 基因突变分析或者 MLH1 启动子甲基化分析，以排除散发性病例。

（3）任何一个其他错配修复蛋白表达缺失（MSH2，MSH6，PMS2），胚系的基因检测作为推荐；完全的胚系基因检测包含 DNA 测序以及重排分析。

（4）在突变携带者中随访推荐如表 28－3 所示。

（5）具有家族性结直肠癌 X 综合征的个体，建议较家族最年轻患者提前 5～10 年开始每 3～5 年一次的结肠镜检查。

（6）具有多发结直肠腺瘤的患者（＞10 个），需要考虑 APC 基因和（或）MUTYH 基因突变检测；完全的胚系基因检测包含 DNA 测序以及重排分析。

（7）经典型 FAP 随访推荐如图 28－3 所示，如果具有大量腺瘤或者伴有高级别瘤变的患者建议外科手术治疗；aFAP 患者可以保守治疗，选择每年一次的结肠镜检查以及息肉切除术。

（8）FAP 具体手术方式的选择主要根据患者发病年龄、直肠息肉严重程度、生育意愿、韧带样瘤发病危险以及 APC 基因突变位点来决定。

（9）加强术后残留直肠或者储袋的随访。

（10）在经典型 FAP 或者衰减型 FAP 患者中，需要注意肠外表现的检测，一般开始于结肠息肉的确诊或者 25～30 岁。

（11）MAP 患者的随访原则与 aFAP 相似。

第四节　随访的卫生经济学

强化的随访能够带来患者的生存获益，同时也导致医疗费用的增加[24,25]。5 年的强化随访可以获得 0.73～0.82 年的生存延长。通过调整每例患者需要支付 2 479 英镑，每生存年平均 3 402 英镑。早期的检查手段中主要集中在 CEA、超声和胸部 X 线，平均每发现一个复发病灶，应用 CEA 需要 5 696 美元，胸部

X 线需要 10 078 美元,结肠镜需要 45 180 美元[26]。近年来,随着 CT 逐渐取代 X 线和超声作为检察手段[8],费用还会进一步增加。因此合理科学的卫生经济学

分析对于指南的制定也具有重要的参考价值。

(廉朋 蔡三军)

◇ 参 ◇ 考 ◇ 文 ◇ 献 ◇

[1] Sargent DJ, Patiyil S, Yothers G, et al. Endpoints for colon cancer adjuvant trials: observations and recommendations based on individual patient data from 20,898 patients enrolled onto 18 randomized trials from the ACCENT group[J]. J Clin Oncol, 2007, 29: 4569 - 4574.

[2] Jeffery M, Hickey BE, Hider PN. Follow-up strategies for patients treated for non-metastatic colorectal cancer[J]. Cochrane Database Syst Rev, 2002, 1(2): CD002200.

[3] Rosen M, Chan L, Beart RW, et al. Follow-up of colorectal cancer: a metaanalysis[J]. Dis Colon Rectum, 1998, 41: 1116 - 1126.

[4] Renehan AG, Egger M, Saunders MP, et al. Impact on survival of intensive follow up after curative resection for colorectal cancer: systematic review and metaanalysis of randomised trials[J]. BMJ, 2002, 324: 813 - 819.

[5] Tjandra JJ, Chan MK. Follow-up after curative resection of colorectal cancer: a meta-analysis [J]. Dis Colon Rectum, 2007, 50: 1783 - 1799.

[6] Jeffrey A, Meyerhardt PB, Mangu PJ, et al. Follow-up care, surveillance protocol, and secondary prevention measures for survivors of colorectal cancer: American Society of Clinical Oncology Clinical Practice Guideline Endorsement[J]. J Clin Oncol, 31: 4465 - 4470.

[7] Benson AB 3rd, Arnoletti JP, Bekaii-Saab T, et al. Colon cancer[J]. J Natl Compr Canc Netw, 2011, 9: 1238 - 1290.

[8] Labianca R, Nordlinger B, Beretta GD, et al. Early colon cancer: ESMO Clinical Practice Guidelines for diagnosis, treatment and follow-up[J]. Annals of Oncology, 2013, 24 (Supplement 6): vi64 - vi72.

[9] Pita-Fernández S, Alhayek-Aí M, González-Martín C, et al. Intensive follow-up strategies improve outcomes in nonmetastatic colorectal cancer patients after curative surgery: a systematic review and meta-analysis[J]. Ann Oncol, 2014, 26(4).

[10] Kjeldsen BJ, Kronborg O, Fenger C, et al. The pattern of recurrent colorectal cancer in a prospective randomised study and the characteristics of diagnostic tests[J]. Int J Colorectal Dis, 1997, 12: 329 - 334.

[11] Secco GB, Fardelli R, Gianquinto D, et al. Efficacy and cost of risk-adapted followup in patients after colorectal cancer surgery: a prospective, randomized and controlled trial[J]. Eur J Surg Oncol, 2002, 28: 418 - 423.

[12] Pietra N, Sarli L, Costi R, et al. Role of follow-up in management of local recurrences of colorectal cancer: a prospective, randomized study[J]. Dis Colon Rectum, 1998, 41: 1127 - 1133.

[13] Ohlsson B, Breland U, Ekberg H, et al. Follow-up after curative surgery for colorectal carcinoma: randomized comparison with no follow-up[J]. Dis Colon Rectum, 1995, 38: 619 - 626.

[14] Makela JT, Laitinen SO, Kairaluoma MI. Five-year follow-up after radical surgery for colorectal cancer. Results of a prospective randomized trial[J]. Arch Surg, 1995, 130: 1062 - 1067.

[15] Kjeldsen BJ, Kronborg O, Fenger C, et al. A prospective randomized study of follow-up after radical surgery for colorectal cancer[J]. Br J Surg, 1997, 84: 666 - 669.

[16] Schoemaker D, Black R, Giles L, Yearly colonoscopy, liver CT, and chest radiography do not influence 5 - year survival of colorectal cancer patients[J]. Gastroenterology, 1998, 114: 7 - 14.

[17] Grossmann EM, Johnson FE, Virgo KS, et al. Follow-up of colorectal cancer patients after resection with curative intent — the GILDA trial[J]. Surg Oncol, 2004, 13: 119 - 124.

[18] Rodriguez-Moranta F, Salo J, Arcusa A, et al. Postoperative surveillance in patients with colorectal cancer who have undergone curative resection: a prospective multicenter, randomized, controlled trial [J]. J Clin Oncol, 2006, 24: 386 - 393.

[19] Wattchow DA, Weller DP, Esterman A, et al. General practice vs. surgical-based follow-up for patients with colon cancer: randomised controlled trial[J]. Br J Cancer, 2006, 94: 1116 - 1121.

[20] Wang T, Cui Y, Huang WS, et al. The role of postoperative colonoscopic surveillance after radical surgery for colorectal cancer: a prospective, randomized clinical study [J]. Gastrointest Endosc, 2009, 69: 609 - 615.

[21] Primrose JN, Perera R, Gray A, et al. Effect of 3 to 5 years of scheduled CEA and CT follow-up to detect recurrence of colorectal cancer: the FACS randomized clinical trial[J]. JAMA, 2014, 311: 263 - 270.

[22] Tsikitis VL, Malireddy K, Green EA, et al. Postoperative surveillance recommendations for early stage colon cancer based on results from the clinical outcomes of surgical therapy trial[J]. J Clin Oncol, 2009, 27: 3671 - 3676.

[23] Balmaña J, Balaguer F, Cervantes A, et al. Familial risk-colorectal cancer: ESMO Clinical Practice Guidelines [J]. Annals of Oncology 2013, 24 (Supplement 6): vi73 - vi80.

[24] Borie F, Combescure C, Daure's JP, et al. Costeffectiveness of two follow-up strategies for curative resection of colorectal cancer: comparative study using a Markov model[J]. World J Surg, 2004, 28: 563 - 569.

[25] Renehan AG, O'Dwyer ST, Whynes DK. Cost effectiveness analysis of intensive versus conventional follow up after curative resection for colorectal cancer[J]. Br Med J, 2004, 328: 81.

[26] Graham RA, Wang S, Catalano PJ, et al. Postsurgical surveillance of colon cancer: preliminary cost analysis of physician examination, carcinoembryonic antigen testing, chest X-ray, and colonoscopy[J]. Ann Surg, 1998, 228: 59 - 63.

第二十九章
结直肠肛管其他恶性肿瘤

第一节 概　　述

　　腺癌是结直肠恶性肿瘤中最常见的类型,占结直肠肛管恶性肿瘤的 90% 以上,其中黏液腺癌和印戒细胞癌较为少见,分别占 5%～15% 和 1%。肛管癌约占结直肠肛管恶性肿瘤的 2%,其中 80% 以上是肛管鳞癌,其他恶性肿瘤较为少见(表 29‐1)。由于部分类型的肿瘤缺乏循证医学的研究数据,本章将仅做简单介绍;有些罕见肿瘤在 PubMed 上仅有少量个例报道,本章将不逐一讨论。

表 29‐1　结直肠肛管少见恶性肿瘤

来　　源	名　　称	占结直肠恶性肿瘤的比例(%)	例数(年份)
上皮组织	神经内分泌肿瘤	2	
	肛管鳞癌	2	
	结直肠印戒细胞癌	1	
	结直肠腺鳞癌	0.05～0.2	
	结直肠鳞癌	0.01～0.025	<200(2007)
	间质瘤	0.04	
间叶组织	平滑肌肉瘤		<250(2000)
	淋巴肉瘤		<40(1982)
	血管肉瘤		21(2013)
	恶性纤维组织细胞瘤		21(2012)
	脂肪肉瘤		11(2010)
	纤维肉瘤		7(2013)
	横纹肌肉瘤		5(2013)
	Kaposi 肉瘤		4(2001)
淋巴造血组织	淋巴瘤	0.2～0.6	
	浆细胞瘤		<40(2012)
神经组织	恶性神经鞘瘤		2(2001)
其他组织	肛管直肠恶性黑色素瘤	肛管恶性肿瘤的 0.1～4.6	

第二节　结直肠神经内分泌肿瘤

一、定义及流行病学

神经内分泌肿瘤（neuroendocrine tumors，NETs）是一组起源于肽能神经元和神经内分泌细胞的异质性肿瘤，包含传统概念上的类癌（表29-2）。可发生于全身许多器官和组织，消化道 NETs 最常见，占所有 NETs 的55%～70%[1]。

1973年 NETs 的发病率为（1.09/10万），2004年为（5.25/10万）[1]，发病率的增高固然与临床诊断手段的进步有关，但实际发病率也的确在增加。结直肠 NETs 中，直肠 NETs 所占比例最高，男女比例接近，与结直肠腺癌相比，发病年龄较早（表29-3）。

表 29-2　NETs 的定义演变

名　称	依　据	缺　点
类癌[2]	细胞形态及生物学	无法反映肿瘤起源
NETs[3]	表现肿瘤起源	

表 29-3　结直肠 NETs 的流行病学

研　究	例　数	部　位	发病率(/10万)	占 NETs 比例	男女比例	中位年龄(岁)
Yao[1]（SEER）	35 825	阑尾	0.15		0.88/1	47
		结肠	0.20		1.35/1	65
		直肠	0.86		1.14/1	55
Modlin[4]（SEER）	13 715	阑尾		12.2	0.52/1	49
		结肠		9.6	0.77/1	56
		直肠		13.8	1.07/1	56
Soga[5]（review）	11 842	阑尾		8.7	0.6/1	37
		结肠		2.8	1.3/1	57
		直肠		14.3	1.6/1	52
Berge[6]（NRC）	2 013	阑尾		4.8		
		结肠		8.0		
		直肠		7.2		

SEER：The Surveillance，Epidemiology and End Results Program（美国）；NRC：The Norwegian Registry of Cancer（挪威）。

二、临床表现及诊断

（一）症状

50%～60%的结直肠 NETs 患者无症状，许多病例是在体检普查、手术和尸检时偶被发现[7]。其他患者一般表现为非特异性如腹痛、腹部不适、消化道出血、腹部肿块及其所引起的并发症，如胃肠道梗阻、急性阑尾炎等。

类癌综合征可见于存在肝转移的阑尾（2.5%）和结肠（5.6%）NETs，较少见于直肠 NETs（1.6%）[5]。

（二）生物活性标志物检测

不同部位的结直肠 NETs 分泌的生物活性标志物不尽相同，G_1～G_2 的肿瘤较 G_3 的肿瘤分泌功能更高[8]。对于诊断[9]和疗效观察有一定帮助，并且与预后相关[10]（表29-4）。由于技术原因，此类检测目前仍未广泛开展。

表 29 - 4　结直肠 NETs 的生物活性标志物检测[11]

部位	生物活性标志物	无转移	有转移
阑尾	CgA U - 5 - HIAA NKA (PP)	正常	升高 CgA(>80%) U - 5 - HIAA (70%) NKA(>80%)
阑尾 (GCC)	CgA U - 5 - HIAA NKA (PP)	正常	正常
结肠 (右半)	CgA urinary 5 - HIAA NKA (PP)		升高[12]: CgA(>80%) U - 5 - HIAA (70%) NKA(>80%)
直肠	CgA CgB PP Glucagon HCG - β		升高: CgA(极少) CgB PP glucagon HCG - β

CgA: chromogranin A,嗜铬素 A；CgB: chromogranin B,嗜铬素 B；HGC - β: human chorionic gonadotrophin β,人绒毛膜促性腺激素 β；U - 5 - HIAA: urinary 5 hydroxyindoleacetic acid,5 -羟吲哚乙酸；GCC: goblet cell carcinoid,杯状细胞类癌；NKA: neurokinin A,神经激肽；PP: pancreatic polypeptide,胰多肽。

(三)辅助检查

1. 肠镜及腔内超声检查　结直肠 NETs 的肠镜表现通常为黏膜下隆起或呈息肉样突出的黄色结节,表面黏膜可破溃,形成脐状凹陷或溃疡。由于 NETs 位于黏膜下,活检取材应较深,应取多处、多块组织,以免出现假阴性。

腔内超声(endoscopic ultrasound,EUS)检查表现通常为均匀低回声影,位于黏膜下,边界清楚。EUS 对于原发灶的浸润深度的判断有较高的价值[13]。

2. B 超、CT、MRI 检查　腹部 B 超可发现胃肠道外扩散和肝转移病灶,并可在 B 超指引下穿刺活检行病理检查。腹部 CT、MRI 可以估计 NETs 在肠壁、肠系膜扩散范围和淋巴结及远处转移情况,检出率为 80% 左右(表 29 - 5)。由于很多 NETs 直径不足 1 cm,故 B 超、CT 甚至 MRI 对原发灶的诊断通常难有帮助。

表 29 - 5　NETs 的影像学检查

研　究	例数	方　法	检出率(%)
Pfannenberg[14]	24	CT	92
Shi[15]	25	CT	76
Taal[16]	20	CT	100
Sugimoto[17]	80	CT	79
Yakemchuk[18]	27	CT	61
Westlin[19]	40	CT	82
Bader[20]	12	MRI	67
Shi[15]	16	MRI	81
Pasquali[21]	13	CT/MRI	25
Hoegerle[22]	17	CT/MRI	73

3. 闪烁扫描检查　生长抑素受体扫描(somatostatin receptor scintigraphy,SRS)对 NETs 的诊断较有价值,因为生长抑素类似物奥曲肽结合于生长抑素受体,而 90% 的 NETs 表达该受体[23]。SRS 对测定原发肿瘤和肝脏转移的敏感性达 50%～100%(表 29 - 6),这种方法可以发现可能被 CT 或 MRI 遗漏的可切除肿瘤,还可鉴别能否手术。

表 29 - 6　NETs 的闪烁扫描检查

研　究	例数	方　法	检出率(%)
Modlin[24]	232	111In - OCT	80
Raderer[25]	173	111In - OCT	91
Hoefnagel[26]	451	111In - OCT	86
Shi[15]	25	111In - OCT	92
Wiedenmann[27]	74	111In - OCT	81
Yakemchuk[18]	27	111In - OCT	62
Taal[16]	20	111In - POT	84
Schillaci[28]	18	111In - POT	100
Nocaudie - Calzada[29]	40	111In - POT	86
Kaltsas[23]	24	111In - POT	67
Zuetenhorst[30]	8	111In - POT	50
Zuetenhorst[30]	8	131I - MIGB	80
Kaltsas[23]	24	123I - MIGB	50
Nocaudie - Calzada[29]	40	123I - MIGB	64
Taal[16]	20	131I - MIGB	84

In: indium,铟；I: Iodine,碘；POT: pentetreotide,喷曲肽；OCT: octreotide,奥曲肽；MIGB: metaiodobenzylguanidine,间碘苄胍。

间碘苄胍（metaiodobenzylguanidine，MIBG）是去甲肾上腺素的结构类似物，^{123}I、^{131}I－MIBG可用来诊断 NETs。MIBG 扫描确定 NETs 的敏感性较 SRS 低。当其他检查不能确定肿瘤时，MIBG扫描可以起到辅助作用。

4. PET 使用^{18}F－FDG 作为示踪剂的常规PET 对 NETs 的检出率不理想，使用 NETs 摄取较高的^{11}C－5－HT 作为示踪剂，可极大提高检出率（表 29－7）。

表 29－7 NETs 的 PET 检测

研　究	例数	方　法	检出率（%）
Belhocine[31]	13	^{18}F－FDG	25
Hoegerle[22]	17	^{18}F－FDG	29
Le[32]	11	^{18}F－FDG	73
Virgolini[33]	7	^{18}F－FDG	57
Adams[34]	5	^{18}F－FDG	40
Hoegerle[22]	17	^{18}F－DOPA	65
Yakemchuk[18]	27	^{18}F－DOPA	95
Orlefors[35]	18	^{11}C－5－HT	100
Sundin[36]	14	^{11}C－5－HT	100
Orlefors[37]	15	^{11}C－5－HT	100
Anderson[38]	8	^{64}Cu－TETA－OC	100
Hofmann[39]	8	^{68}Ga－DOTATOC	100

F：fluorine，氟；C：carbon，碳；Cu：cuprum，铜；Ga：gallium，镓；FDG：fluorodeoxyglucose，脱氧葡萄糖；DOPA：3,4－dihydroxyphenylalanine，多巴；5－HT：5－hydroxytryptamine，5－羟色胺；TETA－OC：1,4,8,11－tetraazacyclotetradecane－N,N′,N″,N‴－tetraacetic acid－octreotide，1,4,8,11－四氮杂环十四烷－四乙酸-奥曲肽；DOTATOC：phe^1－thy^3－octreotide，苯丙氨酸-酪氨酸-奥曲肽。

（四）病理诊断（2010 年 WHO 分类标准）[40]

1. 免疫组织化学标志物 过去鉴定胃肠胰NETs 的亲银和嗜银染色（主要针对肠嗜铬细胞和肠嗜铬样细胞）不能从生物学和临床行为上鉴别不同类型的该类肿瘤，现已被免疫组织化学染色方法所取代（表 29－8）。

表 29－8 NETs 的免疫组化标志物

标志物	Syn	CgA	CD56	NSE
特点	灵敏度高	特异度高	特异度低	特异度低
应用	推荐	推荐	不推荐	不推荐

Syn：synaptophysin，突触素；CgA：chromogranin A，嗜铬素A；NSE：neuron-specific enolase，神经元特异性烯醇化酶。

在用于 NETs 诊断时，需同时检测 Syn 和CgA。高分化 NETs（$G_1 \sim G_2$）中的瘤细胞胞质通常弥漫性强表达 Syn 和 CgA；低分化 NETs（G_3）中的瘤细胞胞质则常弱表达 Syn 和 CgA。Syn 和CgA 在 NETs 诊断中是用来证实瘤细胞是否具有神经内分泌性质，所以只要有定位准确的阳性反应，不需要半定量评价阳性强度和阳性细胞数。

2. 病理分级 结直肠 NETs 应按组织学和增殖活性分级，增殖活性分级推荐采用核分裂象数和（或）Ki－67 阳性指数两项指标（表 29－9）。

表 29－9 结直肠 NETs 的分级标准[40]

分级	核分裂象数（10 HPF）[a]	Ki－67 阳性指数（%）[b]
G_1	1	≤2
G_2	2～20	3～20
G_3	＞20	＞20

a：10 HPF＝2 mm²（视野直径 0.50 mm，单个视野面积 0.196 mm²），于核分裂活跃区至少计数 50 个高倍视野；b：用 MIBI 抗体，在核标记最强的区域计数 500～2 000 个细胞的阳性百分比。

核分裂象数与 Ki－67 阳性指数呈正相关，可以互相替代。少数情况下两者可能出现不一致，此时应采用分级更高的结果。通常在手术切除标本中，核分裂象数和（或）Ki－67 阳性指数均可使用，在活检小标本中，若计数不足 50 个高倍视野，此时依据 Ki－67 阳性指数评估分级更为可靠。对于细针穿刺细胞学标本则不能进行组织学分级。

3. 病理类型 NETs 的病理分类不断演变（表29－10，表 29－11），不同时期的分类之间并不能相互代替，例如 WHO（1980）定义的类癌不完全等同于 WHO（2010）定义的 NETs（G_1）。

表 29 - 10　NETs 分类的演变

标　准	分　类			特　点
WHO(1980)[41]	类癌	不典型类癌	神经内分泌癌	无法反映肿瘤起源
Capella(1995)[42]	良性(或不明性质)	低度恶性	高度恶性	不含分级,不够准确
WHO(2000)[43]	WEDT	WDEC	PDEC	含部分分期概念,复杂
WHO(2010)[40]	G_1	G_2	G_3	不含分期,简单,较准确

WHO：World Health Organization,世界卫生组织;WDET：well differentiated endocrine tumor,分化好的神经内分泌肿瘤;WDEC：well differentiated endocrine carcinoma,分化好的神经内分泌癌;PDEC：poorly differentiated endocrine carcinoma,分化差的神经内分泌癌;G：grade,分级。

表 29 - 11　结直肠 NETs 的病理类型[40]

NET($G_1 \sim G_2$)	NEC（G_3）	MANEC	部位特异性和功能性 NETs
NET1 级(G_1) NET2 级(G_2)	大细胞 NEC 小细胞 NEC	含有腺上皮和神经内分泌细胞两种成分的恶性肿瘤,应分级 两种成分的任何一种被人为地定义为至少占 30%	阑尾 GCC

NET：neuroendocrine tumor,神经内分泌肿瘤;NEC：neuroendocrine carcinoma,神经内分泌癌;MANEC：mixed adenoendocrine carcinoma,混合性腺神经内分泌癌;GCC：goblet cell carcinoid,杯状细胞类癌。

（五）分期

WHO(2010)的病理分期标准的特点是根据不同部位进行分期,与阑尾 NETs 相比,结直肠 NETs 的 T 分期中加入了浸润深度的诊断,Ⅱ期和Ⅲ期均分为 A、B 两个亚期(表 29 - 12)。

表 29 - 12　结直肠 NETs 的病理分期[40]

	阑尾 NETs	结直肠 NETs
T 分期		
T_X	原发肿瘤不能评估	原发肿瘤不能评估
T_0	无原发肿瘤证据	无原发肿瘤证据
T_1	肿瘤直径≤2 cm	肿瘤浸润固有层或黏膜下,且直径≤2 cm
T_{1a}	肿瘤直径≤1 cm	肿瘤直径≤1 cm
T_{1b}	肿瘤直径>1 cm 且≤2 cm	肿瘤直径>1 cm 且≤2 cm
T_2	肿瘤直径>2 cm 且≤4 cm;或侵犯盲肠	肿瘤浸润固有肌层或直径>2 cm
T_3	肿瘤直径>4 cm;或侵犯回肠	肿瘤浸润浆膜下或无腹膜覆盖的周围组织
T_4	肿瘤侵透腹膜或浸润邻近器官	肿瘤侵透腹膜或浸润邻近器官
N 分期		
N_X	区域淋巴结不能评估	区域淋巴结不能评估
N_0	无区域淋巴结转移	无区域淋巴结转移
N_1	有区域淋巴结转移	有区域淋巴结转移
M 分期		
M_0	无远处转移	无远处转移
M_1	有远处转移	有远处转移
分期		
Ⅰ期	$T_1N_0M_0$	$T_1N_0M_0$
Ⅱ期	$T_2N_0M_0$	Ⅱ A：$T_2N_0M_0$
	$T_3N_0M_0$	Ⅱ B：$T_3N_0M_0$
Ⅲ期	$T_4N_0M_0$	Ⅲ A：$T_4N_0M_0$
	任何 T,N_1M_0	Ⅲ B：任何 T,N_1M_0
Ⅳ期	任何 T,任何 N,M_1	任何 T,任何 N,M_1

三、治 疗

(一)手术治疗

1. 原发灶的处理　在无远处转移时,对原发灶

的处理原则为根治性切除,即切除原发灶和区域转移的淋巴结,结直肠 NETs 的区域淋巴结转移与肿瘤直径相关(表 29-13),直径超过 2 cm 时区域淋巴结转移率较高,一般不建议行原发灶局部切除术。

2. 肝转移灶的处理　对于 $G_1 \sim G_2$ 的 NETs,肝转移灶的积极处理可缓解症状并改善预后(表 29-14)。

表 29-13　结直肠 NETs 淋巴结转移率与肿瘤直径的关系

研　究	部　位	例　数	淋巴结转移率(%)				
			≤5 mm	≤10 mm	10~20 mm	>20 mm	(中位直径 mm)
Landry[44]	直肠	4 701					4(6)
Coloprotology[45]	直肠	404		2	24	50	
Soga[46]	直肠	777	3.7	10	27.6	56.7	
Konishi[47]	直肠	106		7	40	58	
Shields[48]	直肠	90		8	31	59	
Soga[49]	结肠	363				61.3	
Landry[50]	结肠	2 459					48(30)
Benedix[51]	阑尾	48	0	0			16.6(18)
Landry[52]	阑尾	900					24(24)

表 29-14　NETs 肝转移灶的处理

研　究	方　式	例　数	5 年生存率(%)	症状缓解率(%)
Mayo[53]	S/A/S+A	339	74	
	S	33	76	100
Chamberlain[54]	HAE	34	50	94
	M	18	0	
Nave[55]	S	31	47	
Chen[56]	S	15	74	
	M	23	29	
Que[57]	S	74	73(4 年)	90
	S/A	19	72	95
Touzios[58]	TACE	18	50	88
	M	23	25	42
Gomez[59]	S	18	86	100
Grazi[60]	S	16	92.6(4 年)	
	M	12	18.5(4 年)	
Elias[61]	S	47	71	
Osborne[62]	S/A	61		92
	HAE	59		91
Sarmiento[63]	S	170	61	96
Dousset[64]	S	17	46	88

S:surgery,手术;A:abolation,消融;HAE:hepatic artery embolization,肝动脉栓塞;TACE:transarterial chemoembolization,肝动脉化疗栓塞;M:medical therapy,药物治疗。

（二）生长抑素拟似物治疗

生长抑素可抑制 NETs 的激素分泌,生长抑素受体(somatostatin receptor,SSTR)在绝大多数的 NETs 细胞（G_1, G_2）均有表达。生长抑素拟似物(somatostatin analog,SSA)可与 SSTR 特异性结合(与 SSTR - 2 结合最牢固,与 SSTR - 1、SSTR - 4 结合较差)。目前,最有效的药物是缓释型兰瑞肽和长效奥曲肽,可控制由于原发肿瘤或转移灶过量的自分泌激素或神经分泌引起的临床症状,如脸红、水样腹泻综合征及低血糖等。但肿瘤的缓解率较低,目前认为 SSA 对于稳定 NETs 的进展有一定效果[65](表 29 - 15)。

表 29 - 15 NETs 的生长抑素拟似物治疗

研　究	例　数	药　物	症状缓解率(%)	SD(%)	PR(%)
Arnold[66]	103	OCT	85	36.5	0
Arnold[67]	20	OCT	83	43.1	2
Saltz[68]	34	OCT	71	50	0
Ricci[69]	15	OCT LAR	75	40	7
Rinke[70]	85	OCT LAR		66.7	
Tomassetti[71]	16	OCT LAR	87.5	87.5	0
Faiss[72]	30	LAN	63	37	3.3
Ricci[73]	25	LAN	70	40	8
Wymenga[74]	55	LAN PR[b]	53.8	81	6
Bajetta[75]	30	LAN MP		64.3	3.6
	30	LAN AG		67.9	0

OCT：octreotide,奥曲肽；LAR：long acting repeatable,长效剂；LAN：lanreotide,兰瑞肽；PR[b]：prolonged release,长效剂；MP：microparticles,微粒；AG：autogel,缓释剂；SD：stable disease,疾病稳定；PR：partial response,部分缓解。

（三）放射性核素靶向治疗

放射治疗对结直肠 NETs 的意义不大,仅适用于脑转移或控制骨转移引起的疼痛[76]。因结直肠 NETs 组织中生长抑素受体(SSTR)高表达,近年来应用核素标记的 SSA 类药物作为转移性的 NETs 靶向治疗取得了一定的进展(表 29 - 16)。

表 29 - 16 NETs 的放射性核素靶向治疗

研　究	例　数	CR(%)	PR(%)	SD(%)	PD(%)
[^{90}Y - DOTA^0,Tyr^3]octreotide[77]	16	0	6	88	6
[^{90}Y - DOTA^0,Tyr^3]octreotide[78]	37	3	24	62	11
[^{90}Y - DOTA^0,Tyr^3]octreotide[79]	37	3	19	70	8
[^{90}Y - DOTA^0,Tyr^3]octreotide[80]	21	0	29	52	19
[^{90}Y - DOTA^0,Tyr^3]octreotide[81]	58	0	9	53	25
[^{90}Y - DOTA^0,Tyr^3]octreotide[82]	90	0	4	70	26
[^{90}Y - DOTA]lanreotide[83]	39	0	20	44	36
[^{177}Lu - DOTA^0,Tyr^3]octreotate[84]	310	2	28	35	20
[^{177}Lu - DOTA^0,Tyr^3]octreotate[85]	131	2	26	35	18
[^{177}Lu - DOTA^0,Tyr^3]octreotate[86]	12	0	2	50	17

Y：yttrium,钇；Lu：lutecium,镥；DOTA：dodecane tertraacetic acid,十二烷四乙酸；Tyr：tyrosine,酪氨酸；lanreotide：兰瑞肽；octreotide：奥曲肽；octreotate：奥曲肽酸；CR：complete response,完全缓解；PR：partial response,部分缓解；SD：stable disease,疾病稳定；PD：progress disease,疾病进展。

（四）全身化疗

NETs 对化疗药物不敏感（表 29 - 17）。根据其形态及生物学特性与肺小细胞癌相似这一特征，应用依托泊苷与顺铂（EP 方案）联合治疗结直肠神经内分泌癌可获得最高的反应率[87]。此方案对神经内分泌癌（G_3）的治疗有一定效果，而 NETs（G_1，G_2）对其无反应。

表 29 - 17 NETs 的化学药物治疗

	化 疗 方 案	反应率（%）	中位生存时间（月）
单药治疗	卡铂[88,89]	0～5	16
	顺铂[90]	7	
	达卡巴嗪[91]	16	20
	多柔比星[92]	21	11
	氟尿嘧啶[93]	26	
	链脲霉素[94]	3.2	16
	替莫唑胺[95]	25	13.5
联合治疗	依托泊苷＋顺铂[87]	67	19
	链脲霉素＋氟尿嘧啶[92]	22	15
	链脲霉素＋氟尿嘧啶[93]	33	
	链脲霉素＋氟尿嘧啶[96]	16	24
	链脲霉素＋Dox[97]	19	16
	伊力替康＋顺铂[98]	5	12
	链脲霉素＋氟尿嘧啶＋环磷酰胺＋阿霉素[99]	31	11

（五）靶向治疗

目前，靶向治疗主要推荐用于进展期 G_1～G_2 的胰腺 NETs[100]，结直肠 NETs 的靶向治疗尚缺乏可靠的循证医学证据（表 29 - 18）。

表 29 - 18 NETs 的靶向药物治疗

靶向治疗药物	作用机制	反应率	PFS（周）
舒尼替尼[101]	酪氨酸激酶抑制剂	9.3%PR	48
贝伐单抗[102]	VEGF 抗体	第 18 周时 18%PR，77%SD	66
依马替尼[103]	PDGFR 抑制剂	第 16 周时 15%PR，63%SD	24
依维莫司[104]	mTOR 抑制剂	2.3%PR	64
依维莫司[105]	mTOR 抑制剂	22%PR，70%SD	60
依维莫司[106]	mTOR 抑制剂	0%PR	24
驮瑞塞尔[107]	mTOR 抑制剂	4.8%PR	24

VEGF：vascular endothelial growth factor，血管内皮生长因子；PDGFR：platelet-derived growth factor receptor，血小板源生长因子受体；mTOR：mammalian target of rapamycin，雷帕霉素靶蛋白；PR：partial response，部分缓解；SD：stable disease，疾病稳定；PFS：progression free survival，无进展生存时间。

（六）NCCN 指南推荐的治疗原则（表 29 - 19）

表 29 - 19 NETs 治疗指南（NCCN，2011）

分级	M_0			M_1		
	部位	原 发 灶 处 理		部位	转 移 灶 处 理	
G_1～G_2	阑尾	≤2 cm 并且局限在阑尾	阑尾切除	肝	可切除	楔形切除、肝部分切除、射频消融
		＞2 cm 或肿瘤残留	右半结肠切除		不可切除	奥曲肽、射频消融、肝动脉栓塞等
	结肠	区域局限性	结肠切除加区域淋巴结清扫	肺	可切除	转移灶切除
	直肠	≤2 cm	局部切除（TEM/ESD）		不可切除	奥曲肽
		＞2 cm	AR/APR	淋巴结	可切除	转移灶切除
					不可切除	奥曲肽
				骨		奥曲肽、放疗、双磷酸盐
	另外：明显的肿瘤负荷、肿瘤进展、局部反应、类癌综合征时，可考虑奥曲肽					
G_3		可切除的原发病灶	根治术＋化疗±放疗		化疗（参考小细胞肺癌方案）	
		不可切除的原发病灶	化疗＋放疗		有激素分泌时，可考虑奥曲肽	

M：metastasis，转移；TEM：transanal endoscopic microsurgery，经肛门内窥镜下的微创手术；ESD：endoscopic submucosal dissection，内镜黏膜下层剥离术；AR：anterior resection，前切术；APR：abdominoperineal resection，腹会阴联合切除术。

相关（表 29 - 20,表 29 - 21）。

四、预　　后

结直肠 NETs 的预后主要与部位、分级和分期

表 29 - 20　结直肠 NETs 的预后

研　究	分类	局 部 病 灶			区 域 淋 巴 结 转 移			远 处 转 移		
		IR(%)	MS(月)	OS(%)	IR(%)	MS(月)	OS(%)	IR(%)	MS(月)	OS(%)
Yao[1]	阑尾	60	>360	88	28	>360	78	12	27	25
	结肠	45	261	85	23	36	46	32	5	14
	直肠	92	290	90	4	90	62	5	22	24
	$G_1 \sim G_2$	50	223	82	23	111	68	27	33	35
	G_3	50	34	38	23	14	21	27	5	4
Wang[108]	直肠							10.4	16	
Modlin[4]	阑尾	55.4		80.8	28.9		88.1	9.9		9.6
	结肠	33.4			25.8			29.5		
	直肠	81.7		90.8	2.2		48.9	1.7		32.3
Tang[109]	GCC	37						63		42
Benedix[51]	阑尾	72.9		92	22.9		80	4.2		50

GCC：goblet cell carcinoid,杯状细胞类癌；IR：incidence rate,发生率；MS：median survival,中位生存时间；OS：overall survival(5 - year),5 年生存率。

表 29 - 21　结直肠 NETs 的预后相关因素

研　究	例　数	类　型	预后相关因素
Landry[44]	4 701	直肠类癌	年龄,肿瘤直径,浸润深度,淋巴结转移,远处转移
Landry[50]	2 459	结肠类癌	年龄,肿瘤直径,浸润深度,淋巴结转移,远处转移,肿瘤部位
Landry[52]	900	阑尾类癌	年龄,肿瘤直径,组织学类型,淋巴结转移,远处转移
Fahy[110]	70	直肠类癌	肿瘤直径,浸润深度,脉管浸润,核分裂象数目
Konishi[47]	63	直肠类癌	淋巴结转移,远处转移
Wang[108]	105	直肠类癌	浸润深度
Toumpanakis[111]	15	阑尾 GCC	Ki67
Tang[109]	63	阑尾 GCC	细胞类型

GCC：goblet cell carcinoid,杯状细胞类癌；Ki67：增殖细胞核抗原。

第三节　肛管直肠恶性黑色素瘤

一、定义及流行病学

肛管直肠恶性黑色素瘤（AMM）是一种较少见,且预后极差的恶性肿瘤。肛管直肠是恶性黑色素瘤的第三好发部位,仅次于皮肤、视网膜[112]。肛管直肠恶性黑色素瘤占原发性肛管恶性肿瘤的 0.1%～4.6%,占全身黑色素瘤的 0.2%～3%[112-114]。好

发年龄为 60～70 岁,女性发病率高于男性[115](表 29-22)。肛管直肠恶性黑色素瘤多位于肛管,其次是齿状线,只有极少数位于直肠。肛管直肠恶性黑色素瘤发病率呈上升趋势,20 世纪 90 年代美国的发病率为 1.7/100 万[113],近 20 年来发病率增加 1 倍[116]。肛管直肠恶性黑色素瘤的病因不明,有研究认为 HIV 病毒感染可能是年轻男性患者的危险因素[117]。

表 29-22 肛管直肠恶性黑色素瘤的流行病学

研　　究	例数	男：女	中位年龄（岁）	Ⅰ期(%)	Ⅱ期(%)	Ⅲ期(%)	NA
Thibault[114]	50	1：2.3	63(23～83)			26%	
Droesch[115]	459	1：1.32	66				
Cagir[117]	117	1：1.72	66(29～96)	32.5	28.0	15.5	24.0
Bullard[118]	15	1：1.5	65(29～86)				
Brady[119]	85	1.18：1	60				
Ballo[120]	23	1：2.83	55(33～89)				
Yeh[121]	46	1：1.44	59(35～89)				
Nilsson[122]	251	1：1.49	73(37～92)	52.3	21.8	25.9	
Iddings[123]	183	1：2.2	68	60.0	19.0	21.0	
Roumen[124]	63	1：1.33	66(29～89)	35	7	33	
Pessaux[125]	40	1：2.33	58(37～83)	60.0	15.0	25.0	
Zhang[126]	79	1：1.47	54(29～80)				
Ishizone[127]	79	1：1.32	66(31～89)	34.2	43.0	22.8	
Belli[128]	40	1：1.11	63(53～74)	42.5	30.0	27.5	
Wang[129]	43	1：1.87	55(28～79)	41.8	44.2	0	14.0

Ⅰ期：局限性病灶;Ⅱ期：区域淋巴结转移;Ⅲ期：远处转移;NA：信息不明。

二、临床表现及诊断

(一) 症状

肛管直肠恶性黑色素瘤的临床表现主要是便血、无症状的肛管直肠局部肿块、大便习惯改变、瘙痒、脱垂及其他不典型症状,其中便血最常见,11.7%的患者无临床症状[130](表 29-23)。约 20%的患者就诊时存在腹股沟淋巴结转移[131],38%的患者就诊时存在淋巴结或远处转移[130],肝脏和肺脏为最常见的远处转移部位(表 29-23)。

表 29-23 肛管直肠恶性黑色素瘤的症状

研　　究	例　数	便血(%)	肛门肿物(%)	大便习惯改变(%)	疼痛(%)
Droesch[115]	459	67.0	22.0	22.0	27.0
Nilsson[122]	187	73.8		30.5	23.0
Belli[128]	40	55.0			15.0
Thibault[114]	50	55.0	34.0	11.0	13.0
Roumen[124]	63	71.0		35.0	35.0
Pessaux[125]	40	72.5例	40.0	7.5	
Ishizone[127]	79	69.6例	15.2	5.0	16.5
Wang[129]	43	74.0	26.0	5.0	2.0

（二）临床诊断

凡有大便出血、大便习惯改变或肛门有肿物者，应高度警惕，认真检查。因本病 70%～90% 位于齿线和肛管（表 29-24），50%～70% 含有黑色素，所以直肠指检和直肠镜检查有着极为重要的作用。检查时可以在直肠肛门交界处或附近发现小的痔块样、有色素沉着的病变到形成溃疡肿块或息肉样肿块这些不同表现。国际肿瘤组织将本病分为息肉型和结节型，息肉型表现为肿块突出到肛管或直肠内，有宽的或窄的蒂与肿块相连；结节型初始阶段表现为隆起的小结节，较大时形成菜花状肿块突向肠腔，但无蒂。肉眼见其小者呈斑块状肥厚，宽度仅数毫米，大者呈息肉状脱出肛门外，或呈出血性痔核样改变，为不明显的分叶状，表面多有溃疡形成，常伴有出血。倾向于沿黏膜下组织从肛管向直肠直接浸润、扩展，较少向管壁浸润蔓延。此点与肛管导管癌不同。色素沉着可能很明显，也可无色素。如发现肿块表面有黑色素沉着，应高度警惕。但对无黑色素的肿块，亦应行活检。病理检查时要求将肿物完整而彻底地切除，以避免造成医源性扩散。

表 29-24　肛管直肠恶性黑色素瘤的解剖部位分布

作　　者	例　　数	肛管（%）	肛管直肠/齿状线（%）	直肠（%）	其他（%）
Droesch[115]	241	24	56.4	19.6	
Nilsson[122]	251	61.4	26.9		肛周 11.7
Belli[128]	40	72.5	17.5	10.0	
Pessaux[125]	40	25	57.5	10	7.5
Roumen[124]	63	38	22.2	31.7	7.9
Cagir[117]	117	20.5	15.3	35	29
Wang[129]	43		67.4	32.6	

（三）病理诊断

恶性黑色素瘤起源于肛管肛缘的黑色素瘤细胞恶变。黑色素细胞或其母细胞来源于外胚层的神经嵴细胞，在胚胎发育过程中迁移至皮肤、眼黏膜表面和神经系统等部位。以后在某些因素的作用下，如激素代谢失调、化学性刺激或高能辐射损伤等，可使黑色素瘤过度增生而恶变。肛管直肠交界部聚集着大量的黑色素细胞，这是肛管恶性黑色素瘤发生的组织学基础。现在多认为肛管恶性黑色素瘤是原发的，对于直肠的恶性黑色素瘤是原发的还是继发的，仍有分歧[132]。有人认为是肛管恶性黑色素瘤沿黏膜下层浸润性生长，扩散到直肠部位。从胚胎发育来看，起源于内胚层的小肠、大肠黏膜是不可能出现这种恶变的。直肠部位出现恶性黑色素瘤应视为转移灶。镜下癌巢结构多不清楚，癌细胞呈多角形、棱形或多棱形。有时可见巨大瘤细胞，核大畸形、泡状、核仁明显，核分裂相不等。大多数可以见到部分瘤细胞内粉末状褐色的黑色素细胞。但约有 1/4 的肛管直肠恶性黑色素瘤为无色素恶性黑色素瘤[119, 133-135]。用 HMB-45、S-100 蛋白配合波形蛋白免疫组化染色可有助于鉴别诊断[127, 135-137]。

（四）分期

由于肛管直肠恶性黑色素瘤较为少见，目前尚无统一的分期系统，AJCC 分期（表 29-25）较常用。仍有许多研究采用相对简单的三级分期法[115, 125]。Ⅰ期：局部性病变；Ⅱ期：区域性病变（腹股沟或盆腔淋巴结转移）；Ⅲ期：远处转移性病变。

表 29-25　肛管直肠恶性黑色素瘤的 AJCC 分期

分　　期	肿瘤播散程度	肿瘤厚度（mm）
ⅠA	局部病灶	<0.75
ⅠB	局部病灶	0.76～1.5
ⅡA	局部病灶	1.5～4.0
ⅡB	局部病灶	>4.0
Ⅲ	区域淋巴结转移	
Ⅳ	远处转移	

三、治 疗

由于肛管直肠恶性黑色素瘤较少见,缺乏前瞻性研究证据,故而治疗方式仍有争议。目前以手术切除为主要的首选治疗方法,辅以化疗、放疗及免疫治疗可有助于巩固手术治疗的疗效,减轻患者的痛苦,延长其生命。

由于肛门直肠黑色素瘤比肛门鳞状细胞癌更有可能转移到肠系膜淋巴结,因此,传统观念认为腹会阴联合切除术(APR)是标准的治疗方法。但多数研究发现,局部广泛切除术(WLE)与 APR 相比较,患者的生存率在统计学上无明显的差异[115, 118, 121, 136]。推荐 APR 的作者认为[119]:

① APR 能控制肠系膜淋巴结的转移;② 做到更广泛地切除直肠、肛管,使边缘的癌肿切除更彻底;③ 获得更低的局部复发率。推荐 WLE 的作者认为:① 与 APR 相比,两者对预后的影响差异无显著性意义;② 本病腹股沟淋巴结的转移发生率较高;③ 不论施行何种手术,本病预后均差。将两者综合考虑,目前推荐[114, 138]:① 当能够做到充分的局部切除时用 WLE;② 当不能局部切除,或对于存在局部复发的患者用 APR。行 APR 的主要益处是可以控制局部和区域的病变。研究表明,R_0 切除的患者 5 年生存率高于切缘阳性的患者[122](19% *vs.* 6%,$P < 0.001$),故而行 WLE 手术时应注意保证足够的切缘(表 29 - 26)。

表 29 - 26 肛管直肠恶性黑色素瘤的手术治疗效果

研　　究	APR/局部切除					
	例　数	局部复发率(%)	区域复发率(%)	远处转移率(%)	中位生存时间(月)	5 年生存率(%)OS
Bullard[118]	4/11	50/18	25/27	75/36	14/19	25/64
Belli[128]	13/18	0/45.8*	15.4/16.7	69.2/33.3	9/7 DFS	15.4/20.8 DFS
Brady[119]						27/5 DFS
Droesch[115]	Ⅰ期:31/34*				22/44	
	Ⅱ期:10/7				14/36	
Yeh[121]	19/27	47/45	53/45	41/33	34/35 DSS	
Nilsson[122]	66/86				11/14	7/15
Iddings[123]	92/51				16/18	16.8/19.4
Pessaux[125]	9/21					33/16
Wang[129]	37/6	16.2/100	10.8/0	70.3/0	28	29.6

*:$P < 0.05$;DFS:无病生存;OS:总生存;DSS:疾病相关生存。

对于区域淋巴结的处理原则,目前仍有争议,由于腹股沟淋巴结清扫会产生淋巴水肿、切口开裂等并发症,故目前不推荐行常规腹股沟淋巴结清扫术。由于肛管直肠恶性黑色素瘤的淋巴引流方向可以为髂血管旁、直肠系膜及腹股沟,故其前哨淋巴结活检的意义不如皮肤恶性黑色素瘤大。

肛管直肠恶性黑色素瘤的化疗和免疫治疗效果尚无定论。目前只能借鉴皮肤恶性黑色素瘤的数据。单纯化疗没有疗效,手术加辅助治疗效果比单纯手术好[127, 136],辅助治疗药物是氮烯咪胺、顺铂、长春新碱、干扰素 β 和白介素- 2[136]。最有效的

是氮烯咪胺,部分缓解率达 20%[139]。ECOG(The Eastern Cooperative Oncology Group)1684 试验最初显示干扰素 α - 2b 对高危皮肤恶性黑色素瘤患者的生存有提高[140],但远期结果显示对总生存率并无改善[141]。尽管在患者的选择和肿瘤病理程度上无统一标准,且联合治疗疗效有限[118, 121],大多数的研究者仍建议采用积极的联合治疗。

四、预 后

本病恶性程度高,且转移早,各种治疗的效果

都不太满意,预后很差。5 年生存率为 12%～22%[118, 119],总中位生存期为 17～20 个月[128, 136],其中 Ⅰ 期 30 个月,Ⅲ 期 10 个月[136](表 29 - 27)。复旦大学附属肿瘤医院[129]的 OS 为 29.6%,DFS 为 21.5%。

表 29 - 27 肛管直肠恶性黑色素瘤的预后

研 究	例 数	中位生存时间(月)	5 年生存率(%)
Thibault[114]	50		OS:22,DFS:16
Pessaux[125]	40	OS:17,DFS:10	OS:17,DFS:14
Cagir[117]	117	15	14.9
Ragnarsson-Olding[142]	251	12.2	14
Ishizone[127]	79	22	28.8
Belli[128]	31	17	18.5
Iddings[123]	142	Ⅰ期:24,Ⅱ期:17,Ⅲ期:8	Ⅰ期:26.7,Ⅱ期:9.8,Ⅲ期:0
Brady[119]	85	19	17
Roumen[124]	63	Ⅰ期:28,Ⅱ期:16,Ⅲ期:4	6

Ⅰ 期:局限性病灶;Ⅱ 期:区域淋巴结转移;Ⅲ 期:远处转移。

由于肛管直肠恶性黑色素瘤发病率低,预后预测因素尚不清楚。有研究认为神经侵犯[121, 129]或直肠系膜淋巴结转移[119]的患者预后较差。但大多数研究显示[114, 121],淋巴结转移与否、年龄、性别、肿瘤的大小及浸润深度与预后无关(表 29 - 28)。

表 29 - 28 肛管直肠恶性黑色素瘤的预后因素

研 究	例 数	预后相关因素			
Ben-Izhak[143]	30	Ki67	PCNA		
Cagir[117]	117	性别	年龄		
Ragnarsson-Olding[142]	251	性别			
Yeh[121]	46	PNI			
Nilsson[122]	152	R₀切除	分期		
Pessaux[125]	30(Ⅰ/Ⅱ期)	TTD	分期	腹股沟淋巴结转移	含黑色素
Wang[129]	43	PNI			

TTD:症状至诊断时间。

第四节　原发性结直肠淋巴瘤

一、定义及流行病学

淋巴瘤是美国第六位导致死亡的肿瘤,近年来发病率逐渐上升。目前在美国,有超过 58 000 例淋巴瘤患者[144]。结外 NHL(non-Hodgkin lymphoma,非霍奇金淋巴瘤)累及的主要部位在胃肠道的占 40%,胃肠道淋巴瘤好发于胃和小肠,结直肠淋巴瘤相对较为少见,占胃肠道恶性淋巴瘤的 10%～20%,占非霍奇金淋巴瘤的 1.4%[145, 146],占结直肠恶性肿瘤的 0.2%～0.6%[147]。发病年龄多为 50 岁左右,男性较多,好发部位是右半结肠,尤其是盲肠(表 29‐29)。

大多数 NHL 起源于淋巴结或淋巴组织(脾脏、咽淋巴环、胸腺),常可累及结外器官。有些

NHL 可直接起源于结外器官,这类 NHL 被称为原发性结外 NHL。原发性结外 NHL 的定义尚有争论,尤其对于同时存在结内、结外累及的患者的诊断,目前推荐 Krol 的诊断标准(表 29‐30)。

表 29‐29　原发性结直肠淋巴瘤的流行病学

研　　究	例数	类型	中位年龄（岁）	男女比例	分期(%)				部位(%)		
					Ⅰ	Ⅱ	Ⅲ	Ⅳ	盲肠	结肠	直肠
Fan[148]	37	B		1.5：1	24	61	0	11	45		
Doolabh[145]	7	B	44(33～72)	1.3：1	14	86	0	0	71	29	
Aviles[149]	53	B	52	1.4：1	100	0	0	0	33	54	11
Kim[150]	95	B：82%	51(17～85)	2：1	36	57	0	7	80	10	10
Wong[151]	14	B		13：1	0	35	50	14			
Gonzalez[152]	15	B：33%		1：2	100	0	0	0			
Cai[153]	43	B：91%	45(4～80)	2：1	9	23	9	58	49	26	21
Bairey[154]	17	B：94%	72(23～82)	2.4：1	29	12	0	59	76	18	6
Stanojevic[155]	24			1.4：1	0	46	50	4			
Cho[156]	23			3：1	65	31	0	4			
Busch[157]	19			5.3：1	26	32	0	42			
Dionigi[158]	58	B	55.7(52～61)	2.4：1							
Drolet[159]	43	B	62(26～82)	6.1：1	67	26	0	7	51.1	25.6	20.9
She[160]	10	B	76(69～92)	9：1					50	10	40
Zighelboim[161]	15	B				87			73	27	
Jinnai[162]	130								71	12	17
Wychulis[163]	50								74	26	
Contreary[164]	21								67	19	14

表 29‐30　原发性胃肠淋巴瘤的定义

研　　究	年份	诊　断　标　准	优　势	不　足
Dawson[165]	1961	体检无浅表淋巴结肿大;胸片未见肿大的纵隔淋巴结;周围血象和骨髓象正常;胃肠道病灶仅伴区域淋巴结肿大;肝脾正常大小	定义明确	仅包含 Ann Arbor 分期的Ⅰ、Ⅱ期患者
Krol[166]	2003	(原发性结外 NHL):肿瘤位于一个结外部位,伴或不伴区域淋巴结累及(可有远处播散,但病灶以结外为主)	可以体现与结内 NHL 预后的不同	

二、临床表现及诊断

(一)症状

多不典型,有时可长期误诊,约 10%病例偶尔发现,其中男性多见。主要表现为类似结肠其他恶

性肿瘤。腹痛和体重减轻为结直肠淋巴瘤主要症状。50%以上的患者腹部有压痛性包块,说明肿瘤无症状期较长。肠梗阻发生率较低,远少于结直肠癌,可能与淋巴瘤组织结缔组织增生少见,肿瘤较为柔软有关。偶见穿孔。有些患者首发症状为原因不明的持续高温或反复性发热,体温最高可达 39℃左右(表 29‐31)。

表 29-31　原发性结直肠淋巴瘤的症状

研　究	例　数	症　状　（%）				
		腹　痛	腹　块	便　血	体重下降	大便习惯改变
Dionigi[158]	58	66.8	41.3	23	43	
Drolet[159]	43	32.5	9.3	18.6		18.6
Doolabh[145]	7	71	29			
She[160]	10	80		10		10
Cai[153]	43	49		49	19	23
Aviles[149]	53	20	13	30	13	13
Kim[150]	95	80	32	20	33	36
Zighelboim[161]	15	40	47	20	40	33
Bairey[154]	17	56			29	35
Fan[148]	37	62	54		43	
Wychulis[163]	50	90	88	26	80	76
Contreary[164]	21	72	30	33	27	10

（二）辅助检查

1. 纤维结肠镜检查加活检　内镜下结直肠淋巴瘤多表现为较大的息肉样病灶,黏膜溃疡较少见。病理活检可获正确诊断,但内镜下活检往往因咬取部位表浅,不能见到肿瘤组织。

2. CT 和 X 线钡剂检查

（1）CT 检查:对于结直肠淋巴瘤的定位及分期都非常重要,但对 MALT 相关淋巴瘤的检出率较低,需要结合 X 线钡剂检查或肠镜检查的结果。

（2）X 线钡剂检查:小结节样约占 1/2,多发者有弥漫及浸润型者约占 1/4,缺损型约为 1/5,溃疡型较少见,与腺癌所见类似。

（三）病理诊断

原发性结直肠淋巴瘤最常见的病理类型为弥漫大 B 细胞淋巴瘤,所占比例为 47%～81%[153],其次为黏膜相关淋巴组织（mucosal-associated lymphoid tissue,MALT）相关淋巴瘤,与胃 MALT 相关淋巴瘤不同,结直肠 MALT 相关淋巴瘤与幽门螺杆菌感染无关,处理亦不同。原发性结直肠淋巴瘤还有套细胞淋巴瘤（mantle cell lymphoma）、T 细胞淋巴瘤及霍奇金淋巴瘤等少见病理类型(表 29-32)。

表 29-32　原发性结直肠淋巴瘤的病理类型

NHL	HD
B 细胞	T 细胞和 NK 细胞
结外边缘区 B 细胞淋巴瘤	成人 T 细胞淋巴瘤
"西方型"MALT 淋巴瘤	肠病型 T 细胞淋巴瘤
免疫增生型小肠疾病和 α-链疾病	鼻型 T 细胞淋巴瘤
套细胞淋巴瘤	血管免疫母细胞 T 细胞淋巴瘤
Burkitt 淋巴瘤	非增生大 T 细胞淋巴瘤
弥漫大 B 细胞淋巴瘤	
滤泡性淋巴瘤	
小淋巴细胞淋巴瘤	
淋巴母细胞淋巴瘤	
间质细胞淋巴瘤	

NHL:non-Hodgkin lymphoma,非霍奇金淋巴瘤;HD:Hodgkin disease, 霍奇金病;MALT: Mucosal-Associated Lymphoid Tissue,黏膜相关淋巴组织相关淋巴瘤。

（四）分期

淋巴瘤的分期主要的依据为淋巴结和结外病灶的部位及数量,分期系统很多,Ann Arbor 分期系统[167]为临床常用的分期系统(表 29-33)。

表 29 - 33　原发性结直肠淋巴瘤的 Ann Arbor 分期

分　期	定　义
Ⅰ期	侵犯单个淋巴结区域（Ⅰ）或单个结外部位（ⅠE）
Ⅱ期	侵犯 2 个或 2 个以上淋巴结区域，但均在膈肌的同侧（Ⅱ），可伴有同侧的局限性结外器官侵犯（ⅡE）
Ⅱ₁期	区域淋巴结累及
Ⅱ₂期	远处淋巴结累及
Ⅲ期	膈肌上下淋巴结区域均有侵犯（Ⅲ），可伴有局限性结外器官侵犯（ⅢE）、脾侵犯（ⅢS）或两者均侵犯（ⅢES）
Ⅳ期	在淋巴结、脾脏和咽淋巴环之外，一个或多个结外器官或组织受广泛侵犯，伴有或不伴有淋巴结肿大等

欧洲胃肠淋巴瘤学组（EGILS）通过对多项研究的总结[168]，认为胃肠道淋巴瘤的播散方式与普通淋巴瘤不同，Ann Arbor 分期系统并不适合，建议采用新的 TNM 分期（表 29 - 34）。

表 29 - 34　原发性结直肠淋巴瘤的 TMN 分期

T 分　期		N 分　期		M 分　期		B 分　期	
Tx	肿瘤无法确定	Nx	淋巴结转移无法确定	Mx	远处转移无法确定	Bx	骨髓转移无法确定
T0	无肿瘤	N0	无淋巴结转移	M0	无远处转移	B0	无骨髓转移
T1	肿瘤局限于黏膜层或黏膜下层	N1	区域淋巴结转移（肠旁、结直肠血管旁及肠系膜上、下血管旁淋巴结）	M1	同器官远隔转移	B1	骨髓转移
T1m	肿瘤局限于黏膜层	N2	腹腔淋巴结转移	M2	其他组织器官远隔转移		
T1sm	肿瘤局限于黏膜下层	N3	腹腔外淋巴结转移				
T2	肿瘤浸润肌层或浆膜下层						
T3	肿瘤穿透浆膜下层						
T4	肿瘤侵犯邻近组织或器官						

三、治　疗

目前对原发性结直肠淋巴瘤的治疗多主张采用以全身化疗为主，并结合手术和（或）放疗等局部治疗的综合治疗原则。CHOP 方案至今认为中高分级的 B 细胞淋巴瘤的一线化疗方案，但对于相对惰性的套细胞淋巴瘤和 T 细胞淋巴瘤，化疗的反应率降低，需考虑手术或放疗等局部治疗。原发结直肠淋巴瘤，由于存在相对较高的自发穿孔率，故认为手术切除使病患获益。研究表明[149]，在接受手术的原发性结直肠淋巴瘤患者中，ⅠE 期占 20% 左右，ⅡE 期占 70% 左右，故而手术应以原发灶切除和区域性淋巴结清扫为主。术中探察肝、淋巴结、脾等，必要时病理活检证实。由于该病以血行转移为主，病变范围较大且呈多中心发生，手术除要求整块切除病灶和彻底清除淋巴结外，应注意病变残留及医源性血行转移问题。约 1/3 患者在手术中发现局限于肠壁，不能切除时可做局部放疗，一般在手术后 3～4 周开始。

四、预　后

根据文献报道，结直肠淋巴瘤的中位生存期为 24～36 个月。ⅠE 期患者接受手术和化疗后 10 年生存率可达 83%[149]；ⅠE 期患者仅接受手术治疗后复发率为 74%；Ⅳ 期患者生存期短，常不到 8 个月[154]（表 29 - 35）。国际预后指数（international prognostic index，IPI）[169] 可以预测预后（表 29 - 36）。

表 29 - 35　原发性结直肠淋巴瘤的治疗及预后

研　究	例　数	治疗方式(%)			预　后			
		手术＋化疗	手　术	化　疗	总生存	手术＋化疗	手　术	化　疗
Fan[148]	37	60	35	5	24个月(中位)	39%	33%(5年)	
Doolabh[145]	7	86	14	0	66%(1年)			
Aviles[149]	53	100	0	0	83%(10年)			
Kim[150]	95	60	10	24	55%(5年)			
Wong[151]	14	79	14	7	58%(20个月)			
Gonzalez[152]	15	80	20		50%(5年)			
Cai[153]	43	58	32	7	42%(5年)			
Bairey[154]	17	53	12	35	44个月(中位)			
Stanojevic[155]	24	100				42个月(平均)		
Cho[156]	23	60	13	17	61%(10年)			
Busch[157]	19	74	5	15	45个月(中位)			
Dionigi[158]	58	90	10	0	55%(5年)			
Drolet[159]	43	67	12	21	57%(5年)			
She[160]	10		70	30			17个月(中位)	13个月(中位)
Zighelboim[161]	15	80		20	27%(5年)			
Jinnai[162]	130	99			34%(5年)			
Wychulis[163]	50	94			55%(5年)			
Contreary[164]	21	24	66		37%(5年)			

表 29 - 36　原发性结直肠淋巴瘤的国际预后指数

危险因素数目	危险程度
0～1	低危
2	低-中危
3	中-高危
4～5	高危

危险因素：Ann Arbor 分期 Ⅲ—Ⅳ；多个结外部位；LDH 升高；年龄大于 60 岁；ECOG 评分≥2。

第五节　结直肠间质瘤

一、定义及流行病学

胃肠道间质瘤(gastrointestinal stromal tumor，GIST)是近十年来逐渐被认识的一种独立的病理实体，是消化道最常见的间叶组织源性肿瘤，起源于中胚层组织的卡哈尔间质细胞(interstitial cells of Cajal)。目前 GIST 的定义为：一组来源于胃肠道结缔组织前体细胞的间叶肿瘤，富于梭形、上皮样或多性行细胞，免疫表型上表达 C - kit 基因产物 CD117，由突变的 C - kit 或血小板源生长因子受体(PDGFRA)基因驱动的特殊肿瘤。GIST 占胃肠道恶性肿瘤的 1%～3%，结直肠间质瘤占 GIST 的 5%～10%[170,171]，发病率为（1%～2%）/100 万，好发年龄 50～70 岁，男女比例基本相同。

二、临床表现和诊断

（一）临床诊断

结直肠 GIST 的临床表现与肿瘤大小、部位及有无远处转移病灶有关，多为腹块、便血等非特异性症状。影像学表现为边界相对清晰的外生性团块，密度中等，可见坏死、囊变。肠镜检查可见黏膜下肿物。

（二）病理诊断

1. 组织学　依据瘤细胞的形态通常将 GIST 分为 3 大类：梭形细胞型（70%）、上皮样细胞型（20%）和梭形细胞-上皮样细胞混合型（10%）。少数病例可含有多形性细胞，常见于上皮样 GIST 内。间质可呈硬化性，尤见于伴有钙化的小肿瘤，偶可呈黏液样。

2. 免疫组化检测　GIST 最具有特征的免疫组织化学标志物是 CD117（C-kit），可见于不同部位和所有组织学类型，几乎所有的 GIST 的免疫组化染色 CD117 为弥漫强阳性[172-174]，故其可作为诊断 GIST 的特异性标准。正常胃肠道肌层内 Cajal 细胞和肥大细胞亦可呈 CD117 阳性，而平滑肌细胞、血管平滑肌细胞和神经纤维不表达 CD117。DOG1 是由人类 1lql3 所编码的 8 次穿膜蛋白，是一种钙离子激活的氯离子通道。DOG1[175]广泛表达于多种人体组织中，该蛋白可能与一系列生理学过程如细胞分泌、心脏和神经元兴奋、感觉换能、肠道 cajal 细胞的兴奋、受精过程等有关。CD117 阳性率为 94%～98%，DOG1 阳性率为 94%～96%[176-178]，其中 CD117 与 DOG1 具有高度一致性[177,178]。CD34 是一个分子质量为 110 000 的跨膜糖蛋白，存在于人体造血干细胞和血管内皮细胞中，它可以在许多肿瘤细胞中表达。50%～80%的 GIST 表达 CD34，在真正的平滑肌细胞中也表达。多数梭形细胞 GIST 表达 CD34（特别是胃 GIST），但在上皮样 GIST 中的表达不一致，在小肠 GIST 中 CD34 可为阴性。在常规工作中，推荐联合采用上述 3 项标志物。

3. 基因突变检测　应该在符合资质的实验室进行有关基因的检测，目前推荐采用聚合酶链式反应（PCR）扩增-直接测序的方法，以确保检测结果的准确性和一致性。检测基因突变的位点，至少应包括 C-kit 基因的第 9、11、13 和 17 号外显子以及 PDGFRA 基因的第 12 和 18 号外显子（表 29-37）。由于大多数 GIST（65%～85%）的基因突变发生在 C-kit 基因第 11 号外显子或第 9 号外显子[179]，因此可以优先检测该两个外显了。对于继发耐药的患者，宜增加检测 C-kit 基因的第 14 号外显子和第 18 号外显子。

表 29-37　GIST 的基因突变

研　究	例　数	Kit 突变（%）				PDGFRA 突变（%）	
		Exon 11	Exon 9	Exon 13	Exon 17	Exon 12	Exon 18
He[180]	165	63	6.7	1.2	0.6		3
Corless[179]	322	66.1	13	1.2	0.6	5.6	1.5
Antonescu[181]	120	67	11	0	0		
Yeh[182]	122	73.8	17.2				1.6
Agaram[173]	125	69	6			6	
Miettinen[174]	145	62	11.7		0.6		
Kang[183]	290	76.6	12.1	0.7	0.7	0.35	1.05
Heinrich[184]	428	66.1	7.4				

4. 病理诊断流程 见图 29-1。所有 GIST 都有恶性倾向,故"良性"名称并不恰当,容易因此忽略对患者合理治疗和随访。GIST 恶性程度根据肿瘤的大小、50 高倍镜下细胞有丝分裂(50HPF)和肿瘤发生的部位分为"高度危险""中度危险""低度危险",并根据不同危险度预测预后(表 29-38)。然而,其病理诊断往往与生物学行为不一致。文献报道仅 3%~38% 的 GIST 有恶性的组织学特征,但却有 68% 的肿瘤出现临床转移。因此,在

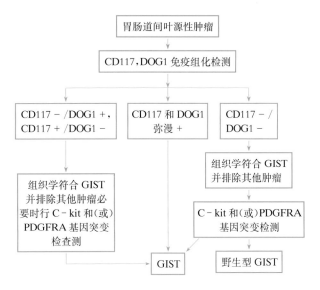

图 29-1 GIST 的病理诊断流程

需结合肿瘤原发部位和组织形态学特征,在排除其他类型肿瘤(如平滑肌肿瘤、神经鞘瘤和纤维瘤等)后,可慎重做出野生型 GIST 的诊断

表 29-38 NIH 危险度分级[185]

危险度分级	肿瘤大小(cm)	核分裂象(/50HPFs)	肿瘤来源
极低危险度	<2.0	≤5	任何
低危险度	2.1~5	≤5	任何
中危险度	2.1~5	>5	胃来源
	<5	6~10	任何
	5.1~10	≤5	胃来源
高危险度	任何	任何	肿瘤破裂
	>10	任何	任何
	任何	>10	任何
	>5	>5	任何
	2.1~5	>5	非胃来源
	5.1~10	≤5	非胃来源

判断 GIST 的良、恶性时,不能只依靠病理组织学诊断,尚需根据临床表现(肿块生长迅速、体重下降)、有无邻近器官的侵犯或腹腔内播散等来做出综合判断。

三、治 疗

(一)手术治疗

手术切除是目前治疗 GIST 最有效的方案,局部完整切除能显著提高患者生存率[186],扩大切除或区域淋巴清扫并不能进一步改善患者的预后。手术方式决定于肿瘤大小、部位和术中冰冻切片结果等。手术目标为完整切除肿瘤,防止肿瘤破裂播散。切除方法以局部切除为主,手术切缘阴性即可。由于淋巴结转移较少见,故不推荐常规行淋巴结清扫[187,188]。疑有周围脏器浸润的,可考虑联合脏器切除。局部复发的 GIST 仍可积极手术,如为单个肿块,手术完整切除对于改善患者预后仍有积极作用。积极地进行减瘤手术,可改善各脏器的功能,提高生活质量。

(二)靶向治疗

GIST 对化疗、放疗不敏感,手术是主要的治疗手段,但是对于不能手术切除或转移复发性的肿瘤效果不佳。GIST 的细胞表达具有酪氨酸激酶活性的生长因子受体称为 C-kit,GIST 细胞生长和存活均需 C-kit 酪氨酸激酶活化;甲磺酸伊马替尼(STI571,gleevec)是 C-kit 酪氨酸激酶活化的选择性抑制剂。靶向治疗药物的问世,给 GIST 治疗带来新的希望,靶向治疗效果与 GIST 的基因突变类型相关(表 29-39)。

(1)辅助治疗:目前的临床试验对象多数为高危险度的 GIST 患者,由于可以改善无复发生存,故推荐对中高危险度的 GIST 患者进行伊马替尼辅助治疗[189,190],剂量为 400 mg/天[191,192]。目前推荐中危患者辅助治疗时间为 1 年,高危患者为 3 年[189,193]。

(2)新辅助治疗:对于肿瘤较大或局部浸润,R_0 切除或保留器官功能较为困难的患者,可考虑术前使用伊马替尼进行治疗[194,195]。治疗期间必

须密切评估疗效,对无反应的患者应及时手术。伊马替尼新辅助治疗疗程一般不超过 1 年,手术一般在治疗后 4～6 个月后进行。

50% 的 GIST 患者对伊马替尼有反应,80% 左右的患者至少能达到病情稳定,但中断治疗 1 年后往往有很高的复发率[196]。伊马替尼存在原发性耐药和继发性耐药问题,继发性耐药问题中位发生时间为用药后 18～24 个月,GIST 患者会出新疾病进展,原因是 KIT 基因的继发性突变[197,198]。当出现耐药时,可考虑增加伊马替尼剂量或改用舒尼替尼(sunitinib)——多靶点酪氨酸激酶抑制剂作为二线治疗(表 29‑41)。

表 29‑39 GIST 基因突变与药物治疗敏感性

散发性 GIST 的突变类型[179]		伊 马 替 尼	舒 尼 替 尼
KIT 突变	Exon 11	敏感[182,184,199-201]	较 Exon 9 敏感度差[202,203]
	Exon 9	较 Exon 11 敏感度差[182-184,199,200]	敏感[202]
	Exon 13	敏感[199,200]	敏感[202]
	Exon 17	敏感[199,200]	不敏感[202]
PDGFRA 突变	Exon 12	敏感[199]	不敏感[203]
	Exon 18	D842V:不敏感[199,200] 其他:敏感[200,204]	不敏感[203] 不敏感[203]
野生型		较 Exon 11 敏感度差[184,199,200]	较 Exon 9 敏感度差[202,203]

四、预　后

结直肠 GIST 复发转移最常见于肝转移(65%),其次为腹膜转移(50%),两者均占 20%。目前没有结直肠 GIST 的准确预后报道,一般认为,结直肠 GIST 的预后类似于小肠 GIST。单纯手术的患者 5 年生存率为 40%～75%,伊马替尼使 GIST 的生存明显改善(表 29‑40,表 29‑41)。复旦大学附属肿瘤的医院的资料显示[205],5 年 DFS 为 33%,中位无疾病生存期为 37 个月,5 年总生存率为 46%。转移复发的 GIST 患者中位生存期为 15 个月,5 年生存率为 0～30%。

表 29‑40 GIST 的手术治疗及预后

研　究	例　数	复发率(%)	5 年生存率(%)	预　后　因　素		
DeMatteo[206]	200		35			
	R0 切除 80/200	40	DSS:54	直径>10 cm		
Pierie[207]	非 R0 切除 30/69		OS:9	非 R0 切除		
	R0 切除 39/69	41	OS:42	直径>5 cm	核分裂象>1	
DeMatteo[208]	R0 切除 127		RFS:63	直径>10 cm	核分裂象>5	肿瘤来源
Xiao[205]	21	81	OS:46	NIH 高危险度	出血	
Crosby[209]	50	43	OS:41	非 R0 切除	远处转移	
Silberhumer[210]	R0 切除 61	7	OS:80			
Mrowiec[211]	R0 切除 105		OS:69.4	男性	核分裂象>10	合并其他肿瘤
Wu[212]	R0 切除 85	51.8	OS:50.5	Ki67>10%	核分裂象>5	
Miettinen[174]	629	41		直径>10 cm	核分裂象>5	

表 29‑41　GIST 的治疗及预后

研　究	治　疗　方　案		结　　　　果	
辅助治疗				
DeMatteo[190]	手术+伊马替尼1年（359例） 手术（354例）	19.7个月 RFS：92% 19.7个月 RFS：80%	1 年 RFS：98%（P < 0.000 1） 1年 RFS：83%	19.7个月 OS：99%（P = 0.47） 19.7个月 OS：98%
DeMatteo[213]	手术+伊马替尼1年（106例）		3 年 RFS：61%	3 年 OS：97%
Kang[214]	手术+伊马替尼1年（47例）		1 年 RFS：97.9%	2 年 RFS：9 3.3%
Zhan[215]	手术+伊马替尼1年（51例）		1 年 RFS：98%	中位无病生存 385 天
Nilsson[216]	手术+伊马替尼1年（23例）		RFS：96%	
	手术（48例）		RFS：67%	
Kanda[217]	手术+伊马替尼1年（64例）		2 年 RFS：71.1%	2 年 OS：93.7%
Joensuu[218]	手术+伊马替尼1年（200例） 手术+伊马替尼3年（200例）		5 年 RFS：47.9%（P < 0.001） 5 年 RFS：65.6%	5 年 OS：81.7%（P = 0.02） 5 年 OS：92.0%
Jiang[219]	手术+伊马替尼1年（35例） 手术（55例）		3 年 RFS：88%（P < 0.000 1） 3 年 RFS：27.5%	
新辅助治疗				
Eisenberg[220]	伊马替尼2个月+手术+伊马替尼2年	原发肿瘤组（30例） 可切除转移复发组（22例）	2 年 RFS：83% 2 年 RFS：77%	2 年 OS：93% 2 年 OS：91%
Wang[221]	伊马替尼2个月+手术+伊马替尼2年	原发肿瘤组（31例） 可切除转移复发组（22例）	5 年 RFS：57% 5 年 RFS：30%	5 年 OS：77% 5 年 OS：68%
进展期或远处转移的治疗				
Yeh[182]	伊马替尼（171例）		中位 PFS：37.6个月	中位 OS：71 个月
Blanke[192]	伊马替尼（746例）	400 mg/日 800 mg/日	中位 PFS：18 个月 中位 PFS：20 个月	中位 OS：55 个月 中位 OS：51 个月
Blanke[???]	伊马替尼（147例）	400 mg/日（73例） 600 mg/日（74例）		中位 OS：57 个月
Zhu[223]	伊马替尼（48例）		3 年 OS：66.7%	中位 OS：48 个月
Zhang[224]	伊马替尼（73例）		中位 PFS：45 个月	5 年 PFS：39.6%
伊马替尼治疗失败				
Demetri[225]	舒尼替尼（207例） 安慰剂（105例）		中位疾病进展时间 27.3 周 中位疾病进展时间 6.4 周	
Rutkowski[226]	舒尼替尼（137例）	中位 PFS：43 周	中位 OS：74 周	

RFS：无复发生存；OS：总生存。

（王铭河　蔡三军）

◇ **参** ◇ **考** ◇ **文** ◇ **献** ◇

[1]　Yao JC，Hassan M，Phan A，et al. One hundred years after "carcinoid"：epidemiology of and prognostic factors for neuroendocrine tumors in 35，825 cases in the United States[J]. J Clin Oncol，2008，26：3063‑3072.

[2]　Oberndorfer S. Karzenoide tumoren des dunndarms[J]. Frankf Zschr Path，1907，1：426‑430.

［3］ Kloppel G，Solcia E，Capella C，et al. Classification of neuroendocrine tumours［J］. Ital J Gastroenterol Hepatol，1999，31(Suppl 2)：S111－S116.

［4］ Modlin IM，Lye KD，Kidd M. A 5-decade analysis of 13715 carcinoid tumors［J］. Cancer，2003，97：934－959.

［5］ Soga J. Carcinoids and their variant endocrinomas. An analysis of 11842 reported cases［J］. J Exp Clin Cancer Res，2003，22：517－530.

［6］ Berge T，Linell F. Carcinoid tumours. Frequency in a defined population during a 12－year period［J］. Acta Pathol Microbiol Scand A，1976，84：322－330.

［7］ Gerstle JT，Kauffman GL Jr，Koltun WA. The incidence，management，and outcome of patients with gastrointestinal carcinoids and second primary malignancies［J］. J Am Coll Surg，1995，180：427－432.

［8］ Modlin IM，Oberg K，Chung DC，et al. Gastroenteropancreatic neuroendocrine tumours［J］. Lancet Oncol，2008，9：61－72.

［9］ Carling RS，Degg TJ，Allen KR，et al. Evaluation of whole blood serotonin and plasma and urine 5-hydroxyindole acetic acid in diagnosis of carcinoid disease［J］. Ann Clin Biochem，2002，39：577－582.

［10］ Turner GB，Johnston BT，McCance DR，et al. Circulating markers of prognosis and response to treatment in patients with midgut carcinoid tumours［J］. Gut，2006，55：1586－1591.

［11］ Eriksson B，Oberg K，Stridsberg M. Tumor markers in neuroendocrine tumors［J］. Digestion，2000，62 (Suppl 1)：33－38.

［12］ Cunningham JL，Janson ET，Agarwal S，et al. Tachykinins in endocrine tumors and the carcinoid syndrome［J］. Eur J Endocrinol，2008，159：275－282.

［13］ Yoshida M，Tsukamoto Y，Niwa Y，et al. Endoscopic assessment of invasion of colorectal tumors with a new high-frequency ultrasound probe［J］. Gastrointest Endosc，1995，41：587－592.

［14］ Pfannenberg AC，Eschmann SM，Horger M，et al. Benefit of anatomical-functional image fusion in the diagnostic work-up of neuroendocrine neoplasms［J］. Eur J Nucl Med Mol Imaging，2003，30：835－843.

［15］ Shi W，Johnston CF，Buchanan KD，et al. Localization of neuroendocrine tumours with ［111 In］DTPA-octreotide scintigraphy (Octreoscan)：a comparative study with CT and MR imaging［J］. QJM，1998，91：295－301.

［16］ Taal BG，Hoefnagel CA，Valdes Olmos RA，et al. Combined diagnostic imaging with 131 I-metaiodobenzylguanidine and 111 In-pentetreotide in carcinoid tumours［J］. Eur J Cancer，1996，32A：1924－1932.

［17］ Sugimoto E，Lorelius LE，Eriksson B，et al. Midgut carcinoid tumours. CT appearance［J］. Acta Radiol，1995，36：367－371.

［18］ Yakemchuk VN，Jager PL，Chirakal R，et al. PET/CT using (18) F－FDOPA provides improved staging of carcinoid tumor patients in a Canadian setting［J］. Nucl Med Commun，2012，33：322－330.

［19］ Westlin JE，Janson ET，Arnberg H，et al. Somatostatin receptor scintigraphy of carcinoid tumours using the［111 In-DTPA-D-Phe1］-octreotide［J］. Acta Oncol，1993，32：783－786.

［20］ Bader TR，Semelka RC，Chiu VC，et al. MRI of carcinoid tumors：spectrum of appearances in the gastrointestinal tract and liver［J］. J Magn Reson Imaging，2001，14：261－269.

［21］ Pasquali C，Rubello D，Sperti C，et al. Neuroendocrine tumor imaging：can 18F－fluorodeoxyglucose positron emission tomography detect tumors with poor prognosis and aggressive behavior? ［J］. World J Surg，1998，22：588－592.

［22］ Hoegerle S，Altehoefer C，Ghanem N，et al. Whole-body 18F dopa PET for detection of gastrointestinal carcinoid tumors［J］. Radiology，2001，220：373－380.

［23］ Kaltsas G，Korbonits M，Heintz E，et al. Comparison of somatostatin analog and meta-iodobenzylguanidine radionuclides in the diagnosis and localization of advanced neuroendocrine tumors［J］. J Clin Endocrinol Metab，2001，86：895－902.

［24］ Modlin IMJ，Lye K. 111 Indium-labeled somatostatin analogues：a novel advance in the management of unresectable neuroendocrine tumors（NETs）［J］. Cancer In press，2006.

［25］ Raderer M，Kurtaran A，Leimer M，et al. Value of peptide receptor scintigraphy using（123）I-vasoactive intestinal peptide and（111）In－DTPA－D－Phe1－octreotide in 194 carcinoid patients：Vienna University Experience，1993 to 1998［J］. J Clin Oncol，2000，18：1331－1336.

［26］ Hoefnagel CA. Metaiodobenzylguanidine and somatostatin in oncology：role in the management of neural crest tumours［J］. Eur J Nucl Med，1994，21：561－581.

［27］ Wiedenmann B，Bader HM，Scherubl H，et al. Gastroenteropancreatic tumor imaging with somatostatin receptor scintigraphy［J］. Semin Oncol，1994，21：29－32.

［28］ Schillaci O，Scopinaro F，Angeletti S，et al. SPECT improves accuracy of somatostatin receptor scintigraphy in abdominal carcinoid tumors［J］. J Nucl Med，1996，37：1452－1456.

［29］ Nocaudie-Calzada M，Huglo D，Carnaille B，et al. Comparison of somatostatin analogue and metaiodobenzylguanidine scintigraphy for the detection of carcinoid tumours［J］. Eur J Nucl Med，1996，23：1448－1454.

［30］ Zuetenhorst JM，Hoefnageli CA，Boot H，et al. Evaluation of（111）In-pentetreotide，（131）I－MIBG and bone scintigraphy in the detection and clinical management of bone metastases in carcinoid disease［J］. Nucl Med Commun，2002，23：735－741.

［31］ Belhocine T，Foidart J，Rigo P，et al. Fluorodeoxyglucose positron emission tomography and somatostatin receptor scintigraphy for diagnosing and staging carcinoid tumours：correlations with the pathological indexes p53 and Ki－67 ［J］. Nucl Med Commun，2002，23：727－734.

［32］ Le TH，Patel S，Roberts TP. Functional MRI of human auditory cortex using block and event-related designs［J］. Magn Reson Med，2001，45：254－260.

［33］ Virgolini I，Patri P，Novotny C，et al. Comparative somatostatin receptor scintigraphy using in－111－DOTA－lanreotide and in－111－DOTA－Tyr3－octreotide versus F－18－FDG－PET for evaluation of somatostatin receptor-mediated radionuclide therapy［J］. Ann Oncol，2001，12 (Suppl 2)：S41－S45.

［34］ Adams S，Baum R，Rink T，et al. Limited value of fluorine－18 fluorodeoxyglucose positron emission tomography for the imaging of neuroendocrine tumours ［J］. Eur J Nucl Med，1998，25：79－83.

［35］ Orlefors H，Sundin A，Garske U，et al. Whole-body（11）C－5－hydroxytryptophan positron emission tomography as a universal imaging technique for neuroendocrine tumors: comparison with somatostatin receptor scintigraphy and computed tomography[J]. J Clin Endocrinol Metab, 2005, 90: 3392 – 3400.

[36] Sundin A, Eriksson B, Bergstrom M, et al. PET in the diagnosis of neuroendocrine tumors[J]. Ann N Y Acad Sci, 2004, 1014: 246 – 257.

[37] Orlefors H, Sundin A, Ahlstrom H, et al. Positron emission tomography with 5 – hydroxytryprophan in neuroendocrine tumors[J]. J Clin Oncol, 1998, 16: 2534 – 2541.

[38] Anderson CJ, Dehdashti F, Cutler PD, et al. 64Cu – TETA – octreotide as a PET imaging agent for patients with neuroendocrine tumors [J]. J Nucl Med, 2001, 42: 213 – 221.

[39] Hofmann M, Maecke H, Borner R, et al. Biokinetics and imaging with the somatostatin receptor PET radioligand (68) Ga – DOTATOC: preliminary data[J]. Eur J Nucl Med, 2001, 28: 1751 – 1757.

[40] Rindi G, Kloppel G, Couvelard A, et al. TNM staging of midgut and hindgut (neuro) endocrine tumors: a consensus proposal including a grading system[J]. Virchows Arch, 2007, 451: 757 – 762.

[41] Williams ED, Siebenmann RE, Sobin LH, et al. Histological typing of endocrine tumours[M]. Geneva: World Health Organization, 1980.

[42] Capella C, Heitz PU, Hofler H, et al. Revised classification of neuroendocrine tumours of the lung, pancreas and gut[J]. Virchows Arch, 1995, 425: 547 – 560.

[43] Enrico Solcia MD, Günter Klppel MD, Sobin LH. Histological Typing of Endocrine Tumours[M]. 2nd ed. Berlin: Springer, 2000.

[44] Landry CS, Brock G, Scoggins CR, et al. A proposed staging system for rectal carcinoid tumors based on an analysis of 4701 patients[J]. Surgery, 2008, 144: 460 – 466.

[45] Colonoscopy Study Group of Korean Society of Coloproctology. Clinical characteristics of colorectal carcinoid tumors[J]. J Korean Soc Coloproctol, 2011, 27: 17 – 20.

[46] Soga J. Early-stage carcinoids of the gastrointestinal tract: an analysis of 1914 reported cases[J]. Cancer, 2005, 103: 1587 – 1595.

[47] Konishi T, Watanabe T, Kishimoto J, et al. Prognosis and risk factors of metastasis in colorectal carcinoids: results of a nationwide registry over 15 years[J]. Gut, 2007, 56: 863 – 868.

[48] Shields CJ, Tiret E, Winter DC. Carcinoid tumors of the rectum: a multi-institutional international collaboration [J]. Ann Surg, 2010, 252: 750 – 755.

[49] Soga J. Carcinoids of the colon and ileocecal region: a statistical evaluation of 363 cases collected from the literature[J]. J Exp Clin Cancer Res, 1998, 17: 139 – 148.

[50] Landry CS, Brock G, Scoggins CR, et al. Proposed staging system for colon carcinoid tumors based on an analysis of 2, 459 patients[J]. J Am Coll Surg, 2008, 207: 874 – 881.

[51] Benedix F, Reimer A, Gastinger I, et al. Primary appendiceal carcinoma — epidemiology, surgery and survival: results of a German multi-center study[J]. Eur J Surg Oncol, 2010, 36: 763 – 771.

[52] Landry CS, Woodall C, Scoggins CR, et al. Analysis of 900 appendiceal carcinoid tumors for a proposed predictive staging system [J]. Arch Surg, 2008, 143: 664 – 670; discussion 670.

[53] Mayo SC, de Jong MC, Pulitano C, et al. Surgical management of hepatic neuroendocrine tumor metastasis: results from an international multi-institutional analysis[J]. Ann Surg Oncol, 2010, 17: 3129 – 3136.

[54] Chamberlain RS, Canes D, Brown KT, et al. Hepatic neuroendocrine metastases: does intervention alter outcomes? [J]. J Am Coll Surg, 2000, 190: 432 – 445.

[55] Nave H, Mossinger E, Feist H, et al. Surgery as primary treatment in patients with liver metastases from carcinoid tumors: a retrospective, unicentric study over 13 years[J]. Surgery, 2001, 129: 170 – 175.

[56] Chen H, Hardacre JM, Uzar A, et al. Isolated liver metastases from neuroendocrine tumors: does resection prolong survival? [J]. J Am Coll Surg, 1998, 187: 88 – 92; discussion 92 – 93.

[57] Que FG, Nagorney DM, Batts KP, et al. Hepatic resection for metastatic neuroendocrine carcinomas[J]. Am J Surg, 1995, 169: 36 – 42; discussion 42 – 43.

[58] Touzios JG, Kiely JM, Pitt SC, et al. Neuroendocrine hepatic metastases: does aggressive management improve survival? [J]. Ann Surg, 2005, 241: 776 – 783; discussion 783 – 785.

[59] Gomez D, Malik HZ, Al – Mukthar A, et al. Hepatic resection for metastatic gastrointestinal and pancreatic neuroendocrine tumours: outcome and prognostic predictors[J]. HPB (Oxford), 2007, 9: 345 – 351.

[60] Grazi GL, Cescon M, Pierangeli F, et al. Highly aggressive policy of hepatic resections for neuroendocrine liver metastases [J]. Hepatogastroenterology, 2000, 47: 481 – 486.

[61] Elias D, Lasser P, Ducreux M, et al. Liver resection (and associated extrahepatic resections) for metastatic well-differentiated endocrine tumors: a 15 – year single center prospective study[J]. Surgery, 2003, 133: 375 – 382.

[62] Osborne DA, Zervos EE, Strosberg J, et al. Improved outcome with cytoreduction versus embolization for symptomatic hepatic metastases of carcinoid and neuroendocrine tumors[J]. Ann Surg Oncol, 2006, 13: 572 – 581.

[63] Sarmiento JM, Heywood G, Rubin J, et al. Surgical treatment of neuroendocrine metastases to the liver: a plea for resection to increase survival[J]. J Am Coll Surg, 2003, 197: 29 – 37.

[64] Dousset B, Saint-Marc O, Pitre J, et al. Metastatic endocrine tumors: medical treatment, surgical resection, or liver transplantation[J]. World J Surg, 1996, 20: 908 – 914; discussion 914 – 915.

[65] Schnirer Ⅱ, Yao JC, Ajani JA. Carcinoid — a comprehensive review[J]. Acta Oncol, 2003, 42: 672 – 692.

[66] Arnold R, Trautmann ME, Creutzfeldt W, et al. Somatostatin analogue octreotide and inhibition of tumour growth in metastatic endocrine gastroenteropancreatic tumours[J]. Gut, 1996, 38: 430 – 438.

[67] Arnold R, Rinke A, Klose KJ, et al. Octreotide versus octreotide plus interferon-alpha in endocrine gastroenteropancreatic tumors: a randomized trial[J]. Clin Gastroenterol Hepatol, 2005, 3: 761 – 771.

[68] Saltz L, Trochanowski B, Buckley M, et al. Octreotide as an antineoplastic agent in the treatment of functional and nonfunctional neuroendocrine tumors[J]. Cancer, 1993,

72：244 - 248.

[69] Ricci S，Antonuzzo A，Galli L，et al. Octreotide acetate long-acting release in patients with metastatic neuroendocrine tumors pretreated with lanreotide[J]. Ann Oncol，2000，11：1127 - 1130.

[70] Rinke A，Muller HH，Schade-Brittinger C，et al. Placebo-controlled，double-blind，prospective，randomized study on the effect of octreotide LAR in the control of tumor growth in patients with metastatic neuroendocrine midgut tumors：a report from the PROMID Study Group[J]. J Clin Oncol，2009，27：4656 - 4663.

[71] Tomassetti P，Migliori M，Corinaldesi R，et al. Treatment of gastroenteropancreatic neuroendocrine tumours with octreotide LAR[J]. Aliment Pharmacol Ther，2000，14：557 - 560.

[72] Faiss S，Rath U，Mansmann U，et al. Ultra-high-dose lanreotide treatment in patients with metastatic neuroendocrine gastroenteropancreatic tumors [J]. Digestion，1999，60：469 - 476.

[73] Ricci S，Antonuzzo A，Galli L，et al. Long-acting depot lanreotide in the treatment of patients with advanced neuroendocrine tumors[J]. Am J Clin Oncol，2000，23：412 - 415.

[74] Wymenga AN，Eriksson B，Salmela PI，et al. Efficacy and safety of prolonged-release lanreotide in patients with gastrointestinal neuroendocrine tumors and hormone-related symptoms[J]. J Clin Oncol，1999，17：1111.

[75] Bajetta E，Procopio G，Catena L，et al. Lanreotide autogel every 6 weeks compared with Lanreotide microparticles every 3 weeks in patients with well differentiated neuroendocrine tumors：a Phase Ⅲ Study [J]. Cancer，2006，107：2474 - 2481.

[76] Chakravarthy A，Abrams RA. Radiation therapy in the management of patients with malignant carcinoid tumors [J]. Cancer，1995，75：1386 - 1390.

[77] Otte A，Herrmann R，Heppeler A，et al. Yttrium - 90 DOTATOC：first clinical results [J]. Eur J Nucl Med，1999，26：1439 - 1447.

[78] Waldherr C，Pless M，Maecke HR，et al. The clinical value of [90Y DOTA] D Phe1 Tyr3 octreotide (90Y - DOTATOC) in the treatment of neuroendocrine tumours：a clinical phase Ⅱ study[J]. Ann Oncol，2001，12：941 - 945.

[79] Waldherr C，Pless M，Maecke HR，et al. Tumor response and clinical benefit in neuroendocrine tumors after 7. 4 GBq (90)Y - DOTATOC[J]. J Nucl Med，2002，43：610 - 616.

[80] Bodei L，Cremonesi M，Zoboli S，et al. Receptor-mediated radionuclide therapy with 90Y - DOTATOC in association with amino acid infusion：a phase I study[J]. Eur J Nucl Med Mol Imaging，2003，30：207 - 216.

[81] Valkema R，Pauwels S，Kvols LK，et al. Survival and response after peptide receptor radionuclide therapy with [90Y - DOTA0，Tyr3]octreotide in patients with advanced gastroenteropancreatic neuroendocrine tumors[J]. Semin Nucl Med，2006，36：147 - 156.

[82] Bushnell DL Jr，O'Dorisio TM，O'Dorisio MS，et al. 90Y - edotreotide for metastatic carcinoid refractory to octreotide [J]. J Clin Oncol，2010，28：1652 - 1659.

[83] Virgolini I，Britton K，Buscombe J，et al. In- and Y - DOTA - lanreotide：results and implications of the MAURITIUS trial [J]. Semin Nucl Med，2002，32：148 - 155.

[84] Kwekkeboom DJ，de Herder WW，Kam BL，et al. Treatment with the radiolabeled somatostatin analog [177 Lu - DOTA 0，Tyr3]octreotate：toxicity，efficacy，and survival[J]. J Clin Oncol，2008，26：2124 - 2130.

[85] Kwekkeboom DJ，Teunissen JJ，Bakker WH，et al. Radiolabeled somatostatin analog [177Lu - DOTA0，Tyr3] octreotate in patients with endocrine gastroenteropancreatic tumors[J]. J Clin Oncol，2005，23：2754 - 2762.

[86] Garkavij M，Nickel M，Sjogreen-Gleisner K，et al. 177 Lu - [DOTA0，Tyr3] octreotate therapy in patients with disseminated neuroendocrine tumors：Analysis of dosimetry with impact on future therapeutic strategy[J]. Cancer，2010，116：1084 - 1092.

[87] Moertel CG，Kvols LK，O'Connell MJ，et al. Treatment of neuroendocrine carcinomas with combined etoposide and cisplatin. Evidence of major therapeutic activity in the anaplastic variants of these neoplasms[J]. Cancer，1991，68：227 - 232.

[88] Saltz L，Lauwers G，Wiseberg J，et al. A phase Ⅱ trial of carboplatin in patients with advanced APUD tumors[J]. Cancer，1993，72：619 - 622.

[89] Jodrell DI，Smith IE. Carboplatin in the treatment of metastatic carcinoid tumours and paraganglioma：a phase Ⅱ study[J]. Cancer Chemother Pharmacol，1990，26：62 - 64.

[90] Moertel CG，Rubin J，O'Connell MJ. Phase Ⅱ study of cisplatin therapy in patients with metastatic carcinoid tumor and the malignant carcinoid syndrome[J]. Cancer Treat Rep，1986，70：1459 - 1460.

[91] Bukowski RM，Tangen CM，Peterson RF，et al. Phase Ⅱ trial of dimethyltriazenoimidazole carboxamide in patients with metastatic carcinoid. A Southwest Oncology Group study[J]. Cancer，1994，73：1505 - 1508.

[92] Engstrom PF，Lavin PT，Moertel CG，et al. Streptozocin plus fluorouracil versus doxorubicin therapy for metastatic carcinoid tumor[J]. J Clin Oncol，1984，2：1255 - 1259.

[93] Moertel CG，Hanley JA. Combination chemotherapy trials in metastatic carcinoid tumor and the malignant carcinoid syndrome[J]. Cancer Clin Trials，1979，2：327 - 334.

[94] Oberg K，Norheim I，Lundqvist G，et al. Cytotoxic treatment in patients with malignant carcinoid tumors. Response to streptozocin — alone or in combination with 5 - FU[J]. Acta Oncol，1987，26：429 - 432.

[95] Kulke MH，Stuart K，Enzinger PC，et al. Phase Ⅱ study of temozolomide and thalidomide in patients with metastatic neuroendocrine tumors[J]. J Clin Oncol，2006，24：401 - 406.

[96] Sun W，Lipsitz S，Catalano P，et al. Phase Ⅱ/Ⅲ study of doxorubicin with fluorouracil compared with streptozocin with fluorouracil or dacarbazine in the treatment of advanced carcinoid tumors：Eastern Cooperative Oncology Group Study E1281 [J]. J Clin Oncol，2005，23：4897 - 4904.

[97] Frame J，Kelsen D，Kemeny N，et al. A phase Ⅱ trial of streptozotocin and adriamycin in advanced APUD tumors [J]. Am J Clin Oncol，1988，11：490 - 495.

[98] Kulke MH，Wu B，Ryan DP，et al. A phase Ⅱ trial of irinotecan and cisplatin in patients with metastatic neuroendocrine tumors [J]. Dig Dis Sci，2006，51：1033 - 1038.

[99] Bukowski RM，Johnson KG，Peterson RF，et al. A phase Ⅱ trial of combination chemotherapy in patients with metastatic carcinoid tumors. A Southwest Oncology Group

Study[J]. Cancer, 1987, 60: 2891 - 2895.

[100] Ramage JK, Ahmed A, Ardill J, et al. Guidelines for the management of gastroenteropancreatic neuroendocrine (including carcinoid) tumours (NETs)[J]. Gut, 2012, 61: 6 - 32.

[101] Raymond E, Dahan L, Raoul JL, et al. Sunitinib malate for the treatment of pancreatic neuroendocrine tumors [J]. N Engl J Med, 2011, 364: 501 - 513.

[102] Yao JC, Phan A, Hoff PM, et al. Targeting vascular endothelial growth factor in advanced carcinoid tumor: a random assignment phase Ⅱ study of depot octreotide with bevacizumab and pegylated interferon alpha - 2b[J]. J Clin Oncol, 2008, 26: 1316 - 1323.

[103] Gross DJ, Munter G, Bitan M, et al. The role of imatinib mesylate (Glivec) for treatment of patients with malignant endocrine tumors positive for c-kit or PDGF-R.[J]. Endocr Relat Cancer, 2006, 13: 535 - 540.

[104] Yao JC, Shah MH, Ito T, et al. Everolimus for advanced pancreatic neuroendocrine tumors[J]. N Engl J Med, 2011, 364: 514 - 523.

[105] Yao JC, Phan AT, Chang DZ, et al. Efficacy of RAD001 (everolimus) and octreotide LAR in advanced low- to intermediate-grade neuroendocrine tumors: results of a phase Ⅱ study[J]. J Clin Oncol, 2008, 26: 4311 - 4318.

[106] Pavel ME, Hainsworth JD, Baudin E, et al. Everolimus plus octreotide long-acting repeatable for the treatment of advanced neuroendocrine tumours associated with carcinoid syndrome (RADIANT - 2): a randomised, placebo-controlled, phase 3 study[J]. Lancet, 2011, 378: 2005 - 2012.

[107] Duran I, Kortmansky J, Singh D, et al. A phase Ⅱ clinical and pharmacodynamic study of temsirolimus in advanced neuroendocrine carcinomas[J]. Br J Cancer, 2006, 95: 1148 - 1154.

[108] Wang M, Peng J, Yang W, et al. Prognostic analysis for carcinoid tumours of the rectum: a single institutional analysis of 106 patients[J]. Colorectal Dis, 2011, 13: 150 - 153.

[109] Tang LH, Shia J, Soslow RA, et al. Pathologic classification and clinical behavior of the spectrum of goblet cell carcinoid tumors of the appendix[J]. Am J Surg Pathol, 2008, 32: 1429 - 1443.

[110] Fahy BN, Tang LH, Klimstra D, et al. Carcinoid of the rectum risk stratification (CaRRS): a strategy for preoperative outcome assessment[J]. Ann Surg Oncol, 2007, 14: 396 - 404.

[111] Toumpanakis C, Standish RA, Baishnab E, et al. Goblet cell carcinoid tumors (adenocarcinoid) of the appendix [J]. Dis Colon Rectum, 2007, 50: 315 - 322.

[112] Chang AE, Karnell LH, Menck HR. The National Cancer Data Base report on cutaneous and noncutaneous melanoma: a summary of 84,836 cases from the past decade. The American College of Surgeons Commission on Cancer and the American Cancer Society[J]. Cancer, 1998, 83: 1664 - 1678.

[113] Weinstock MA. Epidemiology and prognosis of anorectal melanoma[J]. Gastroenterology, 1993, 104: 174 - 178.

[114] Thibault C, Sagar P, Nivatvongs S, et al. Anorectal melanoma — an incurable disease?[J]. Dis Colon Rectum, 1997, 40: 661 - 668.

[115] Droesch JT, Flum DR, Mann GN. Wide local excision or abdominoperineal resection as the initial treatment for anorectal melanoma?[J]. Am J Surg, 2005, 189: 446 - 469.

[116] Cote TR, Sobin LH. Primary melanomas of the esophagus and anorectum: epidemiologic comparison with melanoma of the skin[J]. Melanoma Res, 2009, 19: 58 - 60.

[117] Cagir B, Whiteford MH, Topham A, et al. Changing epidemiology of anorectal melanoma[J]. Dis Colon Rectum, 1999, 42: 1203 - 1208.

[118] Bullard KM, Tuttle TM, Rothenberger DA, et al. Surgical therapy for anorectal melanoma[J]. J Am Coll Surg, 2003, 196: 206 - 211.

[119] Brady MS, Kavolius JP, Quan SH. Anorectal melanoma. A 64 - year experience at Memorial Sloan-Kettering Cancer Center[J]. Dis Colon Rectum, 1995, 38: 146 - 151.

[120] Ballo MT, Gershenwald JE, Zagars GK, et al. Sphincter-sparing local excision and adjuvant radiation for anal-rectal melanoma[J]. J Clin Oncol, 2002, 20: 4555 - 4558.

[121] Yeh JJ, Shia J, Hwu WJ, et al. The role of abdominoperineal resection as surgical therapy for anorectal melanoma[J]. Ann Surg, 2006, 244: 1012 - 1017.

[122] Nilsson PJ, Ragnarsson-Olding BK. Importance of clear resection margins in anorectal malignant melanoma[J]. Br J Surg, 2010, 97: 98 - 103.

[123] Iddings DM, Fleisig AJ, Chen SL, et al. Practice patterns and outcomes for anorectal melanoma in the USA, reviewing three decades of treatment: is more extensive surgical resection beneficial in all patients?[J]. Ann Surg Oncol, 2010, 17: 40 - 44.

[124] Roumen RM. Anorectal melanoma in The Netherlands: a report of 63 patients[J]. Eur J Surg Oncol, 1996, 22: 598 - 601.

[125] Pessaux P, Pocard M, Elias D, et al. Surgical management of primary anorectal melanoma[J]. Br J Surg, 2004, 91: 1183 - 1187.

[126] Zhang S, Gao F, Wan D. Effect of misdiagnosis on the prognosis of anorectal malignant melanoma[J]. J Cancer Res Clin Oncol, 2010, 136: 1401 - 1405.

[127] Ishizone S, Koide N, Karasawa F, et al. Surgical treatment for anorectal malignant melanoma: report of five cases and review of 79 Japanese cases[J]. Int J Colorectal Dis, 2008, 23: 1257 - 1262.

[128] Belli F, Gallino GF, Lo Vullo S, et al. Melanoma of the anorectal region: the experience of the National Cancer Institute of Milano[J]. Eur J Surg Oncol, 2009, 35: 757 - 762.

[129] Wang M, Zhang Z, Zhu J, et al. Tumour diameter is a predictor of mesorectal and mesenteric lymph node metastases in anorectal melanoma[J]. Colorectal Dis, 2013, 15: 1086 - 1092.

[130] Heeney A, Mulsow J, Hyland JM. Treatment and outcomes of anorectal melanoma[J]. Surgeon, 2011, 9: 27 - 32.

[131] Meguerditchian AN, Meterissian SH, Dunn KB. Anorectal melanoma: diagnosis and treatment[J]. Dis Colon Rectum, 2011, 54: 638 - 644.

[132] Molino D, Perrotti P, Antropoli C, et al. Primary ano-rectal melanoma[J]. Chir Ital, 2000, 52: 329 - 334.

[133] Chiu YS, Unni KK, Beart RW Jr. Malignant melanoma of the anorectum[J]. Dis Colon Rectum, 1980, 23: 122 -

124.

[134] Ward MW, Romano G, Nicholls RJ. The surgical treatment of anorectal malignant melanoma[J]. Br J Surg, 1986, 73: 68 - 69.

[135] Tariq MU, Ud Din N, Ud Din NF, et al. Malignant melanoma of anorectal region: a clinicopathologic study of 61 cases[J]. Ann Diagn Pathol, 2014, 18: 275 - 281.

[136] Yap LB, Neary P. A comparison of wide local excision with abdominoperineal resection in anorectal melanoma [J]. Melanoma Res, 2004, 14: 147 - 150.

[137] Stoidis CN, Spyropoulos BG, Misiakos EP, et al. Diffuse anorectal melanoma: review of the current diagnostic and treatment aspects based on a case report[J]. World J Surg Oncol, 2009, 7: 64.

[138] Ross M, Pezzi C, Pezzi T, et al. Patterns of failure in anorectal melanoma. A guide to surgical therapy[J]. Arch Surg, 1990, 125: 313 - 316.

[139] Crosby T, Fish R, Coles B, et al. Systemic treatments for metastatic cutaneous melanoma[J]. Cochrane Database Syst Rev, 2000: CD001215.

[140] Kirkwood JM, Strawderman MH, Ernstoff MS, et al. Interferon alfa-2b adjuvant therapy of high-risk resected cutaneous melanoma: the Eastern Cooperative Oncology Group Trial EST 1684[J]. J Clin Oncol, 1996, 14: 7 - 17.

[141] Kirkwood JM, Ibrahim JG, Sondak VK, et al. High- and low-dose interferon alfa-2b in high-risk melanoma: first analysis of intergroup trial E1690/S9111/C9190[J]. J Clin Oncol, 2000, 18: 2444 - 2458.

[142] Ragnarsson-Olding BK, Nilsson PJ, Olding LB, et al. Primary ano-rectal malignant melanomas within a population-based national patient series in Sweden during 40 years[J]. Acta Oncol, 2009, 48: 125 - 131.

[143] Ben-Izhak O, Bar-Chana M, Sussman L, et al. Ki67 antigen and PCNA proliferation markers predict survival in anorectal malignant melanoma [J]. Histopathology, 2002, 41: 519 - 525.

[144] Jemal A, Siegel R, Ward E, et al. Cancer statistics, 2006 [J]. CA Cancer J Clin, 2006, 56: 106 - 130.

[145] Doolabh N, Anthony T, Simmang C, et al. Primary colonic lymphoma[J]. J Surg Oncol, 2000, 74: 257 - 262.

[146] Crump M, Gospodarowicz M, Shepherd FA. Lymphoma of the gastrointestinal tract[J]. Semin Oncol, 1999, 26: 324 - 237.

[147] Glass AG, Karnell LH, Menck HR. The National Cancer Data Base report on non-Hodgkin's lymphoma [J]. Cancer, 1997, 80: 2311 - 2320.

[148] Fan CW, Changchien CR, Wang JY, et al. Primary colorectal lymphoma[J]. Dis Colon Rectum, 2000, 43: 1277 - 1282.

[149] Aviles A, Neri N, Huerta-Guzman J. Large bowel lymphoma: an analysis of prognostic factors and therapy in 53 patients[J]. J Surg Oncol, 2002, 80: 111 - 115.

[150] Kim YH, Lee JH, Yang SK, et al. Primary colon lymphoma in Korea: a KASID (Korean Association for the Study of Intestinal Diseases) Study[J]. Dig Dis Sci, 2005, 50: 2243 - 2247.

[151] Wong MT, Eu KW. Primary colorectal lymphomas[J]. Colorectal Dis, 2006, 8: 586 - 591.

[152] Gonzalez QH, Heslin MJ, Davila-Cervantes A, et al. Primary colonic lymphoma[J]. Am Surg, 2008, 74: 214 - 216.

[153] Cai S, Cannizzo F Jr, Bullard Dunn KM, et al. The role of surgical intervention in non-Hodgkin's lymphoma of the colon and rectum [J]. Am J Surg 193: 409 - 12; discussion, 2007, 412.

[154] Bairey O, Ruchlemer R, Shpilberg O. Non-Hodgkin's lymphomas of the colon[J]. Isr Med Assoc J, 2006, 8: 832 - 835.

[155] Stanojevic GZ, Stojanovic MP, Stojanovic MM, et al. Non-Hodgkin's lymphomas of the large bowel-clinical characteristics, prognostic factors and survival[J]. Acta Chir Iugosl, 2008, 55: 109 - 114.

[156] Cho MJ, Ha CS, Allen PK, et al. Primary non-Hodgkin lymphoma of the large bowel[J]. Radiology, 1997, 205: 535 - 539.

[157] Busch E, Rodriguez-Bigas M, Mamounas E, et al. Primary colorectal non-Hodgkin's lymphoma [J]. Ann Surg Oncol, 1994, 1: 222 - 228.

[158] Dionigi G, Annoni M, Rovera F, et al. Primary colorectal lymphomas: review of the literature[J]. Surg Oncol, 2007, 16 (Suppl 1): S169 - S171.

[159] Drolet S, Maclean AR, Stewart DA, et al. Primary colorectal lymphoma-clinical outcomes in a population-based series [J]. J Gastrointest Surg, 2011, 15: 1851 - 1857.

[160] She WH, Day W, Lau PY, et al. Primary colorectal lymphoma: case series and literature review[J]. Asian J Surg, 2011, 34: 111 - 114.

[161] Zighelboim J, Larson MV. Primary colonic lymphoma. Clinical presentation, histopathologic features, and outcome with combination chemotherapy [J]. J Clin Gastroenterol, 1994, 18: 291 - 297.

[162] Jinnai D, Iwasa Z, Watanuki T. Malignant lymphoma of the large intestine — operative results in Japan[J]. Jpn J Surg, 1983, 13: 331 - 336.

[163] Wychulis AR, Beahrs OH, Woolner LB. Malignant lymphoma of the colon. A study of 69 cases[J]. Arch Surg, 1966, 93: 215 - 225.

[164] Contreary K, Nance FC, Becker WF. Primary lymphoma of the gastrointestinal tract[J]. Ann Surg, 1980, 191: 593 - 598.

[165] Dawson IM, Cornes JS, Morson BC. Primary malignant lymphoid tumours of the intestinal tract. Report of 37 cases with a study of factors influencing prognosis[J]. Br J Surg, 1961, 49: 80 - 89.

[166] Krol AD, le Cessie S, Snijder S, et al. Primary extranodal non-Hodgkin's lymphoma (NHL): the impact of alternative definitions tested in the Comprehensive Cancer Centre West population-based NHL registry [J]. Ann Oncol, 2003, 14: 131 - 139.

[167] Musshoff K, Slanina J. Staging in malignant lymphoma. Equally a contribution to the significance of laparotomy with splenectomy (author's transl)[J]. Klin Wochenschr, 1974, 52: 109 - 117.

[168] Ruskone-Fourmestraux A, Dragosics B, Morgner A, et al. Paris staging system for primary gastrointestinal lymphomas[J]. Gut, 2003, 52: 912 - 913.

[169] The International Non-Hodgkin's Lymphoma Prognostic Factors Project. A predictive model for aggressive non-Hodgkin's lymphoma [J]. N Engl J Med, 1993, 329: 987 - 994.

[170] Barreda Bolanos F, Liu Bejarano H, Sanchez Lihon J, et al. Survival factors in 152 patients with gastrointestinal stromal tumors[J]. Rev Gastroenterol Peru, 2010, 30: 305 - 323.

[171] Cao H, Zhang Y, Wang M, et al. Prognostic analysis of

patients with gastrointestinal stromal tumors: a single unit experience with surgical treatment of primary disease[J]. Chin Med J (Engl) 123: 131 - 136.

[172] Kontogianni-Katsarou K, Lariou C, Tsompanaki E, et al. KIT-negative gastrointestinal stromal tumors with a long term follow-up: a new subgroup does exist[J]. World J Gastroenterol, 2007, 13: 1098 - 1102.

[173] Agaram NP, Baren A, Arkun K, et al. Comparative ultrastructural analysis and KIT/PDGFRA genotype in 125 gastrointestinal stromal tumors [J]. Ultrastruct Pathol, 2006, 30: 443 - 452.

[174] Miettinen M, Makhlouf H, Sobin LH, et al. Gastrointestinal stromal tumors of the jejunum and ileum: a clinicopathologic, immunohistochemical, and molecular genetic study of 906 cases before imatinib with long-term follow-up[J]. Am J Surg Pathol, 2006, 30: 477 - 489.

[175] Gutierrez MR, Dorronsoro ML, Marco AM, et al. The role of the DOG1 antibody in the diagnosis of gastrointestinal stromal tumours - GIST[J]. An Sist Sanit Navar, 2011, 34: 245 - 251.

[176] Miettinen M, Sobin LH, Sarlomo-Rikala M. Immunohistochemical spectrum of GISTs at different sites and their differential diagnosis with a reference to CD117 (KIT)[J]. Mod Pathol, 2000, 13: 1134 - 1142.

[177] Miettinen M, Wang ZF, Lasota J. DOG1 antibody in the differential diagnosis of gastrointestinal stromal tumors: a study of 1840 cases[J]. Am J Surg Pathol, 2009, 33: 1401 - 1408.

[178] Novelli M, Rossi S, Rodriguez-Justo M, et al. DOG1 and CD117 are the antibodies of choice in the diagnosis of gastrointestinal stromal tumours [J]. Histopathology, 2010, 57: 259 - 270.

[179] Corless CL, Fletcher JA, Heinrich MC. Biology of gastrointestinal stromal tumors[J]. J Clin Oncol, 2004, 22: 3813 - 3825.

[180] He HY, Fang WG, Zhong HH, et al. Status and clinical implication of c-kit and PDGFRA mutations in 165 cases of gastrointestinal stromal tumor (GIST)[J]. Zhonghua Bing Li Xue Za Zhi, 2006, 35: 262 - 266.

[181] Antonescu CR, Sommer G, Sarran L, et al. Association of KIT exon 9 mutations with nongastric primary site and aggressive behavior: KIT mutation analysis and clinical correlates of 120 gastrointestinal stromal tumors[J]. Clin Cancer Res, 2003, 9: 3329 - 3337.

[182] Yeh CN, Chen YY, Tseng JH, et al. Imatinib Mesylate for Patients with Recurrent or Metastatic Gastrointestinal Stromal Tumors Expressing KIT: A Decade Experience from Taiwan[J]. Transl Oncol, 2011, 4: 328 - 335.

[183] Kang HJ, Ryu MH, Kim KM, et al. Imatinib efficacy by tumor genotype in Korean patients with advanced gastrointestinal stromal tumors (GIST): The Korean GIST Study Group (KGSG) study[J]. Acta Oncol, 2011, 51: 528 - 536.

[184] Heinrich MC, Owzar K, Corless CL, et al. Correlation of kinase genotype and clinical outcome in the North American Intergroup Phase Ⅲ Trial of imatinib mesylate for treatment of advanced gastrointestinal stromal tumor: CALGB 150105 Study by Cancer and Leukemia Group B and Southwest Oncology Group[J]. J Clin Oncol, 2008, 26: 5360 - 5367.

[185] Joensuu H. Risk stratification of patients diagnosed with gastrointestinal stromal tumor[J]. Hum Pathol, 2008, 39: 1411 - 1419.

[186] Parfitt JR, Streutker CJ, Riddell RH, et al. Gastrointestinal stromal tumors: a contemporary review [J]. Pathol Res Pract, 2006, 202: 837 - 847.

[187] Lehnert T. Gastrointestinal sarcoma (GIST) — a review of surgical management[J]. Ann Chir Gynaecol, 1998, 87: 297 - 305.

[188] Tokunaga M, Ohyama S, Hiki N, et al. Incidence and prognostic value of lymph node metastasis on c-Kit-positive gastrointestinal stromal tumors of the stomach [J]. Hepatogastroenterology, 2011, 58: 1224 - 1228.

[189] Sjolund K, Andersson A, Nilsson E, et al. Downsizing treatment with tyrosine kinase inhibitors in patients with advanced gastrointestinal stromal tumors improved resectability[J]. World J Surg, 2010, 34: 2090 - 2097.

[190] Dematteo RP, Ballman KV, Antonescu CR, et al. Adjuvant imatinib mesylate after resection of localised, primary gastrointestinal stromal tumour: a randomised, double-blind, placebo-controlled trial[J]. Lancet, 2009, 373: 1097 - 1104.

[191] Verweij J, Casali PG, Zalcberg J, et al. Progression-free survival in gastrointestinal stromal tumours with high-dose imatinib: randomised trial[J]. Lancet, 2004, 364: 1127 - 1134.

[192] Blanke CD, Rankin C, Demetri GD, et al. Phase Ⅲ randomized, intergroup trial assessing imatinib mesylate at two dose levels in patients with unresectable or metastatic gastrointestinal stromal tumors expressing the kit receptor tyrosine kinase: S0033 [J]. J Clin Oncol, 2008, 26: 626 - 632.

[193] Joensuu H. Adjuvant treatment of GIST: patient selection and treatment strategies[J]. Nat Rev Clin Oncol, 2012, 9: 351 - 358.

[194] Wang JP, Wang T, Huang MJ, et al. The role of neoadjuvant imatinib mesylate therapy in sphincter-preserving procedures for anorectal gastrointestinal stromal tumor[J]. Am J Clin Oncol, 2011, 34: 314 - 316.

[195] Blay JY, Bonvalot S, Casali P, et al. Consensus meeting for the management of gastrointestinal stromal tumors. Report of the GIST Consensus Conference of 20 - 21 March 2004, under the auspices of ESMO [J]. Ann Oncol, 2005, 16: 566 - 578.

[196] Joensuu H. Gastrointestinal stromal tumor (GIST)[J]. Ann Oncol, 2006, 17 (Suppl 10): x280 - x286.

[197] Liegl B, Hornick JL, Antonescu CR, et al. Rhabdomyosarcomatous differentiation in gastrointestinal stromal tumors after tyrosine kinase inhibitor therapy: a novel form of tumor progression[J]. Am J Surg Pathol, 2009, 33: 218 - 226.

[198] Van Glabbeke M, Verweij J, Casali PG, et al. Initial and late resistance to imatinib in advanced gastrointestinal stromal tumors are predicted by different prognostic factors: a European Organisation for Research and Treatment of Cancer-Italian Sarcoma Group-Australasian Gastrointestinal Trials Group study[J]. J Clin Oncol, 2005, 23: 5795 - 5804.

[199] Debiec-Rychter M, Sciot R, Le Cesne A, et al. KIT mutations and dose selection for imatinib in patients with advanced gastrointestinal stromal tumours [J]. Eur J Cancer, 2006, 42: 1093 - 1103.

[200] Heinrich MC, Corless CL, Demetri GD, et al. Kinase mutations and imatinib response in patients with metastatic gastrointestinal stromal tumor [J]. J Clin Oncol, 2003, 21: 4342 - 4349.

[201] Bachet JB, Hostein I, Le Cesne A, et al. Prognosis and predictive value of KIT exon 11 deletion in GISTs[J]. Br J Cancer, 2009, 101: 7 - 11.

[202] Heinrich MC, Maki RG, CL C. Sunitinib (SU) response in imatinibresistant (IM - R) GIST correlates with KIT and PDGFRA mutation status[J]. J Clin Oncol, 2006, 24 (18s): 9502.

[203] Heinrich MC, Maki RG, Corless CL, et al. Primary and secondary kinase genotypes correlate with the biological and clinical activity of sunitinib in imatinib-resistant gastrointestinal stromal tumor[J]. J Clin Oncol, 2008, 26: 5352 - 5359.

[204] Corless CL, Schroeder A, Griffith D, et al. PDGFRA mutations in gastrointestinal stromal tumors: frequency, spectrum and in vitro sensitivity to imatinib[J]. J Clin Oncol, 2005, 23: 5357 - 5364.

[205] Xiao CC, Zhang S, Wang MH, et al. Clinicopathological features and prognostic factors of rectal gastrointestinal stromal tumors [J]. J Gastrointest, 2013, Surg 17: 793 - 798.

[206] DeMatteo RP, Lewis JJ, Leung D, et al. Two hundred gastrointestinal stromal tumors: recurrence patterns and prognostic factors for survival[J]. Ann Surg, 2000, 231: 51 - 58.

[207] Pierie JP, Choudry U, Muzikansky A, et al. The effect of surgery and grade on outcome of gastrointestinal stromal tumors[J]. Arch Surg, 2001, 136: 383 - 389.

[208] Dematteo RP, Gold JS, Saran L, et al. Tumor mitotic rate, size, and location independently predict recurrence after resection of primary gastrointestinal stromal tumor (GIST)[J]. Cancer, 2008, 112: 608 - 615.

[209] Crosby JA, Catton CN, Davis A, et al. Malignant gastrointestinal stromal tumors of the small intestine: a review of 50 cases from a prospective database[J]. Ann Surg Oncol, 2001, 8: 50 - 59.

[210] Silberhumer GR, Hufschmid M, Wrba F, et al. Surgery for gastrointestinal stromal tumors of the stomach[J]. J Gastrointest Surg, 2009, 13: 1213 - 1219.

[211] Mrowiec S, Jablonska B, Liszka L, et al. Prognostic factors for survival post surgery for patients with gastrointestinal stromal tumors[J]. Eur Surg Res, 2011, 48: 3 - 9.

[212] Wu TJ, Lee LY, Yeh CN, et al. Surgical treatment and prognostic analysis for gastrointestinal stromal tumors (GISTs) of the small intestine: before the era of imatinib mesylate[J]. BMC Gastroenterol, 2006, 6: 29.

[213] DeMatteo RP, Antonescu CR, Chadaram V, et al. Adjuvant imatinib mesylate in patients with primary high risk gastrointestinal stromal tumor (GIST) following complete resection: Safety results from the U. S. Intergroup Phase II trial ACOSOG Z9000 [J]. J Clin Oncol, 2005, 23 (Suppl): 9009.

[214] Kang B, Lee J, Ryu M, et al. A phase II study of imatinib mesylate as adjuvant treatment for curatively resected high-risk localized gastrointestinal stromal tumors [J]. J Clin Oncol, 2009, 27: e21515.

[215] Zhan WH, Wang PZ, Shao YF, et al. Efficacy and safety of adjuvant post-surgical therapy with imatinib in gastrointestinal stromal tumor patients with high risk of recurrence: interim analysis from a multicenter prospective clinical trial[J]. Zhonghua Wei Chang Wai Ke Za Zhi, 2006, 9: 383 - 387.

[216] Nilsson B, Sjolund K, Kindblom LG, et al. Adjuvant imatinib treatment improves recurrence-free survival in patients with high-risk gastrointestinal stromal tumours (GIST)[J]. Br J Cancer, 2007, 96: 1656 - 1658.

[217] Kanda T, Nishida T, Wada N, et al. Adjuvant therapy with imatinib mesylate after resection of primary high-risk gastrointestinal stromal tumors in Japanese patients[J]. Int J Clin Oncol, 2013, 18(1): 38 - 45.

[218] Joensuu H, Eriksson M, Sundby Hall K, et al. One vs. three years of adjuvant imatinib for operable gastrointestinal stromal tumor: a randomized trial[J]. JAMA, 2012, 307: 1265 - 1272.

[219] Jiang WZ, Guan GX, Lu HS, et al. Adjuvant imatinib treatment after R0 resection for patients with high-risk gastrointestinal stromal tumors: a median follow-up of 44 months[J]. J Surg Oncol, 2011, 104: 760 - 764.

[220] Eisenberg BL, Harris J, Blanke CD, et al. Phase II trial of neoadjuvant/adjuvant imatinib mesylate (IM) for advanced primary and metastatic/recurrent operable gastrointestinal stromal tumor (GIST): early results of RTOG 0132/ACRIN 6665[J]. J Surg Oncol, 2009, 99: 42 - 47.

[221] Wang D, Zhang Q, Blanke CD, et al. Phase II Trial of Neoadjuvant/adjuvant Imatinib Mesylate for Advanced Primary and Metastatic/recurrent Operable Gastrointestinal Stromal Tumors: Long-term Follow-up Results of Radiation Therapy Oncology Group 0132[J]. Ann Surg Oncol, 2012, 19: 1074 - 1080.

[222] Blanke CD, Demetri GD, von Mehren M, et al. Long-term results from a randomized phase II trial of standard-versus higher-dose imatinib mesylate for patients with unresectable or metastatic gastrointestinal stromal tumors expressing KIT[J]. J Clin Oncol, 2008, 26: 620 - 625.

[223] Zhu J, Yang Y, Zhou L, et al. A long-term follow-up of the imatinib mesylate treatment for the patients with recurrent gastrointestinal stromal tumor (GIST): the liver metastasis and the outcome [J]. BMC Cancer, 2010, 10: 199.

[224] Zhang XH, Wu H, He YL, et al. Clinical analysis of imatinib in patients with advanced gastrointestinal stromal tumor[J]. Zhonghua Wei Chang Wai Ke Za Zhi, 2012, 15: 243 - 246.

[225] Demetri GD, van Oosterom AT, Garrett CR, et al. Efficacy and safety of sunitinib in patients with advanced gastrointestinal stromal tumour after failure of imatinib: a randomised controlled trial [J]. Lancet, 2006, 368: 1329 - 1338.

[226] Rutkowski P, Bylina E, Klimczak A, et al. The outcome and predictive factors of sunitinib therapy in advanced gastrointestinal stromal tumors (GIST) after imatinib failure-onc institution study [J]. BMC Cancer, 2012, 12: 107.

第三十章
结直肠癌转移灶的介入治疗

第一节　结直肠癌肝转移

一、概　　述

肝脏是结直肠癌（colorectal cancer，CRC）转移最常见的器官，约 25% 新病例已经伴有结直肠癌肝转移（colorectal liver metastasis，CLMs）。对于接受根治性治疗的患者，将有 30%～40% 的病例最终会出现晚期肝转移。

由于转移复发的程度、范围和累及的器官不同，绝大多数（80%～90%）的肝转移灶无法获得根治性切除。结直肠癌肝转移也是结直肠癌患者最主要的死亡原因，肝转移灶未经治疗的患者其中位生存期仅 6.9 个月，无法切除患者其 5 年生存率接近 0；而肝转移灶能完全切除患者的中位生存期为 35 个月，5 年生存率可达 30%～50%[1-3]。由于病灶多发、散在分布、患者不能耐受等多种原因，仅有 10%～20% 的患者能获得手术切除[4]。对于各种转移肿瘤不宜手术者，如不愿意接受手术、多发结节、肿瘤位置深在紧贴大血管等各种原因不能进行手术切除者，可采用多种介入微创治疗。介入微创治疗具有创伤小、患者痛苦小、恢复快、近期疗效好等优点，患者容易接受，能够较好地提高患者生活质量[5]。

多学科综合治疗团队（multidisciplinary team，MDT）是诊治结直肠癌肝转移的有效手段，通过多学科合作团队对结直肠癌肝转移患者进行全面评估，个性化地制订治疗方案，开展相应综合治疗，使最初肝转移灶无法切除者经治疗后可以变为可切除病灶，因此 MDT 已成为改善结直肠癌预后的关键因素之一[6]。介入治疗作为结直肠癌肝转移多学科综合治疗重要的组成部分，可与外科、化疗及放射治疗等结合起来，相互补充，尽可能地让患者得到最佳治疗。

二、经血管的介入治疗

包括肝动脉灌注化疗、经肝动脉栓塞化疗及经门静脉灌注化疗等。正常肝组织的血供 70%～75% 来自门静脉，25%～30% 来自肝动脉，而肝癌组织的血供 95%～99% 来自肝动脉。经化疗栓塞术后，肝转移瘤将因血供减少超过 90% 而缺血坏死，正常肝组织血流量只减少 35%～40%，一般不影响正常肝脏组织血供。同样基于肝脏血供的特殊性，通过肝动脉注入化疗药物时可使肝脏局部药物浓度达到全身的 100～400 倍，且瘤区药物浓度比正常肝组织高 5～20 倍，提高化疗效果的同时减轻全身毒副反应，同时化疗药物作用于全身后还可再次进入肝转移灶二次化疗。

（一）肝动脉灌注化疗

肝动脉灌注化疗（hepatic artery infusion，

HAI)起始于 20 世纪 90 年代,灌注药物由最初的氟尿嘧啶、丝裂霉素发展到奥沙利铂及伊立替康等。一般与栓塞治疗联合应用,很少单独使用。Moerllin 等[7]对之前所有单独肝动脉灌注化疗和全身化疗的文献进行 Meta 分析,发现肝动脉灌注化疗的反应率明显高于全身化疗(42.9% *vs.* 18.4%,$P=0.03$),总生存时间两者没有明显差异(15.7 *vs.* 12.4,$P=0.24$),作者认为反应率的差异是灌注药物不同(FUDR 或 5 - FU)、全身化疗存在的差异等诸多因素造成的偏倚,故不推荐单用动脉灌注化疗代替全身化疗(表 30 - 1)。

表 30 - 1　不可切除结直肠肝转移肝动脉灌注化疗与全身系统化疗随机对照研究

试验参考 治疗方法	发表年份	病例数	治疗完成率 (%)	交叉治疗	肿瘤体积超过 肝脏 1/4 病例 百分比	有效率(%)	中位生存时间 (月)
Chang 等[8]	1987			No			
HAI:FUDR		32	66		81	62*	17
SCT:FUDR		32	92		81	17	12
Kemeny 等[9]	1987			Yes			
HAI:FUDR		48	94		50	53*	17
SCT:FUDR		51	94		65	21	12
Hohn 等[10]	1989			Yes			
HAI:FUDR		67	75		46†	42*	16.5
SCT:FUDR		76	86		41†	9	15.8
Martin 等[11]	1990			No			
HAI:FUDR		31	79		72	48*	12.6
SCT:FU + LV		10	83		79	21	10.5
Wagman 等[12]	1990			Yes			
HAI:FUDR		31	100		100	55	13.8
SCT:FU		10	100		100	20	11.6
Rougier 等[13]	1992			No			
HAI:FUDR		81	87		41	41*	15*
SCT:FU or BSC		82	50(FU)		44	9	11
Allen-Mersh 等[14]	1994			No		N	
HAI:FUDR		51	96		27		13.5*
SCT:FU or BSC		49	20(FU)		22		7.5
Lorenz 等[15]	2000			Yes			
HAI:FUDR		54	69		69	43	12.7
HAI:FU + LV		57	70		65	45	18.7
SCT:FU + LV		57	91		67	27	17.6
Kerr 等[16]	2003			No			
HAI:FU + LV		145	66		50†	22	14.7
SCT:FU + LV		145	87		50†	19	14.8
Kemeny 等[17]	2006			No			
HAI:FUDR		68	87		71†	47*	24.4*
SCT:FU + LV		67	87		70†	24	20

　　缩略语:肝动脉输注(hepatic arterial infusion,HAI);全身化疗(systemic chemotherapy,SCT);氟尿苷(floxuridine,FUDR);甲酰四氢叶酸(leucovorin,LV);最佳支持护理(best supportive care,BSC); * 统计上有显著性差异($P<0.05$);† 肝转移≥33%。

根治性手术是迄今为止对于结直肠癌最有效的治疗方法，也是预防肝转移发生的重要环节。术前通过新辅助治疗杀灭无法被影像学检测到的微小转移灶，可以最大限度地减少根治性手术后的远处转移。许剑民等[18]开展的术前肝动脉联合区域动脉灌注化疗预防结直肠癌术后肝转移的前瞻性研究，对Ⅲ期结直肠癌患者，研究者于术前 7 天，联合奥少利铂 + 脱氧氟脲苷（FUDR）+ 丝裂霉素（MMC）对肿瘤区域动脉和肝动脉进行序贯化疗，在不增加并发症的前提下，使术后肝转移的风险降低 55%，术后转移复发风险 57%，术后 5 年生存率提高至 81%。术前肝动脉联合区域动脉灌注化疗安全、有效，可显著降低Ⅲ期结直肠癌术后肝转移和其他部位转移复发的发生率，延长肝转移发生时间和患者生存期。

（二）经肝动脉栓塞化疗

经动脉栓塞化疗（trans-arterial chemoemboli-lization，TACE）是在肝动脉灌注化疗的基础上改进发展而来。以阿霉素为代表的药物与碘化油混合制成乳剂微球注入肝转移灶的供血动脉，由于瘤内枯否细胞的缺失，碘化油载药乳剂长时间滞留并缓慢释放药物，从而可以实现持久且稳定的局部肿瘤控制。如能随后注入明胶海绵、PVA 颗粒或者可降解微球等，不仅可以限制肿瘤血供，而且可以延迟碘化油乳剂的洗脱，进而延长局部药物维持的时间。《结直肠癌肝转移诊断和综合治疗指南（2013 年版）》推荐，部分初诊无法切除的肝转移灶，经过系统的综合治疗后可转为适宜手术切除，其术后 5 年生存率与初始肝转移灶手术切除的患者相似，此类患者应当采取较为积极的诱导方案，应用有效的强烈化疗，并考虑联合肝动脉灌注化疗及分子靶向药物治疗。

1. TACE 联合动脉灌注化疗 将 TACE 与动脉灌注化疗结合，可延长药物直接接触癌细胞的作用时间，增强癌细胞内的药物浓度，从而提高治疗效果。贺斌等[19]总结分析了 TACE 治疗结直肠癌肝转移瘤的效果，32 例结直肠癌肝转移患者中，9 例单纯灌注化疗，23 例行 TACE 治疗。化疗药物

为氟尿嘧啶脱氧核苷，栓塞剂为表柔比星混合碘化油乳剂。治疗后有效率为 63.5%，6 个月、1 年、2 年的生存率分别是 96.0%、82.6% 和 17.4%。Vogl 等[20]比较了不同药物组合经 TACE 治疗结直肠癌肝转移的肿瘤局控率及生存期。对 463 例无法手术且全身化疗无效的结直肠癌肝转移患者共实施 TACE 2 441 次（5.3 次/人）。化疗药物分别是丝裂霉素 C、丝裂霉素 C + 2,2 - 二氟脱氧胞嘧啶核苷、丝裂霉素 C + 伊立替康。栓塞剂为碘化油。肿瘤应答率由 MRI 评定。治疗后，局部肿瘤病灶得到控制者占 14.7%，稳定者 48.2%，肿瘤进展者 37.1%。TACE 后 1 年、2 年生存率分别为 62%、28%。中位生存期为 14 个月。由此可见，TACE 结合动脉灌注化疗对提高生存率有益。

目前，TACE 联合动脉灌注化疗的药物以伊立替康、奥沙利铂为主。Martin 等[21]对 27 名不可切除的结直肠癌肝转移患者，行伊立替康 + 可降解淀粉微球 + 丝裂霉素 C 的 TACE 治疗 47 次后检查发现，血液 CEA、CA19 - 9 分别降低至 54.2% 和 45.1%。其中 9 名患者病灶转化为可切除。有效率达 59%，3 年生存率为 20%。Martin 等[22]报道，对于 30 名一线治疗失败的结直肠癌肝转移患者（所有患者均已切除结肠癌原发灶，其中 15 名曾接受过相关原发病治疗）行 57 次伊立替康灌注化疗和 TACE，12% 的患者在治疗过程中出现不良反应。连续随访 9 个月后发现，几乎所有患者的 CEA 水平均有所下降，下降值≥50%。Fiorentini 等[23]报道，20 例结直肠癌肝转移患者行伊立替康 TACE 和支持治疗后，肿瘤区域有所缩小，有效率达 80%，且由于支持治疗，大部分患者对 TACE 耐受性增加。因此，经肝动脉灌注伊立替康化疗栓塞是治疗转移性结直肠癌较为理想的方法。Poggi 等[24]则研究了经肝动脉灌注奥沙利铂洗脱微球栓塞治疗（OEM - TACE）对不可切除肝转移瘤的疗效。对包括 8 名结直肠癌肝转移和 7 名肝内胆管癌在内的 15 名患者，均行 27 次 OEM - TACE 治疗后显示，与单纯奥沙利铂化疗组相比，OEM - TACE 组的药物代谢动力学

参数显著不同,OEM－TACE 组患者肿瘤部位的药物浓度是肝外的 20 倍。根据肿瘤疗效评价标准,患者中 53.3%病情稳定,13.3%部分有效,33.3%出现肿瘤进展。宗登伟等[25]对 50 例结直肠癌肝转移患者采用 TACE＋灌注治疗 124 周期,化疗药物为奥沙利铂和 5－氟尿嘧啶,栓塞剂为超液化碘油。治疗后 CR 2 例(4%),PR 15 例(30%),SD 10 例(20%),PD 23 例(46%),总有效率 34%(17 例)。1 年、2 年生存率分别为82%、30%。从确诊肝转移起始的中位生存期为38 个月,从行介入治疗起始的中位生存期为 22个月,中位无进展生存期为 10 个月。可见,TACE 联合奥沙利铂微球治疗是安全有效的,且能实现较好的药物代谢。

2. TACE 联合放疗 放疗包括选择性内照射(钇-90 微球体动脉栓塞术)和适形放疗等。选择性内照射(selective interarterial radiation therapy,SIRT)是将包埋了放射性同位素钇-90 的玻璃微球或树脂微球,通过动脉超选技术将微球沉积于肝转移病灶处,栓塞肿瘤血管的同时局部释放 β 射线,达到杀灭杀伤肿瘤组织的目的。在全身化疗失败后的患者中应用,中位肝转移灶无进展生存(LPFS)、PFS、OS 分别为 5.0 个月、2.0 个月、14.9个月[26]。若联合全身化疗,生存获益将更大,有效率可达 79%,若用于一线治疗反应率则进一步提升至 91%[27]。Hong 等[28]比较了 TACE 和钇-90(90Y)放疗栓塞(radioembolization,RE)作为结直肠癌肝转移补救疗法的疗效。36 名结直肠癌肝转移患者中,21 名均行 TACE 37 次,15 名均行Y90RE19 次。治疗后,中位生存期 TACE 组 7.7个月,RE 组 6.9 个月(P＝0.27);1 年、2 年、5 年的生存率 TACE 组分别是 43%、10%、0,RE 组分别是 34%、18%、0;30 天内的死亡率 TACE 组为5.4%(n＝2),RE 组为 5.2%(n＝1)。可见,将 TACE 或 RE 作为不可切除结直肠癌肝转移的姑息疗法对延长生存率有益。李爽等[29]报道,对 20 例结直肠癌根治术后出现肝转移的患者,行 TACE 后 3 周内,针对其肝转移灶行三维适形放疗,常规分割 2 Gy,总剂量 60～66 Gy。

治疗结束后,CR 4 例(20%),PR 11 例(55%),SD 5 例(25%),PD 为 0 例,有效率为 75%。将TACE 联合三维适形放射治疗的优点是碘油沉积部位更易于勾画靶区,有利于肝转移灶定位,同时存留在肝脏肿瘤组织中的抗癌药物本身也具有放射增敏作用。

3. TACE 联合局部治疗 近年来应用广泛的局部治疗方法包括微波、射频、氩氦刀冷冻和无水乙醇注射等,其与 TACE 结合应用可提高治疗疗效。射频消融技术(radiofrequency ablation,RFA)具有局部毁损肿瘤速度快、彻底消融的特点。对于不适于手术切除或不愿接受手术的肝癌患者,应首选 RFA,当肿瘤为多血供时先行 TACE 减少血流,增加肿瘤组织纳入有效热凝覆盖范围,从而更易发生彻底热凝固坏死,增加 RFA 的效果。把TACE 列为 RFA 主要辅助治疗手段,根据肝癌RFA 术中及术后疗效评价结果决定是否选择辅助治疗、治疗方法、治疗次数,但其实用性有待进一步的临床研究来评价[30]。张文宝等[31]报道,25 例不可切除的肝转移癌患者(结直肠癌肝转移 12 例),经 TACE 后,根据肿瘤大小和部位选择瘤内无水乙醇注射、微波或 RFA 治疗,所有病例均未出现严重并发症,CEA 值显著下降,平均生存期为 23.8个月。由此可见,TACE 联合 RFA 能有效灭活肿瘤组织,延长生存期。

4. 载药微球栓塞化疗 载药微球栓塞化疗是2006 年才开始进入临床研究的一项新技术,载药微球是在 PVA 颗粒的基础上加工而成的直径为75～900 μm 的微球,具有生物相容性好、不可降解、软而有弹性等特点。载药微球通过离子交换的方式负载一定的药物后用于 TACE,载药微球不仅可以对肿瘤供血动脉形成永久栓塞,并且更加缓慢和持久地释放药物。载药微球栓塞化疗的疗效也得到很多研究者肯定,在 Fiorentini 等[32]的随机对照研究中,纳入了 74 例不可切除的结直肠癌肝转移患者,其转移灶体积小于全肝体积的 50%,且既往 3 个月内未接受过化疗。比较了载药微球栓塞化疗(载药微球负载了伊立替康)和 FOLFIRI 的治疗效果,结果显示载药微球栓塞化疗组在 OS、

PFS 和生活质量方面均明显优于 FOLFIRI 组,这表明载药微球栓塞化疗的疗效可能优于目前公认的全身化疗方案,但仍需要更大规模的临床研究来证实。

5. TACE 治疗结直肠癌肝转移的局限 肝动脉被栓塞后,侧支循环的建立和少量的门静脉血供,可使癌细胞重新获得血供而复活;同时,沉积于肿瘤内的碘油可能随着肝脏双重血流而离散,使栓塞效应降低,且滞留肝脏内的碘油可被细胞代谢及完全清除[33]。屠世良等[34]指出,TACE 反复多次应用后可能使癌细胞对化疗药物的敏感性降低,导致肿瘤缩小的比例逐渐下降,虽然肿瘤区血管逐渐被封堵,血管内皮细胞变性闭塞,但肿瘤周围逐渐形成侧支循环并参与肿瘤供血促使肿瘤增殖,出现 CEA 在下降、稳定一段时间后又回升的现象。以 TACE 为主的综合治疗提高了不可切除结直肠癌肝转移患者的总体疗效,对延长患者生存期有益。但截至目前,TACE 作为结直肠癌肝转移的治疗方法尚缺乏大规模多机构的研究数据。也有研究表明[35],TACE 通过栓塞和药物的双重作用杀灭肿瘤的同时,还刺激了局部多种因子的释放和基因表达的上调,其中包括 VEGF/VEGFR,尤其是 VEGF-A 和 VEGFR-2,此两者的过度表达将促进肿瘤血管形成,有利于肝转移肿瘤的局部复发,因此原发性肝癌的 TACE 治疗推荐联合索拉菲尼治疗,但在结直肠癌肝转移 TACE 术后是否应用贝伐珠单抗等抗 VEGF 抗体,目前缺乏临床数据,可以在临床试验中加以关注。

三、经皮穿刺局部消融治疗

消融治疗包括物理消融治疗和化学消融治疗。物理消融治疗是一种通过产生局部高温或低温杀灭肿瘤组织的局部治疗,它可以有效地原位破坏结肠癌肝转移病灶,同时保留周围正常肝组织。与手术相比,消融治疗创伤较小、简单经济、易于开展且可以重复。对于不能切除的结肠癌肝转移患者有较好的局部控制,对于肝功能较差或存在严重合并症的患者可以作为替代治疗。它可以人为地增大手术切缘,增加手术切除率。当结合肝切除时可以清除肝多发病灶和外科手术不能切除的病灶。消融治疗的主要限制在于局部复发和治疗相关并发症,将其作为多学科治疗的一部分可以提高治疗效果。物理消融治疗主要包括射频消融、微波消融和氩氦刀冷冻消融;化学消融主要是无水乙醇消融治疗。

(一)射频消融

射频消融(radiofrequency ablation, RFA)是运用射频电流作用于肿瘤造成肿瘤的凝固性坏死,电极针置于肿瘤组织中,高频的交流电(100～500 kHz)自电极头作用于周围组织。由此产生的温度一般控制为 50～110℃,这一温度导致细胞蛋白质变性、细胞膜破坏及细胞结构消失。高温还可以使细胞内外水分蒸发导致组织的进一步破坏,诱导分泌细胞因子,热休克蛋白表达并诱导凋亡。射频电极可产生 1～1.5 cm 的球形坏死区,缓慢加热或使用较大直径的电极可以使坏死区域增大[36]。使用较大直径的电极针可以消融直径 4～5 cm 的肿瘤。其他的一些增加凝固性坏死的措施包括:① 通过穿刺针注射生理盐水或高渗盐水,使之作为液体电极,增加射频电流的传导率;② 使用冷循环针,使周围组织缓慢加热;③ 同时置入两根或多根电极针[37]。

射频针一般在 B 超或 CT 引导下置入瘤体。放置射频针的位置至关重要,以保证完全破坏肿瘤及周围 1 cm 的正常肝组织[37]。以 B 超观察坏死区域回声的变化监控消融的效果[38]。

1. 射频消融的临床应用 RFA 可用于治疗不可手术切除的结肠癌肝转移,可以控制局部肿瘤发展,延长生存时间[39]。多数学者[37-39]认为射频的适应证为肿瘤直径小于 4～5 cm,数目小于 9 个,但更大的肿瘤或多于 15 个的病灶也可以分段或分次行射频消融治疗。

对于可以手术切除的患者,由于手术后生存率明显高于 RFA,所以 RFA 不能替代手术[40]。肿瘤大小是 RFA 后复发的危险因素,但手术切除不是,而且对于邻近主肝静脉的病灶,RFA 不能完整消融,而手术可以连血管一并切除。RFA 的优势在于创伤小,适合于拒绝手术或有严重合并症的患者。Oshowo 等[41]报道了孤立的肝转移瘤分别行手术或消融,3 年生存率分别为 55.4%和 52.6%。但 Aloia 等[42]的研究认为手术后局部复发率及生存率都优于 RFA。Hur 等[43]比较单发结肠癌肝转移患者行手术切除和 RFA 的效果,两者的 5 年总生存率和无局部复发生存率分别为 50.1% vs. 89.7%;25.5% vs. 69.7%;但当直径小于 3 cm 时,两组患者的 5 年生存率和无复发生存率相似。患者预后与肿瘤大小、转移灶治疗和原发瘤淋巴结情况相关。Wu 等[44]对之前射频消融对比手术切除治疗孤立性结直肠癌肝转移肿瘤的 Meta 分析,具体请参照表30-2 及图 30-2。

表 30-2　射频消融对比手术切除治疗孤立性结直肠癌肝转移瘤荟萃分析基线特征

作者(年份)	国家	分组	n	M/F	平均年龄	肿瘤平均大小(cm)	中位随访时间(m)
Oshowo 等(2003)[41]	英国	RFA	25	11/14	57(34～80)	3(1～10)[1]	37(9～67)
		HR	20	10/10	63(52～77)	4(2～7)	41(0～97)
Aloia 等(2006)[42]	美国	RFA	30	23/7	—	3.0(1.0～7.0)[1]	31.3(4～138)
		HR	150	85/65	—	3.5(0.5～17.0)	31.3(4～138)
White 等(2007)[45]	美国	RFA	22	8/14	62±7.5	2.4±1.0	17
		HR	30	20/10	63±9.6	2.7±1.1	68
Berber 等(2008)[46]	美国	RFA	68	43/25	67±1.4	3.7±0.2	23(2～86)
		HR	90	57/33	63.7±1.3	3.8±0.2	33(2～132)
Lee 等(2008)[47]	韩国	RFA	37	26/11	59.0(28～75)[1]	2.25(0.8～5.0)	48.2(0.9～133.9)
		HR	116	76/40	58.0(26～79)	3.29(0.5～18.0)	48.2(0.9～133.9)
Hur 等(2009)[43]	韩国	RFA	25	15/10	62.6(33～82)	2.5(0.8～3.6)	42(13～120)
		HR	42	27/15	58(42～75)	2.8(0.6～8)	42(13～120)
Reuter 等(2009)[48]	美国	RFA	66	46/20	63.5	3.2	20
		HR	126	69/57	61.9	5.3	20

　　RFA:射频消融(radiofrequency ablation);HR:肝切除术(hepatic resection);M:男性;F:女性;[1]中位数。

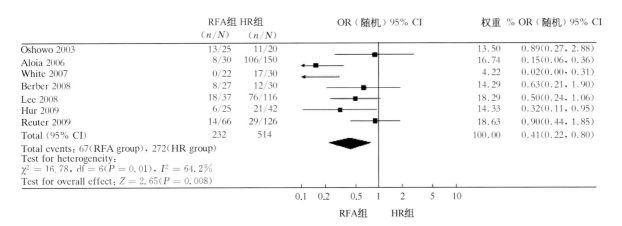

图 30-1　结直肠孤立性肝转移射频消融治疗与肝脏切除荟萃分析 5 年生存率比较
RFA:射频消融;HR:肝切除术

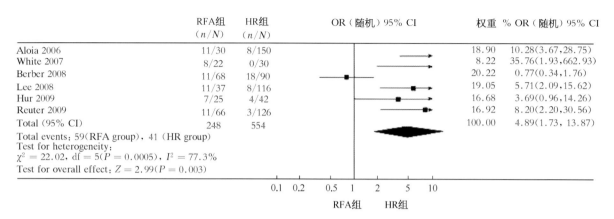

	RFA组 (n/N)	HR组 (n/N)	OR（随机）95% CI	权重 %	OR（随机）95% CI
Aloia 2006	11/30	8/150		18.90	10.28(3.67,28.75)
White 2007	8/22	0/30		8.22	35.76(1.93,662.93)
Berber 2008	11/68	18/90		20.22	0.77(0.34,1.76)
Lee 2008	11/37	8/116		19.05	5.71(2.09,15.62)
Hur 2009	7/25	4/42		16.68	3.69(0.96,14.26)
Reuter 2009	11/66	3/126		16.92	8.20(2.20,30.56)
Total (95% CI)	248	554		100.00	4.89(1.73, 13.87)

Total events: 59(RFA group), 41 (HR group)
Test for heterogeneity:
$\chi^2 = 22.02$, df = 5($P = 0.0005$), $I^2 = 77.3\%$
Test for overall effect: $Z = 2.99(P = 0.003)$

0.1 0.2   0.5   1   2   5   10

RFA组   HR组

图 30-2　结直肠孤立性肝转移射频消融治疗与肝脏切除荟萃分析局部复发率比较

RFA：射频消融；HR：肝切除术

在行肝切除的过程中，RFA 可以用来治疗解剖位置复杂、手术中意外发现或不能手术切除的病灶。deBaere 等[49]报道了 121 例肝转移患者（平均转移瘤个数小于 5 个，主要原发瘤来自结肠），其中 68 例患者术前评估时或肝切除术中发现不能手术切除，行射频消融治疗，两组患者肿瘤控制率相似（分别为 90% 和 94%）。平均随访 13.7 个月，经皮射频消融和术中消融两组患者存活率分别为 79% 和 85%，肝内无复发率分别为 42% 和 62%。有研究报道[50]射频联合手术切除治疗结肠癌肝转移 3 年生存率为 43%。RFA 适用于不能切除的结肠癌肝转移且无合并肝外转移的患者。Nikfarjam 等[51]报道了 64 例结肠癌肝转移患者，行单纯手术组或结合射频，3 年和 5 年疾病特异性生存率分别为 77% 和 72%，3 年和 5 年总生存率分别为 74% 和 69%。39% 的患者为同时性结肠癌肝转移，其中 64% 的患者行术前新辅助治疗，63% 的患者有影像学反应，81% 的患者接受肝切除治疗。肝切除后 81% 的患者行化疗，术后 3 年的复发率为 58%，中位无病生存期为 15 个月。多元分析发现双叶病灶和局部肿瘤的范围是独立的预后因子。

2. 射频消融的局限性　RFA 是一种简便有效的治疗方法，可重复性，而且创伤较小。常规组织学检查可发现射频高温区域凝固性坏死，在边缘区域细胞虽然有正常的细胞膜及细胞亚结构，但这些细胞不具细胞活性[52]。据报道[41-43]，射频后完全消融的比例为 50%～98%，比例差距范围大的原因有患者的选择，病灶的数目、大小和位置，射频的技术和入路，以及随访期等。

经皮入路不能精确监控消融效果，B 超评估评估消融的能力有限[53]。多发病灶、局部较大的病灶、伴有血管侵犯的病灶、淋巴结阳性的和存在肝功能异常等因素会影响射频的效果。过高的温度会诱导产生热休克蛋白，它可以保护细胞免受高温破坏，还可能改变细胞的生物学活性，使肿瘤细胞更具侵袭性，并抵抗抗肿瘤治疗，不能致死的温度反而能使肿瘤细胞存活[53,54]。大血管附近的肿瘤因为血流的散热作用不能彻底消融[55]。肿瘤组成的异质性及肿瘤边界热梯度的形成致使肿瘤内部温度不是均一地大于 50℃，使得肿瘤细胞存活[55]。行射频消融时肿瘤直径为 5～6 cm。转移性肿瘤直径大于 3 cm 时复发的风险较高。Solbiati 等[56]观察了 117 例患者共 179 个结肠癌肝转移病灶行经皮射频治疗的结果，肿瘤直径小于 2.5 cm 时局部复发率为 22%，直径为 2.5～4 cm 时复发率为 53%，直径大于 4.1 cm 时为 68%。另外，有学者认为肿瘤大小决定了射频消融的效果，但不是局部复发的预测因子。肿瘤直径大于 5 cm 时会影响射频的持续性和完全性，并影响实时监控射频效果的能力。虽然理论上认为 3 cm 以下的肿瘤可以完全消融,但很多研究仍显示较高的复发率[42]。但随着新射频设备的不断出现,射频治疗肿瘤的适应证也在不断扩大。

相关研究报道的局部失败率为 0~40%。开放 RFA 局部复发率较低,肿瘤直径大于 5 cm 时80%的患者出现复发[57]。30%~60%的患者会出现肝内或肝外的转移,出现转移的中位时间为 12 个月。单纯射频、射频联合手术及单纯手术后复发率分别为 84%、64%、52%。患者行射频结合手术后 1 年时肝外复发的风险高于单纯手术 3 倍以上(40.6% *vs*. 12.8%)。相反,单纯行射频治疗的患者肝外复发率为 21.2%[58,59]。

射频治疗后 3 年总生存率为 30%~70%。Solbiati 等[56]报道了 29 例患者共 44 个结肠癌肝转移病灶,经皮射频治疗后随访 18 个月时无病生存率为 33%,总生存率为 89%。在另一项研究中Solbiati 等[59]报道了 117 例患者 179 个结肠癌肝转移病灶行经皮射频治疗,1 年、2 年及 3 年的生存率分别为 93%、69%和 46%,中位生存期为 36 个月。Bowles 等[60]报道中位生存期 25 个月。Siperstein 等[61]报道的中位生存期为 24 个月。多因素分析发现影响中位生存期的因素包括:① 术前 CEA 水平(>200 ng/ml 中位生存期 26 个月,<200 ng/ml 为 16 个月);② 肿瘤直径大小(转移瘤直径<3 cm、3~5 cm 及 5 cm 时中位生存期分别为 28 个月、21 个月及 18 个月);肿瘤个数(<3 个和>3 个的中位生存期分别为 27 个月和 17 个月)。是否存在肝外转移不是生存期的显著影响因子。

其他的一些研究显示患者接受单纯射频或结合手术后 3 年和 5 年的生存率分别为 50%和30%。Chun 等[62]报道射频后 3 年生存率为 43%。Elias 等[63]报道了不能手术切除的结肠癌肝转移患者行射频后 2 年总生存率为 67%,中位生存期为36 个月。其他的一些研究认为单纯射频或射频结合手术效果不如单纯手术切除,但比其他非手术治疗效果要好[64]。单纯手术后 5 年总生存期最高为58%,手术组、手术结合射频组和单纯手术组 4 年生存率分别为 66%、36%和 22%。单发的结肠癌

肝转移射频治疗后总生存率更低。Gleisner 等[65]在一项 258 例结肠癌肝转移患者行肝切除或结合射频治疗的队列研究中发现,手术结合射频治疗组的 3 年生存率低于单纯手术或单纯射频组。这些报道并不必然矛盾,但决定患者预后主要因素为患者的病期而非治疗模式的选择。预后差的因素包括多发肝转移、肿瘤直径大于 3 cm 和射频病灶较多等。

3. RFA 的并发症 据报道射频治疗相关总的并发症发生率为 5%~30%,死亡率低于1%[66-68]。并发症发生率及死亡率与患者年龄、射频技术、射频数目、病灶大小和类型、合并肝病等因素相关。韩国射频消融治疗研究组的一项多中心研究[66]纳入了 1 139 例患者,其中 360 例为肝转移瘤,行经皮射频或开腹射频。结果发现射频相关死亡率为 0.09%,并发症率为 2.43%,包括肝脓肿(0.66%)、腹腔出血(0.46%)、胆汁瘤(0.2%)、气胸(0.2%)、胆管狭窄(0.13%)。肝转移瘤患者发生并发症高于肝原发瘤患者。Mulier 等[67]回顾了2001 年之前的文献,共纳入 3 670 例行经皮、腹腔镜或开腹射频治疗患者,总的并发症发生率为8.9%,死亡率为 0.5%。发生并发症的危险因子包括肝被膜下病灶和经皮射频技术。射频病灶数目增多与并发症相关,但肿瘤大小和射频针的类型并不影响并发症的发生。

(二)冷冻消融

冷冻消融(cryotherapy)使用液氮循环或氩气在探针局部形成低温,从而对肿瘤进行原位的破坏。对于肝表面病灶,冷冻针可以直接置入,深部病灶可使用 Seldinger 技术置入探针。根据病灶的大小和位置选择探针的大小和型号,较大的病灶需使用多头探针。探针头部液氮循环可以产生−196℃ 的低温形成"冰球"。一般需要 2 个以上的冷冻循环,每个循环 5~10 min,以确保所有的肿瘤细胞死亡。每次冷冻后有 3~5 min 的复温过程,治疗结束后探针温度恢复正常,退出探针后为了减少出血,可以用明胶海绵填塞。

冷冻后形成冰球,冰球的大小和分布取决于病

灶距离探针的远近、组织的类型及血供。直径 5 mm 和 10 mm 的探针一般可分别形成 4 cm 和 6 cm 的冰球,反复冷冻可形成更大的细胞内冰晶,使得疗效更好。冰球应包含病灶并超过其界限 1 cm,并确保病灶的温度低于 -40℃。在冷冻-复温的过程中,细胞内外形成冰晶的同时也发生了相关生化改变[69,70],导致细胞体积缩小、细胞内重要酶变性、细胞膜破坏、血管断裂并导致缺氧细胞死亡。冷冻对细胞最初的破坏在于冰晶的直接作用,随后是由于微循环破坏导致的缺血[70]。氩气与液氮比较,其冷却速度较快,但形成的冰球体积较小。

冷冻治疗后也会导致机体产生免疫反应变化,冷冻后导致肿瘤的原位坏死,可以产生多种细胞因子,产生一系列免疫反应。Huang 等[71]检测了 15 例结肠癌肝转移接受冷冻后 IL-6(interleukin-6)、TNF(tumor necrosis factor)等因子的变化,发现冷冻后发生炎症反应和 T 淋巴细胞反应。Osada 等[72]检测了 13 例结肠癌肝转移接受冷冻后 IL-4、IL-6、IL-10、TNF-a、IFN-y 的变化,冷冻后 TNF-a、IFN-y、IL-4 和 IL-10 升高,并认为冷冻后免疫增强有利于抑制肿瘤。

1. 冷冻消融的临床应用　很多研究报道了冷冻治疗的效果,但由于患者选择的不同等因素影响,各家报道结果各异。2 年生存率为 12%～72%,局部复发率约 44%。虽然报道的结果差别较大,但结果还是令人满意的。冷冻治疗可以保留更多的正常肝组织,适用于治疗不能手术切除的结肠癌肝转移[73]。对于位于大血管附近的病灶,由于血流可以保护血管不受冷冻破坏,所以可以消融病灶而避免损伤血管。但血管周围复发仍然较常见。除非存在肝外疾病,一般冷冻治疗没有禁忌,而且不论肿瘤的大小及数目,较理想的是病灶直径 <5 cm,数目 <10 个,特别是位于中心位置的病灶。与射频消融不同,对于较大病灶冷冻消融可以同时置入多根探针。阻断血流可使冷冻更快,形成的冰球更大,坏死的区域也越大。冷冻消融适用于转移病灶占据肝脏低于 50% 的患者,否则冰球会

损伤过多的邻近正常肝组织,增加并发症及死亡率。

冷冻消融联合肝切除可以去除肝内所有病灶,有一些研究报道了相关结果。Ravikumar 等[74]报道了 32 例不能切除的原发或转移性肝肿瘤(24 例为肝转移),结合冷冻消融及肝切除,中位随访 24 个月(5～60 个月),24 例结肠癌肝转移患者中有 18 例在病灶得到完全消融后总的 5 年生存率为 78%,54% 的患者有肝内或肝外的复发。Onik 等[75]报告了 67 例单独接受冷冻治疗或联合手术切除的结肠癌肝转移病例,病灶数 1～16 个,73% 的患者双叶都有病灶,平均随访 21 个月,无病生存率为 27%。Kane 等[76]报道了 62 例肝原发和转移瘤患者(51 例为结肠癌肝转移)的 II 期临床试验结果,将其随机分为冷冻消融组和冷冻消融联合外科切除组。冷冻的病灶直径为 1～8 cm(平均 2.5 cm),在随访的 37 例结肠癌肝转移患者中生存率为 54%。复发病例中 10% 的患者复发位于原冷冻部位,主要原因为冷冻技术导致的冷冻不彻底。Adam 等[77]报道 25 例结肠癌肝转移冷冻治疗或结合切除的病例,随访 24 个月时累积生存率为 52%,局部复发率为 44%,生存率与病灶的大小及有无残存病灶相关。Seifert 等[78]比较了 168 例结肠癌肝转移的治疗效果,其中 55 例行冷冻治疗(25 例联合手术切除),冷冻治疗的并发症较低,但复发率较高,手术切除和冷冻治疗的 5 年生存率分别为 23% 和 26%。中位无病生存时间分别为 10 个月和 6 个月,5 年无病生存率分别为 19% 和 12%。在冷冻治疗组大多患者以前都接受过肝切除,其肝转移病灶相对较小,而且患者合并疾病也较少。但在外科手术切除组,患者的风险明显较高。

还有一些研究报道了冷冻治疗在治疗后患者的疗效。Weaver 等[79]报道了 47 例结肠癌肝转移患者接受冷冻治疗或结合手术,随访 24～57 个月(中位 26 个月),随访 24 个月时实际生存率为 62%,平均随访 30 个月时 11% 的患者无复发。Ruers 等[80]报道了 30 例结肠癌肝转移患者,其中 7 例接受冷冻治疗,23 例结合手术切除,1 年总的

生存率分别为 76% 和 35%，2 年生存率分别为 61% 和 7%。冷冻部位复发率 9%，病灶小于 4 cm 时其中位生存率 46 个月，大于 4 cm 时为 18 个月。

冷冻结合手术与单纯手术效果相当。Wallace 等[81] 在一项纳入 107 例可以手术切除的肝转移患者的非随机试验中发现，在冷冻联合手术切除时 3 年生存率为 75%，与 32 例行手术根治切除患者的生存率相似。当外科手术切除后切缘不满意时，冷冻治疗可以用于改善切缘。Onik 等[75] 报道行冷冻辅助手术改善切缘后随访 6～21 个月（中位 12 个月），60% 的患者存活，中位随访 15 个月时 40% 的患者为无疾病存活。Dwerryhouse 等[82] 报道了 26 例结肠癌肝转移患者行冷冻辅助手术，其中 16 例为术中判断切缘阳性，10 例为切缘不足。病灶数为 1～5 个，直径 2～20 cm。其中 9 例行肝动脉化疗。中位随访 23 个月，21 例患者出现复发，5 例患者为外科切缘附近复发。Kornprat 等[83] 报道了 665 例可以手术的结肠癌肝转移患者，其中 39 例患者接受消融治疗（19 例射频，20 例冷冻），85% 的患者行新辅助治疗，97% 的患者行术后辅助化疗，85% 的患者在肝切除时行肝动脉灌注化疗。转移灶数目 2～14 个，直径 1～15 cm，中位随访 21 个月时全组 3 年生存率 47%，射频治疗组内当肿瘤直径大于 2 cm 时与原位复发相关。

目前各种有关冷冻消融的临床试验由于患者选择不同、肿瘤大小和个数各异、样本数较少、检测治疗反应的方法不同和随访期较短等因素，难以加以比较。冷冻消融对结肠癌肝转移病灶原位的破坏效果明显，冷冻后形成该区域的坏死和纤维化，6～8 周后冷冻部位被纤维瘢痕取代。在成功冷冻治疗 6 周～3 个月后血清 CEA 水平可逐步下降。但复发病例也并不鲜见，冷冻部位的复发常见原因为技术原因导致的冷冻不充分、病灶靠近下腔静脉或门静脉分叉处和病灶边界难以确定等。Seifert 等[78] 回顾了 1988～1997 年文献报道的 900 例肝冷冻治疗病例，结果发现在有肿瘤复发的患者中，有 10%～60% 的患者为冷冻部位的复发，53%～80% 为肝外复发，40%～95% 为肝内复发。肝内复发率与手术切除时不相上下，冷冻后很难有长期的无病生存期，1 年生存率为 72%～88%，2 年生存率为 50%～72%。Tandan 等[73] 回顾了 1973～1995 年的 178 篇文献，排除了随访少于 2 年和手术切除少于 60 例的研究。选择了关于冷冻治疗共 4 篇文献平均随访 12～28.8 个月，手术切除共 9 篇平均随访 21～69 个月。结果发现手术切除研究较大且较系统，5 年的生存率为 20%～40%。而冷冻治疗相关研究系统性较差，不能得到 5 年生存率。

2. 冷冻治疗的局限性　不论患者既往是否接受过治疗，冷冻联合手术可以改善预后。但冷冻后总的和无肝内复发生存率较低。冷冻与手术切除效果相当的前提是冷冻消融后无残余病灶。Seifert 等[78] 还观察到文献中不支持将冷冻治疗代替手术切除用于临床试验，但可以用于特定人群以使之受益。当冷冻灶小于 3 cm 时患者总生存率较高；肿瘤直径大于 3 cm 是局部复发的重要因素，总复发率与射频治疗相似。

3. 冷冻消融的并发症　冷冻治疗可能导致多种并发症甚至死亡，15%～30% 的病例会出现并发症，当联合治疗时上升至 50%。这些并发症包括肝破裂导致出血（5%～30%）、出血（3%～6%）、胆瘘（2%～15%）、邻近器官的冷损伤、冷休克综合征、急性肾功能衰竭（1.4%～4%）和操作过程中的死亡[78]。在冰球融化的过程中会形成肌球蛋白血和肌球蛋白尿，可能导致急性肾功能衰竭。冷冻休克是一种多器官的衰竭，严重的凝血病和 DIC 但没有全身性败血症，冷冻后死亡有 18% 是冷冻休克导致的[78]。

4. 冷冻消融与射频消融的比较　Pearson 等[84] 进行了一项 146 例患者的前瞻性非随机对照研究，结果发现开腹冷冻消融术中出现相关并发症较射频消融多，消融的病灶均少于 5 个，大小为 0.8～9 cm，有些患者消融治疗时结合手术切除。随访 15 个月，局部复发率射频消融为 2.2%，冷冻消融为 13.6%。结果还发现冷冻消融复发一般发生在病灶位于肝内血管附近时，而射频消融复发多发生在病灶直径大于 6 cm 时。Komprat 等[85] 的研究发现没有射频相关并发症,但有3例患者出现冷冻部位的脓肿,射频消融和冷冻消融的局部复发率分别为14%和12%,两者的效果无明显差异。Bilchik等[86]报道了一项308例不能手术切除的原发性肝癌和结肠癌肝转移的患者,接受射频消融、冷冻消融或肝切除治疗,单纯接受射频消融治疗的患者手术时间和住院时间较短,并且与单纯接受冷冻消融治疗相比并发症较少。总的死亡率和复发率相似,但在射频治疗组内,较大的病灶与高复发率相关。

(三)微波消融

微波消融(microwave ablation)通过900 MHz~2.4 GHz的高频波使组织中细胞内、外液中的钾、钠、氯等带电粒子和水、蛋白质等极性分子,在微波交变电场作用下,互相碰撞摩擦产生热量,当温度达到54℃以上时,蛋白质凝固,导致不可逆性细胞损伤。与射频消融相比,其技术上有一定的优势,例如产热速度较快,而且微波的传导不受组织干燥碳化的限制,能产生更大的消融带。可见微波消融除了联合手术扩大了结直肠癌肝转移切除的适应证外,在转移灶邻近大血管或直径大于3 cm等射频消融应用受限的情况下也是一种可行的方法。近年来,其他频率的微波也开始应用,如15.4 GHz的高频微波产热更快,作用时间更短,可以很好地保留组织形态,同时又能起到杀灭肿瘤组织的作用。

1994年Seki等[87]首先报道微波消融治疗小肝癌,由于微波消融通过针式电极在肿瘤内发射微波,治疗热量高度集中,靶区内组织完全受到破坏,而靶区外组织相对安全。灭活的肿瘤组织可产生热休克蛋白刺激机体的免疫系统,局部和全身免疫功能增强,从而限制肿瘤细胞扩散。研究证明微波消融治疗后,肿瘤和邻近肝组织内的免疫细胞明显增加,提示局部免疫功能增强[88]。

早期的微波消融在治疗过程中产生的高温沿微波天线针传导,导致针杆温度过高,是微波凝固治疗广泛应用的瓶颈;且高杆温可使患者在术中、术后有明显强烈疼痛感,甚至引起皮肤灼伤;高杆温也是导致微波凝固形态不理想、凝固区有明显"拖尾现象"的主要原因,同时在肝脏肿瘤的消融过程中,"拖尾现象"无形中加大了正常肝组织的损伤,影响肝功能的恢复。近年来采用水循环冷却式微波刀治疗系统,通过循环水流的散热作用,可以非常有效地降低微波天线的杆温,大大改善微波凝固的形态,使微波凝固形态更接近椭圆形或球形,完全消除了"拖尾"现象,从而更为适合临床治疗的应用;同时,由于水的比热较大,通过循环水带出的杆温不至于使水温本身有较大的升高,所以水冷式天线在凝固时的杆温基本与循环水温度保持一致,可见只需通过调节循环水的温度,可以进一步调控微波天线的杆温,以满足临床治疗的需求。且有研究表明水冷式天线在降低杆温的同时,并不影响微波凝固效果,这可能与循环水并不能改变微波功率、微波场的形态,而只能带走微波天线针杆本身的热量有关。

目前,临床上常用的微波治疗有开腹微波治疗、经皮微波治疗、腹腔镜微波治疗。Seki等[87]较早报道了于超声引导经皮微波凝固治疗小肝癌(直径≤2 cm)取得较好效果,此后微波消融原位灭活肿瘤相关的研究引起广泛关注。关于微波治疗确切效果,国内吕明德等[89]报道超声引导经皮微波凝固治疗肝细胞肝癌50例共107个结节,≤2 cm的46个结节用单电极,>2 cm的用多电极消融治疗,技术性成功率分别为98%和92%,患者1年、2年及3年生存率分别为96%、83%和73%。Sun等[90]将手术治疗的58例小肝癌患者与微波消融治疗的30例患者的术后并发症及生存率进行了比较,结果发现微波组的并发症发生率为13.3%,手术组为72.4%($P<0.05$);微波组与手术组1年、2年、3年生存率分别为91%、76.7%、69.7%和90%、82.9%、75.4%($P>0.05$)。Jones等[91]回顾文献研究微波消融在结直肠癌肝转移治疗中的作用,认为微波消融是手术之外治疗结直肠癌肝转移的安全、有效的手段。刘英俊等[92]2001年对超声引导下微波消融治疗肝移癌38例进行回顾性分析,首次消融后患者的1年、3年、5年累计生存率分别为78.7%、53.6%、42.4%。直径≤3.0 cm和直径>3.1 cm的结节,完全消融分别为95.7%和77.8%;在完全消融的结节中,直径≤3.0 cm和直径>3.1 cm的结节局部复发率分别为6.1%和14.3%。对于体积较大的肿瘤,疗效要差于直径≤3.0 cm的肿瘤。

微波消融治疗肝癌在取得良好消融效果的同时,也因肿瘤形态不规则或消融较大体积肿瘤时潜在的消融不完全,这部分未完全灭活的肿瘤细胞会很快造成肿瘤复发或转移,如何改进术前对病灶影像定位、术中对消融灶密切的影像监视和术者的技术熟练程度及经验显得极为迫切[93]。与此同时肝癌术后复发一直困扰着各国的医学专家们,微波消融术也存在着同样的问题,如何降低微波消融术后的复发率仍是一个很棘手的世界难题,如何减少肝癌微波术后的并发症(如黄疸、肝区出血、气胸、胸腔积液等,少见并发症有心搏骤停)的发生,同时又将肿瘤完全原位消融灭活也是亟待解决的问题。微波治疗肝癌近期疗效确切,但中、远期疗效仍有待分析研究[94]。而且目前,国内外还没有出台关于微波治疗的统一标准规范,应呼吁有关部门尽快制订统一的行业标准,从而推动微波消融术的更快发展,更好地造福于患者。

(四)无水乙醇消融治疗

经皮乙醇注射技术(PEI)自1983年首次报道以来,临床应用较为广泛。而对于结直肠癌肝转移患者,PEI更加具有适用性。无水乙醇瘤内注射的治疗机制是由于乙醇弥散进入细胞,使细胞脱水和蛋白质变性立即产生凝固坏死,随后纤维化和小血管栓塞,最终导致了肿瘤细胞的死亡。此类患者多数存在肝功能不全、心肾功能不全以及营养不良、免疫功能低下等状况,而PEI作用仅限于注射区域,对病灶周围的正常肝组织和机体无损伤。因此,PEI治疗结直肠癌肝转移优于经导管动脉化学栓塞治疗(TACE)和肝部分切除术[95]。

PEI治疗小肝癌技术成熟,效果肯定,但无水乙醇在组织中的渗透和弥散有限,因而其对大体积肝脏肿瘤的杀灭作用难以充分,因此较少单独使用,一般与其他技术联合运用[95]。将RFA和PEI联合应用具有多方面的优点[96]:① 能克服各自局限性而发挥互补增益作用。RFA使肿瘤组织在热能作用下发生热凝固坏死,并能毁坏肿瘤供血血管,无水乙醇对肿瘤组织细胞产生直接凝固作用,两者作用机制不同,效应叠加。② 避免了单一治疗方法的冗长疗程及毒副反应。③ RFA和PEI同属微创治疗手段,联合应用加强了对结直肠癌肝转移病灶的治疗强度而又使患者基本能耐受,充分发挥了微创技术的优势。已有学者研究证实,PEI能明显增强射频的效果,联合应用对控制结直肠癌肝转移有良好效果。

消融治疗比较理想的应用方式为分期切除,即对于初始评估为不可切除的肝转移的病例,通过手术切除大部分病灶,再辅以消融治疗损毁个别孤立或者位置特殊的病灶,对"不可切除的肝转移"实现"根治性切除",从而扩大了肝转移手术的指征,提高了整体的预后,尤其适用于转移灶同时累及肝左右叶的情况[97]。很多文献都报道了类似的治疗方式,其局部复发率和5年生存率均与可切除肝转移相仿。

Livraghi等[98]在肝转移灶的手术时机上提出了新的观点:在发现肝转移时,很有可能存在影像学无法观察到的微小转移灶,如果此时进行手术,在术后应激和免疫抑制的状态下,原来的微小转移灶将很快增大而使之前的手术失去意义。由此提出了"时间检验法"(The "test-of-time" approach),即在发现肝转移时,对可见的较大病灶进行消融治疗,同时密切随访,在消融治疗所提供的局部控制期内,若有新的转移灶出现,将再次评估手术的可能性,如此便可以避免很多不必要的手术。

目前,消融治疗发展的最大障碍在于较高的局部复发率,而其主要原因是局部肿瘤细胞的存活。如何实时准确显示肿瘤消融有效范围,准确显示肿瘤活性区域是困扰消融治疗的难题。

第二节　结直肠癌肺转移

一、概　　述

肺脏是结直肠癌继肝脏后最容易发生远处转移的脏器,转移率为 5%～15%,单个的转移病灶少见,常见为单肺或双肺多发转移病灶,而且直肠结肠癌肺转移瘤通过传统的放化疗及手术治疗效果不佳,死亡率较高[99]。来自法国的一份资料显示[100],2.1% 的新诊断的结直肠癌患同时伴有肺部转移。其中直肠癌患者比例大约是结肠癌的 3 倍。小范围研究表明[101],使用胸部 CT 筛查发现,9%～18% 的直肠癌患者伴有孤立性的肺转移。考虑到结直肠癌肺转移的发生率,应该对局部晚期直肠癌的患者进行肺部 CT 检测。

肺转移瘤是一种常见疾病。因为心输出都经过肺部,所以肺转移性病灶出血的危险性十分高。除了原发性肺癌形成肺转移瘤以外,肺部常见侵袭肺实质的转移性病变可见于乳腺癌、胃肠肿瘤、肾癌、黑色素瘤、肉瘤、淋巴瘤、白血病、胚细胞瘤和少见的卵巢癌。在大多数病例中,肺转移瘤的治疗依赖于对原发恶性病的系统治疗。专门对肺部转移的少数疾病如肉瘤,通过对原发位置和手术切除肺转移病灶很难达到良好的疗效。其他疾病例如表现为弥漫性转移的睾丸癌可以通过化疗根治(残留于肺部和腹膜后腔通过手术切除治愈的畸胎瘤除外)。肾癌在肺部的转移灶生长较缓慢,可以通过手术切除以延长无瘤生存时间。

手术切除治疗肺转移瘤有着广泛的外科经验。切除转移瘤的目的是[101]:① 治愈疾病;② 延长无瘤生存时间。手术切除预后的因素还要考虑肿瘤的类型、原发病的治疗到肺转移的时间、肺转移瘤的个数、肿瘤倍增的时间、肺外转移灶是否存在和患者耐受手术的全身条件等。总之,通过手术切除治疗肺转移瘤适应证要求严格并且效果不佳,一旦切除后再次复发将很难进行手术治疗。

二、射频消融治疗

1995 年,Goldberg 等[102]首先将 RFA 应用于动物肺肿瘤治疗,2000 年 RFA 应用于人类肺肿瘤治疗[103]。射频消融治疗肺转移瘤对患者全身条件要求不高,手术治疗对血压、脉搏及周围血氧饱和度影响不大,手术治疗后对肝肾功能、肺功能也无明显影响。说明即使肿瘤有复发,由于治疗创伤小,恢复快,还可以进行多次治疗,从而达到消灭肿瘤的目的。

(一)疗效评价

射频消融时肿瘤中心的温度足以灭活任何人体内的细胞,从 RFA 后即刻 CT 影像上可观察到凝固坏死的肿瘤病灶、周围坏死的肺组织、出血与坏死的混合区域、最外周的炎症反应带等相关征象。而消融后周围肺组织充血、水肿、渗出等形成的磨坡璃影是否完全覆盖原有病灶,目前被认为是 RFA 成功与否的重要判断依据。但治疗中,电极针穿刺引起的出血,常与坏死区域混杂,影像学上与磨玻璃影容易混淆,必要时还需行增强扫描判断病灶是否完全消融。通过对治疗前、后及 3 个月的随访观察,治疗早期由于正常组织对高温烧伤的反应,水肿较重,肿瘤体积在 1 个月内表现为增大,但肿瘤中低密度影可反映当时的治疗效果;3 个月后,由于肿瘤周围组织水肿吸收及肿瘤细胞的坏死,肿瘤的体积明显缩小甚至消失,此转归过程与体表皮肤烧伤的病理转归过程相似。3 个月后 CT 的具体表现有肿瘤变为空洞,肿瘤固缩,周边可以出现类似钙化的高密度物质沉积。一些病灶在术后 1～3 个月期间会变大,此后会变得稳定。6 个月后病灶及空洞的大小相对无变化,6 个月后病灶增大则代表局部复发[104]。病灶大小变化是评价疗效的一个关键指标，但有学者指出[105]，RFA 能导致病灶周围区域组织出现炎症，术后初期病灶范围会增大，之后范围会缩小，因此术后早期利用大小作为评价疗效的标准可能会不准确。一些学者指出，术后 30 天时消融区周围炎症层和出血层通常会恢复到最初的病灶大小。影响评价的另一个中心问题是如何判别消融后病灶区是否有残余存活肿瘤。Jin 等[106]提出 CT 图像在消融结束时行增强 CT 时被消融区不应该有任何增强。Lee 等[107]认为增强前和增强后 10 HU CT 值的增加则代表存活未被消融的肿瘤。而 Sharma 等[108]通过 CT 随访观察到 RFA 术后第一个月可伴随肺门和纵隔局部淋巴结肿大，但在 RFA 术后前 6 个月可逐渐减小，这可能与消融引起的肺部炎症有关，此时不应误解为淋巴结转移。此外，少数病例中增大的淋巴结可能有 FDG 摄取量增加或在增强 CT 中有增强。

虽然 CT 在 RFA 术后随访中起着举足轻重的作用，但是单独应用 CT 评价疗效是不够的。Belfiore 等[109]发现 CT 评价容易出现假阴性，一些消融区的活检标本中病检证实有瘤细胞存在，甚至是在病灶区减小的病例中被发现。一项前瞻性实验研究发现局部无进展病灶的表面弥散系数（apparent diffusion cocfficient，ADC）值明显高于术后局部复发病灶 ADC 值，消融后病灶 ADC 值明显高于术前，因而可用 ADC 评价肺肿瘤 RFA 疗效[110]。FDG - PET 显像可在早期通过测定肿瘤组织代谢变化来判断坏死与存活瘤组织，以此评定疗效。治疗后肿瘤形态的变化往往迟于代谢的变化，而存活瘤组织的代谢通常明显高于坏死瘤组织，所以 PET 显像可成为鉴别肿瘤良恶性或评价疗效的重要指标[111]。

WHO 推荐了判断 RFA 术后疾病复发或进展的标准[112]：① 消融灶在术后 3～6 个月有生长。② 消融灶有对比增强：180 s 后有＞50%基准的增强；＞15 mm 的结节状增强；任何＞15 HU 的中心增强。③ 局部或远处淋巴结肿大和肺内或胸外新发病灶亦代表有进展。

（二）影响疗效的因素

国内外文献表明疗效可能与肿瘤大小、病理分级、肿瘤分期、邻近结构、肺外转移、CEA 水平、年龄、联合其他治疗等因素相关。Chua 等[113]对 100 例不宜手术的结直肠癌肺转移的患者行经皮 RFA 治疗，术后联合辅助全身化疗并观察疗效，单变量分析显示病理分级、RFA 术后时间、疗效、重复 RFA 治疗、肺外转移、纵隔淋巴结肿大和辅助全身化疗与总生存率相关，多变量分析显示疗效、重复 RFA 治疗、肺外转移和辅助全身化疗是生存率的独立预测因子。另有研究表明＞3 cm 和＜3 cm 肿瘤对治疗的反应有统计学差异。Akeboshi 等[114]通过 31 例患者 54 个肿瘤 RFA 治疗随访发现，肿瘤＜3 cm 者病灶获完全损毁为 69%，肿瘤＞3 cm 者获完全损毁为 39%（$P<0.05$）。Pennathur 等[115]发现病变大小是一项重要的与总生存率及无瘤生存率相关的预后性变量（$P<0.05$）。Gillams 等[116]发现肿瘤复发普遍存在于大肿瘤中。而 Yokouchi 等[117]指出肿瘤复发是因为肿瘤邻近气管、SVC 或肺内血管及支气管，原因可能为邻近血管可被血流带走部分热量从而影响消融效果，称为"热沉效应"。Yan 等[118]研究发现，对于局部无进展生存（local progression-free survival）率，单变量分析显示病灶大小、位置，术后 1 个月、3 个月 CEA 水平是重要的预后指标，多变量分析显示病灶＞3 cm 及术后 1 个月 CEA 水平＞5 ng/ml 与局部无进展生存率减小独立相关。

（三）临床运用

肺恶性肿瘤患者 RFA 的长期生存数据相对较少。在 RAPTURE 研究中[119]，不适合外科手术、放疗及化疗的 106 例患者共 183 个肺内病灶行 CT 引导下 RFA 治疗，术后随访 2 年。其中，NSCLC、结直肠癌肺转移及其他肺转移瘤患者的 1 年、2 年生存率分别为 70% 和 48%、89% 和 66%、92% 和 64%。Simon 等[120]报道 Ⅰ 期 NSCLC、结直肠癌肺转移患者的 5 年生存率分别为 27%、57%。Zemlyak 等[121]对不适合标准切除的 Ⅰ 期 NSCLC 患者行亚肺叶切除（sublobar resection，SLR）、

RFA、冷冻消融（cryoablation）治疗的生存分析显示，3 组的 3 年总生存率为 87.1%、87.5%、77%，3 年无癌生存率分别为 60.8%、50%、45.6%。其中，SLR 组与 RFA 组的 3 年总生存率无显著差异，但优于冷冻消融组；SLR 组的 3 年无癌生存率优于后两组，而后两组间无显著差异。

研究报道，病灶大小是术后肿瘤局部复发的最重要危险因素，而术后即刻病灶周围磨玻璃密度影（ground-glass opacity，GGO）与肿瘤能否完全消融有关。多数研究者认为，>5 cm 的肺内病灶不适宜行 RFA，3~5 cm 者因高复发率应予谨慎考虑，<3 cm 的病灶术后复发率明显降低。术后组织病理显示中心高密度为凝固性坏死，周围 GGO 与一定程度的组织损伤有关。早在术后 2~3 周，GGO 开始回缩，为组织修复过程。此过程中中央凝固性坏死有所吸收，周围肉芽组织逐渐被纤维组织取代[122]。动物实验的组织标本苏木精-伊红（hematoxylin-eosin，HE）染色切片显示，术后 4~6 周凝固性坏死周围为大量纤维组织。为达到肿瘤治疗的安全范围，对 GGO 的大小尚有争议。一般认为，RFA 后病灶周围 GGO 大小在 5~10 mm 是必要的。Baere 等[123]研究认为，肿瘤消融直径达到原病灶直径的 2 倍可提高 RFA 技术成功率。

（四）并发症

射频消融治疗肺部肿瘤的并发症有 3 类[124]。① 主要并发症：指需要治疗或有不良后果者，如需要胸腔闭式引流的气胸或胸腔积液。② 次要并发症：是指无须治疗或无不良后果者。③ 副作用：指伴随治疗出现的结果，一般经常发生，但很少造成实际的损害，主要是疼痛。常见的并发症有气胸、胸腔积液、咯血、咳嗽、发热、肺炎、肺脓肿、出血等，其他并发症还有疼痛、皮肤灼伤、皮下气肿、胸膜炎、慢性阻塞性肺病（chronic obstructive pulmonary disease，COPD）恶化、急性呼吸窘迫综合征（acute respiratory distress syndrome，ARDS）、血胸、支气管胸膜瘘、声带麻痹、心房颤动、肺栓塞、针道种植等。肺恶性肿瘤 RFA 治疗的技术成功率超过 95%，围手术期死亡率极低（0.4%），主要并发症包括气胸（8%~35%）、胸腔积液（4%~30%）、肺出血（8%~10%）、肺脓肿（1%~6%）、肺炎、支气管胸膜瘘、皮下气肿、皮肤灼伤、种植转移。其中，气胸的胸管引流率<10%，肺出血多为自限性，约 3% 出现中度咯血。Sano 等[125]通过随访 137 例患者（366 个肿瘤共 211 次 RFA 术）发现，2 例患者因顽固性气胸和大咯血死亡。总体主要并发症发生率为 17.4%（需置管引流的气胸和胸腔积液分别为 25 例和 4 例，胸膜炎 6 例，肺脓肿 1 例，肺内出血致血胸 1 例）。次要并发症包括无须引流的气胸和胸腔积液，分别为 108 例、14 例，血痰 9 例，恶心和（或）呕吐 3 例，皮下气肿 3 例，咳嗽 2 例，皮肤灼伤 2 例，肺不张 1 例，肠梗阻 1 例。Gillams 等[126]指出肿瘤数目、电极针位置、电极针通过充气肺组织路径的长短是影响气胸发生的因素。

三、冷冻消融治疗

当肺内转移灶较大，超过 3 cm、病灶邻近胸膜或大血管时，采用冷冻消融治疗则更安全。冷冻消融关于肺肿瘤冷冻消融的文献报道较少。Wang 等[127]对 187 例胸部恶性肿瘤患者冷冻消融的技术成功率、可行性与安全性进行了报道。其中肺原发恶性肿瘤 165 例，转移 22 例；原发肺肿瘤中Ⅲ~Ⅳ期 143 例，其中 89% 为传统治疗失败者。术后即刻冰球清晰可见，CT 值显著下降。由于肿瘤周边肺组织密度极低，冰冻范围很难界定，因此作者仅记录了软组织肿块的冰球覆盖范围。肿瘤大小及位置与能否被冰球完全覆盖显著相关（$P<0.001$），肿块>4 cm 及中央型肿块为难以被冰球完全覆盖的危险因素。随访至 6 个月，肿瘤局部控制率为 86%。此外，Kawamura 等[128]对 35 个肺转移灶的 1 年肿瘤局部控制率为 80%，主要并发症有气胸（12%~50%）、胸腔积液（14%）、咯血（36%~62%），次要并发症有咳嗽、发热、皮下气肿、皮肤冻伤。

四、微波消融

微波消融（microwave ablation，MVA）利用电磁

波产生组织热效应,此点与 RFA 类似。两者不同之处在于微波消融的频谱范围要高得多,为 300 MHz～300 GHz,临床应用一般为 900～2 450 MHz。与 RFA 相比,由于广泛得多的微波能量沉积(可达到探针周围 2 cm),微波消融可产生一个大得多的热效应区。

Dupuy 等认为,微波消融较 RFA 具有更好的热量传导性能和较弱的热沉效应,从而减少肿瘤的局部复发,且多探针同时使用能增大肿瘤的消融范围、缩短治疗时间。Wolf 等[130]报道原发及转移性肺恶性肿瘤的 66 次微波消融治疗,病灶>3 cm 者复发率明显提高,1 年、2 年、3 年的精算存活率分别为 65%、55%、45%。Little 等[131]报道 23 例患者 29 个肺病灶的微波消融,技术成功率为 93%,随访至 6 个月靶病灶局部控制率为 88%。气胸为主要并发症,发生率为 43%,胸管引流率为 3%。

绝大多数肺恶性肿瘤患者因高龄、疾病晚期或严重并发症等原因,治疗手段有限,消融治疗能使其获益已达成共识。但对肺恶性肿瘤消融治疗的明确适应证和禁忌证、何种患者选择何种消融治疗方式能取得最大的获益仍未知。目前,肺恶性肿瘤消融治疗的前瞻性研究仍较少,消融治疗后患者超过 3 年的长期随访数据更匮乏。

肿瘤介入治疗与传统内科药物或外科手术治疗相比,具有微创、靶向、高效、副作用小等优点。自 20 世纪 80 年代以来,肿瘤介入治疗的发展经过初期、缓慢增长和急速增长 3 个时期。介入技术的种类由初期的 2、3 种发展到目前大于 14 种,涉及的肿瘤类型亦由肝细胞肝癌、宫颈癌、乳腺癌等少数瘤种发展至全身超过 22 个部位的 41 种瘤种[132]。介入治疗作为多学科综合治疗的重要组成部分,多种介入技术的灵活运用,介入与外科手术、放化疗联合运用,为结直肠癌转移瘤制订个性化治疗方案,使患者得到最大的获益[133]。

（何新红 李文涛）

◇ 参 ◇ 考 ◇ 文 ◇ 献 ◇

[1] Chen w, Zheng R, Zhang S, et al. Report of incidence and mortality in China cancer registries, 2009 [J]. Chin J Cancer Res, 2013, 25(1): 10 - 21.

[2] Siegel R, Naishadham D, Jemal A. Cancer statistics 2013 [J]. CA Cancer J Clin, 2013, 63(1): 11 - 30.

[3] Tsai HL, Chu KS, Huang YH, et al. Predictive factors of early relapse in UICC stage Ⅰ-Ⅲ colorectal cancer patients after curative resection[J]. J Surg Oncol, 2009, 100(8): 736 - 743.

[4] Adam R, Hoti E, Bredt LC. Oncosurgical strategies for metastatic liver cancer[J]. Cir Esp, 2011, 89(1): 10 - 19.

[5] 范晴敏, 陆正华. 肝转移癌的微创治疗[J]. 中华临床医师杂志(电子版), 2013, 7(6): 2635 - 2637.

[6] 常文举, 许剑民. 结直肠癌肝转移的治疗新策略——一场无硝烟的持久战[J]. 中华结直肠疾病电子杂志, 2014, 3(2): 137 - 140.

[7] Mocellin S, Pilati P, Lise M, et al. Meta-analysis of hepatic arterial infusion for unresectable liver metastases from colorectal cancer: the end of an era? [J]. J Clin Oncol, 2007, 25(35): 5649 - 5654.

[8] Chang AE, Schneider PD, Sugarbaker PH, et al. A prospective randomized trial of regional versus systemic continuous 5 - fluorodeoxyuridine chemotherapy in the treatment of colorectal liver metastases[J]. Ann Surg, 1987, 206: 685 - 693.

[9] Kemeny N, Daly J, Reichman B, et al. Intrahepatic or systemic infusion of fluorodeoxyuridine in patients with liver metastases from colorectal carcinoma: a randomized trial[J]. Ann Intern Med, 1987, 107: 459 - 465.

[10] Hohn DC, Stagg RJ, Friedman MA, et al. A randomized trial of continuous intravenous versus hepatic intraarterial floxuridine in patients with colorectal cancer metastatic to the liver: The Northern California Oncology Group trial [J]. J Clin Oncol, 1989, 7: 1646 - 1654.

[11] Martin JK Jr, O'Connell MJ, Wieand HS, et al. Intra-arterial floxuridine vs. systemic fluorouracil for hepatic metastases from colorectal cancer: a randomized trial[J]. Arch Surg, 1990, 125: 1022 - 1027.

[12] Wagman LD, Kemeny MM, Leong L, et al. A prospective, randomized evaluation of the treatment of colorectal cancer metastatic to the liver[J]. J Clin Oncol, 1990, 8: 1885 - 1893.

[13] Rougier P, Laplanche A, Huguier M, et al. Hepatic arterial infusion of floxuridine in patients with liver metastases from colorectal carcinoma: Long-term results of a prospective randomized trial[J]. J Clin Oncol, 1992, 10: 1112 - 1118.

[14] Allen-Mersh TG, Earlam S, Fordy C, et al. Quality of life and survival with continuous hepatic artery floxuridine infusion for colorectal liver metastases[J]. Lancet, 1994, 344: 1255 - 1260.

[15] Lorenz M, Muller HH. Randomized, multicenter trial of fluorouracil plus leucovorin administered either via hepatic arterial or intravenous infusion versus fluorodeoxyuridine

administered via hepatic arterial infusion in patients with nonresectable liver metastases from colorectal carcinoma [J]. J Clin Oncol, 2000, 18: 243 - 254.

[16] Kerr DJ, McArdle CS, Ledermann J, et al. Intrahepatic arterial versus intravenous fluorouracil and folinic acid for colorectal cancer liver metastases: a multicentre randomised trial[J]. Lancet, 2003, 361: 368 - 373.

[17] Kemeny NE, Niedzwiecki D, Hollis DR, et al. Hepatic arterial infusion versus systemic therapy for hepatic metastases from colorectal cancer: a randomized trial of efficacy, quality of life, and molecular markers (CALGB 9481)[J]. J Clin Oncol, 2006, 24: 1395 - 1403.

[18] 许剑民. 结直肠癌肝转移诊断和综合治疗指南(V2013)[J]. 中国实用外科杂志, 2013, 33(8): 635 - 644.

[19] 贺斌, 谭隆旺, 成友华, 等. 动脉介入治疗结直肠癌术后肝转移 32 例[J]. 肿瘤学杂志, 2008, 14(1): 65 - 66.

[20] Vogl TJ, Gruber T, Balzer JO, et al. Repeated transarterial chemoembolization in the treatment of liver metastases of colorectal cancer: prospective study[J]. Radiology, 2009, 250(1): 281 - 289.

[21] Martin RC, Joshi J, Robbins K, et al. Hepatic intra-arterial injection of drug-eluting bead, irinotecan (DEBIRI) in unresectable colorectal liver metastases refractory to systemic chemotherapy: results of multi-institutional study[J]. Ann Surg Oncol, 2011, 18(1): 192 - 198.

[22] Martin RC, Robbins K, Tomalty D, et al. Transarterial chemoembolisation (TACE) using irinotecan-loaded beads for the treatment of unresectable metastases to the liver in patients with colorectal cancer: an interim report[J]. World J Surg Oncol, 2009, 3(7): 80.

[23] Fiorentini G, Aliberti C, Benea G, et al. TACE of liver metastases from colorectal cancer adopting irinotecan-eluting beads: beneficial effect of palliative intra-arterial lidocaine and post-procedure supportive therapy on the control of side effects[J]. Hepatogastroenterology, 2008, 55(88): 2077 - 2082.

[24] Poggi G, Quaretti P, Minoia C, et al. Transhepatic arterial chemoembolization with oxaliplatin-eluting microspheres (OEM - TACE) for unresectable hepatic tumors [J]. Anticancer Res, 2008, 28(6B): 3835 - 3842.

[25] 宗登伟, 郭晨阳, 黎海亮, 等. 经左锁骨下动脉留置导管肝动脉化疗栓塞加灌注治疗结直肠癌肝转移疗效观察[J]. 当代医学, 2010, 32(5): 34 - 36.

[26] Sofocleous CT, Garcia AR, Pandit-Taskar N, et al. Phase I trial of selective internal radiation therapy for chemorefractory colorectal cancer liver metastases progressing after hepatic arterial pump and systemic chemotherapy[J]. Clin Colorectal Cancer, 2014, 13(1): 27 - 36.

[27] Cosimelli M, Golfieri R, Cagol PP, et al. Multi-center phase II clinical trial of yttrium - 90 resin microspheres alone in unresectable, chemotherapy refractory colorectal liver metastases [J]. Br J Cancer, 2010, 103(3): 324 - 331.

[28] Hong K, McBride JD, Georgiades CS, et al. Salvage therapy for liver-dominant colorectal metastatic adenocarcinoma: comparison between transcatheter arterial chemoembolization versus yttrium-90 radioembolization[J]. J Vasc Interv Radiol, 2009, 20(3): 360 - 367.

[29] 李爽, 罗海峰, 蒋代文, 等. 三维适形放疗结合 TACE 在结直肠癌患者根治术后肝转移的临床应用[J]. 现代肿瘤医学, 2009, 17(11): 2171 - 2173.

[30] 王悦华, 刘家峰, 李非, 等. 肝癌射频消融技术及疗效评价方法[J]. 中华肝胆外科杂志, 2008, 14(12): 844 - 847.

[31] 张文宝, 张献南, 朱献忠, 等. 动脉化疗栓塞联合消融治疗肝转移瘤疗效分析[J]. 实用肿瘤学杂志, 2008, 22(2): 118 - 120.

[32] Fiorentini G, Aliberti C, Tilli M, et al. Intra-arterial infusion of irinotecan-loaded drug-eluting beads (DEBIRI) versus intravenous therapy (FOLFIRI) for hepatic metastases from colorectal cancer: final results of a phase III study[J]. Anticancer Res, 2012, 32(4): 1387 - 1395.

[33] 杨林, 张小明, 董国礼, 等. 原发性肝癌肝动脉灌注化疗栓塞治疗后碘化油沉积与 CT 灌注参数的相关性[J]. 第三军医大学学报, 2008, 30(20): 1960 - 1961.

[34] 屠世良, 袁建华, 邓高里. 选择性动脉灌注加栓塞化疗治疗直肠癌肝转移的研究[J]. 中国肿瘤临床, 2007, 34(15): 845 - 848.

[35] Guo JH, Zhu X, Li XT, et al. Impact of serum vascular endothelial growth factor on prognosis in patients with unresectable hepatocellular carcinoma after transarterial chemoembolization[J]. Chin J Cancer Res, 2012, 24(1): 36 - 43.

[36] McWilliams JP, Lee EW, Yamamoto S, et al. Image-guided tumor ablation: emerging technologies and future directions[J]. Semin Intervent Radiol, 2010, 27(3): 302 - 313.

[37] Meriggi F, Bertocchi P, Zaniboni A. Management of potentially resectable colorectal cancer liver metastases[J]. World J Gastrointest Surg, 2013, 27(5): 138 - 145.

[38] Eisele RM, Zhukowa J, Chopra S, et al. Results of liver resection in combination with radiofrequency ablation for hepatic malignancies[J]. Eur J Surg Oncol, 2010, 36(3): 269 - 274.

[39] Solbiati L, Ahmed M, Cova L, et al. Small liver colorectal metastases treated with percutaneous radiofrequency ablation: local response rate and long-term survival with up to 10 - year follow-up[J]. Radiology, 2012, 265(3): 958 - 968.

[40] Park MH, Cho JS, Shin BS, et al. Comparison of internally cooled wet electrode and hepatic vascular inflow occlusion method for hepatic radiofrequency ablation[J]. Gut Liver, 2012, 6(4): 471 - 475.

[41] Oshowo A, Gillams A, Harrison E, et al. Comparison of resection and radiofrequency ablation for treatment of solitary colorectal liver metastases[J]. Br J Surg, 2003, 90: 1240 - 1243.

[42] Aloia TA, Vauthey JN, Loyer EM, et al. Solitary colorectal liver metastasis: resection determines outcome [J]. Arch Surg, 2006, 141: 460 - 466.

[43] Hur H, Ko YT, Min BS, et al. Comparative study of resection and radiofrequency ablation in the treatment of solitary colorectal liver metastases[J]. Am J Surg, 2009, 197: 728 - 736.

[44] Wu YZ, Li B, Wang T, et al. Radiofrequency ablation vs. hepatic resection for solitary colorectal liver metastasis: a meta-analysis[J]. World J Gastroenterol, 2011, 17(36): 4143 - 4148.

[45] White RR, Avital I, Sofocleous CT, et al. Rates and patterns of recurrence for percutaneous radiofrequency ablation and open wedge resection for solitary colorectal liver metastasis [J]. J Gastrointest Surg, 2007, 11: 256 - 263.

[46] Berber E, Tsinberg M, Tellioglu G, et al. Resection versus laparoscopic radiofrequency thermal ablation of solitary

colorectal liver metastasis[J]. J Gastrointest Surg, 2008, 12：1967－1972.

[47] Lee WS, Yun SH, Chun HK, et al. Clinical outcomes of hepatic resection and radiofrequency ablation in patients with solitary colorectal liver metastasis [J]. J Clin Gastroenterol, 2008, 42：945－949.

[48] Reuter NP, Woodall CE, Scoggins CR, et al. Radiofrequency ablation vs. resection for hepatic colorectal metastasis：therapeutically equivalent？[J]. J Gastrointest Surg, 2009, 13：486－491.

[49] de Baere T, Elias D, Dromain C, et al. Radiofrequency ablation of 100 hepatic metastases with a mean follow-up of more than 1 year [J]. Am J Roentgenol, 2000, 175：1619－1625.

[50] Berber E, Siperstein AE. Perioperative outcome after laparoscopic radiofrequency ablation of liver tumors：an analysis of 521 cases [J]. Surg Endosc, 2007, 21：613－618.

[51] Nikfarjam M, Shereef S, Kimchi ET, et al. Survival outcomes of patients with colorectal liver metastases following hepatic resection or ablation in the era of effective chemotherapy [J]. Ann Surg Oncol, 2009, 16：1860－1867.

[52] Ravikumar TS, Kaleya R, Kishinevsky A. Surgical ablative therapy of liver tumors [J]. PPO Updates, 2000, 14：1－12.

[53] Bleicher RJ, Allegra DP, Nora DT, et al. Radiofrequency ablation in 447 complex unresectable liver tumors：lessons learned[J]. Arin Surg Oncol, 2003, 10：52－58.

[54] Yang WL, Nair DQ, Makizumi R, et al. Heat shock protein 70 is induced in mouse human colon tumor xenografts after sublethal radiofrequency ablation[J]. Ann Surg Oncol, 2004, 11：399－406.

[55] Goldberg SN, Hahn PF, Tanabe KK, et al. Percutaneous radiofrequency tissue ablation：does perfusion-mediated tissue cooling limit coagulation necrosis [J]. J Vase IntervRadiol, 1998, 9：101－111.

[56] Solbiati L, Livraghi T, Goldberg SN, et al. Percutaneous radiofrequency ablation of hepatic metastases from colorectal cancer：long-term results in 11/ patients [J]. Radiology, 2001, 221：159－166.

[57] Simon CJ, Dupuy DE, DiPetrillo TA, et al. Pulmonary radiofrequency ablation：long-term follow up safety and efficacy in 53 patients [J]. Radiology, 2007, 243：268－275.

[58] Eisele RM, Zhukowa J, Chopra S, et al. Results of liver resection in combination with radiofrequency ablation for hepatic malignancies [J]. Eur J Surg Oncol, 2010, 36(3)：269－274.

[59] Solbiati L, Ahmed M, Cova L, et al. Small liver colorectal metastases treated with percutaneous radiofrequency ablation：local response rate and long-term survival with up to 10－year follow-up[J]. Radiology, 2012, 265 (3)：958－968.

[60] Bowles JB, Machi J, Limm WML, et al. Safety and efficacy of radiofrequency thermal ablation in advanced liver tumors[J]. Arch Surg, 2001, 136：864－869.

[61] Siperstein AE, Berber E, Ballem N, et al. Survival after radiofrequency ablation of colorectal liver metastases：10－year experience [J]. Ann Surg, 2007, 246：559.

[62] Chun YS, Vauthey JN, Ribero D, et al. Systemic chemotherapy and two-stage hepatectomy for extensive bilateral colorectal liver metastases：Perioperative safety and survival [J]. J Gastroenterol Surg, 2007, 11：1498－1504.

[63] Elias D, Baton O, Sideris L, et al. Hepatectomy plus intraoperative radiofrequency ablation and chemotherapy to treat technically unresectable multiple colorectal liver metastases [J]. J Surg Oncol, 2005, 90：36－42.

[64] Abdalla E, Vauthey JN, Ellis LM, et al. Recurrence and outcomes following hepatic resection, radiofrequency ablation, and combined resection/ablation for colorectal liver metastases[J]. Ann Surg, 2004, 239：818－827.

[65] Gleisner AL, Choti MA, Assumpcao L, et al. Colorectal liver metastases：recurrence and survival following hepatic resection, radiofrequency ablation, and combined resection-radiofrequency ablation[J]. Arch Surg, 2008, 143：1204－1212.

[66] Rhim H, Yoon K－HJM, Cho Y, et al. Major complications after radiofrequency thermal ablation of hepatic tumors：Spectrum of imaging findings [J]. Radiographics, 2003, 23：123－126.

[67] Mulier S, Mulier P, Miao Y, et al. Complications of radiofrequency coagulation of liver tumours[J]. Br J Surg, 2002, 89：1206－1222.

[68] De Baere T, Risse O, Kouch V, et al. Adverse events during radiofrequency treatment of 582 hepatic tumors [J]. Am J Roentgenol, 2003, 181：695－700.

[69] Ravikumar TS, Kane R, Cady B, et al. A 5－year study of cryosurgery in the treatment of tumors[J]. Arch Surg, 1991, 126：1520－1524.

[70] Ravikumar TS, Kaleya R, Kishinevsky A. Surgical ablative therapy of liver tumors [J]. PPO Updates, 2000, 14：1－12.

[71] Huang A, McCall JM, Weston MD, et al. Phase I study of percutaneous cryotherapy for colorectal liver metastasis [J]. Br J Surg, 2002 Mar, 89(3)：303－310.

[72] Osada S, Imai H, Tomita H, et al. Serum cytokine levels in response to hepatic cryoablation[J]. J Surg Oncol, 2007, 95(6)：491－498.

[73] Ruers TS, Joosten J, Jager GJ, et al. Long-term results of treating hepatic colorectal metastases with cryosurgery [J]. Br J Surg, 2001, 88：844－849.

[74] Ravikumar TS, Kane R, Cady B, et al. A 5－year study of cryosurgery in the treatment of tumors[J]. Arch Surg, 1991, 126：1520－1524.

[75] Onik GM, Atkinson D, Zemel R, et al. Cryosurgery on liver cancer[J]. Semin Surg Oncol, 1993, 9：309－317.

[76] Kane RA. Ultrasound-guided hepatic cryosurgery for tumour ablation [J]. Sem Interv Radiol, 1993, 10：132－142.

[77] Adam R, Akpinar E, Johaxm M, et al. Place of cryosurgery in the treatment of malignant liver tumors[J]. Ann Surg, 1997, 235：39－50.

[78] Seifert JK, Springer A, Baier P, et al. Liver resection or cryotherapy for colorectal liver metastases：a prospective case control study [J]. Int J Colorectal Dis, 2005, 20：507－520.

[79] Weaver ML, Ashton JG, Zemel R. Treatment of colorectal liver metastases by cryotherapy[J]. Semin Surg Oncol, 1998, 14(2)：163－170.

[80] Ruers TS, Joosten J, Jager GJ, et al. Long-term results of treating hepatic colorectal metastases with cryosurgery[J]. Br J Surg, 2001, 88(6)：844－849.

[81] Wallace JR, Christians KK, Pitt HA, et al. Cryotherapy extends the indications for treatment of colorectal liver

metastases[J]. Surgery, 1999, 126(4): 766 - 772.

[82] Dwerryhouse SJ, Seifert JK, McCall JL, et al. Hepatic resection with cryotherapy to involved or inadequate resection margin (edge freeze) for metastases from colorectal cancer[J]. Br J Surg, 1998, 85: 185 - 187.

[83] Kornprat P, Jarnagin WR, DeMatteo RP, et al. Role of intraoperative thermoablation combined with resection in the treatment of hepatic metastasis from colorectal cancer [J]. Arch Surg, 2007, 142: 1087 - 1092.

[84] Pearson AS, Izzo F, Fleming RY, et al. Intraoperative radiofrequency ablation or cryoablation for hepatic malignancies[J]. Am J Surg, 1999, 178: 592 - 599.

[85] Kornprat P, Jarnagin WR, DeMatteo RP, et al. Role of intraoperative thermoablation combined with resection in the treatment of hepatic metastasis from colorectal cancer [J]. Arch Surg, 2007, 142: 1087 - 1092.

[86] Bilchik AJ, Wood TF, Allegra D, et al. Cryosurgical ablation and radiofrequency ablation for unresectable hepatic malignant neoplasm: A proposed algorithm [J]. Arch Surg, 2000, 135: 657 - 662.

[87] Seki T, Wakabayashi M, Nakagawa T, et al. Ultrasonically guided percutaneous microwave coagulation therapy for small hepatocellular carcinoma[J]. Cancer, 1994, 74(3): 817 - 825.

[88] 辛红, 董宝玮, 林星石. 超声引导下微波凝固治疗肝癌前后患者免疫指标的动态变化[J]. 肿瘤防治研究, 2000, 27(4): 275 - 277.

[89] 吕明德. 影像引导肝癌消融治疗的效果和临床地位[J]. 中国普外基础与临床杂志, 2006, 13(2): 138 - 139.

[90] Sun M, Zhou H, Huang BC. Clinical contrast research about percutaneous microwave coagulation and radical surgery therapy for small hepatocellular caracinoma [J]. Prac J Med & Pharm, 2010, 27(10): 869 - 871.

[91] Jones C, Badger SA, Ellis G, et al. The role of microwave ablation in the management of hepatic colorectal metastases [J]. Surgeon, 2011, 9: 33 - 37.

[92] 刘英俊, 郑云, 蒋怡舟, 等. 超声引导下微波消融治疗肝转移癌38例[J]. 中华普通外科学文献, 2011, 5: 6 - 8.

[93] 于洪波, 黄宗海, 张积仁. 肝门区微波凝固消融的可靠性与安全性探讨[J]. 山东医药, 2999, 49: 10 - 11.

[94] 于杰, 梁萍, 于晓玲, 等. 超声引导下经皮微波消融治疗近胃肠道肝细胞癌的疗效评价[J]. 中华肝脏病杂志, 2011, 19: 106 - 109.

[95] Ebara M, Okabe S, Kita K, et al. Percutaneous ethanol injection for small hepatocellular carcinoma: therapeutic efficacy based on 20 - year observation[J]. J Hepatol, 2005, 43(3): 458 - 464.

[96] Shankar S, Van Sonnenberg E, Morrison PR, et al. Combined radiofrequency and alcohol injection for percutaneous hepatic tumor ablation [J]. AJR Am J Roentgenol, 2004, 183(5): 1425 - 1429.

[97] Elias D, Baton O, Sideris L, et al. Hepatectomy plus intraoperative radiofrequency ablation and chemotherapy to treat technically unresectable multiple colorectal liver metastases[J]. J Surg Oncol, 2005, 90(1): 36 - 42.

[98] Livraghi T, Solbiati L, Meloni F, et al. Percutaneous radiofrequency ablation of liver metastases in potential candidates for resection: the "test-of-time approach"[J]. Cancer, 2003, 97(12): 3027 - 3035.

[99] Kim HK, Cho JH, Lee HY, et al. Pulmonary metastasectomy for colorectal cancer: how many nodules, how many times? [J]. World J Gastroenterol, 2014, 20(20): 6133 - 6145.

[100] Kawano D, Takeo S, Tsukamoto S, et al. Prediction of the prognosis and surgical indications for pulmonary metastasectomy from colorectal carcinoma in patients with combined hepatic metastases [J]. Lung Cancer, 2012, 75: 209 - 212.

[101] Inoue M, Ohta M, Iuchi K, et al. Benefits of surgery for patients with pulmonary metastases from colorectal carcinoma[J]. Ann Thorac Surg, 2004, 78: 238 - 244.

[102] Goldberg SN, Gazelleg S, Comptonc C, et al. Radiofrequency tissue ablation in the rabbit lung: efficacy and complications [J]. Acad Radiol, 1995, 2(9): 776 - 784.

[103] Dupuyd E, Zagoriar J, Akerley W, et al. Percutaneous radiofrequency ablation of malignancies in the lung [J]. AJR Am J Roentgend, 2000, 174(1): 57 - 59.

[104] Bojarski JD, Dupuy DE, Mayo-Smith WW. CT imaging findings of pulmonary neoplasms after treatment with radiofrequency ablation: results in 32 tumors. [J]. AJR, 2005, 185(2): 466 - 471.

[105] Nguyen CL, Sco WJ, Goldberg M, et al. Radiofrequency ablation of lung malignancies[J]. Ann Thorac Sur, 2006, 82(1): 365 - 371.

[106] Jin GY, Lee JM, Lee YC, et al. Primary and secondary lung malignancies treated with percutaneous radiofrequency ablation: evaluation with follow-up helical CT[J]. AJR, 2004, 183(4): 1013 - 1020.

[107] Lee JM, Jin GY, Goldberg SN, et al. Percutaneous radiofrequency ablation for inoperable non-small cell lung cancer and metastases: preliminary report[J]. Radiology, 2004, 230(1): 125 - 134.

[108] Oyama Y, Nakamura K, Matsuoka T, et al. Reversible locoregional lymph node enlargement after radiofrequency ablation of lung tumors [J]. AJR, 2010, 194(5): 1250 - 1256.

[109] Belfiore G, Moggio G, Tedeschi E, et al. CT-guided radiofrequency ablation: a potential complementary therapy for patients with unresectable primary lung cancer — a preliminary report of 33 patients[J]. AJR, 2004, 183(4): 1003 - 1011.

[110] Okuma T, Matsuoka T, Yamamoto A, et al. Assessment of carly treatment response after CT-guided radiofrequency ablation of unresectable lung tumours by diffusion-weighted MRI: a pilot study[J]. Br J Radiol, 2009, 82(984): 989 - 994.

[111] Lowe VJ, Fletcher JW, Gobar L, et al. Prospective investigation of positron emission tomography in lung nodules[J]. J Clin Oncol, 1998, 16(3): 1075 - 1084.

[112] Casal RF, Tam AL, Eapen GA. Radiofrequency ablation of lung tumors [J]. Clin Chest Med, 2010, 31(1): 151 - 163.

[113] Chua TC, Thornbury K, Saxena A, et al. Radiofrequency ablation as an adjunct to systemic chemotherapy for colorectal pulmonary metastases [J]. Cancer, 2010, 116(9): 2106 - 2114.

[114] Akeboshi M, Yamakado K, Nakatsuka A, et al. Percutaneous radiofrequency ablation of lung neoplasm: initial therapeutic response[J]. J Vasc Interv Radiol, 2004, 15(5): 463 - 470.

[115] Pennathur A, Abbas G, Qureshi I, et al. Radiofrequency ablation for the treatment of pulmonary metastases[J]. Ann Thorac Surg, 2009, 87(4): 1030 - 1036.

[116] Gillams AR, Lees WR. Radiofrequency ablation of lung metastases: factors influencing success[J]. Eur Radiol, 2008, 18(4): 672 - 677.

[117] Yokouchi H，Yasumoto T，Murata K，et al. Radiofrequency ablation of malignant lung tumors — preliminary report of 12 cases[J]. Gan to Kagaku Ryoho，2008，35(12)：2204－2206.

[118] Yan TD，King J，Sjarif A，et al. Treatment failure after percutaneous radiofrequency ablation for nonsurgical candidates with pulmonary metastases from colorectal carcinoma[J]. Ann Surg Oncol，2007，14(5)：1718－1726.

[119] Lencioni R，Croce IL，Cioni R，et al. Response to radiofrequency ablation of pulmonary tumors：a prospective，intention-to-treat，multicentre clinical trial (the RAPTURE study) [J]. Lancet Oncol，2008，9(7)：621－628.

[120] Simon CJ，Dupuy DE，DiPetrillo TA，et al. Pulmonary radiofrequency ablation：long term safety and efficacy in 153 patients [J]. Radiology，2007，243(1)：268－275.

[121] Zemlyak A，Moore WH，Bilfinger TV. Comparison of survival after sublobar resections and ablative therapies for stage I non-small cell lung cancer [J].J Am Coll Surg，2010，211(1)：68－72.

[122] Tominaga J，Miyachi H，Takase K，et al. Time-related changes in computed tomographic appearance and pathologic findings after radiofrequency ablation of the rabbit lung：preliminary experimental study[J]. J Vasc Interv Radiol，2005，16(12)：1719－1726.

[123] de Baère T，Palussière J，Aupérin A，et al. Midterm local efficacy and survival after radiofrequency ablation of lung tumors with minimum follow-up of 1 year：prospective evaluation [J]. Radiology，2006，240(2)：587－596.

[124] 支修益，刘宝东.肺癌射频消融治疗现状与进展[J].中华临床医师杂志(电子版)，2009，3(11)：1771－1778.

[125] Sano Y，Kanazawa S，Gobara H，et al. Feasibility of percutaneous radiofrequency ablation for intrathoracic malignancies：a large single-center experience [J]. Cancer，2007，109(7)：1397－1405.

[126] Gillams AR，Lees WR. Analysis of the factors associated with radiofrequency ablation-induced pneumothorax[J]. Clin Radiol，2007，62(7)：639－644.

[127] Wang H，Littrup PJ，Duan Y，et al. Thoracic masses treated with percutaneous cryotherapy：initial experience with more than 200 procedures [J]. Radiology，2005，235(1)：289－298.

[128] Kawamura M，Izumi Y，Tsukada N，et al. Percutaneous cryoablation of small pulmonary malignant tumors under computed tomographic guidance with local anesthesia for nonsurgical candidates[J]. J Thorac Cardiovasc Surg，2006，131(5)：1007－1013.

[129] Dupuy DE. Mage-guided thermal ablation of lung malignancies [J]. Radiology，2011，260(3)：633－655.

[130] Wolf FJ，Grand DJ，Machan JT，et al. Microwave ablation of lung malignancies：effectiveness，CT findings，and safety in 50 patients [J]. Radiology，2008，247(3)：871－879.

[131] Little MW，Chung D，Boardman P，et al. Microwave ablation of pulmonary malignancies using a novel high-energy antenna system [J]. Cardiovasc Intervent Radiol，2013，36(2)：460－465.

[132] 郑鹏，任黎.不可切除的结直肠癌肝转移灶局部治疗进展[J].中华结直肠疾病电子杂志，2014，3(2)：91－94.

[133] 王俊锋，郭志.结肠癌肝转移物理消融治疗的新进展[J].中国肿瘤临床，2014，41(2)：142－146.

第三十一章
结直肠癌发病机制、分子分型及分子预测

结直肠癌的发生,大多是低显性的遗传易感因素和环境因素共同作用的结果。仅 25%～33% 的结直肠癌患者存在肿瘤家族史,大多数患者是在没有家族史的基础上呈散发性的发病[1, 2]。而在占全部结直肠 5%～6% 的遗传性大肠癌中,高外显性的基因突变被认为是其主要发病因素[3]。

近三十年来,在癌症生物学的研究实践中,研究者们发现,结直肠癌的发病机制中涉及遗传学改变及表观遗传修饰这两大方面,且这两者互相影响、不可分割。本章就目前已经确定的关于结直肠癌发生的三大主要途径及所涉及的分子机制做一概述,并对目前的结直肠癌的分子分型研究进展及与肠癌相关的诊断、预后及疗效所涉及的分子预测指标做一介绍。

第一节　结直肠癌发生机制的主要途径

结直肠癌的发生主要涉及 3 类分子表型:染色体不稳(CIN)、微卫星不稳(MSI)及高表达的 CPG 岛甲基化表型(CIMP - H)。根据肿瘤起源与发生的不同,又分成以下 3 种主要途径[4]。① 经典的腺瘤-癌顺序:起源于传统的腺瘤(管状腺瘤和管状绒毛腺瘤),主要涉及体细胞突变及 CIN。② 替代的锯齿状通路:来自锯齿状病变(包括锯齿状息肉、锯齿状腺瘤或锯齿状息肉病),主要通过 CPG 岛甲基化表型(CIMP)的表观遗传沉默导致的微卫星不稳(MSI)。③ IBD 相关结直肠癌的发病途径:常为上述两种途径的分子表型混合和交叉(图31 - 1)。

一、经典的腺瘤-癌顺序发病途径

结直肠癌的腺瘤-癌顺序是散发性结直肠癌主要的发生途径,它是通过一系列有序的分子事件逐渐发展而来[5]。在这个过程中,首先是 APC 基因的失活突变,继而出现 KRAS 基因的激活突变,及随后的 PIK3CA 和 TP53 等基因的相继突变[5-9]。目前,越来越完善的全基因组分析使得已知发生体细胞突变的基因数目正在不断增加[10]。在这个通路中,绝大多数(约 85%)的散发性结直肠癌表现为 CIN[2](图 31 - 1A)。

(一) CIN 及 LOH

在普通结直肠癌的腺瘤-癌序列的发病机制中,CIN 是一个重要的部分[11]。CIN 是基因组不稳定的一种类型,表现为全部或部分染色体结构的短时间内快速恢复或缺失,从而导致细胞间核型的改变,其结果可造成染色体数目不平衡(非整倍)、高频率的杂合性丢失(LOH)及亚染色体基因组扩

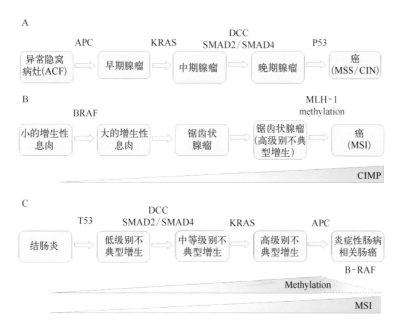

图 31-1 结直肠癌发生的 3 种主要途径及涉及的分子事件(综合、改绘自文献[2, 4])

增[12]。CIN 在散发性结直肠癌患者非常常见，65%～85% 的患者表现为 CIN[11, 13]。在良性的腺瘤也可以观察到 CIN，其不稳定程度的增加与肿瘤进展相一致[14]。

LOH 是 CIN 肿瘤的标志性特征之一[12]。一般肿瘤中的等位基因丢失为 25%～30%，而有些肿瘤可高达 75%[13]。在我们的一项研究中，在 127 例结肠癌中发现 76 例（59.84%）的患者为 18q LOH（＋）（待发表资料）。LOH 的发生机制较复杂，可能包括有丝分裂时未分离、同源染色体重组以及染色体丢失等。Fearon 等[4]最早报道，结直肠癌的进展常与定位于染色体 18q 上某些突变的基因密切相关。Thiagalingam 等[15]对结直肠癌患者的 1、5、8、17 和 18 号染色体进行了细胞遗传学分析，他们发现在 18 号染色体上的杂合性丢失是很常见的，其发生原因与有丝分裂重组和基因转换有关。然而，当丢失仅局限在一部分染色体时，可能是由染色体间重组和 DNA 双链破裂丢失引起，而非由有丝分裂重组、破裂引发的复制，或者基因转换所导致。导致 LOH 的相关基因缺陷尚未明了[12]。

（二）体细胞基因突变

在普通结直肠癌的腺瘤-癌序列的发病机制中，除了上述的 CIN 外，体细胞基因突变是另外一个重要的方面。结直肠肿瘤的发生与进展是多基因、多阶段的慢性过程[4]。这个过程始于异常隐窝病灶（ACF）的形成。在这个阶段，因抑癌基因 APC 失活突变或原癌基因 CTNNB1 的活化突变，引起 Wnt 信号通路被激活，导致胞内 β-Catenin 蛋白复合体的稳定，并向核内转移，与 TCF 转录因子发生协同作用，激活了下游一系列基因的功能，从而导致了细胞的异常增殖和生长[16]。随着进一步演进，小腺瘤转化为较大的腺瘤并逐渐发展为早期腺瘤，此时需要原癌基因 KRAS 突变激活，TP53、DCC、SMAD2/SMAD4 等抑癌基因的突变失活及 18 号染色体长臂杂合性丢失（18q LOH）。在腺瘤-癌顺序模式下，另有一小部分的结直肠癌发生癌基因 PIK3CA 的突变激活[14]。

因此，在结直肠癌发生中，抑癌基因 APC 的失活是最重要的早期事件。Knudson 的二次打击学说[17]指出，在肿瘤发展中，APC 基因的两个等位基因的缺陷是必要条件。研究发现，在腺瘤、散发性结直肠癌或由家族型腺瘤性息肉病（FAP）发展而来的结直肠癌，APC 基因上两个等位基因都可被发现到异常的失活[18]。值得注意的是，在结直肠癌中，KRAS、NRAS 及 BRAF 基因突变常常是互相排斥的（一个病例不同时发生两个及以上基因的突变)[10, 19, 20]。在笔者的一项涉及 127 例患者的点突变 Sanger 法测序分析中，共发现了 52 例 KRAS、3 例 NRAS 及 5 例 BRAF 基因突变，这些突变均没有发生在同一例患者身上，且同一基因不同位点之间的突变也存在互排的情况（待发表资料）。上述的 RAS 基因互排机制仍然未明。表 31-1 列出与结直肠癌发生相关的常见基因的功能及突变发生率情况。

表 31-1 与结直肠癌发生相关的常见基因的功能及突变率（综合自文献[12, 18]）

基因	染色体定位	基因的正常功能	大致突变率（%）
抑癌基因			
APC	5q21	抑制 Wingless/wnt 信号通路，调节细胞骨架	70～80
TP53	17q13	阻滞细胞周期，诱导凋亡与自噬	40～50
SMAD2/SMAD4	18q21	TGF-β 通路的胞内调解	5～10/10～15
DCC	18q21	Netrin 的细胞表面受体，触发肿瘤细胞凋亡	50
PTEN	10q23	抑制 PI3K 活性	10
癌基因			
KRAS	12p12	细胞增殖、存活及转化	30～50
CTNNB1	3p22	对 Wnt 信号通路中促进肿瘤的生长和侵袭的靶基因的调控	4～50
PIK3CA	3q26	细胞增殖和存活	20
BRAF	7q34	细胞增殖和存活	5～10
NRAS	1p13	细胞增殖和存活	<5

二、锯齿状病变途径

散发性结直肠癌的发病分子机制中，另一个相对少见的是经锯齿状病变通路致癌，约 30% 的散发性结直肠癌是经该途径而发生（图 31-1B）。这是另一种完全不同的发病机制，它主要是表观遗传学修饰作用的结果。其主要特征为 CIMP-H 表型、BRAF 基因突变和形成 MSI-H 肿瘤[12, 16, 21, 22]。大多数位于近端结肠的无蒂锯齿状腺瘤（SSA）和传统锯齿状腺瘤（TSA）均经该通路发展成为结直肠癌[23]。锯齿状病变的特征性表现之一为 BRAF V600E 突变，这种突变增强了 MEK 和 ERK 信号系统。虽然该情况也发生在 KRAS 突变上，然而经典的经腺瘤-癌序列致癌的通路并不伴随着 BRAF 基因突变的发生[21]。

锯齿状病变这个术语的由来，是由于这些病变黏膜内隐窝上皮呈锯齿样的改变，它主要包括 3 类病变：增生性息肉、有或无细胞异型的 SSA 以及 TSA[24, 44]。大量的研究已明确了 SSA 和 TSA 的恶性潜能，其机制可能与 ACF 上皮细胞的凋亡减少及邻近正常黏膜上皮细胞的加速衰老有关[25]。另有研究指出，p16INK4a 基因介导的衰老和未发生突变的 TP53 基因能暂时中止 SSA 的进展。因此，在锯齿状病变通路中，抑癌基因 p16INK4a 和 TP53 的失活，可能在 SSA 最终发展为癌症起到重要的协同作用[16, 26]。大部分位于远端结肠的增生性息肉也可被用以预测结肠腺瘤或结直肠癌的发生[27]，但对于那些较大的和（或）位于近端的锯齿状息肉，其发展为高级别的新生物或结直肠癌的危险性可能更高[28-30]。此外，SSA 可能导致一些近端结肠的间期癌（interval cancer）的发生，由于位置、形态等原因，常规结肠镜检查对这些腺瘤检出相对困难，值得重视[31]。

（一）CIMP

SSA 的一个显著的特征是 CIMP。CIMP 可促使微泡型的增生性息肉转化为 SSA 而最终发展为腺癌[16]。错配修复（MMR）基因如 MLH1 等基因的启动子区域高度甲基化导致的基因功能沉默属于"表观遗传学"范畴，因其并不涉及 DNA 序列改变等分子事件，所以具有潜在的、可逆性的、自我繁殖的分子特征[25, 32, 33]。CIMP 是表观遗传不稳的特殊形式，通过表观遗传失活，从而导致了绝大部分的散发性 MSI-H 结直肠肿瘤的发生[33-43]。

结直肠癌变表观修饰的机制是基于 MMR 基因启动子区域 CpG 岛异常的高度甲基化[44-46]。众所周知，基因启动子区域 CpG 岛的胞嘧啶甲基化是某个基因功能表达减少的正常调节方式，其甲基化程度越高,则基因功能的表达越少,甚至发生基因功能沉默。如果沉默的是肿瘤抑制基因,其抑癌功能的丧失则会促使发生癌变[34,47]。不同肿瘤之间这类基因启动子区域 CpG 岛甲基化程度差异较大,在大多数结直肠癌中,某些抑癌基因发生了异常的高甲基化,这种广泛的高甲基化可使我们区分出"CIMP-H"这个肿瘤亚群[34,46,48,49]。CIMP-H 是结直肠癌患者生存的不良预后因素[25,45,50,51]。

Toyota 等[34]首次在结直肠癌中确定了 CIMP 表型。2006 年,Weisenberger 等[36]对甲基化数据进行非监督聚类分析,推出一个有说服力的包含了 5 个 marker 的基因组合,包括 CACNA1G、CDKN2A(p16)、CRABP1、MLH1、NEUROG1,用它可以鉴别出结直肠肿瘤中独特、高度甲基化的亚群,该亚群同时具有 V600E BRAF 突变和 MSI 等分子特征。之后,Weisenberger 团队及其他研究人员又先后增加了其他 3 个 marker(IGF2、RUNX3 和 SOCS1),成为目前检测 CIMP 状态的最佳的基因组合包[37,41,52,53]。目前,我们可以通过对这些 marker 基因的甲基化程度的检测来筛查 CIMP-H,用于指导结直肠癌的治疗指导和生存预测[22,34,36]。

CIMP-H 在全部结肠癌和直肠癌中分别约占 15% 和 4%[30,44],它与低级别的分化程度、近端的结肠肿瘤、BRAF 基因突变、高龄和女性患者等特征存在密切的相关性[36,54,55]。有证据表明,近端和远端的结肠癌在 CIMP 表型和 MSI 等分子特征存在明显的区别。但 Yamauchi 等[56]和 Bae 等[50]先后报道,在结直肠癌中,CIMP-H、MSI-H 和

BRAF 基因突变情况,并非像既往认识的那样以结肠脾曲为界限,存在明显的频率变化,而是沿着解剖部位,从远端(直肠)到近端(升结肠),存在逐渐升高的发生频率。分析认为,肠内容物(食物残渣、微生物和细菌发酵产物)及其与宿主细胞(正常黏膜上皮细胞和固有免疫细胞)之间相互作用,可能直接导致了上述的分子特征改变;换而言之,这些不同的瘤前或癌前细胞的分子特征,可能有差异性地影响或参与了结直肠肿瘤的发生与发展过程[57,58]。

(二) MSI

在散发性结直肠癌发生中,替代的锯齿状腺瘤途径中表观遗传修饰也会导致 MMR 基因(MLH1、MSH2、MSH6 及 PMS2)的功能沉默,最常见的例子是 MLH1 基因启动子区域高甲基化引起的抑癌功能的失活[59,60]。这也可以解释为何经锯齿状病变途径发生的散发性结直肠癌常都发展为潜在的 MSI 肿瘤[12]。

1981 年,Miesfeld 等[61]首次发现了微卫星 DNA。1993 年,Aaltonen 等[62]首先在 Lynch 综合征中发现高频率的 MSI,随后又在多种其他类型肿瘤上也发现了 MSI 的存在[63-65]。散发性 MSI 结直肠癌的发生机制与遗传性结直肠癌(如 Lynch 综合征等)是截然不同的,后者是 MMR 基因中的一个等位基因在胚系突变或缺失的基础上,经"二次打击"使另一个等位基因的功能也发生了失活,从而引起 MMR 蛋白功能异常或缺失,最终导致了结直肠癌的发生(图 31-2)[18,66]。

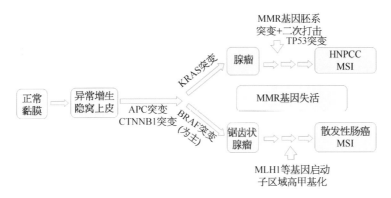

图 31-2　两种不同的 MSI 结直肠癌的发病机制示意图(综合、改绘自文献[18,66])

研究证实,MSI-H 散发性结直肠癌多分布于近端结肠(右半结肠),尤其是对于老年患者,75%的可发生于近端结肠[67]。MSI-H 的 Ⅱ 期结直肠癌患者的总体预后较好,且不会从 5-FU 的辅助化疗中获益[66, 68, 69]。

(三) BRAF 突变

BRAF 是一种丝氨酸/苏氨酸激酶,它是促分裂原活化蛋白激酶(MAPK)的细胞信号传导途径的重要信号蛋白。BRAF 基因突变可导致 MAPK 通路和那些促细胞生长和增殖的基因转录途径发生结构性的活化[70]。Chan 等在锯齿状息肉中发现,36%的增生性息肉和 100%的 SSA 发生了 BRAF 基因突变[71]。V600E 是人类多种癌症包括结直肠癌最常见的 BRAF 位点突变[70]。根据现有的组织学诊断相关研究报道,70%～76%的微泡型增生性腺瘤和 75%～83%SSA 都存在 BRAF V600E 突变,另有约 5%的 MSS 和 52%的 MSI 结直肠肿瘤存在 V600E BRAF 基因突变[72]。另外,BRAF 突变几乎从未发现存在于普通腺瘤和 Lynch 综合征中,这些证据有力地证明,在散发性结直肠癌中,BRAF 突变是与替代的锯齿状途径发病,而非与传统的腺瘤-癌顺序发病相关联[20, 73, 74]。对于 CIMP 肿瘤,其早期事件似乎也是 V600E BRAF 突变[36, 75],然而迄今为止并没有功能学上的证据可以支持 V600E BRAF 突变是 CIMP 所导致的;BRAF 突变可能是由其他某些基因变化的结果或标志[25]。

三、 炎症性肠病相关肠癌的发生途径

炎症性肠病(IBD)包括溃疡性结肠炎(UC)和克隆恩病(CD),可增加患者结直肠癌的风险。许多证据已经支持了炎症性的黏膜背景在结直肠癌发生中的重要作用[2]:① 炎性肠道疾病患者发生结直肠癌的风险较普通人群增高[76-80];② 常规使用非甾体类抗炎性药物(如阿司匹林等)可预防无癌症病史的人群发生结直肠癌,并可促使少部分早期肠癌的消退[81, 82];③ 在那些即使在非炎性条件下发病的结直肠癌中,也可以发现多种类型的促肿瘤形

成的免疫细胞(如 Treg、Th17 等)的存在[83-86]。

IBD 患者肠癌患病风险增高,其确切机制未明,炎症可能通过氧化应激和自由基的生成,促进结肠黏膜上皮细胞异常增殖而增加诱变的机会。虽然看似矛盾,但氧化应激可使 MMR 系统失活,并与这些 DNA 的突变率增加存在明显相关[87-89]。在 IBD 相关的结直肠癌发生机制中,尽管也可涉及锯齿状病变途径,但腺瘤-癌顺序是更常见的发生机制,它可以在慢性炎症和损伤情况下,通过不典型增生性病变,逐渐发展为腺瘤和癌[90](图 31-1C)。然而,在促使肿瘤发生与进展的分子事件的出现顺序上,其所涉及的上述两大通路与非 IBD 相关的结直肠癌的相关通路却存在显著的不同[12, 76]。

(一) 体细胞基因突变

在 IBD 相关肠癌发展过程中,与非 IBD 相关肠癌的腺瘤-癌顺序相比,TP53 基因突变发生较早,它是不典型增生-腺瘤-癌顺序的起始事件,它甚至可发生在没有不典型增生的正常黏膜上[76, 91]。早期的突变基因还有 DCC、SMAD2 和 SMAD4 等[92]。APC 丢失在这个途径中并不常见(占 14%～33%),且常出现在不典型增生-癌顺序的晚期[93]。在 IBD 相关肠癌的锯齿状病变通路中,与非 IBD 相关的明显不同,KRAS 基因突变相对少见,仅占 4%～18.2%[94-96],且常发生在肿瘤发生的后期。IBD 相关肠癌在该通路中也涉及 BRAF 基因突变,但研究者们对其发生原因,如基因启动子区域 CpG 岛高甲基化等,仍然存在较大的争议。有研究者认为,CpG 岛高甲基化似乎只对 IBD 相关肠癌的癌前病变过程起作用,而与已经形成的腺癌则无明显的相关性[2]。

(二) MSI

IBD 患者在肿瘤进展中也涉及 MSI 表型[93],约 15%的患者呈 MSI-H。在 IBD 患者出现炎症但尚无明显异常增生的黏膜水平中,已有报道可以很早期地发现 MSI 的迹象[97]。另外,在长期且严重的 UC 患者中,可以见到 MSI 的发生率显著增高,这可能说明反复的炎症压力导致基因组不稳[98]。在 IBD 相关肠癌中,与非 IBD 的相比,MSI

患者多呈低龄发病的特点,但没有好发于右半结肠及多见于女性患者等这些特征[93,99,100]。

与散发性结直肠癌中的 MSI 发机制相类似,IBD 相关肠癌的 MSI 也与 MLH1 基因启动子区域甲基化有关[96,100,101]。MMR 基因胚系突变可能也是其中一个原因,Suzuki 等在 63 例 IBD 相关肠癌或不典型增生病灶中,发现 21% 的病例在 5 个双核苷酸微卫星标志物中,能检测出至少一个发生了突变[102]。

四、结直肠癌发生中遗传学与表观遗传学机制的相互作用

异质性是结直肠癌的重要特性,结直肠癌的发病是由一系列遗传学和表观遗传学事件的不同组合所造成的结果,但这两者并非相互独立[60,103]。表观遗传学的改变可以导致体细胞基因突变,并放大了突变的效果,它能在没有出现任何可检测到的基因改变的情况下导致疾病。反之,表观遗传调控子上的基因突变也可导致表观基因组的改变[25,104]。我们的一项研究表明,除了某些已知的临床病理学指标异常(如同时性远处转移、周围神经侵犯)外,遗传学不稳定(18q LOH)和表观遗传修饰(MSI-H,LINE-1 DNA 低甲基化水平)都可对结肠癌患者的生存起到独立的影响,多因素 Cox 分析的数据也证实了这两者对患者生存预后的共同作用(待发表资料)。

在遗传学改变通路中,癌基因或抑癌基因的突变可分别引起异常的功能激活或失活,由此引发下游通路相关基因的激活与失活,导致肿瘤细胞的异常增殖、生长与侵袭[105]。然而,表观遗传学上的改变对于结直肠癌发生的作用机制较为复杂,不像遗传学的这么直接。它通常涉及染色质结构的改变,例如组蛋白修饰、DNA 异常甲基化、核小体定位、染色质重塑和非编码 RNAs 等[60,106,107]。

DNA 甲基化是 X 染色体失活、基因印记以及内源性逆转录病毒压制的一个主要的表观遗传学机制[107,108]。目前已知,在肿瘤中可发生全基因组的低甲基化,而且这种低甲基化可导致原癌基因的失抑制、异常激活和过度表达[109-112]。人类基因组中包含了大量的转录失活的非编码 DNA 元件,这其中也包括了大量的重复序列,如长散布核元件 1(又称散在分布的长细胞核因子 1,LINE-1)[113-115]。LINE-1 是一种长约 6 500 bp 的重复序列,主要集中在 AT 富集区,它广泛分布于人基因组中,数量大约有 50 万个。正常情况下 LINE-1 是高度甲基化的,因此可有效地抑制其自身的转录并限制其转座活性。焦磷酸测序等定量检测 LINE-1 的甲基化水平的方法,可作为研究细胞 5-甲基胞嘧啶水平及全基因组甲基化程度的一个参考指标[116-118]。研究认为,全局的 LINE-1 DNA 低甲基化与 CIN 密切相关[119,120]。据报道,在结直肠癌患者的正常肠黏膜中,可发现到异常的 LINE-1 低甲基化。这种低甲基化与患者的不良的生存预后存在显著的相关性[112,121]。出现在癌旁正常黏膜的 LINE-1 的低甲基化,可能在结直肠肿瘤发病前正常肠黏膜已逐渐形成"场缺陷(field defect)",它也可在结直肠癌的进展中起到重要的促进作用[116,122-125]。

第二节　结直肠癌的分子分型

目前临床上常用的 TNM 分期尚无法对结直肠癌患者进行很好的组织异质性分类,从而无法对患者的预后及转归做出准确判断。由此,分子分型成为必要。目前的分子分型多是根据上述结直肠癌发生机制中涉及的两大通路(途径)及其所涉及的遗传性不稳(包括 KRAS、BRAF 基因突变)和表观遗传修饰(包括 MSI、CIMP-H)这两大方面进行分型。

加拿大 McGill 大学 Jass 教授[21]根据相关遗传模式提出了结直肠癌的分子分类模型,这种分类是基于 MSI 和 CIMP 这两大分子表型上的(表 31-2)。Jass

教授提出,锯齿状息肉/腺瘤是 1、2 型结直肠癌的前体,而 4、5 型是由腺瘤-癌顺序演进的,3 型的可由任何一途径演变而来。另外,1、4 型有少数分子重叠,而 2、3、5 型以不同方式整合了 1、4 型的分子特征。这一模型说明分子变异发生在早期演化(癌前病变)阶段。当然,对 CRC 的这种分子分类需要我们更深入地了解基因不稳定性对结直肠癌发生的影响,以及可能对治疗效果的影响。

表 31 - 2　结直肠癌 Jass 分型(摘译自文献[21])

分子特征	分 型 1	分 型 2	分 型 3	分 型 4	分 型 5
MSI 状态	MSI - H	MSS/MSI - L	MSS/MSI - L	MSS	MSI - H
APC 突变	+ / -	+ / -	+	+ + +	+ +
KRAS 突变	-	+	+ + +	+ +	+ +
TP53 突变	-	+	+ +	+ + +	+
甲基化	+ + +	+ + +	+ +	+ / -	+ + +
倍体性	二倍体>非整倍体	二倍体>非整倍体	非整倍体>二倍体	非整倍体>二倍体	二倍体>非整倍体
性别倾向	女>男	女>男	男>女	男>女	男>女
肿瘤位置	右半>左半	右半>左半	左半>右半	左半>右半	右半>左半
癌前病变	锯齿状息肉	锯齿状息肉	锯齿状息肉/腺瘤	腺瘤	腺瘤
锯齿病变	+ + +	+ + +	+	+ / -	+ / -
黏液成分	+ + +	+ + +	+		+ +
明显坏死	+	+	?	+ + +	+
分化差	+ +	+ +	+	+	+ +
肿瘤界限	+ +	+	?	+ +	+ +
淋巴细胞浸润	+ + +	+	?	+	+ + +

　　DNA 的甲基化程度也可能在肿瘤的发生过程中发挥着重要的作用。美国 M. D. Anderson 癌症中心 Ahn 等[126]根据 DNA 甲基化异常与否,将结直肠癌分为 3 个亚群,即 CIMP、CIMP2 和 CIMP 阴性。为评估该分类能否预测Ⅲ期结直肠癌患者术后复发和无病生存时间(DFS),该研究分析了 161 例散发性结直肠癌患者的基因,应用焦磷酸测序法分别检测了 9 个基因座(MINT1、MINT2、MINT31、P16、hMLH1、P14、SFRP1、SFRP2 和 WNT5A)和 2 个通用的 DNA 甲基化标志物(LINE - 1、ALU)的甲基化程度,同时也检测 BRAF 和 KRAS 基因的突变情况。研究结果显示,基因过甲基化现象在散发性结肠癌人群中集簇出现,并与 CIMP 相对应。K 均值聚类分析显示,CIMP1($n = 22$, 13.7%)与近端结肠癌及 BRAF 突变相关,CIMP2($n = 40$, 24.8%)与 KRAS 突变相关,CIMP 阴性($n = 99$, 61.5%)与远端结肠癌相关。在近端结直肠癌中,CIMP1 的复发风险最高(3 个亚群复发率分别为 53%、18% 和 26%)且明显 DFS 不良($P = 0.015$)。而且,在近端结直肠癌中,复发患者的 LINE - 1 甲基化程度较未复发患者低($P = 0.049$)。多变量 Cox 分析显示,CIMP1($P = 0.008$)和 LINE - 1 低甲基化($P = 0.040$)是近端结直肠癌 DFS 的独立预后因素[126]。由此可见,DNA 甲基化可用于预测Ⅲ期近端结直肠癌术后复发风险,是一个非常有价值的表观生物学标志物。

　　美国 Utah 大学 Samadder 等[127]检测了 563 名患者的分子特征,如 MSI 状态、CIMP 程度、BRAF 和 KRAS 基因突变情况,并按几种不同的肠癌发生途径分为:经典型($n = 170$)、替代型($n = 58$)、锯齿状病变型($n = 142$)及未定义型($n = 193$)(表 31 - 3)。研究结果显示,患者的平均年龄($P = 0.030$)、肿瘤的解剖位置($P = 0.000\ 1$)和组织学分级($P = 0.000\ 1$)与上述不同分组存在密切相关。结直肠癌患者死亡率与经典途径、替代途径和锯齿状病变途径并无明显相关性,而与未定义型中的一个亚群(MSS/MSI - L、CIMP 阴性、BRAF 野生型、KRAS 突变型,$n = 96$)有关(与经典型路径相比较,RR = 1.76,95% CI:1.07~2.89)。研究者在较大规模的样本中验证了结直肠癌患者的临床病理特征与结直肠癌分子分型之间的相关性,发现该分子分型可以起到判断结直肠癌

表 31 - 3　Samadder 等提出的结直肠癌分子分型(译自文献[127])

分组名称	分子表型组合	相关通路
经典型	MSS、CIMP 阴性、BRAF 及 KRAS 野生型	腺瘤-癌顺序
替代型	MSS、CIMP - L、BRAF 野生型、KRAS 突变型	腺瘤-癌顺序
锯齿状病变型	MSI、CIMP - H、BRAF 及 KRAS 突变型	锯齿状病变
未定型的亚群	MSS/MSI - L、CIMP 阴性、BRAF 野生型、KRAS 突变型	腺瘤-癌顺序

患者生存的作用。然而,这些分子变化特征是如何影响着预后还需要进一步的实验研究。

瑞士学者 Homicsko 等[128]在 ESMO 2014 上报告,他们通过对治疗结直肠癌不同药物的敏感性和预后进行分子分析。在该研究中,研究者们对80 例结直肠癌患者的样本进行分析,共鉴别出 6 种有临床意义的亚型,它们均具有不同的细胞表型和信号通路机制。而且,这些分子亚型可显示出患者在最初外科手术切除术后的无病生存预后不同,其中 3 种亚型的预后更好。无病生存预后较差或一般的 2 种亚型与对 FOLFIRI 化疗方案敏感有关。有趣的是,根据细丝蛋白 A(filamin - A)的表达对西妥昔单抗治疗的不同反应,可对其中一个亚型再细分为两个亚亚型。细丝蛋白 A 可用来预测对西妥昔单抗耐药而对 Met 酪氨酸激酶受体抑制剂敏感的患者亚群。该项研究提示应根据肿瘤亚型对结直肠癌患者进行分层,但对研究中关于亚型特异性个体化治疗的建议,仍需进行深入研究来进行证实。

第三节　结直肠癌的分子预测

结直肠癌是一种包含一系列复杂的基因突变和表观遗传改变的异质性疾病,结直肠癌分子预测在临床决策中愈发重要[103]。因此,有必要根据不同患者亚群的肿瘤生物学来寻找生物标志物用于结直肠癌患者的细化分层,对于不同复发风险的患者进行分子预测,从而制订出使用不同药物的个体化或精准治疗方案。

一、MSI 检测用于高危 II 期患者的治疗指导价值

目前,临床上对 II 期结直肠癌的术后辅助治疗的指导原则,主要是基于一些临床病理学指标,将患者分层为高风险和低风险亚群。这些指标包括 T₄ 肿瘤、分化级别差、术前合并梗阻或穿孔、神经

周围侵犯(PNI)、淋巴血管侵犯(LVI)、切缘不确定、阳性或不足和淋巴结清扫不足(总数小于 12 枚)等[129,130]。基于现有的高质量 RCT 研究及荟萃分析结果[131-135],对于这些高危 II 期肠癌患者,NCCN 指南建议以 5 - FU 为基础的辅助治疗是必要的(证据级别 2A)。但是,NCCN 指南也同时推荐,对所有的 II 期患者均应考虑进行错配修复蛋白(MMR)检测(免疫组化或 MSI 检测),分化差的病理类型如果伴有 MSI - H 则不认为是高危因素。

MSI 代表了基因不稳定的一个独特形式[23,136]。研究证实,DNA MMR 系统的组件能够识别并结合 5 - FU,并将其导入 DNA 中,这可能促进肿瘤细胞凋亡的诱导。如果失去了完整的 DNA MMR 功能,MSI - H 肿瘤结合 5 - FU 的能力及其随后诱

导细胞凋亡的功能会缺失[137]。表 31 - 4 列出了在 MSI 结直肠癌患者中含 5 - FU 类药物疗效相关的研究,结果显示,具有 MSI - H 的 Ⅱ 期患者总体预后较好;另外,绝大多数的研究支持 MSI 患者在接受含 5 - FU 类的药物化疗时,难以取得生存获益甚至会导致更差的结局。

表 31 - 4　在 MSI 结直肠癌患者中含 5 - FU 类药物疗效相关的研究(摘译自文献[66])

研　究　者	年份	研究性质	化疗药物	病例数(MSI/MSS)	MSI 患者生存获益
Des Guetz[138]	2010	连续性的患者	FOLFOX4	19/86	是
Bertagnolli[139]	2009	临床随机对照	5 - FU/伊利替康/亚叶酸钙	106/677	否
Des Guetz[140]	2009	Meta 分析	—	454/2 871	否
Kim[141]	2007	前瞻性研究	5 - FU/亚叶酸钙	98/444	否
Jover[142]	2006	连续性的患者	5 - FU	66/688	否
Lanza[143]	2006	连续性的患者	5 - FU	75/288	否
Popat[144]	2005	系统回顾分析	5 - FU	1 277/6 365	否
Benatti[145]	2005	连续性的患者	5 - FU	256/1 007	否
Storojev[146]	2005	临床随机对照	5 - FU/丝裂霉素	21/139	否
de Vos tot Nederveen Cappel[147]	2004	临床随机对照	5 - FU	28/0	否
Carethers[148]	2004	Lynch 综合征患者	5 - FU	36/168	否
Ribic[69]	2003	临床随机对照	5 - FU	95/475	否
Elsaleh[149]	2000	连续性的患者	5 - FU	63/669	是

二、 多基因分析用于患者的复发风险分层和辅助化疗疗效预测

就 Ⅳ 期结直肠癌的治疗指导而言,目前只有 RAS 基因(包括 KRAS、NRAS 多个外显子检测位点)突变状态检测,可预测部分患者对表皮细胞生长因子受体(EGFR)靶向药物(如西妥昔单抗等)的治疗反应。临床上对 Ⅱ、Ⅲ 期患者复发风险预测和辅助治疗策略,基于上述的临床病理学危险因素做出选择还是不够的,我们需要更好的预后和预测工具来辨识哪些患者可以从辅助化疗中获得最大益处。据 NCCN 指南综述,目前有下列几种多基因检测方法和产品,有望能够提供这种预后和预测信息,以期在临床上对 Ⅱ、Ⅲ 期患者是否需要行辅助化疗提供决策参考[150]。

1. Oncotype DX(Genomic Health 公司)是美国乳腺与肠道外科辅助治疗研究组(NSABP)和 Cleveland Clinic Foundation 共同开发的检测方法,通过对 12 个基因(7 个具有复发风险的基因和 5 个参考基因)对福尔马林固定石蜡包埋(FFPE)的样品进行检查,获得复发风险评分(recurrence score, RS),将患者分为低、中或高复发风险,以期对结肠癌复发风险和术后是否辅助化疗进行判断与预测[151]。Gray[152] 和 NSABP C - 07 试验[J Clin Oncol(Meeting Abstracts)May 2012 vol. 30 no. 15_suppl 3512]均表明 RS 是 Ⅱ、Ⅲ 期结肠癌复发、DFS 和 OS 的预后指标,但对化疗是否获益无预测作用。对于低、中和高复发风险组 3 年复发率分别为 12%、18% 和 22%[152]。多因素 Cox 分析表明 RS 也与患者的 TNM 分期、MMR 状态、组织学分化级别和送检淋巴结数目相关。近期的 CALGB 9581 试验[153](针对 Ⅱ 期结肠癌)也显示出类似的结果。另一项对参与 NSABP C - 07 试验的 Ⅱ/Ⅲ 期结肠癌患者的后续研究,也验证了该 RS 评估系统与患者的复发、DFS 及 OS 存在相关性[154]。这项研究还发现那些 RS 较高的患者可能会从奥沙利铂治疗中获得更多的绝对受益。但作者也指出,RS 并不能预测奥沙利铂的疗效,因为它不能确定哪些患者可以或不可以从奥沙利铂治疗

中获益。因此,Oncotype DX 对Ⅱ或Ⅲ期结肠癌患者的复发、OS、DFS 的确有意义,但不能预测辅助化疗是否获益。

2. ColoPrint 是 Agendia 公司推出的基因检测技术产品,它通过量化检测 18 个预后基因的表达水平,将相关患者分为低危和高危复发风险亚组。西班牙学者 Salazar 等首先使用 Agilent 44K 寡核苷酸芯片对 188 例Ⅰ~Ⅳ期结直肠癌患者的新鲜冰冻(fresh frozen)组织标本进行分析,并使用 ColoPrint 的 18 基因检测探针验证了另外的 206 例Ⅰ~Ⅲ期结直肠癌患者。结果显示,低危和高危复发风险组的 5 年复发率分别是 87.6% (95% CI:81.5%~93.7%)和 67.2% (95% CI: 55.4%~79.0%)。其中对于Ⅱ期患者,高、低危组复发率的风险比(HR)为 3.34 ($P = 0.017$)[155]。该研究团队的另外一项含有 320 例Ⅱ期患者的汇总分析进一步验证了上述结果。在其中的含有 227 例 T3/MSS 亚组中,患者的低危风险和高危风险组的 3 年 PFS 分别为 91% (86%~96%)和 73% (63%~83%) ($P = 0.002$)[J Clin Oncol (Meeting Abstracts) May 2012 vol. 30 no. 15_suppl 3510]。与 Oncotype DX 肠癌基因检测技术相似,ColoPrint 风险评估方法也是独立于其他风险因素,包括 T 分期、肿瘤穿孔、淋巴结总数和组织学分化级别。Salazar 等的另一项 PARSC 研究也进一步验证了其预测Ⅱ期结肠癌患者 3 年复发率的有效性[J Clin Oncol (Meeting Abstracts) February 2012 vol. 30 no. 4_suppl 678]。

3. ColDx(Almac 公司) 是一个基于 634 个探针的检测芯片产品。英国 Queen's University Belfast 的研究者先在一组包含术后 5 年的复发病例($n = 73$,高危组)和无复发病例($n = 142$,低危组)的 FFPE 样品中,用 ColDx 检出高、低危患者的复发风险 HR 为 2.62 ($P < 0.001$),然后在另外的 144 例Ⅱ期结肠癌患者中,验证了高、低危患者的复发和癌症相关死亡的 HR 分别为 2.53 ($P < 0.001$)和 2.21 ($P = 0.008 4$)。与上述 2 种检测产品类似,通过 ColDx 确定的复发风险也是独立于其他风险因素的[156]。

表 31-5 对比上述 3 种多基因分析检测方法。总之,虽然上述 3 种检查方法都可以获得除传统的临床病理学风险指标以外更多的复发风险的评估能力,但由于没有足够的证据能证明它们能预测出对哪些患者辅助化疗的具有潜在获益,所以 NCCN 委员会质疑其临床应用价值,目前不推荐使用多基因检测手段来决定患者是否行辅助化疗。

表 31-5 3 种多基因分析检测方法对比(译自文献[157])

多基因分析方法	Oncotype DX			ColoPrint		ColDX
标本类型	FFEP			Fresh frozen		FFEP
检测平台	RT-PCR			Agilent 44K		Almac
独立的验证集	QUASAR 试验	CALGB 9581 试验	Barcelona set (Ⅱ期)	Munich set	5 Centre set	12 Centre set
样本量	1 436	690	206	135	320	144
风险分组比例(%)	低(43.7);中(30.7);高(25.6)	低(44);中(33);高(22)	低(63.2);高(36.8)	低(74);高(26)	低(65);高(35)	低(59);高(41)
3 或 5 年 RR(复发风险)	低(3 年 12%);中(3 年 18%);高(3 年 22%)	低(5 年 13%);中(5 年 16%);高(5 年 21%)	NA	NA	NA	NA
DMFS/3 或 5 年 RFS	NA	NA	低(5 年 RFS 90.9%);高(5 年 RFS 73.9%)	低(DMFS 94.9%);高(DMFS 80.5%)	低(3 年 RFS 94%);高(3 年 RFS 79%)	NA

注:DMFS:无远处转移生存率;RFS:无复发生存率。

三、结直肠癌分子标志物 检测的临床实践指南

由美国临床病理学会(ASCP)、美国病理学家协会(CAP)、美国分子病理学会(AMP)和美国临床肿瘤学协会(ASCO)联合编写的结直肠癌分子标志物检测临床实践指南草案,是基于在2008年1月~2013年8月1日期间,包括截至2015年2月1日前,对直肠癌分子标志物的相关文献进行有针对性地回顾分析后做出的建议。网上征求公众意见截止于2015年4月22日,但收集到的反馈在2015年5月7日前将仍然在网上保留供公众评议(http://www.amp.org/committees/clinical_practice/CRCOpenComment.cfm),之后将会有正式的实践指南发表。该指南涉及目前可以影响结直肠癌患者治疗决策的所有分子标志物,指导了以下3个结直肠癌分子检测方面的具体问题,即:患者应行哪些分子检测、什么样的标本才是合适的以及如何进行这些测试? 草案相关内容见表31-6。

表31-6 ASCP-CAP-AMP-ASCO发布的结直肠癌分子标志物检测临床实践指南的草案(译文)

一、对结直肠癌的分子标记检测应包括哪些内容

1	建议:对于拟行抗EGFR靶向治疗的患者,须进行肿瘤组织的RAS基因突变检测,检测项目须包括KRAS和NRAS基因外显子2的密码子12、13,外显子3的密码子59、61及外显子4的密码子117、146("扩充"或"延伸"的RAS)
2	建议:BRAF基因V600突变的检测,应与缺陷型错配修复(dMMR)/微卫星不稳定性(MSI)的检测同时进行,用以患者的预后分层(相对于非MSI-H结直肠癌,BRAF基因突变在MSI-H患者中的预后价值有限。)
3	建议:须对所有结直肠癌患者进行dMMR/MSI检测以进行预后分层,通过该检测还可鉴别出Lynch综合征患者(注意:对于Lynch综合征的结直肠癌患者,若无MSI-H或MLH1基因的失活,BRAF基因突变检测不是必需的。)
4	不建议:没有足够的证据用以建议将BRAF V600突变状态作为预测抗EGFR抑制剂治疗反应的分子标志物
5	不建议:没有足够的证据用以建议在临床试验之外通过对结直肠癌组织行PIK3CA突变分析来对治疗做出选择(注:回顾性研究表明,PIK3CA基因突变的结直肠癌患者术后使用阿司匹林可改善生存。)
6	不建议:没有足够的证据用以建议在临床试验之外通过对结直肠癌组织行PTEN分析(IHC检测表达或FISH检测缺失)来对治疗做出选择

二、结直肠癌分子标志物检测最合适的样品

7	专家共识意见:可使用结直肠癌原发灶肿瘤组织标本来进行分子标志物(KRAS,扩展RAS、BRAF和dMMR/MSI)的检测。患者如果出现灶外转移,也可以用转移灶组织标本来进行相关的分子检测(对有转移的患者优选)
8	专家共识意见:可使用福尔马林固定的石蜡包埋(FFEP)组织标本进行分子检测。如果使用其他类型的标本(如细胞学样品),组织处理方案的任何改变都需要额外的充足的验证

三、实验室如何进行结直肠癌分子标志物检测

A 验证

9	强烈建议:实验室使用的结直肠癌分子标志物检测必须是有效的方法,且对于潜在的临床使用时,该方法需具有充足的性能特点
10	强烈建议:对结直肠癌患者进行的分子标志物检测的验证必须与最佳实验室规范相一致
11	强烈建议:对结直肠癌患者进行的分子标志检测采取的免疫组化(IHC)检测的验证,必须与最佳实验室规范相一致

B 分析前

12	专家共识意见:实验室须通过使用适当的技术(如多重分析),对结肠直肠癌临床相关的分子和免疫组化标记物提供适宜临床的周转时间(检测用时)和组织标本的最佳利用
13	建议:根据临床情况,为治疗选择而行的结直肠癌分子和免疫组化标志物检测,须按照各个实验室自己建立的在制度上可行的办法,与患者的临床团队密切协作,及时地进行申请和检查
14	专家共识意见:实验室应优先对结直肠癌肿瘤组织行RAS、BRAF和dMMR/MSI检测,实验室必须预见在常规诊断中可能需要分子检测(如保留的未染色的部分,尤其对于较小的组织标本需实施组织保护,如限制的每块组织的标本数目)
15	专家共识意见:结直肠癌分子标记的检测,按照在制度上可行的办法,可以由患者的医疗团队的成员包括病理学家首先提出申请

续　表

| 16 | 专家共识意见：当实验室需要外送标本进行检测时，应及时处理和外送结直肠癌标本到相关的参考实验室（90%的标本应在 3 个工作日内外送） |

C 分析

| 17 | 专家共识意见：病理学家行结直肠癌分子标志物的检测时，必须通过评估组织的质量和估算存活癌细胞的百分比，考虑样品包括细胞学标本是否足够，以判断是否需要显微切割或其他方法进行富集 |
| 18 | 专家共识意见：在考虑到检测方法灵敏度（检测水平-LOD）和肿瘤富集（如显微切割技术）后，实验室应使用在样品中能检测出至少 5%的等位基因突变频率的方法，来进行结直肠癌的分子标志物的检测。建议在测试操作的最少癌细胞含量应设置至少 2 倍于检测方法的 LOD |

D 分析后

19	专家共识意见：结直肠癌预后和预测分子标记的结果应尽快报告，建议病理实验室从最初收到的标本的 10 个工作日内完成报告，90%的检测结果应在 10 个工作日内报告
20	专家共识意见：结直肠癌分子标记检测报告应包括能让肿瘤学家和病理学家易于理解的结果和解释部分。对于任何历史性改变的遗传学名称，必须结合合适的人类基因组变异协会（HVGS）和人类基因组组织（HUGO）命名法进行使用
21	强烈建议：实验室必须将结直肠癌分子标记检测方法纳入其整体的实验室质量改进计划。根据需要，须建立适当的质量改进监察机制，以确保在所有测试和报告过程各环节的一贯性。特别是，在进行结直肠癌分子标志物检测中，如果可行的话实验室必须参加正规的能力验证计划，或其他的能力保证活动

我们相信，该循证指南将帮助建立标准的结直肠癌分子标志物检测方法，指导原发性或转移性结直肠癌患者进行分子靶向治疗，并推动个体化治疗和精确医学的发展。

四、结　语

近 30 年来对结直肠癌的遗传学方面的研究模式，成为其他类型肿瘤生物学研究的典范。这些研究旨在从分子水平解释结直肠癌的发生机制，从而为这种高发性的肿瘤提供重要的基因诊断和治疗依据。它可以对早期癌症患者提供无创的分子检测手段，也为患者选择何种药物提供前瞻性的分子标志物，同时也可以对开发新的治疗药物提供基础。随着对结直肠癌发病的分子机制了解的逐渐深入，我们已经发现了一些有前途的早期诊断、风险预后和疗效预测的分子标志物。尽管一些已知的高频突变是药物开发的热点，但这些突变下游的一些信号通路同样也可能成为治疗靶点。对于结直肠癌早期分子事件检测的最新进展表明，通过对调控结直肠癌发生的最初阶段及个体易感性的基因及通路的了解，在不久的将来有望可应用于临床治疗。

（卓长华　蔡三军）

◇参◇考◇文◇献◇

［1］ Haggar FA，Boushey RP. Colorectal cancer epidemiology：incidence，mortality，survival，and risk factors ［J］. Clin Colon Rectal Surg，2009，22(4)：191－197.

［2］ Haigis KM. Molecular pathogenesis of colorectal cancer ［M］. New York：Springer，2013.

［3］ Migliore L，Migheli F，Spisni R，et al. Genetics，cytogenetics，and epigenetics of colorectal cancer ［J］. J Biomed Biotechnol，2011，2011：792362.

［4］ Fearon ER，Vogelstein B. A genetic model for colorectal tumorigenesis ［J］. Cell，1990，61(5)：759－767.

［5］ Morson B. President's address. The polyp-cancer sequence in the large bowel ［J］. Proc R Soc Med，1974，67(6 Pt 1)：451－457.

［6］ Markowitz S，Wang J，Myeroff L，et al. Inactivation of the type Ⅱ TGF-beta receptor in colon cancer cells with microsatellite instability［J］. Science，1995，268(5215)：1336－1338.

［7］ Thiagalingam S，Lengauer C，Leach FS，et al. Evaluation of candidate tumour suppressor genes on chromosome 18 in colorectal cancers ［J］. Nat Genet，1996，13(3)：343－346.

［8］ Samuels Y，Wang Z，Bardelli A，et al. High frequency of mutations of the PIK3CA gene in human cancers ［J］. Science，2004，304(5670)：554.

［9］ Baker SJ，Fearon ER，Nigro JM，et al. Chromosome 17 deletions and p53 gene mutations in colorectal carcinomas

[J]. Science, 1989, 244(4901): 217 - 221.

[10] Cancer Genome Atlas Network. Comprehensive molecular characterization of human colon and rectal cancer [J]. Nature, 2012, 487(7407): 330 - 337.

[11] Geigl JB, Obenauf AC, Schwarzbraun T, et al. Defining chromosomal instability [J]. Trends Genet, 2008, 24(2): 64 - 69.

[12] Pino MS, Chung DC. The chromosomal instability pathway in colon cancer [J]. Gastroenterology, 2010, 138 (6): 2059 - 2072.

[13] Lengauer C, Kinzler KW, Vogelstein B. Genetic instabilities in human cancers [J]. Nature, 1998, 396 (6712): 643 - 649.

[14] Takayama T, Katsuki S, Takahashi Y, et al. Aberrant crypt foci of the colon as precursors of adenoma and cancer [J]. N Engl J Med, 1998, 339(18): 1277 - 1284.

[15] Thiagalingam S, Laken S, Willson JK, et al. Mechanisms underlying losses of heterozygosity in human colorectal cancers [J]. Proc Natl Acad Sci USA, 2001, 98(5): 2698 - 2702.

[16] Rustgi AK. BRAF: a driver of the serrated pathway in colon cancer [J]. Cancer Cell, 2013, 24(1): 1 - 2.

[17] Knudson AG Jr. Mutation and cancer: statistical study of retinoblastoma [J]. Proc Natl Acad Sci USA, 1971, 68(4): 820 - 823.

[18] Fearon ER. Molecular genetics of colorectal cancer [J]. Annu Rev Pathol, 2011, 6479 - 6507.

[19] Yuen ST, Davies H, Chan TL, et al. Similarity of the phenotypic patterns associated with BRAF and KRAS mutations in colorectal neoplasia [J]. Cancer Res, 2002, 62(22): 6451 - 6455.

[20] O'Brien MJ, Yang S, Mack C, et al. Comparison of microsatellite instability, CpG island methylation phenotype, BRAF and KRAS status in serrated polyps and traditional adenomas indicates separate pathways to distinct colorectal carcinoma end points [J]. Am J Surg Pathol, 2006, 30(12): 1491 - 1501.

[21] Jass JR. Classification of colorectal cancer based on correlation of clinical, morphological and molecular features [J]. Histopathology, 2007, 50(1): 113 - 130.

[22] Rex DK, Ahnen DJ, Baron JA, et al. Serrated lesions of the colorectum: review and recommendations from an expert panel [J]. Am J Gastroenterol, 2012, 107 (9): 1315 - 1329.

[23] Leggett B, Whitehall V. Role of the serrated pathway in colorectal cancer pathogenesis [J]. Gastroenterology, 2010, 138(6): 2088 - 2100.

[24] Snover DC, Ahnen DJ, Burt RW, et al. Serrated polyps of the colon and rectum and serrated polyposis[M]//Bosman FT, Carneiro F, Hruban RH, et al. WHO classification of tumours of the digestive system. Lyon, France: IARC, 2010: 160 - 165.

[25] Hughes LA, Melotte V, de Schrijver J, et al. The CpG island methylator phenotype: what's in a name? [J]. Cancer Res, 2013, 73(19): 5858 - 5868.

[26] Bennecke M, Kriegl L, Bajbouj M, et al. Ink4a/Arf and oncogene-induced senescence prevent tumor progression during alternative colorectal tumorigenesis [J]. Cancer Cell, 2010, 18(2): 135 - 146.

[27] Jass JR, Young PJ, Robinson EM. Predictors of presence, multiplicity, size and dysplasia of colorectal adenomas. A necropsy study in New Zealand [J]. Gut, 1992, 33(11): 1508 - 1514.

[28] Li D, Jin C, McCulloch C, et al. Association of large serrated polyps with synchronous advanced colorectal neoplasia [J]. Am J Gastroenterol, 2009, 104 (3): 695 - 702.

[29] Schreiner MA, Weiss DG, Lieberman DA. Proximal and large hyperplastic and nondysplastic serrated polyps detected by colonoscopy are associated with neoplasia [J]. Gastroenterology, 2010, 139(5): 1497 - 1502.

[30] Hiraoka S, Kato J, Fujiki S, et al. The presence of large serrated polyps increases risk for colorectal cancer [J]. Gastroenterology, 2010, 139(5): 1503 - 1510.

[31] Rosty C, Hewett DG, Brown IS, et al. Serrated polyps of the large intestine: current understanding of diagnosis, pathogenesis, and clinical management [J]. J Gastroenterol, 2013, 48(3): 287 - 302.

[32] Bonasio R, Tu S, Reinberg D. Molecular signals of epigenetic states [J]. Science, 2010, 330 (6004): 612 - 616.

[33] Curtin K, Slattery ML, Samowitz WS. CpG island methylation in colorectal cancer: past, present and future [J]. Patholog Res Int, 2011, 2011: 902674.

[34] Toyota M, Ahuja N, Ohe-Toyota M, et al. CpG island methylator phenotype in colorectal cancer [J]. Proc Natl Acad Sci U S A, 1999, 96(15): 8681 - 8686.

[35] Ogino S, Cantor M, Kawasaki T, et al. CpG island methylator phenotype (CIMP) of colorectal cancer is best characterised by quantitative DNA methylation analysis and prospective cohort studies [J]. Gut, 2006, 55 (7): 1000 - 1006.

[36] Weisenberger DJ, Siegmund KD, Campan M, et al. CpG island methylator phenotype underlies sporadic microsatellite instability and is tightly associated with BRAF mutation in colorectal cancer [J]. Nat Genet, 2006, 38(7): 787 - 793.

[37] Yagi K, Akagi K, Hayashi H, et al. Three DNA methylation epigenotypes in human colorectal cancer [J]. Clin Cancer Res, 2010, 16(1): 21 - 33.

[38] Hughes LA, Simons CC, van den Brandt PA, et al. Body size, physical activity and risk of colorectal cancer with or without the CpG island methylator phenotype (CIMP) [J]. PLoS One, 2011, 6(4): e18571.

[39] Zlobec I, Bihl M, Foerster A, et al. Comprehensive analysis of CpG island methylator phenotype (CIMP)-high, -low, and -negative colorectal cancers based on protein marker expression and molecular features [J]. J Pathol, 2011, 225(3): 336 - 343.

[40] Tanaka N, Huttenhower C, Nosho K, et al. Novel application of structural equation modeling to correlation structure analysis of CpG island methylation in colorectal cancer [J]. Am J Pathol, 2010, 177(6): 2731 - 2740.

[41] Hinoue T, Weisenberger DJ, Lange CP, et al. Genome-scale analysis of aberrant DNA methylation in colorectal cancer [J]. Genome Res, 2012, 22(2): 271 - 282.

[42] Teodoridis JM, Hardie C, Brown R. CpG island methylator phenotype (CIMP) in cancer: causes and implications [J]. Cancer Lett, 2008, 268(2): 177 - 186.

[43] Wong JJ, Hawkins NJ, Ward RL, et al. Methylation of the 3p22 region encompassing MLH1 is representative of the CpG island methylator phenotype in colorectal cancer [J]. Mod Pathol, 2011, 24(3): 396 - 411.

[44] Ogino S, Stampfer M. Lifestyle factors and microsatellite instability in colorectal cancer: the evolving field of molecular pathological epidemiology [J]. J Natl Cancer

Inst，2010，102(6)：365-367.

[45] Ogino S，Nosho K，Kirkner GJ，et al. CpG island methylator phenotype，microsatellite instability，BRAF mutation and clinical outcome in colon cancer [J]. Gut，2009，58(1)：90-96.

[46] Nagasaka T，Koi M，Kloor M，et al. Mutations in both KRAS and BRAF may contribute to the methylator phenotype in colon cancer [J]. Gastroenterology，2008，134(7)：1950-1960.

[47] Laird PW. Cancer epigenetics [J]. Hum Mol Genet，2005，14(Spec No 1)：R65-R76.

[48] Hawkins N，Norrie M，Cheong K，et al. CpG island methylation in sporadic colorectal cancers and its relationship to microsatellite instability [J]. Gastroenterology，2002，122(5)：1376-1387.

[49] Rajagopalan H，Bardelli A，Lengauer C，et al. Tumorigenesis：RAF/RAS oncogenes and mismatch-repair status [J]. Nature，2002，418(6901)：934.

[50] Bae JM，Kim JH，Cho NY，et al. Prognostic implication of the CpG island methylator phenotype in colorectal cancers depends on tumour location [J]. Br J Cancer，2013，109(4)：1004-1012.

[51] Shen L，Catalano PJ，Benson AB 3rd，et al. Association between DNA methylation and shortened survival in patients with advanced colorectal cancer treated with 5-fluorouracil based chemotherapy [J]. Clin Cancer Res，2007，13(20)：6093-6098.

[52] Ogino S，Kawasaki T，Kirkner GJ，et al. CpG island methylator phenotype-low（CIMP-low）in colorectal cancer：possible associations with male sex and KRAS mutations [J]. J Mol Diagn，2006，8(5)：582-588.

[53] Shen L，Toyota M，Kondo Y，et al. Integrated genetic and epigenetic analysis identifies three different subclasses of colon cancer [J]. Proc Natl Acad Sci U S A，2007，104(47)：18654-18659.

[54] Nosho K，Irahara N，Shima K，et al. Comprehensive biostatistical analysis of CpG island methylator phenotype in colorectal cancer using a large population-based sample [J]. PLoS One，2008，3(11)：e3698.

[55] Samowitz WS，Albertsen H，Herrick J，et al. Evaluation of a large，population-based sample supports a CpG island methylator phenotype in colon cancer [J]. Gastroenterology，2005，129(3)：837-845.

[56] Yamauchi M，Morikawa T，Kuchiba A，et al. Assessment of colorectal cancer molecular features along bowel subsites challenges the conception of distinct dichotomy of proximal versus distal colorectum [J]. Gut，2012，61(6)：847-854.

[57] Saleh M，Trinchieri G. Innate immune mechanisms of colitis and colitis-associated colorectal cancer [J]. Nat Rev Immunol，2011，11(1)：9-20.

[58] Ogino S，Galon J，Fuchs CS，et al. Cancer immunology—analysis of host and tumor factors for personalized medicine [J]. Nat Rev Clin Oncol，2011，8(12)：711-719.

[59] Kang GH. Four molecular subtypes of colorectal cancer and their precursor lesions [J]. Arch Pathol Lab Med，2011，135(6)：698-703.

[60] You JS，Jones PA. Cancer genetics and epigenetics：two sides of the same coin? [J]. Cancer Cell，2012，22(1)：9-20.

[61] Miesfeld R，Krystal M，Arnheim N. A member of a new repeated sequence family which is conserved throughout eucaryotic evolution is found between the human delta and beta globin genes [J]. Nucleic Acids Res，1981，9(22)：5931-5947.

[62] Aaltonen LA，Peltomaki P，Leach FS，et al. Clues to the pathogenesis of familial colorectal cancer [J]. Science，1993，260(5109)：812-816.

[63] Leach FS，Nicolaides NC，Papadopoulos N，et al. Mutations of a mutS homolog in hereditary nonpolyposis colorectal cancer [J]. Cell，1993，75(6)：1215-1225.

[64] Lothe RA，Peltomaki P，Meling GI，et al. Genomic instability in colorectal cancer：relationship to clinicopathological variables and family history [J]. Cancer Res，1993，53(24)：5849-5852.

[65] Peltomaki P，Lothe RA，Aaltonen LA，et al. Microsatellite instability is associated with tumors that characterize the hereditary non-polyposis colorectal carcinoma syndrome [J]. Cancer Res，1993，53(24)：5853-5855.

[66] Boland CR，Goel A. Microsatellite instability in colorectal cancer [J]. Gastroenterology，2010，138(6)：2073-2087.

[67] Samowitz WS，Curtin K，Neuhausen S，et al. Prognostic implications of BAX and TGFBRII mutations in colon cancers with microsatellite instability [J]. Genes Chromosomes Cancer，2002，35(4)：368-371.

[68] Sargent DJ，Marsoni S，Monges G，et al. Defective mismatch repair as a predictive marker for lack of efficacy of fluorouracil-based adjuvant therapy in colon cancer [J]. J Clin Oncol，2010，28(20)：3219-3226.

[69] Ribic CM，Sargent DJ，Moore MJ，et al. Tumor microsatellite-instability status as a predictor of benefit from fluorouracil-based adjuvant chemotherapy for colon cancer [J]. N Engl J Med，2003，349(3)：247-257.

[70] Davies H，Bignell GR，Cox C，et al. Mutations of the BRAF gene in human cancer [J]. Nature，2002，417(6892)：949-954.

[71] Chan AO，Issa JP，Morris JS，et al. Concordant CpG island methylation in hyperplastic polyposis [J]. Am J Pathol，2002，160(2)：529-536.

[72] Samowitz WS，Sweeney C，Herrick J，et al. Poor survival associated with the BRAF V600E mutation in microsatellite-stable colon cancers [J]. Cancer Res，2005，65(14)：6063-6069.

[73] Kambara T，Simms LA，Whitehall VL，et al. BRAF mutation is associated with DNA methylation in serrated polyps and cancers of the colorectum [J]. Gut，2004，53(8)：1137-1144.

[74] Wang L，Cunningham JM，Winters JL，et al. BRAF mutations in colon cancer are not likely attributable to defective DNA mismatch repair [J]. Cancer Res，2003，63(17)：5209-5212.

[75] Snover DC. Update on the serrated pathway to colorectal carcinoma [J]. Hum Pathol，2011，42(1)：1-10.

[76] Xie J，Itzkowitz SH. Cancer in inflammatory bowel disease [J]. World J Gastroenterol，2008，14(3)：378-389.

[77] Rizzo A，Pallone F，Monteleone G，et al. Intestinal inflammation and colorectal cancer：a double-edged sword? [J]. World J Gastroenterol，2011，17(26)：3092-3100.

[78] Eaden J. Review article：colorectal carcinoma and inflammatory bowel disease [J]. Aliment Pharmacol Ther，2004，20：424-430.

[79] Rutter MD，Saunders BP，Wilkinson KH，et al. Thirty-year analysis of a colonoscopic surveillance program for neoplasia in ulcerative colitis [J]. Gastroenterology，2006，130(4)：1030-1038.

[80] Brackmann S，Andersen SN，Aamodt G，et al. Two

distinct groups of colorectal cancer in inflammatory bowel disease [J]. Inflamm Bowel Dis, 2009, 15(1): 9 - 16.

[81] Popivanova BK, Kitamura K, Wu Y, et al. Blocking TNF-alpha in mice reduces colorectal carcinogenesis associated with chronic colitis [J]. J Clin Invest, 2008, 118(2): 560 - 570.

[82] Goel GA, Kandiel A, Achkar JP, et al. Molecular pathways underlying IBD-associated colorectal neoplasia: therapeutic implications [J]. Am J Gastroenterol, 2011, 106(4): 719 - 730.

[83] Kuhn R, Lohler J, Rennick D, et al. Interleukin - 10 - deficient mice develop chronic enterocolitis [J]. Cell, 1993, 75(2): 263 - 274.

[84] Berg DJ, Davidson N, Kuhn R, et al. Enterocolitis and colon cancer in interleukin - 10 - deficient mice are associated with aberrant cytokine production and CD4(+) TH1-like responses [J]. J Clin Invest, 1996, 98(4): 1010 - 1020.

[85] Takeda K, Clausen BE, Kaisho T, et al. Enhanced Th1 activity and development of chronic enterocolitis in mice devoid of Stat3 in macrophages and neutrophils [J]. Immunity, 1999, 10(1): 39 - 49.

[86] Wick EC, LeBlanc RE, Ortega G, et al. Shift from pStat6 to pStat3 predominance is associated with inflammatory bowel disease-associated dysplasia [J]. Inflamm Bowel Dis, 2012, 18(7): 1267 - 1274.

[87] Gasche C, Chang CL, Rhees J, et al. Oxidative stress increases frameshift mutations in human colorectal cancer cells [J]. Cancer Res, 2001, 61(20): 7444 - 7448.

[88] Chang CL, Marra G, Chauhan DP, et al. Oxidative stress inactivates the human DNA mismatch repair system [J]. Am J Physiol Cell Physiol, 2002, 283(1): C148 - C154.

[89] Lee SH, Chang DK, Goel A, et al. Microsatellite instability and suppressed DNA repair enzyme expression in rheumatoid arthritis [J]. J Immunol, 2003, 170 (4): 2214 - 2220.

[90] Terzic J, Grivennikov S, Karin E, et al. Inflammation and colon cancer [J]. Gastroenterology, 2010, 138 (6): 2101 - 2114.

[91] Kraus S, Arber N. Inflammation and colorectal cancer [J]. Curr Opin Pharmacol, 2009, 9(4): 405 - 410.

[92] Harpaz N, Polydorides AD. Colorectal dysplasia in chronic inflammatory bowel disease: pathology, clinical implications, and pathogenesis [J]. Arch Pathol Lab Med, 2010, 134(6): 876 - 895.

[93] Umetani N, Sasaki S, Watanabe T, et al. Genetic alterations in ulcerative colitis-associated neoplasia focusing on APC, K-ras gene and microsatellite instability [J]. Jpn J Cancer Res, 1999, 90(10): 1081 - 1087.

[94] Holzmann K, Klump B, Borchard F, et al. Comparative analysis of histology, DNA content, p53 and Ki-ras mutations in colectomy specimens with long-standing ulcerative colitis [J]. Int J Cancer, 1998, 76(1): 1 - 6.

[95] Lyda MH, Noffsinger A, Belli J, et al. Microsatellite instability and K-ras mutations in patients with ulcerative colitis [J]. Hum Pathol, 2000, 31(6): 665 - 671.

[96] Aust DE, Haase M, Dobryden L, et al. Mutations of the BRAF gene in ulcerative colitis-related colorectal carcinoma [J]. Int J Cancer, 2005, 115(5): 673 - 677.

[97] Tahara T, Inoue N, Hisamatsu T, et al. Clinical significance of microsatellite instability in the inflamed mucosa for the prediction of colonic neoplasms in patients with ulcerative colitis [J]. J Gastroenterol Hepatol, 2005,

20(5): 710 - 715.

[98] Ishitsuka T, Kashiwagi H, Konishi F. Microsatellite instability in inflamed and neoplastic epithelium in ulcerative colitis [J]. J Clin Pathol, 2001, 54 (7): 526 - 532.

[99] Svrcek M, Cosnes J, Beaugerie L, et al. Colorectal neoplasia in Crohn's colitis: a retrospective comparative study with ulcerative colitis [J]. Histopathology, 2007, 50(5): 574 - 583.

[100] Schulmann K, Mori Y, Croog V, et al. Molecular phenotype of inflammatory bowel disease-associated neoplasms with microsatellite instability [J]. Gastroenterology, 2005, 129(1): 74 - 85.

[101] Fleisher AS, Esteller M, Harpaz N, et al. Microsatellite instability in inflammatory bowel disease-associated neoplastic lesions is associated with hypermethylation and diminished expression of the DNA mismatch repair gene, hMLH1 [J]. Cancer Res, 2000, 60(17): 4864 - 4868.

[102] Suzuki H, Harpaz N, Tarmin L, et al. Microsatellite instability in ulcerative colitis-associated colorectal dysplasias and cancers [J]. Cancer Res, 1994, 54(18): 4841 - 4844.

[103] Ogino S, Chan AT, Fuchs CS, et al. Molecular pathological epidemiology of colorectal neoplasia: an emerging transdisciplinary and interdisciplinary field [J]. Gut, 2011, 60(3): 397 - 411.

[104] Lee S, Cho NY, Choi M, et al. Clinicopathological features of CpG island methylator phenotype-positive colorectal cancer and its adverse prognosis in relation to KRAS/BRAF mutation [J]. Pathol Int, 2008, 58(2): 104 - 113.

[105] Rustgi AK. The genetics of hereditary colon cancer [J]. Genes Dev, 2007, 21(20): 2525 - 2538.

[106] Sharma S, Kelly TK, Jones PA. Epigenetics in cancer [J]. Carcinogenesis, 2010, 31(1): 27 - 36.

[107] Esteller M. Epigenetics in cancer [J]. N Engl J Med, 2008, 358(11): 1148 - 1159.

[108] Jones PA, Baylin SB. The epigenomics of cancer [J]. Cell, 2007, 128(4): 683 - 692.

[109] Feinberg AP, Vogelstein B. Hypomethylation distinguishes genes of some human cancers from their normal counterparts [J]. Nature, 1983, 301(5895): 89 - 92.

[110] Gama-Sosa MA, Slagel VA, Trewyn RW, et al. The 5-methylcytosine content of DNA from human tumors [J]. Nucleic Acids Res, 1983, 11(19): 6883 - 6894.

[111] Lu LJ, Randerath E, Randerath K. DNA hypomethylation in Morris hepatomas [J]. Cancer Lett, 1983, 19 (2): 231 - 239.

[112] Estecio MR, Gharibyan V, Shen L, et al. LINE - 1 hypomethylation in cancer is highly variable and inversely correlated with microsatellite instability [J]. PLoS One, 2007, 2(5): e399.

[113] Birney E, Stamatoyannopoulos JA, Dutta A, et al. Identification and analysis of functional elements in 1% of the human genome by the ENCODE pilot project [J]. Nature, 2007, 447(7146): 799 - 816.

[114] Ponting CP, Belgard TG. Transcribed dark matter: meaning or myth? [J]. Hum Mol Genet, 2010, 19(R2): R162 - R168.

[115] Stein LD. Human genome: end of the beginning [J]. Nature, 2004, 431(7011): 915 - 916.

[116] Ogino S, Nosho K, Kirkner GJ, et al. A cohort study of tumoral LINE - 1 hypomethylation and prognosis in colon

cancer [J]. J Natl Cancer Inst, 2008, 100 (23): 1734 – 1738.

[117] Yang AS, Estecio MR, Doshi K, et al. A simple method for estimating global DNA methylation using bisulfite PCR of repetitive DNA elements [J]. Nucleic Acids Res, 2004, 32(3): e38.

[118] Yang AS, Doshi KD, Choi SW, et al. DNA methylation changes after 5 – aza – 2' – deoxycytidine therapy in patients with leukemia [J]. Cancer Res, 2006, 66(10): 5495 – 5503.

[119] Matsuzaki K, Deng G, Tanaka H, et al. The relationship between global methylation level, loss of heterozygosity, and microsatellite instability in sporadic colorectal cancer [J]. Clin Cancer Res, 2005, 11(24 Pt 1): 8564 – 8569.

[120] Shen L, Kondo Y, Rosner GL, et al. MGMT promoter methylation and field defect in sporadic colorectal cancer [J]. J Natl Cancer Inst, 2005, 97(18): 1330 – 1338.

[121] Silviera ML, Smith BP, Powell J, et al. Epigenetic differences in normal colon mucosa of cancer patients suggest altered dietary metabolic pathways [J]. Cancer Prev Res (Phila), 2012, 5(3): 374 – 384.

[122] Nosho K, Kure S, Irahara N, et al. A prospective cohort study shows unique epigenetic, genetic, and prognostic features of synchronous colorectal cancers [J]. Gastroenterology, 2009, 137(5): 1609 – 1620.

[123] Kamiyama H, Suzuki K, Maeda T, et al. DNA demethylation in normal colon tissue predicts predisposition to multiple cancers [J]. Oncogene, 2012, 31(48): 5029 – 5037.

[124] Goel A, Xicola RM, Nguyen TP, et al. Aberrant DNA methylation in hereditary nonpolyposis colorectal cancer without mismatch repair deficiency [J]. Gastroenterology, 2010, 138(5): 1854 – 1862.

[125] Ogino S, Kawasaki T, Nosho K, et al. LINE – 1 hypomethylation is inversely associated with microsatellite instability and CpG island methylator phenotype in colorectal cancer [J]. Int J Cancer, 2008, 122 (12): 2767 – 2773.

[126] Ahn JB, Chung WB, Maeda O, et al. DNA methylation predicts recurrence from resected stage III proximal colon cancer [J]. Cancer, 2011, 117(9): 1847 – 1854.

[127] Samadder NJ, Vierkant RA, Tillmans LS, et al. Associations between colorectal cancer molecular markers and pathways with clinicopathologic features in older women [J]. Gastroenterology, 2013, 145(2): 348 – 356.

[128] Homicsko K, Sadanandam A. Molecular classification of colorectal cancer [C]. Annals of Oncology, 2014: iv12 – iv12.

[129] Moertel CG, Fleming TR, Macdonald JS, et al. Intergroup study of fluorouracil plus levamisole as adjuvant therapy for stage II /Dukes' B2 colon cancer [J]. J Clin Oncol, 1995, 13(12): 2936 – 2943.

[130] Benson AB 3rd, Schrag D, Somerfield MR, et al. American Society of Clinical Oncology recommendations on adjuvant chemotherapy for stage II colon cancer [J]. J Clin Oncol, 2004, 22(16): 3408 – 3419.

[131] Investigators IMPAoCCTI. Efficacy of adjuvant fluorouracil and folinic acid in colon cancer [J]. Lancet, 1995, 345(8955): 939 – 944.

[132] Investigators IMPAoBCCTIB. Efficacy of adjuvant fluorouracil and folinic acid in B2 colon cancer [J]. J Clin Oncol, 1999, 17(5): 1356 – 1363.

[133] Gill S, Loprinzi CL, Sargent DJ, et al. Pooled analysis of fluorouracil-based adjuvant therapy for stage II and III colon cancer: who benefits and by how much? [J]. J Clin Oncol, 2004, 22(10): 1797 – 1806.

[134] Gray R, Barnwell J, McConkey C, et al. Adjuvant chemotherapy versus observation in patients with colorectal cancer: a randomised study [J]. Lancet, 2007, 370(9604): 2020 – 2029.

[135] Wu X, Zhang J, He X, et al. Postoperative adjuvant chemotherapy for stage II colorectal cancer: a systematic review of 12 randomized controlled trials [J]. J Gastrointest Surg, 2012, 16(3): 646 – 655.

[136] Pritchard CC, Grady WM. Colorectal cancer molecular biology moves into clinical practice [J]. Gut, 2011, 60(1): 116 – 129.

[137] Jo WS, Carethers JM. Chemotherapeutic implications in microsatellite unstable colorectal cancer [J]. Cancer Biomark, 2006, 2(1 – 2): 51 – 60.

[138] Des Guetz G, Lecaille C, Mariani P, et al. Prognostic impact of microsatellite instability in colorectal cancer patients treated with adjuvant FOLFOX [J]. Anticancer Res, 2010, 30(10): 4297 – 4301.

[139] Bertagnolli MM, Niedzwiecki D, Compton CC, et al. Microsatellite instability predicts improved response to adjuvant therapy with irinotecan, fluorouracil, and leucovorin in stage III colon cancer: Cancer and Leukemia Group B Protocol 89803 [J]. J Clin Oncol, 2009, 27(11): 1814 – 1821.

[140] Des Guetz G, Schischmanoff O, Nicolas P, et al. Does microsatellite instability predict the efficacy of adjuvant chemotherapy in colorectal cancer? A systematic review with meta-analysis [J]. Eur J Cancer, 2009, 45 (10): 1890 – 1896.

[141] Kim GP, Colangelo LH, Wieand HS, et al. Prognostic and predictive roles of high-degree microsatellite instability in colon cancer: a National Cancer Institute-National Surgical Adjuvant Breast and Bowel Project Collaborative Study [J]. J Clin Oncol, 2007, 25 (7): 767 – 772.

[142] Jover R, Zapater P, Castells A, et al. Mismatch repair status in the prediction of benefit from adjuvant fluorouracil chemotherapy in colorectal cancer [J]. Gut, 2006, 55(6): 848 – 855.

[143] Lanza G, Gafa R, Santini A, et al. Immunohistochemical test for MLH1 and MSH2 expression predicts clinical outcome in stage II and III colorectal cancer patients [J]. J Clin Oncol, 2006, 24(15): 2359 – 2367.

[144] Popat S, Hubner R, Houlston RS. Systematic review of microsatellite instability and colorectal cancer prognosis [J]. J Clin Oncol, 2005, 23(3): 609 – 618.

[145] Benatti P, Gafa R, Barana D, et al. Microsatellite instability and colorectal cancer prognosis [J]. Clin Cancer Res, 2005, 11(23): 8332 – 8340.

[146] Storojeva I, Boulay JL, Heinimann K, et al. Prognostic and predictive relevance of microsatellite instability in colorectal cancer [J]. Oncol Rep, 2005, 14 (1): 241 – 249.

[147] de Vos tot Nederveen Cappel WH, Meulenbeld HJ, Kleibeuker JH, et al. Survival after adjuvant 5 – FU treatment for stage III colon cancer in hereditary nonpolyposis colorectal cancer [J]. Int J Cancer, 2004, 109(3): 468 – 471.

[148] Carethers JM, Chauhan DP, Fink D, et al. Mismatch repair proficiency and in vitro response to 5 – fluorouracil

[J]. Gastroenterology, 1999, 117(1): 123 – 131.

[149] Elsaleh H, Joseph D, Grieu F, et al. Association of tumour site and sex with survival benefit from adjuvant chemotherapy in colorectal cancer [J]. Lancet, 2000, 355(9217): 1745 – 1750.

[150] Benson AB, 3rd, Hamilton SR. Path toward prognostication and prediction: an evolving matrix [J]. J Clin Oncol, 2011, 29(35): 4599 – 4601.

[151] O'Connell MJ, Lavery I, Yothers G, et al. Relationship between tumor gene expression and recurrence in four independent studies of patients with stage II/III colon cancer treated with surgery alone or surgery plus adjuvant fluorouracil plus leucovorin [J]. J Clin Oncol, 2010, 28 (25): 3937 – 3944.

[152] Gray RG, Quirke P, Handley K, et al. Validation study of a quantitative multigene reverse transcriptase-polymerase chain reaction assay for assessment of recurrence risk in patients with stage II colon cancer [J]. J Clin Oncol, 2011, 29 (35): 4611 – 4619.

[153] Venook AP, Niedzwiecki D, Lopatin M, et al. Biologic determinants of tumor recurrence in stage II colon cancer: validation study of the 12 – gene recurrence score in cancer and leukemia group B (CALGB) 9581 [J]. J Clin Oncol, 2013, 31(14): 1775 – 1781.

[154] Yothers G, O'Connell MJ, Lee M, et al. Validation of the 12 – gene colon cancer recurrence score in NSABP C – 07 as a predictor of recurrence in patients with stage II and III colon cancer treated with fluorouracil and leucovorin (FU/LV) and FU/LV plus oxaliplatin [J]. J Clin Oncol, 2013, 31(36): 4512 – 4519.

[155] Salazar R, Roepman P, Capella G, et al. Gene expression signature to improve prognosis prediction of stage II and III colorectal cancer [J]. J Clin Oncol, 2011, 29(1): 17 – 24.

[156] Kennedy RD, Bylesjo M, Kerr P, et al. Development and independent validation of a prognostic assay for stage II colon cancer using formalin-fixed paraffin-embedded tissue [J]. J Clin Oncol, 2011, 29(35): 4620 – 4626.

[157] Benson III AB, Chakravarthy AB, Hamilton SR, et al. Cancers of the Colon and Rectum: A Multidisciplinary Approach to Diagnosis and Management [M]. New York: DemosMedical, 2013.

第三十二章
病 例 分 析

病例一 漏诊的同时多原发结直肠癌

一、病史介绍

患者,男性,49岁。因"下腹痛2个月",于2008年3月17日住入本院结直肠外科。患者有结直肠癌家族史(图32-1):母亲58岁患盲肠癌,手术治疗,术后18年仍健在;舅舅35岁患盲肠癌,手术治疗,以后发生异时多原发癌,共手术5次,首发癌术后35年仍健在;大姨75岁患右半结肠癌,手术治疗,术后7年仍健在;大姨的儿子30岁患结肠癌,部位不详,手术治疗,术后22年仍健在;舅舅的大儿子33岁患结肠癌,部位不详,手术治疗,术后5年仍健在;舅舅的小儿子(共2个儿子)32岁患结肠多发腺瘤,肠镜下切除。

体格检查无明显具有临床意义的阳性体征。肠镜提示距肛60 cm降结肠菜花状新生物,占据大部分肠腔,质脆易出血,肠腔狭窄,肠镜不能通过。活检病理为结肠腺癌。粪隐血试验阳性。血癌胚抗原检测正常范围内。外院腹部增强CT和超声均提示降结肠癌,未发现肝转移及其他病灶。胸部CT和盆腔增强CT未发现明显转移性病灶。

患者入院后于2008年3月19日在连硬外麻醉下,行根治性左半结肠切除术(切除左侧1/3横结肠)。术中见病灶位于降结肠,呈隆起溃疡型,10 cm×8 cm,占据肠壁整圈,致肠腔狭窄,侵出浆膜外。肠周及左结肠血管根部旁可扪及多枚肿大淋巴结,直径1~1.5 cm,质中。肝、腹盆腔未见其他明显转移性病灶。全结肠手法探查未发现其他明显病灶。术后病理报告为:降结肠隆起型高中分化腺癌,7 cm×5 cm×2 cm,浸润肠壁全层至浆膜外纤维脂肪组织,标本上、下切缘及环行切缘均未见癌累及,脉管内未见癌栓,神经未见癌侵犯。淋巴结1/22未见癌转移。大网膜未见肿瘤累及。免疫组化检测结果:hMLH1(-),hMSH2(-)。术后诊断为"降结肠癌(Lynch综合征1型,$T_4N_0M_0$,ⅡB期)"。术前留取患者外周血行错配修复基因遗传学检测,提示MLH1基因第15外显子可见c.1732 G>A突变。出院时建议患者术后辅助化疗(Xelox方案×8程),术后2~3个月复查肠镜完成全结肠检查,家族成员遗传学监测。

患者出院后于2008年4月12日~6月10日行3程辅助化疗(Xelox方案),第3程化疗至6月10日结束。2008年4月12日患者在当地医院查粪隐血试验结果为阳性,未予特别处理。2008年6月19日至笔者医院复查肠镜显示升结肠一直径2.5 cm占位,距肛30 cm见吻合口,通畅。考虑为第二同时多原发癌,再次收治入院。入院后查PET-CT提示升结肠局部FDG代谢增高,考虑升结肠恶性病变可能性大,腹盆部CT检查均未发现腹盆腔占位,肠镜活检病理也证实为结肠腺癌。患者于2008年6月24

日在连硬外麻醉下,接受根治性右半结肠切除术(术前和患者及家属沟通交流后决定尽可能多地保留结肠,因此未行次全结肠切除术,术中切除右侧 1/3 横结肠,保留中 1/3 横结肠)。术中见病灶位于升结肠,呈隆起溃疡型,2 cm×1 cm,边界清楚,未明显累及浆膜层,肠周未发现明显肿大淋巴结。肝、腹盆腔未发现明显转移性病灶。术后病理报告为:升结肠

隆起型管状腺瘤癌变,中分化腺癌伴多量黏液分泌,浸润黏膜下层,1.5 cm×1.5 cm×1 cm,脉管内癌栓(-),神经侵犯(-),标本上下切缘(-),淋巴结 0/13 未见癌转移。术后诊断为"降结肠癌术后;升结肠癌(第二同时多原发癌,$T_1N_0M_0$,I 期);Lynch 综合征 1 型"。出院时嘱患者继续辅助化疗(Xelox 方案×5 程),定期复查。

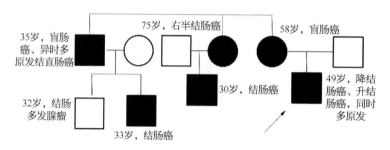

图 32-1　家系图

二、临 床 分 析

这个病例是一个诊断明确的 Lynch 综合征患者,在诊疗原则上虽然没有明显的错误,但却出现了同时多原发结直肠癌的漏诊问题,整个临床处理的过程仍然有许多值得我们深入探讨和反思的地方。

1. 同时多原发结直肠癌漏诊的原因分析

(1)客观原因:降结肠癌造成肠腔狭窄,肠镜无法继续进镜,术前无法完成全结肠检查;升结肠肿块较小,术前 CT 和超声检查以及术中手法探查均未能发现升结肠占位。

(2)主观原因:临床医生对该病例同时多原发结直肠癌的风险估计不足,重视不够,仅仅依靠术前 CT、超声检查以及术中探查就暂时排除了多原发结直肠癌的可能,而没有采取确实可靠的手段争取在术前及术中完成全结肠检查。

2. 参考 NCCN 指南　NCCN 指南建议对于术前由于结肠梗阻无法完成全结肠镜检查者术后 3~6 个月完成全结肠镜检查,对于这个病例是否合适?

本病例术前由于结肠梗阻无法完成全结肠镜检查,虽然术后 3 个月补充全结肠镜检查,及时地发现了多原发结直肠癌,但是如果在首次治疗时就能够发现多原发结直肠癌,就可以避免再次手术,

可减少患者的痛苦和治疗的费用,也避免了术后辅助化疗的被迫中断。幸运的是第二个多原发结直肠癌为早期癌,否则可能会造成治疗的延误。临床上,术后补充完成全结肠镜检查的观念或许已经深入人心,但过分依赖术后的补充检查而忽视术前以及术中的排除检查却可能成为另一种有害的普遍现象。亡羊补牢,虽为时不晚,但是否可以有更好的处理策略?

3. PET-CT 检查的选择　NCCN 指南不建议 PET-CT 作为结直肠癌患者的常规术前检查,是否也适用于这个病例?

NCCN 指南不建议 PET-CT 作为结直肠癌患者的常规术前检查,仅建议用于 3 种情况的术前检查:① 增强 CT 检查不能明确诊断的病灶;② 患者有使用 CT 增强造影剂的禁忌证;③ 可切除/潜在可切除的转移性结直肠癌。多数文献均将 PET-CT 检查主要应用于发现远处转移灶,而 PET-CT 在发现同时多原发结直肠癌方面的应用价值却鲜有研究并且不被重视。而本病例却间接体现了 PET-CT 检查在发现多原发结直肠癌中的应用价值。在肠镜发现第二多原发结直肠癌时,第二次 CT 检查仍然未能发现升结肠占位,而 PET-CT 却准确地发现了升结肠癌。可以假设,在首次治疗前就行 PET-CT 检查,也许就能够发现同时多原

发结直肠癌,而避免了第二次手术。

4. 手术治疗方案的选择 本病例在第二次手术时选择了标准的右半结肠癌根治术,而未行次全结肠切除术,在治疗方案的选择上是否合适?

NCCN 指南对于 Lynch 综合征的手术方式并没有给出肯定的建议,该指南倾向于建议全结肠或次全结肠切除术,但同时也指出,临床医生根据对患者发生异时多原发结直肠癌风险的评估等因素,也可以考虑行节段性的结直肠癌根治术。本例术前也和患者及家属就手术方式进行了充分的沟通,患者比较重视术后生活质量,也愿意配合并且有条件进行术后密切的肠镜随访检查,因此最后选择了标准的右半结肠癌根治术,而未行次全结肠切除术。

全结肠或次全结肠切除术和节段性的结直肠癌根治术＋密切的术后肠镜随访相比,哪种方式更适合于 Lynch 综合征患者?目前仍然没有明确的答案,但毫无疑问的是,密切的术后肠镜随访是实施节段性的结直肠癌根治术的重要前提。

三、循证医学述评

（一）多原发结直肠癌的发生率和高危因素

综合国内外多篇文献报道,同时多原发结直肠癌的发生率为 1.1%～8.1%[1-8]。复旦大学附属肿瘤医院 1985～2000 年收治的 2 807 例结直肠癌中,同时多原发结直肠癌发生率为 2.17%[3]。同时多原发结直肠癌的高危因素包括:同时合并腺瘤[9]、Lynch 综合征以及 MSI 阳性的散发性结直肠癌[10] 等。Lynch 等报道,Lynch 综合征患者发生同时多原发结直肠癌的概率为 18.1%[11]。虽然一般的散发性结直肠癌发生同时多原发结直肠癌的机会低于 10%,但是对于 Lynch 综合征患者,发生同时多原发结直肠癌的风险增加至将近 20%。因此,对于 Lynch 综合征患者,应该更加重视患者多原发癌的倾向。

（二）多原发结直肠癌的发生部位

同时多原发结直肠癌可分布于整个结直肠,复

旦大学附属肿瘤医院 1985～2000 年的资料显示同时多原发结直肠癌中,直肠和乙状结肠占 67%[3],但也有研究显示同时多原发结直肠癌更常发生在右半结肠[1, 12]。对于 Lynch 综合征患者,60%～80%的结直肠癌发生于右半结肠[13]。因此,对于首发癌位于降结肠的 Lynch 综合征患者,必须高度警惕同时合并右半结肠癌的可能。

（三）术前未能完成全结肠镜检查的处理策略

结直肠癌患者术前未能完成全结肠镜检查的客观原因主要有两种情况:首先是由于患者无法耐受或肠道准备不佳而导致未能完成全结肠的仔细检查;其次是由于肿瘤导致的肠腔狭窄导致肠镜无法通过肠腔而未能观察肿块近端肠段的情况。对于前一种情况,可以采用无痛肠镜以及做好充分的肠道准备来避免。对于后一种情况,则可以通过以下几种办法来弥补。① 术前检查方法:包括钡灌肠、超声、CT、MRI、PET－CT、CT 仿真肠镜以及 PET－CT 仿真肠镜。② 术中检查方法:手法探查、术中肠镜检查。③ 术后检查方法:术后 3～6 个月肠镜检查。

钡灌肠虽能够检查梗阻近端的结肠,但漏诊率较高(文献报道同时癌的漏诊率可高达 70%[1]),耐受性较差,并且对于肠梗阻的患者钡灌肠有加重梗阻及导致肠穿孔的风险;由于肠腔内气体较多,因此经腹壁超声检查很难分辨肠壁病变;由于肠道蠕动的影响,MRI 显示能力和清晰度下降,在结肠方面的应用受限,主要应用于位置较固定的直肠癌的术前分期(由于直肠位置较固定),因此这三种检查方法对于发现同时多原发结直肠癌的价值不大。

由于结肠内容物的影响,传统的 CT 很难发现小的结直肠病灶。近年来发展的 CT 仿真肠镜提高了 CT 对结肠病灶的分辨能力。1994 年首次报道了 CT 仿真肠镜技术。经直肠注入的气体容易通过肠腔狭窄的地方,使结肠充分扩张,通过影像软件技术,产生结直肠的 3D 和 2D 图像,因此 CT 仿真肠镜与常规的 CT 相比大大提高了检测的敏感性,并且适用于肿瘤导致肠腔严重狭窄的结直肠癌患者。虽然不同文献报道 CT 仿真肠镜的敏感性

差异较大,为 55%～94%[14-18]。但是有两项 Meta 分析以及一项重要的研究支持 CT 仿真肠镜的应用价值。一项 Meta 分析表明,对于直径＞9 mm 的结直肠病灶,CT 仿真肠镜的敏感度为 85%[19];而另一项 Meta 分析表明,对于直径≥1 cm 的结直肠病灶,CT 仿真肠镜的敏感度为 93%,特异度为 97%,对于直径 6～9 mm 的结直肠病灶,CT 仿真肠镜的敏感度下降至 86%,特异度也下降至 86%[20]。2003 年 *New England Journal of Medicine* 发表了一项 CT 仿真肠镜的筛查研究(1 233 例无症状人群),结果表明对于直径≥1 cm 的结直肠病灶,CT 仿真肠镜的敏感性为 93.8%,特异性为 96%[14]。

但是对于那些由于癌性梗阻导致无法完成全结肠镜检查的患者,CT 仿真肠镜是否能够适用? CT 仿真肠镜能否发现同时多原发结直肠肿瘤? 也有一些研究回答了以上问题。文献报道 67 例结直肠癌患者由于肿瘤梗阻无法完成全结肠镜检查,用 CT 仿真肠镜成功发现了全部 3 例近端同时多原发结直肠癌[21]。另外一篇文献报道了 CT 仿真肠镜在 29 例结直肠癌患者中发现了全部的 3 例同时多原发癌[22]。因此,CT 仿真肠镜是光学肠镜检查的一种重要弥补方法,可以适用于由于癌性梗阻无法完成全结肠镜检查的患者。然而,文献也报道对于扁平状息肉、直径小于 5 mm 的结直肠息肉以及肠道扩张不佳者,CT 仿真肠镜的敏感性较差。

迄今,仍没有循证医学证据支持 PET 检查作为结直肠癌的术前常规检查[23]。但是多篇文献表明,PET 检查发现结直肠肿瘤的敏感性在 90% 以上[24],并且可以改变将近 20% 患者的治疗计划。近年来发展的 PET－CT 仿真肠镜将 PET 功能显像和 CT 仿真肠镜的优点结合起来,提高了检测的敏感性,同时对肠道准备的要求也较低,特别适用于由于癌性梗阻无法完成满意的肠道准备的结直肠癌患者。有数篇文献支持 PET－CT 检查在发现同时多原发癌中的价值。文献报道 9 例无法完成全结肠检查的结直肠癌患者通过 PET－CT 仿真肠镜发现了 1 例近侧的同时多原发结直肠癌[25]。另一篇文献报道了 13 例结直肠癌患者由于肿瘤梗阻无法完成全结肠镜检查,用 PET－CT 仿真肠镜成

功地发现所有 2 例近侧的同时多原发结直肠癌,并且无须特别的肠道准备[26]。还有两篇文献分别报道了 14 例结直肠癌患者由于肿瘤梗阻无法完成全结肠镜检查,用 PET－CT 仿真肠镜分别成功地发现 1 例[27]和 4 例[28]近侧的同时多原发结直肠癌。虽然病例数均较少,但都证实了 PET－CT 发现多原发结直肠癌的应用价值。

Chen 等报道,术中手法探查可发现 60% 术前未发现的同时多原发结直肠癌[1],但是对于直径较小的病灶,手法探查还是容易漏诊;对于梗阻的结直肠癌患者,病灶近侧的结肠往往含有较多的粪便,影响了术中肠镜的观察,并且术中肠镜费时、可能带来术野的污染也限制了它的应用。

CT 仿真肠镜的应用价值得到了一些重要学术机构的肯定。NCCN 的结直肠癌筛查指南[29]推荐对于无法完成全结肠镜检查的患者,应考虑 CT 仿真肠镜以及复查肠镜。美国癌症协会(American Cancer Society,ACS)和美国多社会结直肠癌专责小组(US Multi-Society Task Force on Colorectal Cancer)建议,对于梗阻性结肠癌,术前应接受双对比钡灌肠或 CT 仿真肠镜检查[30]。由于近年来刚刚开始发展起来,PET－CT 仿真肠镜还未进入这些重要的诊治指南,但是从已有的研究结果来看,PET－CT 仿真肠镜是 CT 仿真肠镜以外的一种合理的选择。

NCCN 指南建议对于术前无法完成全结肠镜检查的患者,术后 3～6 个月应补充完成全结肠镜检查。对于良性的、直径较小的结直肠息肉,可以经肠镜切除;然而如果是结直肠癌,则未必可以通过肠镜切除,那么患者可能必须再接受一次手术治疗,临床医生必须面对上次手术导致的肠粘连增加的手术难度以及肠管的血供问题,这会给切除范围和肠管吻合带来棘手的处境,并且再次手术对于患者无论是躯体还是心理都会带来伤害。因此除了重视术后的补充检查,术前和术中的检查也非常重要。当然,即使是术前采用钡灌肠、CT 仿真肠镜或 PET－CT 仿真肠镜完成了全结肠检查,术后 3～6 个月的全结肠镜检查仍然不可省略,因为几乎所有的文献均发现对于直径 5 mm 以下的结直肠息肉,以上检查的敏感性均显著降低。

（四）Lynch 综合征的手术方式的选择

NCCN 指南建议对于 Lynch 综合征的结直肠癌患者，可以考虑行全结肠或次全结肠切除术，特别对于那些无肠镜密切随访条件的患者。但该指南同时也指出，也可以考虑行常规的结直肠癌根治术，取决于医生的观念以及对异时多原发肿瘤风险的评估。事实上，没有一项研究去比较次全结肠切除术和节段性结肠根治术＋术后密切的肠镜随访这两种手术方式的生存差别[31]。因此，对于 Lynch 综合征患者应该选择节段性结肠根治术还是次全结肠切除术，仍然没有形成广泛的共识。

全结肠切除术或次全结肠切除术的意义在于可以避免或减少异时多原发结直肠癌的风险，并且避免了终生对残留结肠进行肠镜检查以及漏诊的风险。Lynch 等报道 Lynch 综合征患者初次结直肠癌行常规手术治疗后残留结直肠发生异时原发癌的 10 年累积风险高达 30%以上，Lin 等报道初次结直肠癌手术后 Lynch 综合征患者异时原发结直肠癌 7 年累积风险高达 40%。de Vos tot Nederveen Cappel 等比较了两种手术方式的异时性结直肠癌的 10 年累积风险，次全结肠切除术为 3.4%，低于节段性切除术的 15.7%[32]。Parry 等做了类似比较，发现接受节段结肠切除术的 HNPCC 患者的异时性结直肠癌的 10 年累积风险为 16%，而接受广泛结肠切除术的患者则无发生异时性结直肠癌者[33]。基于残留结直肠发生异时原发癌的高风险，美国结直肠外科医师协会建议，Lynch 综合征患者初次罹患结直肠癌后制订手术治疗方案时应该考虑预防性全结肠切除或次全结直肠切除，具体而言，如癌灶位于结肠，则行预防性全结肠切除回肠直肠吻合，术后终生对直肠行肿瘤筛检；如癌灶位于直肠，行全结直肠切除、回肠肛管吻合。Nederveen Cappel WH 指出对于年轻患者（≤47 岁）施行次全结直肠切除可以延长生存

期 1～2.3 年[34]。基于以上考虑，美国结直肠癌协会（Multi-Society Task Force on Colorectal Cancer）推荐患有肠镜无法切除的结直肠癌的 Lynch 综合征患者接受次全结肠切除术＋回肠直肠吻合术[35]。对于年龄为 60～65 岁或 65 岁以上、有肛门括约肌功能不全的患者，可以考虑范围较小的手术。由于 Lynch 综合征预后较好，即使发生异时多原发结直肠癌再次手术切除也能取得良好的预后，如果能够进行密切的肠镜随访（每 1～2 年 1 次），及时发现早期癌或腺瘤，及时进行处理，也是一种治疗的选择。因此笔者建议，对于 Lynch 综合征患者初次结直肠癌治疗前应该综合其临床分期、预后、随访条件及个人意愿，向患者提出预防性手术的建议供选择，在患者知情同意的前提下，考虑行预防性手术切除治疗。

笔者认为，在 Lynch 综合征患者的手术方式的选择上，没有明确的结论，而应该根据每个患者的具体情况，以及与患者和家属在术前进行充分的沟通交流，来选择相对合适的治疗方案。对于行节段性结直肠癌根治术的患者，术后密切的肠镜随访是非常必要的。

四、经 验 教 训

这个病例提示我们，应该警惕同时多原发结直肠癌的可能性。尤其对于具有多原发结直肠癌高危倾向的患者，如 Lynch 综合征的患者，术前肠镜应该尽可能完成全结肠检查；在无法完成全结肠镜检查的情况下（如肿瘤导致的肠腔重度狭窄），应采取其他合适可靠的辅助检查手段（如 CT 仿真肠镜、PET－CT、术中肠镜等方法），尽可能在术前或术中排除同时多原发结直肠癌的可能；同时也不可忽视术后 3～6 个月补充完成全结肠镜检查。

（蔡国响）

◇参◇考◇文◇献◇

［1］ Chen HS，Sheen-Chen SM. Synchronous and "early" metachronous colorectal adenocarcinoma：analysis of prognosis and current trends[J]. Dis Colon Rectum，2000，

43：1093－1099.

［2］ Ueno M，Muto T，Oya M，et al. Multiple primary cancer：an experience at the Cancer Institute Hospital with special reference to colorectal cancer[J]. Int J Clin Oncol，2003，8：162－167.

[3] 董瑞增，莫善兢，王亚农，等. 散发性多原发大肠癌临床及微卫星不稳定研究. 硕士学位论文，2004.

[4] Papadopoulos V，Michalopoulos A，Basdanis G，et al. Synchronous and metachronous colorectal carcinoma[J]. Tech Coloproctol，2004，8(suppl1)：s97－s100.

[5] Lee SY，Kim BC，Han KS，et al. Incidence and risk factors of metachronous colorectal neoplasm after curative resection of colorectal cancer in Korean patients[J]. J Dig Dis，2014，15(7)：367－376.

[6] 王宏志，黄信孚，王怡，等. 多原发大肠癌 37 例临床分析[J]. 中华普通外科杂志，2003,18：588－590.

[7] Fukatsu H，Kato J，Nasu JI，et al. Clinical characteristics of synchronous colorectal cancer are different according to tumour location[J]. Dig Liver Dis 2007,39：40－46.

[8] Nosho K，Kure S，Irahara N，et al. A prospective cohort study shows unique epigenetic，genetic，and prognostic features of synchronous colorectal cancers [J]. Gastroenterology，2009，137：1609－1620.

[9] 黄继胜. 同时多原发大肠癌与大肠腺瘤[J]. 中国癌症杂志，1998,8：251－252.

[10] Norrie MW，Hawkins NJ，Todd AV，et al. The role of hMLH1 methylation in the development of synchronous sporadic colorectal carcinomas[J]. Dis Colon Rectum，2002，45(5)：674－680.

[11] Lynch HT，Watson P，Lanspa SJ，et al. Natural history of colorectal cancer in hereditary nonpolyposis colorectal cancer（Lynch syndromes Ⅰ and Ⅱ）[J]. Dis Colon Rectum，1988，31(6)：439－444.

[12] Passman MA，Pommier RF，Vetto JT. Synchronous colon primaries have the same prognosis as solitary colon cancers [J]. Dis Colon Rectum，1996，39：329－334.

[13] Lynch HT，Smyrk TC，Watson P，et al. Guidelines on genetic evaluation and management of Lynch syndrome a consensus statement by the US Multi-Society Task Force on colorectal cancer[J]. Gastroenterology，1993,104：1535－1549.

[14] Pickhardt PJ，Choi JR，Hwang I，et al. Computed tomographic virtual colonoscopy to screen for colorectal neoplasia in asymptomatic adults[J]. N Engl J Med JT，2003，349(23)：2191－2200.

[15] Van Gelder RE，Nio CY，Florie J，et al. Computed tomographic colonography compared with colonoscopy in patients at increased risk for colorectal cancer[J]. Gastroenterology，2004,127(1)：41－48.

[16] Cotton PB，Durkalski VL，Pineau BC，et al. Computed tomographic colonography（virtual colonoscopy）：a multicenter comparison with standard colonoscopy for detection of colorectal neoplasia[J]. JAMA，2004，291(14)：1713－1719.

[17] Johnson CD，Harmsen WS，Wilson LA，et al. Prospective blinded evaluation of computed tomographic colonography for screen detection of colorectal polyps [J]. Gastroenterology，2003，125(2)：311－319.

[18] Pineau BC，Paskett ED，Chen GJ，et al. Virtual colonoscopy using oral contrast compared with colonoscopy for the detection of patients with colorectal polyps[J]. Gastroenterology，2003,125(2)：304－310.

[19] Mulhall BP，Veerappan GR，Jackson JL. Meta-analysis：computed tomographic colonography[J]. Ann Intern Med，2005，142(8)：635－650.

[20] Halligan S，Altman DG，Taylor SA，et al. CT colonography in the detection of colorectal polyps and cancer：systematic review，meta-analysis，and proposed minimum data set for study level reporting[J]. Radiology，2005，237(3)：893－904.

[21] Kim JH，Kim WH，Kim TI，et al. Incomplete colonoscopy in patients with occlusive colorectal cancer：usefulness of CT colonography according to tumor location[J]. Yonsei Med J，2007，48(6)：934－941.

[22] Neri E，Giusti P，Battolla L，et al. Colorectal cancer：role of CT colonography in preoperative evaluation after incomplete colonoscopy[J]. Radiology，2002，223(3)：615－619.

[23] Ruhlmann J，Schomburg A，Bender H，et al. Fluorodeoxyglucose whole-body positron emission tomography in colorectal cancer patients studied in routine daily practice [J]. Dis Colon Rectum，1997，40(10)：1195－1204.

[24] Kantorova I，Lipska L，Belohlavek O，et al. Routine (18) F－FDG PET preoperative staging of colorectal cancer：comparison with conventional staging and its impact on treatment decision making[J]. J Nucl Med，2003，44(11)：1784－1788.

[25] Veit-Haibach P，Kuehle CA，Beyer T，et al. Diagnostic accuracy of colorectal cancer staging with whole-body PET/CT colonography [J]. JAMA，2006，296(21)：2590－2600.

[26] Nagata K，Ota Y，Okawa T，et al. PET/CT colonography for the preoperative evaluation of the colon proximal to the obstructive colorectal cancer[J]. Dis Colon Rectum，2008，51(6)：882－890.

[27] Veit P，Kuhle C，Beyer T，et al. Whole body positron emission tomography/computed tomography（PET/CT）tumour staging with integrated PET/CT colonography：technical feasibility and first experiences in patients with colorectal cancer[J]. Gut，2006，55(1)：68－73.

[28] Llamas-Elvira JM，Rodriguez-Fernandez A，Gutierrez-Sainz J，et al. Fluorine－18 fluorodeoxyglucose PET in the preoperative staging of colorectal cancer[J]. Eur J Nucl Med，2007，34(6)：859－867.

[29] NCCN. Colorectal cancer screening [EB/OL]. http://www.nccn.org 1，2008.

[30] Rex DK，Kahi CJ，Levin B，et al. Guidelines for colonoscopy surveillance after cancer resection[J]. CA Cancer J Clin，2006，56(3)：160－167.

[31] Lindor NM，Petersen GM，Hadley DW，et al. Recommendations for the care of individuals with an inherited predisposition to Lynch syndrome：a systematic review[J]. JAMA，2006，296(12)：1507－1517.

[32] de Vos tot Nederveen Cappel WH，Nagengast FM，Griffioen G，et al. Surveillance for hereditary nonpolyposis colorectal cancer：a long-term study on 114 families[J]. Dis Colon Rectum，2002，45：1588－1594.

[33] Parry S，Win AK，Parry B，et al. Metachronous colorectal cancer risk for mismatch repair gene mutation carriers：the advantage of more extensive colon surgery[J]. Gut，2011，60：950－957.

[34] de Vos tot Nederveen Cappel WH，Buskens E，van Duijvendijk P，et al. Decision analysis in the surgical treatment of colorectal cancer due to a mismatch repair gene defect[J]. Gut，2003，52：1752－1755.

[35] Guidelines on genetic evaluation and management of lynch syndrome：a consensus statement by the US multi-society task force on colorectal cancer [J]. Gastroenterology，2014，147：502－526.

病例二 乙状结肠癌合并同时性肝肺及卵巢转移

一、病史介绍

61 岁女性患者,既往无慢性疾病史,无家族性肿瘤病史。月经史:$14\frac{5}{28}$,50 岁绝经。婚育史:已婚,孕 1 产 1。

患者于入院前 3 天出现阵发性左下腹部绞痛伴腹胀,有排气无排便,追问病史,患者两个月前(2013 年 1 月)无明显诱因出现便秘,伴有下腹部坠胀感。无大便带血,无发热。患者于 2013 年 3 月 1 日至当地医院就诊,腹部 X 线平片显示:结肠不全性梗阻

可能。患者外院诊断为结肠不全性梗阻,原因待查。外院给予禁食补液等对症支持治疗后,患者症状好转。为求进一步诊治患者入我院。查体显示:一般情况佳,ECOG 1 分,全身浅表淋巴结未及明显肿大,心肺体检无明显异常,腹部稍膨隆。未及明显压痛及反跳痛,肝脾肋下未及,腹部未触及明显包块,移动性浊音阴性,肛指检查阴性。实验室检查显示:血常规正常,中性粒细胞计数正常,碱性磷酸酶、白蛋白皆在正常范围;肿瘤标志物显示 CA19 - 9:53.30 U/ml,CEA:110.27 ng/ml 较正常范围升高。

入院后完善检查(图 32 - 2)。2013 年 3 月 4 日

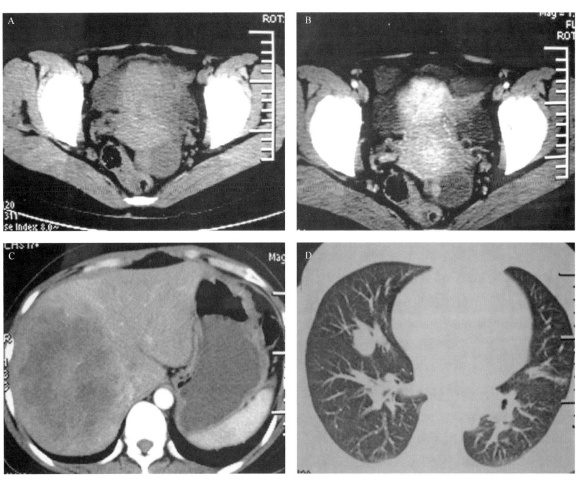

图 32 - 2 确诊时原发灶及转移灶影像学表现
A、B. 乙状结肠原发灶 CT 影像;C、D. 肺转移 CT 影像

胸部 CT 显示：右肺叶占位，考虑转移可能大；2013年 3 月 4 日腹部 CT 检查显示：肝右叶低密度影，考虑转移可能；2013 年 3 月 4 日盆腔 CT 显示：双侧附件区囊实性占位，直肠上段与乙状结肠交界处肠壁增厚；2013 年 3 月 5 日结肠镜检查显示：距肛缘 20 cm 处结肠占位。活检病理显示：（结肠）腺癌。

分子病理检查报告：乙状结肠癌 KRAS 基因2、3、4 外显子，NRAS 基因 2、3、4 外显子，BRAF基因 15 外显子未见肯定突变。UGT1A1 基因未见肯定突变。

二、病 例 特 点

1. 临床特点：患者为中老年女性，既往无慢性疾病病史，无溃疡性结肠炎及克罗恩病史；因腹部绞痛伴腹胀外院就诊。外院腹部平片显示不全性肠梗阻，原因待查。

2. 相关检查结果：入本院后，肠镜检查提示乙状结肠占位，活检病理结果为腺癌。分期检查显示患者除乙状结肠原发灶之外，还存在肝脏、右肺及卵巢的多发转移。临床分期是Ⅳ期。分子病理检查未见 RAS/BRAF/UGT1A1 基因的相关位点突变。

3. 诊断：因此患者的诊断为乙状结肠癌合并同时性肝、肺及卵巢转移。其中，肝转移灶占据右半肝脏，体积巨大，无法初始手术进行 R_0 切除。除此之外，该患者还伴有肺及卵巢转移，为全身多发转移的晚期结肠癌的患者，目前无法根治性治疗，但是由于该患者 61 岁，一般身体状况尚可，预期寿命较长，故应在解除梗阻后，采用标准的化疗，争取使转移灶较好的退缩，为后续的手术切除提供可能。

三、Ⅳ期结肠癌的治疗

根据 NCCN 指南，对于转移灶不可切除的结直肠癌患者，只有再原发灶有出血、穿孔或梗阻等症状的时候，才考虑先行原发灶的切除。如果没有上述症状，是否须第一时间切除原发灶，目前存

在较大争议。目前已有回顾性的分析指出：不可切除转移性结直肠癌，切除原发灶比不切除的生存时间延长[1]。但是迄今为止，尚未有前瞻性随机对照研究结果回答此问题，相关临床研究正在进行之中。

如果患者肝/肺转移瘤属于潜在可转化为可切除[2]，应该考虑使用高缓解率的化疗方案，而且化疗后 2 个月重新评估可切除性，如果继续化疗则每 2 个月应该再次评估。转移瘤转化为可切除的患者应行同期或分期结肠切除加转移瘤切除，然后辅助化疗，推荐的术前加术后化疗总疗程为6 个月。

NCCN 结肠癌指南推荐两药化疗或三药联合化疗方案（即标准化疗联合靶向治疗）。对于 RAS 野生型患者，根据 CALGB/SWOG80405[3]、FIRE-3[4]研究和 CRYSTAL[5] 最新报道，FOLFIRI/FOLFOX联合西妥昔单克隆抗体可能是最佳选择。一项单中心随机前瞻性研究结果表明：对初始肝转移灶不可切除的 KRAS 野生型结直肠癌患者，采用标准化疗联合西妥昔单克隆抗体可以明显提高肝转移灶转化切除率，并延长患者总生存时间和无复发生存时间。在 2015 年更新的 NCCN 指南中指出：New EPOC 研究的亚组分析表明，对于潜在可切除转移性结直肠癌肝转移患者应用 FOLFOX 联合西妥昔单克隆抗体的方案可能存在冲突，提醒临床医师在实践中审慎选择。对于 RAS 突变型患者，两药联合的化疗方案（FOLFIRI/FOLFOX）联合贝伐珠单克隆抗体治疗均可以选择，FOLFOXIRI（或再联合贝伐珠单克隆抗体）能够得到更高的缓解率，可以作为备选方案之一。

结合该患者的症状、体征、肠镜以及活检病理、影像学检查，乙状结肠癌伴同时性肝、肺、卵巢转移，合并不全性肠梗阻。该患者诊断为Ⅳ期转移性病变，需要多学科综合治疗。肝脏外科专家认为尽管目前肝脏转移灶只位于肝脏的右叶，但是转移灶体积大，如果行转移灶切除后，不能保留足够的肝脏体积维持正常生理功能，故暂无手术指征，经过多学科治疗组的讨论后决定先给予患者行姑息性手术治疗解决梗阻问题，术后按照转移性结肠癌的

化疗规范进行化疗,根据化疗后转移灶退缩情况再次评估手术切除转移灶的可能性。

该患者年龄为 61 岁,ECOG 1 分,既往体健,无慢性疾病病史,各项常规检查包括血常规、肝肾功能、心电图皆在正常范围之内,临床判断可以耐受全身化疗。从国外临床研究结果来看,靶向治疗加入两药乃至三药的细胞毒性药物化疗,是目前最可能有效的联合治疗方案,但是三药联合对患者自身生理状态要求较高,需要良好的体力状态以及各项器官功能储备正常,而本患者为 61 岁的老年女性患者,ECOG1 分,预计三药联合化疗方案难以耐受,因此,选用两药联合的 FOLFIRI + 西妥昔单抗方案。

四、治疗阶段一

1. 治疗经过 患者于 2013 年 03 月 10 日于本院行"姑息性乙状结肠切除 + 双附件切除术",术中见肿瘤位于腹膜返折上 7 cm,占据肠腔一周,侵犯浆膜层,肠周见肿大淋巴结。双侧卵巢见囊实性的占位。术后病理为:(乙状结肠)溃疡型中分化腺癌,肿块直径为 4.5 cm,浸润肠壁全层至浆膜外,上下切缘阴性,肠旁淋巴结 6/9 见癌转移。左右侧卵巢转移性腺癌,形态符合结肠癌卵巢转移。术后行基线检查,见图 32 - 3。

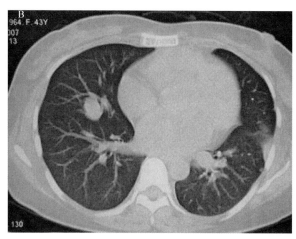

图 32 - 3 术后基线检查肝及肺转移灶影像学表现
A. 术后腹部 CT 影像;B. 术后胸部 CT 影像

基线检查后,患者于 2013 年 4 月 15 日～8 月 5 日给予西妥昔单抗＋FOLFIRI 方案。① 推荐剂量:伊立替康 180 mg/m² 静脉滴注,第 1 天;LV 400 mg/m² 静脉滴注 2 h,随后5 - FU 400 mg/m² 静脉推注,然后5 - FU 1200 mg/m²/天×2 天持续静脉滴注 46～48 h;西妥昔单抗:首次 400 mg/m²,之后 250 mg/m²,每周重复。② 具体用法:西妥昔单抗 600 mg,第 1 周;400 mg,第 2 ～ 17 周;FOLFIRI,伊立替康270 mg 静脉滴注,第 1 天;LV 600 mg 静脉滴注 2 h,第 1 天,随后5 - FU 600 mg 静脉推注,然后5 - FU 1 800 mg/天×2 天持续静脉滴注 46～48 h;每 2 周重复,共 9 周期。4 周期后疗效评价结果:部分缓解。8 周期后疗效评价结果:部分缓解。

2. 疗效评估 见图 32 - 4。

3. 转移灶手术切除 确诊为结直肠癌的患者病程中有 50%～60% 发生转移[6-8],而且其中的 80%～90% 为不可切除肝转移[7-9]。结直肠癌的转移更常见的是在治疗后的随访中出现,肝脏为最常转移的器官[10]。然而,20%～34% 的结直肠癌会出现同时性肝转移。有证据表明与异时性肝转移相比,同时性肝转移常意味着病变范围更广和预后更差。在一个回顾性研究中,接受结直肠癌肝转移瘤切除的 155 例患者中,与异时性肝转移相比,同时性肝转移者具有较多的肝脏部位受累(P = 0.008)和更多的双肝叶转移(P = 0.016)[11]。随着肝脏手术技术的进步,以及对结直肠癌肝转移的生物学行为的深刻认识,近年来新的肝转移手术适应

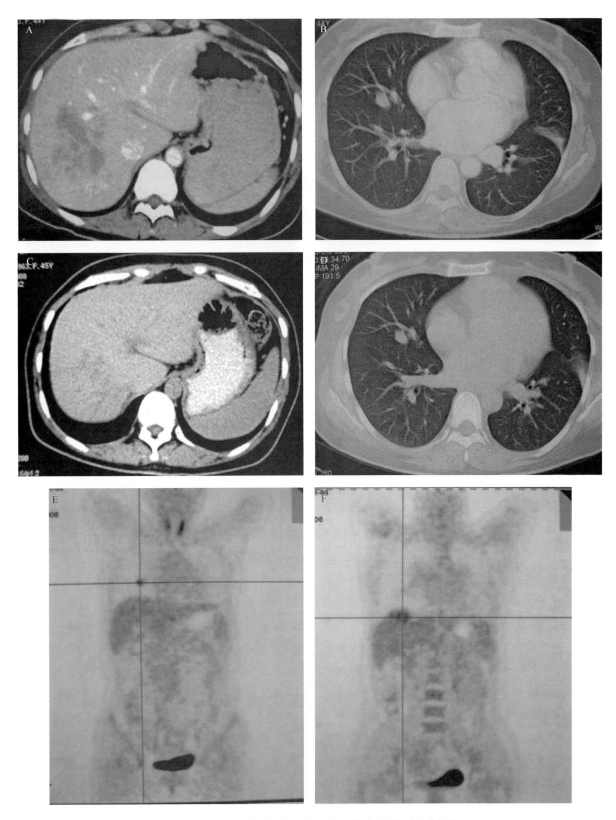

图 32 - 4　西妥昔单抗＋FOLFIRI 方案 4 周期和 8 周期后疗效评价

A. 4 周期后肝转移灶 CT 影像；B. 4 周期后肺转移灶 CT 影像；C. 8 周期后肝转移灶 CT 影像；D. 8 周期后肺转移灶 CT 影像；E. 8 周期后 PCET - CT 评估：右肺转移灶 FDG 代谢异常增高；F. 8 周期后 PCET - CT 评估：肝转移灶范围缩小，但仍见肿瘤活性范围越来越广,主要满足保留足够的正常肝储备功能和获得 R_0 切除两个标准[12],而无根治意向的减瘤手术或者射频消融均不推荐[8]。

肺是除了肝脏之外,结直肠癌另外一个常见的转移器官。目前大部分关于肝转移的治疗推荐均适用于肺转移的治疗[13]。对部分严格挑选的病例,可以施行肝、肺转移瘤的联合切除术[14]。

如果患者在经过全身系统性治疗之后,肿瘤获得良好的退缩,且转移灶达到了可切除的标准,则应尽早考虑转移灶的切除。潜在可转化的患者化疗如果无效,应根据患者是否适合高强度化疗来选择对晚期转移性肿瘤适用的化疗方案。

该患者经过 9 个周期的全身化疗 + 靶向治疗后,肝脏转移灶有了明显的退缩,但是除了肝脏转移灶之外,该患者还存在肺转移灶,此时对于肝转移灶切除的价值存在争议。目前认为肺转移病灶发展较肝转移病灶缓慢,对于患者预后影响更大的

为肝转移病灶,此时肝转移病灶切除具有一定的临床意义。经过肝脏外科医生的评估及多学科综合讨论后,决定给予患者行肝转移灶切除术,术后继续行原方案的化疗 + 靶向治疗。

五、 治疗阶段二

1. 治疗经过 患者于 2013 年 9 月 9 行肝右叶部分切除术 + 膈肌部分切除术。术中所见:肝脏无硬化,无腹水,肿瘤位于肝右叶Ⅶ、Ⅷ段,大小约 5 cm×4 cm×4 cm,与膈肌粘连,肝门淋巴结无肿大,门脉主干及左右、分支无癌栓。巨检:部分肝切除标本,8 cm×6 cm×3 cm,切开见一灰白结节 4 cm×2.5 cm,切面灰白灰黄,质韧。诊断:肝右叶腺癌,分化Ⅱ级,符合肠癌肝转移,部分肿瘤钙盐沉积,脉管内未见癌栓,周围肝组织未见结节性肝硬化。

术后 1 个月再次给予患者复查(图 32 - 5)。

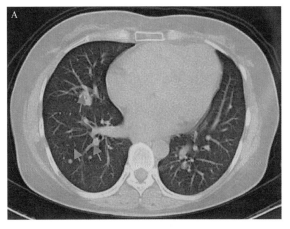
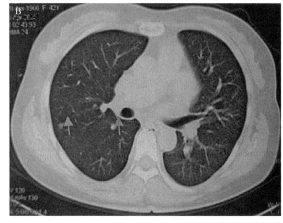
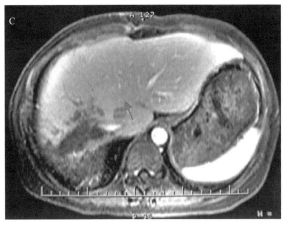
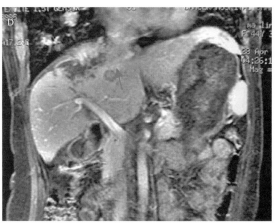

图 32 - 5 肝转移灶切除术后 1 个月复查

A、B. 术后 1 个月复查胸部 CT;C、D. 术后 1 个月复查腹部 MRI

2013 年 10 月 10 日胸部 CT：提示原肺部转移灶增大，且出现了多个新发病灶；2013 年 10 月 10 日腹部 MRI：提示在肝脏术野周围出现卫星灶。

由于行肝脏转移灶切除术，患者暂停全身治疗 2 个月。肺部转移病灶较前略有增大、增多，肝脏术区周围出现新发卫星结节。2013 年 10 月 15 日起重新予以患者行西妥昔单抗 + FOLFIRI 同前，2 周一次。共 16 周期，末次化疗时间为 2014 年 5 月 23 日。

4 周期后疗效评价：部分缓解。2013 年 12 月 9 日胸部 CT：较前相仿；2013 年 12 月 9 日腹部 MRI：肝脏病灶较前明显缩小。之后每 4 周期进行一次疗效评价。16 周期后（16 次联合化疗后）疗效评价：疾病进展。2014 年 6 月 5 日胸部 CT：较前明显增大。2014 年 6 月 5 日腹部 MRI：肝脏病灶稳定。

2. 疗效评价 4 周期后影像评估，见图 32 - 6。16 周期后影像评估，见图 32 - 7。

3. 第一次进展后的化疗方案选择 转移性疾病进展后的治疗决策取决于既往的治疗。既往接受 5 - FU/LV 或卡培他滨为基础化疗的患者第一次进展后的推荐治疗主要取决于初始治疗的方案。

（1）初始治疗以 FOLFOX 或 CapeOX 为基础的，使用 FOLFIRI/伊立替康 ± 西妥昔单抗（仅限于 KRAS/NRAS 野生型）/贝伐珠单抗。

（2）初始治疗是以 FOLFIRI 为基础的，推荐方案如下：FOLFOX 或 CapeOX ± 贝伐珠单抗，西妥昔单抗 + 伊立替康，西妥昔单抗单药（不适宜与伊立替康联合者）。

（3）初始治疗采用 5 - FU/LV 或希罗达不加奥沙利铂、伊立替康者，进展后使用 FOLFOX、CapeOX、

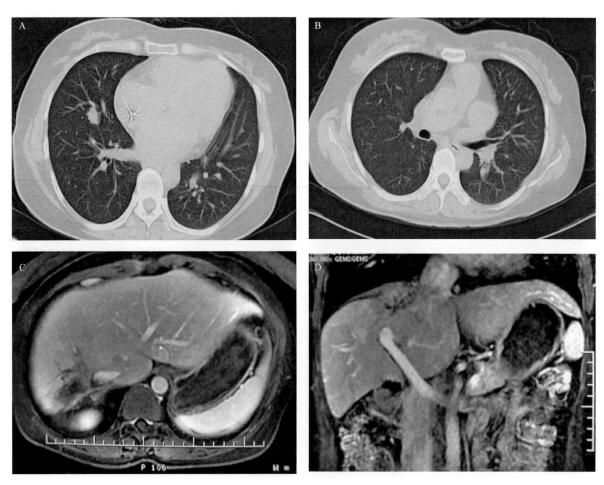

图 32 - 6　肝转移灶切除术后化疗 4 周期后胸部及腹部影像

A、B. 肝转移灶切除术后化疗 4 周期后胸部 CT；C、D. 肝转移灶切除术后化疗 4 周期后腹部 MRI

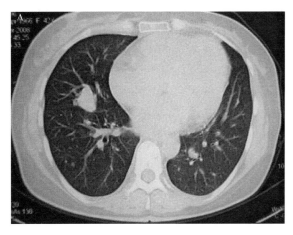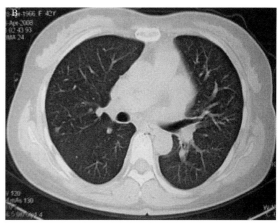

图 32-7 肝转移灶切除术后化疗 16 周期后胸部及腹部影像

A. 肝转移灶切除术后化疗 16 周期后胸部 CT;B. 肝转移灶切除术后化疗 16 周期后胸部 CT

FOLFIRI、伊立替康单药或伊立替康＋奥沙利铂(IROX)。这些方案也可以联合贝伐珠单抗。

(4) 初始治疗为 FOLFOXIRI 者,推荐使用伊立替康＋西妥昔单抗或西妥昔单抗单药(限 KRAS/NRAS 基因野生型)[15]。

通过综合考虑患者病情、既往治疗已经经济状况,通过多学科专家组讨论及与患者充分沟通后,改用 CapeOX＋贝伐珠单抗方案继续治疗。

六、治疗阶段三

1. 治疗经过 患者于 2014 年 6 月 6 日至 2014 年 7 月 19 日行 CapeOX＋贝伐珠单抗治疗。

推荐剂量:奥沙利铂 130 mg/m² 静脉滴注>2 h,第 1 天;卡培他滨 850~1 000 mg/m²,每天两次口服,第 1~14 天,随后休息 7 天;贝伐珠单抗 7.5 mg/kg,静脉滴注,第 1 天;每 3 周重复。

具体用量:奥沙利铂 200 mg 静脉滴注,第 1 天;卡培他滨早晚各 3 片,第 1~14 天,随后休息 7 天;贝伐珠单抗 450 mg,静脉滴注,第 1 天;每 3 周重复。共 3 周期。

3 周期后复查(图 32-8)。疗效评价为疾病进展。2014 年 8 月 8 日胸部 CT:提示右肺转移病灶较前缩小。2014 年 8 月 8 日腹部 MRI:提示肝脏占位同前相仿,腹壁转移。

2. 第二次进展后化疗方案的选择 根据 NCCN 指南,患者在一线使用 FOLFIRI＋西妥昔单抗进展、二线应用 CapeOX＋贝伐珠单抗再次进展后,接下来可以参加临床试验或者选择最佳支持治疗,此阶段治疗的重点是缓解患者症状和减轻痛苦,提高患者及家庭的生活质量[15]。因患者要求暂停静脉化疗,故考虑给予患者口服药物治疗。

目前现有的肠癌相关的口服化疗药有卡培他滨、替吉奥等,此外,根据最近的一项Ⅲ期临床试验 CORRECT 结果显示:瑞戈非尼可以显著延长总生存期(overall survival),并显著延缓癌症的进展[16]。瑞戈非尼是一类口服的多激酶抑制剂,用于治疗接受过所有获批标准治疗后进展的转移性结直肠癌。由我院共同参与的中、泰、韩三国共同参与的瑞戈非尼亚洲区桥接试验,结果显示在亚洲人群中,瑞戈非尼可以使接受标准治疗方案后进展的肠癌患者的总生存获益[17]。但是该患者第二次疾病进展后,瑞戈非尼没有在国内上市,故无法选用该药物。通过与患者及家属的沟通,最终选择口服替吉奥胶囊治疗。

七、治疗阶段四

(一) 治疗经过

患者自 2014 年 8 月 15 日起口服替吉奥胶囊单药口服。

推荐剂量:根据体表面积按照下表决定成人

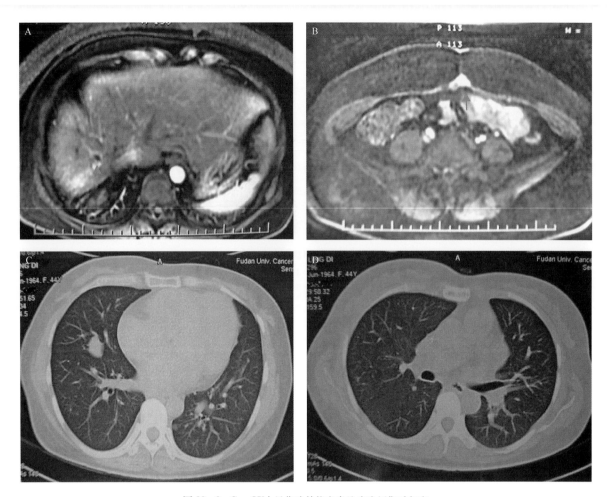

图 32 - 8 CapeOX＋贝伐珠单抗方案治疗 3 周期后复查

A、B. CapeOX＋贝伐珠单抗 3 周期后腹部 MRI；C、D. CapeOX＋贝伐珠单抗 3 周期后胸部 CT

的首次剂量。体表面积（m²）首次剂量（按替加氟计）＜1.25 每次 40 mg；1.25≤剂量＜1.5 每次 50 mg；≥1.5 每次 60 mg，每日早晚 2 次，第 1～28 天，休息 14 天，为一个周期。给药直至患者病情恶化或无法耐受为止。

具体用量：早晚各 60 mg，连续服用 28 天，休息 14 天。每 6 周重复。

（二）支持治疗和随访

患者口服替吉奥胶囊维持治疗，2015 年 1 月 4 日复查，腹壁肿块较前增大，肝脏及肺部病灶较前进展。2015 年 1 月 5 日起行 FOLFIRI 方案化疗，4 周期后复查，腹部盆腔广泛转移较前进展，新见右侧腰大肌前方转移结节及右侧髂血管旁转移淋巴结。因患者身体情况差，无法继续耐受化疗，故停用化疗，选用支持治疗。后患者因全身多发转移，脏器功能衰竭于 2015 年 6 月 25 日死亡，生存期 27 个月。

（杨莉 陈治宇 徐烨）

◇参◇考◇文◇献◇

［1］ Benson AR，Venook AP，Bekaii-Saab T，et al. Colon cancer，version 3. 2014［J］. J Natl Compr Canc Netw，2014，12(7)：1028 - 1059.

［2］ Bartlett DL，Berlin J，Lauwers GY，et al. Chemotherapy and regional therapy of hepatic colorectal metastases：expert consensus statement［J］. Ann Surg Oncol，2006，13

(10)：1284-1292.

[3] CALGB/SWOG C80405：A phase Ⅲ trial of FOLFIRI or FOLFOX with bevacizumab or cetuximab or both for untreated metastatic adenocarcinoma of the colon or rectum[J]. Clin Adv Hematol Oncol，2006，4（6）：452-453.

[4] Heinemann V，von Weikersthal LF，Decker T，et al. FOLFIRI plus cetuximab versus FOLFIRI plus bevacizumab as first-line treatment for patients with metastatic colorectal cancer（FIRE-3）：a randomised，open-label，phase 3 trial[J]. Lancet Oncol，2014，15(10)：1065-1075.

[5] Van Cutsem E，Lenz HJ，Kohne CH，et al. Fluorouracil，leucovorin，and irinotecan plus cetuximab treatment and RAS mutations in colorectal cancer[J]. J Clin Oncol，2015，33(7)：692-700.

[6] Lee WS，Yun SH，Chun HK，et al. Pulmonary resection for metastases from colorectal cancer：prognostic factors and survival[J]. Int J Colorectal Dis，2007，22（6）：699-704.

[7] Van Cutsem E，Nordlinger B，Adam R，et al. Towards a pan-European consensus on the treatment of patients with colorectal liver metastases[J]. Eur J Cancer，2006，42（14）：2212-2221.

[8] Yoo PS，Lopez-Soler RI，Longo WE，et al. Liver resection for metastatic colorectal cancer in the age of neoadjuvant chemotherapy and bevacizumab[J]. Clin Colorectal Cancer，2006，6(3)：202-207.

[9] Dawood O，Mahadevan A，Goodman KA. Stereotactic body radiation therapy for liver metastases[J]. Eur J Cancer，2009，45(17)：2947-2959.

[10] Hayashi M，Inoue Y，Komeda K，et al. Clinicopathological analysis of recurrence patterns and prognostic factors for survival after hepatectomy for colorectal liver metastasis[J]. BMC Surg，2010，10：27.

[11] Tsai MS，Su YH，Ho MC，et al. Clinicopathological features and prognosis in resectable synchronous and metachronous colorectal liver metastasis[J]. Ann Surg Oncol，2007，14(2)：786-794.

[12] Pawlik TM，Schulick RD，Choti MA. Expanding criteria for resectability of colorectal liver metastases[J]. Oncologist，2008，13(1)：51-64.

[13] Gonzalez M，Poncet A，Combescure C，et al. Risk factors for survival after lung metastasectomy in colorectal cancer patients：a systematic review and meta-analysis[J]. Ann Surg Oncol，2013，20(2)：572-579.

[14] Marin C，Robles R，Lopez CA，et al. Outcome of strict patient selection for surgical treatment of hepatic and pulmonary metastases from colorectal cancer[J]. Dis Colon Rectum，2013，56(1)：43-50.

[15] Benson AR，Venook AP，Bekaii-Saab T，et al. Colon cancer，version 3.2014[J]. J Natl Compr Canc Netw，2014，12(7)：1028-1059.

[16] Grothey A，Van Cutsem E，Sobrero A，et al. Regorafenib monotherapy for previously treated metastatic colorectal cancer（CORRECT）：an international，multicentre，randomised，placebo-controlled，phase 3 trial[J]. Lancet，2013，381(9863)：303-312.

[17] Li J，Qin S，Xu R，et al. Regorafenib plus best supportive care versus placebo plus best supportive care in Asian patients with previously treated metastatic colorectal cancer（CONCUR）：a randomised，double-blind，placebo-controlled，phase 3 trial[J]. Lancet Oncol，2015，16(6)：619-629.

病例三　直肠癌新辅助放化疗

一、病史介绍

患者，男性，26 岁，因"便血半年余"就诊，2009 年 9 月起，无明显诱因下出现便血，量不多，排便成形，为少量陈旧性血块黏附于大便上。便后伴里急后重感，无恶心呕吐，无腹痛腹泻。2010 年 4 月为进一步诊治至笔者医院门诊。否认肿瘤性疾病家族史。

（1）体检肛指：肿瘤下缘距肛缘 3 cm，肿块质硬，活动度差，约 3 cm×4 cm，退出指套伴血染。

（2）肠镜：距肛 3 cm 溃疡型病灶，占肠壁 1/3，病灶表面充血明显，质脆，易出血。

（3）超声内镜：直肠癌 $T_{2\sim3}N_0$。

（4）肠镜活检病理：（直肠）腺癌，Ⅱ级。

（5）盆腔 MRI 显示：直肠下段距肛约 3 cm 肠壁不规则增厚，病灶长约 3 cm 占整个肠周径，局部累及浆膜层，右侧肠系膜内见 3 枚 0.5 cm 大小淋巴结，$T_{3b}N_0$，MRF（-），EMVI（-）。

（6）胸部和上腹部 CT：未见异常。

（7）肿瘤标志物：CEA：1.09 μg/L，CA19-9：6.2 U/ml。

二、临床诊断

结合术前病史询问、体检、影像学、辅助检查及病理结果，考虑患者为：低位直肠癌，距肛 3 cm；$cT_3N_0M_0$；中分化腺癌。患者意愿：强烈要求保肛，同时患者考虑未来生殖机会，冷冻保留了精子。

三、MDT 讨论

鉴于病灶低位，病理证实为直肠腺癌，分期为：cT_3N_0，根据：国家卫生和计划生育委员会指南决定新辅助放化疗—手术—辅助化疗。

（一）直肠癌术前分期方法及准确性

1. CT 目前，直肠癌术前分期主要通过直肠腔内超声检查（ERUS）和磁共振（MRI）进行评估。术前分期主要依据肿瘤的浸润深度、周围淋巴结转移情况以及肿瘤与周围器官关系，分期的准确性主要依靠与保留报告的参数比对来确定准确性和特异性。目前 CT 和 PET 不能作为术前分期的手段。

2. 直肠腔内超声（ERUS） ERUS 由于具备对肠壁层次及组织分辨率高等优点，能清晰地分辨直肠壁各层次结构，反应直肠肿瘤的浸润深度和范围，同时还可以显示直肠腔外一定深度范围内有无肿大淋巴结，普遍被认为是直肠癌术前分期的主要检查。但较晚期肿瘤较大压迫肠腔，使探头无法通过，或病灶位置较高，超声无法探测，需配合 MRI 和 CT 检查以提高术前分期的准确性。同时存在过低分期和过度分期的问题，并且对直肠周围淋巴结的分期准确性远低于对病灶本身分期的准确性。

Radovanovic 等[1]选择 44 例局部进展期直肠癌患者进行临床研究，其中 43 例最初经 ERUS 和 MRI 分期为 T_3，1 例为 T_4，所有患者均接受长程新辅助放化疗，总剂量为 50 Gy，同步给予 5-FU 为基础的同期化疗，放化疗后 6~8 周手术治疗，术前 1~2 周应用 ERUS 对患者再次评估分期。结果显示，ERUS 术前分期与术后病理分期比较，总 T 分期准确率为 75%，总 N 分期准确率为 68%。同时发现，本研究对 PCR 的评价效果欠佳，其中 5 例（11.4%）患者接受放化疗后出现完全病理消退反应，但仅 1 例术前分期准确，而其余 4 例均被过度分期。

3. MRI MRI 可多平面成像，并增加局部肿瘤矢状面和冠状面图像，弥补了 CT 不能直接多平面成像的缺点，对病变显示更为清楚。MRI 密度分辨率低于 CT，对于腔外扩散肿瘤 CT 能更准确地发现受累淋巴结，但当盆底结构受累时，MRI 能更好地显示肌肉、骨骼受累情况。

Maretto 等[3]对 46 例完成 4 周术前放化疗后的局部进展期中低位直肠癌患者，分别应用 ERUS、CT 和 MRI 前瞻性评价直肠癌患者的病理完全反应。根据术后病理分析，T_0 患者 12 例，$T_{1~4}$ 患者 34 例，淋巴结转移阳性 9 例。其中 ERUS 检查在预测 T 分期的敏感性、特异性、阳性预测值、阴性预测值及准确性分别为 77%、33%、74%、36% 和 64%，CT 检查分别为 100%、0、74%、不可评估和 74%，MRI 检查分别为 100%、0、77%、不可评估和 77%。而预测淋巴结（N）情况相应指标分别为：ERUS 检查为 37%、67%、21%、81% 和 61%，CT 检查为 78%、58%、32%、91% 和 62%，MRI 检查为 33%、74%、25%、81% 和 65%。

Huh[2]等通过应用 ERUS 和盆腔 CT 对术前放化疗后直肠癌患者进行再次肿瘤分期，并与根治术后切除标本病理分期进行对比，选择 $cT_{3~4}N_0$ 或 N_1 期直肠癌患者 83 例，其中 60 例通过 ERUS 进行术前重新评估，80 例应用盆腔 CT 进行重新评估。结果显示 ERUS 术前 T 分期准确率，过度分期率及过低分期率分别为 38.3%、36.7% 和 25%，N 分期分别为 72.6%、13.7% 和 13.7%。盆腔 MRI 术前 T 分期准确率，过度分期率及过低分期率分别为 46.3%、35% 、18.7%，N 分期分别为 70.4%、19.7% 和 9.9%。

4. PET-CT PET-CT 的优势在于能早期发现异常糖代谢，时限形态显像与功能显像的同机融合，更有助于复发及隐匿性转移灶的鉴定及早期发现，PET 显像主要作用是评价淋巴结（N）和远处转移（M），而不是评价肿瘤扩散及它与周围组织的关系（T）。目前对于 18F-FDG PET-CT 是否能够更准确区分术前放化疗后肿瘤病理完全反应者和无病理反应者，以及准确评价直肠系膜淋巴结转移情况，还是一个争议问题[3]。另有学者通过研究探讨 FDG PET-CT 在评价和预测局部进展期直肠癌对新辅助放化疗的反应的临床应用价值，提示

PET - CT 可能作为新的补充诊断和预测评估局部进展期直肠癌对新辅助放化疗疗效反应的有效方法[4]。

2015 ASCO - GI 大会上总结了以上 4 种直肠癌分期的方法,比较分析见表 32 - 1。

表 32 - 1　直肠癌分期的 4 种检查方法比较

检查方法	T 分期	EMVI/mm	N 分期	CRM	DM
MRI	＋＋＋	＋＋＋	＋＋＋	＋＋＋	－
EUS	＋＋＋	＋＋	＋＋＋	－	－
CT	＋＋	＋	＋	＋	＋＋
PET	＋＋	＋	＋	＋	＋＋＋

(二) T_3N_0 直肠癌术前放化疗价值,临床分期可能过度

T_3N_0 是一组存在异质性的患者,一部分患者需要新辅助放化疗,一部分可以直接手术治疗,临床上怎样区分这两个组群尚无统一标准。目前其亚组的分类主要有 ESMO 的四分法(T_{3a}＜1 mm;T_{3b} 为 1～5 mm;T_{3c} 为 5～15 mm;T_{3d}＞15 mm)和 RSNA 的三分法(T_{3a}＜5 mm;T_{3b} 为 5～10 mm;T_{3c}＞15 mm),多数学者使用三分法的方法。

既往的研究表明,随着肿瘤浸润深度的增加,患者预后明显变差。T_3 期肿瘤侵犯超过直肠固有肌层,但侵犯的距离差异很大。Merkcl 等的研究表明,不论淋巴结的转移情况如何,肿瘤浸润深度＜5 mm 的 T_{3a} 期患者 5 年肿瘤相关生存率为85%,显著高于≥5 mm 患者的 54%(P＜0.01)。Shin 等分析的 291 例 T_3 期直肠癌患者中,5 年无病生存率(DFS)在 T_{3a}(肿瘤浸润深度＜1 mm)、T_{3b}(肿瘤浸润深度 1～5 mm)、T_{3c}(肿瘤浸润深度 5～15 mm)和 T_{3d}(肿瘤浸润深度＞15 ram)4 组中分别为 86.5%、74.2%、58.3% 和 29%(P＜0.01);在对 200 例 ypT_3 的患者进行亚组分析时,发现浸润深度是独立的预后因子,浸润深度＜5 mm(T_{3a} 和 T_{3b})的患者,其预后明显优于浸润＞5 mm(T_{3c} 和 T_{3d})的患者。目前,T_3 亚组的分类在直肠癌术前 MRI 评估中已开展应用,但在术后的病理评估中尚未正式纳入 TNM 分期标准。德国 Sauer 的研究

中,直接手术组中,18% 经腔内超声诊断为 T_3 和(或)N + 的病例,在术后的病理诊断为 $T_{1～2}$,术前分期过高[6];而 Guillem 的报道则显示,22% 术前被诊断为 T_3N_0 的患者直接手术显示 LN +[7]。

2013 年 ESMO 指南推荐,对直肠癌应根据复发风险进行分层治疗。分层指标主要依据 MRI 评价结果,包括肿瘤浸润深度(T 分期)、淋巴结转移数目(N 分期)、距肛距离、直肠系膜筋膜(MRF)和肠壁外脉管(EMVI)侵犯情况等,最终可分为极低危组、低危组、中危组和高危组。分层后的治疗模式较以往的统一模式有所区别,更为细化,本文主要探讨包括 T_3 期的后 3 组患者。

(1) 低危组:包括 T_1～T_2 期直肠癌和早期的 T_3N_0 期患者。MRI 评估肿瘤浸润深度小于 5 mm、MRF 和 EMVI 未受侵犯,并且肿瘤位于肛提肌以上,这部分患者可直接进行手术,若术后病理报告有不良预后因素如存在淋巴结转移或环周切缘阳性等,再补充行放疗或化疗。

(2) 中危组:包括低位的 T_2 期、肿瘤浸润深度大于或等于 5 mm 并且 MRF 未受侵犯的 T_3 期、存在淋巴结转移或是部分 T_{4a} 期(如仅侵犯部分腹膜)的患者,新辅助放化疗对这类患者能有效降低局部复发率。放化疗具体选择长疗程或是短疗程仍有争议,但长疗程放化疗能带来更高的 pCR 率,是目前多数放疗中心的首选。

(3) 高危组:指 MRF 受侵犯的 T_3 期直肠癌,以及 T_{4a} 和 T_{4b} 或髂血管旁淋巴结转移的患者,长疗程放化疗后间隔6～8周手术是治疗的首选模式,也是目前公认的治疗方式,对于高龄或不能耐受长疗程放化疗的患者,可考虑 5 Gy×5 的短疗程放疗。

因此,对于 T_3 期直肠癌,进行复发高危因素的评估对后续分层治疗是非常必要的。cT_3N_0 分期过高:过度治疗;cT_3N_0 分期过低:治疗不足。一项研究显示:188 例 cT_3N_0 直肠癌新辅助放化疗后淋巴结阳性率为 22%,提示 cT_3N_0 治疗前淋巴结阳性率为 30% 左右,临床分期过低;同时亦有研究显示:约 20% 左右的过度分期。如果根据目前治疗推荐对所有 cT_3N_0 均行新辅助放化疗,存在一定的过度治疗的可能性(30% 左右),因此目前对 cT_3N_0

的治疗绝非最佳,亦非个体化,是一种治疗的妥协,原因是 cT_3N_0 术前分期的不准确性。目前许多研究希望改善术前分期的准确性,如超薄层的 MRI、PET;纳米颗粒 + 高分辨率直肠 MRI;超声内镜引导下可疑淋巴结穿刺等技术和建立淋巴结转移的预测模型。

相对术前短程放疗,我国目前更为常用并接受的是术前长程放化疗,其更有机会获得肿瘤降期、PCR,保肛率的增加,根据德国 CAO/ARO/AIO-94 研究,823 例 $T_3 \sim T_4$ 或 N + 的直肠癌患者随机进入术前或术后化放疗组。两组的化放疗都是采用 50.4 Gy 和同期 5FU 化疗,术后组还有 5.4 Gy 的局部加量。术前化放疗提高了保肛率(39% vs. 19%)和 5 年局控率(6% vs. 13%);更低的 3～4 度毒性反应(含急性和后期反应);以及吻合口狭窄。手术病理显示,术前化放疗组的病理淋巴结阳性率为 25%,而术后组为 40%,另外,术前组还获得了 8% 的病理完全缓解率(pCR)。在术后组,约 18% 的患者手术病理显示为 $pT_1 \sim T_2N_0$,这也提示了术前化放疗有过度分期和治疗的可能性。在长期生存方面,两组未能显示出生存差异[8]。局控率的获益一直延续到 11 年的长期随访,10 年局部复发率分别为 7.1% 和 10.1%,而 DFS 和 OS 无差异[9]。

四、治 疗 情 况

2010 年 4 月 21 日～5 月 28 日给予患者新辅助放化疗,放疗 50 Gy/25 Fx,同期口服希罗达 3 粒。患者治疗过程基本顺利,治疗期间出现排便次数增多,2～3 次/天,大便成形。治疗期间无可评估的毒副反应。放化疗结束后 2 周起行 Xelox 方案化疗 1 程。

放疗结束 6 周复查。肛指:未触及明显肿块,距肛 3 cm 原病灶处黏膜稍隆起,退出指套无血染;直肠镜检:直肠黏膜充血,距肛 3 cm 不规则浅溃疡,约 8 mm。活检显示:坏死组织及黏液湖形成,未见明显异型细胞。超声内镜显示:局部黏膜隆起,截面约 3.2 mm,周围无肿大淋巴结;MRI:直

肠癌新辅助治疗后,下段肠壁增厚不明显,周围未见肿大淋巴结。PET:直肠癌新辅助治疗后,局部肠段 FDG 代谢轻度增高,$SUV_{max} = 2.78$,肿瘤情况请结合临床。

五、临 床 评 估

(一) cCR

患者及家属强烈要求保肛。

(二) MDT 讨论

鉴于放化疗后临床评估 cCR,患者强烈要求保肛,同时患者愿意且较方便进行密切随访。建议完成全程放化疗 + 化疗,补充 Xelox 方案化疗 5 次,完成半年的治疗全过程。同时密切随访议案。每个月一般随访,每 3 个月全面检查。

(三) 治疗情况

患者按计划完成 Xelox×5 程,期间未出现可评价的毒副反应。末次化疗时间为 2010 年 11 月 23 日。

化疗结束复查。肛指:未触及明显肿块,距肛 3 cm 原病灶处黏膜稍隆起较前不明显,退出指套无血染;直肠镜:距肛 3 cm 原病灶处黏隆起不明显,中央见一约 3 mm 直径浅溃疡,周围肠壁未见明显异常;MRI:直肠癌新辅助治疗后,与前片比较,下段肠壁增厚不明显,周围未见肿大淋巴结;胸部 CT 及上腹部 CT:未见异常。

2011 年 3 月复查。肛指:未触及明显肿块,原病灶处黏膜光滑,稍有瘢痕感,活动度可,退出指套无血染;直肠镜:距肛 3 cm 原病灶处未见明显隆起,中央浅溃疡基本愈合,周围肠壁未见明显异常;MRI:直肠癌新辅助治疗后随访,与前片比较,肠壁未见明显增厚,周围未见肿大淋巴结。请结合临床。

2011 年 6 月复查。2011 年 6 月 17 日肛指:距肛 4 cm 左右触及局部质硬瘢痕,略隆起,边界不清,活动度差;2011 年 6 月 17 日肠镜:直肠癌放疗后改变,直肠距肛 3 cm 局灶隆起;2011 年 6 月 20 日

PET-CT：直肠癌综合治疗后，局部肠壁 FDG 代谢程度较前增加，复发可能。病理活检：腺癌。

（四）MDT 讨论

结合患者病情，考虑患者 cCR 后局部再次复发，遂于 2011 年 6 月 28 日全麻下行 APR 手术，术中见病灶位于距肛 3 cm 处，约 1.5 cm 大小浅表性溃疡，系膜内未见明显肿大淋巴结。

术后病理：直肠癌（放化疗后），溃疡型，$0.8 cm \times 0.5 cm \times 0.2 cm$，组织学诊断：少量腺癌残留伴血栓形成，间质胶原化。中分化，浸润至浅肌层，脉管内癌栓（-），神经侵犯（-），上切缘（-），环形切缘（-），淋巴结（0/11）。

患者术后未再行辅助化疗，规律随访至今，2015 年 3 月 21 日末次随访。术后 2 年，患者采用保存精子，得一子，生长良好。

（五）讨论

1. 新辅助治疗后 cCR 与 pCR　新辅助治疗后的疗效判断是一项全新的课题，特别是在出现较好治疗效果的时候。直肠癌放化疗后的终极目标是病理完全缓解（pCR）。早期在不同的文献，有不同的定义：ypT_0、$ypT_0 + ypN_0$ 和 pCR + almost pCR，也由此造成数据报道的差异性较大。近年来逐渐统一，为 ypT_0N_0，是指病理检查中未发现肿瘤残存，TRG 评分为 0。如达到 pCR 时可能不需要手术仍然可以治愈的结果，随着放化疗技术经验的提高，近年放化疗后 pCR 的比例逐渐提高，部分放化疗的 pCR 率可达 40% 左右，因此找出那些 pCR 的患者，可能产生新的治疗途径和疗效，同时获得较好的生活质量如保肛。因此正确的判断放化疗疗效，具有巨大的治疗决策价值。

pCR 是术后的诊断，怎样能在临床上通过一些检查来确定肿瘤是否完全消退了呢？临床完全缓解（cCR）尚没有确切的定义，主要是依据现有检查，包括 CEA、肛指、肠镜、活检和影响学检查未能发现肿瘤残存情况。虽然 cCR 并不意味着 pCR，但其中有一定关系，怎样判断 cCR 以及 cCR 与 pCR 之间的关系研究是目前直肠癌治疗中的新课题。

早期的相关研究显示，新辅助治疗后 cCR 的直肠癌患者，接受手术，真正 PCR 的概率仅为 25%～50%。而随着检测技术的进步，cCR 与 pCR 之间相符率的提高，而增加放化疗后与手术之间的间隔，在期间化疗药物的使用都能增加 pCR 率，2015 年 ASCO-GI 报道了 MSKCC 的一项研究中，直肠癌接受新辅助放化疗后 cCR 的患者接受手术治疗或采用积极的随访策略，不直接接受手术治疗，两组患者目前具有类似的局控率和 OS，最终结果仍有待长期随访的结论，至今仍有待商榷。但随着影像学技术的发展，图像的清晰度和分辨率的提高，多种功能影像的临床应用。cCR 与 pCR 间的符合率正逐渐升高。

2. 等待观察（wait ang see）策略　回顾性分析发现，若 Ⅰ～Ⅲ 期直肠癌患者治疗后肿瘤消失，其后无论是立即手术，还是不行手术只对患者进行观察，两组患者都有 4 年生存率，结果相似。不行直肠手术可以显著提高患者的生活质量，减少肠道受损和降低性功能的风险。

术前放疗除局控外，另一个主要的目标为肿瘤的退缩和降期，从而增加保肛的机会。术前快速短程放疗，手术与放疗间隔时间短，未给予肿瘤足够的时间产生退缩。斯德哥尔摩的两项研究，1316 例病例分析，肿瘤的退缩降期主要发生在手术与放疗结束后的间期大于 10 天的病例中[10]。荷兰 CKVO95-04 研究，短程术前放疗，没有观察到有肿瘤的降期。里昂 R90-01 研究观察到，当术前放疗与手术的间隔时间＞2 周时，可增加肿瘤降期的机会[11]。

因此，为了弥补短程放疗在肿瘤降期上的不足，近年来对短程放疗的模式也有一定的优化，包括短程 5×5 放疗后延期手术（6～8 周），或在其中进一步加入化疗来强化治疗。Bujko 的一项系统综述显示，短程放疗后延期手术相对于立即手术，严重放疗并发症减少，pCR 明显提高约 10%，但在保肛率和 R_0 切除率方面，延期手术未能显示优势[12]。

而在接受长程化放疗的患者中，同样观察到了间隔期延长带来的肿瘤退缩。Tulchinsky 的一项回顾性研究显示，化放疗—手术间隔期≤7 周的患者 pCR 发生率为 16.7%,而>7 周的患者,pCR 达到 34.5%[13]。Kalady 的研究得到了类似的结果,间隔期以 8 周为界,pCR 率分别为 16% 和 31%[14]。另一项非随机对照前瞻性研究中,手术前加两周期 mFOLFOX6 化疗,治疗组(SG$_2$)间隔 11 周,较对照组(SG$_1$)间隔 6 周。治疗组显著提高 pCR 率(25% vs. 18%,P = 0.02),且未增加手术并发症,接受治疗的累积剂量显著高于对照组[15]。

尽管直肠癌非手术管理(NOM)还未成为标准治疗手段,但在全世界范围内这种方法越来越被接受。Philip Paty 博士指出"大多数患者愿意接受一定的风险推迟直肠手术,避免了大型手术以保留直肠功能。这项研究结果会鼓励更多医生对一部分临床完全缓解的患者采取'观察和等待'的做法,而不是直接行直肠手术"。

在一项纳入 442 例患者,持续时间为 2006~2013 年的分析中。73 例患者放化疗后获得临床完全缓解,这部分患者推迟了手术。对照组的 72 例患者接受标准直肠手术,获得了病理完全缓解(PCR)。平均随访时间是 3.5 年。在 73 例未手术的患者中,54 例(74%)患者的肿瘤缩小,最终没有行直肠手术,而 19 例(26%)患者肿瘤再次生长,但这种肿瘤再生是可管理的,2 例局部切除后保留了直肠,其余 17 例患者接受了直肠切除术。

非手术组四年总生存期的概率为 91% 的,手术组为 95%。非手术组有 6 例患者死于癌症,手术组是 4 例患者,差异没有统计学意义(P = 0.471 3)。两组的远处复发率也差不多。数据表明 NOM 方法并不会降低治疗效果,且大多数患者能保留直肠。特定疾病相关的生存差异也没有统计学意义(P = 0.237 4)。

3. cCR 随访方法与间隔 Habr-Gama 等[16]最早进行了在 neoCRT 获得 cCR/接近 cCR 的直肠癌患者中推迟手术时间研究,该研究历时 11 年。在该项研究中,共纳入 265 例潜在可切除的远端直肠癌,所有病例初诊时无远处转移。为完善治疗前临床分期,所有患者均接受直肠指检(digital rectal examination,DRE)、电子肠镜、腹盆腔 CT、胸片和 CEA 检测,部分患者还接受直肠内超声评估。

所有患者接受标准新辅助放化疗方案:放疗剂量 50.4 Gy,同步化疗 5 - FU 425 mg/m^2 · d + 亚叶酸钙 20 mg/m^2 · d。

观察项目包括:每月直肠指检、直肠镜(如有必要则执行活检)和 CEA 检测;每 6 个月进行胸片和腹盆腔 CT 检查。如果 1 年后肿瘤仍无复发迹象,则疗效评估为 cCR,在随后的第 2 年每 2 个月检查一次,第 3 年每 6 个月检查一次。对没有达到 cCR 的患者,立即施行 TME 手术,根据具体情况采用直肠前切术或腹会阴联合切除术。

该研究中,71 例患者获得 cCR,占所有患者 27%(71/265 例),均按照上述方法进行随诊观察。其余 186 例被认为存在肿瘤残留继而接受手术,但 22 例(22/265 例,8.3%)术后病理检查明确为无残留(pCR)。对比 cCR 和 pCR 患者的 5 年生存率,发现前者明显优于后者(100% vs. 88%,P = 0.01)。另外,在这两组患者中各有 3 例发生远处转移,而在观察组中出现 2 例直肠内复发,未见肠腔外的盆腔复发。中位随访时间为 57 个月。两组 5 年无疾病生存率相似(92% vs. 83%,P = 0.09)。

该中心后续的研究报告中受试病例数增加至 361 人,经过中位随访期 60 个月,分析该组直肠癌患者采用随诊观察治疗策略的复发模式。与前面的报道类似,该组 cCR 率为 28%,在判断为未达到 cCR 的患者术后经病理检查证实为 pCR 为 7%。在采用随诊观察而未手术的患者中,复发率为 13%,其中直肠内复发 5%,7% 远处转移,两者同时发生 1%,但未发现直肠外盆腔内复发。这些复发发生时间较晚,平均在 4 年以上。所有直肠内复发者均成功接受了挽救性手术。随诊观察的 cCR 患者其 5 年总生存率高达 93%。

结合本例和以上数据表明,对于经 neoCRT 达到 cCR 的局部进展期直肠癌患者,由于复发率并不高,立即手术可能并不是最佳的治疗选择。即使复发,也有可能成功的挽救治疗措施。正确地确定 cCR,正确地随访等待观察的患者,正确的随访手段非常重要,充分与患者沟通是观察等待策略的关键点。

(蔡昕 朱骥)

◇参◇考◇文◇献◇

[1] Radovanovic Z, Breberina M, Petrovic T, et al. Accuracy of endorectal ultrasonography in staging locally advanced rectal cancer after preoperative chemoradiation [J]. Surg Endosc, 2008, 22(11): 2412 - 2415.

[2] Huh JW, Park YA, Jung EJ, et al. Accuracy of endorectal ultrasonography in staging locally advanced rectal cancer after preoperative chemoradiation [J]. J Am Coll Surg, 2008, 207(1): 7 - 12.

[3] Maretto I, Pomerri F, Pucciarelli S, et al. The potential of restaging in the prediction of pathologic response after preoperative chemoradiotherapy for rectal cancer [J]. Ann Surg Oncol, 2007, 14(2): 455 - 461.

[4] Capirci C, Rampin L, Erba PA, et al. Sequential FDG - PET/CT reliably predicts response of locally advanced rectal cancer to neo-adjuvant chemo-radiation therapy [J]. Eur J Nucl Med Mol Imaging, 2007, 34(10): 1576 - 1582.

[5] Improved survival with preoperative radiotherapy in resectable rectal cancer. Swedish Rectal Cancer Trial [J]. N Engl J Med, 1997, 336(14): 980 - 987.

[6] Sauer R, Becker H, Hohenberger W, et al. Preoperative versus postoperative chemoradiotherapy for rectal cancer [J]. N Engl J Med, 2004, 351(17): 1731 - 1740.

[7] Guillem JG, Diaz-Gonzalez JA, Minsky BD, et al. cT3N0 rectal cancer: potential overtreatment with preoperative chemoradiotherapy is warranted [J]. J Clin Oncol, 2008, 26(3): 368 - 373.

[8] Sauer R, Becker H, Hohenberger W, et al. Preoperative versus postoperative chemoradiotherapy for rectal cancer [J]. N Engl J Med, 2004, 351: 1731 - 1740.

[9] Sauer R, Liersch T, Merkel S, et al. Preoperative versus postoperative chemoradiotherapy for locally advanced rectal cancer: results of the German CAO/ARO/AIO - 94 randomized phase Ⅲ trial after a median follow-up of 11 years [J]. J Clin Oncol, 2012, 30(16): 1926 - 1933.

[10] Graf W, Dahlberg M, Osman MM, et al. Short-term preoperative radiotherapy results in down-staging of rectal cancer: a study of 1316 patients [J]. Radiother Oncol, 1997, 43(2): 133 - 137.

[11] Francois Y, Nemoz CJ, Baulieux J, et al. Influence of the interval between preoperative radiation therapy and surgery on downstaging and on the rate of sphincter-sparing surgery for rectal cancer: the Lyon R90 - 01 randomized trial [J]. J Clin Oncol, 1999, 17(8): 2396.

[12] Bujko K, Partycki M, Pietrzak L. Neoadjuvant radiotherapy (5×5 Gy): immediate versus delayed surgery [J]. Recent Results Cancer Res, 2014, 203: 171 - 187.

[13] Tulchinsky H, Shmueli E, Figer A, et al. An interval >7 weeks between neoadjuvant therapy and surgery improves pathologic complete response and disease-free survival in patients with locally advanced rectal cancer [J]. Ann Surg Oncol, 2008, 15(10): 2661 - 2667.

[14] Kalady MF, de Campos-Lobato LF, Stocchi L, et al. Predictive factors of pathologic complete response after neoadjuvant chemoradiation for rectal cancer [J]. Ann Surg, 2009, 250(4): 582 - 589.

[15] Garcia-Aguilar J, Smith DD, Avila K, et al. Optimal timing of surgery after chemoradiation for advanced rectal cancer: preliminary results of a multicenter, nonrandomized phase Ⅱ prospective trial [J]. Ann Surg, 2011, 254(1): 97 - 102.

[16] Habr-Gama A, Perez RO. Non-operative management of rectal cancer after neoadjuvant chemoradiation [J]. British Journal of Surgery, 2009, 96(2): 125 - 127.

病例四 高位直肠癌合并同时性肝转移

一、病史介绍

71 岁男性患者,既往无吸烟、无酗酒史,无慢性疾病史,无家族性肿瘤病史。患者于入院前 3 月(2014 年 8 月)无明显诱因出现大便习惯改变,主要为解稀便,日均 5～6 次,便时稍感腹部隐痛,不伴血便。无发热、无便秘、不伴纳差、消瘦。患者于 2014 年 11 月 17 日在附近医院行结肠镜检查:(距肛 12 cm)直肠溃疡隆起性病变,肠镜活检病理:(直肠)腺癌。同期超声肠镜检查显示:病变位于 1～3 层,局部侵犯固有肌层。外院盆腔 MRI(2014 年 11 月 20 日):乙状结肠癌伴浆膜层侵犯。腹部

CT(2014 年 11 月 20 日):肝脏多发占位,结合临床考虑肝转移;胸部 CT:未见明显占位。患者外院确诊为直肠上段腺癌伴同时性肝转移,为求进一步治疗患者入我院。查体显示:一般情况佳,ECOG 1 分,全身浅表淋巴结未及明显肿大,心肺体检无明显异常,腹部平软,未及明显压痛及反跳痛,肝脾肋下未及,腹部未触及明显包块,移动性浊音阴性,肛指检查阴性。实验室检查显示:血常规正常,中性粒细胞计数正常,碱性磷酸酶、白蛋白皆在正常范围;肿瘤标志物显示 CA19 - 9:175.30 U/ml,CA50:56.61 IU/ml,CEA:20.79 ng/ml,三者较正常范围升高。

入院后完善检查:直肠 MRI(2014 年 11 月 27

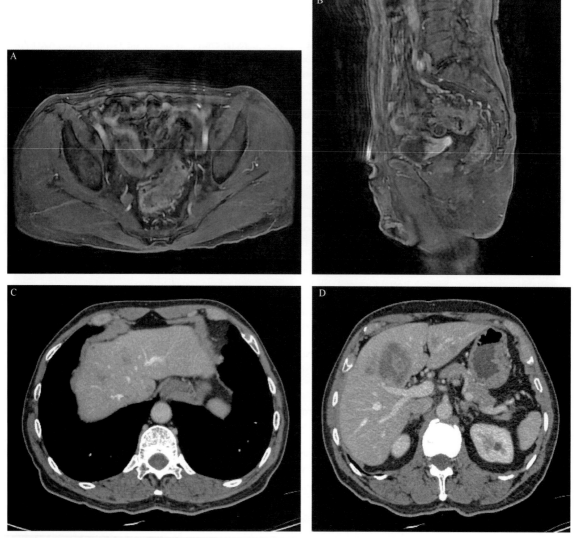

图 32-9　确诊时直肠原发病灶和肝脏转移灶的影像学表现

A. 直肠原发病灶 MRI 轴状位影像；B. 直肠原发病灶 MRI 矢状位影像；C. 肝 S4、S8、S1 段见多发转移灶；D. 肝 S4、S3 段见多发转移灶

日）：直肠上段肠壁不规则增厚伴腔狭窄，病变长约 5.4 cm，浆膜面毛糙呈结节状，直肠旁多发小淋巴结。结论：直肠恶性肿瘤伴浆膜面外侵，直肠旁多发小淋巴结。腹部 CT（2014 年 11 月 27 日）：肝脏大小、形态正常，肝内多发低密度灶，边界不清，大者约 40 mm×44 mm，边缘及内部团块样强化，肝内另见多枚囊性灶（图 32-9）。

分子病理检查报告：直肠癌 KRAS 基因第 4 外显子 146 密码子突变，GCA＞ACA（杂合性），导致 P. A146T，KRAS 基因 2.3 外显子；NRAS 基因 2.3.4 外显子、BRAF 基因 15 外显子未见肯定突变。

二、病例特点

（1）临床特点：患者为老年男性，既往无慢性疾病史，无溃疡性结肠炎及克罗恩病史；因大便习惯改变就诊，其他无明显不适症状。

（2）分期检查显示患者除直肠原发灶之外，还存在肝脏多发转移。原发灶位于直肠邻近乙结肠处，且已侵犯浆膜层，同时肠周有多发小淋巴结，肝脏多发转移，超过 5 个病灶，最大的转移病灶位于门静脉旁，直径接近 5 cm 大小。

（3）分子病理检查提示患者直肠原发病灶存

在 KRAS 基因 4 号外显子的第 146 密码子突变，BRAF 基因为野生型。

（4）因此患者的诊断为直肠癌合并同时性肝转移，转移病灶＞5 个，以右肝转移居多，且邻近门静脉主要分支，初始手术无法进行 R₀ 根治。

（5）按照 ESMO 指南将患者进行分组[1]，应属于 1 组患者，这类患者的特点是有根治性意向的潜在可切除转移疾病，需要进行全身治疗，以通过化疗±靶向治疗使得肿瘤退缩，以达到手术切除目的。

三、初始治疗选择

结合患者的症状、体征、肠镜、影像学检查和病理结果，直肠癌合并同时性肝转移诊断明确，因此患者诊断为Ⅳ期转移性病变，需要考虑多学科综合治疗。给该患者选择何种初始治疗，对其疾病是否能够从不可治愈转变为潜在可治愈或可治愈是非常重要的。对于患者疾病的准确分期和肝转移灶可切除性评估是进行准确选择的前提。

本患者肿瘤位于直肠上段，向上延及乙状结肠，肠周淋巴结可疑肿大，同时伴有肝脏多发转移，部分病灶生长位置邻近肝脏主要血管，因此患者的肝转移病灶为潜在可切除，通过采用术前诱导或转化性治疗，可以争取达到以治愈为目标。

该患者年龄为 71 岁，ECOG 1 分，既往体健，无慢性疾病病史，各项常规检查包括血常规、肝肾功能、心电图皆在正常范围之内，临床判断可以耐受全身化疗。从国外临床研究结果来看，靶向治疗加入两药乃至三药的细胞毒性药物化疗，是目前最可能有效的联合治疗方案[2-7]，当然，FOLFOXIRI 方案单独应用或联合贝伐珠单抗，是目前已知的能获得较高的缓解率和长期生存的治疗方案，但是三药联合对患者自身生理状态要求较高，需要良好的体力状态以及各项器官功能储备正常[8]，而本患者为 71 岁的高龄男性患者，ECOG 1 分，恐难以耐受三药联合化疗方案，因此，还是以考虑两药联合的 FOLFOX 或者 FOLFIRI 方案。

在两药联合的基础上加用靶向治疗药物，对于不可切除或者潜在可切除的肝转移患者应是最佳选择。目前国内可应用的靶向治疗药物，主要是抗 EGFR 单抗-西妥昔单抗和抗 VEGF 单抗-贝伐珠单抗，目前没有随机临床研究数据表明，对于不可切除肝转移患者，哪种靶向药物可以是最佳选择，包括大样本的以肝转移 R₀ 切除为首要终点的Ⅲ期随机对照，或者是其他"头对头"的直接比较数据（FIRE - 3，CALGB 80405）可以得到哪种靶向药物联合化疗更优。但是在比较单纯化疗（FOLFOX/FOLFIRI）和化疗联合抗 EGFR 单抗的研究中，在（K）RAS 野生型患者中，抗 EGFR 单抗似乎较贝伐珠单抗联合化疗在缩小肿瘤方面有效率更高，肿瘤退缩更加明显[9]，而贝伐珠单抗的作用主要体现在不可切除患者生存期的延长方面。

如果患者有意愿接受抗 EGFR 单抗联合化疗作为初始治疗，考虑药物经济学的原则以及靶向治疗存在有效性靶点的问题，需要进行生物标志物的筛选来筛出抗 EGFR 单抗治疗可能有效或者无效甚至是损害化疗疗效的患者。自 2007 年法国学者 Lievre 等在 Cancer Research 发表的研究发现应用西妥昔单抗或帕妥木单抗的患者[10]，如果存在 KRAS 基因突变者疗效较差，而 KRAS 基因无突变的患者疗效则较佳，而后对Ⅲ期西妥昔单抗联合 FOLFIRI 方案的 CRYSTAL 研究和Ⅱ期西妥昔单抗联合 FOLFOX4 方案的 OPUS 研究回顾性分析[11]，发现 KRAS 基因 2 号外显子 12，13 密码子无突变的患者，更能从化疗联合西妥昔单抗治疗中获益，而在突变的患者中则没有观察到明显的临床获益。因此，之后的临床实践中，逐步推广进行 KRAS 基因检测来筛选应用西妥昔单抗治疗患者。随着研究的进一步深入，发现在转移性结直肠癌中，RAS 基因的突变不仅仅存在于 KRAS 基因外显子 2，除此之外，KRAS 基因外显子 3 的 61 密码子和外显子 4 的 117、146 密码子以及 NRAS 基因的外显子 2、3、4 也是突变"热点"。2013 年 ASCO 年会报道的 PRIME 研究回顾性分析[12]，发现如果将 RAS 基因突变检测从 KRAS 外显子 2 拓展到 KRAS 和 NRAS 基因的 2、3、4 之后，重新确定的 RAS 基因突变率从 40% 增加到 52%，而这部分（增加的 12%）重新定义为突变的患者 PFS 及 OS

和单纯化疗相比分别缩短 1.4 个月和 3.6 个月;同样对 FIRE-3 研究的 RAS 拓展分析[13],也发现了相似的问题,从 KRAS 到全 RAS,突变率增加了 16%,新增加的 RAS 突变患者,在应用西妥昔单抗联合 FOLFIRI 方案患者,有效率仅有 38.2%,而 PFS 及 OS 分别仅为 6.1 个月和 16.4 个月,而在贝伐珠单抗联合 FOLFIRI 组分别为 68.1%、12.2 个月和 20.6 个月,因此这些数据表明,对于 RAS 突变的患者而言,加用抗 EGFR 单抗不仅不能带来临床获益,反而有损于化疗的疗效,使得患者的利益受到损害,故 RAS 基因突变不是抗 EGFR 单抗的疗效预测因子,而是生存结局的负向预测因子,对于 RAS 基因突变的患者,一定不能使用抗 EGFR 单抗,在使用抗 EGFR 单抗之前,RAS 基因突变的检测就显得至关重要。

对于本患者,我们在临床应用西妥昔单抗治疗之前,给其进行了 RAS 基因的检测,结果显示患者为 KRAS 基因第 4 外显子 146 密码子突变,GCA>ACA(杂合性),导致 P. A146T。因此患者不适合应用抗 EGFR 单抗,在与患者充分沟通之后,患者决定接受单纯化疗,最终确定患者的初始治疗方案为单用 mFOLFOX6 方案全身化疗。

四、治疗阶段一

1. 治疗经过 患者 2014 年 12 月 2 日开始于我院行 mFOLFOX6 方案化疗,具体剂量为奥沙利铂 140 mg 静滴 + 亚叶酸 600 mg 静脉滴注 + 5-FU 0.6 g 静推 + 氟尿嘧啶 4.0 g 化疗泵 CIV46 h,4 周期治疗后进行了疗效评价,疗效评价为 PR。患者对治疗的耐受性良好,主要毒性为 1 度食欲降低、1 度急性神经毒性,无明显骨髓抑制。尔后继续接受了 2 周期 mFOLFOX6 方案全身化疗。

4 周期后影像学评价结果。

(1) 直肠 MRI(2015.2.9):直肠壁增厚较前明显退缩,目前肠腔狭窄不明显;病变段肠管和正常肠管分界不清无法测量。直肠系膜未见确切淋巴结肿大。

(2) 腹部 CT(2015 年 2 月 10 日):肝内多发肿块较前缩小,目前较大者约 28 mm×18 mm,肝脏另见数枚内小结节同前。

2. 疗效评价 见图 32-10。

3. 原发灶和肝转移灶的切除 患者在经过全身系统性治疗之后,肿瘤获得良好的退缩,如果原发灶和转移灶都达到了可切除的标准,则应尽早考虑原发灶和转移灶的切除。

肝脏是结直肠癌最易发生转移的器官,20%~34% 的患者在确诊时出现同时性肝转移[14],有一项回顾性研究发现,在接受结直肠癌肝转移瘤切除的 155 例患者中,与异时性肝转移相比,同时性肝转移患者具有更多的肝脏部位受累和更多的双侧肝叶转移[15]。同时性肝转移患者的处理相比异时性转移患者则更复杂,在如何处理原发灶和转移灶的关系时,就会存在多种不同的处理模式,主要体现在不同治疗方式的时序性问题,比如先给予全身治疗,再手术;还是先手术切除,在进行全身治疗,而对于直肠癌,则还牵涉到同步放化疗何时介入的问题;此外还包括原发灶和转移灶切除的问题,例如是分期切除还是一期切除,对于分期切除是先行肝转移灶切除后原发灶切除,还是以相反的顺序进行分期手术。因此,这些问题在临床处置中,对于每个患者可能要结合具体情况,加以具体分析,从而选择一个更适合个体患者的治疗模式。

在肝转移灶的可切除评估层面,传统的观念也受到了挑战。例如在过去认为可切除的肝转移应该满足以下条件:肝脏转移瘤<4 个,最大转移灶<5 cm,无肝外转移病灶和肝门淋巴结转移,切缘必须大于 1 cm 等。随着肝脏手术技巧的进步,以及对结直肠癌肝转移的生物学行为的深刻认识,近年来新的肝转移手术标准变得越来越简单,只要满足两个标准即可:保留足够的正常肝储备功能基础上是否能够获得 R_0 切除,而不再去考虑转移肿瘤的大小、个数、是否分布在两叶等[1]。

尽管有些患者在术前评估认为可进行手术切除,但是在手术之中因转移病灶的位置或者切除后残余肝体积不足以维持正常的生理功能,此时患者可能无法单纯依赖手术达到 R_0 切除,射频消融作为一种物理毁损的方法[16,17],对于无法进行手术切除的病灶可进行术中消融治疗,以期达到和手术完

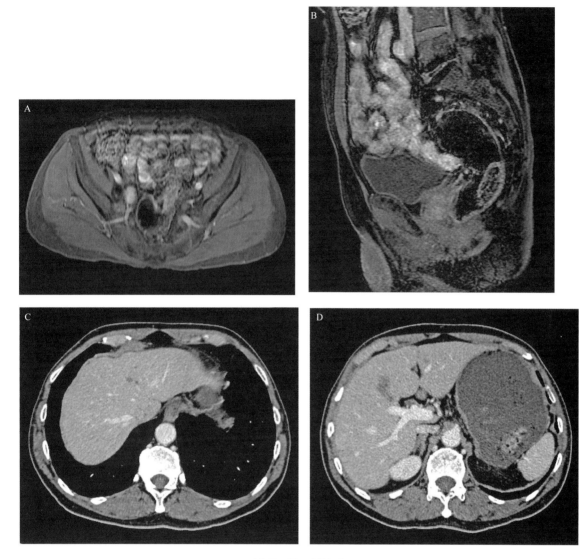

图 32-10 疗效评价

A. 直肠原发病灶治疗后 MRI 轴状位影像；B. 直肠原发病灶治疗后 MRI 矢状位影像；C. 肝 S4、S8、S1 多发转移灶较前明显缩
小；D. 肝 S4、S3 段多发转移灶较前明显缩小

整切除同样的治疗疗效。

对于本患者而言，经过 6 周期 mFOLFOX6 方案的全身治疗，4 周期时原发灶和转移灶经过评估后认为退缩都比较好，原发灶可进行手术切除，大部分转移灶可以达到 R₀ 切除，除了邻近肝脏主要血管的病灶之外。因此，建议患者进行 MDT 讨论，以评价是否可以进行原发灶和转移灶的局部治疗。

五、治疗阶段二

患者于 2015 年 3 月 24 日行 PET-CT 检查提示：直乙状结肠交界处恶性肿瘤，肝脏多发转移化

疗后，诸病灶肿瘤代谢活跃；骶前淋巴结转移不除外。多学科讨论评估后认为直肠原发灶可切除，肝转移灶仍难达到 R₀ 切除，建议先切除原发病灶。患者于 2015 年 4 月 3 日行"腹腔镜下直肠 Dixon 术"，术后病理示：直肠溃疡型腺癌，分化 Ⅱ 级，癌组织浸润肠壁浆膜下层，伴较多组织细胞及多核巨细胞反应。残留癌组织约占瘤床 20%。两切缘未见癌累及。肠系膜根部淋巴结 1 枚，未见癌转移（0/1）；肠旁淋巴结 10 枚，未见癌转移（0/10）。患者术后恢复良好，于 2015 年 4 月 24 日～5 月 11 日继续 2 周期 FOLFOX 方案化疗，化疗后无骨髓抑制，无明显肝毒性。8 周期化疗结束后，患者继续

评估肝脏病灶的可切除性,MDT 认为可进行肝转移灶手术切除。

患者于 2015 年 6 月 17 日行"复杂肝癌切除术 + 术中射频消融术",术中探查发现肝脏肿瘤共 12 枚,分布于左右两叶,直径 0.5～2 cm,最大一枚直径约 2 cm,位于门脉右前支处,术中判断难以达到 R_0 切除,对此病灶予以射频消融,余肿瘤均予以切除,肿瘤均界清,无包膜,术后切除样本病理形态及免疫组化证实为肠癌肝转移。术后恢复可。

患者于 2015 年 7 月 20 日继续行 FOLFOX 方案第 9 周期化疗,患者目前一般情况可,食欲一般,大、小便基本正常,精神可,休息、睡眠可,体重无减轻。

六、结束治疗和随访

患者经过全身系统性治疗联合原发灶手术切除和肝转移灶手术 + 射频治疗,基本达到了原发灶和肝转移灶的以治愈性为目的的综合治疗。建议患者继续接受 mFOLFOX6 的全身化疗至 12 周期,完成既定的治疗计划后,进入临床随访阶段。

患者在初始诊断时 KRAS 基因检测为突变型,有回顾性研究发现在具有 RAS 突变型的转移性结直肠癌患者,在接受肝转移切除术后,3 年内肺转移的发生率高于 RAS 野生型患者,但和肝内复发关系不大,不过总体无复发生存和总生存时间均差于 RAS 野生型患者[18]。尽管目前对于 RAS 突变[18]状态在结直肠癌肝转移患者术后的预后预测价值仍存在争议,但是 RAS 突变[18]患者的预后较差在转移性结直肠癌患者中似乎已经得到公认,因此该患者在完成围手术期全身化疗之后,建议患者密切随访,以及早发现可能存在的肝外转移和肝内复发。

（陈治宇）

◇ 参 ◇ 考 ◇ 文 ◇ 献 ◇

[1] Schmoll HJ, Van Cutsem E, Stein A, et al. ESMO Consensus Guidelines for management of patients with colon and rectal cancer. A personalized approach to clinical decision making[J]. Ann Oncol, 2012, 23: 2479 - 2516.

[2] Cassidy J, Clarke S, Diaz-Rubio E, et al. Randomized phase III study of capecitabine plus oxaliplatin compared with fluorouracil/folinic acid plus oxaliplatin as first-line therapy for metastatic colorectal cancer[J]. J Clin Oncol, 2008, 26: 2006 - 2012.

[3] Tournigand C, Andre T, Achille E, et al. FOLFIRI followed by FOLFOX6 or the reverse sequence in advanced colorectal cancer: a randomized GERCOR study[J]. J Clin Oncol, 2004, 22: 229 - 237.

[4] Maindrault-Goebel F, Louvet C, Andre T, et al. Oxaliplatin added to the simplified bimonthly leucovorin and 5 - fluorouracil regimen as second-line therapy for metastatic colorectal cancer (FOLFOX6). GERCOR[J]. Eur J Cancer, 1999, 35: 1338 - 1342.

[5] Saltz LB, Clarke S, Diaz-Rubio E, et al. Bevacizumab in combination with oxaliplatin-based chemotherapy as first-line therapy in metastatic colorectal cancer: a randomized phase III study[J]. J Clin Oncol, 2008, 26: 2013 - 2019.

[6] Petrelli F, Borgonovo K, Cabiddu M, et al. FOLFIRI-bevacizumab as first-line chemotherapy in 3500 patients with advanced colorectal cancer: a pooled analysis of 29 published trials[J]. Clin Colorectal Cancer, 2013, 12: 145 - 151.

[7] Vale CL, Tierney JF, Fisher D, et al. Does anti-EGFR therapy improve outcome in advanced colorectal cancer? A systematic review and meta-analysis[J]. Cancer Treat Rev, 2012, 38: 618 - 625.

[8] Loupakis F, Cremolini C, Masi G, et al. Initial therapy with FOLFOXIRI and bevacizumab for metastatic colorectal cancer[J]. N Engl J Med, 2014, 371: 1609 - 1618

[9] Vauthey JN, Zorzi D, Pawlik TM. Making unresectable hepatic colorectal metastases resectable — does it work? [J]. Semin Oncol, 2005, 32: S118 - s122.

[10] Lievre A, Bachet JB, Le Corre D, et al. KRAS mutation status is predictive of response to cetuximab therapy in colorectal cancer[J]. Cancer Res, 2006, 66: 3992 - 3995.

[11] Bokemeyer C, Van Cutsem E, Rougier P, et al. Addition of cetuximab to chemotherapy as first-line treatment for KRAS wild-type metastatic colorectal cancer: pooled analysis of the CRYSTAL and OPUS randomised clinical trials[J]. Eur J Cancer, 2012, 48: 1466 - 1475.

[12] Douillard JY, Oliner KS, Siena S, et al. Panitumumab-FOLFOX4 treatment and RAS mutations in colorectal cancer[J]. N Engl J Med, 2013, 369: 1023 - 1034.

[13] Heinemann V, von Weikersthal LF, Decker T, et al. FOLFIRI plus cetuximab versus FOLFIRI plus bevacizumab as first-line treatment for patients with metastatic colorectal cancer (FIRE - 3): a randomised, open-label, phase 3 trial[J]. Lancet Oncol, 2014, 15: 1065 - 1075.

[14] Hayashi M, Inoue Y, Komeda K, et al. Clinicopathological analysis of recurrence patterns and prognostic factors for

survival after hepatectomy for colorectal liver metastasis [J]. BMC Surg, 2010, 10: 27.

[15] Tsai MS, Su YH, Ho MC, et al. Clinicopathological features and prognosis in resectable synchronous and metachronous colorectal liver metastasis [J]. Ann Surg Oncol, 2007, 14: 786-794.

[16] Cirocchi R, Trastulli S, Boselli C, et al. Radiofrequency ablation in the treatment of liver metastases from colorectal

cancer [J]. Cochrane Database Syst Rev, 2012, 6: CD006317.

[17] Bala MM, Riemsma RP, Wolff R, et al. Microwave coagulation for liver metastases[J]. Cochrane Database Syst Rev, 2013, 10: CD010163.

[18] Pereira AA, Rego JF, Morris V, et al. Association between KRAS mutation and lung metastasis in advanced colorectal cancer[J]. Br J Cancer, 2015, 112: 424-428.

病例五　家族性腺瘤性息肉病(FAP)

一、病例第一部分

(一) 病史介绍

患者,女性,19岁。因"大便带血1个月"2006年于我院就诊。体检:肛指检查显示直肠肛管内多发息肉性病变,0.3～0.5 cm。外院肠镜检查示全大肠多发息肉,个数大于1 000 枚,大小0.3～2.0 cm不等;最大息肉活检病理显示"腺瘤性息肉,管状腺瘤低级别瘤变"。家族史中患者父亲于30岁时诊断为"结直肠多发腺瘤癌变,家族性腺瘤性息肉病可能",于当地医院行手术治疗,现44岁。患者未婚,未育。无兄弟姐妹。

(二) 讨论

1. 诊断　经典型家族性腺瘤性息肉病(classical FAP,CFAP)。

FAP的发病率为1/(7 000～22 000)[1]。依据遗传病因和临床表型的不同,FAP又可分为经典型家族性腺瘤性息肉病(classical FAP,CFAP)、轻表型家族性腺瘤性息肉病(attenuated FAP,AFAP)、MYH相关性息肉病(MYH-associated polyposis,MAP)、Gardner综合征(Gardner syndrome,GS)、Turcot综合征(Turcot syndrome,TS)等亚型。

CFAP以结直肠内生长成百上千枚不同大小的息肉为特征(表32-2),大多数患者息肉生长于儿童时期,后多因息肉增大和数量增多至引起结直肠出血甚至贫血、排便习惯改变、便秘、腹泻、腹痛、可触及的腹部肿块、体重减轻等症状到医院就诊而被发现。单枚息肉的恶变倾向很小,但当大量息肉密集时,恶变倾向可达100%[2]。以管状腺瘤、绒毛状腺瘤和管状绒毛腺瘤多见,直径一般小于1 cm,多数是宽基底,大于2 cm的腺瘤通常有蒂。可伴发结肠外表现,如:胃息肉、十二指肠息肉、硬纤维瘤、先天性视网膜色素上皮增生等[3]。

表32-2　临床上CFAP与AFAP的特征区别[4-6]

分 型		腺瘤息肉数	发病年龄	平均癌变年龄	癌变率(%)
CFAP	严重型	>1 000 枚	<20	34	100
	中间型	100～1 000 枚	10～30	42	
AFAP		<100 枚	30～50	50～55	69

目前对FAP还没统一的临床诊断标准。CFAP临床症状典型,较容易诊断。Stefan等[7]提出的临床诊断标准为:① 患者结直肠腺瘤性息肉多于100枚,具有较早的发病年龄;② 常伴有肠外表现如先天性视网膜色素上皮肥大、骨瘤、硬纤维

瘤等;③ 常染色体显性遗传(几代中均有患者);Aretz等[8]提出的诊断标准为:结直肠腺瘤性息肉多于100枚和较早的发病年龄(通常在10～20岁长出息肉,在20岁后出现胃肠道症状)。

FAP是由APC基因突变引起的常染色体显

性遗传病[9];CFAP 的 APC 突变检出率为 80%~93%;突变类型:CFAP 大片段缺失率<15%,罕见大片段重复,>90%点突变为截短突变(无义突变,缺失/插入,可变剪接),APC 无义突变中,97%为 CGA>TGA;突变热点:密码子 1309(11%,5 bp 缺失),密码子 1061(7%,5 bp 缺失),密码子 213(3%,C>T 替换),密码子 1068(2%,4 bp 缺失),突变区域集中在基因 5'端,基因 3'端到密码子 1700 突变很少见(1%)[10,11]。

2. 处理 完善检查:胃镜(评估胃及十二指肠情况),胸腹盆 CT(评估其他肠外病变),留取患者外周血行 APC 胚系突变检测,建议患者父亲兄弟姐妹行胃肠镜检查。

二、 病例第二部分

(一) 病史介绍

患者后行胃镜检查发现胃底多发息肉,十二指肠一枚 1.5 cm 的息肉,十二指肠息肉活检病理示管状绒毛状腺瘤低级别瘤变。APC 基因检测结果未出。同时患者及家属均表示因患者年轻,顾虑手术后影响生育及生活质量,不愿行手术治疗。

(二) 讨论

1. 十二指肠息肉 由于 FAP 患者中同时合并十二指肠息肉概率较高,且与胃息肉几乎不癌变不同,十二指肠息肉癌变概率可达 5%[12],对于十二指肠息肉的诊断分级及处理较为重要(表 32-3)。

表 32-3 FAP 十二指肠息肉 Spigelman 评分表[13]

项 目	1 分	2 分	3 分
息肉数量	1~4	5~20	>20
息肉大小(mm)	1~4	5~10	>10
组织学	管状	管状绒毛状	绒毛状
异型性	低级别	中度不典型	高级别

总分为 0~12 分。Stage 0 为 0 分;stage Ⅰ 为 1~4 分;stage Ⅱ 为 5~6 分;stage Ⅲ 为 7~8 分;stage Ⅳ 为 9~12 分。stage Ⅰ 为轻型,stage Ⅲ~Ⅳ 为严重型。患者十二指肠息肉评分为 7 分,属 stage Ⅲ。

2. 药物治疗 环氧合酶(cyclooxygenase,COX)是前列腺素合成过程中的一个重要限速酶,催化花生四烯酸最终生成一系列内源性前列腺素。人体中环氧合酶-1(cyclooxygenase-1,COX-1)在正常组织中表达,而 COX-2 在炎症细胞因子、肿瘤促进因子、生长因子和癌基因的诱导下表达,参与多种病理生理过程(包括肿瘤的发生和发展)。COX-2 抑制剂用于结直肠息肉和结直肠癌的预防和治疗是目前肿瘤学研究的热点。研究显示[14-16]:COX-2 在上述所有遗传性结直肠肿瘤中均有高表达。多个随机对照临床试验证实,舒林酸(sulindac)[17,18]及塞来昔布(celecoxib)[19]对减少 FAP 患者息肉有着显著效果。特异性 COX-2 抑制剂如塞来昔布及罗非昔布(rofecoxib)的研制是为了降低因抑制 COX-1 而产生的胃肠道损伤[20,21]。Steinbach[19]报道了以塞来昔布 400 mg 口服对比安慰剂,对于降低息肉负荷有着非常显著的作用(38% vs. 4.5%,P=0.003)。2001 年美国 FDA 正式批准将塞来昔布用于 FAP 患者的辅助治疗。

由于患者拒绝手术治疗,故临床上明确结肠及十二指肠腺瘤有无癌变至关重要。如均无癌变则行药物治疗。

三、 病例第三部分

(一) 病史介绍

患者后行胃镜下十二指肠腺瘤 EMR 术及肠镜下结直肠腺瘤 EMR 治疗术(结直肠内直径大于 1 cm 的腺瘤均行治疗,共 5 枚)。病理报告显示十二指肠管状绒毛状腺瘤低级别瘤变;结直肠管状腺瘤低级别瘤变。APC 基因检测结果显示突变位于密码子 1309(5 bp 缺失)。后经过与患者及家属反复沟通后,患者及家属决定行塞来昔布(西乐葆)400 mg 口服 bid 治疗,同时每半年随访胃肠镜一次。患者随访过程中发现结直肠息肉及胃息肉数量有较明显地减少,同时,在药物治疗后未见直径 1 cm 以上的腺瘤。患者于药物治疗后第四年(患者 22 岁)结婚,婚后停用药物治疗,后怀孕并产一子。停用药物时长 16 个月,期间未行胃肠镜检查。患者于 2011 年(产后 3 个月,患者 24 岁)于我院就诊。行肠镜检查示结直肠息肉明显增多,个数大于 1 000 枚,直肠内息肉大于 50 枚,并于升结肠及降结肠见 3 枚 5 cm 息肉;活检病理示绒毛状腺瘤癌变。胃镜:胃底多发息肉,十二指肠未见异常。胸腹盆 CT 评估未见明显转移情况。患者及家属要求行手术治疗。

(二) 讨论

1. **手术治疗**　FAP 的手术方式大致有 3 类[22,23]:全结直肠切除 + 回肠储袋肛管吻合术(ileal pouch-anal anastomosis, IPAA)、全结肠切除 + 回肠直肠吻合术(ileorectal anastomosis, IRA)和全结直肠切除 + 回肠末端造口术。随着内窥镜技术的发展和内镜的广泛应用,各种内镜下治疗成为 FAP 重要的临床治疗手段。对于全结直肠切除 + 回肠末端造口术而言,以前认为该术式彻底,无直肠病变复发和癌变之虑,但现在报道认为此术式既不能治愈 FAP,又不能免除定期监测,而且有 20%~30% 的并发症,回肠造瘘给患者带来诸多不便,加以盆腔内解剖易损伤神经而影响膀胱功能和性功能,对年轻人实属不宜。目前仅在伴有局限性低分化直肠癌,由于硬纤维瘤等因素无法使用回肠储袋或回肠储袋功能低下,有 IPAA 禁忌证如克罗恩病(Crohn disease, CD)、肛门括约肌功能低下等时采用[24]。事实上,许多中心仅对同时合并有低位直肠癌或肛管癌的患者中应用此类术式。目前主要采用的术式是 IPAA 和 IRA,手术方式选择和直肠息肉生长情况,是否考虑生育后代,硬纤维瘤的发生风险,APC 基因突变位点等多种因素相关。

IPAA 推荐适应证:① 对于 CFAP,直肠癌风险很高,首选 IPAA 治疗[25];② 对于 AFAP 患者直肠腺瘤数量达 15~20 枚或更多时,需考虑行 IPAA[26];③ 密码子 1250 后突变的患者 IRA 术后直肠癌发生概率高达 42%,故建议选择 IPAA[27];④ Nieuwenhuis 等[28]认为突变位于密码子 1250~1464 处患者直肠癌风险很高,推荐首选 IPAA;⑤ 对于具有硬纤维瘤家族史或突变位于密码子 1444 后的 FAP 患者,IRA 后行 IPAA,将增加硬纤维瘤发生率,且手术不易进行,这类患者首选 IPAA[26]。

IRA 推荐适应证:① 对于大多数 AFAP 患者,发生严重直肠息肉的风险较低,IRA 为首选治疗方式[29];② 突变在密码子 1250 前选择 IRA[27];③ 行 IPAA 的女性其生育力显著下降,Olsen 等[30]的研究显示,IPAA 术后女性患者比正常对照组生育能力降低 50%,因此考虑生育后代的女性建议选择 IRA。

临床上对于 IPAA 和 IRA 这两种手术方式的选择往往还需考虑到患者术后功能、生活质量及并发症等因素。Aziz 等[29]选择 12 项既往研究[31-42],共入组 1 002 名 FAP 患者进行这两种术式的不良影响、术后功能和生活质量的荟萃分析,研究发现 IRA 组在肠蠕动频率、夜间排便数、术后 30 天内再次手术显著少于 IPAA 组,紧急便意感强于 IPAA 组(表 32 - 4)。

表 32 - 4　IPAA 与 IRA 两种术式的术后功能比较

指　标	OR 值	95%CI	比较结果
肠蠕动频率	1.62	1.05~2.20	IRA 好
夜间排便数	6.64	2.99~14.74	IRA 好
尿失禁垫	2.72	1.02~7.23	IRA 好
30 天内再次手术	2.11	1.21~3.70	IRA 好
紧急便意感	0.43	0.23~0.80	IPAA 好

四、 病例第四部分

(一) 病史介绍

根据患者病史中 CFAP,直肠腺瘤较多,突变位于密码子 1309,已生育,年轻肛门括约肌功能好等特点,告知相关手术风险,选择行 IPAA 手术。术后病理示结直肠多发腺瘤性息肉,符合 FAP 表现,升结肠及降结肠绒毛状腺瘤癌变,中分化,淋巴结(0/42),神经脉管(-)。

(二) 讨论

对患者儿子的监测:目前对于基因检测和肠

镜筛查的最佳年龄各地区有所不同,通常情况,CFAP 家族中儿童在 10 岁左右进行基因检测,有些则考虑后代在婴儿至 5 岁左右是否患有肝母细胞瘤风险,而选择在出生时进行基因检测。肠镜筛查始于 10~12 岁,携带胚系突变患者每隔两年行一次乙状结肠镜检查,发现息肉后开始每年进行结肠镜监测直至手术治疗,未行基因检测或未检测出基因突变的 FAP 家族,两年行一次结肠镜检查至 40 岁,无息肉者可改为 3~5 年进行一次肠镜检查。也有学者提出应从 12 岁起,每年需用内镜检查 1 次所有亲属的大肠,一旦发现息肉立即停止。没有发现息肉的到 25 岁以后每隔两年检查 1 次,到 35 岁以后每隔 3 年检查 1 次,到 50 岁以后方可按照正常人的检查方案进行检查。

（刘方奇）

◇参◇考◇文◇献◇

[1] Kanter-Smoler G, Fritzell K, Rohlin A, et al. Clinical characterization and the mutation spectrum in Swedish adenomatous polyposis families [J]. BMCMed, 2008, 6: 10.

[2] Half E, Bercovich D, Rozen P. Familial adenomatous polyposis [J]. Orphanet J Rare Dis, 2009, 22: 1 - 23.

[3] Cai SR, Zhang SZ, Zheng S. Clinical features of familial adenomas polyps in Chinese and establishment of its immortal lymphocyte cell lines[J]. World J Gastroenterol, 2007, 13(20): 2858 - 2861.

[4] Nieuwenhuis MH, Vasen HF. Correlations between mutation site in APC and phenotype of familial adenomatous polyposis(FAP): A review of the literature [J]. Crit Rev Oncol Hematol, 2007, 61(2): 153 - 161.

[5] Sieber OM, Tomlinson IP, Lamlum H. The adenomatous polyposis coli (APC) tumour suppressor — genetics, function and disease[J]. Mol Med Today, 2000, 6(12): 462 - 469.

[6] Knudsen AL, Bisgaard ML, Billow S. Attenuated familial adenomatous polyposis(AFAP). A review of the literature [J]. Fam Cancer, 2003, 2(1): 43 - 55.

[7] Aretz S. The differential diagnosis and surveillance of hereditar-Y gastrointestinal polyposis syndromes[J]. Dtsch Arztebl Int, 2010, 107(10): 163 - 173.

[8] Aretz S, Vasen HF, Olschwang S. Clinical utility gene card for: Familial adenomatous polyposis (FAP) and attenuated FAP (AFAP)[J]. Eur J Hum Genet, 2011, 19(7): 1018 - 4813.

[9] Wachsmannova-Matelova L, Stevurkova V, Adamcikova Z, et al. Different phenotype manifestation of familial adenomatous polyposis in families with APC mutation at codon1309[J]. Neoplasma, 2009, 56(6): 486 - 489.

[10] Aretz S, Vasen HF, Olschwang S. Clinical utility gene card for: familial adenomatous polyposis (FAP) and attenuated FAP (AFAP)[J]. Eur J Hum Genet, 2011, 19(7): 1018 - 4813.

[11] Brroud C, Soussi T. APC gene: database of germline and so — matic mutations in human tumors and cell lines[J]. Nucleic Acids Res, 1996, 24(1): 121 - 124.

[12] Groves CJ, Saunders BP, Spigelman AD, et al. Duodenal cancer patients with familial adenomatous polyposis (FAP): results of a 10 year prospective study[J]. Gut 2002, 50: 636 - 641.

[13] Spigelman AD, Williams CB, Talbot IC, et al. Upper gastrointestinal cancer in patients with familial adenomatous polyposis[J]. Lancet, 1989, 2: 783 - 785.

[14] Takeda H, Miyoshi H, Tamai Y, et al. Simultaneous expression of COX - 2 and mPGES - 1 in mouse gastrointestinal hamartomas[J]. Br J Cancer 2004; 90: 701 - 704.

[15] Brazowski E, Misonzhnick-Bedny F, Rozen P. Cyclooxygenase - 2 expression in the hereditary mixed polyposis syndrome [J]. Dig Dis Sci, 2004; 49: 1906 - 1911.

[16] van Hattem WA, Brosens LA, Marks SY, et al. Increased cyclooxygenase - 2 expression in juvenile polyposis syndrome [J]. Clin Gastroenterol Hepatol, 2009, 7: 93 - 97.

[17] Cruz-Correa M, Hylind LM, Romans KE, et al. Long-term treatment with sulindac in familial adenomatous polyposis: a prospective cohort study[J]. Gastroenterology 2002, 122: 641 - 645.

[18] Giardiello FM, Hamilton SR, Krush AJ, et al. Treatment of colonic and rectal adenomas with sulindac in familial adenomatous polyposis[J]. N Engl J Med, 1993, 328: 1313 - 1316.

[19] Steinbach G, Lynch PM, Phillips RK, et al. The effect of celecoxib, a cyclooxygenase - 2 inhibitor, in familial adenomatous polyposis[J]. N Engl J Med, 2000, 342: 1946 - 1952.

[20] Higuchi T, Iwama T, Yoshinaga K, et al. A randomized, double-blind, placebo-controlled trial of the effects of rofecoxib, a selective cyclooxygenase - 2 inhibitor, on rectal polyps in familial adenomatous polyposis patients[J]. Clin Cancer Res, 2003, 9: 4756 - 4760.

[21] Hallak A, Alon-Baron L, Shamir R, et al. Rofecoxib reduces polyp recurrence in familial polyposis[J]. Dig Dis Sci, 2003, 48: 1998 - 2002.

[22] Wuthrich P, Gervaz P, Ambrosetti P, et al. Functional outcome and quality of life after restorative proctocolectomy and ileo-anal pouch anastomosis[J]. Swiss Med Wkly, 2009, 139: 193 - 197.

[23] Edlich R, Cross CL, Wack CA, et al. Revolutionary advances in the diagnosis and treatment of Familial Adenomatous Polyposis [J]. J Environ Pathol Toxicol Oncol, 2009, 28: 47 - 52.

[24] Burr RW, Barthel JS, Dunn KB, et al. NCCN clinical practice guidelines in oneology. Coloreetal cancer screening [J]. J Natl Compr Canc Netw, 2010, 8(1): 8 - 61.

[25] Slors FJ, van Zuijlen PP, van Dijk GJ, et al. Sexual and bladder dysfunction after total mesorectal excision for benign diseases[J]. Scand J Gastroenterol Suppl, 2000, 232: 48 - 51.

[26] Vasen HF, Mfislein G, Alonso A, et al. Guidelines for the clinical management of familial adenomatous polyposis (FAP) [J]. Gut, 2008, 57(5): 704 - 713.

[27] Vasen HF, vall der Lujt RB, Slors JF, et al. Molecular genetic tests as a guide to surgical management of familial adenomatous polyposis[J]. Lancet, 1996, 348 (9025): 433 - 435.

[28] Nieuwenhuis MH, Mathus-Vliegen LM, Slors FJ, et al. Genotype-Pheuotype correlations as a guide in the management of familial adenomatous polyposis[J]. Clin Gastroenterol Hepatol, 2007, 5(3): 374 - 378.

[29] Aziz O, Athanasiou T, F'azio VW, et al. Meta-analysis of observational studies of ileorectal versus ileal pouch-anal anastomosis for familial adenomatous polyposis[J]. Br J Surg, 2006, 93(4): 407 - 417.

[30] Olsen KG, Juul S, Billow S, et al. Female fecundity before and after operation for familial adenomatous polyposis[J]. Br J Surg, 2003, 90(2): 227 - 231.

[31] Ambroze WL Jr, Dozois RR, Pemberton JH, et al. Familial adenomatous polyposis: results following ileal pouch-anal anastomosis and ileorectostomy[J]. Dis Colon Rectum, 1992, 35: 12 - 15.

[32] Soravia C, Klein L, Berk T, et al. Comparison of ileal pouch-anal anastomosis and ileorectal anastomosis in patients with familial adenomatous polyposis[J]. Dis Colon Rectum, 1999, 42: 1028 - 1033; discussion 1033 - 1034.

[33] Ziv Y, Church JM, Oakley JR, et al. Surgery for the teenager with familial adenomatous polyposis: ileo-rectal anastomosis or restorative proctocolectomy? [J]. Int J Colorectal Dis, 1995, 10: 6 - 9.

[34] Tonelli F, Valanzano R, Monaci I, et al. Restorative proctocolectomy or rectum-preserving surgery in patients with familial adenomatous polyposis: results of a prospective study[J]. World J Surg, 1997, 21: 653 - 658; discussion 659.

[35] Bjork J, Akerbrant H, Iselius L, et al. Outcome of primary and secondary ileal pouch-anal anastomosis and ileorectal anastomosis in patients with familial adenomatous polyposis[J]. Dis Colon Rectum, 2001, 44: 984 - 992.

[36] Penna C, Kartheuser A, Parc R, et al. Secondary proctectomy and ileal pouch-anal anastomosis after ileorectal anastomosis for familial adenomatous polyposis [J]. Br J Surg, 1993, 80: 1621 - 1623.

[37] Madden MV, Neale KF, Nicholls RJ, et al. Comparison of morbidity and function after colectomy with ileorectal anastomosis or restorative proctocolectomy for familial adenomatous polyposis[J]. Br J Surg, 1991, 78: 789 - 792.

[38] Gunther K, Braunrieder G, Bittorf BR, et al. Patients with familial adenomatous polyposis experience better bowel function and quality of life after ileorectal anastomosis than after ileoanal pouch[J]. Colorectal Dis, 2003, 5: 38 - 44.

[39] Ko CY, Rusin LC, Schoetz DJ Jr, et al. Does better functional result equate with better quality of life? Implications for surgical treatment in familial adenomatous polyposis[J]. Dis Colon Rectum, 2000, 43: 829 - 835; discussion 835 - 837.

[40] Rodriguez SJC, Casanova RD, Martino FE, et al. Familial adenomatous polyposis: proctocolectomy with an ileal pouch versus rectal preservation[J]. Rev Esp Enferm Dig, 1992, 82: 159 - 163.

[41] Rotondano G, Esposito P, Novi A, et al. Surgery for familial polyposis of the colon. A functional follow-up[J]. Minerva Chir, 1997, 52: 1163 - 1167.

[42] van Duijvendijk P, Slors JF, Taat CW, et al. Functional outcome after colectomy and ileorectal anastomosis compared with proctocolectomy and ileal pouch-anal anastomosis in familial adenomatous polyposis [J]. Ann Surg, 1999, 230: 648 - 654.

附录一
结直肠癌诊疗规范（2015版）

（国家卫生和计划生育委员会）
（专家组名单）

总　顾　问　孙　燕

顾　　　问　郑　树　万德森

组　　　长　顾　晋　汪建平

外　科　组　组长
　　　　　　蔡三军　汪建平　张苏展　顾　晋
　　　　　　组员
　　　　　　于跃明　王锡山　王自强　兰　平　许剑民　邱辉忠　宋　纯　林　锋　柳建忠
　　　　　　贾宝庆　梁小波　裴海平　潘志忠

内　科　组　组长
　　　　　　沈　琳　徐瑞华　李　进
　　　　　　组员
　　　　　　巴　一　邓艳红　白春梅　白　莉　冯凤仪　陶　敏　徐建明　袁　瑛

放　疗　组　组长
　　　　　　李晔雄　章　真
　　　　　　组员
　　　　　　王仁本　朱　莉　高远红　蔡　勇

病理与影像组　组长
　　　　　　梁智勇　来茂德
　　　　　　组员
　　　　　　孙保存　孙应实　李　挺　邱志强　金木兰　笪冀平　薛卫成

秘书组成员　彭亦凡　周　军　周炜洵　张江鹊　练　磊

一、概　　述

我国结直肠癌（colorectal cancer，CRC）的发病率和死亡率均保持上升趋势。2011年结直肠癌的发病率和死亡率分别为23.03/10万和11.11/10万。其中，城市地区远高于农村，且结肠癌的发病率上升显著。多数患者发现时已属于中晚期。

为进一步规范我国结直肠癌诊疗行为，提高医疗机构结直肠癌诊疗水平，改善结直肠癌患者预后，保障医疗质量和医疗安全，特制定本规范。

二、诊断技术与应用

（一）临床表现

早期结直肠癌可无明显症状，病情发展到一定程度可出现下列症状：

1. 排便习惯改变。
2. 大便性状改变（变细、血便、黏液便等）。
3. 腹痛或腹部不适。
4. 腹部肿块。
5. 肠梗阻相关症状。
6. 贫血及全身症状：如消瘦、乏力、低热等。

（二）疾病史和家族史

1. 大肠癌发病可能与以下疾病相关：溃疡性结肠炎、大肠息肉病、大肠腺瘤、Crohn病、血吸虫病等，应详细询问患者相关病史。
2. 遗传性大肠癌发病率约占总体大肠癌发病率的6%左右，应详细询问患者相关家族病史：遗传性非息肉病性结直肠癌，家族性腺瘤性息肉病，黑斑息肉综合征、幼年性息肉病。

（三）体格检查

1. 一般状况评价、全身浅表淋巴结情况。
2. 腹部视诊和触诊，检查有无肠型、肠蠕动波、腹部肿块。
3. 直肠指检：凡疑似结直肠癌者必须常规作肛门直肠指检。了解直肠肿瘤大小、质地、占肠壁周径的范围、基底部活动度、距肛缘的距离、肿瘤向肠外浸润状况、与周围脏器的关系、有无盆底种植等。指检时必须仔细触摸，避免漏诊；触摸轻柔，切忌挤压，观察是否指套血染。

（四）实验室检查

1. 血常规：了解有无贫血。
2. 尿常规：观察有无血尿，结合泌尿系影像学检查了解肿瘤是否侵犯泌尿系统。
3. 大便常规：注意有无红细胞、脓细胞。
4. 粪便隐血试验：针对消化道少量出血的诊断有重要价值。
5. 生化及肝功能。
6. 结直肠癌患者在诊断、治疗前、评价疗效、随访时必须检测CEA、CA19-9；有肝转移患者建议检测AFP；疑有卵巢转移患者建议检测CA125。

（五）内镜检查

直肠镜和乙状结肠镜适用于病变位置较低的结直肠病变。

所有疑似结直肠癌患者均推荐结肠镜检查，但以下情况除外：

1. 一般状况不佳，难以耐受。
2. 急性腹膜炎、肠穿孔、腹腔内广泛粘连。
3. 肛周或严重肠道感染。
4. 妇女妊娠期和月经期。

内窥镜检查报告必须包括：进镜深度、肿物大小、距肛缘位置、形态、局部浸润的范围，对可疑病变必须行病理学活组织检查。

由于结肠肠管在检查时可能出现皱缩，因此内窥镜所见肿物远侧距离肛缘距离可能存在误差，建议结合CT、MRI或钡剂灌肠明确病灶部位。

（六）影像学检查

1. 结肠钡剂灌肠检查，特别是气钡双重造影检查是诊断结直肠癌的重要手段。但疑有肠梗阻的患者应当谨慎选择。
2. B型超声：腹部超声检查可了解患者有无

复发转移,具有方便快捷的优越性。

3. CT 检查:CT 检查的作用在于明确病变侵犯肠壁的深度,向壁外蔓延的范围和远处转移的部位。目前,结直肠癌的 CT 检查推荐用于以下几个方面:

(1) 提供结直肠恶性肿瘤的分期。

(2) 发现复发肿瘤。

(3) 评价肿瘤对各种治疗的反应。

(4) 阐明钡剂灌肠或内窥镜发现的肠壁内和外在性压迫性病变的内部结构,明确其性质。

(5) 对钡剂灌肠检查发现的腹内肿块做出评价,明确肿块的来源及其与周围脏器的关系。

(6) 可判断肿瘤位置。

4. MRI 检查:MRI 检查的适应证同 CT 检查。推荐 MRI 作为直肠癌常规检查项目:① 直肠癌的术前分期;② 结直肠癌肝转移病灶的评价;③ 怀疑腹膜以及肝被膜下病灶。

5. 经直肠腔内超声检查:推荐直肠腔内超声或内镜超声检查为中低位直肠癌诊断及分期的常规检查。

6. PET‐CT:不推荐常规使用,但对于病情复杂、常规检查无法明确诊断的患者可作为有效的辅助检查。术前检查提示为 Ⅲ 期以上肿瘤,为了解有无远处转移,推荐使用。

7. 排泄性尿路造影:不推荐术前常规检查,仅适用于肿瘤较大可能侵及尿路的患者。

(七) 病理组织学检查

病理活检明确占位性质是结直肠癌治疗的依据。活检诊断为浸润性癌的病例进行规范性结直肠癌治疗。如因活检取材的限制,活检病理不能确定浸润深度,诊断为高级别上皮内瘤变的病例,建议临床医师综合其他临床情况包括有无脉管癌栓和癌周的淋巴细胞反应等,确定治疗方案。确定为复发或转移性结直肠癌时,推荐检测肿瘤组织 Ras基因及其他相关基因状态以指导进一步治疗。

(八) 开腹或腹腔镜探查术

如下情况,建议行开腹或腹腔镜探查术:

1. 经过各种诊断手段尚不能明确诊断且高度怀疑结直肠肿瘤。

2. 出现肠梗阻,进行保守治疗无效。

3. 可疑出现肠穿孔。

4. 保守治疗无效的下消化道大出血。

(九) 结直肠癌的诊断步骤

结直肠癌诊断步骤参见附图‐1。诊断结束后推荐行 cTNM 分期。

(十) 结直肠癌的鉴别诊断

1. 结肠癌主要与以下疾病进行鉴别。

(1) 炎症性肠病:本病可以出现腹泻、黏液便、脓血便、大便次数增多、腹胀、腹痛、消瘦、贫血等症状,伴有感染者尚可有发热等中毒症状,与结肠癌的症状相似,结肠镜检查及活检是有效的鉴别方法。

(2) 阑尾炎:回盲部癌可因局部疼痛和压痛而误诊为阑尾炎。特别是晚期回盲部癌,局部常发生坏死溃烂和感染,临床表现有体温升高,白细胞计数增高,局部压痛或触及肿块,常诊断为阑尾脓肿,需注意鉴别。

(3) 肠结核:在我国较常见,好发部位在回肠末端、盲肠及升结肠。常见症状有腹痛、腹泻、便秘交替出现,部分患者可有低热、贫血、消瘦、乏力,腹部肿块,与结肠癌症状相似。但肠结核患者全身症状更加明显,如午后低热或不规则发热、盗汗、消瘦乏力,需注意鉴别。

(4) 结肠息肉:主要症状可以是便血,有些患者还可有脓血样便,与结肠癌相似,钡剂灌肠检查可表现为充盈缺损,行结肠镜检查并取活组织送病理检查是有效的鉴别方法。

(5) 血吸虫性肉芽肿:少数病例可癌变。结合血吸虫感染病史,粪便中虫卵检查,以及钡剂灌肠和纤维结肠镜检查及活检可以帮助鉴别。

(6) 阿米巴肉芽肿:可有肠梗阻症状或查体扪及腹部肿块与结肠癌相似。本病患者行粪便检查时可找到阿米巴滋养体及包囊,钡剂灌肠检查常可见巨大的单边缺损或圆形切迹。

(7) 淋巴瘤:好发于回肠末端和盲肠及升结肠,也可发生于降结肠及直肠。淋巴瘤与结肠癌的病史及临床表现方面相似，但由于黏膜相对比较完整，出血较少见。鉴别诊断主要依靠结肠镜下的活组织检查以明确诊断。

2. 直肠癌除与以上疾病鉴别以外，尚需与下列疾病鉴别。

（1）痔：痔一般多为无痛性便血，血色鲜红不与大便相混合，直肠癌便血常伴有黏液而出现黏液血便和直肠刺激症状。对便血病人必须常规行直肠指检。

（2）肛瘘：肛瘘常由肛窦炎而形成肛周脓肿所致。患者有肛周脓肿病史，局部红肿疼痛，与直肠癌症状差异较明显，鉴别比较容易。

（3）阿米巴肠炎：症状为腹痛、腹泻，病变累及直肠可伴里急后重。粪便为暗红色或紫红色血液及黏液。肠炎可致肉芽及纤维组织增生，使肠壁增厚，肠腔狭窄，易误诊为直肠癌，纤维结肠镜检查及活检为有效鉴别手段。

（4）直肠息肉：主要症状是便血，结肠镜检查及活检为有效鉴别手段。

三、病 理 评 估

（一）标本固定标准

1. 固定液：推荐使用 10% 中性缓冲福尔马林固定液，避免使用含有重金属的固定液。

2. 固定液量：必须 ≥ 所固定标本体积的 5～10 倍。

3. 固定温度：正常室温。

4. 固定时间：标本应尽快剖开固定，离体到开始固定的时间不宜超过 30 分钟。建议由病理医师进行标本剖开。

内镜下切除腺瘤或活检标本：≥6 小时，≤48 小时。

手术标本：≥12 小时，≤48 小时。

（二）取材要求

1. 活检标本

（1）核对临床送检标本数量，送检活检标本必须全部取材。

（2）将标本包于纱布或柔软的透水纸中以免丢失。

（3）每个蜡块内包括不超过 5 粒活检标本，并依据组织大小适当调整。

2. 内镜下切除的腺瘤标本

（1）建议送检标本由手术医师用墨汁标记蒂部切缘后，展平钉板并放入固定液中进行标本固定。

（2）推荐记录肿瘤的大小，各方位距切缘的距离。

（3）息肉切除标本的取材：首先要明确息肉的切缘、有无蒂部以及蒂部的直径。分为无蒂（Is）和亚蒂（Isp）型息肉，取材时要考虑到蒂切缘能够客观正确地评价。

建议按如下方式取材：当蒂切缘直径＞2 mm时，在距离蒂切缘的中心约 1 mm 处垂直于蒂切缘水平面切开标本，再平行此切面，间隔 2～3 mm 将标本全部取材；蒂切缘直径≤2 mm 时，不要垂直切开蒂部，沿蒂切缘水平方向截取完整横断面，然后再垂直于蒂切缘水平面、间隔 2～3 mm 对全部标本取材。推荐按同一包埋方向全部取材。记录组织块对应的方位。

3. 手术标本

（1）肠壁及肿瘤

① 描述并记录肿瘤大体类型。沿肠壁长轴、垂直于肠壁切取肿瘤标本，肿瘤组织充分取材，视肿瘤大小、浸润深度、不同质地、颜色等区域分别取材，肿瘤浸润最深处至少 1 块全层厚度肿瘤及肠壁组织，以判断肿瘤侵犯的最深层次，尤其需要注意浆膜受累情况。切取能够显示肿瘤与邻近黏膜关系的组织。

② 切取远侧、近侧手术切缘。推荐切取系膜/环周切缘，对于可疑系膜/环周切缘阳性的病例，建议按手术医师用墨汁标记的部分切取。建议尽量对不同切缘区分标记。

③ 记录肿瘤距远侧及近侧切缘的距离。

④ 肠标本如包含回盲部或肛管、肛门，应当于回盲瓣、齿状线、肛缘取材，阑尾也需取材；如肿

瘤累及上述部位,切取充分显示病变程度的组织块。

⑤ 行中低位直肠癌根治术时需要完整切除直肠系膜,推荐病理医师对手术标本进行系统检查,包括系膜的完整性、环周切缘是否有肿瘤侵犯,这是评价全直肠系膜切除手术质量的重要指标。

(2)淋巴结:建议外科医师根据局部解剖体征和术中所见,分组送检淋巴结,有利于淋巴结引流区域的定位;在未接到手术医师分组送检医嘱或标记的情况下,病理医师按照以下原则检出标本中的淋巴结:

全部淋巴结均需取材(建议检出至少12枚淋巴结。接受过术前治疗患者的淋巴结可以低于12枚)。所有肉眼阴性的淋巴结应当完整送检,肉眼阳性的淋巴结可部分切取送检。

(3)推荐取材组织块体积:不大于 2 cm×1.5 cm×0.3 cm。

(三)取材后标本处理原则和保留时限

1. 剩余标本的保存:取材剩余组织保存在标准固定液中,并始终保持充分的固定液量和甲醛浓度,避免标本干枯或因固定液量不足或浓度降低而致组织腐变;以备根据镜下观察诊断需求而随时补充取材;或以备在病理诊断报告签发后接到临床反馈信息时复查大体标本或补充取材。

2. 剩余标本处理的时限:建议在病理诊断报告签发2周后,未接到临床反馈信息,未发生因外院会诊意见分歧而要求复审等情形后,可由医院自行处理。

3. 科研单位及有条件的单位最好低温保存活组织及蜡块,以备进一步研究的应用。

(四)病理类型

1. 早期结直肠癌:癌细胞穿透结直肠黏膜肌层浸润至黏膜下层,但未累及固有肌层,无论有无淋巴结转移,称为早期结直肠癌(pT1)。上皮重度异型增生及不能判断浸润深度的病变称高级别上皮内瘤变,如癌组织浸润固有膜则称

黏膜内癌。

建议对早期结直肠癌的黏膜下层浸润深度进行测量并分级,即 SM1(黏膜下层浸润深度≤1 mm)和SM2(黏膜下层浸润深度>1 mm)。

2. 进展期结直肠癌的大体类型

(1)隆起型:凡肿瘤的主体向肠腔内突出者,均属本型。

(2)溃疡型:肿瘤形成深达或贯穿肌层之溃疡者均属此型。

(3)浸润型:肿瘤向肠壁各层弥漫浸润,使局部肠壁增厚,但表面常无明显溃疡或隆起。

3. 组织学类型

(1)腺癌。

(2)黏液腺癌。

(3)印戒细胞癌。

(4)鳞癌。

(5)腺鳞癌。

(6)髓样癌。

(7)未分化癌。

(8)其他。

(9)癌,不能确定类型。

4. 组织学分级:结直肠癌组织学分级标准见表1。

表1 结直肠癌组织学分级标准(依据 2010 版 WHO)

标　　准	分化程度	数字化分级[a]	描述性分级
>95%腺管形成	高分化	1	低级别
50%～95%腺管形成	中分化	2	低级别
0～49%腺管形成	低分化	3	高级别
高水平微卫星不稳定性[b]	不等	不等	低级别

注:a. 未分化癌(4级) 这一类别指无腺管形成、黏液产生、神经内分泌、鳞状或肉瘤样分化;b. MSI-H。

* 以上分级标准针对腺癌。

(五)病理报告内容

1. 活检标本的病理报告内容和要求

(1)患者基本信息及送检信息。

(2)如有上皮内瘤变(异型增生),报告分级。

(3)如为浸润性癌,区分组织学类型。

（4）确定为结直肠癌时，建议检测错配修复（MMR）蛋白（MLH1，MSH2，MSH6，PMS2）及 Ki‑67 的表达情况。

临床医师应当了解受活检取材深度限制，活检病理不能完全确定浸润深度，故肿瘤组织可能为局限于黏膜内的高级别上皮内瘤变或黏膜内癌。

2. 内镜下切除的腺瘤标本的病理报告内容和要求

（1）患者基本信息及送检信息。

（2）肿瘤的大小。

（3）上皮内瘤变（异型增生）的分级。

（4）如为浸润性癌，报告癌组织的组织学分型、分级、浸润深度、切缘情况、脉管侵犯情况、错配修复（MMR）蛋白（MLH1，MSH2，MSH6，PMS2）表达情况。

pT1、3 与 4 级分化、脉管侵犯、切缘阳性，临床应当再行外科手术扩大切除范围。其他情况肠镜下切除已足够，但术后需定期随访。

① 预后良好的组织学特征包括：1 或 2 级分化，无血管、淋巴管浸润，"切缘阴性"。

② 预后不良的组织学特征包括：3 或 4 级分化，血管、淋巴管浸润，"切缘阳性"。

③ 阳性切缘定义为：肿瘤距切缘小于 1 mm 或电刀切缘可见癌细胞。

3. 手术标本的病理报告内容和要求

（1）患者基本信息及送检信息。

（2）大体情况：肿瘤大小、大体类型、肉眼所见浸润深度、切除肠管两端距肿瘤远近端的长度。

（3）肿瘤分化程度（肿瘤分型、分级）。

（4）肿瘤浸润深度（T 分期）（T 分期或 ypT 是根据有活力的肿瘤细胞来决定的，经过新辅助治疗的标本内无细胞的黏液湖不认为是肿瘤残留）。

（5）检出淋巴结数目以及阳性淋巴结数目（N 分期）；以及淋巴结外肿瘤种植（ENTD，Extra Nodal Tumor Deposit），即指沉积于远离原发肿瘤边缘的结直肠周围脂肪组织内的不规则肿瘤实性结节，没有残余淋巴结组织学证据，但分布于肿瘤的淋巴引流途径上。

（6）近端切缘、远端切缘的状况。

（7）建议报告系膜/环周切缘的状况（如果肿瘤距切缘很近，应当在显微镜下测量并报告肿瘤与切缘的距离，肿瘤距切缘 1 mm 以内报切缘阳性）。

（8）新辅助放和（或）化疗疗效评估。

表 2　新辅助放和（或）化疗疗效评估

分　级	治疗反应	疗　效　评　估
0 级	完全反应	无肿瘤残留
1 级	中度反应	少量肿瘤残留
2 级	低度反应	大部分肿瘤残留
3 级	无反应	

（9）脉管侵犯情况（以 V 代表血管，V1 为镜下血管浸润，V2 为肉眼血管浸润，L 代表淋巴管）。建议尽量区分血管与淋巴管浸润。

（10）神经侵犯。

（11）错配修复（MMR）蛋白（MLH1，MSH2，MSH6，PMS2）表达情况。建议选择检测错配修复蛋白的基因状态和甲基化状态。

（12）确定为复发或转移性结直肠癌时，推荐检测 K‑ras、N‑ras、BRAF 基因状态。如无手术切除标本可从活检标本中测定。

完整的病理报告的前提是临床医师填写详细的病理诊断申请单，详细描述手术所见及相关临床辅助检查结果并清楚标记淋巴结。临床医师与病理医师的相互交流、信任和配合是建立正确分期和指导临床治疗的基础。

【附】结直肠癌 TNM 分期
美国癌症联合委员会（AJCC）/国际抗癌联盟（UICC）结直肠癌 TNM 分期系统（2010 年第七版）
原发肿瘤（T）

T_x　原发肿瘤无法评价

T_0　无原发肿瘤证据

Tis　原位癌：局限于上皮内或侵犯黏膜固有层

T_1　肿瘤侵犯黏膜下层

T_2　肿瘤侵犯固有肌层

T_3　肿瘤穿透固有肌层到达浆膜下层,或侵犯无腹膜覆盖的结直肠旁组织

T_{4a}　肿瘤穿透腹膜脏层

T_{4b}　肿瘤直接侵犯或粘连于其他器官或结构

区域淋巴结(N)

N_x　区域淋巴结无法评价

N_0　无区域淋巴结转移

N_1　有 1~3 枚区域淋巴结转移

N_{1a}　有 1 枚区域淋巴结转移

N_{1b}　有 2~3 枚区域淋巴结转移

N_{1c}　浆膜下、肠系膜、无腹膜覆盖结肠/直肠周围组织内有肿瘤种植(TD,tumor deposit),无区域淋巴结转移

N_2　有 4 枚以上区域淋巴结转移

N_{2a}　4~6 枚区域淋巴结转移

N_{2b}　7 枚及更多区域淋巴结转移

远处转移(M)

M_0　无远处转移

M_1　有远处转移

M_{1a}　远处转移局限于单个器官或部位(如肝,肺,卵巢,非区域淋巴结)

M_{1b}　远处转移分布于一个以上的器官/部位或腹膜转移

表 3　解剖分期/预后组别

期别	T	N	M	Dukes	MAC
0	Tis	N_0	M_0	—	—
I	T_1	N_0	M_0	A	A
	T_2	N_0	M_0	A	B_1
IIA	T_3	N_0	M_0	B	B_2
IIB	T_{4a}	N_0	M_0	B	B_2
IIC	T_{4b}	N_0	M_0	B	B_3
IIIA	$T_{1~2}$	N_1/N_{1c}	M_0	C	C_1
	T_1	N_{2a}	M_0	C	C_1
IIIB	$T_{3~4a}$	N_1/N_{1c}	M_0	C	C_2
	$T_{2~3}$	N_{2a}	M_0	C	C_1/C_2
	$T_{1~2}$	N_{2b}	M_0	C	C_1

续　表

期别	T	N	M	Dukes	MAC
IIIC	T_{4a}	N_{2a}	M_0	C	C_2
	$T_{3~4a}$	N_{2b}	M_0	C	C_2
	T_{4b}	$N_{1~2}$	M_0	C	C_3
IVA	任何 T	任何 N	M_{1a}	—	—
IVB	任何 T	任何 N	M_{1b}	—	—

注:1. cTNM 是临床分期,pTNM 是病理分期;前缀 y 用于接受新辅助(术前)治疗后的肿瘤分期(如 ypTNM),病理学完全缓解的患者分期为 $ypT_0N_0cM_0$,可能类似于 0 期或 1 期。前缀 r 用于经治疗获得一段无瘤间期后复发的患者(rTNM)。

Dukes B 期包括预后较好(IIA)和预后较差(IIB、IIC)两类患者,Dukes C 期也同样(任何 N+)。MAC 是改良 Astler-Coller 分期。

2. Tis 包括肿瘤细胞局限于腺体基底膜(上皮内)或黏膜固有层(黏膜内),未穿过黏膜肌层到达黏膜下层。

3. T_4 的直接侵犯包括穿透浆膜侵犯其他肠段,并得到镜下诊断的证实(如盲肠癌侵犯乙状结肠),或者位于腹膜后或腹膜下肠管的肿瘤,穿破肠壁固有基层后直接侵犯其他的脏器或结构,例如降结肠后壁的肿瘤侵犯左肾或侧腹壁,或者中下段直肠癌侵犯前列腺、精囊腺、宫颈或阴道。

4. 肿瘤肉眼上与其他器官或结构粘连则分期为 cT_{4b}。但是,若显微镜下该粘连处未见肿瘤存在则分期为 pT_3。V 和 L 亚分期用于表明是否存在血管和淋巴管浸润,而 PN 则用以表示神经浸润(可以是部位特异性的)。

四、外科治疗

(一)结肠癌的外科治疗规范

1. 结肠癌的手术治疗原则

(1)全面探查,由远及近。必须探查记录肝脏、胃肠道、子宫及附件、盆底腹膜,及相关肠系膜和主要血管淋巴结和肿瘤邻近脏器的情况。

(2)建议切除足够的肠管,清扫区域淋巴结,整块切除,建议常规清扫两站以上淋巴结。

(3)推荐锐性分离技术。

(4)推荐由远及近的手术清扫。建议先处理肿瘤滋养血管。

(5)推荐遵循"不接触"手术原则。

(6)推荐切除肿瘤后更换手套并冲洗腹腔。

(7)对已失去根治性手术机会的肿瘤,如果患者无出血、梗阻、穿孔症状,则无首先姑息性切除原发灶必要。

2．早期结肠癌的手术治疗

（1）$T_1 N_0 M_0$ 结肠癌：建议局部切除。术前内镜超声检查属 T_1 或局部切除术后病理提示 T_1，如果切除完整而且具有预后良好的组织学特征（如分化程度良好、无脉管浸润），则无论是广基还是带蒂，不推荐再行手术切除。如果具有预后不良的组织学特征，或者非完整切除，标本破碎切缘无法评价，推荐行结肠切除术加区域淋巴结清扫。

（2）直径超过 2.5 cm 的绒毛状腺瘤癌变率高，推荐行结肠切除加区域淋巴结清扫。

注：局部切除标本必须由手术医师展平、固定，标记方位后送病理检查。

3．$T_{2\sim4}$，$N_{0\sim2}$，M_0 结肠癌

（1）首选的手术方式是相应结肠切除加区域淋巴结清扫。区域淋巴结清扫必须包括肠旁，中间和系膜根部淋巴结。建议标示系膜根部淋巴结并送病理学检查；如果怀疑清扫范围以外的淋巴结有转移推荐完整切除，无法切除者视为姑息切除。

（2）对具有遗传性非息肉病性结直肠癌（hereditary nonpolyposis colorectal cancer，HNPCC）家族史，或有明显的结肠癌家族史，或同时多原发结肠癌的患者建议行更广泛的结肠切除术。

（3）肿瘤侵犯周围组织器官建议联合脏器整块切除。

（4）结肠新生物临床诊断高度怀疑恶性肿瘤，由于某些原因无法得到病理学诊断，如患者可耐受手术，建议行手术探查。

（5）行腹腔镜辅助的结肠切除术推荐满足如下条件：

① 由有腹腔镜经验的外科医师实施手术。

② 无严重影响手术的腹腔粘连。

③ 无急性肠梗阻或穿孔的表现。

（6）对于已经引起梗阻的可切除结肠癌，推荐行Ⅰ期切除吻合，或Ⅰ期肿瘤切除近端造口远端闭合，或造痿术后Ⅱ期切除，或支架植入术后Ⅱ期切除。如果肿瘤局部晚期不能切除或者临床上不能耐受手术，建议给予姑息性治疗。

4．肝转移外科治疗的原则：参见结直肠癌肝转移治疗规范。

5．肺转移外科治疗的原则

（1）原发灶必须能根治性切除（R_0）。

（2）有肺外可切除病灶并不妨碍肺转移瘤的切除。

（3）完整切除必须考虑到肿瘤范围和解剖部位，肺切除后必须能维持足够功能。

（4）某些患者可考虑分次切除。

（5）无论肺转移瘤能否切除，均应当考虑化疗［术前化疗和（或）术后辅助化疗］。

（6）不可手术切除的病灶，可以消融处理（如能完全消融病灶）。

（7）必要时，手术联合消融处理。

（8）肺外可切除转移病灶，可同期或分期处理。

（9）肺外有不可切除病灶不建议行肺转移病灶切除。

（10）推荐多学科讨论后的综合治疗。

（二）直肠癌的外科治疗

直肠癌手术的腹腔探查处理原则同结肠癌。

1．直肠癌局部切除（$T_1 N_0 M_0$）：早期直肠癌（$T_1 N_0 M_0$）的治疗处理原则同早期结肠癌。

早期直肠癌（$T_1 N_0 M_0$）如经肛门切除必须满足如下要求：

（1）肿瘤大小＜3 cm。

（2）切缘距离肿瘤＞3 mm。

（3）活动，不固定。

（4）距肛缘 8 cm 以内。

（5）仅适用于 T_1 肿瘤。

（6）内镜下切除的息肉，伴癌浸润，或病理学不确定。

（7）无血管淋巴管浸润（LVI）或神经浸润（PNI）。

（8）高-中分化。

（9）治疗前影像学检查无淋巴结肿大的证据。

注：局部切除标本必须由手术医师展平、固定，标记方位后送病理检查。

2．直肠癌（$T_{2\sim4}$，$N_{0\sim2}$，M_0）：必须行根治性手术治疗。中上段直肠癌推荐行低位前切除术；低位

直肠癌推荐行腹会阴联合切除术或慎重选择保肛手术。中下段直肠癌必须遵循直肠癌全系膜切除术原则,尽可能锐性游离直肠系膜,连同肿瘤远侧系膜整块切除,尽量保证环周切缘阴性,对可疑环周切缘阳性者,应加后续治疗。肠壁远切缘距离肿瘤≥2 cm,直肠系膜远切缘距离肿瘤≥5 cm或切除全直肠系膜。在根治肿瘤的前提下,尽可能保留肛门括约肌功能、排尿和性功能。治疗原则如下:

(1)切除原发肿瘤,保证足够切缘,远切缘至少距肿瘤远端2 cm。下段直肠癌(距离肛门小于5 cm)远切缘距肿瘤1~2 cm者,建议术中冰冻病理检查证实切缘阴性。

(2)切除引流区域淋巴脂肪组织。

(3)尽可能保留盆腔自主神经。

(4)新辅助(术前)放化疗后推荐间隔6~12周进行手术。

(5)肿瘤侵犯周围组织器官者争取联合脏器切除。

(6)合并肠梗阻的直肠新生物,临床高度怀疑恶性,而无病理诊断,不涉及保肛问题,并可耐受手术的患者,建议剖腹探查。

(7)对于已经引起肠梗阻的可切除直肠癌,推荐行Ⅰ期切除吻合,或Hartmann手术,或造瘘术后Ⅱ期切除,或支架植入解除梗阻后Ⅱ期切除。Ⅰ期切除吻合前推荐行术中肠道灌洗。如估计吻合口瘘的风险较高,建议行Hartmann手术或Ⅰ期切除吻合及预防性肠造口。

(8)如果肿瘤局部晚期不能切除或临床上不能耐受手术,推荐给予姑息性治疗,包括选用放射治疗来处理不可控制的出血和疼痛、支架植入来处理肠梗阻以及支持治疗。

(9)术中如有明确肿瘤残留,建议放置银夹作为后续放疗的标记。

3. 直肠癌的肝、肺转移:直肠癌的肝、肺转移灶的治疗原则同结肠癌。

五、内 科 治 疗

内科药物治疗的总原则:必须明确治疗目的,

新辅助治疗/辅助治疗或者姑息治疗;必须要及时评价疗效和不良反应,并根据具体情况进行药物及剂量调整。重视改善患者生活质量及合并症处理,包括疼痛/营养/精神心理等。

(一)结直肠癌的新辅助治疗

新辅助治疗目的在于提高手术切除率,提高保肛率,延长患者无病生存期。推荐新辅助放化疗仅适用于距肛门<12 cm的直肠癌。除结肠癌肝转移外,不推荐结肠癌患者术前行新辅助治疗。

1. 直肠癌的新辅助放化疗

(1)直肠癌术前治疗推荐以氟尿嘧啶类药物为基础的新辅助放化疗。

(2)$T_{1\sim2}N_0M_0$或有放化疗禁忌的患者推荐直接手术,不推荐新辅助治疗。

(3)T_3和(或)N+的可切除直肠癌患者,推荐术前新辅助放化疗。

(4)T_4或局部晚期不可切除的直肠癌患者,必须行新辅助放化疗。治疗后必须重新评价,多学科讨论是否可行手术。

新辅助放化疗中,化疗方案推荐首选持续灌注5-FU,或者5-FU/LV,或者卡培他滨单药。建议化疗时限2~3个月。放疗方案请参见放射治疗原则。

2. 结直肠癌肝和(或)肺转移新辅助化疗。结直肠癌患者合并肝转移和(或)肺转移,可切除或者潜在可切除,推荐术前化疗或化疗联合靶向药物治疗:西妥昔单抗(推荐用于Ras基因状态野生型患者),或联合贝伐珠单抗。

化疗方案推荐FOLFOX(奥沙利铂+氟尿嘧啶+醛氢叶酸),或者FOLFIRI(伊立替康+氟尿嘧啶+醛氢叶酸),或者CapeOx(卡培他滨+奥沙利铂),或者FOLFOXIRI。建议治疗时限2~3个月。

治疗后必须重新评价,并考虑是否可行手术。

(二)结直肠癌辅助治疗

辅助治疗应根据患者原发部位、病理分期、分子指标及术后恢复状况来决定。推荐术后8周内开始,化疗时限应当不超过 6 个月。

1. Ⅰ期（$T_{1\sim2}N_0M_0$）或者有放化疗禁忌的患者不推荐辅助治疗。

2. Ⅱ期结直肠癌的辅助化疗。Ⅱ期结直肠癌患者,应当确认有无以下高危因素:组织学分化差（Ⅲ或Ⅳ级）、T_4、血管淋巴管浸润、术前肠梗阻/肠穿孔、标本检出淋巴结不足（少于 12 枚）。

① Ⅱ期结直肠癌,无高危因素者,建议随访观察,或者单药氟尿嘧啶类药物化疗。

② Ⅱ期结直肠癌,有高危因素者,建议辅助化疗。化疗方案推荐选用 5‐FU/LV、卡培他滨、5‐FU/LV/奥沙利铂或 CapeOx 方案。

③ 建议有条件者检测组织标本 MMR 或 MSI（微卫星不稳定性）,如为 dMMR（错配修复缺陷）或 MSI‐H（微卫星不稳定）,不推荐氟尿嘧啶类药物的单药辅助化疗。

3. Ⅲ期结直肠癌的辅助化疗。Ⅲ期结直肠癌患者,推荐辅助化疗。化疗方案推荐选用 5‐FU/CF、卡培他滨、FOLFOX 或 FLOX（奥沙利铂＋氟尿嘧啶＋醛氢叶酸）或 CapeOx 方案。

4. 目前不推荐在一线辅助化疗中使用伊立替康或者靶向药物。

5. 直肠癌辅助放化疗。$T_{3\sim4}$ 或 $N_{1\sim2}$ 距肛缘＜12 cm 直肠癌,推荐术前新辅助放化疗,如术前未行新辅助放疗,可考虑辅助放化疗,其中化疗推荐以氟尿嘧啶类药物为基础的方案。放疗方案请参见放射治疗原则。

（三）复发/转移性结直肠癌化疗

目前,治疗晚期或转移性结直肠癌使用的药物:5‐FU/LV、伊立替康、奥沙利铂、卡培他滨和靶向药物,包括西妥昔单抗（推荐用于 Ras 基因野生型患者）和贝伐珠单抗。

1. 在治疗前推荐检测肿瘤 Ras 基因状态,EGFR 不推荐作为常规检查项目。

2. 联合化疗应当作为能耐受化疗的转移性结直肠癌患者的一、二线治疗。推荐以下化疗方案:FOLFOX/FOLFIRI±西妥昔单抗（推荐用于 Ras 基因野生型患者）,FOLFOX/FOLFIRI/CapeOx±

贝伐珠单抗。

3. 三线以上化疗的患者推荐试用靶向药物或参加开展的临床试验。对在一、二线治疗中没有选用靶向药物的患者也可考虑伊立替康联合靶向药物治疗。

4. 不能耐受联合化疗的患者,推荐方案 5‐FU/LV±靶向药物,或 5‐FU 持续灌注,或卡培他滨单药。不适合 5‐FU/亚叶酸钙的晚期结直肠癌患者可考虑雷替曲塞单药治疗。

5. 晚期患者若一般状况或器官功能状况很差,推荐最佳支持治疗,不建议化疗。

6. 如果转移局限于肝和（或）肺,参考肝转移治疗部分。

7. 结直肠癌局部复发者,推荐进行多学科评估,判定能否有机会再次切除或者放疗。如仅适于化疗,则采用上述晚期患者药物治疗原则。

（四）其他治疗

1. 术中或术后区域性缓释化疗与腹腔热灌注化疗目前不常规推荐应用。

2. 晚期患者在上述常规治疗不适用的前提下,可以选择局部治疗如介入治疗、瘤体内注射、物理治疗或者中医中药治疗。

（五）最佳支持治疗

最佳支持治疗应该贯穿于患者的治疗全过程,建议多学科综合治疗。最佳支持治疗推荐涵盖下列方面:

1. 疼痛管理:准确完善疼痛评估,综合合理治疗疼痛,推荐按照疼痛三阶梯治疗原则进行,积极预防处理止痛药物不良反应。同时关注病因治疗。重视患者及家属疼痛教育和社会精神心理支持。加强沟通随访。

2. 营养支持:建议常规评估营养状态,给予适当的营养支持,倡导肠内营养支持。

3. 精神心理干预:建议有条件的地区由癌症心理专业医师进行心理干预和必要的精神药物干预。

（六）临床试验

临床试验有可能在现有标准治疗基础上给患者带来更多获益。鉴于目前药物治疗疗效仍存在不少局限，建议鼓励患者在自愿的前提下参加与其病情相符的临床试验。

六、直肠癌放射治疗规范

（一）放射治疗适应证

直肠癌放疗或放化疗的主要目的为辅助治疗和姑息治疗。辅助治疗的适应证主要针对Ⅱ～Ⅲ期直肠癌；姑息性治疗的适应证为肿瘤局部区域复发和（或）远处转移。对于某些不能耐受手术或者有强烈保肛意愿的患者，可以试行根治性放疗或放化疗。

1. Ⅰ期直肠癌不推荐放疗，但局部切除术后，有以下因素之一，推荐行根治性手术；如拒绝或无法手术者，建议术后放疗。

（1）术后病理分期为 T_2。

（2）肿瘤最大径大于 4 cm。

（3）肿瘤占肠周大于 1/3 者。

（4）低分化腺癌。

（5）神经侵犯或脉管瘤栓。

（6）切缘阳性或肿瘤距切缘＜3 mm。

2. 临床诊断为Ⅱ～Ⅲ期直肠癌，推荐行术前放疗或术前同步放化疗。

3. 根治术后病理诊断为Ⅱ～Ⅲ期直肠癌，如果未行术前放化疗者，必须行术后同步放化疗。

4. 局部晚期不可手术切除的直肠癌（T_4），必须行术前同步放化疗，放化疗后重新评估，争取根治性手术。

5. Ⅳ期直肠癌：对于可切除或潜在可切除的Ⅳ期直肠癌，建议化疗±原发病灶放疗，治疗后重新评估可切除性；转移灶必要时行姑息减症放疗。

6. 局部区域复发直肠癌：可切除的局部复发患者，建议先行手术切除，然后再考虑是否行术后放疗。不可切除局部复发患者，若既往未接受盆腔放疗，推荐行术前同步放化疗，放化疗后重新评估，并争取手术切除。

（二）放射治疗规范

1. 靶区定义：必须进行原发肿瘤高危复发区域和区域淋巴引流区照射。

（1）原发肿瘤高危复发区域包括肿瘤/瘤床、直肠系膜区和骶前区，中低位直肠癌靶区应包括坐骨直肠窝。

（2）区域淋巴引流区包括真骨盆内髂总血管淋巴引流区、直肠系膜区、髂内血管淋巴引流区和闭孔淋巴结区。

（3）有肿瘤和（或）残留者，全盆腔照射后局部缩野加量照射。

（4）盆腔复发病灶的放疗。

① 既往无放疗病史，建议行复发肿瘤及高危复发区域放疗，可考虑肿瘤局部加量放疗。

② 既往有放疗史，根据情况决定是否放疗。

2. 照射技术：根据医院具有的放疗设备选择不同的放射治疗技术，如常规放疗、三维适形放疗、调强放疗、图像引导放疗等。

（1）推荐 CT 模拟定位，如无 CT 模拟定位，必须行常规模拟定位。建议俯卧位或仰卧位，充盈膀胱。

（2）必须三野及以上的多野照射。

（3）如果调强放疗，必须进行计划验证。

（4）局部加量可采用术中放疗、腔内照射或外照射技术。

（5）放射性粒子植入治疗不推荐常规应用。

3. 照射剂量：无论使用常规照射技术还是三维适形放疗或调强放疗等新技术，都必须有明确的照射剂量定义方式。三维适形照射和调强放疗必须应用体积剂量定义方式，常规照射应用等中心点的剂量定义模式。

（1）原发肿瘤高危复发区域和区域淋巴引流区推荐 DT 45～50.4 Gy，每次 1.8～2.0 Gy，共25～28 次。局部晚期不可手术直肠癌推荐常规分割照射。术前放疗如采用 25 Gy/5 次/1 周或其他剂量分割方式，有效生物剂量必须 ≥30 Gy。

（2）有肿瘤和（或）残留者,全盆腔照射后局部缩野加量照射 DT 10～20 Gy。

（三）同步放化疗的化疗方案和顺序

1. 同步化放疗的化疗方案。推荐 5－FU 或卡培他滨为基础方案。

2. 术后放化疗和辅助化疗的顺序。Ⅱ～Ⅲ期直肠癌根治术后,推荐先行同步放化疗再行辅助化疗或先行 1～2 周期辅助化疗、同步放化疗再辅助化疗的夹心治疗模式。

七、结直肠癌肝转移治疗规范

（一）结直肠癌肝转移的定义

1. 国际通用分类

① 同时性肝转移。结直肠癌确诊时发现的或结直肠癌原发灶根治性切除术后 6 个月内发生的肝转移。

② 异时性肝转移。结直肠癌根治术 6 个月后发生的肝转移。

2. 结直肠癌确诊时合并肝转移与结直肠癌原发灶根治术后的肝转移在诊断和治疗上有较大差异,因此本规范按"结直肠癌确诊时合并肝转移"和"结直肠癌根治术后发生肝转移"两方面阐述。

（二）结直肠癌肝转移的诊断

1. 结直肠癌确诊时肝转移的诊断

（1）对已确诊结直肠癌的患者,应当进行肝脏超声和/或增强 CT 影像检查,对于怀疑肝转移的患者加行血清 AFP 和肝脏 MRI 检查。PET－CT 检查不作为常规推荐,可在病情需要时酌情应用。

（2）肝转移灶的经皮针刺活检仅限于病情需要时应用。

（3）结直肠癌手术中必须常规探查肝脏以进一步排除肝转移的可能,对可疑的肝脏结节可考虑术中活检。

2. 结直肠癌原发灶根治术后肝转移的诊断：结直肠癌根治术后的患者,应当定期随访肝脏超声

和（或）增强 CT 扫描,怀疑肝转移的患者应当加行肝脏 MRI 检查,PET－CT 扫描不作常规推荐。

（三）结直肠癌肝转移的治疗

推荐所有肝转移患者接受多学科协作治疗。

手术完全切除肝转移灶仍是目前可能治愈结直肠癌肝转移的唯一方法,推荐符合下述手术适应证的患者在适当的时机接受手术治疗。

初始肝转移灶不可切除的患者推荐经多学科讨论后行新辅助化疗,以期转化为可切除肝转移并择机接受手术。

1. 肝转移灶手术的适应证和禁忌证

（1）适应证

① 结直肠癌原发灶能够或已经根治性切除。

② 根据肝脏解剖学基础和病灶范围肝转移灶可完全（R_0）切除,且要求保留足够的肝脏功能,肝脏残留容积≥50%（同步原发灶和肝转移灶切除）或≥30%（分阶段原发灶和肝转移灶切除）。

③ 患者全身状况允许,没有不可切除的肝外转移病变。

（2）禁忌证

① 结直肠癌原发灶不能取得根治性切除；

② 出现不能切除的肝外转移；

③ 预计术后残余肝脏容积不够；

④ 患者全身状况不能耐受手术。

2. 可切除的结直肠癌肝转移的治疗。

（1）手术治疗

① 结直肠癌确诊时合并肝转移：在下列情况下,建议结直肠癌原发灶和肝转移灶同步切除：肝转移灶小且多位于周边或局限于半肝,肝切除量低于 50%,肝门部淋巴结、腹腔或其他远处转移均可手术切除时可考虑应用。

在下列情况下,建议结直肠癌原发灶和肝转移灶分阶段切除：

a. 先手术切除结直肠癌原发病灶,分阶段切除肝转移灶,时机选择在结直肠癌根治术后 4～6 周。

b. 若在肝转移灶手术前进行治疗,肝转移灶的切除可延至原发灶切除后 3 个月内进行。

c. 急诊手术不推荐原发结直肠癌和肝脏转移病灶同步切除。

d. 可根治的复发性结直肠癌伴有可切除肝转移灶倾向于进行分阶段切除肝转移灶。

② 结直肠癌根治术后发生肝转移：既往结直肠原发灶为根治性切除且不伴有原发灶复发，肝转移灶能完全切除且肝切除量低于70%（无肝硬化者），应当予以手术切除肝转移灶。

③ 肝转移灶切除术后复发：在全身状况和肝脏条件允许的情况下，对于可切除的肝转移灶术后的复发病灶，可进行二次、三次甚至多次的肝转移灶切除。

④ 肝转移灶手术方式的选择

a. 肝转移灶切除后至少保留3根肝静脉中的1根且残肝容积≥50%（同步原发灶和肝转移灶切除）或≥30%（分阶段原发灶和肝转移灶切除）。

b. 转移灶的手术切缘一般应当有1 cm正常肝组织，若转移灶位置特殊（如紧邻大血管）时则不必苛求，但仍应当符合R_0原则。

c. 如是局限于左半或右半肝的较大肝转移灶且无肝硬化者，可行规则的半肝切除。

d. 建议肝转移手术时采用术中超声检查，有助于发现术前影像学检查未能诊断的肝转移病灶。

（2）新辅助化疗

① 结直肠癌确诊时合并肝转移。在原发灶无出血、梗阻或穿孔时推荐术前治疗，方案可选FOLFOX/CapeOX、FOLFIRI或FOLFOXIRI，可联合分子靶向药物治疗；一般建议2～3个月内完成。西妥昔单抗推荐用于K‑ras基因野生型患者推荐用于Ras基因野生型患者。使用贝伐珠单抗时，建议手术时机选择在最后一次使用贝伐珠单抗6周以后。不建议多种靶向药物联合应用。

② 结直肠癌根治术后发生的肝转移。原发灶切除术后未接受过化疗的患者，或者发现肝转移12个月前已完成化疗的患者，可采用术前治疗（方案同上）；肝转移发现前12个月内接受过化疗的患者，也可直接切除肝转移灶。

（3）切除术后的辅助化疗：肝转移灶完全切除的患者推荐接受术后辅助化疗，建议手术前后化疗时间共为6个月。术后化疗方案建议可选5‑FU/LV、卡培他滨、5‑FU/LV/奥沙利铂或CapeOx方案。术前治疗有效的患者建议沿用术前方案，术前方案如包含贝伐珠单抗，建议术后第5周之后再沿用。

3. 不可切除的结直肠癌肝转移的治疗

（1）除合并出血、穿孔或梗阻等急症需要手术切除原发灶以外，不可切除的结直肠癌肝转移，推荐多学科讨论后进行新辅助化疗。化疗过程中每6～8周评估疗效，一旦达到可手术切除条件，建议尽早手术。转化后可切除的结直肠癌肝转移等同适用上述可切除的肝转移相关治疗原则。

经多学科讨论确定肝转移不可能转化为可切除和（或）合并不可切除的肝外转移，参见《复发/转移性结直肠癌化疗》。

（2）射频消融

① 一般情况不适宜或不愿意接受手术治疗的可切除结直肠癌肝转移患者推荐使用射频消融，射频消融的肝转移灶的最大直径小于3 cm且一次消融最多3枚。

② 预期术后残余肝脏体积过小时，建议先切除部分较大的肝转移灶，对剩余直径小于3 cm的转移病灶进行射频消融。

（3）放射治疗：无法手术切除的肝转移灶，若全身化疗、肝动脉灌注化疗或射频消融无效，建议放射治疗。

（4）肝动脉灌注化疗：对无法手术切除的转移灶局限于肝脏患者，可考虑肝动脉灌注化疗。

八、 局部复发直肠癌的治疗规范

（一）分型

目前，局部复发的分型建议使用以下分类方法：根据盆腔受累的解剖部位分为中心型（包括吻合口、直肠系膜、直肠周围软组织、腹会阴联合切除术后会阴部）、前向型（侵及泌尿生殖系包括膀胱、阴道、子宫、精囊腺、前列腺）、后向型（侵及骶骨、骶前筋膜）、侧方型（侵犯盆壁软组织或骨性骨盆）。

（二）治疗原则

根据患者和病变的具体情况评估，可切除或潜在可切除患者争取手术治疗，并与术前放化疗、术中放疗、辅助放化疗等结合使用；不可切除的患者建议放、化疗结合的综合治疗。

（三）手术治疗

1. 可切除性的评估：必须在术前评估复发病灶得到根治切除的可能性。推荐根据复发范围考虑决定是否使用术前放化疗。建议根据术中探查结果核实病灶的可切除性，必要时可行术中冰冻病理检查。

不可切除的局部复发病灶包括：

① 广泛的盆腔侧壁侵犯；

② 髂外血管受累；

③ 肿瘤侵至坐骨大切迹、坐骨神经受侵；

④ 侵犯第 2 骶骨水平及以上。

2. 手术原则

（1）推荐由结直肠外科专科医师根据患者和病变的具体情况选择适当的手术方案，并与术前放化疗、术中放疗、辅助放疗等结合使用。

（2）推荐必要时与泌尿外科、骨科、血管外科、妇产科医师等共同制订手术方案。

（3）手术探查必须由远及近，注意排除远处转移。

（4）必须遵循整块切除原则，尽可能达到 R_0 切除。

（5）术中注意保护输尿管（酌情术前放置输尿管支架）以及尿道。

3. 可切除的病灶手术方式：手术方式包括低位前切除术（LAR）、腹会阴联合切除术（APR）、Hartmann 术及盆腔清扫术等。

（1）中心型：建议行 APR 以保证达到 R_0 切除；既往行保肛手术的在病变较为局限的情况下可考虑 LAR。APR 术后会阴部术野复发如病变局限可考虑行经会阴或经骶切除术。

（2）前向型：患者身体情况可以耐受手术，可考虑切除受侵犯器官，行后半盆清扫或全盆清扫术。

（3）侧向型：切除受累及的输尿管、髂内血管以及梨状肌。

（4）后向型：腹骶联合切除受侵骶骨。会阴部切口可使用大网膜覆盖或一期缝合。必要时使用肌皮瓣或生物材料补片。

（四）放射治疗原则

可切除的局部复发患者，推荐先行手术切除，然后再考虑是否行术后放疗；也可根据既往放化疗方案考虑是否先行放化疗，然后再行手术。不可切除局部复发患者，若既往未接受盆腔放疗，推荐行术前同步放化疗，放化疗后重新评估，并争取手术切除。参见放射治疗相关章节。

（五）化疗原则

可切除的复发转移患者，不常规推荐术前化疗，术后考虑行辅助化疗，化疗方案参见辅助化疗章节。

九、肠造口康复治疗

（一）人员、任务、架构

有条件的医院推荐配备造口治疗师（专科护士）。造口治疗师的职责包括所有造口（肠造口、胃造口、尿路造口、气管造口等）术前术后的护理、复杂伤口的处理、大小便失禁的护理、开设造口专科门诊、联络患者及其他专业人员和造口用品商、组织造口联谊会并开展造口访问者活动。

（二）术前心理治疗

推荐向患者充分解释有关的诊断、手术和护理知识，让患者接受患病的事实，并对即将发生的事情有全面的了解。

（三）术前造口定位

推荐术前由医师、造口治疗师、家属及患者共同选择造口部位。

1. 要求：患者自己能看到，方便护理；有足够的粘贴面积；造口器材贴于造口皮肤时无不适感觉。

2. 常见肠造口位置如图1。

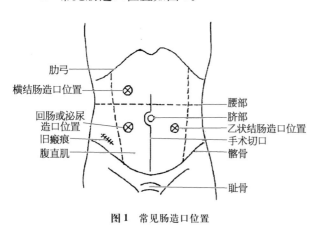

图1 常见肠造口位置

（四）肠造口术后护理

1. 术后第一天开放造口，要注意观察造口的血运情况。

2. 选择造口用品的标准应当具有轻便、透明、防臭、防漏和保护周围皮肤的性能，患者佩戴合适。

3. 保持肠造口周围皮肤的清洁干燥。长期服用抗生素、免疫抑制剂和激素的患者，应当特别注意肠造口部位真菌感染。

十、随　访

结直肠癌治疗后一律推荐规律随访。

1. 病史和体检，每3～6个月1次，共2年，然后每6个月1次，总共5年，5年后每年1次。

2. 监测 CEA、CA19-9，每3～6个月1次，共2年，然后每6个月1次，总共5年，5年后每年1次。

3. 腹/盆超声每3～6个月1次，共2年，然后每6个月1次，总共5年，5年后每年1次。胸片每6个月1次，共2年，2年后每年1次。

4. 胸腹/盆CT或MRI每年1次。

5. 术后1年内行肠镜检查，如有异常，1年内复查；如未见息肉，3年内复查；然后5年1次，随诊检查出现的大肠腺瘤均推荐切除。如术前肠镜未完成全结肠检查，建议术后3～6月行肠镜检查。

6. PET-CT 不是常规推荐的检查项目。

附录　诊疗流程图

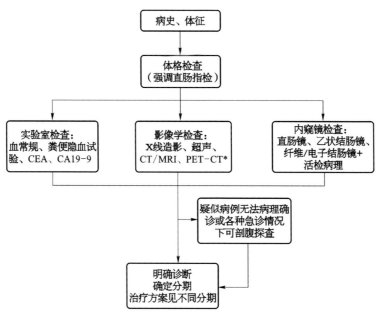

附图-1 结直肠癌的诊断流程

（＊注：PET-CT 不常规推荐）

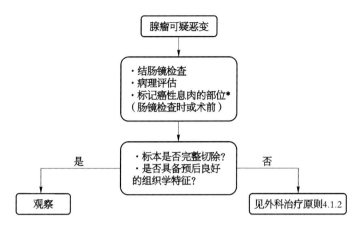

附图-2　腺瘤恶变的处理流程

（＊注：供再次手术时定位用）

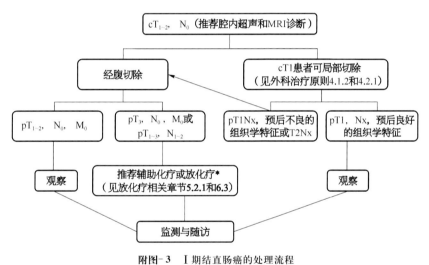

附图-3　Ⅰ期结直肠癌的处理流程

（＊注：直肠癌患者推荐辅助放化疗）

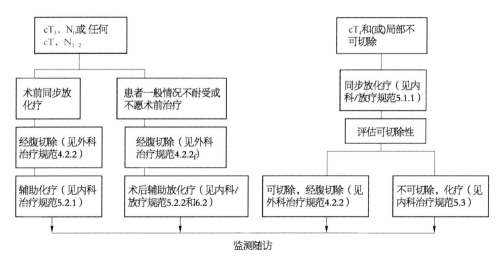

附图-4　Ⅱ/Ⅲ期直肠癌处理流程

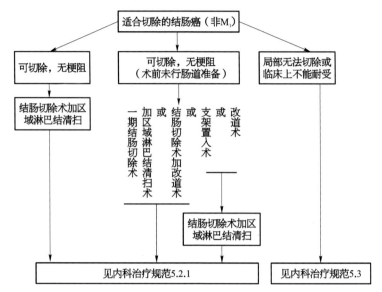

附图-5 Ⅱ/Ⅲ期结肠癌处理流程

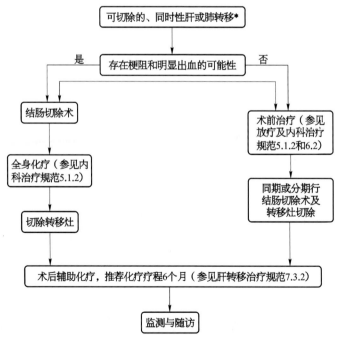

附图-6 可切除的同时性肝/肺转移处理流程

（＊注：检测肿瘤 K－ras 基因状态）

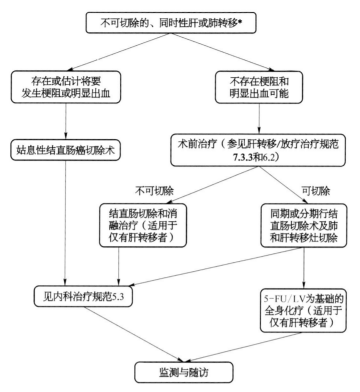

附图-7 不可切除的同时性肝/肺转移处理流程

（＊注：检测肿瘤 K-ras 基因状态）

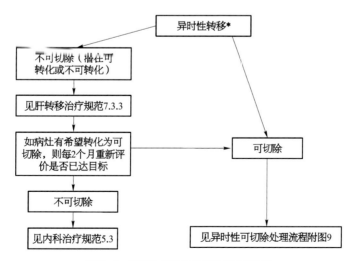

附图-8 异时性转移的结直肠癌处理流程

（＊注：检测肿瘤 K-ras 基因状态）

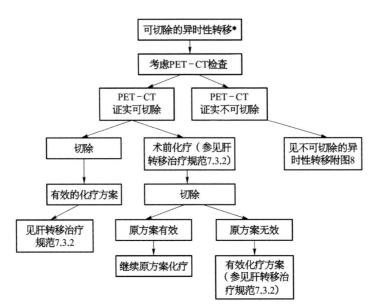

附图-9　可切除异时性转移的结直肠癌处理流程

（＊注：检测肿瘤 K‑ras 基因状态）

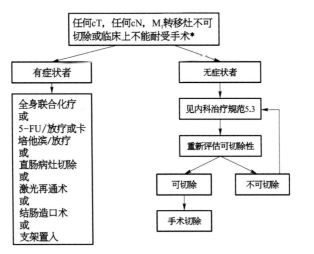

附图-10　转移灶不可切除的结直肠癌处理流程

（＊注：检测肿瘤 K‑ras 基因状态）

- 病史和体检,每 3～6 个月 1 次,共 2 年,然后每 6 个月 1 次,总共 5 年,5 年后每年 1 次
- 监测 CEA*、CA19-9,每 3～6 个月 1 次,共 2 年,然后每 6 个月 1 次,总共 5 年,5 年后每年 1 次
- 腹/盆超声、胸片每 3～6 个月 1 次,共 2 年,然后每 6 个月 1 次,总共 5 年,5 年后每年 1 次
- 腹/盆 CT 或 MRI 每年 1 次
- 术后 1 年内行肠镜检查,如有异常,1 年内复查;如未见息肉,3 年内复查;然后 5 年 1 次,随诊检查出现的大肠腺瘤均推荐切除
- PET-CT 不是常规推荐的检查项目

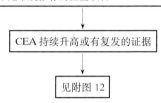

CEA 持续升高或有复发的证据

见附图 12

附图-11 监测与随访流程图

（*注：PET-CT 不常规推荐）

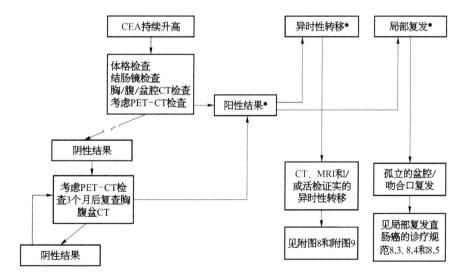

附图-12 复发转移处理流程

（*注：检测肿瘤 K-ras 基因状态）

附录二
结直肠癌肝转移诊断和
综合治疗指南（2013）

编制单位

中华医学会外科分会胃肠外科学组

中华医学会外科分会结直肠肛门疾病外科学组

中国抗癌协会大肠癌专业委员会

2013 年 4 月

修订专家名单

（排名不分先后，以姓氏笔画排序）

丁克锋　教授　浙江大学医学院附属第二医院

卜建红　教授　中华胃肠外科杂志

万德森　教授　中山大学附属肿瘤医院

王　杉　教授　北京大学人民医院

王　新　教授　西京医院

王　磊　教授　中山大学附属第六医院

王雅杰　教授　第二军医大学附属长海医院

王锡山　教授　哈尔滨医科大学附属第二医院

王建华　教授　复旦大学附属中山医院

王海江　教授　新疆医科大学附属肿瘤医院

兰　平　教授　中山大学附属第六医院

叶颖江　教授　北京大学人民医院

田利国　教授　中国实用外科杂志

刘云鹏　教授　中国医科大学附属第一医院

刘天舒　教授　复旦大学附属中山医院

刘洪俊　教授　山东省立医院

孙益红　教授　复旦大学附属中山医院

许剑民　教授　复旦大学附属中山医院

池　畔　教授　福建医科大学附属协和医院

邢宝才　教授　北京大学肿瘤医院

李　进　教授　复旦大学附属肿瘤医院

李乐平　教授　山东省立医院

李德川　教授　浙江省肿瘤医院

李云峰　教授　云南省肿瘤医院

李国立　教授　南京军区南京总医院

张　俊　教授　上海交通大学医学院附属瑞金医院

张克亮　教授　湖北省肿瘤医院

张苏展　教授　浙江大学医学院附属第二医院

张艳桥　教授　哈尔滨医科大学附属肿瘤医院

陈　凛　教授　中国人民解放军总医院

陈宗佑　教授　复旦大学附属华山医院

陈了华　教授　中南大学湘雅医院

宋　纯　教授　辽宁省肿瘤医院

宋天强　教授　天津市肿瘤医院

沈　琳　教授　北京大学肿瘤医院

何裕隆　教授　中山大学附属第一医院

汪建平　教授　中山大学附属第六医院

应敏刚　教授　福建省肿瘤医院

余佩武　教授　第三军医大学西南医院

周　俭　教授　复旦大学附属中山医院

周总光　教授　四川大学华西医院

周爱萍　教授　中国医学科学院肿瘤医院

林　锋　教授　中山大学附属第六医院

林建江　教授　浙江大学医学院附属第一医院

郑　树　教授　浙江大学医学院附属第二医院

第一部分　诊疗指南

　　肝脏是结直肠癌血行转移最主要的靶器官[1,2]，结直肠癌肝转移（Colorectal Cancer Liver Metastases）是结直肠癌治疗的重点和难点之一。约有15%～25%结直肠癌患者在确诊时即合并有肝转移，而另15%～25%的患者将在结直肠癌原发灶根治术后发生肝转移，其中绝大多数（80%～90%）的肝转移灶无法获得根治性切除[3-7]。肝转移也是结直肠癌患者最主要的死亡原因[1]，未经治疗的肝转移患者的中位生存期仅6.9个月，无法切除患者的5年生存率接近0%[8,9]，而肝转移灶能完全切除患者的中位生存期为35个月，5年生存率可达30%～50%[10-14]。研究表明，有一部分最初肝转移灶无法切除的患者经治疗后可以变为可切除病灶[8]。因此，通过多学科合作团队对结直肠癌肝转移患者进行全面的评估，个性化地制定治疗目标，开展相应的综合治疗，以预防结直肠癌肝转移的发生、提高肝转移灶手术切除率和5年生存率[15,16]。

　　为了提高我国结直肠癌肝转移的诊断和综合治疗水平，受卫生部临床重点学科项目资助，中华医学会外科分会胃肠外科学组和结直肠肛门疾病外科学组、中国抗癌协会大肠癌专业委员会2008年起联合编写了《结直肠癌肝转移诊断和综合治疗指南》，以指导我国结直肠癌肝转移的诊断和治疗。2013年再次总结国内外先进经验和最新进展，修订本《指南》。

　　（注：本文对结直肠癌肝转移的诊断、预防、外科手术和其他综合治疗提出的建议，请各地医院根据实际情况予以应用。本文中出现的推荐级别、循证医学证据分类的界定，详见附录一）

一、结直肠癌肝转移的诊断与随访

（一）结直肠癌肝转移的定义

　　按照国际通用分类方法：同时性肝转移

(Synchronous liver metastases)是指结直肠癌确诊时发现的或结直肠癌原发灶根治性切除术后6个月内发生的肝转移；而结直肠癌根治术6个月后发生的肝转移称为异时性肝转移（Metachronous liver metastases）。

由于结直肠癌确诊时合并肝转移与结直肠癌原发灶根治术后的肝转移在诊断和治疗上有较大差异，因此本指南按照"结直肠癌确诊时合并肝转移"和"结直肠癌根治术后发生肝转移"两方面阐述。

（二）结直肠癌确诊时肝转移的诊断常规

对已确诊结直肠癌的患者，除血清 CEA、CA19-9 检查、病理分期评估外，应常规进行肝脏超声和/或增强 CT 等影像学检查以了解有无肝转移的发生，对于怀疑肝转移的患者可加行血清 AFP 和肝脏 MRI 检查[17,18]（1a 类证据，A 级推荐）。PET-CT 检查不作为常规推荐，可在病情需要时酌情应用[19,20]（2a 类证据，B 级推荐）。

肝转移灶的经皮针刺活检仅限于病情需要时应用（4 类证据，C 级推荐）[21]。

结直肠癌手术中必须常规探查肝脏以进一步排除肝转移的可能[22]，对可疑的肝脏结节可考虑术中活检（3a 类证据，B 级推荐）。

（三）结直肠癌原发灶根治术后的随访

结直肠癌根治术后，应对患者密切随访[23-26]，了解有无肝转移的发生。

1. 每 3～6 个月进行一次病史询问、体格检查和肝脏超声检查，持续 2 年，以后每 6 个月一次直至满 5 年。

2. 每 3～6 个月检测一次 CEA、CA19-9 等适当的肿瘤标记物，持续 2 年，以后每 6 个月一次直至满 5 年[27]（1a 类证据，A 级推荐）。

3. Ⅱ期和Ⅲ期的结直肠癌患者，建议每年进行一次胸/腹/盆腔增强 CT 扫描，共 3～5 年[28]（1b 类证据，A 级推荐）。怀疑肝转移的患者应加行 MRI 检查，PET-CT 扫描不作常规推荐。

4. 术后 1 年内应进行电子结肠镜的检查，若发现异常，需在一年内复查[29]；否则术后第 3 年复查，以后每 5 年一次。如果患者发病年龄小于 50 岁则应适当增加电子结肠镜的检查频度。对于结直肠癌根治术前因梗阻等原因无法行全结肠镜结肠的患者，应在术后 3～6 个月内完成首次电子结肠镜检查[29]（1a 类证据，A 级推荐）。

（四）结直肠癌肝转移灶完全切除术后的随访

结直肠癌肝转移灶完全切除（R0）术后，对患者也应进行密切的随访，了解有无肝转移复发。

1. 根据术前肿瘤标记物的升高情况，建议术后 2 年内每 3 个月随访血清 CEA、CA19-9 等适当的肿瘤标记物，以后的 3～5 年内每 6 个月随访一次（1a 类证据，A 级推荐）。

2. 术后 2 年内每 3～6 个月进行一次胸/腹/盆腔增强 CT 扫描，以后每 6～12 个月进行一次，共 5 年[28]（1a 类证据，A 级推荐）。不推荐常规 PET/CT 扫描。

3. 其他随访内容和频次参照结直肠癌原发灶根治术后的随访进行。

（五）结直肠癌及其肝转移的相关基因检测

1. KRAS 检测：推荐在所有结直肠癌肝转移的患者中进行 KRAS 第 2 外显子 12、13 密码子的检测。结直肠癌原发灶和转移灶的 KRAS 基因状态大多无差别[30-32]（1a 类证据，A 级推荐）。

2. BRAF 检测：建议在 KRAS 基因野生型的结直肠癌肝转移患者中进行检测[33,34]，作为预后的预测指标（1b 类证据，A 级推荐）。

3. UGT1A1 检测：UGT1A1 是伊立替康的药物代谢酶，其基因的多样性会显著影响该酶的活性。非野生型的 UGT1A1 患者接受伊立替康化疗可能会增加Ⅲ度以上骨髓抑制以及腹泻的风险。

二、结直肠癌肝转移的预防

（一）结直肠癌原发灶根治性切除术

根治性手术是迄今为止结直肠癌最有效的治

愈方法[35]，也是预防肝转移发生的重要环节。

1. 结肠癌根治性手术范围包括肿瘤全部及其两端足够肠段和周围可能被浸润的组织和器官以及相关系膜、主要供应血管和淋巴引流区，具体手术方式依照肿瘤部位不同而异。

2. 直肠癌根治性手术范围应包括肿瘤全部及其两端足够肠段、周围可能被浸润的组织和器官以及相关的肠系膜和淋巴结。直肠中下段的肿瘤应遵循全直肠系膜切除（Total Mesorectal Excision，TME）原则。

3. 术中发现存在切除范围外的有转移可疑淋巴结，应进行术中活检或切除。

（二）结直肠癌确诊时无肝转移的新辅助治疗

术前通过新辅助治疗杀灭无法被影像学检测到的微小转移灶，可以最大限度地减少根治性手术后的远处转移[36,37]。

1. 中低位直肠癌的新辅助治疗（注：高位直肠癌，即肿瘤下缘距肛缘 12 cm 以上者，其新辅助治疗参照结肠癌。）

（1）联合放化疗或放疗：直肠为腹膜间位器官，位置相对固定、周围空间狭小，故放疗可作用于肿瘤组织而对周围正常组织损伤较少。建议术前诊断为 T3 期及以上或任何 T、淋巴结阳性的直肠癌，在不伴有出血、梗阻、穿孔以及其他远处转移等情况时应用[38-41]。

① 联合放化疗：总剂量 45～54 Gy 的放疗，采用常规分割剂量（通常每周 5 天，共 5 周），并应用以 5 - FU 或卡培他滨为主的化疗。放化疗治疗结束后 4～8 周行直肠癌根治性手术[40,42]（1a 类证据，A 级推荐）。

术前放疗与化疗联合，能利用各自的优势起到更好的治疗效果[43]。放疗作用于局部使肿瘤降期甚至缓解，化疗可在术前杀灭"微转移灶"预防肿瘤远处转移，还能提高放疗的敏感性。术前放化疗可使 TME 手术更易实施，减少远处转移的概率，取得更佳的预后：对于 II 期有局部浸润的直肠癌患者，可降低 T 分期，对于 III 期患者则不仅可以降低 T 分

期，更可作用于局部淋巴结，降低 N 分期[41,44-46]。

② 单纯短程放疗：也可考虑直肠癌肿瘤部位及淋巴引流区短程（5 天）总剂量 25 Gy 的放疗[41,47-49]，并于放疗后 1～7 天行根治性手术。但短程放疗不能降期，同时还将增加手术操作难度和吻合口漏的机会，应予以重视[50]（2b 类证据，B 级推荐）。

（2）肝动脉和肿瘤区域动脉联合灌注化疗：术前分期 III 期，且不伴有出血、梗阻或穿孔等，在有条件的单位可考虑应用。5 - FU（或 5 - FU 前体药物）并可联合奥沙利铂，经肝动脉、肿瘤区域动脉分别灌注，化疗后 7～10 天施行根治性切除术。目前的临床试验已取得初步结果，该方案虽不能明显降期，但对预防肝转移有一定的帮助，可在临床研究中予以关注[51]，不作为常规推荐。

（3）全身化疗：术前判断为 III 期的患者，如无出血、梗阻或穿孔等情况时也可应用术前化疗[37]。可用的方案有 FOLFOX、卡培他滨单药或 5 - FU/LV，但目前尚无明确的循证医学证据，不作为常规推荐。

2. 结肠癌的新辅助治疗：结直肠癌的新辅助治疗尚无明确的循证医学证据，不作常规推荐。对于术前全身化疗、肝动脉和肿瘤区域动脉联合灌注化疗等方法应进一步临床研究。

（三）无转移结直肠癌患者术中门静脉化疗、腹腔化疗

该治疗方案疗效尚缺乏循证医学数据，不作为常规手段推荐，临床研究可关注。

（四）无转移结直肠癌患者根治术后的辅助治疗

1. 术后辅助化疗对于 III 期以上结肠癌，T3 以上或任何 T、淋巴结阳性的直肠癌患者能延长 5 年无病生存率及总生存率[52,53]，因此上述结直肠癌患者在手术治疗后应进行 6 个月的辅助化疗，可选择的治疗方案有：FOLFOX、CapeOX、5 - FU/LV 或卡培他滨单药[53-56]（1a 类证据，A 级推荐）。

II 期无转移高危因素的患者，术后辅助化疗在许多临床研究中未见到明显的效果，故建议接受临床观察和随访[57]（1b 类证据，A 级推荐）。但对于

高危Ⅱ期患者［T4、组织分化差（MSI－H患者除外）、肿瘤周围淋巴管神经侵犯、肠梗阻或T3伴有局部穿孔、切缘不确定或阳性、淋巴结活检数量少于12个］应予以辅助化疗，方案同Ⅲ期患者[53,58]（2a类证据，B级推荐）。

2. T3及以上和任何T，淋巴结阳性的中低位直肠癌患者如术前没有进行放化疗，术后辅助放疗能提高3年无病生存率及降低局部复发率[59,60]，但对于能否减少结直肠肝转移方面研究有限，和辅助化疗的结合方式也需更多临床试验验证。术前接受过放疗或联合放化疗的患者，术后也应接受辅助治疗。

三、 多学科团队在结直肠癌肝转移诊治中的作用

对于肿瘤性疾病，多学科团队（Multidisciplinary Team，MDT）治疗模式是特别有效的手段[61,62]，因此建议所有结直肠癌肝转移的患者均应进入MDT治疗模式[63]（1a类证据，A级推荐）。结直肠癌的MDT以患者为中心，成员应包括胃肠外科、肝外科[64]、肿瘤内科、放疗科、放射影像科及其他相关专业的医生[65]。尽管目前有关MDT的报道仍较少，但其重要作用已经显现：① 更精确的疾病分期[66]；② 较少的治疗混乱和延误[67,68]；③ 更个性化的评估体系[69]；④ 更好的治疗衔接[70]；⑤ 提高生活质量[71]；⑥ 最佳的临床和生存获益[72-76]。

MDT通过对结直肠癌肝转移的患者进行全面评估，针对不同的治疗目标，给予患者最合理的检查和最恰当的综合治疗方案[65,77]（1a类证据，A级推荐）。

1. 组0患者：其肝转移灶完全可以R0切除，这类患者的治疗目的就是使其获得治愈。应该围绕手术治疗进行相应的新辅助或/和辅助治疗，以降低手术后复发的风险。

2. 组1患者：其肝转移无法切除，但经过一定的治疗有望转为可以R0切除，且全身情况能够接受转移灶的切除手术和高强度的治疗。这类患者的治疗目的主要是最大程度地缩小瘤体或增加残

肝体积，应采用最积极的综合治疗。

3. 组2患者：其肝转移灶可能始终无法切除，同时又快速进展（或有快速进展的风险）和/或伴有相关症状，但全身情况允许接受较高强度的治疗。这类患者的治疗目的是尽快缩小瘤体或至少控制疾病进展，应该采用较为积极的联合治疗。

4. 组3患者：其肝转移可能始终无法切除，并无症状或快速进展风险，或伴有严重合并疾病无法进行高强度的治疗。其治疗目的是阻止疾病的进一步进展，应予维持治疗，制定低强度、低毒性的治疗方案。

四、 结直肠癌肝转移的手术治疗

手术完全切除肝转移灶仍是目前能治愈结直肠癌肝转移的最佳方法[78-82]，故符合条件的患者均应在适当的时候接受手术治疗。部分最初肝转移灶无法切除的患者经治疗后转化为可切除病灶时也应适时接受手术治疗。

（一）手术适应证和禁忌证

1. 适应证：是否适合手术切除的标准一直在演变，但主要应从以下三方面来判断[8,16,40,83,84]（2a类证据，B级推荐）：

（1）结直肠癌原发灶能够或已经根治性切除；

（2）根据肝脏解剖学基础和病灶范围肝转移灶可完全（R0）切除，且要求保留足够的肝脏功能，肝脏残留容积≥30%～50%；

（3）患者全身状况允许，没有不可切除的肝外转移病变。

随着技术的进步，肝转移灶的大小、数目、部位、分布等已不再是影响判断结直肠癌肝转移患者是否适宜手术的单一决定因素。

另外，新近的文献资料已经将切缘不足1cm[85-88]、可切除的肝门淋巴结转移[89,90]、可切除的肝外转移病灶（包括肺、腹腔）[91-95]等也纳入了适宜手术切除的范畴（4类证据，C级推荐）。

2. 禁忌证[8,40,83,96]（3a类证据，B级推荐）

（1）结直肠癌原发灶不能取得根治性切除。

（2）出现不能切除的肝外转移。

（3）预计术后残余肝脏容积不够。

（4）患者全身状况不能耐受手术。

（二）结直肠癌确诊时合并肝转移的手术治疗

1. 结直肠癌原发灶和肝转移灶一期同步切除：在肝转移灶小且多位于周边或局限于半肝，肝切除量低于 50%，肝门部淋巴结、腹腔或其他远处转移均可手术切除的患者可建议一期同步切除[97-99]。

有研究认为一期同步切除肝转移灶和原发结直肠癌病灶手术的并发症和死亡率可能高于二期分阶段手术[100-104]。能在结肠癌原发灶根治术的同一手术切口或仅适当延长后的切口内完成肝转移灶切除，也是选择一期同步切除的依据之一，但在两切口内（如直肠和乙状结肠癌）一期同步切除并非不允许，只是应更为慎重。

急诊手术由于缺少完备的术前检查资料和较高的感染发生机会，不推荐原发结直肠癌和肝脏转移病灶一期同步切除[105]（2c 类证据，B 级推荐）。

2. 结直肠癌原发灶和肝转移灶二期分阶段切除：术前评估不能满足二期同步切除条件的患者，可以先手术切除结直肠癌原发病灶，二期分阶段切除肝转移灶，时机选择在结直肠癌根治术后 4～6周；若在肝转移灶手术前进行治疗，肝转移灶的切除可延至原发灶切除后 3 个月内进行。可根治的复发性结直肠癌伴有可切除肝转移灶的治疗按结直肠癌确诊时合并肝转移处理，但倾向于进行二期分阶段切除肝转移灶。

二期分阶段或一期同步切除肝转移灶的选择标准仍在不断修订和完善中[100]，二期分阶段切除的弊端在于：① 肝脏转移灶可能在原发病灶切除后进展；② 累积住院时间明显延长，费用相对高昂；③ 患者必须接受二次手术，并且在等待肝脏手术时承受较大的心理压力[106]。其优点则在于：① 手术风险小于一期同步切除；② 患者能接受肝脏转移灶切除前的化疗等。

目前，另一种二期分阶段切除模式（先切除肝转移灶，再切除结直肠原发灶，故也有称作"颠倒模式"或 Liver First Approach）已引起多方的关注[107-110]。先行切除肝转移灶可以降低肝转移进展和化疗相关肝脏损害的风险[111]，原发灶（主要是直肠癌）则在经过一定的治疗后再予根治性切除。其手术的并发症和死亡率与传统模式的二期分阶段切除相同[112]，术后 5 年生存率可达 38%[113]（3b类证据，B 级推荐）。

（三）结直肠癌根治术后发生肝转移的手术治疗

既往结直肠原发灶为根治性切除且不伴有原发灶复发，肝转移灶能完全切除且肝切除量低于70%（无肝硬化者），应予以手术切除肝转移灶，也可考虑先行新辅助治疗[114]（3b 类证据，B 级推荐）。

诊断结直肠癌根治术后发生肝转移应当有两项以上的影像学检查依据，包括肝脏超声、增强 CT及 MRI 等，必要时可结合 PET－CT 扫描以确定病变的范围和有无肝外转移，从而避免不必要的手术治疗[1115]。

（四）肝转移灶手术方式的选择[114,116-118]（3b类证据，B 级推荐）

（1）肝转移灶切除后至少保留 3 根肝静脉中的 1 根且残肝容积≥50%（同时性肝转移）或≥30%（异时性肝转移）。

（2）转移灶的手术切除应符合 R0 原则，切缘至少＞1 mm[85,119-121]。

（3）如是局限于左半或右半肝的较大肝转移灶且无肝硬化者，可行规则的半肝切除。

（4）建议肝转移手术时采用术中超声检查，有助于发现术前影像学检查未能诊断的肝转移病灶。

（五）肝转移灶切除术后复发和肝外转移灶的切除

在全身状况和肝脏条件允许的情况下，对于可切除的肝转移灶术后的复发病灶,可进行二次、三次甚至多次的肝转移灶切除,文献报道显示其手术并发症和死亡率并不高于第一次肝转移灶的切除,而且可获得相同的术后生存率[8,122-124](3b类证据,B级推荐)。

同样,在患者全身状况允许时,如果肺[125]和腹腔[126,127]等的肝外转移病灶可完全切除,也应进行同步或分阶段切除(3b类证据,B级推荐)。

五、 可切除结直肠癌肝转移的新辅助及辅助治疗

(一)新辅助治疗

对可切除的结直肠癌肝转移患者可考虑进行新辅助治疗[128,129],主要基于以下几方面原因:

① 新辅助化疗提供了"窗口期",观察有无新的无法切除的转移灶的出现,减少没有必要的手术[130]。

② 新辅助治疗可提高R0手术的机会,增加术后残余肝脏的体积[131,132]。

③ 新辅助化疗可作为评价化疗方案敏感性的依据,指导术后化疗方案的选择[133]。

④ 新辅助化疗的疗效,可作为患者预后评估的一个指标[134-138]。

⑤ 新辅助化疗结合辅助化疗,可能改善接受治愈性手术患者的预后[139-143]。

然而,新辅助治疗也有一定的弊端:

① 化疗可能会造成肝脏损伤:如与奥沙利铂治疗相关的肝脏血管性病变[144-148];与伊立替康治疗相关的非酒精性脂肪肝等[149-151],这些损害均可能增加肝切除术后的并发症[146,151-154]。

② 影像学检查消失的转移灶仍应切除[97,134,155,156],但术者无法在术中给予肝脏转移灶精确定位[109,157]。

③ 转移灶进展致使无法切除。

1. 结直肠癌确诊的合并肝转移的新辅助治疗:在原发灶无出血、梗阻或穿孔时可考虑应用新辅助治疗[16,158-160](2a类证据,B级推荐)。如全身化疗,

方案包括FOLFOX、FOLFIRI或CapeOX[161-164]。也可联合分子靶向治疗,但其效果仍有争议[165-169],且贝伐珠单抗可能会带来肝脏手术中更多的出血和手术后更多的伤口问题[170-172],故建议手术时机应选择在最后一次使用贝伐珠单抗后6~8周[162,173,174];而西妥昔单抗的治疗只在KRAS基因野生型的患者中应用[175-179]。同时也可以考虑联合肝动脉灌注化疗[180-182]。

为减少化疗对肝脏手术的不利影响,新辅助化疗原则上不超过6个周期[54,144,147,153,183](1a证据,A级推荐),一般建议2~3个月内完成并进行手术[184]。

2. 结直肠癌根治术后发生的肝转移的新辅助治疗:原发灶切除术后未接受过化疗的患者,或者发现肝转移12个月前已完成化疗的患者,可采用新辅助治疗(方法同上),时间2~3个月[54,185](2a证据,B级推荐)。而肝转移发现前12个月内接受过化疗的患者,新辅助化疗作用有限,应考虑直接切除肝转移灶,继而术后辅助治疗[158](2a类证据,B级推荐)。也可考虑术前联合肝动脉灌注化疗[180-182]。

(二)肝转移灶切除术后的辅助治疗

建议肝转移灶完全切除的患者接受术后辅助化疗[183-190],特别是没有进行过术前化疗及辅助化疗的患者,推荐时间为6个月(1a类证据,A级推荐),已完成术前化疗患者术后的辅助化疗时间可适当缩短(3b类证据,B级推荐),也可考虑同时联合肝动脉灌注化疗[4,191-193]。

辅助化疗的药物和持续时间目前尚有争议[194-197],应继续临床研究探讨。

六、 不可切除的结直肠癌肝转移的综合治疗

结直肠癌肝转移的综合治疗包括全身和介入化疗、分子靶向治疗以及针对肝脏病灶的局部治疗如射频消融、无水酒精注射、放疗等,治疗方案的选择应基于对患者治疗前的精确评估。部分初诊无法切除的肝转移灶,经过系统的综合治疗后可

转为适宜手术切除[79,169]，其术后5年生存率与初始肝转移灶手术切除的患者相似[198,199]，此类患者应当采取较为积极的诱导方案，应用有效的强烈化疗，并考虑联合肝动脉灌注化疗及分子靶向药物治疗。对于肝转移灶始终无法根治性切除的患者，综合治疗也可明显延长中位生存期，控制疾病快速进展，明显改善生存质量[200-203]。因此，积极的综合治疗对于不可切除结直肠癌肝转移患者的意义重大。

（一）治疗策略

1. 结直肠癌确诊时合并无法手术切除的肝转移

（1）结直肠癌原发灶存在出血、梗阻或穿孔时，应先行切除结直肠癌原发病灶，继而全身化疗（或加用肝动脉灌注化疗[192,204-206]），可联合应用分子靶向治疗[178,207,208]（1b类证据，A级推荐）。治疗后每6～8周进行肝脏超声检查、增强CT或/和MRI，予以评估[151]。如果肝转移灶转变成可切除时，即予以手术治疗；如果肝转移灶仍不能切除，则继续进行综合治疗[183,209]。

（2）结直肠癌原发灶无出血、梗阻或穿孔时也可选择先行切除结直肠癌的原发病灶，继而进一步治疗，具体方案同上。

或者先行全身化疗（或加用肝动脉灌注化疗），时间为2～3个月，并可联用分子靶向治疗[207]（1c类证据，B级推荐）。如果转移灶转化成可切除时，即手术治疗（一期同步切除或分阶段切除原发病灶和肝转移灶）；如果肝转移灶仍不能切除，则视具体情况手术切除结直肠癌原发病灶，术后继续对肝转移灶进行综合治疗。

但是，对于结直肠癌原发灶无出血、梗阻或穿孔合并始终无法切除的肝转移灶的患者是否必须切除原发灶目前仍有争议[210,211]。

2. 结直肠癌术后发生的无法手术切除的肝转移

（1）采用5-FU/LV（或卡培他滨）联合奥沙利铂或伊立替康作为一线化疗[9,212,213]，并可加用分子靶向治疗，或联用肝动脉灌注化疗[136]（1b类

证据，A级推荐）。

（2）在肝转移发生前12个月内使用过奥沙利铂为基础的化疗作为辅助治疗的患者，应采用FOLFIRI方案；化疗结束后12个月以上发生肝转移，仍可采用FOLFOX化疗方案，并可加用分子靶向药物治疗，或联用肝动脉灌注化疗[207,214]（3a类证据，B级推荐）。

治疗后每6～8周检查肝脏超声、CT或/和MRI，予以评估[150,151,215]。化疗有效，肝转移灶转为可切除的患者，即应接受肝转移灶切除手术，术后再予以辅助化疗；如果肝转移灶仍不能切除，则应继续进行综合治疗[151,183,209]。

（3）应用门静脉选择性的栓塞或结扎可以使肝转移灶切除术后预期剩余肝脏代偿性增大，增加手术切除的可能。此方法被用于预计手术切除后剩余肝脏体积不足30%的肝转移患者。对于那些剩余肝脏体积在30%～40%，并且接受了强烈化疗而有肝实质损伤的患者，同样也可从中得益[216-220]（4类证据，C级推荐）。

（二）治疗方法

1. 全身化疗和肝动脉灌注化疗：化疗开始前应充分评估患者的身体状况和肿瘤分期，事先规划好患者的后续治疗和预计有严重化疗毒性反应时剂量和方案的调整。开始治疗时必须考虑患者的分类（详见"多学科团队在结直肠癌肝转移诊治中的作用"节）、化疗的安全性以及将来手术治疗的可能性[15]。

（1）初始化疗

① 组1患者：这类患者的肝转移灶有潜在R0切除可能，对此进行的转化治疗至关重要。转移灶出现的早期退缩（early tumor shrinkage，ETS）更是预后的重要指标之一[221]。

研究表明，5-FU/LV（或卡培他滨）联合奥沙利铂或伊立替康的化疗方案具有较高的转化切除率[222-224]（1b类证据，A级推荐），应该作为首选。

如果化疗联合分子靶向药物可以进一步提高转化率[225-228]（1b类证据，A级推荐）。现有的研究

数据显示,KRAS 野生型患者化疗联合西妥昔单抗治疗,能明显提高肝转移的切除率[169,178,179,229],因此对于 KRAS 野生型患者应首先考虑化疗联合西妥昔单抗(1b 类证据,A 级推荐)。而 KRAS 突变型患者应考虑化疗联合贝伐珠单抗[230]。

FOLFOXIRI 也有较高的切除转化率[202,231,232],但毒性也大,可以作为 5-FU/LV(或卡培他滨)联合奥沙利铂或伊立替康化疗联合分子靶向药物治疗的替代方案,尤其在分子靶向药物无法使用且患者体质较好的情况下应该作为首选(1b 类证据,A 级推荐)。目前该方案联合分子靶向药物治疗尚缺乏充分的依据,且增加不良反应,应慎用。

② 组 2 患者:5-FU/LV(或卡培他滨)联合奥沙利铂或伊立替康的化疗方案是首选,也可以联合分子靶向药物治疗(2b 类证据,B 级推荐)。FOLFOXIRI 尽管有较高的反应率,但毒性也较大,是否应在此类患者中应用尚不明确。

③ 组 3 患者:一般建议以 5-FU/LV 或卡培他滨单药开始的序贯治疗,在治疗过程中的某个时刻(如病情进展)再联合奥沙利铂或伊立替康,可能对延长生存有益[233](2a 类证据,B 级推荐)。也有研究表明 5-FU/LV 或卡培他滨单药联合贝伐珠单抗是一种有效且耐受性良好的治疗[234](2b 类证据,B 级推荐)。

本类患者也可以在如下情况下选择观察等待:低肿瘤负荷,但仍不适宜手术切除;疾病进展缓慢,无症状;患者充分知情同意。

(2)病情进展后的化疗选择

① FOLFOX(或 CapeOX)、FOLFIRI 方案或联合分子靶向治疗,如果病情进展可以考虑互为二线,仍可考虑与分子靶向药物的联合[235-237]。如果病情第二次进展,则可以改用西妥昔单抗治疗[238](未用过此类药者)或进行最佳支持治疗[37](2a 类证据,B 级推荐)。

② 5-FU/LV 联合分子靶向治疗后如果病情进展,应改用 FOLFOX、FOLFIRI 或 CapeOX(均可联合分子靶向治疗),病情再次进展时进行最佳支持治疗[239](3b 类证据,B 级推荐)。

(3)上述治疗期间可在适当时机联合应用肝动脉灌注化疗,可能有助于延长总体生存期,单纯肝动脉灌注化疗并不比全身化疗更具优势[240,241]。

2. 分子靶向治疗:在无法切除的结直肠癌肝转移治疗中加入分子靶向药物,其有效性已得到广泛的证实[53,242-244],目前认为化疗联合应用分子靶向药物治疗是提高肝转移灶切除率的最有前景的治疗方法。

(1)西妥昔单抗:西妥昔单抗为 EGFR 的抗体,现有的研究已显示西妥昔单抗单用或联合化疗治疗结直肠癌肝转移有良好的临床效果[33,179,228,245,246],其中西妥昔单抗和伊立替康联合应用具有更高的局部缓解率[179,247,248]。有 Ⅲ 期临床研究证实,在化疗基础上联合使用西妥昔单抗可以使结直肠癌肝转移灶的反应率提高一倍以上,并明显提高无残留病灶切除率[169,179](1b 类证据,A 级推荐)。但是,西妥昔单抗的治疗效果与肿瘤组织的 KRAS 基因的状态密切相关,KRAS 基因野生型患者治疗有较好的效果,而在 KRAS 基因突变型患者中应用并不提高疗效[178-179]。最近的研究提示 KRAS 第 2 外显子的第 13 密码子(G13D)突变并不一定意味着西妥昔单抗治疗的无效[249-251],但目前临床研究证据不足,所以不推荐 G13D 突变的患者应用西妥昔单抗治疗。BRAF 的突变与西妥昔单抗的治疗效果无关,而是与疾病的不良预后有关[33,246,252-254]。

目前认为可以同西妥昔单抗联合的化疗方案包括 FOLFOX 和 FOLFIRI[178,179,255],不建议其与 CapeOX 或 5-FU 推注方案联用[33,256]。如果在一线治疗时已使用了西妥昔单抗,在病情进展后也不建议继续使用[176]。

(2)贝伐珠单抗:贝伐珠单抗为 VEGF 的抗体。多项临床研究的结果表明,贝伐珠单抗加 5-FU/LV 作为不可切除的结直肠肝转移一线治疗有良好的效果[207,239,257-259]。近期的结果还显示贝伐珠单抗联合奥沙利铂或伊立替康也在一定程度上提高中位生存、局部缓解率和切除率[208,260-263]。同样,贝伐珠单抗在肿瘤进展后的二线治疗上疗效也得到了证实(无论一线是否使用过贝伐珠单抗)[244,264-266](3b 类证据,B

级推荐）。贝伐珠单抗易引起出血和伤口延迟愈合[170-172]，所以如在其治疗后需进行手术，建议手术时机选择在最后一次贝伐珠单抗使用后的6～8周[162,173,174,267]。

尽管分子靶向药物的治疗效果可喜，但目前的研究资料不建议多种靶向药物联合应用[174,268-270]。

3．消融治疗

（1）射频消融：射频消融术使用方便，安全性好[271-273]，且能高效破坏肝转移灶的肿瘤细胞，但其在结直肠肝转移治疗中的地位仍有争议[274-277]。现有资料表明单独使用射频消融治疗肝转移的生存率仅微高于其他非手术治疗[278-281]，目前仅作为化疗无效后的治疗选择或肝转移灶术后复发的治疗[281]。建议应用时选择肝转移灶最大直径小于3 cm[8,16,282]且一次消融最多3枚[8,16]（5类证据，D级推荐）。肝转移灶的解剖位置是制约射频消融应用的另一个方面[283]，肿瘤邻近大血管使瘤内温度下降过快，从而使肝转移灶不能完全消融；同时，也应注意肝外热损伤[284-286]。

以下情况也可考虑射频消融：

① 一般情况不适宜或不愿意接受手术治疗的可切除结直肠癌肝转移患者；

② 预期术后残余肝脏体积过小时，可先切除部分较大的肝转移灶，对剩余直径小于3 cm的转移病灶进行射频消融。

（2）微波消融：高于900 MHz的微波会使组织中的水分子产生振动，并摩擦发热从而使局部的组织凝固坏死，较大功率（70～90 W）的微波会在一分钟内产生2 cm左右的凝固消融带[287]。微波消融较之射频消融有一定技术上的优势，如微波的传导不受组织干燥炭化的限制，使肿瘤内部在较短的时间内就可产生较高的温度和更大的消融带，而使肿瘤细胞的坏死更彻底[288]。

与单纯化疗相比，结合微波消融治疗经过选择的不可切除的结直肠癌肝转移患者可以更有效地提高生存率[289,290]。

（3）冷冻治疗：应用液氮或液氩迅速使肿瘤组织的温度降至－180℃，这时细胞内所形成的冰晶将会造成机械性的损伤，消融带边缘的细胞也会因为脱水或周围小血管的闭塞而发生坏死。

尽管冷冻治疗严格挑选的不可切除的结直肠癌肝转移患者在一定程度上提高了生存率[291-293]，但是较高的局部复发率和并发症发生率（可达35%，包括ARDS和DIC等）[294]限制了该技术的广泛应用。

4．放射治疗：对于无法手术切除的肝转移灶，若全身化疗、肝动脉灌注化疗或射频消融无效，可考虑放射治疗，但不作常规推荐。

由于全肝放射耐受剂量远低于肿瘤细胞所需的致死剂量，常规放射治疗在大的或多发肝转移灶的治疗中仅能起到姑息作用。无肝硬化时的全肝平均安全照射剂量为30 Gy[295]，虽然该剂量可以显著地减轻由于肝转移灶侵犯而引起的疼痛或黄疸[296-299]，但尚没有依据表明能延长生存期。为了减少放射性肝损伤，采用超分割或限制肝脏受照射体积，针对转移灶的局部剂量可提高到60～70 Gy[16,297,300]。如果有足够的正常肝脏组织被保护，肝脏的一部分受高剂量照射将不会产生严重的放射性肝病[16,301]（3b类证据，B级推荐）。随着放疗设备的发展，最近出现的诸如射波刀等立体定向放射治疗（SBRT），对小的（直径＜5 cm）不能切除的孤立性肝转移灶进行低分割放疗是安全有效[302-305]，放疗前肝功能必须正常，肝脏受到射线的剂量必须在安全范围，以防止严重放射性肝损伤出现[306-308]。

5．其他治疗方法：其他治疗方法包括无水乙醇（酒精）瘤内注射、选择性内放射（Selective internal radiotherapy，SIRT）、药物洗脱珠（Drug-eluting beads，DEB）的动脉灌注化疗和中医中药治疗等，但其疗效并不优于上述各项治疗，仅能作为综合治疗的一部分，单独使用可能会失去其治疗意义。

第二部分 诊 疗 流 程

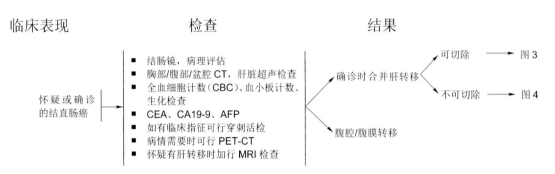

图 1 结直肠癌确诊时肝转移的诊断

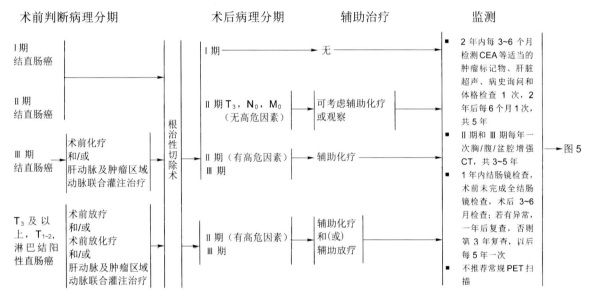

图 2 结直肠癌肝转移的预防

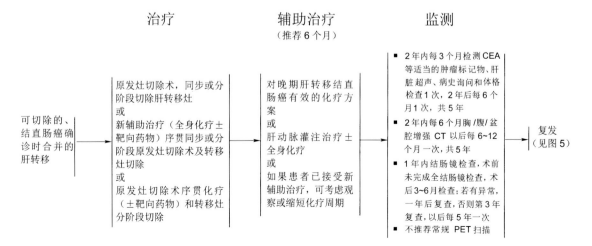

图 3 结直肠癌确诊时合并肝转移的治疗（转移灶可切除）

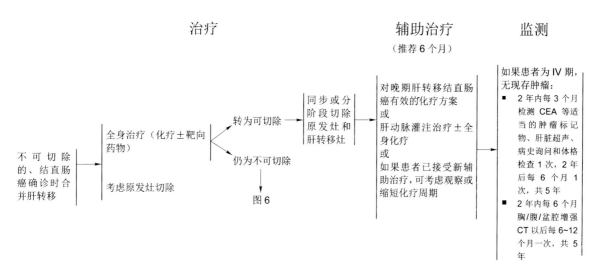

图 4 结直肠癌确诊时合并肝转移的治疗(转移灶不能切除)

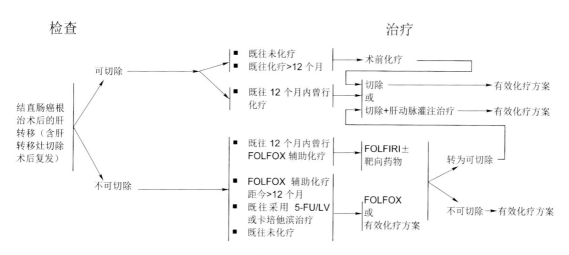

图 6 结直肠癌根治术后发现的肝转移的治疗

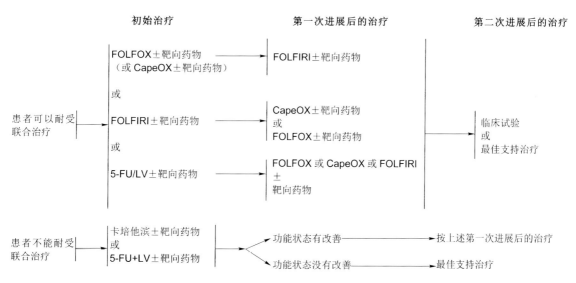

图 6 不可切除结直肠癌肝转移的化疗

第三部分　附　　录

附录一　推荐级别的分类：

推 荐 分 级	证据水平	证　　　据
A	1a	RCTs 的系统综述
	1b	单项 RCT（95%CI 较窄）
	1c	全或无,必须满足以下要求 ① 传统方法治疗全部致残或治疗失败,新方法治疗后,有部分患者存活或治愈; ② 传统方法治疗许多患者死亡或治疗失败,新方法治疗后,无一死亡或治疗失败。
B	2a	队列研究的系统综述
	2b	单项队列研究（包括质量较差的 RCT）（如随访率小于 80%）
	2c	结局研究
	3a	病例对照研究的系统综述
	3b	单项病例对照研究
C	4	系列病例分析及质量较差的病例对照研究
D	5	没有分析评价的专家意见

附录二　结直肠癌分期

美国癌症联合委员会（AJCC）结直肠癌 TNM 分期系统（第七版,2010 年）

原发肿瘤（T）

Tx　原发肿瘤无法评估

T0　无原发肿瘤

Tis　原位癌:上皮内或侵犯粘膜固有层

T1　肿瘤侵犯黏膜下层

T2　肿瘤侵犯固有肌层

T3　肿瘤穿透固有肌层抵达浆膜下,或侵犯无腹膜覆盖的结直肠旁组织

T4a　肿瘤穿透至脏层腹膜

T4b　肿瘤与其他器官/组织结构粘连,或直接侵犯

区域淋巴结（N）

Nx　区域淋巴结无法评估

N0　区域淋巴结无转移

N1　1～3 枚区域淋巴结转移

N1a　1 枚区域淋巴结转移

N1b　2～3 枚区域淋巴结转移

N1c　无区域淋巴结转移,但肿瘤在浆膜下、肠系膜或无腹膜覆盖的结直肠旁组织中种植

N2　4 枚或 4 枚以上区域淋巴结转移

N2a　4～6 枚区域淋巴结转移

N2b　7 枚或更多的区域淋巴结转移

远处转移（M）

M0　无远处转移

M1　有远处转移

M1a　转移局限在单个器官或部位（如:肝脏、肺、卵巢,非区域淋巴结转移）

M1b　转移超过一个器官/部位或腹膜转移

分期分组

分　　期	T	N	M	Dukes 分期	MAC
0	Tis	N0	M0	—	—
1	T1	N0	M0	A	A
	T2	N0	M0	A	B1
ⅡA	T3	N0	M0	B	B2
ⅡB	下 4a	N0	M0	B	B2
ⅡC	T4b	N0	M0	B	B3
ⅢA	T1～T2	N1/N1c	M0	C	C1
	T1	N2a	M0	C	C1
ⅢB	T3～T4a	N1/N1c	M0	C	C2
	T2～T3	N2a	M0	C	C1/C2
	T1～T2	N2b	M0	C	C1
ⅢC	T4a	N2a	M0	C	C2
	T3～T4a	N2b	M0	C	C2
	T4b	N1～N2	M0	C	C3
ⅣA	任何 T	任何 N	M1a	—	—
ⅣB	任何 T	任何 N	M1b	—	—

组织学分级(G)

Gx　分化程度不能被评估

G1　高度分化

G2　中度分化

G3　低度分化

G4　未分化

附录三　化 疗 方 案

- 5 - FU/LV

LV 500 mg/m² 静脉滴注 2 小时,每周 1 次×6

5 - FU 500 mg/m² 在 LV 滴注开始 1 小时后静脉推注,每周 1 次×6

5 - FU 370～400 mg/m² + LV 400 mg/m² 每日 1 次×5,每 28 天重复

- 卡培他滨

卡培他滨 1 250 mg/m² 每日 2 次口服,第 1～14 天,每 3 周重复

- FOLFOX
- FLOX

奥沙利铂 85 mg/m² 静脉滴注 2 小时,第 1、3、

5 周各 1 次

每 8 周重复×3 周期

5 - FU 500 mg/m² 静脉推注 + LV 500 mg/m² 静脉滴注,每周 1 次×6 周

每 8 周重复×3 周期

- mFOLFOX6

奥沙利铂 85 mg/m² 静脉滴注 2 小时,第 1 天

LV 400 mg/m² 静脉滴注 2 小时,第 1 天

5 - FU 400 mg/m² 静脉推注,第 1 天,然后 1 200 mg/m²/d×2 持续静脉输注(总量 2 400 mg/m²,输注 46～48 小时)

每 2 周重复

- CapeOX

奥沙利铂 130 mg/m²,第 1 天

卡培他滨 850～1 000 mg/m²,每日 2 次,持续 14 天

每 3 周重复

- FOLFIRI

伊立替康 180 mg/m² 静脉滴注 30～120 分钟,第 1 天

LV 400 mg/m² 与伊立替康同时输注,持续时

间相同,在 5-FU 之前,第 1 天和第 2 天

5-FU 400 mg/m² 静脉推注,然后 600 mg/m² 持续静脉输注 22 小时,第 1 天和第 2 天

每 2 周重复

伊立替康 180 mg/m² 静脉滴注 30~120 分钟,第 1 天

LV 400 mg/m² 与伊立替康同时输注,持续时间相同,第 1 天

5-FU 400 mg/m² 静脉推注,第 1 天,然后 1 200 mg/m²/d×2 持续静脉输注(总量 2 400 mg/m²,输注 46~48 小时)

每 2 周重复

- FOLFOXIRI

伊立替康 165 mg/m²,奥沙利铂 85 mg/m²,LV 400 mg/m² 静脉滴注,第 1 天

5-FU 3 200 mg/m²48 小时持续滴注,第 1 天开始

每 2 周重复

附录四　无肝转移的直肠癌的联合放化疗

放疗剂量总量 45~54 Gy,采用常规分割剂量(通常为 35 天),同时接受如下方案化疗:

- 不伴有肝转移:卡培他滨 850~1 000 mg/m²,每日 2 次,每周五天
- 伴有肝转移:
- 奥沙利铂每周 60 mg/m²,共 6 周;5-FU 200 mg/m²,第 1~40 天
- 伊立替康 50 mg/m²,第 1、8、15、22 天;5-FU 200 mg/m²,第 1~33 天

- 奥沙利铂每周 d1 60 mg/m²,卡培他滨 650 mg/m² bid,d1~d5,共 6 周

附录五　肝动脉和结直肠肿瘤区域联合灌注化疗

奥沙利铂 75 mg/m²,FUDR 650 mg/m²,丝裂霉素 8 mg/m²

采用股动脉穿刺法(Seldinger 法),经动脉导管超选择插管至结直肠肿瘤主要的滋养动脉内注入化疗 1/2 剂量;再超选择插管至肝固有动脉或肝肿瘤的滋养动脉注入化疗 1/2 剂量。

附录六　结直肠癌肝转移分子靶向治疗

- 西妥昔单抗 + 含 5-FU 的方案

西妥昔单抗首次剂量 400 mg/m² 输注,输注时间为 120 分钟,然后每周 250 mg/m² 输注时间为 60 分钟,+ FOLFIRI 或 FOLFOX。

西妥昔单抗首次剂量 400 mg/m² 输注,输注时间为 120 分钟,然后每二周 500 mg/m² 输注时间为 60 分钟,+ FOLFIRI 或 FOLFOX。

仅结直肠癌检测 KRAS 基因野生型的患者建议使用。

- 贝伐珠单抗

贝伐珠单抗 5 mg/kg 静脉滴注,每 2 周重复,+ 5-FU 或 FOLFOX 或 FOLFIRI。

贝伐珠单抗 7.5 mg/kg 静脉滴注,每 3 周重复,+ CapeOX。

◇参◇考◇文◇献◇

[1] Foster JH. Treatment of metastatic disease of the liver: a skeptic's view. Semin Liver Dis, 1984; 4: 170-179.

[2] Fong Y, Cohen AM, Fortner JG, et al. Liver resection for colorectal metastases. J Clin Oncol. 1997; 15: 938-946.

[3] Vibert E, Canedo L, Adam R. Strategies to treat primary unresectable colorectal liver metastases. Semin Oncol 2005; 32(6 suppl 8): 33-39.

[4] Kemeny N. Management of liver metastases from colorectal cancer. Oncology (Williston Park). 2006; 20: 1161-1176, 1179; discussion 1179-1180, 1185-1166.

[5] Lau WY, Lai EC. Hepatic resection for colorectal liver metastases. Singapore Med J. 2007; 48: 635-639.

[6] Taniai N, Akimaru K, Yoshida H, Tajiri T. Surgical treatment for better prognosis of patients with liver metastases from colorectal cancer. Hepatogastroenterology. 2007; 54: 1805-1809.

[7] Arru M, Aldrighetti L, Castoldi R, et al. Analysis of prognostic factors influencing long-term survival after

hepatic resection for metastatic colorectal cancer. World J Surg. 2008；32：93－103.

［8］ Sharma S，Camci C，Jabbour N. Management of hepatic metastasis from colorectal cancers：an update. J Hepatobiliary Pancreat Surg. 2008；15：570－580.

［9］ Elias D，Youssef O，Sideris L，et al. Evolution of missing colorectal liver metastases following inductive chemotherapy and hepatectomy. J Surg Oncol，2004；86：4－9.

［10］ De Jong MC，Pulitano C，Ribero D，et al. Rates and patterns of recurrence following curative intent surgery for colorectal liver metastasis：an international multi-institutional analysis of 1669 patients. Ann Surg. 2009；250：440－448.

［11］ Giuliante F，Ardito F，Vellone M，et al. Role of the surgeon as a variable in long-term survival after liver resection for colorectal metastases. J Surg Oncol. 2009；100：538－545.

［12］ Shimada H，Tanaka K，Endou I，et al. Treatment for colorectal liver metastases：a review. Langenbecks Arch Surg. 2009；394：973－983.

［13］ Taylor A，Kanas G，Langeberg W，et al. Survival after surgical resection of hepatic metastases from colorectal cancer：A systematic review and meta-analysis. Ann Oncol. 2010；21（suppl 8）：632P.

［14］ Yang AD，Brouquet A，Vauthey JN. Extending limits of resection for metastatic colorectal cancer：risk benefit ratio. J Surg Oncol. 2010；102（8）：996－1001.

［15］ Fahy BN，D'Angelica M，DeMatteo RP，et al. Synchronous hepatic metastases from colon cancer：changing treatment strategies and results of surgical intervention. Ann Surg Oncol. 2009；16：361－370.

［16］ Timmerman RD，Bizekis CS，Pass HI，et al. Local surgical，ablative，and radiation treatment of metastases. Ca Cancer J Clin. 2009；59：145－170.

［17］ Bipat S，van Leeuwen MS，Ijzermans JN，et al. Evidence-base guideline on management of colorectal liver metastases in the Netherlands. Neth J Med. 2007；65：5－14.

［18］ Coenegrachts K，De Geeter F，ter Beek L，et al. Comparison of MRI（including SS SE－EPI and SPIO-enhanced MRI）and FDG－PET/CT for the detection of colorectal liver metastases. Eur Radiol. 2009；19：370－379.

［19］ Delbeke D，Martin WH. PET and PET－CT for evaluation of colorectal carcinoma. Semin Nucl Med. 2004；34：209－223.

［20］ Kuehl H，Antoch G，Stergar H，et al. Comparison of FDG－PET，PET/CT and MRI for follow-up of colorectal liver metastases treated with radiofrequency ablation：initial results. Eur J Radiol. 2008；67：362－371.

［21］ Jones OM，Rees M，John TG，et al. Biopsy of resectable colorectal liver metastases causes tumour dissemination and adversely affects survival after liver resection. Br J Surg. 2005；92：1165－1168.

［22］ Koshariya M，Jagad RB，Kawamoto J，et al. An update and our experience with metastatic liver disease. Hepatogastroenterology. 2007；54：2232－2239.

［23］ Tsikitis VL，Malireddy K，Green EA，et al. Postoperative surveillance recommendations for early stage colon cancer based on results from the clinical outcomes of surgical therapy trial. J Clin Oncol. 2009；27（22）：3671－3676.

［24］ Guyot F，Faivre J，Manfredi S，et al. Time trends in the treatment and survival of recurrences from colorectal cancer. Ann Oncol. 2005；16（5）：756－761.

［25］ Li Destri G，Di Cataldo A，Puleo S. Colorectal cancer follow-up：useful or useless? Surg Oncol. 2006；15（1）：1－12.

［26］ Pfister DG，Benson AB 3rd，Somerfield MR. Clinical practice. Surveillance strategies after curative treatment of colorectal cancer. N Engl J Med. 2004；350（23）：2375－2382.

［27］ Locker GY，Hamiton S，Harris J，et al. ASCO 2006 update of recommendations for use of tumor markers in gastrointestinal cancer. J Clin Oncol. 2006；24：5313－5327.

［28］ Desch CE，Benson AB，Somerfield MR，et al. Colorectal cancer surveillance：2005 update of an American Society of Clinical Oncology practice guideline. J Clin Oncol. 2005；23：8512－8519.

［29］ Rex Dk，Kahi C J，Levin B，et al. Guidelines for colonoscopy surveillance after cancer resection：a consensus update by the American Cancer Society and US Multi-Society Task Force on colorectal cancer，CA Cancer J Clin. 2006；56：160－167；quiz 185－166.

［30］ Artale S，Sartore-Bianchi A，Veronese SM，et at. Mutations of KRAS and BRAF in primary and matched metastatic sites of colorectal cancer. J Clin Oncol. 2008；26（25）：4217－4219.

［31］ Etienne-Grimaldi MC，Formento JL，Francoual M，et al. K-Ras mutations and treatment outcome in colorectal cancer patients receiving exclusive fluoropyrimidine therapy. Clin Cancer Res. 2008 Aug 1；14（15）：4830－4835.

［32］ Knijn N，Mekenkamp LJ，Klomp M，et al. KRAS mutation analysis：a comparison between primary tumours and matched liver metastases in 305 colorectal cancer patients. Br J Cancer. 2011；104（6）：1020－1026.

［33］ Maughan TS，Adams RA，Smith CG，et al. Addition of cetuximab to oxaliplatin-based first-line combination chemotherapy for treatment of advanced colorectal cancer：results of the randomised phase 3 MRC COIN trial. Lancet. 2011；377（9783）：2103－2114.

［34］ Tol J，Nagtegaal ID，Punt CJ. BRAF mutation in metastatic colorectal cancer. N Engl J Med. 2009 Jul 2；361（1）：98－99.

［35］ Okuno k. Surgical treatment for digestive cancer. Current issues — colon cancer. Dig Surg. 2007；24（2）：108－114.

［36］ Borschitz T，Wachtlin D，Möhler M，et al. Junginger T. Neoadjuvant chemoradiation and local excision for T2－3 rectal cancer. Ann Surg Oncol. 2008；15：712－720.

［37］ Chau I，Chan S，Cunningham D；Overview of preoperative and postoperative therapy for colorectal cancer：the European and United States perspectives. Clin colorectal Cancer. 2003；3：19－33.

［38］ Peeters KCMJ，Marijinen CAM，Nagtegaal ID，et al. The TME trial after a median follow-up of 6 years. Ann Surg. 2007；246：693－701.

［39］ Johal BS，Phang P，McGahan C，et al. Treatment patterns and outcomes of patients with pT3N0 rectal cancer in a population-based setting. J Clin Oncol. 2007；25：No 18S（June 20 suppl）. Abstract 4039.

［40］ Van der Voort van Zijp J，Hoekstra H J，Basson MD. Evolving management of colorectal cancer. World J Gastroenterol. 2008 7；14：3956－3967.

［41］ Cervantes A，Roselló S，Rodríguez-Braun E，et al. Progress in the multidisciplinary treatment of gastrointestinal cancer and the impact on clinical practice：

perioperative management of rectal cancer. Ann Oncol. 2008; 19 Suppl 7; vii266 – 272.

[42] Klautke G, Fietkau R. Intensified neoadjuvant radiochemotherapy for locally advanced rectal cancer; a review. Int J Colorectal Dis. 2007; 22; 457 – 465.

[43] Martijnse IS, Dudink RL, Kusters M, et al. T3 + and T4 rectal cancer patients seem to benefit from the addition of oxaliplatin to the neoadjuvant chemoradiation regimen. Ann Surg Oncol. 2012; 19(2); 392 – 401.

[44] Huang K, Haas-Kogan D, Weinberg V, et al. Higher radiation dose with a shorter treatment duration improves outcome for locally advanced carcinoma of anal canal. World J Gastroenterol. 2001; 13; 895 – 900.

[45] Ceelen WP, van Nieuwenhove Y, Fierens K. Preoperative chemoradiation versus radiation alone for stage Ⅱ and Ⅲ resectable rectal cancer (Review). Cochrane Database Syst Rev. 2009; (1); CD006041.

[46] Soumarova R, Skrovina M, Bartos J, et al. Neoadjuvant chemoradiotherapy with capecitabine followed by laparoscopic resection in locally advanced tumors of middle and low rectum — Toxicity and complications of the treatment. Eur J Surg Oncol. 2009 Oct 29. [Epub ahead of print]

[47] Roohipour R, Patil S, Goodman KA, et al. Squamous-cell carcinoma of the canal; predictors of treatment outcome. Diseases of the Colon & Rectum. 2008; 51; 147 – 153.

[48] Sebag-Montefiore D, Stephens R J, Steele R, et al. Prooperative radiotherapy versus selective postoperative chemoradiotherapy in patients with rectal cancer (MRC CR07 and NCIC – CTG C016); a muticentre, randomised trial. Lancet. 2009; 373; 811 – 820.

[49] Siegel R, Burock S, Wernecke KD, et al. Preoperative short-course radiotherapy versus combined radiochemotherapy in locally advanced rectal cancer; a multi-centre prospectively randomised study of the Berlin Cancer Society. BMC Cancer. 2009; 9; 50.

[50] Vermaas M, Gosselink MP, Ferenschild FT J, et al. Introduction of preoperative radiotherapy in the treatment of operable rectal cancer in the Southwest region of the Netherlands. Eur J Surg Oncol. 2007; 33; 862 – 867.

[51] Xu J, Zhong Y, Niu W, et al. Preoperative hepatic and regional arterial chemotherapy in the prevention of liver metastasis after colorectal cancer surgery. Ann Surg. 2007; 245; 583 – 590.

[52] De Gramout A, Boni C, Navarro M et al. Oxaliplatin/5 – FU/LV in adjuvant colon cancer; updated efficacy results of the MOSAIC trial, including survival, with a median follow-up of 6 years. J Clin Oncol. 2007; 25; 18S (June 20 suppl). Abstract 4007.

[53] Wolpin BM, Mayer RJ. Systemic treatment of colorectal cancer. Gastroenterology. 2008 May; 134 (5); 1296 – 1310.

[54] Samantas E, Dervenis C, Rigatos SK. Adjuvant chemotherapy for colon cancer; evidence on improvement in survival. Dig Dis. 2007; 25; 67 – 75.

[55] Sargent D, Sobrero A, Grothey A, et al. Evidence for cure by adjuvant therapy in colon cancer; obeservations based on indiviual patient data from 20, 898 patients on 18 randomized trials. J Clin Oncol. 2009; 27; 872 – 877.

[56] Andre L, Boni C, Navarro M, et al. Improved overall survival with oxaliplatin, fiuorouracil, and leucovorin as adjuvant treatment in stage Ⅱ or Ⅲ colon cancer in the MOSAIC trial. J Clin Oncol. 2009; 27; 3109 – 3116.

[57] Rodriguez-Moranta F, Salo J, Arcusa A, et al. Postoperative surveillance in patients with colorectal cancer who have undergone curative resection; a prospective, multicenter, randomized; controlled trial. J Clin Oncol. 2006; 24; 386 – 393.

[58] Goldberg RM. Therapy for metastatic colorectal cancer. Oncologist. 2006; 11; 981 – 987.

[59] Tveit KM, Wiig JN, Olsen DR, et al. Combined modality treatment including intraoperative radiotherapy in locally advancedand recurrent rectal cancer. Radiother Oncol. 1997; 44; 277 – 282.

[60] Yu T – K, Bhosale PR, Crane CH, et al. Patterns of locaregional recurrence after surgery and radiotherapy or chemoradiation for rectal cancer. Int J Rad Oncol Biol Phys. 2008; 71; 1175 – 1180.

[61] Fennell ML, Das IP, Clauser S, et al. The organization of multidisciplinary care teams; modeling internal and external influences on cancer care quality. J Natl Cancer Inst Monogr. 2010; 2010; 72 – 80.

[62] Rabinowitz B. Interdisciplinary breast cancer care; Declaring and improving the standard. Oncology (Williston Park). 2004; 18; 1263 – 1268; discussion 1268 – 1270, 1275.

[63] Nordlinger B, Vauthey JN, Poston G et al. The timing of chemotherapy and surgery for the treatment of colorectal liver metastases. Clin Colorectal Cancer. 2010; 9; 212 – 218.

[64] Jones RP, Vauthey JN, Adam R, et al. Effect of specialist decision-making on treatment strategies for colorectal liver metastases. Br J Surg. 2012; 99(9); 1263 – 1269.

[65] Wright FC, De Vito C, Langer B et al. Multidisciplinary cancer conferences; a systematic review and development of practice standards. Eur J Cancer. 2007; 43; 1002 – 1010.

[66] Davies AR, Deans DA, Penman I, et al. The multidisciplinary team meeting improves staging accuracy and treatment selection for gastro-esophageal cancer. Dis Esophagus. 2006; 19; 496 – 503.

[67] Fleissig A, Jenkins V, Catt S, et al. Multidisciplinary teams in cancer care; are they effective in the UK? Lancet Oncol. 2006; 7; 935 – 943.

[68] Gabel M, Hilton NE, Nathanson SD. Multidisciplinary breast cancer clinics. Do they work? Cancer. 1997; 79; 2380 – 2384.

[69] Abdalla FK. Resection of colorectal liver metastases. J Gastrointest Surg. 2011; 15(3); 416 – 419.

[70] Carter S, Garside P, Black A. Multidisciplinary team working, clinical networks, and chambers; opportunities to work differently in the NHS. Qual Saf Health Care. 2003; 12(suppl 1); i25 – i28.

[71] Rummans TA, Clark MM, Sloan JA. et al. Impacting quality of life for patients with advanced cancer with a structured multidisciplinary intervention; a randomized controlled trial. J Clin Oncol. 2006; 24; 635 – 642.

[72] Westin T, Stalfors J. Tumour boards/multidisciplinary head and neck cancermeetings; are they of value to patients, treating staff or a political additional drain on healthcare resources? Curr Opin Otolaryngol Head Neck Surg. 2008; 16; 103 – 107.

[73] Stephens MR, Lewis WG, Brewster AE. et al. Multidisciplinary team management is associated with improved outcomes after surgery for esophageal cancer. Dis Esophagus. 2006; 19; 164 – 171.

［74］ Du CZ，Li J，Cai Y. et al. Effect of multidisciplinary teamtreatment on outcomes of patients with gastrointestinal malignancy. World J Gastroenterol. 2011；17：2013 - 2018.

［75］ MacDermid E，Hooton G，MacDonald M，et al. Improving patient survival with the colorectal cancer multi-disciplinary team. Colorectal Dis. 2009；11：291 - 295.

［76］ Obias V J，Reynolds HL Jr. Multidisciplinary teams in the management of rectal cancer，Clin Colon Rectal Surg. 2007；20：143 - 147.

［77］ Look Hong NJ，Gagliardi AR，Bronskill SE，et al. Multidisciplinary cancer conferences：exploring obstacles and facilitators to their implementation. J Oncol Pract. 2010；6：61 - 68.

［78］ Bentrem DJ，DeMatteo RP，Blumgart LH. Surgical therapy for metastatic disease to the liver. Ann Rev Med. 2005；56：139 - 156.

［79］ Abdalla EK. Commentary：Radiofrequency ablation for colorectal liver metastases：do not blame the biology when it is the technology. Amer J Surg. 2009；197：737 - 739.

［80］ Hur H，Ko YT，Min BS，et al. Comparative study of reseaction and radiofrequency ablation in the treatment of solitary colorectal liver metastases. Amer J Surg. 2009；197：728 - 736.

［81］ Reuter NP，Woodall CE，Scoggins CR，et al. Radiofrequency ablation vs. resection for hepatic colorectal metastasis：therapeutically equivaient? J Gastrointest Surg. 2009；13：486 - 491.

［82］ Dexiang Z，Li R，Ye W，et al. Outcome of patients with colorectal liver metastasis：analysis of 1，613 consecutive cases. Ann Surg Oncol. 2012；19(9)：2860 - 2868.

［83］ Lochan，SA. White，DM. Manas. Liver resection for colorectal liver metastasis. Surgical Oncology. 2007；16：33 - 45.

［84］ Adam R. Current surgical strategies for the treatment of colorectal cancer liver metastases. European Journal of Cancer Supplements，2004；2：21 - 26.

［85］ Pawlik TM，Scoggins CR，Zorzi D，et al. Effect of surgical margin status on survival and site of recurrence after hepatic resection for colorectal metastases. Ann Surg，2005；241：715 - 722.

［86］ Yan TD，Padang R，Xia H，et al. Management of involved or close resection margins in 120 patients with colorectal liver metastases：edge cryotherapy can achieve longterm survival. Am J Surg. 2006；191：735 - 742.

［87］ Blatzer D，Kishi Y，Maru DM，et al. Pathologic response to preoperative chemotherapy：a new outcome end poin after resection of hepatic colorectal metastases. J Clin Oncol 2008；17：5299.

［88］ Alberts SR，Wagman LD. Chemotherapy for colorectal cancer liver metastases. Oncologist. 2008；13：1063 - 1073.

［89］ Jaeck D. The significance of hepatic pedicle lymph nodes metastases in surgical management of colorectal liver metastases and of other liver malignancies. Ann Surg Oncol. 2003；10：1007 - 1011.

［90］ Pulitanò C，Bodingbauer M，Aldrighetti L，et al. Colorectal liver metastasis in the setting of lymph node metastasis：defining the benefit of surgical resection. Ann Surg Oncol. 2012 Feb；19(2)：435 - 442.

［91］ Jaeck D，Oussoultzoglou E，Rosso E. Hepatectomy for colorectal metastasis in the presence of extrahepatic disease. Surg Oncol Clin N Am. 2007；16：507 - 523.

［92］ Miller G，Biernacki P，Kemeny NE，et al. Outcomes after resection of synchronous or metachronous hepatic and pulmonary metastases. J Am Coil Surg. 2007；205：231 - 238.

［93］ Pulitanò C，Bodingbauer M，Aldrighetti L，et al. Liver resection for colorectal metastases in presence of extrahepatic disease：results from an international multi-institutional analysis. Ann Surg Oncol. 2011；18（5）：1380 - 1388.

［94］ Chua TC，Saxena A，Liauw W，et al. Hepatectomy and resection of concomitant extrahepatic disease for colorectal liver metastases — a systematic review. Eur J Cancer. 2012；48(12)：1757 - 1765.

［95］ Gonzalez M，Ris HB，Krueger T，et al. Colorectal cancer and thoracic surgeons：close encounters of the third kind. Expert Rev Anticancer Ther. 2012；12(4)：495 - 503.

［96］ Hao CY，. Ji JF. Surgical treatment of liver metastases of colorectal cancer：Strategies and controversies in 2006. Eur J Surg Oncol. 2006；32：473 - 483.

［97］ Turrini O，Viret F，Guiramand J，et al. Strategies for the treatment of synchronous liver metastasis. Eur J Surg Oncol. 2007；33：735 - 740.

［98］ Otchy D，Hyman NH，Simmang C，et al. Practice parameters for colon cancer. Dis Colon Rectum. 2004；47：1269 - 1284.

［99］ Capussotti L，Ferrero A，Vigano L，et al. Major liver resection synchronous with colorectal surgery. Ann Surg Oncol. 2007；14：195 - 201.

［100］ Nordlinger B，Guiguet M，Vaillant JC，et al. Surgical resection of colorectal carcinoma metastases to the liver. A prognostic scoring system to improve case selection，based on 1568 patients. Association Francaise de Chirurgie. Cancer. 1996；77：1254 - 1262.

［101］ Nakajima K，Takahashi S，Saito N，et al. Predictive factors for anastomotic leakage after simultaneous resection of synchronous colorectal liver metastasis. J Gastrointest Surg. 2012；16(4)：821 - 827.

［102］ Schnitzbauer AA，Lang SA，Goessmann H，et al. Right portal vein ligation combined with in situ splitting induces rapid left lateral liver lobe hypertrophy enabling 2 - staged extended right hepatic resection in small-for-size settings. Ann Surg. 2012；255(3)：405 - 414.

［103］ Roxburgh CS，Richards CH，Moug SJ，et al. Determinants of short-and long-term outcome in patients undergoing simultaneous resection of colorectal cancer and synchronous colorectal liver metastases. Int J Colorectal Dis. 2012；27(3)：363 - 369.

［104］ Slupski M，Wlodarczyk Z，Jasinski M，et al. Outcomes of simultaneous and delayed resections of synchronous colorectal liver metastases. Can J Surg. 2009；52：E241 - 244.

［105］ Weber JC，Bachellier P，Oussoultzoglow E，et al. Simultaneous resection of colorectal primary tumor and synchronous liver metastases. Br J Surg. 2003；90：956.

［106］ Moug SJ，Horgan PG. The role of synchronous procedures in the treatment of colorectal liver metastases. Surgical Oncology. 2007；16：53 - 58.

［107］ de Jong MC，van Dam RM，Maas M，et al. The liver-first approach for synchronous colorectal liver metastasis：a 5 - year single-centre experience. HPB（Oxford）. 2011；13(10)：745 - 752.

［108］ Aloia TA，Fahy BN. A decision analysis model predicts the optimal treatment pathway for patients with colorectal cancer and resectable synchronous livermetastases. Clin Colorectal Cancer. 2008; 7: 197 - 201.

[109] Mentha G, Majno PE, Andres A, et al. Neoadjuvant chemotherapy and resection of advanced synchronous liver metastases before treatment of the colorectal primary. Br J Surg. 2006; 93: 872 - 878.

[110] Brouquet A, Mortenson MM, Vauthey JN, et al. Surgical strategies for synchronous colorectal liver metastases in 156 consecutive patients: classic, combined or reverse strategy? J Am Coil Surg. 2010; 210: 934 - 941.

[111] Mentha G, Roth AD, Terraz S, et al. 'Liver first' approach in the treatment of colorectal cancer with synchronous liver metastases. Dig Surg. 2008; 25 (6): 430 - 435.

[112] Van Dessel E, Fierens K, Pattyn P, et al. Defining the optimal therapy sequence in synchronous resectable liver metastases from colorectal cancer: a decision analysis approach. Acta Chir Belg. 2009; 109(3): 317 - 320.

[113] Van der Pool AE, de Wilt JH, Lalmahomed ZS, et al. Optimizing the outcome of surgery in patients with rectal cancer and synchronous liver metastases. Br J Surg. 2010; 97(3): 383 - 390.

[114] Tomlinson JS, Jarnagin WR, DeMatteo RP, et al. Actual 10 - year survival after resection of colorectal liver metastases defines cure. J Clin Oncol. 2007; 25: 4575 - 4580.

[115] Pelosi E, Deandreis D. The role of 18F-fluoro-deoxy-glucose positron emission tomography (FDG - PET) in the management of patients with colorectal cancer. Eur J Surg Oncol. 2007; 33: 1 - 6.

[116] Shoup M, Gonen MD, Angelica M, et al. Volumetric analysis predicts hepatic dysfunction in patients undergoing major liver resection. J Gastrointest Surg. 2003; 7: 325 - 330.

[117] Sarpel U, Bonavia AS, Grucela A, et al. Does anatomic versus nonanatomic resection affect recurrence and survival in patients undergoing surgery for colorectal liver metastasis? Ann Surg Oncol. 2009; 16: 379 - 384.

[118] Clavien PA, Petrowsky H, DeOliveira ML, et al. Strategies for safer liver surgery and partial liver transplantation. N Engl J Med. 2007; 356: 1545 - 1559.

[119] Ayez N, Lalmahomed ZS, Eggermont AM, et al. Outcome of microscopic incomplete resection (R1) of colorectal liver metastases in the era of neoadjuvant chemotherapy. Ann Surg Oncol. 2012; 19(5): 1618 - 1627.

[120] Yamamoto J, Shimada K, Kosuge T, et al. Factors infuencing survival of patients undergoing hepatectomy for colorectal metastases. Br J Surg. 1999; 86: 332 - 337.

[121] Kokudo N, Miki Y, Sugai S, et al. Genetic and histological assessment of surgical margins in resected liver metastases from colorectal carcinoma: minimum surgical margins for successful resection. Arch Surg. 2002; 137: 833 - 840.

[122] Neeleman N, Andersson R. Repeated liver resection for recurrent cancer. Br J surg 1996; 83: 893 - 901.

[123] Antonion A, Lovegrove RE, Tilney HS, et al. Meta analysis of clinical outcome after first and second liver resection for colorectal metastases. Surgery. 2007; 141: 9 - 18.

[124] Adam R, Hoti E, Bredt LC Evolution of neoadjuvant therapy for extended hepatic metastases-have we reached our [non-resectable] limit? J Surg Oncol. 2010; 102: 922 - 931.

[125] Warwick R, Page R. Resection of pulmonary metastases from colorectal carcinoma. Eur J Surg Oncol. 2007; 33: S59 - S63.

[126] Elias D, Benizri E, Pocard M, et al. Treatment of synchronous peritoneal carcinomatosis and liver metastases from colorectal cancer. Eur J Surg Oncol. 2006; 32: 632 - 636.

[127] Carpizo DR, D'Angelica M. Liver resection for metastatic colorectal cancer in the presence of extrahepatic disease. Ann Surg Oncol. 2009; 16: 2411 - 2421.

[128] Ciliberto D, Prati U, Roveda L, et al. Role of systemic chemotherapy in the management of resected or resectable colorectal liver metastases: a systematic review and meta-analysis of randomized controlled trials. Oncol Rep. 2012; 27(6): 1849 - 1856.

[129] Ismaili N. Treatment of colorectal liver metastases. World J Surg Oncol. 2011, 24; 9: 154.

[130] Cleary JM, Tanabe KT, Lauwers GY, et al. Hepatic toxicities associated with the use of preoperative systemic therapy in patients with metastatic colorectal adenocarcinoma to the liver. Oncologist. 2009; 14: 1095 - 1105.

[131] Nordlinger B, Sorbye H, Collette L, et al. Final results of the EORTC Intergroup randomized phase Ⅲ study 40983 [EPOC] evaluating the benefit of perioperative FOLFOX4 chemotherapy for patients with potentially resectable colorectal cancer liver metastases. J Clin Oncol. 2007; 25(Suppl. 18): LBA5.

[132] Tanaka K, Adam R, Shimada H, et al. Role of neoadjuvant chemotherapy in the treatment of multiple colorectal metastases to the liver. Br J Surg. 2003; 90: 963 - 969.

[133] Leonard GD, Brenner B, Kemeny NE. Neoadjuvant chemotherapy before liver resection for patients with unresectable liver metastases from colorectal carcinoma. J Clin Oncol. 2005; 23: 2038 - 2048.

[134] Benoist S, Brouquet A, Penna C, et al. Complete response of colorectal liver metastases after chemotherapy: does it mean cure? J Clin Oncol. 2006; 24: 3939 - 3945.

[135] Gruenberger B, Scheithauer W, Punzengruber R, et al. Importance of response to neoadjuvant chemotherapy in potentially curable colorectal cancer liver metastases. BMC Cancer. 2008; 8: 120.

[136] Chiappa A, Bertani E, Makuuchi M, et al. Neoadjuvant chemotherapy followed by hepatectomy for primarily resectable colorectal cancer liver metastases. Hepatogastroenteroiogy. 2009; 56(91 - 92): 829 - 834.

[137] Abdalla EK, Adam R, Bilchik AJ, et al. Improving resectability of hepatic colorectal metastases: expert consensus statement. Ann Surg Oncol. 2006; 13 (10): 1271 - 1280.

[138] Folprecht G, Grothey A, Alberts S, et al. Neoadjuvant treatment of unresectable colorectal liver metastases: correlation between tumour response and resection rates. Ann Oncol. 2005; 16: 1311 - 1319.

[139] Mentha G, Majno P, Terraz S, et al. Treatment strategies for the management of advanced colorectal liver metastases detected synchronously with the primary tumour. Eur J Surg Oncol. 2007; 33 Suppl 2; S76 - 83.

[140] Nordlinger B, Sorbye H, Glimelius B, et al. Perioperative chemotherapy with FOLFOX4 and surgery versus surgery alone for resectable liver metastases from colorectal cancer (EORTC Intergroup trial 40983): a

randomised controlled trial. Lancet. 2008；371：1007 – 1016.

[141] Nordlinger B，Van Cutsem E，Gruenberger T，et al. Combination of surgery and chemotherapy and the role of targeted agents in the treatment of patients with colorectal liver metastases；recommendations from an expert panel. Ann Oncol 2009；20：985 – 992.

[142] Masi G，Loupakis F，Pollina L，et al. Long-term outcome of initially unresectable metastatic colorectal cancer patients treated with 5-fluorouracil/leucovorin，oxaliplatin，and irinotecan（FOLFOXIRI）followed by radical surgery of metastases. Ann Surg 2009；249：420 – 425.

[143] Kataoka K，Kanazawa A，Nakajima A，et al. The feasibility and potential benefit of preoperative chemotherapy for colorectal liver metastasis（CLM）：a single-centered retrospective study. Surg Today. 2012. Nov 9.[Epub ahead of print]

[144] Aloia T，Sebagh M，Plasse M，et al. Liver histology and surgical outcomes after preoperative chemotherapy with fluorouracil plus oxaliplatin in colorectal cancer liver metastases. J Clin Oncol 2006；24：4983 – 4990.

[145] Malik HZ，Farid S，Al-Mukthar A，et al. A critical appraisal of the role of neoadjuvant chemotherapy for colorectal liver metastases：a case-controlled study. Ann Surg Oncol. 2007；12：3519 – 3526.

[146] Welsh FK，Tilney HS，Tekkis PP，et al. Safe liver resection following chemotherapy for colorectalmetastases is amatter of timing. Br J Cancer. 2007；96：1037 – 1042.

[147] Karoui M，Penna C，Amin-Hashem M，et al. Influence of preoperative chemotherapy on the risk of major hepatectomy for colorectal liver metastases. Ann Surg. 2006；243：1 – 7.

[148] Kandutsch S，Klinger M，Hacker S，et al. Patterns of hepatotoxicity after chemotherapy for colorectal cancer liver metastases. Eur J Surg Oncol. 2008；34：1231 – 1236.

[149] Fernandez FG，Ritter J，Goodwin JW，et al. Effect of steatohepatitis associated with irinotecan or oxaliplatin pretreatment on resectability of hepatic colorectal metastases. J Am Coll Surg. 2005；200：845 – 853

[150] Vauthey JN，Pawlik TM，Ribero D，et al. Chemotherapy regimen predicts steatohepatitis and an increase in 90 – day mortality after surgery for hepatic colorectal metastases. J Clin Oncol. 2006；24：2065 – 2072.

[151] Pawlik TM，Olino K，Gleisner AL，et al. Preoperative chemotherapy for colorectal liver metastases：impact on hepatic histology and postoperative outcome. J Gastrointest Surg. 2007；11：860 – 868.

[152] Gomez D，Malik HZ，Bonney GK，et al. Steatosis predicts postoperative morbidity following hepatic resection for colorectal metastasis. Br J Surg. 2007；94：1395 – 1402.

[153] Nakano H，Oussultzoglou E，Rosso E，et al. Sinusoidal injury increases morbidity after major hepatectomy in patients with colorectal metastases receiving preoperative chemotherapy. Ann Surg. 2008；247：118 – 124.

[154] McCormack L，Petrowsky H，Jochum W，et al. Hepatic steatosis is a risk factor for postoperative complications after major hepatectomy：a matched case-control study. Ann Surg. 2007；245(6)：923e30.

[155] Adam R，Wicherts DA，de Haas RJ，et al. Complete pathologic response after preoperative chemotherapy for colorectal liver metastases：myth or reality? J Clin Oncol.

2008；26：1635 – 1641.

[156] van Vledder MG，de Jong MC，Pawlik TM，et al. Disappearing colorectal liver metastases after chemotherapy：should we be concerned? J Gastrointest Surg. 2010；14(11)：1691 – 700.

[157] Adam R，Delvart V，Pascal G，et al. Rescue surgery for unresectable colorectal liver metastases downstaged by chemotherapy：a model to predict long-term survival. Ann Surg. 2004；240：644 – 657.

[158] Benoist S，Nordlinger B. Neoadjuvant treatment before resection of liver metastases. Eur J Surg Oncol. 2007；33 Suppl 2：S35 – 41.

[159] Reddy SK，Barbas AS，Clary BM. Synchronous colorectal liver metastases：is it time to reconsider traditional paradigms of management? Ann Surg Oncol. 2009；16：2395 – 2410.

[160] Poultsides GA，Servais EL，Saltz LB，et al. Outcome of primary tumor in oatients with synchronous stage IV colorectal cancer receiving combination chemotherapy without surgery as initial treatment. J Clin Oncol. 2009；27：3379 – 3384.

[161] Mehta NN，Ravikumar R，Coldham CA，et al. Effect of preoperative chemotherapy on liver resection for colorectal liver metastases. Eur J Surg Oncol. 2008；34：782 – 786.

[162] Gruenberger B，Tamandl D，Schueller J，et al. Bevacizumab，capecitabine，and oxaliplatin as neoadjuvant therapy for patients with potentially curable metastatic colorectal cancer. J Clin Oncol. 2008；26：1830 – 1835.

[163] Coskun U，Buyukberber S，Yaman E，et al. Xelox （capecitabine plus oxaliplatin）as neoadjuvant chemotherapy of unresectable liver metastases in colorectal cancer patients. Neoplasma. 2008；55：65 – 70.

[164] Cassidy J，Clarke s，Diaz-Rubio D，et al. XELOX vs. FOLFOX4：Efficacy results from XELOX – 1/NO16966，a randomized phase Ⅲ trial in first-line metastatic colorectal cancer. 2007 Gastroimtestinal Cancers Symposium. Abstract 270.

[165] Tan BR，Zubal B，Hawkins W，et al. Preoperative FOLFOX pius cetuximab or panitumumab therapy for patients with potentially resectable hepatic colorectal metastases. Gastrointestinal Cancers Symposium. 2009；Abstract 497.

[166] Pessaux P，Marzano E，Casnedi S，et al. Histological and immediate postoperative outcome after preoperative cetuximab：case-matched control study. World J Surg. 2010；34(11)：2765 – 2772.

[167] Pessaux P，Panaro F，Casnedi S，et al. Targeted molecular therapies（cetuximab and bevacizumab）do not induce additional hepatotoxicity：preliminary results of a case-control study. Eur J Surg Oncol. 2010；36（6）：575 – 582.

[168] Okines A，Puerto OD，Cunningham D，et al. Surgery with curative-intent in patients treated with first-line chemotherapy plus bevacizumab for metastatic colorectal cancer First BEAT and the randomised phase – Ⅲ NO 16966 trial. Br J Cancer. 2009；101：1033 – 1038.

[169] Folprecht G，Gruenberger T，Bechstein WO，et al. Tumour response and secondary resectability of colorectal liver metastases following neoadjuvant chemotheiapy with cetuximab：the CELIM randomised phase 2 trial. Lancet Oncol. 2010；11(1)：38 – 47.

[170] LeCouter J, Moritz DR, Li B, et al. Angiogenesis-independent endothelial protection of liver: role of VEGFR1. Science. 2003; 299: 890 - 893.

[171] Scappaticci FA, Fehrenbacher L, Cartwright T, et al. Surgical wound healing complications in metastatic colorectal cancer patients treated with bevacizumab. J Surg Oncol. 2005; 91: 173 - 180.

[172] Ellis LM, Curley SA, Grothey A. Surgical resection after downsizing of colorectal liver metastasis in the era of bevacizumab. J Clin Oncol. 2005; 23: 4853 - 4855.

[173] D'Angelica M, Kornprat P, Gonen M, et al. Lack of evidence for increased operative morbidity after hepatectomy with perioperative use of bevacizumab: a matched case-control study. Ann Surg Oncol. 2007; 14: 759 - 765.

[174] Reddy SK, Morse MA, Hurwitz HI, et al. Addition of bevacizumab to irinotecan-and oxaliplatin-based preoperative chemotherapy regimens does not increase morbidity after resection of colorectal liver metastases. J Am Coll Surg. 2008; 206: 96 - 106.

[175] De Roock W, Piessevaux H, De Schutter J, et al. KRAS wild-type state predicts survival and is associated to early radiological response in metastastic colorectal cancer treated with cetuximab. Ann Oncol. 2008; 19: 508 - 515.

[176] Karapetis CS, Khambata-Ford S, J Jonker DJ, et al. K-ras mutations and benefit from cetuximab in advanced colorectal cancer. N Engl J Med. 2009; 359: 1757 - 1765.

[177] Amado RG, Wolf M, Peeters M et al. Wild-type KRAS is required for panitumumab efficacy in patients with metastatic colorectal cancer. J Clin Oncol. 2008; 26: 1626 - 1634.

[178] Van Cutsem E, Köhne CH, Hitre E, et al. Cetuximab and chemotherapy as initial treatment for metastatic colorectal cancer. N Engl J Med. 2009; 360: 1408 - 1417.

[179] Bokemeyer C, Bandarenko I, Mahkson A, et al. Fluorouracil leucovorin and oxaliplatin with or without cetuximab in the first-line treatment of metastatic colorectal cancer. J Clin Oncol. 2009; 27: 663 - 671.

[180] Kemeny N, Jarnagin W, Paty P, et al. Phase I trial of systemic oxaliplatin combination chemotherapy with hepatic arterial infusion in patients with unresectable liver metastases from colorectal cancer. J Clin Oncol. 2005; 23: 4888 - 4896.

[181] Kemeny N, Eid A, Stockman J, et al. Hepatic arterial infusion of floxuridine and dexamethasone plus high-dose mitomycin C for patients with unresectable hepatic metastases from colorectal carcinoma. J Surg Oncol. 2005; 91: 97 - 101.

[182] Clancy TE, Dixon E, Perlis R, et al. Hepatic arterial infusion after curative resection of colorectal cancer metastases: a meta-analysis of prospective clinical trials. J Gastrointest Surg. 2005; 9: 198 - 206.

[183] Zorzi D, Kishi Y, Maru DM, et al. Effect of extended preoperative chemotherapy on pathologic response and postoperative liver insufficiency after hepatic resection for colorectal liver metastases. J Clin Oncol. 2009; Abstract 295.

[184] Choti MA. Chemotherapy-associated hepatotoxicity: do we need to be concerned? Ann Surg Oncol. 2009; 16: 2391 - 2394.

[185] Benoist S, Nordlinger B, The role of preoperative chemotherapy in patients with resectable colorectal liver metastases. Ann Surg Oncol. 2009; 16: 2385 - 2390.

[186] Vadeyar HJ. Current therapeutic options for colorectal liver metastases. Indian J Gastroenterol. 2007; 26: 26 - 29.

[187] Ychou M, Hohenberger W, Thezenas S, et al. Randomized phase III trial comparing infused 5-fluorouracil/folinic acid (LV5FU) versus LV5FU + irinotecan (LV5FU + IRI) as adjuvant treatment after complete resection of liver metastases from colorectal cancer (LMCRC). J Clin Oncol. 2008; 26: abstr LBA4013.

[188] Gruenberger T, Kaczirek K, Bergmann M, et al. Progression-free survival in a phase II study of perioperative bevacizumab plus XELOX in patients with potentially curable metastatic colorectal cancer. J Clin Oncol. 2008; 26: abstr 4073.

[189] Bouganim N, Ang C, Kavan P, et al. Perioperative bevacizumab containing chemotherapy for colorectal liver metastases. J Clin Oncol. 2008; 26: abstr 15073.

[190] Adam R, Bhangui P, Poston G, et al. Is perioperative chemotherapy useful for solitary, metachronous, colorectal liver metastases? Ann Surg. 2010; 252 (5): 774 - 787.

[191] Goéré D, Benhaim L, Bonnet S, et al. Adjuvant chemotherapy after resection of colorectal liver metastases in patients at high risk of hepatic recurrence: a comparative study between hepatic arterial infusion of oxaliplatin and modern systemic chemotherapy. Ann Surg. 2013; 257(1): 114 - 120.

[192] House MG, Kemeny NE, Gönen M, et al. Comparison of adjuvant systemic chemotherapy with or without hepatic arterial infusional chemotherapy after hepatic resection for metastatic colorectal cancer. Ann Surg. 2011; 254(6): 851 - 856.

[193] Kemeny NE, Jarnagin WR, Capanu M, et al. Randomized phase II trial of adjuvant hepatic arterial infusion and systemic chemotherapy with or without bevacizumab in patients with resected hepatic metastases from colorectal cancer. J Clin Oncol. 2011; 29: 884 - 889.

[194] Mitry E, Fields AL, Bleiberg H, et al. Adjuvant chemotherapy after potentially curative resection of metastases from colorectal cancer: a pooled analysis of two randomized trials. J Clin Oncol. 2008; 26: 4906 - 4911.

[195] Ychou M, Hohenberger W, Thezenas S, et al. A randomized phase III study comparing adjuvant 5-fluorouracil/folinic acid with FOLFIRI in patients following complete resection of liver metastases from colorectal cancer. Ann Oncol. 2009; 20: 1964 - 1970.

[196] Portier G, Elias D, Bouche O, et al. Multicenter randomized trial of adjuvant fluorouracil and folinic acid compared with surgery alone after resection of colorectal liver metastases: FFCD ACHBTH AURC 9002 trial. J Clin Oncol. 2006; 24: 4976 - 4982.

[197] Power DG, Kemeny NE. Role of adjuvant therapy after resection of colorectal cancer liver metastases. J Clin Oncol 2010; 28: 2300 - 2309.

[198] Adam R. Chemotherapy and surgery: new perspectives on the treatment of unresectable liver metastases. Ann Oncol. 2003; 14 Suppl 2: ii13 - ii16.

[199] Goldberg RM, Sargent DJ, Morton RF, et al. Randomized controlled trial of reduced-dose bolus fluorouracil plus leucovorin and irinotecan or infused fluorouracil plus leucovorin and oxaliplatin in patients with previously untreated metastatic colorectal cancer: a

North American Intergroup Trial. J Clin Oncol. 2006; 24: 3347 - 3353.

[200] Tournigand C, Andre T, Acille E, et al. FOLFIRI followed by FOLFOX6 or the reverse sequence in advanced colorectal cancer: a randomized GEROR study. J Clin Oncol. 2004; 22: 229 - 237.

[201] Cals L, Rixe O, Francois E, et al. Dose-finding study of weekly 24 h continuous infusion of 5-fluorouracil associated with alternating oxaliplatin or irinotecan in advanced colorectal cancer patients. Ann Oncol. 2004; 15: 1018 - 1024.

[202] Falcone A, Ricci S, Brunetti I, et al. Phase Ⅲ trial of infusional fluorouracil, leucovorin, oxaliplatin, and irinotecan (FOLFOXIRI) compared with infusional fluorouracil, leucovorin, and irinotecan (FOLFIRI) as frst-line treatment for metastatic colorectal cancer: the Gruppo Oncologico Nord Ovest. J Clin Oncol. 2007; 25: 1670 - 1676.

[203] Hochster HS, Hart LL, Ramanathan RK, et al. Safety and effcacy of oxaliplatin and fluoropyrimidine regimens with or without bevacizumab as frst-line treatment of metastatic colorectal cancer: results of the TREE Study. J Clin Oncol. 2008; 26: 3523 - 3529.

[204] Mahnken AH, Pereira PL, de Baère T. Interventional oncologic approaches to liver metastases. Radiology. 2013; 266(2): 407 - 430.

[205] Goéré D, Deshaies I, de Baere T, et al. Prolonged survival of initially unresectable hepatic colorectal cancer patients treated with hepatic arterial infusion of oxaliplatin followed by radical surgery of metastases. Ann Surg. 2010p; 251(4): 686 - 691.

[206] Nishiofuku H, Tanaka T, Aramaki T, et al. Hepatic arterial infusion of 5-fluorouracil for patients with liver metastases from colorectal cancer refractory to standard systemic chemotherapy: a multicenter, retrospective analysis. Clin Colorectal Cancer. 2010; 9(5): 305 - 310.

[207] Kabbinavar FF, Schulz J, McCleod M, et al. Addition of bevacizumab to bolus fluorouracil and leucovorin in first-line metastatic colorectal cancer: results of a randomized phase Ⅱ trial. J Clin Oncol. 2005; 23: 3697 - 3705.

[208] Saltz LB, Clarke S, Díaz-Rubio E, et al. Bevacizumab in combination with oxaliplatin-based chemotherapy as first-line therapy in metastatic colorectal cancer: a randomized phase Ⅲ study. J Clin Oncol. 2008; 26: 2013 - 2019.

[209] Fraker DL, Soulen M. Regional therapy of hepatic metastases. Hematol Oncol Clin North Am. 2002; 16: 947 - 967.

[210] Nitzkorski JR, Farma JM, Watson JC, et al. Outcome and natural history of patients with stage Ⅳ colorectal cancer receiving chemotherapy without primary tumor resection. Ann Surg Oncol. 2012; 19(2): 379 - 383.

[211] Cirocchi R, Trastulli S, Abraha I, et al. Non-resection versus resection for an asymptomatic primary tumour in patients with unresectable stage Ⅳ colorectal cancer. Cochrane Database Syst Rev. 2012; 8: CD008997.

[212] Colucci G, Gebbia V, Paoletti G, et al. Phase Ⅲ randomized trial of FOLFIRI versus FOLFOX4 in the treatment of advanced colorectal cancer: a multicenter study of the Gruppo Oncologico Dell'Italia Meridionale. J Clin Oncol. 2005; 23: 4866 - 4875.

[213] Rubbia-Brandt L, Giostra E, Brezault C, et al. Importance of histological tumor response assessment in predicting the outcome in patients with colorectal liver metastases treated with neoadjuvant chemotherapy followed by liver surgery. Ann Oncol. 2007; 18: 299 - 304.

[214] Zelck L, Bugat R, Cherqui D, et al. Multimodal therapy with intravenous biweekly leucovorin, 5-fluorouracil and irinotecan combined with hepatic arterial infusion pirarubicin in nonresectable hepatic metastases from colorectal cancer. Ann Oncol. 2003; 14: 1537 - 1542.

[215] Adam R, Avisar E, Ariche A, et al. Five-year survival following hepatic resection after neoadjuvant therapy for nonresectable colorectal. Ann Surg Oncol. 2001; 8(4): 347 - 353.

[216] Adam R, Miller R, Pitombo M, et al. Two-stage hepatectomy appeoach for initially unresectable colorectal hepatic metastases. Surg Oncol Clin N Am. 2007; 16: 525 - 536.

[217] Homayounfar K, Liersch T, Schuetze G, et al. Two-stage hepatectomy (R0) with portal vein ligation — towards curing patients with extended bilobular colorectal liver metastases. Int J Colorectal Dis. 2009; 24: 409 - 418.

[218] Covey AM, Brown KT, Jamagin WR, et al. Combined portal vein embolization and neoadjuvant chemotherapy as a treament strategy for resectable hepatic colorectal metastases. Ann Surg. 2008; 247: 451 - 455.

[219] Yamashita S, Hasegawa K, Takahashi M, et al. One-stage hepatectomy following portal vein embolization for colorectal liver metastasis. World J Surg. 2013; 37(3): 622 - 628.

[220] Wicherts DA, de Haas RJ, Andreani P, et al. Impact of portal vein embolization on long-term survival of patients with primarily unresectable colorectal liver metastases. Br J Surg. 2010; 97: 240 - 250.

[221] Suzuki C, Blomqvist L, Sundin A, et al. The initial change in tumor size predicts response and survival in patients with metastatic colorectal cancer treated with combination chemotherapy. Ann Oncol. 2012; 23(4): 948 - 954.

[222] Alberts SR, Horvath WL, Sternfeld WC, et al. Oxaliplatin, fluorouracil, and leucovorin for patients with unresectable liver-only metastases from colorectal cancer: a North Central Cancer Treatment Group phase Ⅱ study. J Clin Oncol. 2005 Dec 20; 23(36): 9243 - 9249.

[223] Quenet F NB, Rivoire M. Resectionof previously unresctable liver metasyases from colorectal cancer after chemotherapy wiht CPT - 11/L-ohp/LV5FU (Folfirinox): A prospective phase Ⅱ trial. Proc Am Soc Clin Oncol. 2004; 23. Abstract 3613.

[224] Giacchetti S, Itzhaki M, Gruia G, et al. Long-term survival of patients with unresectable colorectal cancer liver metastases following infusional chemotherapy with 5-fluorouracil, leucovorin, oxaliplatin and surgery. Ann Oncol. 1999 Jun; 10(6): 663 - 669.

[225] Garufi C, Torsello A, Tumolo S, et al. Cetuximab plus chronomodulated irinotecan, 5-fluorouracil, leucovorin and oxaliplatin as neoadjuvant chemotherapy in colorectal liver metastases: POCHER trial. Br J Cancer. 2010 Nov 9; 103(10): 1542 - 1547.

[226] Masi G, Loupakis F, Salvatore L, et al. Bevacizumab with FOLFOXIRI (irinotecan, oxaliplatin, fluorouracil, and folinate) as first-line treatment for metastatic colorectal cancer: a phase 2 trial. Lancet Oncol. 2010 Sep; 11(9): 845 - 852.

[227] Bruera G, Santomaggio A, Cannita K, et al. "Poker" association of weekly alternating 5-fluorouracil, irinotecan, bevacizumab and oxaliplatin (Flr - B/FOx) in first line treatment of metastatic colorectal cancer: a phase II study. BMC Cancer. 2010 Oct 19; 10; 567.

[228] Wong R, Cunningham D, Barbachano Y, et al. A multicentre study of capecitabine, oxaliplatin plus bevacizumab as perioperative treatment of patients with poor-risk colorectal liver-only metastases not selected for upfront resection. Ann Oncol. 2011; 22(9); 2042 - 2048.

[229] Douillard JY, Siena S, Cassidy J, et al. Randomized, phase III trial of panitumumab with infusional fluorouracil, leucovorin, and oxaliplatin (FOLFOX4) versus FOLFOX4 alone as first-line treatment in patients with previously untreated metastatic colorectal cancer: the PRIME study. J Clin Oncol. 2010 Nov 1; 28(31); 4697 - 4705.

[230] Cassidy J, Cunningham D. surgery with curative intent in patients(pts) treated wiht first-line chemotheraoy(CT) + bevacizumab (BEV) for metastatic colorectal cancer (mCRC); first BEAT and NO16966. J Clin Oncol. 2008; 26 Abstract 4022.

[231] Souglakos J, Androulakis N, Syrigos K, et al. FOLFOXIRI vs FOLFIRI as first-line treatment in metastatic colorectal cancer: a multicentre randomised phase III trial from the Hellenic Oncology Research Group. Br J Cancer. 2006; 94; 798 - 805.

[232] Garufi C, Torsello A, Tumolo S, et al. Cetuximab plus chronomodulated irinotecan, 5-fluorouracil, leucovorin and oxaliplatin as neoadjuvant chemotherapy in colorectal liver metastases: POCHER trial. Br J Cancer. 2010; 103; 1542 - 1547.

[233] Grothey A, Sargent D. Overall survival of patients with advanced colorectal cancer correlates with availability of fluorouracil, irinotecan, and oxaliplatin regardless of whether doublet or single-agent therapy is used first line. J Clin Oncol. 2005; 23(36); 9441 - 9442.

[234] Simes RJ, Price TJ. Capecitabine, bevacizumab, and mitomycin in first-line treatment of metastatic colorectal cancer: results of the Australasian Gastrointestinal Trials Group Randomized Phase III MAX Study. J Clin Oncol. 2010 Jul 1; 28(19); 3191 - 3198.

[235] Ducreux M, Malka D, Mendiboure J, et al. Sequential versus combination chemotherapy for the treatment of advanced colorectal cancer (FFCD 2000 - 05): an open-label, randomised, phase 3 trial. Lancet Oncol. 2011 Oct; 12(11); 1032 - 1044.

[236] Koopman M, Antonini NF, Douma J, et al. Sequential versus combination chemotherapy with capecitabine, irinotecan, and oxaliplatin in advanced colorectal cancer (CAIRO): a phase III randomised controlled trial. Lancet. 2007; 370(9582); 135 - 142.

[237] Seymour MT, Maughan TS, Ledermann JA, et al. Different strategies of sequential and combination chemotherapy for patients with poor prognosis advanced colorectal cancer (MRC FOCUS): a randomised controlled trial. Lancet. 2007; 370(9582); 143 - 152.

[238] Bennouna J, Borg C, Delord JP, et al. Bevacizumab combined with chemotherapy in the second-line treatment of metastatic colorectal cancer: results from the phase II BEVACOLOR study. Clin Colorectal Cancer. 2012; 11 (1); 38 - 44.

[239] Hurwitz H, Fehrenbacher L, Novotny W, et al. Bevacizumab plus irinotecan, fluorouracil, and leucovorin for metastatic colorectal cancer. N Engl J Med. 2004; 350; 2335 - 2342.

[240] Mocellin S, Pasquali S, Nitti D. Fluoropyrimidine-HAI (hepatic arterial infusion) versus systemic chemotherapy (SCT) for unresectable liver metastases from colorectal cancer. Cochrane Database Syst Rev. 2009; 4; CD007823.

[241] KemenyNE, Melendez FD. Capanu M, et al. Conversion to resectability using hepatic artery infusion plus systemic hemotherapy for the treatment of unresectable liver metastases from colorectal carcinoma. J Clin Oncol. 2009; 27; 3465 - 3471.

[242] Gruenberger B, Tamandl D, Puhalla H, et al. Bevacizumab plus XELOX as neoadjuvant chemotherapy for patients with potentially curable metastatic colorectal cancer. J Clin Oncol. 2007; 25(18 suppl); 179s.

[243] Grothey A, Sugrue MM, Purdie DM, et al. Bevacizumab beyond first progression is associated with prolonged overall survival in metastatic colorectal cancer: results from a large observational cohort study (BRiTE). J Clin Oncol. 2008 Nov 20; 26(33); 5326 - 5334.

[244] Welch S, Spithoff K, Rumble RB, et al. Bevacizumab combined with chemotherapy for patients with advanced colorectal cancer: a systematic review. Ann Oncol. 2009 Nov 25. [Epub ahead of print]

[245] Raoul JL, Van Laethem JL, Peeters M, et al. Cetuximab in combination with irinotecan/5-fluorouracil/folinic acid (FOLFIRI) in the initial treatment of metastatic colorectal cancer: a multicentre two-part phase I / II study. BMC Cancer. 2009; 9; 112.

[246] Van Cutsem E, Köhne CH, Láng I, et al. Cetuximab plus irinotecan, fluorouracil, and leucovorin as first-line treatment for metastatic colorectal cancer: updated analysis of overall survival according to tumor KRAS and BRAF mutation status. J Clin Oncol. 2011; 29 (15); 2011 - 2019.

[247] Díaz Rubio E, Tabernero J, van Cutsem E. et al. Cetuximab in combination with oxaliplatin/5-fluorouracil (5 - FU)/folinic acid (FA) (FOLFOX - 4) in the first-line treatment of patients with epidermal growth factor receptor (EGFR)-expressing metastatic colorectal cancer: An international phase II study. J Clin Oncol. 2005; 23 (16 suppl); 254s.

[248] Fuchs CS, Marshall J, Mitchell E, et al. Randomized, controlled trial of irinotecan plus infusional, bolus, or oral fluoropyrimidines in first-line treatment of metastatic colorectal cancer: results from the BICC - C Study. J Clin Oncol. 2007; 25(30); 4779 - 4786.

[249] Tejpar S, Celik I, Schlichting M, et al. Association of KRAS G13D tumor mutations with outcome in patients with metastatic colorectal cancer treated with first-line chemotherapy with or without cetuximab. J Clin Oncol. 2012 Oct 10; 30(29); 3570 - 3577.

[250] De Roock W, Jonker DJ, Di Nicolantonio F, et al. Association of KRAS p. G13D mutation with outcome in patients with chemotherapy-refractory metastatic colorectal cancer treated with cetuximab. JAMA. 2010; 304(16); 1812 - 1820.

[251] Peeters M, Douillard J. Y. Evalution of individual codon 12 and 13 mutant(MT) KRAS alleles as prognostic and predictive biomarkers of response to Panitumumab(pmab) in patients with metastatic colorectal cancer (mCRC).

EUR J Cancer. 2011；47：16.

［252］ Roth AD，Tejpar S，Delorenzi M，et al. Prognostic role of KRAS and BRAF in stage Ⅱ and Ⅲ resected colon cancer：results of the translational study on the PETACC－3，EORTC 40993，SAKK 60－00 trial. J Clin Oncol. 2010；28(3)：466－474.

［253］ Price TJ，Hardingham JE，Lee CK，et al. Impact of KRAS and BRAF Gene Mutation Status on Outcomes From the Phase Ⅲ AGITG MAX Trial of Capecitabine Alone or in Combination With Bevacizumab and Mitomycin in Advanced Colorectal Cancer. J Clin Oncol. 2011；29(19)：2675－2682.

［254］ Saridaki Z，Papadatos-Pastos D，Tzardi M，et al. BRAF mutations，microsatellite instability status and cyclin D1 expression predict metastatic colorectal patients' outcome. Br J Cancer. 2010；102(12)：1762－1768.

［255］ Douillard JY，Siena S，Cassidy J，et al. Randomized，phase Ⅲ trial of panitumumab with infusional fluorouracil，leucovorin，and oxaliplatin (FOLFOX4) versus FOLFOX4 alone as first-line treatment in patients with previously untreated metastatic colorectal cancer：the PRIME study. J Clin Oncol. 2010；28(31)：4697－4705.

［256］ Tveit K，Guren T. randomized phase Ⅲ study of 5－Fluorouracil/folinate/oxaliplatin given continously or intermittently with or without cetuximab，as firstline treatment of metastatic colorectal cancer：The NORDIC Ⅶ study (NCT00145314). Ann Oncol. 2010；21：pLBA20.

［257］ Kabbinavar FF，Hambleton J，Mass RD，et al. Combined analysis of efficacy：the addition of bevacizumab to fluorouracil/leucovorin improves survival for patients with metastatic colorectal cancer. J Clin Oncol. 2005；23：3706－3712.

［258］ Hurwitz HI，Fehrenbacher L，Hainsworth JD，et al. Bevacizumab in combination with fluorouracil and leucovorin：an active regimen for first-line metastatic colorectal cancer. J Clin Oncol. 2005；23：3502－3508.

［259］ Kabbinavar FF，Hurwitz HI，Yi J，et al. Addition of bevacizumab to fluorouracil-based first-line treatment of metastatic colorectal cancer：pooled analysis of cohorts of older patients from two randomized clinical trials. J Clin Oncol. 2009；27：199－205.

［260］ Hoff PM，Eng C，Adinin RB，et al. Preliminary results from a phase Ⅱ study of FOLFIRI plus bevacizumab as first-linetreatment for metastatic colorectal cancer (mCRC). ASCO annual meeting proceedings. 2006；24(Suppl)：165S.

［261］ Van Cutsem E，Rivera F，Berry S，et al. Safety and efficacy of first-line bevacizumab with FOLFOX，XELOX，FOLFIRI and fluoropyrimidines in metastatic colorectal cancer：the BEAT study. Ann Oncol. 2009；20：1842－1847.

［262］ López R，Salgado M，Reboredo M，et al. A retrospective observational study on the safety and efficacy of first-line treatment with bevacizumab combined with FOLFIRI in metastatic colorectal cancer. Br J Cancer. 2010；103(10)：1536－1541.

［263］ Chaudhury P，Hassanain M，Bouganim N，et al. Perioperative chemotherapy with bevacizumab and liver resection for colorectal cancer liver metastasis. HPB (Oxford). 2010；12(1)：37－42.

［264］ Cartwright TH，Yim YM，Yu E，et al. Survival outcomes of bevacizumab beyond progression in metastatic

colorectal cancer patients treated in US community oncology. Clin Colorectal Cancer. 2012；11(4)：238－46.

［265］ Arnold D，Andre T，Bennouna J，et al. Bevacizumab (BEV) plus chemotheraoy (CT) continued beyond first progression in patients with metastatic colorectal cancer (mCRC) previously treated with BEV plusCT：results of a randomized phase Ⅲ intergroup srudy (TML study) ［Abstract］. ASCO Meeting Abstracts. 2012；30：CRA 3503.

［266］ Glehen O，Gilly FN，Boutitie F，et al. Toward curative treatment of peritoneal carcinomatosis from nonovarian origin by cytoreductive surgery combined with perioperative intraperitoneal chemotherapy：a multi-institutional study of 1，290 patients. Cancer. 2010；116(24)：5608－5618.

［267］ Starlinger P，Alidzanovic L，Schauer D，et al. Neoadjuvant bevacizumab persistently inactivates VEGF at the time of surgery despite preoperative cessation. Br J Cancer. 2012；107(6)：961－966.

［268］ Tol J，Koopman M，Cats A，et al. Chemotherapy，bevacizumab，and cetuximab in metastatic colorectal cancer. N Engl J Med. 2009；360：563－572.

［269］ Hecht JR，Mitchell E，Chidiac C J，et al. A randomized phase IIIB trial of chemotherapy，bevacizumab，and panitumumab compared with chemotherapy ang bevacizaumab alone for metastatic colorectal cancer. J Clin Oncol. 2009；27：672－680.

［270］ Spigel DR，Greco FA，Waterhouse D，et al. Phase II trial of FOLFOX6，bevacizumab，and cetuximab in the first-line treatment of metastatic colorectal cancer. Clin Adv Hematol Oncol. 2010；8(7)：480－485，498.

［271］ Hammill CW，Billingsley KG，Cassera MA，et al. Outcome after laparoscopic radiofrequency ablation of technically resectable colorectal liver metastases. Ann Surg Oncol. 2011；18(7)：1947－1954.

［272］ Livraghi T，Solbiati L，Meloni MF，et al. Treatment of focal liver tumors with percutaneous radio-frequency ablation：complications encountered in a multicenter study. Radiology 2003；226：441－451.

［273］ Feliberti EC，Wagman LD. Radiofrequency ablation of liver metastases from colorectal carcinoma. Cancer Control. 2006；13：48－51.

［274］ Vauthey JN，Zorzi D，Pawlik TM. Making unresectable hepatic colorectal metastases resectable — does it work? Semin Oncol. 2005；32(Suppl 9)：S118－122.

［275］ Abdalla EK，Vauthey JN，Ellis LM，et al. Recurrence and outcomes following hepatic resection，radiofrequency ablation，and combined resection/ablation for colorectal liver metastasis. Ann Surg. 2004；239：818－825.

［276］ Pathak S，Jones R，Tang JM，et al. Ablative therapies for colorectal liver metastases：a systematic review. Colorectal Dis. 2011；13(9)：e252－e265.

［277］ Sofocleous CT，Petre EN，Gonen M，et al. CT－guided radiofrequency ablation as a salvage treatment of colorectal cancer hepatic metastases developing after hepatectomy. J Vasc Interv Radiol. 2011；22(6)：755－761.

［278］ Siperstein AE，Barber E，Ballem N，Parikh T. Survival after radiofrequency ablation of colorectal liver metastases：10-year experience. Ann Surg. 2007；246：559－567.

［279］ Berber E，Tsinberg M，Tellioglu G，et al. Resection versus laparoscopic radio frequency thermal ablation of solitary colorectal liver metastasis. J Gastrointest Surg.

2008；12：1967 - 1972.

[280] Knudsen AR，Kannerup AS，Mortensen FV，et al. Radiofrequency ablation of colorectal liver metastases downstaged by chemotherapy. Acta Radiol. 2009；50：716 - 721.

[281] Brouquet A，Andreou A，Vauthey JN. The management of solitary colorectal liver metastases. Surgeon. 2011；9(5)：265 - 272.

[282] Bilchik A J，Wood TF，Allegra DP. Radiofrequency ablation of unresectable hepatic malignancies：lesson learned. Oncologist. 2001；6：24 - 33.

[283] Van Tilborg AA，Meijerink MR，Sietses C，et al. Long-term results of radiofrequency ablation for unresectable colorectal liver metastases：a potentially curative intervention. Br J Radiol. 2011；84(1002)：556 - 565.

[284] Curley SA，Izzo F. Radiofrequency ablation of hepatocellular carcinoma. Minerva Chir. 2002；57：165 - 176.

[285] Lu DS，Raman SS，Limanond P，et al. Influence of large peritumoral vessels on outcome of radiofrequency ablation of liver tumors. J Vasc Interv Radiol. 2003；14：1267 - 1274.

[286] Elias D，Di Pietroantonio D，Gachot B，et al. Liver abscess after radiofrequency ablation of tumors in patients with a biliary tract procedure. Gastroenterol Clin Biol. 2006；30：823 - 827.

[287] Liang P，Wang Y. Microwave ablation of hepatocellular carcinoma. Oncology. 2007；72 Suppl 1：124 - 131.

[288] Zhang X，Zhou L，Chen B，et al. Microwave ablation with cooled-tip electrode for liver cancer：an analysis of 160 cases. Minim Invasive Ther Allied Technol. 2008；17：303 - 307.

[289] Shono Y，Tabuse K，Tsuji T，et al. Microwave coagulation therapy for unresectable colorectal metastatic liver tumor. Gan To Kagaku Ryoho. 2002；29：856 - 859.

[290] Grundmann RT，Hermanek P，Merkel S，et al. Diagnosis and treatment of colorectal liver metastases-workflow. Zentralbl Chir. 2008；133：267 - 284.

[291] Seifert JK，Junginger T. Prognostic factors for cryotherapy of colorectal liver metastases. Eur J Surg Oncol. 2004；30：34 - 40.

[292] Chen YY，Perera DS，Yan TD，et al. Applying Fong's CRS liver score in patients with colorectal liver metastases treated by cryotherapy. Asian J Surg. 2006；29：238 - 241.

[293] Seifert JK，Junginger T. Cryotherapy for liver tumors：current status，perspectives，clinical results，and review of literature. Technol Cancer Res Treat. 2004；3：151 - 163.

[294] Gignoux BM，Ducerf C，Mabrut JY，et al. Cryosurgery of primary and metastatic cancers of the liver. Ann Chir. 2001；126：950 - 959.

[295] Austin-Seymour MM，Chen GT，Castro JR，et al. Dose volume histogram analysis of liver radiation tolerance. Int J Radiat Oncol Biol Phys. 1986；12：31 - 35.

[296] Eble MJ，Gademann G，Wannenmacher M，et al. The value of radiotherapy for liver metastases. Strahlenther-Onkol. 1993；169：459 - 468.

[297] Rusthoven KE，Kavanagh BD，Cardenes H，et al. Multi-institutional phase Ⅰ/Ⅱ trial of stereotactic body radiation therapy for liver metastases. J Clin Oncol. 2009；27：1572 - 1578.

[298] Ingold JA，Reed GB，Kaplan HS，et al. Radiation Hepatitis. Am J Roentgenol Radium Ther Nucl Med. 1965；93：200 - 208.

[299] Yeo SG，Kim DY，Kim TH，et al. Whole-liver radiotherapy for end-stage colorectal cancer patients with massive liver metastases and advanced hepatic dysfunction. Radiat Oncol. 2010；5：97.

[300] Mohiuddin M，Chen E，Ahmad N. Combined liver radiation and chemotherapy for palliation of hepatic metastases from colorectal cancer. J Clin Oncol. 1996；14：722 - 728.

[301] Robertson JM，McGinn CJ，Walker S，et al. A phase I trial of hepatic arterial bromodeoxyuridine and conformal radiation therapy for patients with primary hepatobiliary cancers or colorectal liver metastases. J Rad Oncol Biol Phys. 1997；39：1087 - 1092.

[302] Lee MT，Kim JJ，Dinniwell R，et al. Phase I study of individualized stereotactic body radiotherapy of liver metastases. J Clin Oncol. 2009；27：1585 - 1591.

[303] Goodman KA，Wiegner EA，Maturen KE，et al. Dose-escalation study of single-fraction stereotactic body radiotherapy for liver malignancies. Int J Radiat Oncol Biol Phys. 2010；78：486 - 493.

[304] Milano MT，Katz AW，Zhang H，et al. Oligometastases treated with stereotactic body radiotherapy：long-term follow-up of prospective study. Int J Radiat Oncol Biol Phys. 2012；83(3)：878 - 886.

[305] Chang DT，Swaminath A，Kozak M，et al. Stereotactic body radiotherapy for colorectal liver metastases：a pooled analysis. Cancer. 2011；117(17)：4060 - 4069.

[306] Schefter TE，Kavanagh BD，Timmerman RD，et al. A phase I trial of stereotactic body radiation therapy (SBRT) for liver metastases. Int J Radiat Oncol Biol Phys. 2005；62：1371 - 1378.

[307] Goodman KA，Wiegner EA，Maturen KE，et al. Dose escalation study of single fraction stereotactic body radiotherapy for liver malignancies. Int J Radiat Oncol Biol Phy doi：10.1016/j.ijrobp.2009.08.020.

[308] Katz AW，Carey-Sampson M，Muhs AG，et al. Hypofractionated stereotactic body radiation therapy (SBRT) for limited hepatic metastases. Int J Radiat Oncol Biol Phys. 2007；67(3)：793 - 798.